· 现代主治医生提高丛书 ·

中医皮肤科主治医生748问

主　编　王　萍　张　苍

副主编　娄卫海　周冬梅　张广中
编　者　刘　清　徐　佳　杨　岚
　　　　孙丽蕴　蓝海冰　曹　为
　　　　赵国敏　徐景娜

中国协和医科大学出版社

图书在版编目（CIP）数据

中医皮肤科主治医生748问／王萍，张苍主编．—北京：中国协和医科大学出版社，2010.9
（现代主治医生提高丛书）
ISBN 978－7－81136－384－5

Ⅰ．①中…　Ⅱ．①王…　②张…　Ⅲ．①中医学：皮肤病学－问答　Ⅳ．①R275－44

中国版本图书馆CIP数据核字（2010）第115369号

现代主治医生提高丛书
中医皮肤科主治医生748问

主　　编： 王　萍　张　苍
责任编辑： 吴桂梅　骆春瑶

出版发行： 中国协和医科大学出版社
（北京东单三条九号　邮编100730　电话65260378）
网　　址： www.pumcp.com
经　　销： 新华书店总店北京发行所
印　　刷： 北京丽源印刷厂

开　　本： 850×1168毫米　1/32开
印　　张： 27.875
字　　数： 700千字
版　　次： 2010年9月第一版　　2010年9月第一次印刷
印　　数： 1—3000
定　　价： 49.00元

ISBN 978－7－81136－384－5/R·384

序　言

随着自然环境、社会环境、生活方式的改变，皮肤病发病率逐年增高，越来越受到人们的重视。皮肤病表现多样，病种繁多，其轻者影响外貌、社交，重者导致丧失劳动能力，甚至死亡。严重危害人类健康，影响人们正常的生活、学习和工作，因而迫切需要把行之有效的治疗方法介绍出来，其中中医药无疑是十分重要的手段。

首都医科大学附属北京中医医院皮肤科的医生们有鉴于此，集体编写了《中医皮肤科主治医生748问》，并邀我作序，深感荣幸。我先睹为快，发现该书有下列特点：其一，重点突出，对中医确有良效的20多种皮肤病做了比较细致的介绍；其二，病种较全，基本囊括了临床常见的皮肤病，每个病种均有简明的辨治思路；其三，以该科经验为主，同时也介绍了古代、当代医家的经验，并适当联系基础，比较适合临床医生使用；其四，专门为西医师设计了临床使用指南。

我与北京中医医院皮肤科渊源颇深，甚为了解：该科是我国第一家中医皮肤科，由赵炳南院长创立，张志礼教授发展起来。该科现为国家中医药管理局中医重点学科、重点专科、北京市中医药重点学科。《赵炳南临床经验集》、《简明中医皮肤病学》和《中西医结合皮肤性病学》作为中医皮肤学科的奠基之作使无数后来者广为受益。

20世纪60年代我曾在皮肤病研究所随赵炳南院长学习，其后的几十年一直和张志礼教授并肩为我国的中西医结合皮肤科事业而奋斗，对北京中医医院皮肤科的学术水平和主编王萍教授、张苍博士的著作水平和治学风格更为熟悉和敬佩。他们是赵老和张老的学术传承人，治学严谨，性格和善，因此我极乐于推荐此书。

相信本书出版后一定有助于提高中医、中西医结合皮肤科医师的临床水平，并能为中医临床医生提供治疗皮肤病的参考，为西医皮肤科医生提供应用中医药的参考，为医家和病家广为造福并使其获益。

秦万章

2009 年 10 月 21 日

前　言

随着社会的发展和人民生活水平的提高，皮肤病越来越受到重视。但由于皮肤病病因不明者多，故治疗棘手。中医在几千年与疾病斗争的过程中积累了丰富的用药经验，建立了成熟的医学思维模式，以分析机体对疾病的反应状态为入手点，避开追寻具体病因的思路，因而在临床上思路广、方法多，对银屑病、湿疹、红斑狼疮、白癜风等涉及多因素的皮肤病均有较好的疗效。

本书以基层中医院皮肤科医生和西医院皮肤科医生为主要读者对象，简要介绍中医对常见皮肤病的认识、中医四诊要点、中医辨证、治疗常见皮肤病的知识，使基层中医师能理清皮肤病辨治的基本思路，使西医皮肤科医生能增进对中医药的了解，并能在临床中增加一种新的治疗手段。

本书介绍了与皮肤病相关的一些基本的中医理论，介绍了皮肤病的四诊方法、辨证方法、治疗原则和与患者沟通方面的方法和经验；对银屑病、湿疹、扁平苔藓、痤疮、白癜风等重点病种做了细致的介绍；对毛周角化等近200种常见皮肤病种也做了简要的介绍。

本书有下列几个特点：①兼顾重点病种和一般病种，有点有面，一书在手，既可以深入探究治疗关键，又可以简要了解少见病种的诊治要点；②总结了重点病种的中成药疗法，便于西医学习应用、便于制剂品种有限的基层单位参考；③提供了比较具体的诊疗思路，提示了辨证治疗中的一些关键问题，使人有章可循；④整理了皮肤科常用中医操作技术和护理要点，便于掌握应用。

本书为首都医科大学附属北京中医医院皮肤科的专家集体编写。北京中医医院皮肤科是我国第一家中医皮肤科，由著名中医皮外科专家赵炳南先生创建，并由我国中西医结合皮肤科的开拓者之一张志礼教授发展壮大，现为国家中医药管理局全国中医重点学科建设单位、重点专科加强建设单位。

基层中医师和西医师均能从本书中获得参考。三级医院的皮肤科医生、医学院校的学生、医学爱好者同样也能从中受益。

目　录

1 皮肤病中医诊疗思路有哪些?

思路就是思维的途径，思路研究的是怎么分析问题，按什么规矩思考问题。我们平时很少能感觉到思路的存在，因为对大多数临床问题太熟悉了，已经形成条件反射，问题与答案几乎同时出现。只有在遇到疑难问题时，才注意到没有思路。

思路是前人探索出来的，将临床表现和治疗方案联系起来的途径。符合这一标准的经典皮肤病诊疗思路有七条：

（1）邪气特点鲜明的用六淫辨证。

（2）表里特点鲜明的、难治的用六经辨证。

（3）发疹性热性病用卫气营血辨证。

（4）湿热病、湿气病用三焦辨证。

（5）皮损位置、分布特殊的用经络辨证。

（6）生理功能失调的、情志相关的用脏腑辨证。

（7）对于具有周期性加重规律的热性病按伏气温病辨证。

对于无法归到上述几类思路中的疑难案例需要考虑虚、瘀、痰、毒四种可能。

简单来说，临床工作就是两件事：一是看病，二是看人。在皮肤科病就是皮损，而人就是除掉皮损之外的一切生理、病理状况。

2 西医皮肤科医生如何使用本书?

皮肤病有正式名称的有5000多种，获得普遍认可的有2000多种。其中大多数疾病涉及自然、社会、心理、遗传等多方面的因素，至今仅有少数疾病找到明确的单一病因，已经有了针对病因的有效治疗手段的疾病更少。从病种角度来说，治疗手段还不多，因而对于西医来说，能够在常规西药之外，将中药作为重要的补充，是恰当的。

中医有别于其他多数传统医学的是其具有成熟的理论和用药思路，如果想要深入其中，再出于其外，需要花费很多的时间，因而需要一种简便的思路，具体就本书而言，首先应该了解下面一些中医辨治皮肤病的基本思路：

如果一位西医皮肤科医生已经知道诊断，那么他可以在本书中找到这个病；并按照辨治思路的内容选择用药。

如果诊断并不明确，或者在本书中没有记载，那么可以按主要的皮损类型进行辨治，或者根据皮损的相似程度，按疾病分类进行辨治。

当此病诊断困难时，可以用下列手段校正自己的治疗方案：明确患者疾病的阴阳属性；再明确主要的致病邪气，之后调整自己的治疗方案。

应该注意的是：利用一些时间了解一下中医的基本理论是提高中药使用成功率的必要保证。

3. 如何辨治病机简单的皮肤病？

患者只是皮肤出现明显的问题，而其他脏腑功能处于基本正常的状态，这就属于病机简单的皮肤病；患者有皮损，也有内部阴阳气血异常，但皮损与患者体质背景、一般状况一致，也属于病机简单的问题。

处理简单问题是临床工作的主要内容。对他们的处理方案形成了诊疗常规。深深扎根在我们头脑中，形成了条件反射。处理简单问题思路就是分类辨证加皮损辨证。

分类辨证（辨病）是最容易上手的辨证方式。他绕过了复杂的阴阳五行推理过程，在诊断和方药间建立了直接的对应关系。能诊断，就会开方。

而皮损辨证是皮肤科最有特色的辨证方式。观皮损而定治则是皮肤科医生的看家本领。当人体只有皮肤疾患或者皮损与整体状况一致时，皮损是不说假话的，皮损会告诉医生一切。

简单问题占据了科室门诊量的大部分，我们大部分时间都在处理这样的简单问题，并且卓有成效，大部分的科研也是在规范、推广类似的流程。这样的流程叫诊疗常规。而诊疗常规解决大概率事件，也决定了一个医院的整体水平。而舌、脉、证、皮损存在较大矛盾时，就属于复杂问题，需要仔细思量，需要参照后面讲辨人的章节进行。

4 张志礼教授对皮肤科中西医结合临床研究有何论述？

张志礼教授认为：皮肤科临床研究工作是比较困难的，因为它的对象是人，人是不能用来做实验的，这与在动物模型上进行试验观察完全不同。动物实验失败了可以重来，动物模型不成功可以重新选模，而临床研究的对象是人，故其研究有一定的局限性。此外，每个人的体质、发育、环境影响、生理病理变化等都不可能完全一样，所以疾病的发生也不可能千篇一律，这就给临床治疗和科研工作带来许多困难。从事中西医结合皮肤科工作，既要有一定的西医基础并了解现代医学的新进展，又必须掌握系统的中医理论知识并有一定的临床实践经验。

（1）准确地诊断辨证，寻求更高疗效　对一些重大疾病，中医不像西医那样有明确的诊断标准，必要的检测手段。做西医科研工作只要诊断明确，病因确凿，主要就是寻找有效的药物，而中医治疗是通过辨证论治。西医的一个病，中医可以分为不同的证，治疗时就应辨证治疗，根据不同的证型选用不同的治法，才能取得更好的疗效。只是用西医的病名，去进行观察总结，虽然也能取得一部分疗效，但不可能全面反映出这个病的实质，实际上是废医存药，而不是研究中医和中西医结合的方法。比如银屑病是一种顽固的皮肤病，病因尚不十分清楚，从20世纪60年代的抗肿瘤药物白血宁到今天的免疫抑制剂环孢素，总是治标不治本，停药不久又复发，而且越用这一类药物，复发后病情越重。中医根据辨证论治，从证出发，针对血热证、血燥证、血瘀证等采取不同的方法，只要辨证准确，方药适当，疗效还是很好的。而且复发率低于西医西药的治疗，复发后多数病例较以前发病轻，再治仍有效，复发间隔的时间延长。

（2）辨证与辨病相结合，继承发扬中西医结合　对一些疑难重症，中医虽无类似西医的诊断名词，但却也蕴藏着不少宝贵的治疗经验。不可否认，目前西医不能解决的一些病症，中医也不能完全解决，因此，从西医辨病和中医辨证的基础上寻求有机地结合，既继承前人的经验，又根据现代医学的先进检测手段，中西医结合，融会贯通，取长补短，这是我们的任务。如系统性红斑狼疮是一种自身免疫性疾病，目前西医除了使用糖皮质激素及免疫抑制剂，能使部分病人暂时控制病情外，别无他法。血浆置换疗法亦非良策，置换不久，血中免疫抗体又迅速增加，所以除对急性暴发型适用外，对慢性期患者意义不大。最后很多患者由于长期使用激素和免疫抑制剂而死于不良反应和并发症。而中医则根据临床表现辨证，可分作数种不同证型，在急性期多属正虚邪实，毒热炽盛，气血两燔；缓解期多存在阴阳两虚、气血两虚、阴阳不调等一系列错综复杂的变化。在急性暴发活动期单纯中医辨证论治，很难短时间内控制病情发展，若病期拖长，体内免疫抗体不断增加，免疫复合物沉积，会损伤更多的脏器，使病势发展，更趋于难治，甚至预后不良。研究这样的病，我们把重点放在用中药配合减小激素剂量和缩短激素使用时间上，既要控制病情发展，又要避免由于使用激素而引起的不良反应和并发症。对疑难重症的临床研究，应根据中医的辨证分型和西医对疾病发展过程的认识，把疾病分成若干阶段，在不同的阶段，运用中医的优势部分针对西医解决不了的问题，取长补短，先解决某一环节，进一步研究有关部分的原理，上升提高到理论，再去全面探讨疾病的病因病理，全面地治疗疾病，这样的结合也是攻克疑难病的一种方式。

（3）辨证和辨药相结合　中药的性能很复杂，如能把中医理论和对中药药理、药化的新认识结合起来，对突破疑难重症是很有帮助的。如皮肤科常见病带状疱疹，古代医书对此病的记载很多，近年来很多临床报道疗效都很好。从中医辨证多属湿热内蕴兼感毒邪，或脾虚湿盛兼感毒邪，过去多用清湿热或健脾药并酌加清热解毒药，疗效虽好但常留下神经疼痛的后遗症。现代医学已明确，本病属于疱疹病毒感染所致，鉴于此，除根据中医辨证用药外，在辨证的基础上选择确有抗病毒作用的紫草、板蓝根等解毒中药，大大提高了疗效，且减少了神经痛的后遗症。这足以证明辨证与辨药相结合是可以提高疗效的。在此基础上再进一步研究其理论机制，定会有新的突破。

（4）实验检测对比不可缺少　中医、中西医结合临床科研，应尽量把握中医的理论和证候特点，寻找与现代医学相应的检测指标进行观察，并前后对比来客观地判断疗效，这在临床科研中是不可缺少的部分，也是需要一定条件的。

（5）临床科研必须设对照组　这也是临床科研中不可缺少的部分。由于我国的国情，用人做空白双盲对照尚有一定的难度。但是，搞科研不设对照组，科学性就不强，应如何解决尚有待今后进一步研究。在目前条件下，可以采用已确定有疗效的其他药物或用其他方法进行对照，以使科研工作更加严谨。

（6）正确理解扶正祛邪，进一步研究扶正祛邪的实质　扶正，一般人理解就是增强抵抗力，实际上中医所讲的扶正决不单纯指增强抵抗力，扶正还包括调整内环境的平衡，改善内外环境使之统一等。扶正的同时就包括祛邪，祛邪的本身就意味着扶正。祛邪也不能单纯理解为消灭细菌或病毒。二者的辨证关系仍需进一步研讨，这对于重大疾病的临床研究突破会有很大帮助。

总之，临床科研中仍存在很多难题，但从方法上应该由浅入深，由局部到整体，首先肯定疗效，探索机制，并探讨中西医结合的规律，才能更上一层楼。对一个复杂的治疗学研究，首先应以“法”为突破口，抓法求理，进一步建立具有现代化科学水平的“证”、“法”理论学说，通过“实践→提高→再实践→再提高”的途径，达到飞跃，研究出具有国际水平的成果。

5 · 皮肤科医生如何提高中医思维能力？

提高思维能力有两种情况：其一，在较低水平上提高；其二，在前人的成就上再提高。就现代中医的水平而言，更接近于前一种情况。所以提高中医思维能力主要是如何遵循中医思维方式的问题。

要想提高中医思维能力首先要建立对中医理论、经验的信任，古人说：“信为道源功德母”，只有信才能催生学习、研究的动力，百折不挠的信心是提高临床能力的决定性因素。信心的来源有三方面：其一，对中医传统的世界观的认可，认可世界处于不断的运动、变化之中，认可阴平阳秘是健康的核心，认可调和阴阳是治疗的原则；其二，前人、前辈、个人在临床中的成功经验的刺激，来源于疗效的可重复性；其三，应用中医理论，可以找出失败病例的症结，并有相关的对治手段，最终能改进提高。

其次要能减少程式化思维方式的干扰，血象升高并不代表热毒；唇舌青紫不仅仅是血瘀；脉搏有力不一定是实证；红斑狼疮不一定局限于肝肾阴虚；皮损渗出明显，不能只想到利湿、燥湿，还有温阳、化瘀、疏风诸法；皮损干燥不仅仅是血虚、血燥、津亏，还常见于顽湿聚结。打破常见的思维定式，寻求症状背后的联系，见风不治风，见血不止血，识得个中趣，方为医中杰。

第三，要乐于接受和谐共存的理念，中医学承认世界的不完美，健康的相对性。中医学没有绝对的邪的概念，在人与环境的相互作用中，失时、失位、过度、不及的失衡表现均被描述为邪气。正如癌基因人人皆有，但只有在异常表达时才会致病。又如风、寒、暑、湿、燥、火为六时当有之气，但如果过度表达就成为致病的六淫，非时而至也成为邪气；对于体虚易外感者，正常的风、寒、暑、湿、燥、火六时之气，也可以成为致病的外邪。正常人的完整皮肤上，每平方厘米存在一千万个细菌却并不致病，但在破损创面上这些细菌则无疑是致病的邪气。又如大肠埃希菌得位有益于健康，失位则有害于健康。所以正邪不两立之说，是指疾病状态而言；在无病状态时，实际上无所谓正邪。

第四，要乐于在实践中寻找相似性。现代医学的进步体现在分析的精微细致，发现事物间的不同，从而制定有针对性的治疗策略。而中医学所追求的则是寻找事物之间的相似性，所以古来医家多喜用自然之理解释医学之理以及疾病演化规律。喜用兵法谋略决定治疗节奏，制定治疗策略。这种相似性是模糊的，但就人体健康这一问题来讲已经足够解决问题了。自然界有四季轮替、生长收藏，人体有生长壮老已；自然界有地震、海啸、火山，人体有伏邪、水肿、痤疮；自然界有石油开采过度、人类活动增多、地球变暖，人体有劳逸不节、纵欲欢歌导致阴虚火旺。其相似性往往能给分析病机、确定治疗方案提供崭新的思路。

6 皮肤病辨病思路如何？

皮肤病的辨证思路有两个层次：其一，皮肤病如何？其二，皮肤病人如何？多数时候皮肤病就是一个局部的问题，所谓肝胆湿热、脾虚湿蕴说的是局部的肝胆脾，也就是局部的疏泄、运化问题，这时我们只要盯住皮肤一点就可以了，是为辨皮肤病——

辨病。

辨皮肤病包括两部分内容：其一，皮肤发生了什么问题？其二，皮肤病沿着哪条路径演变？

(1) 前者——皮肤发生了什么问题？既往论述很多，为横轴，包括皮损辨证、分类辨证和部位辨证。关于部位辨证需要注意：

1) 按照经络：在躯体侧面为肝胆，在外侧多为阳经，在内侧多为阴经，如肾囊风发属肝经，证由风湿外袭成。

2) 按照上下：发于上部多为风，发于下部多有湿。

3) 按照内外：由心走手为顺，由手走心为逆。

4) 按照前后：在胸腹病发于阴，在腰背病发于阳。

5) 按照穴位：如百会疽在巅顶结，经属督脉百会穴。

6) 按照部位：如鹅口疮见满口白色斑点，证属小儿心脾积热。

(2) 后者——疾病演变规律，论述较少，为纵轴。一般来说，急性过程往往先后经历萌芽、发展、极期、消退、痊愈的过程；慢性过程也有其自身发展规律，也就是由一点到多点，由一脏到多脏，由一经到多经，由表及里或由里出表，由邪盛到正虚，由一种邪气为患到多种邪气纠缠的过程。

1) 急性过程常符合下列辨证方式之一：

卫气营血：如果有典型的发疹伴发热的过程，则从此角度分析。这是发疹性传染性皮肤病最常见的情形，如麻疹、猩红热、发疹性药疹。

三焦：如果有典型的湿邪的特点，则从此角度分析。这是湿热性皮肤病最常见的情形，如湿疹、皮炎类皮肤病。

伏邪：如果有典型的毒热炽盛的表现，或有定期复发加重的特点，则从此角度分析。这是突发性急重皮肤病最常见的情形，如重症药疹、SLE、皮肌炎活动期、银屑病进行期。

六淫邪气：常有兼夹发病的特点，其中的暑、湿、火如果具有阶段性的演变规律，则可以分别应用卫气营血、伏气辨证、三焦辨证，若无阶段性演变则往往从邪气特点或脏腑角度分析。外感性皮肤病最常见此类情形，如荨麻疹、感染性皮肤病。

2）慢性过程常符合下列辨证方式之一：

脏腑：如果有典型的慢性生理功能异常，如消化系统、呼吸系统、泌尿系统异常，有情志改变者，则从此角度分析。这是慢性皮肤病最常见的情形，如黄褐斑、白癜风、慢性荨麻疹、静止期银屑病、SLE 缓解期。

经络：如果有典型的皮损体表分布的特点，如分布于一侧肢体，分布于上部或下部、左部或右部，则从此角度分析。这也是皮肤病常见的情形，如带状疱疹、线状皮炎、扁平苔藓、硬皮病。

气血：如果有典型的气血失调的特点，则从此角度分析，如寻常型银屑病静止期，黄褐斑、白癜风、瘙痒症，常与脏腑相联系。

补缺：有一些慢性皮肤病不能用经典的思路涵盖，或者虽然表现出类似六淫致病的特点，却抵抗治疗，则多存在一些特殊的病理因素，常见者有：虚、瘀、痰、毒。而六经辨证往往是难治型皮肤病的备选辨证方式。经方往往能获疗效。

7 • 皮肤病辨人思路如何？

疾病包括邪气与人相互作用的过程，得病的人的整体反应状态，与病邪的特点有别。不同的病发生于不同的人表现之所以不同，是由于人的气血阴阳、寒热虚实的不同导致反应性质、反应程度不同。

可以想象：湿热证既可以发生在湿热体质者身上，也可以发生在阴虚体质者身上，还可以发生在阳虚体质者身上。因而单独论病是不可以的，必须兼顾病与人。原因有二：其一，从辨证方面看，阳虚者的湿热证、阴虚者的湿热证以及湿热者的湿热证表现差别很大，需要加以鉴别；其二，从治疗角度看，同是湿热证，对阳虚、阴虚、湿热体质的人治疗用药必然不同。

辨人包括两部分内容：其一，人体反应状态；其二，人体反应的层面。

（1）人体反应状态　中医不仅治病，尤其治患病的人，不同的疾病事件发生在不同的人身上，表现迥异，所以必须认识皮肤病发生的背景——也就是患者的状况。中医司外揣内，通过观察患者在疾病过程中的反应状态判断其正邪虚实。

阴阳是反应状态的总纲。《内经》有太阴人、太阳人、少阴人、少阳人、阴阳平和之人，又有阴阳二十五人、五行人，都是对人体的不同反应状态的分类。阴阳是其中的关键。

病人是健壮还是瘦弱？是开朗还是内向？是积极乐观还是消极悲观？平素体质如何？所有一切都可以用阴阳分类。

总的看来，所谓阳就是积极的、灵敏的、急性的、过度的，而阴就是消极的、迟钝的、慢性的、不足的。比如一个容易被激怒的患者，从阴阳角度看是阳而非阴。当然，阴阳的判断必须存在于时时处处，每一个人都是不同角度的阴阳的复合体。

从疾病演变规律和患者整体反应状态两方面进行分析。前者是病的特点，后者是病人的特点，两者参合就得出了基本的病情和证型。

（2）寻找焦点——人体反应层面　焦点是病位的问题。病位也可以用表里表述，但焦点则是反应层面的问题：有时是寒热问题，有时是虚实问题，有时是瘀的问题，有时是痰的问题，有时是睡眠问题，有时是情绪问题。

在四诊过程中发现焦点是治疗取效、速效的关键，对于慢性病则是建立最初的信任，以保证治疗过程的连续性的前提。焦点与证型不是一回事，焦点是扳机，一触即发。碰到了就有变动，碰不到则如泥牛入海无消息。

1）寒热：寒热是焦点的一个层面，对于皮肤科临床也是最常见的层面，被重视程度毋庸赘述。

2）虚实：是焦点的另一个层面，在皮肤科临床很受重视，但有时被忽略。最常见的例子：湿疹，最初用龙胆泻肝苦寒之品有效，之后某阶段疗效忽然停顿，加重苦寒也没反应，改用苦温也没反应，这时就是焦点由寒热层面向虚实层面转化的典型表现。

3）升降：是焦点的又一个层面，在皮肤科临床受重视程度不够，传统上有脾胃升降、肺肝升降、肺与大肠升降的概念。对于皮肤病则凡有关上下位置者其焦点均部分或全部存在于升降之中，如湿疹、足癣有升清一法，脱发有平肝一法。

4）开阖：是焦点的再一个层面，在皮肤科临床中似乎未曾受到重视，最典型的开阖就是汗的问题、皮毛的问题。最典型的疾病就是荨麻疹，有人从肝论治荨麻疹其实就是从开阖这一层面来把握基本的焦点的。

8 患者身体的基础状况对于皮损、舌象有何影响？

皮肤科医生习惯于皮损辨证，在他们心中临床资料的权重，皮损大于舌象，舌象大于症状，症状大于脉象。所以面对不一致之时，往往舍掉脉证，信赖舌象，最终取决于皮损。但无疑，皮损会受环境条件的影响，舌色会受患者身体状况的影响。同样是血热证，阳虚者、阴虚者、湿热者的皮损色泽差别会很大，因而不能依赖固定的色度标准进行评判，必须结合患者的基础状况进行修正。

举例说明：如银屑病患者身起散在点滴状丘疹伴瘙痒，新疹不断增加符合血热证的表现，但舌色淡红与之不符，如何分析这之间的差异就成为重要的问题。

我们不能排除阴虚者、湿热者、阳虚者患血热证的可能，就像得了湿疹并不能杜绝银屑病的发生一样。对于不同体质的人必须注意到舌质淡红的发生背景。

比如这发生在一个平时恶风、多汗、动则汗出、大便稀溏的人，也就是肺脾两虚的人身上，那么他平时的舌象应该如何呢？应该是淡的，希望在他身上看到红绛舌可不容易。那么现在他患上银屑病这种热性病，他的舌色从淡变为淡红，实际上已经显现出热象了。

皮损不断增加，但疹色淡红，是不是这里出错了？与舌色同理，对于这样一个阳气不足的人，淡红色的皮损已经是十足的热象了。只不过我们需要做一下本底修正术。皮损与整体证候一致时可以按经典的辨证论治思路处理；但若皮损与整体证候不一致时，判断的标准就得改变。比如一个体质壮实的人，皮损淡红为血燥，而在一个体质虚寒的人皮损淡红就算血热了，只有皮损淡白才算血燥。当四诊资料之间出现不一致时，患者体质背景无疑会对舌脉皮损的表现造成影响，形成与标准概念、色泽、形态的偏差，所以无论在四诊时，还是治疗时，本底修正都大有必要。我们需要把四诊资料中人的体质背景的影响加以修正清除，就会获得相对客观的病的真情。

当体质背景与皮损状况不一致时，把谁当做基准呢？应该以先出现者为准，比如患者卫表不固出现在前，那么我们就设定他是这样的一个人，来判断并修正这样的情况会对皮损、舌脉造成什么样的影响。

如同白细胞有正常值范围，舌色、脉象、皮损也有合理的浮动范围，如红色有个范围、紫色有个范围等。由于相同的舌色、脉象、皮损颜色可能出现于不同反应状态的人，所以同一色泽可能代表着不同的病理意义。人的眼睛可以通过训练达到机器一般的判断准确度，但如何解释四诊资料的意义需要使用智力而非视力。所以合理的做法是：只要做到颜色称谓统一化、描述标准化就可以了。

9 皮肤病与人体健康背景有几种关系？如何相互影响？

中医分表里，一般皮肤疾患为表，其他疾患相对而言就是里了。一个人来看皮肤病，当然是皮肤出了问题，但他会有许多的症状、体征同时出现，这些问题是一源多歧？还是各个无关？这是一个值得研究的问题。在皮肤病临床中，常见以下几种情况：

（1）有时问题局限于皮肤，比如一个寻常疣长在手背，这时只要采取冷冻、激光等物理治疗方法就可以了。

（2）有时皮肤病与其他疾患并存，但并无直接、必然的联系，比如一个银屑病患者得了寻常疣，这就好比吉林下大雪，广西仍在穿短袖一样，互相没有特别的影响，可以分别处理。

（3）有时皮肤病与其他疾患并存，有直接的联系，这时就必须分别判断其间关系如何，再确定先后缓急的处理策略。

1）皮肤病是内在失调的外在表现。正如赵炳南先生所说：没有内乱，不得外患。许多皮肤病是内部气血阴阳失调的外在表现，比如银屑病虽发于外，但实则是体内血分蕴热所致，所以治疗要抓住这一重点。

2）皮肤病发展加剧才导致内部失衡，星星之火可以燎原。患者本来只是单纯的皮肤病，但因为反复误治或者迁延未治，逐渐影响到整体健康。这时候若病情紧急需先治急所，如果病情尚缓和，则可以通过减药、停药或者开始用药的措施内外同时调治。

3）皮肤病与内部病症有共同的原因，二者正相关，其中最常见的就是皮肤病与胃肠病相关，或者与呼吸系统相关，比如荨麻疹与腹泻同发，或者湿疹与哮喘同发等。这时需要选择二者之中的焦点进行治疗，往往能收一石二鸟的功效。

4）皮肤病与内部病症二者负相关，这种状况形如跷跷板，此起彼伏，比如有的带状疱疹病人一开始胃腹饱胀，一周后出疱疹而胃腹饱胀消失。这属于同一邪气流走作怪。另一种情况是此起彼伏反复多次，如有人心绞痛与湿疹交替发病。这种情况一般与气机的升降开合有关，需要临床具体分析。

10 如何理解皮肤与脏腑的关系？

中医学是用阴阳五行、生克制化为推理工具，采用“取类比象”的整体性观察方法，按照“司外揣内”的认识模式，以气机的升降出入为评价内容，研究气血津液、脏腑经络功能变化规律，并遵循此规律诊断、治疗疾病的医学。

中医理论有两大特点：一是整体观念，二是辨证论治。中医学认为人体是一个有机的整体，构成人体的各级各类成分在生理上相互协作，在病理上相互影响。同时，人体与自然也是息息相关的，自然界的时、方变化随时影响着人体。“人身为一小天地”，“人与天地相参”，这种联系的观点即整体观念。整体观念贯穿于中医学的生理、病理、诊法、辨证和治疗等各个方面。

赵炳南先生常说：“皮肤病虽发于外，而本于内。没有内乱，不得外患。”简要地说明了皮肤与脏腑的关系。人体是一个有机的整体，这种统一性，是以五脏六腑为中心，通过经络系统的联络，借助毛、脉、肉、筋、骨等的塑形作用而实现。五脏是代表着整个人体气化运动的五种功能体系，人体所有生理、病理活动都可以包括在这个系统之中。五脏是“内”，皮肤是“外”，人体以五脏为中心，通过经络系统，把六腑、五体、五官、九窍、四肢百骸等全身组织器官联系成有机的整体，并通过气、血、津液的作用，完成机体统一的功能活动。

在认识皮肤病时，中医学往往将思考的重点放在局部病变的整体病理基础上，权衡主次，做出判断。强调“有诸内必形诸外”。一般来说，皮肤的病理变化，往往与整体的脏腑、气血、阴阳的盛衰有关。由于内与外在生理、病理上的相互联系和相互影响，决定了在诊治疾病时，可以通过面色、形体、舌象、脉象等脏腑外候，来了解和判断其内在的病变，以做出正确的诊断，从而进行适当的治疗。当然，有一些疾病确实具局限性，可以外治取效，但在治疗局部病变时，也必须注意不要损伤整体健康。

11 如何从皮肤病角度理解人与天地相参？

人是自然之子，自然界的变化可以直接或间接地影响人体，而机体则相应地产生反应，属于生理范围内的，即是生理的适应性；超越了这个范围，即是病理性反应。故曰：“人与天地相参也，与日月相应也”（《灵枢·岁露论》）。这种人与自然相统一的特点被中国古代学者称为“天人合一”。

最明显的，季节气候对人体有巨大的影响：春温、夏热、长夏湿、秋燥、冬寒，生物在这种气候变化的影响下，就会有春生、夏长、长夏化、秋收、冬藏等相应的适应性变化。与之相适应，人体“天暑衣厚则腠理开，故汗出……天寒则腠理闭，气湿不行，水下留于膀胱，则为溺与气”（《灵枢·五癃津液别》），许多皮肤病的发生、发展和变化也与季节变化密切相关，如春季常见过敏性皮肤病，夏季多发日光性皮炎，秋季常见皮肤瘙痒症，冬季多见银屑病等。

再如昼夜节律对人体也有巨大影响。白昼为阳，夜晚为阴，人体也是早晨阳气初生，中午阳气隆盛，到了夜晚则阳气内敛，便于人体休息，恢复精力。而疾病也有“旦慧昼安，夕加夜甚”的规律。慢性荨麻疹就是最典型的例子。

地域的差异、人们的生活习惯和身体状况也有很大不同。早在两千多年前，中国古代医家就对此有所认识，在《素问》中就对不同地方的人的发病特点做了详尽的论述，如江南多湿热，人体腠理多疏松，易于患湿疹；北方多燥寒，人体腠理致密，邪热内蕴，多见银屑病。再如，有的银屑病患者来到北方会加重，北方患者移居南方之后不治自愈。

正是由于人体内在的统一性及人与自然界之间存在着既对立又统一的关系，所以对待疾病、对病人作诊断和决定治疗方案时，必须注意分析和考虑外在环境的情况。

12 · 皮肤科如何辨证论治?

辨证论治是中医认识疾病和治疗疾病的基本过程，也可以表述为因地制宜、因时制宜、因人制宜，他的基本框架是八纲辨证。

“辨证”就是把四诊（望诊、闻诊、问诊、切诊）所收集的资料、症状和体征，通过分析、综合，辨清疾病的病因、性质、部位、趋势，概括为某种证候。“论治”，即根据辨证的结果，确定相应的治疗方法。辨证是决定治疗的前提和依据，论治是治疗疾病的手段和方法。辨证论治的过程，就是认识疾病和解决疾病的过程。辨证和论治，是诊治疾病过程中相互联系、不可分割的两个方面，是指导中医临床的基本原则。

中医辨治皮肤病，既辨病又辨证，先辨病后辨证，重点放在“辨证”，通过辨证而进一步认识疾病。例如，痤疮是一种疾病，临床可见丘疹、脓疱、粉刺等皮损，但由于引发疾病的原因和机体反应性有所不同，又表现为血热、热毒、积滞、湿热等不同的证型。只有在诊断明确的基础上，再辨清属于何种证型，才能正确选择不同的治法。辨证与对症治疗完全不同，也不同于辨病治疗。皮肤病辨证最大的特点是皮损辨证，这可以说是皮肤科与内科系统最大的区别所在。皮肤病病位表浅、直观，治疗的目的首先是改善皮肤外观，如果遇到按皮损辨证疗效不佳的病例，则需要考虑皮肤病与整体的联系。但大多数情况下皮肤病是局部的异常，因而必须以皮损辨证为主，参合其他辨证方式才能获得满意疗效。

皮肤病的证型是在不断变化的，而不同的皮肤病在其发展过程中又可能出现同样的证型。因此在治疗疾病时就可以分别采取“同病异治”或“异病同治”的原则。“同病异治”即对同一疾病不同阶段出现的不同证型，采用不同的治法。例如，红皮病早期应凉血解毒，后期应益气养阴。“异病同治”是指不同的疾病在发展过程中出现性质相同的证型，因而可以采用同样的治疗方法。比如，麻疹初期疹未出透时，应当用发表透疹的治疗方法，与荨麻疹治法相似；麻疹中期通常肺热明显，治疗则须清解肺热，与痤疮治法相似。

13. 如何将取类比象的方法用于皮肤病的治疗？

取类比象是中医学的特有思维方法，它是将疾病的特性、演变过程与自然界的现象进行类比，寻求其内在规律的相似性，并从中获得思路的方法。

在皮肤病的内治方面常应用取类比象的思维方法，一方面根据皮肤病的理化特点，如颜色、形态、硬度等，采用对应的方法进行治疗，广为应用的“以色治色”、“以形治形”、“以毒攻毒”等，均是其具体应用。另一方面要考虑疾病的演变规律、产生的背景、影响因素等，采取相应的措施，如痤疮多为热盛，发于面部，类似于炉火熊熊燃烧，光焰在上，受生活中抽掉炉底柴薪则火势自减的启示，治疗时常采用攻下通便的方法治疗。大便一通，火热下行，上部火热征象顿消，丘疹、脓疱等皮损均会很快消除。这种方法称之为“釜底抽薪法”。

在皮肤病外治中也常应用取类比象的思维方法，如：“白色”可以中和“黑色”，根据“类比论治”的理论，“黑色”的皮损可以外用“白色”的药治疗。例如治疗“黧黑斑”的“玉容散”就应用了众多白色的药物，包括白牵牛、白蔹、白细辛、白及、白莲蕊、白芷、白术、白僵蚕、白茯苓、白附子、白扁豆、白丁香等。再如“重物”可以压实“水肿”，“水肿”的皮损可以外用“沉重”的药压治，例如外用“银粉散”利用其中所含黑锡的重压作用治疗肉芽水肿；又如“摩擦”可以使“硬物”变薄，例如利用海螵蛸的“有密布的小疙瘩状隆起”的坚硬的骨质背部“摩擦”患处可以治疗肥厚瘙痒性皮肤病。

在对皮肤病演变过程的观察中，能够发现也存在生长壮老已的过程，如玫瑰糠疹、新生儿的毛细血管瘤、外伤之后刚刚形成的增生性瘢痕，因而有时可以有针对性地选择治疗或等待自愈。在皮肤病治疗过程中，有时对抗反而导致疾病炽燃，如脓疱型银屑病，这时按照战争规律，采取强有力的支持疗法，而不贸然应用抗生素、激素等治疗，这种治疗策略往往能更好地保护患者的健康。这也可以说是取类比象的一种。

14. 如何处理皮肤病治疗中辨病与辨证的关系？

皮肤病既要辨证，又要辨病，单纯强调辨证或辨病都是不全面的。诚如清·高秉钧《疡科心得集》所说：“凡治痈肿，先辨虚实阴阳……又当辨其是疖、是痈、是疽、是发、是疔等，然后施治，庶不至于差谬。”

中医临床认识和治疗疾病，既辨病又辨证，将重点放在“证”的区别上，通过辨证而进一步认识疾病。例如，银屑病是一种皮肤病，临床可先后经历进行期、静止期、消退期三个阶段，这属于辨病的部分。而由于引发疾病的原因和机体反应状态的不同，在三个阶段又会表现出血热、血瘀、血燥、湿热、热毒等证候，后者就属于辨证的内容了。临床只有辨清了银屑病属于何种证型，才能正确选择不同的治疗原则，可以说辨病是理想状况下的疾病演变模型，而辨证最终使理想模型与现实病例连接到一起。辨证不是辨症，辨证论治不是对症治疗，辨病与辨证结合是与那种对于头痛给予镇痛药、对于发热给予退热药、仅针对某一症状采取具体对策的对症治疗完全不同，也根本不同于用同样的方药治疗所有患同一疾病的患者的单纯辨病治疗。可以说病是一种普遍规律，而证是当下的真实存在。

中医认为，同一疾病在不同的发展阶段，可以出现不同的证型。例如，麻疹初期，疹未出透时，应当用发表透疹的治疗方法；麻疹中期通常肺热明显，治疗则须清解肺热；而至麻疹后期，多有余热未尽，伤及肺阴胃阴，此时治疗则应以养阴清热为主。不同的疾病在发展过程中出现性质相同的证型时也可以采用同样的治疗方法。比如，银屑病与痛经是两种完全不同的疾病，但均可出现血瘀的证型，治疗都可用桃红四物汤活血化瘀。这种针对疾病发展过程中不同的矛盾用不同的方法去解决的原则，正是辨证论治实质的体现。

15 皮肤病的基本特点是什么？

首先，皮肤病形象直观可见。皮肤是人体最大的器官，也是人体直观可见的部分，除了五官，所有可见的部分都在皮肤病的管辖范围。成年人的皮肤重量为体重的15%，体表面积达到1.5～2.0m^2，在这上面密布着几百万的毳毛、毛囊、皮脂腺、汗腺、短毛、长毛、指甲、趾甲，它们发生了问题立刻表现于外，这给患者造成了巨大的直观可见的痛苦。

其次，病理纷繁复杂。皮肤病涉及表皮、真皮、皮下组织，所有部分的形成、发展、生理、病理均与内脏密切相关，皮肤病的发生涉及遗传、神经、免疫、内分泌、营养、代谢、微循环等诸多内在因素，和环境、饮食、污染、经济、卫生、教育、社会生活、精神修养等各个方面相关。这决定了皮肤病诊断和治疗的复杂性。

第三，与内脏健康息息相关。有诸内，必形诸外。中医讲究司外揣内，外在的皮肤疾患往往有其内在的原因。诸如皮肌炎、天疱疮、坏疽性脓皮病往往伴发内脏肿瘤；糖尿病、动脉硬化闭塞症、静脉曲张常是慢性皮肤溃疡的成因；内脏肿瘤可能出现皮肤转移；脂质代谢异常导致黄瘤病的发生；系统性淀粉样变、系统性硬皮病兼见内脏和皮肤的问题；治疗高血压的药物经常引起皮肤瘙痒；高敏体质同时发生皮炎、鼻炎、哮喘、肠炎等疾患等。

第四，可以通过外治获得痊愈，促进疗效提高。皮肤病部位表浅，给外治提供了最佳机会。对于皮肤病，外治法的作用怎么说都不为过。外治使药物直达病所，具有系统给药无法达到的药物浓度；外治法基本作用于皮损局部，透皮吸收少，减轻了肝肾的代谢负担，减少了不良反应的发生；外治法可以充分发挥各种理疗手段的优势，如激光、冷冻、紫外线、磁疗、音频电疗、冷热温度变化等的治疗作用；外治法可以使一些具有独特作用的药物达到治疗作用。

16 中医如何认识生命过程？

中医对生命过程有着独特的认识：天地氤氲，万物化醇。阴阳交合，宣告了新生命的开始。《黄帝内经》* 对此有详细的论述：

（1）胚胎时期　胚胎的发育依赖父精母血的滋养。黄帝问于岐伯：愿闻人之始生，何气筑为基？何立而为楯？何失而死？

* 注：引文出自《灵枢》、《素问》多篇故合称《黄帝内经》。

何得而生？岐伯曰：以母为基，以父为楯，失神者死，得神者生也。黄帝曰：何者为神？岐伯曰：血气已和，营卫已通，五脏已成，神气舍心，魂魄毕具，乃成为人。

胚胎的发育有其特定的过程：人始生，先成精，精成而后脑髓生，骨为干，脉为营，筋为刚，肉为墙，皮肤坚而毛发长，谷入于胃，脉道以通，血气乃行。

出生之后，在几十年的生命过程中，人体按照一定的节律，经历生长壮老已的过程。

（2）精气盛衰　女子七岁，肾气盛，齿更发长。二七而天癸至，任脉通，太冲脉盛，月事以时下，故有子。三七，肾气平均，故真牙生而长极。四七，筋骨坚，发长极，身体盛壮。五七，阳明脉衰，面始焦，发始堕。六七，三阳脉衰于上，面皆焦，发始白。七七，任脉虚，太冲脉衰少，天癸竭，地道不通，故形坏而无子也。丈夫八岁，肾气实，发长齿更。二八，肾气盛，天癸至，精气溢泻，阴阳和，故能有子。三八，肾气平均，筋骨劲强，故真牙生而长极。四八，筋骨隆盛，肌肉满壮。五八，肾气衰，发堕齿槁。六八，阳气衰竭于上，面焦，发鬓颁白。七八，肝气衰，筋不能动，天癸竭，精少，肾脏衰，形体皆极。八八，则齿发去。

（3）人的活动能力　人生十岁，五脏始定，血气已通，其气在下，故好走。二十岁，血气始盛，肌肉方长，故好趋。三十岁，五脏大定，肌肉坚固，血脉盛满，故好步。四十岁，五脏六腑十二经脉，皆大盛以平定，腠理始疏，荣华颓落，发鬓颁白，平盛不摇，故好坐。五十岁，肝气始衰，肝叶始薄，胆汁始灭，目始不明。六十岁，心气始衰，苦忧悲，血气懈惰，故好卧。七十岁，脾气虚，皮肤枯。八十岁，肺气衰，魄离，故言善误。九十岁，肾气焦，四脏经脉空虚。百岁，五脏皆虚，神气皆去，形骸独居而终矣。

（4）死亡　经历了几十年的生命过程，人将不可避免的迎接死亡。死亡或由于阴阳离绝，精气乃绝。或由于胃气衰败，寿命乃绝。或由于气血阴阳某方面的突然中断或缓慢消耗而导致死亡。或由于精气神某方面的问题而导致死亡。

不同经脉气绝而死会有不同的表现：太阳之脉，其终也，戴眼，反折，瘛疭，其色白，绝皮乃绝汗，绝汗则终矣。少阳终者，耳聋，百节尽纵，目系绝，目系绝一日半则死矣，其死也，色青白乃死。阳明终者，口目动作，喜惊，妄言，色黄，其上下之经盛而不行，则终矣。少阴终者，面黑齿长而垢，腹胀闭塞，上下不通而终矣。厥阴终者，中热嗌干，喜溺，心烦，甚则舌卷卵上缩而终矣。太阴终者，腹胀闭，不得息，气噫善呕，呕则逆，逆则面赤，不逆则上下不通，上下不通则面黑皮毛燋而终矣。

中医认为过早的死亡是可以延迟的，死亡的时间是可以预计的，死亡的方式或途径是可以根据不同的表象预测的。总结起来，中医认为生命过程是有规律的，规律是可以认识的，生命过程是可以调控的。

17. 如何从阴阳失调角度认识皮肤病的病机？

阴阳失调是一切健康问题的总纲。阴胜则阳病，阳胜则阴病。阳盛则热，阴盛则寒，阳虚则外寒、阴虚则内热；阳盛则外热、阴盛则内寒。皮肤病千差万别，都可以用一句话来概括：阴阳失调。赵炳南先生晚年最强调的就是阴阳二字，他说：皮肤病首辨阴阳。阴阳的异常主要表现在虚实之上。

（1）阳盛　阳偏胜时，多见机体的功能活动亢奋、代谢亢进，对外邪的反应性增强，甚至反应过度，常见于变态反应性皮肤病。临床常见于实证、热证，多见壮热、烦渴、面红、尿赤、便干、苔黄、脉数等症状。皮损多发于身体上部，如面部见痤疮、酒渣鼻。皮损多表现为红肿、灼热、或痒或痛。

（2）阴盛　阴偏胜时，多见机体代谢低下，痰、瘀、湿、水饮等病理性代谢产物积聚。临床多有畏寒肢冷、大便溏薄、气短神怯等表现。皮损多色泽暗或淡，色多苍白或黧黑，如冻疮、雷诺病、手足发绀等。阴盛往往与阳虚一起存在。

（3）阴虚　是指机体的有形物质，如精、血、津液等的亏耗，导致其滋养、濡润的作用减退，导致人体缓冲外来刺激的能力减弱，由此而来的虚假的亢进被称为阴虚则内热。临床多见：五心烦热，骨蒸潮热，消瘦，盗汗，口干，性情急躁却不持久，症状激烈却缺乏耐力等症状，多见于系统性红斑狼疮等免疫性疾病，在皮损则表现为色泽鲜艳或缺乏光泽，病程趋于慢性，多伤毛发爪甲。在损容性皮肤病则常见于黄褐斑、雀斑、白发、甲营养不良等。

（4）阳虚　是指机体的生理功能沉衰，出现一时或一处的趋于功能静止、停止、凝固、凝聚的状态，因而出现一系列的异常，包括：水肿、黑斑、色素沉着、色素脱失、四肢厥逆、疼痛、畏寒、纳呆、乏力、困倦嗜睡、心悸、恶心、小便清长、腹泻、脉沉无力，舌淡胖多齿痕。常见于黑变病、艾迪生病、白癜风、黄褐斑、网状青斑、动脉硬化闭塞症、手足发绀。

18. 如何从血异常的角度认识皮肤病的病机？

血的失常，主要表现在两个方面：一为血的生化不足或耗伤太过，导致血的濡养功能减退，从而形成血虚；二为血的运行失常，或为血行迟缓，或为血行逆乱，从而导致血瘀、血热。

（1）血虚　皮肤病血虚多发生于年老体弱、久病不愈，慢性损耗之人。皮损常干枯不荣，干燥、脱屑、角化、肥厚，或呈苔藓化表现。常见于黄褐斑、脱发、甲营养不良、白癜风、鱼鳞病、毛周角化、毛囊角化等损容性皮肤病。常兼见全身或某一局部的某些功能减退或营养不良，如肌肤爪甲失养、面色苍白、唇舌爪甲色淡、头昏眼花、两目干涩、心神不宁、心悸怔忡、视力减退、肢节屈伸不利、肢体或肌肤麻木等。

（2）血瘀　指血液运行迟缓、郁滞不畅、甚则停滞的病理状态。多由于气机阻滞继而血行受阻；或气虚推动无力；或痰浊、瘀血等有形实邪阻滞脉道而成。皮肤表现为面色黧黑、唇色发绀、肌肤甲错，皮损肥厚、坚硬不移，爪甲不泽、甲下色泽晦暗、唇舌紫暗或见瘀点、瘀斑等症。常见于黄褐斑、脱发、白癜风、血管瘤等损容性皮肤病。临床常兼见痛有定处，得温不减，甚则可形成肿块，病情复发或加重而有定时。

（3）血热　皮肤病的血热多由于先天禀赋，部分见于五志过极、心火肝火内生者，较少为外感热邪内传所致。多见于年轻人，而在某些疾病如银屑病则血热体质终生不变。皮损多表现为肿胀性、炎症性鲜红斑片、水疱、脓疱，按之烙手，痛痒剧烈。常见于日光性皮炎、染发皮炎、过敏性紫癜、盘状狼疮等损容性皮肤病。临床可兼见身热夜甚或午后加重，口干但欲漱水而不欲饮，心烦或躁扰不安，或衄血、吐血、尿血，月经提前、经量过多、经色鲜红，舌质红绛，脉细数等症。

19. 如何从脏腑功能失调角度认识皮肤病的病机？

中医认为脏腑为内，毛脉肉筋骨为外。皮肤病表现于外，但其根本原因是内的失调。

（1）心主血脉，其华在面　心血不足则面色萎黄不泽，心血瘀阻则面色紫暗或黧黑。心主血，发为血之余，心血不足则毛悴色夭。另一方面，“诸痛痒疮，皆属于心火”。外感六淫邪气侵入人体，淤滞日久，皆可化火；体内的病理性代谢产物，如痰、湿、积滞、瘀血、食积、虫积等，也能郁遏阳气而化内火。

过度的情志变化，也能导致气机郁滞而化火。火热较盛的人常出现面部起红斑、丘疹、脓疱或毛细血管扩张等表现。无论外感内伤均可以从清心火入手治疗。

（2）肺主皮毛　肺所摄纳之天气与脾胃摄纳之地气相作用而化生气血，肺气虚则气血生化不足，肌肤不荣，干燥菲薄。肺气宣发卫气于体表，以卫气的形式表现，以发挥其温煦肌肤、保卫肌表的作用。肺气不足则体表不固，六淫邪气均能乘虚而入，导致各种皮肤病的发生。如肺经蕴热则患痤疮，风邪侵袭则患荨麻疹，寒邪侵袭可以患雷诺病，暑湿侵袭患湿疹、汗疱疹、痱子，火邪侵袭患痈疽疖肿等。

（3）脾主运化　脾的主要生理功能是将水谷化为精微，运化输布津液。所以一切皮肤毛发缺乏滋养导致的疾病都需要关注脾胃的问题。脾合肌肉，脾运不足则气血生化不足，肌肉萎缩，皮肤萎缩，而患皮肌炎、硬皮病等病。皮肤病最常见脾虚湿蕴的问题，《素问·至真要大论》说："诸湿肿满，皆属于脾"。湿性重浊黏滞，易于阻遏气机，临床多见头重如裹，肢体重着，或关节屈伸不利。皮损多表现为：水疱、糜烂、渗出、结痂等。脾虚则湿聚，湿热熏蒸则多见头面油腻多脂、毛发垢腻或干枯，面部出现粉刺、丘疹、红斑等表现，若湿热淖泽，发根失养，还常出现脱发、痤疮、脂溢性皮炎、湿疹等现象。

（4）肝藏血，其华在甲　肝阴、肝血具有易亏虚的特点。肝的异常，主要表现于甲的改变上，爪甲软而薄为肝血不足，爪甲厚而质脆为虫蛀；甲色改变为血瘀；甲半月消失为气血不足。肝血濡养功能减退，则指甲枯而不荣，甚至形成反甲、厚甲、甲癣等。另外，肝主疏泄，肝气不疏则常见神经性皮炎、黄褐斑、瘙痒症；疏泄过度则见脱发、荨麻疹等病；肝失疏泻，气滞血瘀，在皮肤局部可表现为：面色黧黑，唇色紫暗，身起瘀斑、瘀点或起肿块、结节。此外，肝主藏血，血盛则荣于须发，故须发美；若血气衰弱，经脉虚竭，不能荣润，则须发脱落。皮肤靠血濡润，血虚则有皮肤干枯不泽、肌肤甲错等表现。

（5）肾为“先天之本” 遗传性皮肤病均与肾密切相关，可以从补肾入手治疗。肾的不足往往引起色素异常或毛发改变，从而引起黄褐斑、痤疮、白癜风、黑变病、雀斑、脱发等损容性皮肤病。再者肾藏精，其华在发，肾虚常造成白发、脱发。年幼之时毛发稀疏多为先天肾精不足，头发早白为肾虚或血热。血气盛，则发长美；若血虚少，则发不长。血虚竭者，不能荣发，则令毛发变黄。

20 · 如何认识皮肤病复发的问题？

要想明确皮肤病是否会复发，必须先理解什么是疾病。

就一般观点而言，疾病是机体在一定条件下，某些特定致病因素与人体相互作用而产生的一种损伤（致病）与抗损伤（保护）的过程，表现为各种症状、体征和行为异常，特别是对环境的适应能力降低和体力的减弱甚至丧失。

疾病有致病原因，可简单分为内在因素和外在因素。内在因素即指遗传因素、个体因素；外在因素则包括生物性因素（各种致病动植物和微生物）、理化因素、营养因素、免疫因素、社会因素、精神心理因素等。疾病往往不是由单一因素引起，常常是诸多因素综合作用的结果。治疗过程中，药物并不能从根本上消除这些致病因素。因此，“复发”是绝对的，而“不复发”是相对的。

另外，“复发”是相对于“临床治愈”而言的，对于一些遗传性皮肤病、恶性肿瘤等，目前还无法根本治愈，也就奢谈“复发”。当然，也有一些遗传性皮肤病、恶性肿瘤，如“太田痣”等，可以通过新的激光治疗手段；单发、局限的恶性肿瘤可以通过手术切除，达到临床治愈，并不再“复发”。

而在大多数可以临床治愈的皮肤疾病中，只有麻疹、水痘等少数疾病可以获得终身免疫，并不再“复发”；而临床最常见的皮肤疾病，如各类皮炎、湿疹、荨麻疹、痤疮、银屑病、各类“癣”等，因为致病因素无法根本消除，因此都是可能会“复发”的，甚至是经常性的复发。

疾病会“复发”，并不意味着我们无能为力，而是更需要强调疾病预防的重要性。正是因为疾病往往是诸多因素共同作用的结果，因此，我们可以告知疾病已临床治愈的患者，如果采取针对性的预防措施，只要疾病发病中的一两个环节被“干预”，就有可能阻止疾病的“复发”。

中医学强调人与自然、环境密切相关，认为再次感受外邪、饮食不当、劳倦所伤、药物调理不当、情绪失调、气候地理因素变化是疾病复发的诱发因素，虽朴素但更容易让人理解。

21. 张志礼教授如何论述气血辨证在皮肤科的临床应用？

气血理论是中医基础理论的重要组成部分，气血辨证是中医诊疗疾病的重要方法之一，临床上很多皮肤病的发生和发展都与气血的生理病理变化有关。因此，气血辨证在治疗皮肤病方面有重要意义。

气是指体内流动着的、富有营养的无形的精微物质；另指脏腑功能活动的能力，包括元气、宗气、营气、卫气等四种，其生理功能是熏肤、充身、泽毛。血源于先天之精和后天食物之精华，人体生理功能、精神意识无不以有形之血为基础。血不足则百脉空虚，身体衰弱、百病丛生。正常情况下，气与血是维持人体生命活动的重要物质基础。正如《素问·调经论》所说：“人之所有者，血与气耳”，气血调和则身体健康，气血失和则疾病发生。气血之病理变化，临床常见有气虚、气滞、血虚、血瘀、血热、血燥、气血不调等几种。体现在皮肤病方面，气虚可使皮肤不充，毛发不泽，水湿停滞，发生肿胀、水疱、皮肤粗糙等病变；气滞可使气机不畅，皮肤发生黑斑；痰湿郁结可发生结节、肿胀、水疱；血虚可见肌肤甲错、皮肤瘙痒、肌肤失养、手足麻木等；血瘀可发生斑块浸润、色素沉着；血热可使皮肤潮红、水肿、出血；血燥可使皮肤粗糙、肥厚、角化、发生鳞屑；气血不调可出现上热下寒，上实下虚，发生口腔溃疡、外阴湿疮、面部红斑、小腿溃疡等。

总之，气血病理变化可在皮肤上发生很多病证，但这些病证往往不是单一出现的，而是错综复杂，常合并或交替出现，如气血两虚、气滞血瘀等。有时又常互为因果，如气虚血燥等。这说明皮肤病的发生、发展与气血的生理病理变化有密切关系，具体如下：

（1）脾虚湿盛　五脏皆可有虚，其中脾虚与皮肤病的关系尤为密切。脾气虚则运化失职，水谷精微不能敷布，不能滋养元气，诸病因而内生。皮肤病多与湿邪有关，脾气虚，运化失职，水湿内停；外受湿邪，水湿壅盛，反过来又能困脾，而脾为湿困又可导致脾虚。脾虚湿盛者常出现面色黄白、四肢困倦、食纳欠佳、腹胀便溏、舌淡胖嫩、脉沉细缓等表现，皮肤常出现水疱、肿胀、渗出、糜烂等变化。湿疹皮炎类皮肤病、水疱大疱类疾病、慢性肥厚性皮肤病及下肢皮肤湿烂等都与脾虚湿盛有关，应以健脾益气除湿止痒为治疗原则。

（2）气虚血燥　气血二者存在着相互依存的关系，辨证论治时应全面分析。清·张璐《张氏医通·诸血门》曰："益气与血，两相维附，气不得血则散而无统，血不得气则凝而不流。"又清·唐容川《血证论·吐血》曰："气为血之帅，血随之而运行。血为气之守，气得之而静谧。气结则血凝，气虚则血脱，气迫则血走。"气虚血运受阻，除了可致血瘀外，还常有血燥的见证。气虚血燥在皮科临床上常表现为皮肤粗糙、肥厚角化、脱屑、皮肤瘙痒等，如常见的慢性瘙痒性皮肤病、泛发性神经性皮炎、老年性皮肤瘙痒症、银屑病血燥型等红斑鳞屑性皮肤病及慢性湿疹、慢性荨麻疹等均属此类。

（3）血虚风盛　由于脾胃运化失职、水谷精微无以化生营血，或大病、久病、产后气血大伤，或冲任不调、营血不足等，都可以导致血虚。血虚则风邪易于侵袭，亦可风从内生。如隋·巢元方《诸病源候论·产后风虚肿候》记载："失产伤血劳气，腠理则虚，为风邪所乘，邪搏于气，不得宣泄，故令虚肿。"又如清·顾世澄《疡医大全·斑疹门》："斑疹之发有外感风热者，……有阴虚血热者，……此三焦无根之火，乘气血之虚，而空发于上，怫郁于皮毛血脉之中，内不得清，外不得散，遂发斑疹，乃阴虚属里之证也。"中医认为风胜则痒，故凡皮肤发斑瘙痒无度而又生于血虚之人者，多属血虚风盛之证。其临床见证有面色苍白，唇舌指甲色淡无华，手足麻木，头晕目眩，女子月经涩少，而皮肤可见肌肤甲错、脱屑瘙痒。常见皮肤病如慢性荨麻疹、皮肤瘙痒症、神经性皮炎、蕈样肉芽肿早期等，都属于此。治宜养血疏风，佐以益气。

（4）气血两虚　《诸病源候论·虚荣手足皮剥候》云："血行通荣五脏，五脏之气，润养肌肤。虚劳内伤，血气衰弱，不能外荣于皮，故皮剥也。"又清·周学海《读医随笔·气能生血血能藏气》曰："藏于血之气，卫气也，宗气也，气亏则血耗，血少则气散，相辅而行，不可偏者也。"所以临床所见，气虚常同时伴有血虚，表现为面色无华，气短懒言，无力倦怠，肌肤甲错或皮肤大片剥脱，或色素沉着，或皮肤瘙痒，或皮肤变硬发凉等。常见于慢性营养不良性皮肤病、慢性角化性皮肤病及严重的全身性皮肤病，如先天性大疱性表皮松解症、剥脱性皮炎、系统性红斑狼疮、皮肌炎、硬皮病等，治疗原则应气血双补。

（5）气滞血瘀　《素问·生气通天论》曰："营气不从，逆于肉理，乃生痈肿。"在临床上血瘀和气滞往往同时存在，正如元·朱震亨《格致余论·经水或紫或黑论》说："血为气之配，……气凝则凝、气滞则滞。"明·薛己《薛氏医案·保婴撮要·吐血》曰："血之所统者气也，故曰气主煦之，血主濡之。是以气行则血行，气止则血止。"这些都说明气血是相互为用的。临床上气滞血瘀多表现有胸闷、脘闷、痞滞、胁胀、筋脉不舒、麻木、疼痛，皮肤上可出现斑块浸润、硬肿、硬结、肿痛、紫暗斑、肿瘤等，舌质多紫暗或有瘀斑，脉象多弦或涩。皮肤科临床常见的结节性皮肤病如结节性红斑、硬结性红斑、结节性脂膜炎及诸如皮肤肉芽肿、肿瘤、血管炎、肥厚斑块型银屑病等均属此类。治疗原则都以理气活血化瘀为主。

（6）血热　血热主要是指邪热客于营血。清·王孟英《温热经纬·叶香岩外感温热篇》指出："营分受热，则血液受劫，心神不安，夜甚无寐，成斑点隐隐。"《薛氏医案·保婴撮要·肌肉不生》曰："若肌肉不生而色赤者，血热也。"明·张景岳《景岳全书·血证论治》说："血主阴精，不宜动也，动则为病。……盖动者多由于火，火盛则迫血妄行。"这些描述都说明了血热证的病机及表现。临床上血热常出现心烦，面赤，大便燥结，甚或身热不退，口干舌燥，舌质红绛，舌苔黄腻，脉象洪数，皮肤潮红，可有红斑、出血斑等。皮肤科所见之血热常属两种情况：一是气血壅滞，化热成毒，燔灼营血；二是毒热之邪直中营血而致气血两燔。如化脓性感染性皮肤病、痈、蜂窝织炎、丹毒、药疹、剥脱性皮炎、脓疱性银屑病、疱疹样脓疱病、系统性红斑狼疮急性期等，均属此类。治宜清热凉血，解毒护阴。

（7）气血不和　《素问·调经论》指出："五脏之道，皆出于经隧，以行气血。气血不和，百病乃变化而生"。《薛氏医案·平治荟萃第一》也说："气血冲和，万病不生，有怫郁，诸病生焉。"充分说明气血不调时会出现一系列病证，如上热下寒，上实下虚，失眠盗汗，头痛头晕，五心烦热，不规则发热等。皮肤科常见的慢性系统性疾病如系统性红斑狼疮、皮肌炎、贝赫切特（Behcet）综合征等，都常出现这些表现。治疗原则是调阴阳，和气血。

气血辨证在皮科临床应用时虽然有些复杂，但根据以上的规律基本可以判断皮肤病的司属，对正确的治疗能起到指导作用。这七种证型包括了不少皮肤病，体现了中医学异病同治的法则。

22 · 心与皮肤病的关系如何？

中医所说的心具有一定的解剖学基础，但更多的是指代一系列的生理功能，因此可以说头有头的心肝脾肺肾，脚有脚的心肝脾肺肾。但按照传统，心的主要生理功能为主血脉，藏神志；为“五脏六腑之大主”、“君主之官”。

心在体合脉，其华在面，在窍为舌，在志为喜，在液为汗，与小肠相表里。心在五行属火，为阳中之阳，与四时之夏相通相应。

疾病与脏腑的关系一定是以其生理构造和功能为基础的，皮肤病亦不例外。

其一，从解剖的角度说，如，心主血脉，在体合脉，故涉及“血”“脉”的皮肤疾病，都可能与“心”有关。常见疾病有色素性紫癜性皮病、类天疱疮（血疱损害）等。

其二，从功能角度说，如“心主藏神”故与心理因素较密切的一些皮肤疾病，像神经性皮炎、斑秃等就与“心”有关。心“其华在面，在窍为舌”故面部和舌的颜色、光泽、功能变化可以反映“心”的功能状态；同时，好发于面部的疾病，如盘状红斑狼疮；涉及舌的疾病，如复发性口腔溃疡，也与“心”密切相关。

心在五行属火，五色为赤。凡是火毒为病，皮疹鲜红，多由“心”所主，所谓“诸痛痒疮，皆属于心”。

总之，无论何种皮肤病，只要其发病原因、疾病过程、所表现出的临床症状，以及皮损位置（指是否在相关脏腑、经络所循行的区域)，与“心（系统)”的解剖、功能存在联系，它就与“心”有关。以下将要提到的“肝（系统)”、“脾（系统)”、“肺（系统)”、“肾（系统)”亦是如此。

“心”的病证有虚实之分。虚证多由禀赋不足，久病耗伤，思虑伤心等因素，导致心气、心阳、心阴、心血亏耗；实证多由痰阻、火扰、寒凝、瘀滞、气郁等引起。

证候方面，“心”的病变主要表现为血脉运行失常及精神意识思维改变等方面，如心悸、心痛、失眠、神昏、精神错乱、脉结代或促等症常是“心”的病变。小肠的病变主要反映在清浊不分，转输障碍等方面，如小便失常、大便溏泄等。

23 · 肝胆与皮肤病的关系如何?

中医所说的肝具有一定的解剖学基础，同样更多的是指代一系列的生理功能。肝的主要生理功能为主疏泄、主藏血；性喜条达而恶抑郁，体阴用阳，为“将军之官”。

肝在体合筋，其华在爪，在窍为目，在志为怒，在液为泪，与胆相表里。肝在五行属木，为阴中之阳脏，与四时之春相通相应。

肝主疏泄，与精神因素有关的皮肤病，如黄褐斑，与“肝”有关。主藏血，在皮肤科主要涉及一些存在瘀血性皮疹的皮肤疾病，如过敏性紫癜，和一些伴有明显皮肤干燥、脱屑的疾病，如特异性皮炎、寻常型鱼鳞病。

肝在体合筋，其华在爪，在窍为目，则涉及关节和爪甲损害的皮肤病，如“关节病型银屑病”与“肝”有关；涉及眼睛的皮肤病，如贝赫切特综合征与“肝”有关。

肝在五行属风，五色为青。凡是风邪为病，主要包括瘙痒性的皮肤病，如“皮肤瘙痒症”；病情变化迅速（“风”的特点）的疾病，如荨麻疹、斑秃等；色紫暗的，如扁平苔藓、黑变病，也与“肝”有关。

整体来说，“肝”的病证，虚证多见于肝血、肝阴不足；实证多见肝火炽盛，风阳妄动，以及湿热之邪犯扰等。

肝经循行经过阴部，则相应部位的皮肤疾病要考虑与“肝”

的关系。

证候方面，“肝”的病变主要表现在疏泄失常，血不归藏，筋脉不利等方面。肝开窍于目，故多种目疾都与肝有关。肝的病变较为广泛和复杂，如胸胁少腹胀痛、窜痛，情志活动异常，头晕胀痛，手足抽搐，肢体震颤，以及月经不调，睾丸胀痛等，常与肝有关。胆病常见口苦发黄、失眠及胆怯易惊等情绪的异常。

24 · 脾与皮肤病的关系如何？

脾具有一定的解剖学基础，更多的是指代一系列的生理功能。脾的主要生理功能为主运化，主统血；与胃共同完成饮食物的消化吸收与精微输布，为气血生化之源，为“后天之本”。

脾在体合肉，主四肢，其华在唇，在窍为口，在志为思，在液为涎，与胃相表里。脾在五行属土，为阴中之至阴，与四时之长夏相通相应，旺于四时。

脾主运化水湿，在皮肤科水疱、渗出、糜烂的皮肤疾病与之相关，如湿疹、各种大疱病等，此所谓“诸湿肿满，皆属于脾”。主统血，则其亦与出血性的皮肤疾病相关，如过敏性紫癜。

脾在体合肉，主四肢，其华在唇，在窍为口，则涉及肌肉的皮肤疾病，如皮肌炎；涉及四肢的皮肤疾病，如系统性硬皮病；涉及口唇的皮肤疾病，如唇炎、复发性阿弗他口炎等，就与“脾”有关。

脾在五行属土，其色为黄。故一些色黄的疾病，如黄色瘤、类脂质渐进性坏死，就可以与“脾”联系起来。

“脾（胃）”病证，皆有寒热虚实之不同。脾的病变主要反映在运化功能的失常和统摄血液功能的障碍，及水湿潴留、清阳不升等方面；胃的病变主要反映在食而不化，胃失和降，胃气上逆等方面。

具体证候，“脾”病常见腹胀腹痛、泄泻便溏、浮肿、出血等症。胃病常见脘痛、呕吐、嗳气、呃逆等症。

25 · 肺与皮肤病的关系如何？

肺主气司呼吸，主行水，朝百脉，主治节；为“相傅之官”。

肺在体合皮，其华在毛，在窍为鼻，在志为忧（悲），在液为涕，与大肠相表里。肺在五行属金，为阳中之阴脏，与四时之秋相通相应。

肺主气司呼吸，在体合皮，其华在毛，肺气的宣发功能，即宣散卫气于皮毛，发挥卫气温分肉、充皮肤、肥腠理、司开阖并防御外邪的作用；又将精微物质，输精于皮毛，滋润濡养。所以，在各类皮肤疾病都可能存在与“肺”的联系之外，其中涉及卫气防御功能异常的疾病，如荨麻疹；皮肤表现干燥枯槁的疾病，如毛发红糠疹等，与“肺”的关系尤为密切。

肺在窍为鼻，则与波及鼻部的疾病有关，如玫瑰痤疮。

肺在五行属金，五色为白。故一些色白的疾病，如白色糠疹，就与“肺”有关。

“肺”的病证，虚证多见气虚和阴虚，实证多由风寒燥热等邪气侵袭或痰湿阻肺所致。大肠病证有湿热内侵，津液不足以及阳气不足、传导不利等。

证候表现，“肺”的病变，主要为气失宣降，肺气上逆，或腠理不固及水液代谢方面的障碍，临床上往往出现咳嗽、气喘、胸痛、咯血等症状。大肠的病变主要是传导功能失常，主要表现为便秘与泄泻。

26 肾与皮肤病的关系如何？

肾具有一定的解剖学基础，其在指代一系列的生理功能方面尤其明显。中医学肾的主要生理功能为藏精，主生殖，为“先天之本”；又主水，主纳气。

肾在体合骨，生髓，充脑，其华在发，在窍为耳及二阴，在志为恐，在液为唾，与膀胱相表里。肾在五行属水，为阴中之阳脏，与四时之冬相通相应。

肾主藏精，主生殖，为“先天之本”，故与遗传有关的皮肤疾病往往与“肾”有关。其华在发，则与毛发疾病相关。在窍为耳及二阴，则相应部位的皮肤疾病要考虑与“肾”的关系。

肾在五行属水，五色为黑。故一些色“黑”的疾病，如黑变病；及“应黑未黑”的疾病，如白癜风，要与“肾”联系起来。

“肾”藏元阴元阳，为人体生长发育之根，脏腑功能活动之本，一有耗伤，则诸脏皆病，故肾多虚证。膀胱则多见湿热证。

临床证候，“肾”的病变主要反映在生长发育，生殖功能，水液代谢的异常方面，临床常见症状有腰膝酸软而痛、耳鸣耳聋、发白早脱、齿牙动摇、阳痿遗精、精少不育、女子经少经闭以及水肿、二便异常等。膀胱的病变主要反映为小便异常及尿液的改变，临床常见尿频、尿急、尿痛、尿闭以及遗尿、小便失禁等症。

27 三焦与皮肤病的关系如何？

三焦属中医的六腑之一，中医所说的三焦更多的是指代一系列的生理功能。三焦的主要生理功能，是主持诸气和运行水液，总司全身的气机和气化，为水液运行之道路。因而三焦辨证主要用于与“（水）湿”相关的皮肤病的辨治过程中。

上焦是指横膈以上的胸部，包括心、肺两脏及头面部，也可包括上肢。因此，身体上部的皮肤疾病，以及涉及心、肺两脏的皮肤疾病都与“上焦”相关。

上焦主气的升发和宣散，使卫气宣发，布散水谷精微和津液以营养全身。《灵枢·决气》说：“上焦开发，宣五谷味，熏肤、充身、泽毛，若雾露之溉，是谓气”。因此，如果上焦功能异常，其治疗原则，如《素问·阴阳应象大论》曰“其高者因而越之”；喻嘉言曰“上焦如雾，升而逐之，兼以解毒”；吴鞠通认为“治上焦如羽，非轻不举”，可以看到其从理论到实践的统一和一脉相承。譬如，发于颜面、上半身的皮肤病，如痤疮、脂溢性皮炎、激素性皮炎等，常治以或配合疏风宣透之法，选用野菊花、金银花、玫瑰花、藿香、佩兰等或质地清轻，或气味辛香的药物。

中焦指膈以下，脐以上的腹部，包括脾胃和肝胆等脏腑。所以，身体中部的皮肤疾病，以及涉及脾胃和肝胆的皮肤疾病都与“中焦”相关。

中焦具有消化、吸收并输布水谷精微和化生血液的功能。《灵枢·营卫生会》说：“中焦……此所受气（指饮食物）者，泌糟粕，蒸津液，化其精微，上注于肺脉，乃化而为血”，为升降之枢，气血生化之源。中焦的治疗原则是“治中焦如衡，非平不安”或曰“中焦如沤，疏而逐之，兼以解毒”。具体到皮肤疾病，如湿疹、银屑病等，如果具有湿浊不化、升降失司的证候，治以辛开苦降、化湿行气为法，选用茯苓、陈皮、半夏、苍（白）术等药物。

下焦指脐以下的部位，包括大小肠、肾、膀胱、女子胞、精室等脏腑及下肢。故涉及身体下部的皮肤疾病，及与上述脏腑相关的皮肤疾病都与“下焦”相关。

下焦的功能为排泄糟粕和尿液。因此，下焦疾病的治疗原则，应遵循《素问·阴阳应象大论》所说“其下者引而竭之”；喻嘉言谓之“下焦如渎，决而逐之，兼以解毒”的原则。见于身体下部的皮肤疾病，如阴囊湿疹、坠积性皮炎，皮肤血管炎等疾患，往往可以配合清利湿热、理气行滞之法，使邪气从大小便而出。用药如龙胆草、黄柏、滑石、大腹皮、枳实等。

三焦辨证是以三焦来划分病变部位（上焦——心、肺病变；中焦——脾、胃、大肠病变；下焦——肝、肾病变），把温病按其侵袭人体的部位分为上焦温病、中焦温病、下焦温病三类不同的证候群，并进行辨证的辨证方法。每一类证候群中，都包含了多种不同的证候。三类证候之间，又有由上至下、由浅入深传变的内在联系。

湿乃重浊之邪，有自上流下之特性，三焦辨证恰能清楚地标明其由上至下的传变途径。所以，湿热病的辨证，以三焦辨证为纲领较为合适。皮肤疾病中的绝大多数变态反应性皮肤病、感染性皮肤病、水（大）疱脓疱性皮肤病，及许多其他种类的皮肤疾病都有湿热病证的临床表现，均可以使用三焦辨证。

28 中医经典中对皮肤状况与脏腑关系的认识如何?

《灵枢·本藏》曰：肺合大肠，大肠者，皮其应；心合小肠，小肠者，脉其应；肝合胆，胆者，筋其应；脾合胃，胃者，肉其应；肾合三焦、膀胱，三焦、膀胱者，腠理毫毛其应。

肺应皮。皮厚者，大肠厚；皮薄者，大肠薄；皮缓、腹裹大者，大肠缓而长；皮急者，大肠急而短；皮滑者，大肠直；皮肉不相离者，大肠结。

心应脉，皮厚者，脉厚，脉厚者，小肠厚；皮薄者，脉薄，脉薄者，小肠薄；皮缓者，脉缓，脉缓者，小肠大而长；皮薄而脉冲小者，小肠小而短；诸阳经脉皆多纡屈者，小肠结。

脾应肉，肉䐃坚大者，胃厚；肉䐃么者，胃薄。肉䐃小而么者，胃不坚；肉䐃不称身者，胃下，胃下者，下管约不利。肉䐃不坚者，胃缓；肉䐃无小果累者，胃急。肉䐃多小果累者，胃结，胃结者，上管约不利也。

肝应爪，爪厚色黄者，胆厚；爪薄色红者，胆薄。爪坚色青者，胆急；爪濡色赤者，胆缓。爪直色白无纹者，胆直；爪恶色黑多纹者，胆结也。

肾应骨，密里厚皮者，三焦、膀胱厚；粗理薄皮者，三焦、膀胱薄。疏腠理者，三焦、膀胱缓；皮急而无毫毛者，三焦、膀胱急。毫毛美而粗者，三焦、膀胱直；稀毫毛者，三焦、膀胱结也。

黄帝曰：厚薄美恶皆有形，愿闻其所病。岐伯答曰：视其外应，以知其内脏，则知所病矣。

29· 古人对毛发、肌肉状况与人体气血盛衰的关系有何论述？

《灵枢·阴阳二十五人》曰：足阳明之上，血气盛则髯美长；血少气多则髯短；故气少血多则髯少；血气皆少则无髯，两吻多画。足阳明之下，血气盛则下毛美长至胸；血多气少则下毛美短至脐，行则善高举足，足指少肉，足善寒；血少气多则肉而善瘃；血气皆少则无毛，有则稀枯悴，善痿厥足痹。

足少阳之上，气血盛则通髯美长；血多气少则通髯美短；血少气多则少髯，血气皆少则无须，感于寒湿则善痹，骨痛爪枯也。足少阳之下，血气盛则胫毛美长，外踝肥；血多气少则胫毛美短，外踝皮坚而厚；血少气多则胻毛少，外踝皮薄而软；血气皆少则无毛，外踝瘦无肉。

足太阳之上，血气盛则美眉，眉有毫毛；血多气少则恶眉，面多小理；血少气多则面多肉；血气和则美色。足太阳之下，血气盛则跟肉满，踵坚；气少血多则瘦，跟空；血气皆少则喜转筋，踵下痛。

手阳明之上，血气盛则髭美；血少气多则髭恶；血气皆少则无髭。手阳明之下，血气盛则腋下毛美，手鱼肉以温；气血皆少则手瘦以寒。

手少阳之上，血气盛则眉美以长，耳色美；血气皆少则耳焦恶色。手少阳之下，血气盛则手卷多肉以温；血气皆少则寒以瘦；气少血多则瘦以多脉。

手太阳之上，血气盛则多须，面多肉以平；血气皆少则面瘦恶色。手太阳之下，血气盛则掌肉充满；血气皆少则掌瘦以寒。

30·如何应用八纲辨析皮肤病？

八纲，即阴与阳、表与里、寒与热、虚与实。八纲辨证的要点，是对病变的部位（表里）、性质（寒热）和邪正双方力量消长状况（虚实）的归纳和概括。是对病邪侵袭之时，人体反应状态的概括。正如清·吴谦等《医宗金鉴·外科心法要诀》所说：善治痈疽者，能治一切疮疡，以其能辨阴阳、表里、寒热、虚实也。而八纲之中首重辨别阴阳。

辨阴阳：民国·张山雷《疡科纲要》说：“疡科辨证，首重阴阳。”《疡科心得集》对阴阳的表现更做了概括性的论述：大凡发病急，病位浅，色焮红，皮温灼热，肿形高起，疼痛剧烈，病程短多为阳证；发病缓，病位深，色暗红，皮温不热，肿形平坦，疼痛隐然，病程长多为阴证。阴证预后不良，阳证预后良好。

辨表里：既包括病位的深浅，又包括毒邪的轻重，一般而论，病灶浅表，如疖，轻而易治；病灶深沉，如癌，重而难疗。对于皮肤病而言，对病位深浅的辨析主要体现在分辨病在气还是在血。多数皮炎湿疹类皮肤病属于病在气分，而银屑病、血管炎、免疫病等则往往深入血分。药疹则往往是气血同病的典型。

辨寒热：寒热是指病证的两种不同性质。所谓寒证的全身症状表现：身凉肢冷，面色苍白，喜暖而恶寒，舌质淡红，苔白，脉迟；局部症状表现：肿胀不明显，皮温不热，疼痛隐隐等，如脱疽、肢端动脉痉挛症、瘰疬性皮肤结核等。所谓热证的全身症状表现：全身发热，面色红赤，口渴饮冷，喜凉而恶热，舌质红，苔黄且干，脉数；局部症状表现：肿胀明显，皮温灼热，焮痛剧烈等，如痈、带状疱疹、丹毒等。

辨虚实：虚指正气虚，实指毒邪盛。皮肤病初期，毒邪正盛，正气未衰，邪正互相斗争，则形成实证；皮肤病晚期，一是邪去正伤，一是体质素虚，毒邪较盛，亦会出现虚中兼实，诚如元·齐德之《外科精义》所说："虚实证多端，不可不辨。有疮之虚实，有脏腑、气血、上下、正邪，各有虚实，故不同也。"

八纲是人体反应状态的四个层面，在皮肤病发生发展过程的某一阶段正邪斗争往往集中于其中一个层面，是为焦点。此时必须做出正确判断，药物才能取得疗效。许多时候昨天用白虎无效，今天用四逆汤仍无效，病人毫无反应，药如泥牛入海就是没有选对焦点的原因。

31 · 何谓禀赋？他与皮肤病的关系如何？

禀赋实质是每个人独特的阴阳气血运行程序。禀赋在发病之前难以预知，只能在发病之后做事后的推测。禀赋与体质相似，都是皮肤病发生之前的基础状态，但禀赋属于先天，而体质则既有源于先天的部分，又有后天形成的部分，是对后天身体的基本状况的概括。体质可以通过某些现象推测，如一些慢性感染病灶如慢性胆囊炎、扁桃体炎、肠寄生虫病；内分泌及代谢改变，如月经紊乱，妊娠等因素；血液循环障碍，如小腿静脉曲张；神经精神因素如精神紧张、过度疲劳等，均能提示不同的体质。现代人有概括为九种体质者，而临床上，体质类型更加多样。

《灵枢·寿夭刚柔》云：“人之生也，有刚有柔，有强有弱，有短有长，有阴有阳”，说明人的个体差异是由于父母的素质遗传给后代所致的，这种遗传的素质就是先天禀赋。由于个体先天禀赋不同，形成个体机体的差异，而这种差异经过后天的影响，会影响人体正气的强弱，对皮肤病的发生有一定的意义。如鱼鳞病、着色性干皮病等遗传性皮肤病，多与先天禀赋有关。

《诸病源候论·疮病诸候》曰：“漆有毒，人有禀性畏漆，但见漆便中其毒，亦有性自耐者，终日烧煮竟不为害也”。说明由漆引起的漆疮（接触性皮炎），与个体反应的差异有关，其发病的主要原因是禀赋不耐，对外界各种因素，如饮食、植物等有不同于常人的反应。瘾疹（荨麻疹）、四弯风（特应性皮炎）等皮肤病均与先天禀赋不耐有密切关系。

禀赋不耐并非出生就显现，也不一定终生不变，每一个体对各种因素的易感性与耐受性可随年龄、环境而改变。因此强调调整平衡的中医药远期疗效很好。

32. 如何理解卫气的防御功能和司开阖的功能？

皮肤是人体的外护，具有保卫人体内部的防御功能；皮肤为表，关系到气机的升降出入，《素问·六微旨大论》说：“出入废则神机化灭，升降息则气立孤危。”可见其重要性。

《灵枢·邪客》指出：“卫气者，出其悍气之慓疾，而先行于四末、分肉、皮肤之间，而不休者也。”皮肤是人体表面最大的保护器官，是防御外邪的首要屏障，外来致病因素首先侵犯皮肤。卫气温养肌肤腠理，司汗孔之开合，使皮肤柔润，腠理致密，构成抵抗外邪入侵的防线，使外邪不能侵入机体。若皮肤疏缓，卫气不足，则邪气可乘虚而入，引起疾病。故《灵枢·百病始生》曰："是故虚邪之中人也，始于皮肤，皮肤缓则腠理开，开则邪从毛发入，入则抵深……"。常见卫气不能防御，感受风邪则生荨麻疹、玫瑰糠疹，感受湿邪则生湿疹、足癣；感受风热毒邪则生麻疹、风疹、水痘、猩红热；感受虫邪则生疥疮、虱病等。

卫气昼行于阳，夜行于阴，实际上是指人醒时卫气主要分布于体表，人入睡后卫气主要分布于五脏。由于人入睡后体表之卫气稀少，抵御外邪之力差，不耐风寒，故不可当风而卧；且应覆之以被，以防外邪入侵。又夜卧之时，腠理松，气不足故荨麻疹多夜间加重，各种瘙痒性皮肤病也多在夜间加重。

卫气在人体气机开阖中发挥着重要作用。《灵枢·本藏》曰："卫气者，所以温分肉，充皮肤，肥腠理，司关阖者也。"卫气和则分肉解利，皮肤调柔，腠理致密矣。在正常状态下，人体体温相对恒定，是维持机体正常生命活动的重要条件之一。人体体温的维持，有赖于卫气的温煦。卫气司汗孔之开合，通过调节汗液的排泄，亦有助于维持人体气机升降出入的恒定。

卫阳大部分存在于津液之中。若感受外邪，汗孔闭，汗不出，卫阳亦不得出，故郁而发热，采用解表发汗药，使汗孔开，汗得外泄，阳气随之外散，发热乃退，但汗不可过，否则气随津脱，会导致虚证。

出汗是人体排泄废物的途径之一，通过出汗可以使体内热邪得以外解，所以对于银屑病、毛发红糠疹、湿疹、带状疱疹、荨麻疹等血热受风的皮肤病，有发汗一法可供选择。卫气不足则卫表不固，自汗不止；营卫不和则自汗时出；卫强营弱则盗汗；微汗出则无郁热留湿，内外安和，也不容易得皮肤病。若皮肤腠理疏缓，汗孔开，则汗出多，反之，则汗出少。汗出过多，损伤津液，卫表不足，易感外邪而患恶疮；汗不能出，留湿生热，则易患湿疹、皮炎类皮肤病。

33. 如何理解阴阳在皮肤病诊断中的作用？

中医诊断疾病的过程包括收集四诊资料和辨证两部分。西医有望、触、叩、听，中医有望、闻、问、切。望其神色形态；闻其动静抑昂；问其来龙去脉；切其浮沉迟数。“善诊者，察色按脉，先别阴阳”，察色按脉就是收集四诊资料，先别阴阳则是辨证的总纲。阴阳学说用于皮肤病的诊断，主要在于将各种表现分为阴阳属性两类，并在此基础上进一步推断证候类型。

实际上收集四诊资料和辨证两部分是同时进行的。在就诊的第一瞬间，医者就能通过观察患者面色的明暗，以辨别病情的阴阳属性。一般色泽鲜明为病属于阳；色泽晦暗为病属于阴。通过观察呼吸气息的动态，听其发出的声音，也可以区别阴阳，语声高亢宏亮、多言而躁动者，多属实、属热，为阳；语声低微无力、少言而沉静者，多属虚、属寒，为阴。呼吸微弱，多属于阴证；呼吸有力声高气粗，多属于阳证。通过人的动静喜恶分阴阳：躁动不安属阳，蜷卧静默属阴；身热恶热属阳，身寒喜暖属阴；通过辨别脉象分阴阳：辨脉之部位、动态、至数、形状也可以分辨病证的阴阳属性。如以部位分，寸为阳，尺为阴；以动态分，则至者为阳，去者为阴；以至数分，则数者为阳，迟者为阴；以形状分，则浮大洪滑为阳，沉涩细小为阴。

对于皮肤病，皮损是最重要的四诊信息，如果简单的分类，那么原发皮损为阳，继发皮损为阴。如果按病程来分，那么急性进展者为阳，缓慢进展者为阴。如果按皮损类型来分，那么斑疹、丘疹、水疱、脓疱等皮损为阳，结节、囊肿等皮损为阴。如果按有无渗出来分，那么有渗出者为阴，无渗出者为阳。如果按皮损色泽来分，那么鲜明者为阳，晦暗者为阴。

医者收集四诊资料，再把这些资料综合起来，进行真假、虚实、寒热属性的判断，最终概括出疾病证候，就是辨证的过程。辨证是中医学诊断的核心。在临床辨证中，用阴阳来概括分析错综复杂的各种证候。只有分清阴阳，才能抓住疾病的本质，做到执简驭繁。在分别阴阳的基础上参合八纲、六经、卫气营血、三焦、脏腑、经络等辨证方法就能获得治疗的方案。

总之，阴阳学说广泛应用于四诊和辨证之中，只有辨清阴阳，才能正确分析和判断疾病的阴阳属性。故《景岳全书·传忠录上·阴阳》说："凡诊病施治，必须先审阴阳，乃为医道之纲领。阴阳无谬，治焉有差？医道虽繁，而可以一言蔽之者，曰阴阳而已。故证有阴阳，脉有阴阳，药有阴阳……设能明彻阴阳，则医理虽玄，思过半矣。"

34· 中医治疗皮肤病的基本指导原则有哪些？

中医在整体观念和辨证论治观念的指导下，经过千百年的实践，经过对疾病进行周密分析，建立了一套比较完整和系统的治疗理论，包括治病求本、扶正祛邪、调整阴阳、调整脏腑功能、调整气血关系等多方面，这些原则同样可以有效指导皮肤病的治疗。

（1）治病求本　治病求本，强调发现病原并针对之制订治疗方案。因而治病的第一步就是"审证求因"，第二步就是辨证论治。常见的论治方法有"正治"与"反治"。

《素问·至真要大论》曰："逆者正治，从者反治"。在临床实践中，可以看到多数的疾病临床表现与其本质是一致的，然而有时某些疾病的临床表现则与其本质不一致，出现了假象。确定治疗原则不应受假象的影响，要始终抓住对其本质的治疗。

正治：是最常用的治法，遵循"寒者热之，热者寒之，温者清之，清者温之，散者收之，抑者散之，燥者润之，急者缓之，坚者软之，脆者坚之，衰者补之，强者泻之”的原则。大多数损容性皮肤病均能经由正治而获得疗效。对于黄褐斑、雀斑、黑变病以及各种继发的色素沉着性皮肤病，可以应用白及、白芷、白僵蚕等药物，取其增白褪黑之效，我们称之为“以色治色”，就是一种典型的正治之法。

反治：是指疾病的外在表现与其本质不相一致情况下暂时采用与疾病的外象相顺从的方药，即所谓“微者逆之，甚者从之”、“逆者正治，从者反治”的方法。最常用的反治法就是反佐法。即于温热方药中加少量寒凉药，或真寒假热证则药以冷服；寒凉方药中加少量温热药，或真热假寒证则药以热服法。如是，可以减轻或防止格拒反应，提高疗效。比如许多酒渣鼻患者外象鼻头红赤，而其部分原因是火不归元，因而经常需要在清热汤药里加用热性的肉桂以引火归元。同样，颠倒散中的硫磺也是此意。

（2）扶正祛邪　邪正的盛衰变化，对于疾病的发生、发展和转归，都有重要的影响。疾病是正邪斗争的过程。正气充沛，则人体有抗病能力，疾病就会减少或不发生；若正气不足，疾病就会发生和发展。因此，治疗的关键就是要改变正邪双方力量的对比，扶助正气，祛除邪气，使疾病向痊愈的方向转化。皮肤科常见的正虚是血虚，常见的邪实是湿与瘀。

扶正：就是使用具有补益作用的药物或方法，以扶助正气，增强体质，提高抗病能力，以达到战胜疾病、恢复健康的目的，适用于正气虚为主的疾病。中医认为“正气存内，邪不可干；邪之所凑，其气必虚”。而各种病毒感染性皮肤病，常常是由于正气的损伤才导致平时的条件致病物侵入人体，因此对此类病的治疗要扶正与驱邪并重。如治疗扁平疣既需要应用解毒之品，必要时也需要加生黄芪等扶正以驱邪。此外，一些涉及内分泌的皮肤病往往需要注意扶正，如黑变病是肾上腺皮质功能减退所致，多表现为肾阳虚，就需要加仙茅、仙灵脾等品；再如男性脱发，与雄性激素分泌有关，则常需要根据具体的寒热虚实应用健脾补肾等方法。

祛邪：《内经》主张“实则泻之”。临床上根据不同的病情，有发表、攻下、清解、消导等不同的驱邪方法。正与虚往往是相连存在的。单纯扶正仅适用于正虚为主者，单纯祛邪仅适用于邪盛为主者；先祛邪后扶正则适用于邪盛而正不甚虚者，先扶正后祛邪则适用于正虚将绝者；扶正与祛邪并用则适用于正虚邪实者，即所谓“攻补兼施”，当然亦需分清是虚多实少，还是实多虚少。若虚多则扶正为主，兼以祛邪；实多则又以祛邪为主，兼以扶正。总之，要以“扶正不留邪，祛邪不伤正”为原则。

临床运用扶正祛邪这一原则，要认真细致地观察邪正消长的盛衰情况，根据正邪双方在疾病过程中所处的不同地位，分清主次、先后，灵活地运用，如痤疮有时需要清肺，有时需要化瘀，有时需要除湿，有时需要散结，关键在临床仔细辨证，才能取得良效。

（3）调整阴阳　阴阳是辨证的总纲，疾病的各种病理变化均可以用阴阳的变化来说明，病理上的表里出入、上下升降、寒热进退、邪正虚实以及气血、营卫不和等，都属于阴阳失调的表现。因此，从广泛的意义来讲，解表攻里，越上引下、升清降浊、寒热温清、补虚泻实和调和营卫、调理气血等诸治法，亦皆属协调阴阳的范畴。是以《素问·阴阳应象大论》说：“审其阴阳，以别柔刚，阳病治阴，阴病治阳。定其血气，各守其乡”。阴寒盛则易损伤阳气，阳热盛易耗伤阴液，故在协调阴阳的偏盛时，应注意有没有相应的阴或阳偏衰的情况。纯实证可以采用“损其有余”的方法，即清泻阳热或温散阴寒，大多数皮肤病属于阳热过盛，直清其热即能见效。而虚证多由实证迁延日久而成，故多虚实相兼，因此当兼顾其有余与不足，适当配合以扶阳或益阴之法，如黑变病既需散寒又需补阳，而系统性红斑狼疮不稳定期常需养阴清热并重。

阳虚则寒，阴虚则热。阳不足以制阴，多为阳虚阴盛的虚寒证；阴不足以制阳，多为阴虚阳亢的虚热证。阳病治阴，阴病治阳，即在协调阴阳的偏衰时，应采用“补其不足”的方法。若阳虚而致阴寒偏盛者，宜补阳以制阴，所谓“益火之源，以消阴翳”；若阴虚致阳热亢盛者，则当滋阴以制阳，所谓“壮水之主，以制阳光”；若出现阴阳俱虚者，则可阴阳双补，使之达到生理上的相对平衡。由于阴阳是相互依存的，在治疗阴阳偏衰病证时，还应注意“阴中求阳”、“阳中求阴”，亦即在补阴时，适当加用补阳药，补阳时，适当配用补阴药，这在自身免疫性皮肤病如系统性红斑狼疮、天疱疮、贝赫切特综合征、干燥综合征的治疗中尤其需要注意。

（4）内治与外治相结合　皮肤是人体最大的器官，同时也是人体最外层的器官。皮肤病的损害是不必推理、直观可见的，因而在诊断、分析病情，制订治疗方案的过程中，皮损辨证相当重要。同样，尽管损容性皮肤病的产生多是由于内部失调所致，但在治疗损容性皮肤病的过程中，外治法、外用药也能发挥巨大的作用。与内服药物相比较，外治法直接作用于发病部位，局部药物浓度高，定位准确，因而疗效确切。

对于大多数皮肤病，外治法、外用药的作用很重要。如银屑病，内服凉血清热汤药可以阻止新的皮疹产生；而同时应用外用药，如芩柏软膏更能促进已经存在的皮疹较快消退。再如湿疹，糜烂渗出明显的，内服清热除湿汤药、外用中药冷湿敷常能取得很好的疗效。当然，在应用外用药时需要注意剂型的选择。

对于顽固性皮肤病，外治法更是不可或缺的。如白癜风，就可内服补肾汤药、外用补骨脂酊治疗。黑光治疗也是可以选择的，每次仅需很短时间，但坚持治疗疗效确切。此外还可以手术移植黑素细胞，能在较短时间内取得一定疗效。

此外，一些皮肤病采用外治法比内治法更有优势，举例来说，扁平疣服用汤药治疗或用免疫增强剂、调节剂治疗往往需要几个月的时间，而用冷冻治疗几次即可治愈，快速、有效、经济。一些先天性的色素性的疾病，如鲜红斑痣、雀斑是服药所不能治愈的，这样就可以选择手术或染料激光等新的治疗方法。

35· 皮肤病如何进行四时调护?

《素问·四气调神大论》曰:“夫四时阴阳者,万物之根本也。所以圣人春夏养阳,秋冬养阴,以从其根。”皮肤病养生亦应如此。

春季北方风沙大,降雨稀少,同时空气中充满了各种植物的花粉,容易使面部皮肤干燥、过敏而发生面部皮肤病,如脂溢性皮炎、过敏性皮炎。因此在这个季节应注意外出时适当涂用护肤品,应选择成分简单的护肤品,避免更换新的护肤品。外出回家后要认真洗脸,注意护肤。春季是万物生发的季节,一些原有的皮肤病也应时而动,在此季节加重,如银屑病、白癜风、各种发疹性传染病,因此这个季节应加注意。春季气候变化无常,忽冷忽热,玄府开阖失调,腠理不密,容易感受风热、风寒邪气,而发生麻疹、风疹、荨麻疹等皮肤病。

夏季酷热、潮湿,人体多汗,皮脂分泌旺盛,户外活动增多,是各种感染性皮肤病高发的季节,最常见的如足癣、股癣、疖肿、痤疮、毛囊炎等。应注意多洗澡,出汗后应及时清洗并用干毛巾擦干。避免汗液长时间浸渍。司机等长时间在闷热环境中工作的人,还要定时休息、活动。衣着应通风透气吸汗,避免穿紧身、不透气衣服,以防发生痱子、体癣等皮肤病。贴身内衣应穿纯棉、白色制品,不穿化纤、彩色内衣,不让合金制品直接接触皮肤,以免由于汗液浸泡后化学物质溶解活化刺激皮肤而引起皮肤过敏、接触性皮炎。夏季紫外线强烈,是日晒伤、多形性日光疹的高发季节,要注意避免进食紫云英、灰菜等光敏性野菜,外出时可使用防紫外线伞保护皮肤,既可防止或减少日晒伤、各种光敏性皮肤病的发生,也可延缓皮肤的衰老。日光可以促使皮肤中黑色素反射性的增加,因此患有黄褐斑等色素病的患者更应避免日晒,外出时要注意防晒,应选用 SPF > 15 的防晒霜。夏季潮热，蚊虫孳生，经常晒衣被，可以减少虫咬皮炎、丘疹性荨麻疹、痒疹的发生。

秋季天气逐渐由暖变冷，气候变化无常，应注意保暖。秋高气爽，白天气温较高而空气较为干燥，相对于夏季缺少雨水滋润，所以特别容易出现手足皲裂、干燥脱屑的表现，在老年人尤其明显。所以应注意少接触洗涤剂、清洁剂，在接触上述物品之后立即使用护肤霜，每天应用护肤霜的次数要多于洗手的次数，以免皮肤皲裂症的发生。秋季人体皮脂腺分泌减弱，皮肤干燥，出现微小裂隙，导致瘙痒产生，因而沐浴时不可过度清洗，沐浴后全身要涂润肤霜，以免因皮肤干燥发生皮肤瘙痒症。老年人由于皮肤附属器萎缩退化，皮脂分泌减少，更应注意不可过勤沐浴。

冬季天气寒冷，气候干燥，除了注意秋季应注意的事项外，还应注意保暖，以减少冻疮、多形红斑等的发生，减轻网状青斑、手足发绀、雷诺病的症状。秋冬季节大自然的气机内敛内收，活跃的热能积聚于人体内部，因而对于素体血热的皮肤病患者是个考验。此时是银屑病的加重季节，银屑病患者应避免感冒，避免过于劳累、精神紧张，避免进食过多羊肉、狗肉、鹿肉、辣椒等辛热食品，避免进食冬虫夏草、鹿茸等温性补药，以减少该病的复发或加重。

36 • 皮肤病如何进行情志养生？

《素问·阴阳应象大论》曰：“人有五脏化五气，以生喜怒悲忧恐”。心“在志为喜”，肝“在志为怒”，脾“在志为思”，肺“在志为忧”，肾“在志为恐”。“喜伤心”、“怒伤肝”、“思伤脾”、“忧伤肺”、“恐伤肾”。

皮肤病多为心身疾病。不良的精神心理状态直接破坏阴阳气血的平衡，导致脏腑功能失调，引发或加重皮肤病。发现不良的精神心理状态，审视其成因并加以祛除是皮肤病治疗中非常重要的部分。

一些患者的情志问题有具体的诱因，如感情挫折、精神刺激、家庭矛盾、工作压力，这些都不是药物所能解决的问题，如果存在，必须使患者对其有明确的认识，之后权衡得失，决定如何调整自己的生活状态。但对于大多数患者，并没有具体的情感事件或工作压力，而是由于置身于紧张忙碌快节奏的现代生活之中而不自觉地出现了情志精神方面的微小异常，由此潜移默化的加剧了皮肤病的表现或者使皮肤病胶着难去，赵炳南先生将其称为阴阳失调，气血不和。对这类患者则可以通过健康心态的培养达到促进疾病缓解的目的。

应该如何通过调整心理来防治皮肤病呢？下面介绍几大原则：

（1）知足常乐　把握好现实与欲望的关系，根据个人情况、现实环境适当调整个人的奋斗目标，不要建立达不到的期望。不适当的雄心勃勃，莫须有的悲观厌世，均不利于心理健康。

（2）常笑舒心　笑口常开。笑为喜之形，喜为心之志，喜则气缓，使人气和志达，精神振奋，五脏百脉调和。笑需要放松，需要时间，没有时间是强颜欢笑。因此必须善于休息、善于停止。定静安虑，之后才有真正的欢笑。

（3）制怒养肝　必须注意矛盾的双方都有各自的道理，矛盾的产生只不过是各自立场的不同。要善于换位思考，学会理解、宽容，在逆境之中，要善于化解。还要学会正确地宣泄自己的愤怒。

（4）以静养神　心身安定，不浮躁。淡泊宁静，排除杂念，去除扰乱心身的根源。最重要的就是按时睡觉，按时是指晚上11点之前，因为午夜是阴阳衔接的关节，错过了，就丧失了一次阴阳正常交会的机会。

37 皮肤病患者在饮食方面需要注意哪些问题？

（1）饥饱适度　饮食以适量为宜。过饥，则摄入不足，营养不良，面无光泽、易患脱发、甲营养不良等病。过饱，食物不能消化，内有食滞，易发生丘疹性荨麻疹、婴儿湿疹。患有湿疹、丘疹性荨麻疹的患儿不宜过饱饮食及进食不易消化的食物，如坚果类。异位性皮炎患者应避免进食鱼、虾、牛奶等蛋白质；或者将食物久煮炖烂，使蛋白变性后再食用，以减少食物过敏的发生。食用时应从小量开始，避免一次食用大量的动物蛋白质。

（2）注意卫生　饮食不洁，食入污染的肉类，可以发生皮肤猪囊虫病、旋毛虫病等。要购买检疫合格的禽类、猪牛羊肉，食物要煮熟，忌食生鲜。

（3）均衡膳食　饮食偏嗜，过食生冷，易伤脾生湿，而生湿疹；过食辛辣，易生胃火，而生痤疮；过食肥甘厚腻，易发生痈疮。由于饮食的偏嗜，还会导致机体缺乏某种维生素，引起营养障碍性皮肤病。注意食物中各种营养的搭配，可避免维生素和各种微量元素的缺乏。

（4）避忌发物　湿疹、银屑病、痤疮应避免服用过于刺激性的食物，如酒类、咖啡、浓茶、辛辣等对于皮肤有刺激性的食品。患有多形日光疹等光敏性疾病的患者应减少食入光敏性食物，如绿叶类野菜等；白癜风患者可多食用黑色食品，如黑芝麻、黑豆等；患有疮痈者忌食羊肉、虾、蟹、辛辣食物；过敏性疾病的患者不宜吃蚕蛹；患痤疮者，少食油腻、甜食。慢性皮肤病患者注意少吃冷饮、生冷、海鲜，以防寒湿困脾。

38 · 皮肤病患者如何进行起居养生？

人的起居是否有常，生活是否有规律，既受外在生活条件的干扰，也反映出其内部精神、气血、新陈代谢功能的状况。生活混乱的人必然心神不宁，神不宁则气乱，气血乖违，必然出现一系列的功能异常。因而注意起居养生对于皮肤病有重要的影响。

起居无规律，经常熬夜者易患神经性皮炎。生活不规律者对于医嘱的依从性差。衣着过紧、不透气，容易生间擦疹、股癣。贴身内衣含有染料、化纤物质等易引起皮肤过敏。鞋子过硬或不合适可以引发胼胝、鸡眼。

起居养生的关键是提高认识，在认识到起居对于皮肤病有重要影响的基础上要注意以下几点：

（1）休息　人的起居应遵守日出而作、日落而息的自然规律，合理安排时间，保持充足的睡眠，不熬夜，在晚上 11 点之前入睡，劳逸结合，避免过于劳累，以使气血通畅。

（2）卫生　经常保持正常皮肤的清洁卫生，对于防治皮肤病的发生具有重要的意义。皮肤的皱褶部位如腋下、肛门附近、会阴、指（趾）间、女性乳房下、婴幼儿的颈部，最好每天用温水洗涤，尤其是在夏天汗出过多或皮肤污垢过多时更应如此。皮脂过多的部位可用中性肥皂和温水洗涤。头发要定期清洗。指（趾）甲应经常修剪。同时也要注意不可清洁过度。

（3）自爱　对于传染性皮肤病应经常保持皮肤、毛发的清洁卫生，适当进行隔离，防止接触感染。洁身自爱，避免婚外性行为，在外旅行时注意不使用公共浴巾、内衣、泳衣，不蒸桑拿、盆浴、塘浴，不做足疗，以减少性传播疾病的发生。已经发生皮肤病，应注意避免过度搔抓、热水烫洗、肥皂洗涤等。

39 皮肤病与经络的关系如何？

经络是经脉和络脉的总称，是气血运行的道路。经络内属于脏腑，外络于肢节，沟通于脏腑表里上下之间，将人体内而脏腑、外而皮毛联结成为一个有机的整体，并借此行气血、营阴阳，使人体各部的功能活动得以保持协调和平衡。

经络系统，由经脉、络脉、经别、经筋和皮部组成。经脉可分为正经和奇经两类。正经十二，即手足三阴经和手足三阳经，合称“十二经脉”，是气血运行的主要通道。奇经有八条，即督、任、冲、带、阴跷、阳跷、阴维、阳维，合称“奇经八脉”，有统率、联络和调节十二经脉的作用。十二经别，是从十二经脉别出的经脉，主要是加强十二经脉中相为表里的两经之间的联系，还由于它通达某些正经未循行到的部位，因而能补正经之不足。络脉主要作用是加强阴阳、表里经之间在体表的联系。十二经筋是十二经脉之气结聚于筋肉、关节的体系，其作用主要是约束骨骼，利于关节屈伸活动，以保持人体正常的运动功能。十二经脉及其所属络脉，在体表有一定的分布范围，与之相应，全身的皮肤也就划分为十二个部分，称十二皮部。

中医认为经络的生理功能主要表现在沟通表里上下，联系内外；通行气血，濡养脏腑组织；调节脏腑的功能活动等方面。经络与损容性皮肤病的发生有密切关系，如手阳明大肠经，其支络从缺盆，上颈贯颊，入下齿间。髭者，是血气之所生也。若手阳明之经血盛，则髭美而长，血气衰少则不生。

经络失常是皮肤病总的发病机制之一，如冲任二脉失调，不仅影响着女性月经和生育，还可以发生皮肤疾病，如月经疹。同时，身体经络的局部虚弱，也能成为皮肤病发病的条件，如头皮外伤血肿后，常可导致油风的发生等，所谓“最虚之处，便是容邪之地”。

患处部位所属经络，与皮肤病的发生发展也有着重要的联系。如鹅掌风生于手掌，手心为手少阴心包经所属，该经为多气少血之经，故鹅掌风常难治。

经络也是传导病邪的通路，它具有运行气血、联络人体内外各组织器官的作用，故体表的病邪可由外传里，内传脏腑；脏腑内在病变可由里达表，均是通过经络的传导而形成的。由此可见，经络与皮肤病的发生、变化有着密切的联系。

40 皮肤病的发病部位对辨证有何参考意义？

按照皮损部位的不同分析皮肤病，有多种方式，例如：①按上下分：发于上部多为风火，发于下部多为湿；②按左右分，左属肝，右属肺；③按内外分，多见于手足为病邪发散，多见于躯干为病邪集聚；④按前后分，前面为阴，多有关于营血，后面为阳，多有关于卫气。

但是最主要的部位分辨之法为按经络分析，而以十二皮部为最常用。十二皮部是按十二经脉在体表的分布，将皮肤分为十二部分。如果哪一条经络发生病变，也将会从其分布的皮部反映出来。若某皮部受邪，亦多进入该部之络脉，继而进入经脉，内传脏腑。

观察不同部位皮肤的色泽和形态变化，可以诊断某些脏腑、经络的病变；在皮肤一定的部位施行敷贴、温灸、热熨等疗法，可以治疗内脏的病变。具体来说：

（1）头面部　头顶正中属督脉，两旁属膀胱，该二经湿热生虫则致秃疮。巅顶属肝经，头侧属胆经，如肝热生风则致斑秃。面颊部属胃经，如肺胃风热则致面部单纯糠疹、脂溢性皮炎；眼睑部属脾经，如脾湿肺热交蒸则生皮肌炎、汗管瘤；鼻部属肺经，如肺经血热则致痤疮、酒渣鼻；耳部前后属胆经，如肝胆湿热则引起耳部湿疹、带状疱疹；口舌属心脾，如心脾炽热则引起口疮、舌炎、扁平苔藓；唇部属脾经，如脾热上蒸则致唇炎、口周皮炎、痤疮。面部若再细分，简单地说有上心中脾下肾左肝右肺的分法，细说则面部每一部位均各自对应着人体一定部位或器官。

有时这些分类方法对辨证有参考作用：如许多女性在月经开始之前就开始长痤疮，往往出现于额部，而初潮之后，多数痤疮就集中于下巴上。这两种情况分别按清心火、泻相火的方法治疗常常有效。

（2）颈项部　颈部正中属任脉；项部正中属督脉。颈项两侧则有肝胆大肠三焦等经脉经过。如淋巴结核即为胆经气郁痰结，神经性皮炎则属于肝经郁热。

（3）躯干部　胸胁部属肝胆经，如肝胆湿火蕴结则发为带状疱疹；肝胆血热受风则致玫瑰糠疹。乳房属胃经，乳头属肝经，如肝郁气滞则致乳头部湿疹。腋部属肝、脾经，如脾经湿热则致狐臭、肝火所致大汗腺炎。腹中部属任脉，左右依次为肾经、胃经、脾经。背部中央属督脉，两旁属膀胱经。痈肿疮毒等感染性皮肤病的治疗常要参考经络循行。

（4）阴部　属肝经，如肝经湿热则致阴囊湿疹、瘙痒症、股癣、单纯疱疹等。

（5）四肢　臂、肘外侧属肺经，臂、肘内侧属心经；上肢背侧属手三阳经，掌侧属手三阴经；下肢外侧属足三阳经，下肢内侧属足三阴经；手心属心包经，足心属肾经。

在按皮损部位分析病情时最重要的一点是：不要始终认定一套部位分析体系。比如上肢皮损往往泛发，同时跨越数个皮部；又比如痤疮在面部往往上中下左右五点都有，这时就要换一个角度，不再按经脉分布区来分析了，而可以改按内外、远近、上下等部位概念来分析。

41 · 原发损害主要有哪些？

（1）斑疹　为局限性的皮肤色素改变，既不高于皮肤，也不凹陷。红斑多为毛细血管暂时性充血所致，压之褪色，多属气分有热；压之不褪色，多属血分有热。斑色紫暗则属于血瘀，可由寒邪外束所致，如冻疮；也可由于湿热壅盛所致，如硬红斑、结节性红斑；也有先天性的，如鲜红斑痣。白斑多由于色素减退或消失所致，多属于气滞或气血不调，如白癜风、单纯糠疹、贫血痣等。黑斑可以由于气血瘀滞或瘀血造成，如黄褐斑；也可由于肾阳不足，命门火衰所致，如黑变病；还可以见于滥用药物，损伤肾阴所致，如银屑病应用免疫抑制剂后常遗留黑色色素沉着斑。

（2）丘疹　是限局性的隆起于皮肤表面的实质性损害。红色丘疹、密集如粟粒、自觉灼热瘙痒者，多属心火过盛，外感风邪，见于肺风粉刺等病。慢性肥厚、聚合成苔藓状的丘疹群，多属脾虚湿蕴，见于神经性皮炎等病。血痂性丘疹、身痒夜甚者多属血虚风燥，见于皮肤瘙痒症。

（3）水疱　为一限局性的空腔，内含体液，高于皮肤表面。水疱大者又名大疱。红色小水疱周围绕以红晕，多属肝经湿热，见于湿疹、皮炎、多形红斑。大疱多属湿毒、毒热、心火脾湿，见于天疱疮、大疱性类天疱疮、获得性大疱性表皮松解症等。深在性小水疱多属脾虚湿蕴或寒湿凝聚，见于汗疱疹。浅表性水疱多由于感受暑湿，常见的如痱子。

（4）脓疱　为一限局性的空腔，内含脓液，高于皮肤表面。热盛肉腐而成脓，脓质稠厚，色泽鲜明，略带腥味，为气血充实；脓质如水，色不鲜明，味不腥臭，为气血虚衰。脓疱多属毒热，多见于脓疱型银屑病、掌跖脓疱病；又见于水痘、带状疱疹、足癣的水疱继发感染；还见于痤疮、酒渣鼻、毛囊炎等病。

（5）结节　性质接近丘疹而形大根深，形状颜色不一。红色结节多属于血瘀，如颜面粟粒狼疮、聚合性痤疮；皮色不变的结节属于气滞或寒湿或痰核流注，如皮样囊肿、皮脂腺囊肿等。

42 ● 继发损害主要有哪些？

（1）鳞屑　鳞屑由脱落的表皮细胞构成。表皮角化过度、角化不全都可以造成鳞屑增多。一般来说，干性鳞屑属于血虚风燥或血热风燥、肌肤失养，其中细碎鳞屑常见于单纯糠疹、玫瑰糠疹，大片鳞屑常见于银屑病、鱼鳞病等；油腻性鳞屑属于湿热或脾虚湿蕴，如脂溢性皮炎、皮肤垢着病、石棉状糠疹等。

（2）糜烂　由于各种原因造成表皮缺失，显露出浅表的湿润面，称为糜烂，常继发于多种原发皮损。渗出多者属于湿热，见于湿疹、染发皮炎，糜烂结有脓痂属于湿毒，见于湿疹、足癣继发感染；慢性湿润性皮肤病属于脾虚湿盛或寒湿。

（3）痂皮　由创面上渗出的浆液、脓液、血液与脱落的表皮细胞以及皮肤表面的附着物混合干燥而成。浆痂多属于渗出、湿热；脓痂多属于脓疱、毒热；血痂多属于血热风燥或血虚风燥。

（4）溃疡　皮肤缺损达到真皮或真皮以下者称为溃疡。溃疡愈合之后会留下瘢痕。急性溃疡红肿疼痛、局部灼热为热毒；慢性溃疡平塌不起、肉芽晦暗属于气血虚寒；创面肉芽水肿属于湿热。

（5）皲裂　皮肤出现的线状裂隙称为皲裂。皲裂按深度在表皮、在真皮、在真皮深层以下可以分为三级。但其总的病机都是气不能温煦，血不能濡养。具体分析，或因风寒外袭所致，如户外劳动者常患手足皲裂；或因为血虚风燥所致，如银屑病。还与脾虚湿蕴有关，如湿疹。

43. 斑疹的形成机制是什么？怎样进行斑疹辨证？

斑疹指皮肤表面限局性色泽改变，不高起亦不凹下，1cm 或大于 1cm 者称为斑片。大体为红、白、紫、黑四色。西医分炎性、非炎性两类。炎性多为红斑，非炎性多为紫、青、白、黑斑。中医认为，红多为血热所致。色红为热，热轻则斑色浅淡，热重则斑色鲜红，热炽则斑色紫红；红斑压之退色为血热，压之不退色为血瘀；斑疹速退者为风热，迟留者为湿热。紫斑可由血分热盛，迫血外溢，积于皮下而成；或因寒凝血瘀；或因脾虚，脾不统血，溢于脉外。局部色素斑多由于肝郁气滞所致；全身性泛发色素沉着多由于肾阳虚所致。色素脱失为气血不和。白斑多属寒，由于气滞或气血失调所致，或六淫、痰、瘀等病邪，阻塞经络，致使气血不能营养肌肤所致。黑斑多为肝肾不足。

在皮肤科疾病中，炎性红斑多为阳证，如银屑病进行期，发病急，色鲜红，为血分郁热；急性湿疹可见斑色潮红肿胀，为气分热盛，兼有湿邪；丹毒可见鲜红斑而灼热疼痛，为毒热所致；红皮症可见皮肤广泛潮红、水肿、浸润，伴有发热，为毒热入营，气血两燔；玫瑰糠疹多见斑色玫瑰红，上覆细屑，较快泛发于躯干，为血热内蕴，外感风邪；多形红斑见水肿性斑片色鲜红，为血热夹湿复感毒邪。非炎性斑多为阴证，发病缓或由阳性者日久演变，色暗红或淡红。色暗红者为血瘀之征，皮疹暗红浸润肥厚脱屑者，为气血凝结肌肤失养，如静止期银屑病，色淡红者为血虚或余热未尽之征，前者如消退期银屑病，为气血凝结，肌肤失养；后者如亚急性湿疹，属余热兼蕴湿。红斑尚有由先天不足、脉络壅聚，或火热之毒久炙肌肤引起者，如火激红斑等。阳性紫斑发病急，色紫红，如过敏性紫癜，多为血热迫血妄行而出血所致；亦可由湿热阻络，气血瘀滞引起，如下肢结节性皮肤病。阴性紫斑发病缓，色暗紫而无光泽，如血小板减少性紫癜，多由中气不足，脾不统血引起；亦可为寒邪外束，寒凝血瘀所致，如冻疮。

白斑初为气血失和，风寒外袭。久病则因肝肾不足，如白癜风。若点、片白褐相间，夏季及多汗区易发生的，则为风湿虫邪搏于肌肤所致，见于花斑癣。

黑斑若斑色灰褐，多为肝郁气滞，郁久化火，灼伤阴血所致，同时可见肝郁之征，如黄褐斑。若斑色灰黑或黯黑，则为肾阴不足，水少火盛，火郁孙络。或肾阳不足，水气上溢所致，同时可见阴虚证或阳虚证，如黑变病。

44. 丘疹的形成机制是什么？怎样进行丘疹辨证？

丘疹是指直径小于1cm的限局性高出皮面的实质性小隆起。由表皮或真皮细胞增殖或真皮炎性细胞浸润、代谢物质沉积而成。

中医认为，丘疹是由气分湿热所致，色红热痒多为风热或血热，如痱子、急性皮炎等；正常肤色者多为气滞，色暗者多为血瘀，如扁平疣、扁平苔藓等。丘疱疹为湿热，如丘疹样荨麻疹。脓疱性丘疹多为热毒，如掌跖脓疱病等脓疱类皮肤病。红色丘疹表面有较厚鳞屑者为血热受风，如银屑病等红斑鳞屑类皮肤病；表面附有血痂者多属血热或阴虚血亏，如皮肤瘙痒症等。慢性簇集性丘疹，淡红或正常皮色，多属脾虚湿盛，湿气蕴结，如慢性湿疹。

红色丘疹搔抓后有渗出者为湿热蕴蒸，如急性湿疹，搔抓后有点状出血者，为血热内蕴，如进行期银屑病；红色丘疹上有脓头者为血热感毒，如毛囊炎；红色丘疹呈风团样，中心有水疱者为风热夹湿，如丘疹样荨麻疹。淡红色丘疹干燥角化、触之似棘刺，为血虚肌肤失养，如毛发性红糠疹；淡红色丘疹群集、干燥脱屑者，可为脾虚湿盛，如异位性皮炎等。正常肤色丘疹表现为干燥、粗糙、顶端可分裂呈刺状者，为阴虚血燥，外感毒邪，如寻常疣等。扁平丘疹色紫红，剧烈瘙痒者，为风湿毒邪，蕴阻肌肤，如扁平苔藓；或气血失和，外受毒邪，表现为褐色扁平丘疹者，如扁平疣等。半球形丘疹可挤出豆腐渣状物质者，为蕴湿感毒，如传染性软疣等；半球形坚实丘疹，为湿毒蕴结，如皮肤淀粉样变等。

45. 风团的形成机制是什么？怎样进行风团辨证？

风团为皮肤急性、暂时性、局限性水肿；是大小形状不等、数目不定、边缘境界清楚的扁平隆起；由表皮棘细胞层和真皮乳头层的血管迅速扩张，血管通透性改变，大量组织液渗透到组织中所致，大多由变态反应引起。

中医称风团为“瘾疹”，亦名“鬼饭疙瘩”、“鬼风疙瘩”或“风湿疙瘩”。其中走窜无定，时隐时现者为风邪，常见于荨麻疹。红色风团属风热，治宜清热疏风，色绛红者兼有血热，治宜清热凉血疏风；色紫暗者兼有血瘀，治宜清热活血疏风；淡红色或白色风团属风寒或血虚生风，前者宜宣散风寒，后者宜养血息风。亦有内中药毒，毒热入营，热极生风，发于肌肤者，其风团连成大片，色鲜红，伴高热，见于荨麻疹型药疹，治疗则宜清营凉血散风。若见独立分布的花生米大小风团疹，形状像纺锤，中心有小水疱，剧烈瘙痒，多属湿热内蕴复感风邪虫毒，多见于丘疹样荨麻疹，治宜清热解毒，疏风止痒。

46. 结节的形成机制是什么？怎样进行结节辨证？

结节是位于真皮或皮下组织的限局性可触及的实质性损害。多呈圆形或椭圆形。是由于真皮或皮下组织的良性或恶性增殖或炎性浸润、代谢物沉积、异物反应或寄生虫感染等所致。亦有因外界因子及蚊虫叮咬引起，如挤奶人结节、结节性痒疹等。

中医认为，结节小而肤色如常，伴瘙痒者为血虚风盛，小而色红不痒者为气血凝滞；大而色红灼热疼痛者多为血热，大而色紫者多为寒凝血瘀；皮色不变者属气滞或痰湿凝聚；表面粗糙者多为顽湿或血燥。

结节多为有郁滞。皮色鲜红而有核者为湿热所致气血凝滞，如结节性红斑；皮色鲜红而顶有脓头者为毒热炽盛，血气壅涩，如疖与疖病等；皮色暗红而渐成硬块者为湿热感毒，气血凝滞，如头部乳头状皮炎；皮色如常或紫红色而有核者为痰核流注或寒凝痰聚，如瘰疬痰核、硬红斑等；又有体内蕴湿，外感虫邪风毒，日久湿毒凝聚，表现为正常肤色或褐色坚硬半球状结节，见于结节性痒疹；气血不和，湿毒内蕴，表现为颜面黄红色半球形小结节，见于颜面播散性粟粒性狼疮。皮色结节，常发于下肢，初起为稀疏小结节，渐扩大，质地硬，表面粗糙，剧烈瘙痒，如皮肤淀粉样变，多属痰湿凝聚。

47. 囊肿、肿瘤的形成机制是什么？怎样进行囊肿、肿瘤辨证？

囊肿是位于真皮内或皮下组织的囊状损害，呈圆形或椭圆形。多由皮脂腺储留或其导管扩张后被扭断所形成，囊内含有液体或半固体（细胞和细胞产物），囊壁由多数鳞状上皮细胞所组成。中医认为，囊肿发病与结节相似，多为气滞、寒湿、痰湿凝聚而成。多见于皮肤囊肿、囊肿性痤疮等；湿邪留滞，多见于皮脂腺囊肿等。染毒则内有脓液，为毒邪凝聚，治宜解毒，软坚透脓。若脓肿相连，根脚坚硬，迟不化脓，辨证主要为正虚毒结，如穿凿脓肿性头部毛囊周围炎，治宜扶正托毒，透脓散结。囊肿性皮损多见于囊肿性痤疮、皮脂腺囊肿、头部穿凿性毛囊周围炎等病。若见色红触痛，多为湿邪郁久化热，热毒壅滞。

肿瘤为坚实隆起，颜色淡红或黄红，辨证主要为气血瘀滞，凝结肌肤，见于瘢痕疙瘩、黄色瘤、脂肪瘤、神经纤维瘤、毛发上皮瘤、各种痣、皮肤纤维瘤、黏液性囊肿、肉芽肿、血管瘤等皮肤良性肿瘤，治宜活血化瘀，软坚散结。肿瘤形如菜花，色泽晦暗，日久不敛，辨证为正气亏损，毒蕴痰结，常见于鳞状细胞癌、基底细胞癌、蕈样肉芽肿等恶性肿瘤，治宜扶正攻毒，化痰散结。

48. 水疱的形成机制是什么？怎样进行水疱辨证？

水疱为局限性高起有腔损害。疱内含浆液性炎性渗出物者呈黄色，疱内含有血液者（血疱）呈红色，疱内含有组织液者澄清透明。疱壁厚薄不等，深浅大小亦不一致。水疱可散在或簇集分布，表面紧张或松弛。一般直径在 0.5cm 以内者为小疱，再大者为大疱。根据组织病理学可分为角质下、表皮内和表皮下水疱。

中医认为，水疱多由湿邪所致，有湿热与寒湿之分。单纯水疱而无红晕者或皮色不变的深在性水疱，多属寒湿或脾虚。炎性水疱疱周有红晕者多为湿热或湿毒所致。大疱多属湿毒和毒热。

水疱性皮损多见于单纯疱疹、水痘、带状疱疹等病毒感染性皮肤病，多表现为基底红斑，其上水疱，疱壁紧张，多为热毒夹湿；天疱疮疱疹为正常皮肤上见壁薄、松弛大疱，尼氏征阳性，多为心火脾湿；类天疱疮多为红斑或正常皮肤基底上半球形大疱，疱壁较厚，紧张丰满，不易破，为毒热炽盛或心火脾湿。此外妊娠疱疹、疱疹样皮炎等皮肤病亦表现为水疱的瘙痒性大疱，中医认为证属表虚里实，兼感外邪，毒热入于营血所致。

49. 脓疱的形成机制是什么？怎样进行脓疱辨证？

脓疱为局限性隆起的有腔损害，疱内含有脓液，其周围可见炎性红晕，内含白细胞和细胞碎片。内容可以是有菌的，如脓疱疮；也可以是无菌的，如脓疱性银屑病。脓疱大小、深浅与水疱相同，浅者可在角质层下，如角层下脓疱病；在表皮内，如脓疱疮，愈后均不形成瘢痕。在真皮内者如深脓疱疮，愈后可形成瘢痕。脓疱按其内容物性质不同可呈白色、黄色或黄绿色。脓疱一般为圆形，亦可呈圆锥形如毛囊炎，可由细菌或病毒引起，亦可由水疱继发感染演变而来。亦有非感染者，如掌跖脓疱性银屑病。

中医认为，脓疱多由热毒或湿毒所致，少数由寒湿引起。脓黄稠有红晕者为湿热或湿毒，脓稀疱白者为寒湿。表面糜烂、脱屑，有烧灼感，呈周期性复发者，为湿毒郁久，兼感毒邪。疱周有红晕，脓液较多者属毒热，治宜清热解毒。红斑基础上群集性小脓疱，伴高热，脓疱泛发全身，为密集、针尖大小、表浅、无菌性小脓疱，部分融合成片，呈“脓湖状”，主要为毒热入于营血。深在脓疱为湿毒蕴结，治宜除湿解毒。

脓疱性皮损多见于脓疱性银屑病、连续性肢端皮炎、角层下脓皮病、疱疹样脓疱病、嗜酸性脓疱性毛囊炎等皮肤病。

50. 鳞屑的形成机制是什么？怎样进行脱屑辨证？

鳞屑系已角化脱落的上皮细胞。在正常情况下，因表皮代谢而不断有鳞屑脱落，但不易觉察。在皮肤发炎或由于其他原因，角质形成细胞迅速形成或正常角化受到干扰时，引起病理性表皮剥脱而产生鳞屑。鳞屑大小、厚薄、多少，随不同病种而有不同：头皮脂溢性皮炎鳞屑呈细碎麸皮状，剥脱性皮炎鳞屑呈大片状，银屑病鳞屑为多层厚积、状如云母，湿疹末期鳞屑小而薄。临床所见鳞屑大多干燥，如鱼鳞病；亦可呈油腻性，如脂溢性皮炎。玫瑰糠疹、汗疱疹破裂后形成的鳞屑中心破裂，边缘游离，状如圆领；而鳞状毛囊角化则中央固着，边缘游离，状如水上荷叶。鳞屑一般易于脱落或除去，但亦有固着不易除去者或形成角栓嵌入毛囊口者，如盘状红斑狼疮。鳞屑一般呈浅灰白色，亦有呈黑色者如鱼鳞病，汗斑则为深浅不等的褐色、灰色、黑色，银屑病则呈银白色而略显反光。亚急性皮肤炎症时鳞屑中可混有少量炎性浆液性渗出物而形成鳞痂，外观黏腻。

中医认为，鳞屑慢性者多为血虚风燥，肌肤失养所致，急性者多为余热未尽。银屑病静止期血燥证鳞屑色白如云母，层层脱落，肌肤甲错为血虚风燥；玫瑰糠疹菲薄鳞屑属血虚风燥；脂溢性皮炎位于面部或头皮的湿性或油腻性鳞屑属湿热蕴结或湿热上蒸。

51. 结痂的形成机制是什么？怎样进行结痂辨证？

痂皮系皮损表面的浆液、脓液或血液干燥凝结而成。由于凝结物不同，分别称为浆痂，脓痂或血痂。浆痂呈蜡黄色，脓痂呈污黄色，血痂呈紫黑色。痂皮中可混有细菌、真菌及上皮细胞碎屑等。痂皮有厚有薄，有的可层积，状如蛎壳，如二期梅毒蛎壳疮。痂皮混有落屑者，称为鳞屑性痂皮。

中医认为，渗出较著，形成浆痂者为湿热；足癣继发感染形成脓痂为热毒所致；变应性血管炎患者疼痛较著，局部出现多形性皮疹及血痂为血热；患者瘙痒较著，搔抓严重，形成干痂为风燥。

52. 溃疡的形成机制是什么？怎样进行溃疡辨证？

溃疡为涉及真皮深层和皮下组织的皮肤组织缺损，常出现于深在性脓疱或肉芽肿性结节破溃之后，如三期梅毒树胶肿溃疡，皮肤结核溃疡；亦可因某些疾病引起大小血管闭塞或栓塞，形成局部组织供血不足，进而发生坏死而形成，如皮肤变应性血管炎。溃疡常见于小腿浅静脉血栓形成所致的溃疡、冷球蛋白血症、暴发性紫癜、雷诺病、血栓闭塞性脉管炎等。溃疡的形状、大小、边缘、基底、表面覆盖物或分泌物性质等，随原发病不同而异。表面可有浆液、脓液或痂皮等覆盖物，愈后遗留瘢痕。辨认这些特征常有助于其原发疾病的诊断。

中医认为，急性溃疡如坏疽性皮病，红肿热痛，疮面肉芽红润，脓汁黄稠者为实证，多属湿热、热毒；慢性溃疡如结核性溃疡，平塌不起，疮面肉芽暗淡，脓汁清稀者为血虚或寒湿；肉芽水肿，色淡，分泌物清稀为脾虚湿盛；表面分泌物稀薄者为气虚，黏稠者为毒盛；如溃疡经久而不愈合者，则属气血两虚。在治疗上消托补三法皆有应用机会，根据疾病的阴阳属性则需要有针对性的选用化腐生肌、回阳生肌等治法。

53. 糜烂的形成机制是什么？怎样进行糜烂辨证？

糜烂系浅在性水疱或浅在性脓疱破裂或丘疹浸渍后受损所形成的表皮破损，不涉及真皮深层。糜烂表面鲜红湿润，可有少量渗液。因系表皮浅层损害，基底细胞未完全损伤，故愈后不留瘢痕但可能遗留色素沉着，如湿疹和天疱疮水疱破损后的糜烂。

中医认为，糜烂渗出较多如急性湿疹属湿盛；渗液色黄量多者如脓疱疮为湿热；渗液清稀量少者如冻疮所致损害为寒湿；慢性湿润性皮肤病，如类天疱疮及天疱疮在病情迁延不愈时，系脾虚湿盛、湿毒蕴结或寒湿之证。

54. 萎缩的形成机制是什么？怎样进行萎缩辨证？

皮肤萎缩系皮肤退行性变。临床表现为皮肤变薄，表面光滑。可见于表皮、真皮或两层同时累及，亦可累及皮下组织。表皮萎缩系表皮细胞层次减少，皮纹消失或存留，表面可透见毛细血管，皮表有细的皱纹，见于老年性皮肤萎缩。真皮萎缩常发生于皮肤深层炎症吸收后，是真皮乳头层或网状层结缔组织减少所致，皮脂腺及毛发亦均萎缩消失，但皮肤颜色和纹理均正常，见于盘状红斑狼疮、硬皮病及各种原发性皮肤萎缩。表皮真皮同时萎缩时，表皮薄而透明，可见其下血管、皮纹消失，如妊娠纹，库欣（Cushing）综合征中的萎缩纹。皮下脂肪萎缩亦可呈现皮肤萎缩，但凹陷明显，如液化性脂膜炎，进行性脂肪营养不良等。糖皮质激素滥用（内用，外用，皮下注射）可产生显著的皮肤萎缩。

中医认为，皮肤萎缩属虚证，多为肝肾不足，气血虚弱运行不畅，肌肤失养所致，须对证治之。

55 什么是瘙痒，如何分类？

瘙痒是一种能引起搔抓或摩擦皮肤欲望的不愉快的感觉，是大多数皮肤病和某些系统性疾病的常见症状。瘙痒可以是局限性的，也可以是全身性的；可以是阵发的，也可以是持续性的。瘙痒的个体差异很大，不同部位瘙痒的敏感性也不同，如肛门和外阴对瘙痒特别敏感。此外，系统性疾病引起的瘙痒往往十分严重，使人难以忍受，如尿毒症、糖尿病、肝胆系统疾病、甲亢和某些恶性肿瘤。有些药物也可引起剧烈瘙痒，如低分子右旋糖酐。Twycross 等将瘙痒分为以下几类：

（1）皮肤源性瘙痒　是由于皮肤的炎症或损伤导致的瘙痒，如皮炎。

（2）神经病性瘙痒　是由于感觉神经传入通路中发生病理改变而引起的瘙痒，如带状疱疹后遗神经痛伴随的瘙痒。

（3）神经源性瘙痒　是指没有神经损伤而在神经系统中产生的痒感，如胆汁淤积。

（4）心源性瘙痒　是由心理异常所引发的瘙痒，如寄生虫恐惧症。

（5）混合性瘙痒　由两种或两种以上的机制引起，如特应性皮炎既有皮肤源性瘙痒又有神经源性瘙痒。

56 瘙痒的形成机制是什么？

皮肤瘙痒的发生机制尚不十分明确，许多体内外因素皆可引起痒感。其发生可能与多种介质的参与有关，当一个刺激发生的时候，其信号就刺激了肥大细胞释放组胺、刺激角质细胞、肥大细胞和白细胞的前列腺素生物合成以及使多肽酶激活而导致肽类释放。这些物质作用于痒感受体而引起痒觉和搔抓反射。实际上，皮肤瘙痒的发生是一个多因素相互作用的结果，相同的致痒介质在不同疾病瘙痒的发生中，发挥的作用可能不同；在同一疾病发展的不同阶段中，可能有不同的介质参与瘙痒的发生。

近几年的研究表明皮肤瘙痒的发生可能与以下几种介质的参与有关：如组胺、5-羟色胺、神经肽、内源性阿片样肽系统、细胞因子、二十烷类分子等。

组胺：其产生的痒感通常伴有潮红和风团，是大多数荨麻疹患者的主要致痒介质。有研究指出老年皮肤瘙痒症和组胺释放过多以及皮肤对组胺的超敏反应有关。老年人皮肤萎缩、汗少，缺乏皮脂滋润，皮肤血运障碍，营养匮乏，易受周围环境冷热变化的刺激，从而引起瘙痒。在大多数荨麻疹患者中，组胺是主要的致痒介质。其症状可以单独用组胺来模仿。这类患者使用抗组胺药物可以明显减轻瘙痒症状，但对不少患者疗效较差，提示瘙痒的发生还有其他介质的参与。对于瘙痒时间长达数小时，乃至数天的瘙痒不大可能是组胺介导的，如特发性皮炎的瘙痒。

5-羟色胺：在人血小板中含有5-羟色胺，当血小板凝集时可以被释放。如真性红细胞增多症热浴之后引起的瘙痒与之相关。此外，5-羟色胺和组胺是尿毒症性瘙痒的炎症介质。

P物质：在一些炎症性皮肤病如银屑病、特应性皮炎、结节性痒疹中发现P物质免疫活性神经纤维增加，提示P物质可能参与这些疾病瘙痒的发生。

内源性阿片样肽：其致痒特点为瘙痒部位无红斑或风疹块。内源性阿片样肽是胆汁淤积性瘙痒的重要发病机制之一。

细胞因子：特应性皮炎是以严重瘙痒为主要症状的遗传性慢性炎症性皮肤病，表皮和真皮层有大量的单核细胞聚集，抗组胺药或肥大细胞脱颗粒抑制剂通常不能有效减轻该病的瘙痒。因此推测，特应性皮炎的瘙痒是非组胺依赖性的，是由表皮和真皮层的单核细胞产生的细胞因子引起的。除特应性皮炎外，结节性痒疹、银屑病、塞扎里（Sézary）综合征（恶性网状细胞增生性红皮症）等顽固性瘙痒都可能与细胞因子参与有关。

血小板活化因子与尿毒症、真性红细胞增多引起的瘙痒有关。

57 · 中医如何认识瘙痒的成因？

瘙痒是皮肤病的主要自觉症状之一，辞海解释为："瘙"：像长疥疮那么发痒。"痒"：一种皮肤不适、引起欲搔的感觉。《周礼·天官·疡医》："夏时有痒疥疾"。《礼记·内则》："疾痛苛痒而敬抑搔之"。

中医认为，痒是由于风、湿、热、虫等因素客于肌肤所致，也有因血虚所致者。《灵枢·刺节真邪》说："邪气，……搏于皮肤之间，其气外发，腠理开……则痒。"

瘙痒可有多种因素引起，但着重在风邪的辨证。一般急性皮肤病的瘙痒多由外风所致，故其症状有流窜不定、起病迅速、泛发周身的特点，可有风寒、风热、风湿热的不同。风寒所致瘙痒，遇寒加重而皮疹色白，兼畏寒、脉浮紧等；风热所致的瘙痒，皮疹色红，遇热加重，可有恶风、口渴、脉浮数等；风湿热所致的瘙痒，抓破后有渗液或起水疱或起苔藓等。此外，营血有热所致的瘙痒，皮损色红灼热，见丘疹、红斑、风团，瘙痒剧烈，抓破出血，并有心烦不安、舌红绛、脉细数等。

慢性皮肤病的瘙痒原因复杂，寒、湿、痰、瘀、虫淫、血虚风燥等因素均可致瘙痒。寒证瘙痒除因寒邪外袭外，尚可由脾肾阳虚生内寒而致瘙痒，兼见形寒肢冷、腹胀、大便溏稀、腰膝酸痛等症状，皮疹色红发热症状不明显，或呈寒性结节、溃疡等；湿热所致瘙痒可表现为慢性湿疮、少量流滋或出现水疱；瘀血所致瘙痒可见紫斑、色素沉着等；瘀血夹湿所致瘙痒剧烈，皮损结节坚硬，顽固难愈；痰邪所致瘙痒则常为结节；血虚风燥所致瘙痒常有血痂或糠秕状脱屑、皮肤干裂、苔藓样变等；虫淫所致瘙痒，痒如虫行或蚁走，阵阵奇痒难忍，且多具传染性。

58 哪些皮肤病可以出现瘙痒的临床表现？

我们按照现代疾病的分类总结归纳如下：

（1）病毒性皮肤病中，虽没有明确提出哪些疾病会出现瘙痒，但在临床诊治的过程中，我们发现水痘、扁平疣的患者往往会有瘙痒的主诉。

（2）杆菌感染性皮肤病中，红癣一般无自觉症状，但在受摩擦刺激后或发生于特殊部位如肛门周围时，也可发生瘙痒。

（3）真菌感染所致的常见皮肤病中，多合并有瘙痒症状，如头癣（其中以黄癣痒感剧烈，而白癣和黑癣常无或仅有轻微痒感）、手足癣（丘疹鳞屑型、水疱型常有痒感，趾间糜烂型则奇痒难忍）、体癣、股癣、花斑癣（可有痒感，出汗后更为明显）、癣菌疹、耳真菌病、念珠菌病。

（4）常见的寄生虫、昆虫及动物性皮肤病中，滴虫病（滴虫性阴道炎），蛲虫病，钩虫皮炎，匐行疹，某些昆虫如桑毛虫、松毛虫、刺毛虫所致的皮炎，虱病，臭虫及蚊虫、跳蚤叮咬，疥疮，谷痒症，各种螨引起的皮肤病等均可伴有不同程度的瘙痒。

（5）物理性皮肤病中，红色粟粒疹（又称痱子）有刺痒感；冻疮可有痒感，受热后加剧；一些光线引起的皮肤病如多形性日光疹、日光性皮炎、青少年春季疹可伴瘙痒；摩擦性苔藓样疹可有轻微瘙痒。

（6）变态反应性皮肤病多有瘙痒症状，如接触性皮炎、湿疹、异位性皮炎、颜面再发性皮炎、荨麻疹、丘疹性荨麻疹、药疹。

（7）神经功能障碍性皮肤病，如神经性皮炎、瘙痒病、痒疹。

（8）红斑和丘疹鳞屑性皮肤病如猩红热样红斑、多形红斑、远心性环状红斑可有轻度瘙痒，匐行性回状红斑可有不同程度瘙痒，莱姆（Lyme）病可有轻微瘙痒，持久性色素异常性红斑在进行期有轻痒，银屑病、苔藓样型副银屑病、玫瑰糠疹、毛发红糠疹、妊娠性丘疹性皮炎、扁平苔藓、硬化性萎缩性苔藓常有剧痒；红皮病恢复期也常瘙痒。

（9）大疱和疱疹性皮肤病，如红斑型和落叶型天疱疮、疱疹样天疱疮、妊娠疱疹、疱疹样皮炎、成人线状 IgA 大疱性皮病、儿童良性慢性大疱性皮病、家族性良性慢性天疱疮、疱疹样脓疱病、连续性肢端皮炎、掌跖脓疱病、嗜酸性脓疱性毛囊炎等也常瘙痒。

（10）皮肤附属器疾病，如皮脂溢出、皮脂缺乏症、石棉状糠疹、脂溢性皮炎、口周皮炎、福克斯-福代斯（Fox-Fordyce）病。

（11）淋巴网状组织肿瘤，如蕈样肉芽肿、塞扎里综合征、霍奇金病、非霍奇金淋巴瘤、肥大细胞增生病常有剧痒。

（12）其他如嗜酸细胞增多综合征、毛囊角化病、荨麻疹性血管炎、瘙痒性紫癜、恶性黑棘皮病、皮肤淀粉样变病、鱼鳞病、女阴萎缩、肥大细胞增生病也常瘙痒。

综上所述，瘙痒作为皮肤疾患的主要伴随症状之一，程度轻重不等，严重者可影响患者工作和生活，是皮肤病治疗中需要着重解决但又确实较为棘手的难点问题之一。瘙痒所涉及的范围甚广，从以上归纳显示，可见于各类皮肤病，因此临床医师应加以重视。不同疾病的不同发展阶段，瘙痒的表现各异，急性期多以阳证、实证、热证为主，又有风、湿、热、毒的区别；慢性期则以虚、瘀为主，因此需要根据病机而确立不同的治疗方案，既采取“异病同治”的原则，又要兼顾不同疾病的特点，做到辨证与辨病相结合。

59 · 什么是疼痛？

疼痛是由皮肤内的游离神经末梢传导。痛点分布密集，中心区痛觉最敏感，在两个痛点之间可以有无痛区。任何物理或化学性刺激都可以引起疼痛，但它必须达到一定的痛阈值，才能被感知。疼痛的过程一般分为三个阶段，首先是感觉到有刺激，继之引起暂时性、局限性刺痛感，弥漫性的灼痛。不同的皮肤病疼痛的方式也不同，如带状疱疹为针刺样痛，结节性红斑为灼痛，皲裂为割痛，鸡眼为锥刺痛，疖为胀痛。

关于疼痛的形成机制目前有两种观点：一种认为是由于直接刺激了神经末梢；另一种认为是由于外界刺激损伤了神经末梢的细胞，产生了某种致痛物质，然后作用于神经末梢的结果，如组胺、乙酰胆碱、钾离子、缓激肽及5-羟色胺等都可能引起疼痛。此外细胞受损后释放的酸性物质，也可能影响组织内的pH值，引起疼痛感。

60 · 如何判断疼痛的程度？

疼痛是一种十分复杂的主观感觉，因此受到多方面的因素影响。其中主观因素包括不同的性格、情绪或精神状态，过去对疼痛的经历或体验；客观因素包括患者的年龄、性别、种族、经济、文化等方面的影响，要对此做出准确的客观定量评估非常困难。目前国际上使用的疼痛评估量表有很多种类，在此介绍临床上常用的数字疼痛量表（NRS）、描述疼痛量表（VRS）和面部表情分级评分表（FRS）。数字疼痛量表的描述相对抽象，个体理解随意性较大；描述疼痛量表使用文字描述，与患者交流相对容易，但其分度不够准确，有时患者找不到与自己的疼痛程度相对应的评分。可根据临床实际情况适当将两者结合得到更精准的评分。现将上述量表介绍如下：

（1）数字疼痛量表（NRS）　又称为 11 点疼痛程度数字等级量表，其中 0 分表示无疼痛而 10 分表示可能的最严重疼痛。患者可在一根首尾各标记为“无痛”和“最痛”的 10cm 直线上指出自己的疼痛程度。

附：

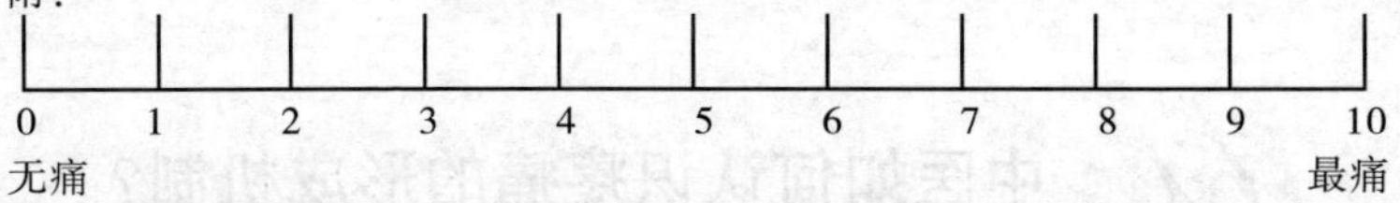

（2）描述疼痛量表（VRS）

疼痛量表

无痛	轻度疼痛：可忍受，能正常生活睡眠	中度疼痛：影响睡眠，需用镇痛药	重度疼痛：影响睡眠，需用麻醉镇痛药	剧烈疼痛：影响睡眠，伴有其他症状	无法忍受：严重影响睡眠，伴有其他症状
0 分	1 分	2 分	3 分	4 分	5 分

（3）面部表情分级评分表（FRS）　FRS 较为客观而且方便，它是在模拟评分方法的基础上发展起来的，使用从快乐到悲伤及哭泣的 6 个不同表现的面容，简单易懂，适用面相对较广，即使不能完全用语言表达清楚的幼儿也可供临床参考。

0：很高兴，因为一点儿也不痛。

1：有一丁点儿痛。

2：有多一点儿痛。

3：疼痛更多。

4：整个都痛。

5：要多疼有多痛，痛得要哭。

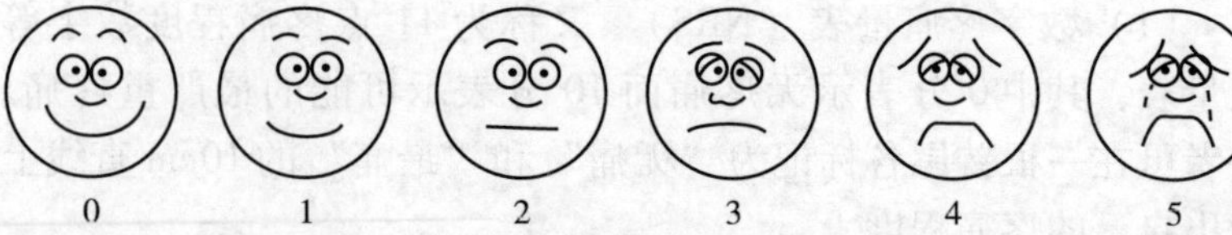

面部表情分级评分

61 中医如何认识疼痛的形成机制？

疼痛是常见的自觉症状之一，系因疾病或创伤所致的感觉苦楚，临床根据患者主诉提供的疼痛部位和性质，可判断出疾病在脏，在腑，在经，在络，在气，在血；属风，属寒，属湿，属热，属虚，属实。由于风寒暑湿燥火等淫邪外袭，致经络闭塞，营卫凝涩；或因情志所伤，气滞血瘀，脏腑壅滞；或因内脏气血亏乏，络脉空虚，就会出现不同性质的疼痛。一般说来，胀痛多为气滞；刺痛多为血瘀；重着酸痛多为湿；窜痛多为风；冷痛拘急为寒；灼热痛为火盛；疼痛绵绵或空痛喜按多为虚证；疼痛剧烈或胀痛拒按多为实证。

中医认为“不通则痛”，即疼痛是因气血壅滞，阻塞不通所致，痛有定处多属血瘀；疼无定处多属气滞。热痛多皮色炽红，灼热疼痛；寒痛多皮色不变，不热而酸痛；风湿痛多无定处；虚痛多喜按；实痛多拒按。

（1）热痛　痛而灼热，喜冷而恶热，凉药冷敷则痛势可缓，多见于丹毒、疖、痈等。

（2）寒痛　痛而畏寒，遇风或受凉则痛感加重，温热药敷贴则痛势减轻，多见于脱疽初期、冻疮等。

（3）虚痛　痛势缓和，进展亦慢，局部不胀不闷，揉按抚摩则痛轻，皮肤科少见。

（4）实痛　痛势紧张，局部发胀疼痛，不论疼痛轻重均拒按，见于缠腰火丹遗留之神经痛。

（5）气痛　痛而流窜，并随情志变化而增减，皮肤科少见。

（6）血痛　痛点固定不移，痛而拒按，见于血痹（红斑性肢痛症）。

（7）风痛　没有固定痛点，游走迅速，如行痹、历节风（类风湿性关节炎）等。

（8）脓痛　跳痛如鸡啄或胀痛而紧张，压之有波动感，多见于痈酿脓期。

62 哪些皮肤病以疼痛为主要表现？

病毒性皮肤病中的带状疱疹，因病毒侵犯神经节使之发炎坏死产生神经痛，疼痛是其特征之一，在儿童患者疼痛较轻微，而年老体弱、免疫功能低下者往往表现严重，疼痛剧烈，甚至难以忍受，并可遗留神经痛达数月之久。生殖器疱疹其损害特点是水疱极易破溃糜烂，局部疼痛明显。跖疣多发生于足部易受压部位，挤痛明显。

球菌感染性皮肤病中，金黄色葡萄球菌烫伤样皮肤综合征在皮损处有明显的触痛；单纯性毛囊炎系整个毛囊发生化脓性炎症，可自觉轻度疼痛；疖和疖病初起为毛囊性炎症性丘疹，逐渐增大成红色硬性结节，有疼痛及压痛；痈是金黄色葡萄球菌使多个邻近毛囊发生深部感染，即聚集性疖肿，在患部可有搏动性疼痛；蜂窝织炎是广泛的皮肤和皮下组织弥漫性化脓性炎症，患处疼痛显著，如发生于指（趾）则局部有明显搏动痛及压痛；化脓性汗腺炎是大汗腺慢性化脓性炎症，可有自觉疼痛及压痛。

某些昆虫及动物性皮肤病如蜈蚣咬伤是在局部出现剧痛；隐翅虫皮炎可自觉灼痛，严重者出现剧痛；蜂蜇伤后立即感到灼痛和刺痛；蝎蜇伤为碰触蝎子，其尾端毒刺刺入皮肤，引起剧烈的灼痛。

物理性皮肤病中，鸡眼易发生于长久站立或行走的人，因坚硬的圆锥状角质尖端压入真皮中刺激乳头部丰富的神经末梢，可发生剧烈的顶撞样痛；胼胝是由于手足长期受压和摩擦引起的局限性扁平角质增生性损害，严重时可有压痛；摩擦水疱是由摩擦所致，出现大疱时有不适或疼痛，继发感染时疼痛更甚；手足皲裂是手足部皮肤因多种原因引起干燥和皲裂，可有轻度刺痛或中度触痛乃至灼痛。

血管炎性皮肤病如急性发热性嗜中性皮病主要表现为发热、四肢及面颈部有隆起的疼痛性红色斑块，可有触痛；结节性血管炎为皮下结节至较大的浸润块，结节有自发痛或压痛；结节性红斑皮损突然发生，为对称性、疼痛性结节，自觉疼痛或压痛，慢性者结节炎症轻微，有轻度压痛；坏疽性脓皮病是一种皮肤复发性破坏性溃疡，皮损一般都有较剧烈的疼痛和压痛，有病例显示，疼痛可为皮损发生前兆，预示病情的加重，疼痛消失又可先于其他症状的改善，表明治疗开始奏效。

其他有疼痛表现的皮肤病如皮痛，表现为无明显的皮肤损害，却有疼痛的感觉，常局限于身体一处，疼痛程度不等，可由轻微不适至剧烈疼痛。疼痛性质有灼热感、冷冻感、刺痛、摩擦痛及割裂痛等。灼痛是由于周围神经损伤后所产生的一种局部刺激现象，疼痛呈烧灼性、持续性，以指端、手掌或足底最为剧烈。红斑性肢痛病属于皮肤脉管性疾病，是一少见的阵发性血管扩张性疾病，以灼痛、疼痛、潮红、发热、皮温升高为特征，有严重烧灼感，遇热时发生剧痛，浸于冷水或抬高患肢疼痛可减轻或缓解。血管球瘤是一种血管性错构瘤，肿瘤的特点是疼痛，在外伤及温度变化时，尤其暴露于干冷环境中，更为明显，可自然发生疼痛，可限于局部，严重者可向近端放射。

总之，疼痛是皮肤科常伴有的主观症状之一，可见于多种皮肤疾患，因皮肤感染、神经损伤、局部刺激等原因引起，可有程度不等的疼痛感，并且性质各异，其发生机制中医仍归于“不通”所致。

63 · 哪些皮肤病可以出现发热？

发热是临床常见症状之一，是由于机体产热增加或散热减少导致体温高于正常，程度有高低的不同。很多皮肤病都可以出现发热的临床表现：多数病毒性皮肤病常伴有发热，如水痘、带状疱疹、传染性单核细胞增多症、麻疹、风疹、幼儿急疹、急性发热性皮肤黏膜淋巴结综合征（川崎病）等；球菌感染性皮肤病如金葡菌性烫伤样皮肤综合征、中毒性休克综合征、疖和疖病、痈、蜂窝织炎、猩红热、丹毒、坏死性筋膜炎等；变态反应性皮肤病如荨麻疹、药疹；结缔组织病如红斑狼疮、皮肌炎、硬皮病、嗜酸性筋膜炎、嗜酸细胞增多综合征等；红斑鳞屑性皮肤病如变应性亚败血症性红斑、中毒性红斑、多形红斑、红皮病型银屑病、脓疱型银屑病；各种原因所致的红皮病；血管炎类疾病如变应性皮肤血管炎、过敏性紫癜、急性发热性嗜中性皮病、荨麻疹性血管炎、结节性多动脉炎、结节性红斑等；其他如结节性发热性非化脓性脂膜炎、疱疹样脓疱病、泛发型连续性肢端皮炎。

临床上出现发热的表现，则病情多处于急性阶段，是正邪斗争的外在表现，病情往往比较复杂或趋于严重，发热有时可作为疾病进展的先兆，如结缔组织病。多数发热者还合并感染情况，如病毒性、细菌性和某些过敏性疾病，需要临床医生进一步找出感染灶，以利控制病情，缓解症状。

64 · 哪些皮肤病以脓疱为主要表现？

许多球菌感染性皮肤病在起病之初或疾病发展过程中会有脓疱损害，如脓疱疮初起为水疱，迅速发展为脓疱；表浅性毛囊炎可表现为毛囊性丘疹或脓疱；毛囊性脓疱疮为毛发皮脂腺开口处发生浅表性圆形小脓疱，绿豆至黄豆大不等，四周绕以红晕；小腿慢性毛囊炎病原菌为金黄色葡萄球菌，特点为在小腿及股部突然发生很多深浅不一的毛囊性脓疱；须疮是发生于男子胡须部的化脓性毛囊炎，初起为一水肿性红斑、毛囊性丘疹或脓疱，中心贯穿毛发；须部假性毛囊炎为毛囊性丘疹或脓疱，多发生于颈部两侧或下颌角处；秃发性毛囊炎初起为毛囊性红斑、丘疹，后演变为丘疹性脓疱，愈后留有瘢痕；坏死性痤疮特点为在前额发际发生无痛性毛囊性小丘疹和脓疱，迅速坏死，愈后留有痘疮样瘢痕；增殖性脓皮病在损害内可培养出多种细菌，如链球菌、金黄色葡萄球菌、白色葡萄球菌等，初起为粟粒大的脓疱，周围绕以红晕，密集成堆，其后肉芽组织增生，呈疣状增殖性斑块；脓疱性细菌疹初为水疱，但很快变成脓疱，有时脓疱之间有瘀点。

莱特尔（Reiter）综合征又称尿道-眼-滑膜综合征，临床表现为尿道炎、结膜炎、关节炎和皮肤黏膜病变，皮肤可出现小水疱，而后成脓疱，相互融合，疱液吸收后局部皮肤增厚，角化过度和脱屑。脓疱性粟粒疹，又称脓痱，会出现浅表性小脓疱。脓疱型银屑病是在银屑病基本损害上出现无菌性小脓疱。疱疹样皮炎损害多形性，可有脓疱损害。疱疹样脓疱病多见于孕妇，在红斑的基础上有对称性分布群集小脓疱，成批发生。连续性肢端皮炎是一慢性、复发性、无菌性脓疱性皮肤病，好发于指（趾），在外伤后出现化脓性甲沟炎，逐渐扩大，出现群集小脓疱。掌跖脓疱病多发于掌跖，在红斑基础上成批出现数量不等、针尖至针头大、深在水疱，并可形成脓疱。角层下脓疱性皮病好发于中年妇女，皮疹开始即为脓疱，或先为水疱很快变成脓疱，脓疱常呈卵圆形，疱壁松弛，有时上部澄清，下部浑浊，呈弦月状，早期脓疱周围有红晕，水疱、脓疱可呈环形或匐行性。嗜酸性脓疱性毛囊炎好发于面、胸背、肩、腰、上肢伸侧，为毛囊性红色丘疹，顶端常有脓疱，周围绕以红晕。脓疱性血管炎性疾病如急性泛发性脓疱性细菌疹、贝赫切特综合征等可有脓疱损害。急性泛发性脓疱性细菌疹常突然发病，自掌跖很快泛及全身，以肢端分布为多，可见无菌性脓疱；贝赫切特综合征在皮肤受外伤后24小时内可见脓疱形成及轻度血管炎。坏疽性脓皮病是一种皮肤复发性破坏性溃疡，初起为炎性丘疹、水疱、脓疱或小结节，很快坏死形成溃疡。

65. 哪些皮肤病以多形性损害为主要表现？

多形性损害即红斑、丘疹、水疱、糜烂、渗出、结痂、脱屑等各种皮疹同时出现或先后出现。常见的具有多形性损害的皮肤病包括：

（1）湿疹　是多种内外因素引起的一种具有明显渗出倾向的皮肤炎症反应，皮疹多样性，可有丘疹、丘疱疹、水疱、糜烂、渗出、结痂及脱屑，慢性期可见皮肤增厚、色素沉着改变。

（2）多形红斑　为急性皮肤炎症疾患，皮疹多形，有红斑、丘疹、水疱、大疱、紫癜、风团等，可伴黏膜损害，临床可分为斑疹-丘疹型，水疱-大疱型和重症型。

（3）多形性日光疹　为反复发作的慢性多形性光感性皮肤疾患，皮疹多形，有红斑、丘疹、水疱、结节、糜烂、结痂、脱屑及苔藓样变等，常以某一型为主，可分为红斑型、湿疹型和痒疹型。

（4）聚合性痤疮　损害多形，有很多粉刺、丘疹、脓疱、囊肿、脓肿及窦道、瘢痕，集簇发生。

（5）变应性皮肤血管炎　皮疹呈多形性，包括红斑、丘疹、风团、紫癜、血疱、浅表小结节、溃疡等损害。

（6）嗜酸细胞增多性皮病　皮疹分为两类，一类为荨麻疹和血管性水肿；一类为红斑、丘疹和结节，皮疹可见水肿性红斑、弥漫性浸润性红斑、多形红斑、麻疹样红斑、红皮病等，此外有荨麻疹样、痒疹样、脓皮病样及黄色瘤样皮疹，亦有水疱、溃疡、瘀点、色素沉着斑、角化过度等。

（7）莱特尔（Reiter）综合征　又称尿道-眼-滑膜综合征，临床表现为尿道炎、结膜炎、关节炎和皮肤黏膜病变，皮肤可出现小水疱，而后成脓疱，相互融合，疱液吸收后局部皮肤增厚，角化过度和脱屑。有时皮疹为多形性，有红斑、水疱、结痂和脱屑。由于痂皮和鳞屑不规则堆积而成蛎壳样皮疹。

（8）疱疹样皮炎　是一种慢性良性复发性大疱性皮肤病，皮疹多形，对称分布，可有红斑、丘疹、丘疱疹、风团、水疱、血疱、脓疱，但常以一型为主，簇集成群或排列呈环状、匐行性或地图形。

（9）成人线状 IgA 大疱性皮病　是在外观正常皮肤或红斑上发生大小不一的水疱，呈弧形排列，还可有红斑、丘疹等多形性皮疹，分布可不对称。

（10）种痘样水疱病　是以水疱为主的先天性光感性反复发作的皮肤病，皮疹见于露出部位，发生红斑、丘疹、水疱、结节、结痂、瘢痕和色素沉着。

（11）冷球蛋白血症性股臀皮肤血管炎　是一种伴有股臀部皮疹的冷球蛋白血症或冷纤维蛋白原血症的疾病，临床特征为股外上方和臀部发生多形性皮损，根据临床表现不同而分成多形红斑型、青斑性血管炎型和红斑结节型。

（12）蕈样肉芽肿　是一种低度恶性 T 淋巴细胞淋巴瘤，原发于皮肤，典型者分为三期，即红斑期、斑块期、肿瘤期。临床可见皮疹多形，如红斑、白癜风样、丘疹、毛囊炎样、苔藓化、鱼鳞病样、银屑病样或皮肤异色样损害，而且同时存在，少数病人可见风团、水疱、紫癜样皮疹。

66 哪些皮肤病以红斑、鳞屑为主要表现？

丘疹鳞屑性皮肤病如银屑病，可见浸润性红斑，上覆多层银白色鳞屑；副银屑病以红斑、丘疹、轻度浸润、脱屑为特征，在红斑基础上覆以细薄鳞屑；玫瑰糠疹为常见的炎症性皮肤病，主要症状是皮肤上发生椭圆形或圆形红斑，上覆糠秕样鳞屑，多发于躯干和四肢近端，沿皮纹长轴分布；毛发红糠疹为潮红而有干性细薄糠秕脱屑的损害，特征性皮疹是毛囊角化性丘疹和散在的鳞屑性淡红色斑块；各种原因引起的红皮病可见皮肤弥漫性潮红、浸润、肿胀、脱屑。

真菌性皮肤病如体癣，可有轻度炎症反应，发生红斑，继而脱屑；股癣为股部出现小片红斑，其上有脱屑，边缘活跃，可逐渐扩展向四周蔓延。

结缔组织病如盘状红斑狼疮，特点为皮肤持久性盘状红斑，境界清楚，其上可见黏着性鳞屑；系统性红斑狼疮可见水肿性红斑，表面光滑或附有灰白色鳞屑；皮肌炎为对称性水肿性红斑，可附有糠状鳞屑。

脂溢性皮炎为发生于皮脂溢出部位的炎症性皮肤病，初起为红色小丘疹，逐渐融合成片，其上覆有油腻性鳞屑或痂皮；口周皮炎主要侵犯“口罩区”，皮损为丘疹、丘疱疹、脓疱、红斑及鳞屑。

67 · 哪些皮肤病以大疱为主要表现?

水疱为限局性空腔含液体的高起损害，直径一般小于 1cm，超过 1cm 者称为大疱。

（1）手（足）表浅性大疱性脓皮病　为发生于掌跖部的大疱性脓疱疮，可形成指头大的水疱，四周有红晕，局部紧张或疼痛感。

（2）大疱性表皮松解萎缩坏死型药疹　在病变发展过程中会出现大疱损害。

（3）丘疹性荨麻疹　初起为风团样损害，有的可发展为半球形隆起的紧张性大水疱，内容清，周围无红晕。

（4）水疱-大疱型多形红斑　以集簇或散在性水疱、大疱为主要皮疹，大疱发生于红斑基础上或具有红晕。

（5）重症型多形红斑　常为水肿性红斑、水疱、大疱、血疱和瘀斑。

（6）天疱疮　是一慢性、复发性、严重性表皮内大疱性皮肤病，在正常皮肤或黏膜上出现松弛性大疱。

（7）疱疹样天疱疮　皮损为环形或多环形红斑，有针头至绿豆大水疱，偶有大疱。

（8）大疱性类天疱疮　是一种慢性、全身泛发性表皮下大疱性皮肤病，大疱多发生在红斑基础上，也可发生在健康皮肤上，自樱桃至核桃大，呈半球状，疱壁紧张，疱液澄清。

（9）瘢痕性类天疱疮　在上腭及颊黏膜可发生水疱或大疱，愈合后形成瘢痕。

（10）妊娠疱疹　是发生在妊娠期或产后期，以水疱为主的瘙痒性大疱性皮肤病，皮疹多形，可见红斑、水疱呈环状排列，以后水疱融合成大疱。

（11）疱疹样皮炎　是一种慢性良性复发性大疱性皮肤病，

水疱紧张，疱壁厚，周围有红晕。

（12）成人线状IgA大疱性皮病　在外观正常皮肤或红斑上发生大小不一的水疱，呈弧形排列，病理变化为表皮下大疱。

（13）儿童良性慢性大疱性皮病　其大疱在红斑或正常皮肤上发生，可呈环形，中心糜烂结痂，边缘围以小疱或丘疹。

（14）获得性大疱性表皮松解症　皮损为水疱、大疱、糜烂，愈后留下萎缩性瘢痕及粟丘疹，病理为表皮下大疱。

（15）家族性良性慢性天疱疮　是一显性遗传性皮肤病，在易受摩擦部位出现小疱或大疱，以后破溃结痂，病理为基底层上裂隙、绒毛或大疱。

（16）糖尿病患者的特发性大疱　患者手足可发生类似烫伤的大疱。

（17）卟啉症　是一组大多为遗传性和部分为获得性的卟啉代谢障碍性疾病，皮肤损害可见水肿性红斑、水疱、大疱和血疱等。

（18）色素失禁症　主要见于女性，本病分三期，第一期有红斑及大疱排列成行。

（19）大疱性表皮松解症　是一组遗传性疾病，特点是皮肤黏膜起大疱，如单纯型大疱性表皮松解症在手、肘、膝、足及其他部位发生水疱及大疱；显性遗传营养不良型大疱性表皮松解症水疱及大疱位于四肢伸侧，尤以关节部位的关节面上为多；表皮松解性角化过度鱼鳞病皮肤增厚，有铠甲状鳞屑覆盖皮肤表面，鳞屑脱落后留下粗糙的潮湿面，可有松弛性大疱。

（20）着色性干皮病　有时可伴有水疱、大疱性损害。

68 • 哪些皮肤病以小疱为主要表现？

水疱为限局性空腔含液体的高起损害，直径一般小于1cm，可孤立或群集性分布；其颜色随疱内所含液体而异；形状可以是半圆形、圆锥形、扁的或不规则形，可有脐窝。疱壁可松弛或紧张，病理上因发生的部位深浅不同而有角层下水疱、表皮内水疱之分。脓疱为限局性皮肤隆起，内含脓液。

临床上很多皮肤病均可出现小水疱的表现，如病毒性皮肤病中，单纯疱疹可在皮肤、黏膜处发生密集成群的小水疱；水痘初起为斑疹、丘疹，很快发展为绿豆大的水疱，呈椭圆形，周围绕以红晕，壁薄易破；带状疱疹的皮损沿神经分布区域发生，可出现群集性的水疱，疱壁紧张发亮；卡波西（Kaposi）水痘样疹是在异位性皮炎或某种皮肤病损害基础上突然发生脐窝状水疱性皮疹，临床可见多数较密集的水疱，可迅速变为脓疱；手足口病初起可于口腔硬腭、颊部、齿龈及舌部出现疼痛性小水疱；真菌性皮肤病中，水疱型手足癣可见群集或散发小水疱，位置较深，疱壁不易破裂，周围无红晕；癣菌疹分为三型，其中急性播散性癣菌疹和疹样癣菌疹都可见水疱损害；物理性皮肤病中，晶形粟粒疹，又称白痱，可发生多数针尖至针头大浅表性小水疱，壁极薄，微亮，内容清，无红晕；汗腺疾病如汗疱症为一种手掌、足跖部的水疱性疾患，典型损害为位于表皮深处的小水疱，米粒大小，半球形，略高出皮面，无炎症反应，疱液多澄清。此外，临床还可见以脓疱为主要表现的皮肤病。脓痱为痱子顶端针头大浅表性小脓疱；疱疹样脓疱病多见于孕妇，在红斑基础上有对称性分布群集小脓疱，排列成环形、多环形；连续性肢端皮炎是一慢性、复发性、无菌性脓疱性皮肤病，多数在外伤后诱发，出现群集性小脓疱；泛发性脓疱型银屑病在银屑病基本损害上出现密集的针头至粟粒大小的浅在性无菌性小脓疱，表面覆盖不典型的银屑病鳞屑；掌跖脓疱病好发于掌跖，在红斑基础上周期性发生深在无菌性小脓疱。

69 · 哪些皮肤病以溃疡为主要表现？

溃疡属继发性皮肤损害，皮肤缺损或破坏达真皮或真皮以下者称为溃疡。主要由结节或肿瘤溃破或外伤而形成，愈合后留有瘢痕。结节或肿瘤破溃系因动脉或小动脉闭塞或收缩使组织发生坏死而形成。溃疡的大小、颜色、边缘、基底、分泌物及发展过程可不一致。

手足口病，是以在手掌、足跖及口腔内发生小水疱为特征的一种病毒性传染病，主要发生在儿童。可在口腔硬腭、颊部、牙龈及舌部出现疼痛性小水疱，很快破溃形成溃疡，四周绕以红晕。痈是多个相邻近的毛囊发生深部金黄色葡萄球菌感染，其真皮周围结缔组织及皮下组织皆有明显的炎症反应。本病在发展过程中，坏死性组织脱落后可形成深在性溃疡。化脓性汗腺炎是大汗腺慢性化脓性炎症，主要发生于腋窝、外生殖器及肛周，可形成潜行性不规则溃疡。

坏死性筋膜炎系在手术或皮肤损伤后所致的急性皮肤及筋膜的坏死。溃疡特征为潜行性，溃疡间相互沟通，其间皮肤外表正常，可有表浅坏疽。臁疮又称深脓疱疮，其炎症较脓疱疮深，形成坏死和溃疡，愈后留有瘢痕和色素沉着。溃疡多境界清楚，圆形或椭圆形，边缘陡峭，基底较硬，附灰绿色脓性分泌物。慢性链球菌性溃疡常为虫咬或外伤的一种合并症，多发生于小腿，溃疡为圆形或椭圆形，边缘高起呈潜行性，基底有粗大肉芽颗粒，覆稀薄脓性分泌物。下疳性脓皮病病损处多可培养出金黄色葡萄球菌，损害为小丘疹、脓疱或硬结节，破溃后形成浅表溃疡，边缘呈堤状隆起。

慢性乳头状溃疡性脓皮病是一种有乳头状或疣状增殖、瘘管与溃疡等的慢性皮肤病。溃疡边缘呈穿凿性，表面有污秽痂皮，常一边结瘢愈合，另一边向外扩大而呈蛇行状。增殖性脓皮病在损害内可培养出多种细菌，如链球菌、金黄色葡萄球菌、白色葡萄球菌、细球菌属等。初起为粟粒大脓疱，周围绕以红晕，其后肉芽组织增生，呈疣状增殖性斑块，中心破溃时形成溃疡。

晚期瘤型麻风可出现溃疡损害。皮肤结核可见有溃疡损害，如瘰疬性皮肤结核、寻常狼疮、溃疡性皮肤结核、硬红斑原发性皮肤结核综合征等。结核性溃疡为苍白易出血的肉芽组织，边缘为潜行性。分枝杆菌性溃疡初起为孤立的无痛的坚实的皮下结节，缓慢增大，破溃后形成坏死性溃疡，边缘呈不规则状并具潜行性。

三期梅毒皮肤可见溃疡损害，呈深凿状，一面组织破坏，一面瘢痕修复，愈后留萎缩性瘢痕。

冻疮是由寒冷引起的局限性皮肤炎症损害。如受冻较久，局部组织缺氧及细胞受损严重，可发生水疱，破后形成糜烂或溃疡。种痘样水疱病其严重者可化脓形成溃疡，有黄色稠厚分泌物，中心坏死，边缘锐利，结痂，可留永久性凹陷性瘢痕及色素沉着。压疮（褥疮）系患者身体局部长期受压后影响血循环，组织发生营养缺乏而引起的组织坏死。受压皮肤可出现水疱，破后形成溃疡、坏疽。

系统性红斑狼疮如在四肢等处发生坏死性血管炎，可有溃疡损害。系统性硬皮病肢端硬化者可有指尖溃疡或坏疽。贝赫切特（Behcet）综合征是口、外生殖器溃疡和虹膜炎三联综合征，口腔溃疡发生率高，溃疡呈圆形或椭圆形，境界清楚，深浅不一，中心有淡黄色坏死基底，周围红晕；生殖器溃疡在女性多见，疼痛明显。变应性皮肤血管炎皮疹多形，可伴溃疡损害。白色萎缩主要发生于中年妇女的小腿下方，以踝部和足背多见，溃疡有两种形态，一种为白色萎缩斑内形成剧痛性小溃疡，另一种是在白色萎缩斑形成之前就形成浅表结痂性溃疡。

韦格纳（Wegener）肉芽肿的皮肤表现为成群结节，多发生在四肢伸侧，以后中央可发生坏死性溃疡。致死性中线肉芽肿为面部、尤其是鼻部出现进行性、破坏性肉芽肿性溃疡。淋巴瘤样肉芽肿病的皮损主要为浸润性的红色斑块及皮下或真皮结节。坏疽性脓皮病是一种皮肤复发性溃疡，大小不等，境界清楚，边缘潜行性破坏。

小腿静脉性溃疡系因静脉压增高及其继发性作用而引起的小腿溃疡，一般位于内踝上方或后方，溃疡表浅，周围常有毛细血管损伤的表现和色素沉着。急性女阴溃疡主要发生于青年女性，开始为外阴部溃疡，轻者表浅，重者面积大，病变深，疼痛明显。佩吉特（Paget）病是一种特殊类型的癌性疾病，患处呈湿疹样外观，经数月或数年后可有浸润，甚至发生溃疡。恶性黑素瘤在病变发展过程中可出现溃疡损害。

70 哪些皮肤病以结节为主要表现？

结节属于原发性皮肤损害，为一可触及的、圆或椭圆形的限局性实质损害，大小、形状、颜色不一。它的病变范围较丘疹深而大，位于真皮深层及皮下组织中。

挤奶人结节又称副牛痘，特征为暗红色丘疹，后变成结节，质硬无压痛。瘤型麻风可见结节损害，尤以晚期瘤型麻风为主。原发性皮肤结核综合征初起在感染部位为红褐色丘疹，以后发展为结节或斑块。瘰疬性皮肤结核为皮下结节，质地坚硬，无自发痛及压痛，与皮肤不粘连，有活动性，以后可融合并发生干酪样坏死。寻常狼疮基本损害为粟粒至豌豆大狼疮结节，红褐色至棕褐色，半透明状，触之质软，微隆起于皮面，玻片压诊结节呈淡黄色或黄褐色，如苹果酱颜色，称“苹果酱结节”。疣状皮肤结核系典型接种性皮肤结核，为结核杆菌经皮肤外伤处侵入皮肤而发病。初起为暗红色小丘疹，以后发展为小结节，结节增大融合可呈疣状或乳头状。硬红斑初起为小腿屈侧皮肤深层的硬结，随后增大与皮肤粘连，形成皮肤略微高起的斑块。颜面粟粒性狼疮损害为粟粒至绿豆大结节，对称性发生于颜面，特别是眼睑、颊部及鼻两侧，结节质柔软，表面光滑呈半透明状，玻片压诊见苹果酱色。皮肤淋巴管型孢子丝菌病可见小而硬可推动的无痛性皮下结节。着色真菌病皮损起于外伤部位，呈小而高起的丘疹、小结节，无痒感。梅毒可见结节皮损，如结节性梅毒疹，呈铜红色，质坚硬有浸润。

类风湿结节是类风湿关节炎的特征性病变，为半球形隆起皮下结节，硬如橡皮，无压痛，可与皮肤粘连。嗜酸细胞增多综合征可有红斑、丘疹、结节损害。结节性痒疹为疣状结节性损害，初起为淡红色丘疹，迅速变为半球形结节，顶端角化明显，呈疣状外观，有坚实感。弹力纤维瘤主要发生在老年妇女，常见为肩胛下角下方无痛性或轻度压痛的结节。

变应性皮肤血管炎皮疹呈多形性，可有浅表小结节。持久性隆起红斑的皮疹初起为成群的小丘疹及结节，以后扩大融合成特征性斑块。急性发热性嗜中性皮病多见于中年以上妇女，为散在的红色斑块与结节，伴有疼痛。结节性多动脉炎主要侵犯小至中等大的小动脉，皮肤型患者表现为皮下结节，比其他下肢结节性疾病的结节小，数目不定，结节硬，易触到，常有压痛及自发痛。结节性血管炎的皮损为皮下结节或较大的浸润块，好发于下肢，特别是小腿屈侧。结节性红斑为突然发生的对称性、疼痛性结节，高于皮面，自觉疼痛或压痛。

面部肉芽肿是一种发生于面部、表现为单个或多个皮肤结节的皮肤病，结节柔软、隆起，较大结节中央可凹陷成碟状或环状。韦格纳（Wegener）肉芽肿病的皮肤表现为成群结节，多发生在四肢伸侧，结节硬，疼痛，以后中央可发生坏死性溃疡。巨细胞动脉炎为肉芽肿性动脉炎的特殊型，颞动脉受累时在颞动脉、枕动脉及面动脉区可触及发红的疼痛性结节。过敏性肉芽肿病是一种有肉芽肿形成的坏死性血管炎，可于四肢伸侧、头皮出现结节。

坏疽性脓皮病初起可为炎性丘疹、水疱、脓疱或小结节，中心坏死后形成溃疡。结节性发热性非化脓性脂膜炎的皮下结节是其主要症状，成批发作，大小不等，中等硬度，境界清楚，可有触痛与自发痛。结节病的皮肤表现多样，有小结节型、大结节型、结节性红斑型等，伴有结节损害。痤疮可有丘疹、脓疱、结节、囊肿等损害。其他如黄瘤病、播散性黄瘤、幼年黄色肉芽肿、痛风、皮肤淀粉样变、良性幼年黑素瘤、蓝痣均可出现结节损害。

71 • 哪些皮肤病以斑块为主要表现？

直径大于1cm的丘疹称为斑块。增殖性脓皮病，初起为粟粒大脓疱，以后呈疣状增殖性斑块。麻风可见斑块损害，如结核样型麻风，典型损害是大的红色斑块，边缘清楚，表面干燥粗糙，毳毛脱落，可覆有鳞屑；界线类偏结核样型麻风常见皮损为斑疹或斑块，色红或略带淡黄色，边界清楚，中央可见“空白区”或“打洞区”；中间界线类麻风可有斑块损害，颜色多样；界线类偏瘤型麻风皮损分布广泛，可有斑疹、斑块等。

寻常型银屑病初起一般为炎性红色丘疹，以后可逐渐扩大或融合为斑块，边界清楚，浸润明显，表面覆盖多层干燥的银白色鳞屑。斑块型副银屑病表现为界限清楚的斑块，数目不定，或相互融合，有轻度浸润，上覆细薄鳞屑。

持久性隆起红斑初起为成群的小丘疹及结节，以后扩大融合成特征性斑块。急性发热性嗜中性皮病的皮损为散在性的红色斑块与结节，斑块扁平隆起，边界清楚而陡峭，表面可呈乳头状或粗颗粒状，外观似水疱。泛发性扁平黄瘤为扁平黄或黄红色弥漫斑块，边缘轻度浸润。增生性瘢痕可见皮肤受创处出现境界清楚的斑块，淡红或红色，有细小毛细血管扩张，损害面积一般不超过原来创伤区域。瘢痕疙瘩的损害初起与之不易区别，但损害更易受激惹而且过度敏感，损害范围超过原创伤区域。

蕈样肉芽肿的斑块期可见暗红厚垫状、不规则形隆起斑块，表面紧张光亮、高低不平。良性皮肤型肥大细胞增生病者在出生或生后1个月内就可见卵圆形的斑块，境界清楚，稍隆起皮面，表面光滑或如橘皮。

72 • 哪些皮肤病以肿胀硬化为主要表现？

皮肌炎的皮肤损害为对称性水肿性红斑，部分患者在患病6个月或3年后，发生皮肤硬化等表现，为硬化性皮肌炎。斑块状硬斑病初起为不规则形淡红色水肿性斑片，之后扩大且硬化，呈淡黄或象牙色。系统性硬皮病的皮损呈对称性，局部发红肿胀，压之无凹陷，继之皮肤坚实发亮，灰黄色似蜡样，可有色素异常和毛细血管扩张。

雷诺病系血管神经功能紊乱引起的肢端小动脉痉挛性疾病，初起局部缺血皮肤苍白，继而静脉被动充血而呈紫色，最后小动脉重新扩张，出现反应性充血而发红肿胀，后期小血管痉挛时间过长，可出现局部手指萎缩变硬。

淋巴水肿是因淋巴回流不畅而引起的水肿，初起呈凹陷性水肿，此后随纤维化的发生而变硬，可见表皮角化过度和疣状改变。

硬肿病的皮疹始于头面、颈或背部，两侧对称，与正常皮肤界限不清，肿胀非凹陷性，似木板样硬肿。

73 • 哪些皮肤病以疣状增生为主要表现？

疣状皮肤结核初起为暗红色小丘疹，以后发展成结节，表面角质增厚，可相互融合形成疣状或乳头状外貌。

疣状黄瘤为好发于口腔的疣状皮损，为单个正常黏膜色或红色丘疹，表面角化，呈乳头状或菜花样，基底呈足状延伸。

表皮痣通常表现为淡黄色至棕黑色疣状损害，增生性乳头状隆起损害常排列为单侧连续或断续性束条状、带状或斑片状。

74 · 哪些皮肤病以紫癜为主要表现？

紫癜为红细胞出于血管外而引起的皮肤或黏膜的色调改变。细小而浅表者为瘀点，较大而深者为瘀斑或瘀血，血液堆积于组织内形成肿胀而有波动感者为血肿。

冷球蛋白血症的皮肤损害以紫癜为最常见。红斑狼疮患者的真皮和皮下脂肪组织小动脉可发生坏死性血管炎，表现为紫癜损害。变应性皮肤血管炎的皮疹包括红斑、丘疹、风团、紫癜、血疱、浅表小结节、溃疡等多形性损害。过敏性紫癜是侵犯皮肤或其他器官的毛细血管及细小动脉的一种过敏性血管炎。最早的皮肤表现为小而分散的瘀点或荨麻疹样皮疹，可融合成大片瘀斑，亦可发生水疱或溃疡。

色素性紫癜性皮病包括三型，进行性色素性紫癜性皮肤病为群集的针尖大小红色瘀点，密集成片，逐渐向外扩展，中心变为棕褐色，新疹散在于陈旧皮疹边缘，呈辣椒粉样小点。色素性紫癜性苔藓样皮肤病为细小铁锈色苔藓样丘疹，伴紫癜损害，融合成境界不清的斑块。毛细血管扩张性环状紫癜初起呈紫红色环状斑疹，之中出现点状暗红色毛细血管扩张或辣椒粉样小点。

特发性血小板减少性紫癜分为急性、慢性、间歇型，可见皮肤瘀斑、血肿，实验室检查血小板减少。血栓形成性血小板减少性紫癜以血小板减少、溶血性贫血和中枢神经系统障碍为特征，皮肤损害除由于血小板减少引起瘀点及多发性溢血，还可出现大疱性出血性坏疽。血小板增多症性紫癜表现为皮肤黏膜紫癜，胃肠道出血，也可发生血尿、咯血、月经过多和轻微外伤及手术后出血，皮肤可伴发网状青斑、复发性血栓性静脉炎等。

老年性紫癜及皮质激素紫癜主要发生于手背、前臂背面或小腿等露出部，在轻微外伤后或自发的发生暗红色瘀点或瘀斑，境界清楚，形态不规则。瘙痒性紫癜为踝部周围发生点状红斑性及紫癜性斑疹，呈橘黄色，可相互融合。

郁积性紫癜小腿静脉曲张处出现细小紫癜性斑疹，可融合成不规则斑片，皮损呈紫色、黄色或棕色，表皮可正常或轻度湿疹化。

单纯性紫癜指查不出原因的轻度紫癜，凝血试验、血小板均无改变。暴发性紫癜表现为急性传染性疾病后突发高热，全身严重不适，血压下降及弥散性血管内凝血，四肢广泛出现对称性紫癜或溢血。

75. 哪些皮肤病以毛细血管扩张为主要表现?

毛细血管扩张症是皮肤和黏膜上的小血管因种种原因呈持续性扩张，形成红色或紫红色斑状、点状、线状或星芒状损害，分布可限局性或广泛性，或与血管神经一致，或呈一侧性。本病分原发性和继发性两类，原发性毛细血管扩张症可见于血管性母斑、血管瘤、血管角皮瘤、遗传性出血性毛细血管扩张痣、蜘蛛状毛细血管扩张、单侧痣样毛细血管扩张等；继发性毛细血管扩张见于长期接触日光而引起的慢性光线性皮炎患者，或长期接触风、冷、热的海员，炊事员，农民和运动员等；肝硬化病人和孕妇手掌、颊部、胸部的蜘蛛痣，中老年人躯干部的血管瘤；红斑狼疮、硬皮病、皮肌炎患者的指甲褶处宽广而平坦的毛细血管扩张。放射性皮炎、着色性干皮病、皮肤异色症、静脉曲张、酒渣鼻、糖尿病性类脂质渐进性坏死、基底细胞瘤、结节病、寻常狼疮、结节性硬化症、瘢痕疙瘩、雷诺病、动脉硬化症、甲状腺功能亢进等可伴有毛细血管扩张。

76 · 哪些皮肤病以角化过度为主要表现？

疣是人类乳头瘤病毒引起的皮肤病，初起为针尖大小的丘疹，逐渐扩大，呈圆形或多角形，表面粗糙，角化明显，触之硬固，摩擦或撞击时易出血。跖疣系发生于足底的寻常疣，初起为细小发亮的丘疹，逐渐增大，表面角化，粗糙不平，削去角质可见角质环与疣组织之间境界明显，可有小的出血点。

疣状表皮发育不良的特点为全身泛发性扁平疣样皮损，可伴有掌跖角化、指甲改变、雀斑样痣及智力发育迟缓等。

疣状皮肤结核的损害在皮肤受感染部位发生暗红色的小丘疹，以后发展成小结节，基底浸润发硬，结节增大后表面角质增厚，粗糙不平，有鳞屑或痂皮覆盖，可相互融合呈疣状或乳头状外貌。

鸡眼是足部皮肤局限性圆锥状角质增生性损害，为针头至蚕豆大小淡黄或深黄色局限性角质增生，光滑稍透明，境界明了，其圆锥状角质嵌入真皮，受挤压时可发生顶撞样痛。胼胝是由于手足长期受压和摩擦而引起的局限性扁平角质增生性损害，为境界不清的淡黄或蜡黄色限局性角质肥厚，中央尤甚，边缘较薄，稍透明质硬，严重时可有压痛。指节垫系指关节伸侧皮肤纤维性增厚所致，为扁平或隆起的限局性角化损害，表面光滑，发展缓慢。

慢性湿疹的皮肤可增厚、浸润，表面粗糙，可伴有皲裂、脱屑的表现，可由急性、亚急性湿疹反复不愈转化而成。神经性皮炎以皮肤苔藓样变和剧烈瘙痒为特征，皮疹境界清楚，周围可散在扁平丘疹。角化过度型手足癣的表现为皮肤角化过度，粗糙无汗，可有皲裂、脱屑。

汗孔角化症是一种少见的慢性进行性皮肤病，以出现中央轻度萎缩、边缘堤状隆起的角化过度性损害为特点。播散性浅表性光线性汗孔角化症的皮损广布于露出部位，发疹与日光有明显关系，皮疹表现为圆锥形小丘疹，缓慢扩大，形成边缘清楚、略微高起的环形角化过度斑块。

掌跖角皮症包括以掌跖角化过度为特征的一组疾病，如弥漫性掌跖角皮症轻者仅有掌跖皮肤粗糙，重时掌跖出现弥漫性斑块状、边缘清晰的坚硬角质增厚。点状掌跖角皮症的皮损呈多数圆形或卵圆形、灰黄色坚硬的角质性丘疹，中央受外力剥落后形成火山口形凹陷。条纹状角皮症为手掌辐射状条纹形角化过度，可伴发假性趾（指）断症。进行性掌跖角皮症从婴儿期开始出现掌跖增厚，逐渐加重，角化过度呈弥漫性，局部可发红并有较多鳞屑。绝经期角皮症是绝经期妇女掌跖部位的限局性角化性皮肤病，初起掌跖出现疏散分布、边缘明显的圆形或椭圆形角化性扁平丘疹，缓慢增大变厚，融合成片，表面皲裂易继发感染。进行性指掌角皮症多发生于成年妇女的右手，皮肤干燥、粗糙，可轻度发红及脱屑，重时角质增厚及皲裂，指甲常增厚。

症状性掌跖角皮症为某些皮肤病如银屑病、鱼鳞病、手足癣、扁平苔藓、毛发红糠疹、汗孔角化症、胼胝性湿疹、汗疱疹、进行性对称性红斑角皮症等可出现掌跖角化过度。淋巴水肿性角皮症的掌跖部出现弥漫性角化过度，表面有疣状突起及皲裂。

疣状肢端角化症为角化过度性坚实丘疹，经摩擦可发生水疱，掌跖损害呈疏散分布的半透明角化丘疹。持久性豆状角化过度症皮损扁平，初起位于足背，逐渐发展为疣状角化过度性丘疹或银屑病样圆形斑片，剥除黏着的角质性厚屑时基底轻度出血，掌跖常出现点状角化过度。限局性角化症为弥漫分布、边缘清晰的角质增厚斑块以及毛囊角化过度。

维生素 A 缺乏症的皮肤较正常干燥，以后粗糙伴脱屑，色素加深，形成毛囊角化过度丘疹，伴有暗适应减退和夜盲症。

脂溢性角化病为扁平、境界清楚的斑片，以后损害逐渐增大，呈乳头瘤样，可形成油脂性厚痂，色素沉着可显著，毛囊角栓是其特征。

砷角化症有砷剂应用史，掌跖可见弥漫性角化过度并出现多发的点状、豆大或更大的疣状角质性丘疹、结节或斑块，躯干四肢有类似角化损害及色素沉着，日久可以转变为鳞癌。光线性角化病是日光长期暴晒损伤皮肤所致的一种癌前期损害，在日晒皮肤上发生正常皮色或淡红色扁平丘疹或小结节，散在性，日久皮疹转为黄褐色或黑褐色，表面干燥，角化显著，有固着于基底的硬痂，剥离后可见轻度出血。皮角属于癌前病变，皮疹为锥形角质增生性损害，基底较宽而潮红。此外患有内脏恶性肿瘤者可发生掌跖角化症，以食管癌及支气管癌为多，皮疹呈点状珍珠形丘疹，主要见于大小鱼际。

77 · 哪些皮肤病以萎缩为主要表现?

皮肤萎缩是不同原因导致的全部或部分皮肤组织减少或缩小，是皮肤发育完整后的变化。临床表现为皮肤变薄、干燥、表面平滑、发皱而有光泽，局部毛发稀而细，可有色素异常、毛细血管扩张与细薄鳞屑。

萎缩可限于四肢，如慢性萎缩性肢端皮炎；一侧颜面，如面部偏侧萎缩；单侧躯体，如偏侧萎缩；也可呈播散性，如斑状萎缩或全身性萎缩，如老年萎缩。损害形态不一，可呈点状，如虫蚀状皮肤萎缩；圆形，如斑状萎缩；条纹形，如萎缩纹；带状，如慢性萎缩型肢端皮炎。萎缩可发生于表皮或真皮，或两者同时累及，甚至累及皮下组织。表皮萎缩表现为表皮变薄，比较透明，并伴有表皮细胞数目的减少。表皮萎缩时正常皮肤的纹理可保持或消失。真皮萎缩是由于乳头层或网状层真皮结缔组织减少而致，表现为皮肤的凹陷。真皮萎缩而表皮不萎缩时，皮肤的颜色及纹理均正常。

硬皮病在后期可出现萎缩的表现，线状或带状硬皮病初起即呈萎缩性。盘状红斑狼疮在发展过程中，损害中心逐渐出现萎缩。特发性斑状萎缩为先发生萎缩，后成继发性硬化，皮损周围无淡紫色晕。硬化性萎缩性苔藓由白色光泽的多角形扁平丘疹组成硬化斑块，其上有毛囊角栓，最后发生萎缩。

老年性皮肤萎缩为皮肤变性，皮肤与其附属器萎缩所致，表现为皮肤菲薄、干燥、表面发皱、弹性差、汗少、毳毛细而少，色素沉着和色素减退斑点、毛细血管扩张等。萎缩纹表现为境界清楚的波浪形条纹状萎缩，初起略高，色淡红或紫红，渐转为苍白色，微凹，柔软而有光泽，多见于青春期、妊娠、哺乳、体重速增、患库欣（Cushing）综合征及长期用糖皮质激素治疗者。

面部偏侧萎缩为一侧面部皮肤、皮下组织、肌肉甚至骨骼发生进行性萎缩，形成独特外观。斑状萎缩是皮肤发生弹性消失而松弛的卵圆形萎缩斑，分原发性斑状萎缩和继发性斑状萎缩。Jadassohn-Pellizari 型皮肤松弛症的特点为皮肤发生萎缩前局部先有炎性改变，继而形成表面光滑、干燥、微皱、微凹的萎缩斑片，指尖触之有嵌入疝孔的感觉。皮肤痘疮形斑状萎缩的皮损分布于颜面尤其颊与颏的下半部，呈痘疮形凹点状萎缩。继发性斑状萎缩是由于机体罹患某种疾病后发生的皮肤变化，可见于梅毒、麻风及其他皮肤病。萎缩性毛发角化症特点是在毛发角化症之后继以局部萎缩。毛囊性皮肤萎缩是一种少见的遗传病，多在幼年发病，患区毛囊口呈虫蚀状点状凹陷，无毳毛长出。Pasini-Pierni 进行性特发性皮肤萎缩损害呈圆形、卵圆形或不规则形境界清楚的萎缩斑，色青灰或紫棕，轻微凹陷，表面光滑，可见下方血管纹理，局部柔软，但陈旧损害中央可轻度发硬。

恶性萎缩性丘疹病为淡玫瑰色圆形水肿性丘疹，中央凹陷呈脐窝状，具特征性瓷白色，最后发生萎缩。

白色萎缩发生于中年妇女小腿下方，以踝部和足背多见，损害呈光滑、牙白色、萎缩性斑，形态不规则，边缘色素增加和毛细血管扩张。

局部皮肤全层萎缩为患者某些部位发生皮肤与皮下脂肪萎

缩，有时伴肌肉、骨骼萎缩或发育不全。

进行性脂肪营养不良为一种家族性脂肪萎缩症，从面部、头皮向下发展，为进行性弥漫性皮下脂肪萎缩。婴儿腹部远心性脂肪营养不良为一种特殊类型的皮肤与皮下脂肪萎缩，初起腹部发生淡蓝色斑，境界清楚，以后转为暗红色，并发生萎缩凹陷，皮下血管清楚可见。胰岛素性脂肪萎缩是皮下注射胰岛素后，注射部位皮肤发生萎缩，皮下脂肪消失。限局性脂肪萎缩指局限性皮下脂肪萎缩。环状脂肪萎缩常见于四肢，呈环状对称性，先有局部肿胀色红，以后皮下脂肪萎缩。血管萎缩性皮肤异色病不是一种独立疾病，而是一些不同疾病某一阶段的症状表现，特征是混杂的色素沉着和色素减退、毛细血管扩张和皮肤进行性萎缩。

78 · 哪些皮肤病没有皮损？

拔毛癖为自身强迫性神经病，病人将自己毛发强行拔除，受累部位以头顶前方及颞部为多，眉毛和睫毛亦可受累。

感觉过敏为皮肤对某些疾病引起的刺激感受性增高的表现，以痛觉过敏最常见。感觉减退为皮肤的感觉能力降低，患者皮肤虽遭受严重损伤而常不觉知。感觉异常为皮肤由某些疾病所引起的异样感觉，如麻木感、触电感、针刺感、烧灼感或特殊寒冷感等。

淋巴水肿是因淋巴引流不畅而引起的水肿，初起为凹陷性水肿，患肢抬高后可完全消失。

皮肤松弛症临床表现为皮肤松弛、起皱褶，过度松弛可使皮肤形成有蒂的悬吊，因重力作用而下垂，可分为原发性和继发性。

皮肤弹性过度为一种具有遗传倾向的疾病，主要影响结缔组织。皮肤和血管的脆性增加，皮肤弹性过度，关节伸展过度。

多汗症系皮肤出汗过多，一般指局限性多汗，多见于掌跖、前额、腋下、外阴等处，对称发生，以掌跖多汗最常见，情绪激动时尤为明显。

无汗症是局限性或全身性的无汗液分泌，患者全身皮肤或某些部位终年没有可见的汗液，某些先天因素引起者常合并毛发、指甲等异常。

臭汗症是汗腺分泌液有特殊的臭味或汗液被分解而放出臭味，多见于多汗、汗液不易蒸发和大汗腺所在的部位，如腋窝、腹股沟、足部、肛周、外阴、脐部和女性乳房下。

色汗症为大汗腺分泌的着色汗液，常由产生色素的细菌所引起，部位常局限于面部及腋窝，以黄色多见。

此外，多数毛发疾病和指甲病可无皮损。

79. 皮肤病治疗中怎样进行卫气营血辨证？

卫气营血是古人用来代表疾病发展过程的四个不同层次，是常用于外感温热病的一种辨证方法。

卫分病：卫在生理上是指具有保卫肌表、抵抗外邪作用的卫气而言，所以卫分病也就是外感温热病的最初阶段，其临床主要表现是发热、微恶寒、头痛、口微渴、脉浮数、舌苔薄白，皮肤病中一些常表现有全身症状的病或有些病的前驱症状其实即系卫分病，如重症药疹、恶性大疱性多形红斑、红皮症、系统性红斑狼疮、麻疹、病毒疹等。

气分病：卫分病不解，向里传变进入气分，有时在临床上卫分病并不明显，热邪很快就传入气分，临床主要表现是发热不恶寒，汗出气粗，口渴引饮，小便黄赤，大便不通，或下利灼肛，舌质红，舌苔黄燥或灰黑起刺，脉象弦滑有力或沉数实有力。一些皮肤病急性发作期皮肤潮红肿胀，灼热，有时有渗出，或起水疱等，患者常伴有体温升高，周身不适。此种情况是热邪传里所致，亦有因湿、寒等诸邪入里化热者。临床上如急性湿疹、过敏性皮炎、药疹、大疱性皮肤病等常见。

营分病：由于气分病邪热不解，阴液亏耗、病邪传入营分，临床主要表现高热不退，夜间尤重，心烦不眠，严重者可出现神昏、谵语。自觉口干反不甚渴，舌质红绛，脉象细数，皮肤潮红水肿，起大疱或脓疱，如药疹、过敏性皮炎、红皮病型银屑病、脓疱型银屑病等。

血分病：营分之邪不解或治疗不及时则可进一步深入血分，临床主要表现是除有营分病所表现的症状外，常合并出血现象，如吐血、便血、衄血、皮肤出血斑、血疱等。舌质常深绛，脉数。药疹、过敏性皮炎、红皮病型银屑病、脓疱型银屑病、SLE等疾病均可以出现此种症状。

80 • 皮肤病治疗中怎样进行三焦辨证？

三焦是“脏腑之外，躯体之内，包罗诸脏，一腔之大府也”。三焦的主要生理功能，是主持诸气，总司全身的气机和气化；为水液运行之道路。

（1）上焦　是指横膈以上的胸部，包括心、肺两脏，主气的升发和宣散，凡发于颜面、胸部等部位的皮肤疾病，如玫瑰痤疮、痤疮、脂溢性皮炎等与上焦相关，治以疏风宣散为法。药用野菊花、金银花、槐花等气味主升的花类药物。上焦宜宣，上焦不开则气机闭塞，中焦运化失调，下焦决渎失司，出现一系列疾病表现，“治上焦如羽，非轻不举”，不能过用苦寒、滋腻、气味过重的药物，所以病在上焦必须用药轻灵。

（2）中焦　指膈以下，脐以上的上腹部，包括胃、大肠和脾，可“泌糟粕，蒸津液”，脾升胃降是人体气机升降的中枢，肺肝升降，心肾升降都要靠后天脾胃的升降来带动。所以从广义讲：治疗一切皮肤病必须注意理顺脾胃的升降机能，“治中焦如衡，非平不安”。从狭义讲：脾胃为升降之枢，气血生化之源。凡发于躯干、四肢近心端的皮肤疾病，如带状疱疹、玫瑰糠疹，治以除湿导滞，健脾利湿为法，常用茯苓、陈皮、枳壳、泽泻等药。

（3）下焦　指胃以下的部位，包括肝、肾，主管排泄糟粕和津液的气化升腾。肝肾藏精血，命门原气亦属于下焦。一方面，肾中阴阳是人体一身阴阳的根本，久病必及于肾，久病必治肾补肾；另一方面，“治下焦如权，非重不沉”发于下肢的疾病皮疹，或在小腿部缠绵难愈者，如坠积性皮炎、过敏性紫癜、血管炎等，治以清热凉血利湿，引热下行为法。用药多以白茅根、板蓝根、首乌藤、鸡血藤等根类、藤类气味沉降的药物及木瓜、黄柏、牛膝等引药下行的药物为主。

81 · 怎样认识皮肤病的缓急与进退?

皮肤病的急，为起病快，泛发性、瘙痒剧烈，变化快，病程短的皮肤病，多同时伴有口干、口渴、大便秘、小便黄、烦躁、发热、面红，脉多浮、洪、滑、数、有力，舌质多红或舌尖红，舌苔多黄白腻等，例如急性湿疹、脓疱型银屑病、丹毒等。

皮肤病的缓为起病较慢，发展时间较长，病程迁延，湿润性、肥厚性，自觉症状轻微或不明显的皮肤病。多同时见有口黏、口淡，不思饮食，大便不干或溏泻，腹胀满，脉象多沉缓、沉细或迟，舌质多淡，舌体肥胖，或有齿痕，舌苔白滑或白腻等，例如神经性皮炎、硬皮病等。

皮肤病病情进展，则皮疹面积扩大，数量增多，皮损颜色较前发展，皮疹疹形趋于多样化，病情更加严重。

皮肤病病情缓解，则皮疹面积减小，数量变少，皮损颜色较前变淡，皮疹疹形趋于单一化，病情逐渐恢复。

82· 不同皮肤病皮损分布规律有何不同?

（1）有些皮肤病表现为线状分布，其中包括：①由于同形反应所致的，如银屑病、扁平疣、扁平苔藓、传染性软疣等；②由于先天发育的因素，如线状痣、色素失禁等；③由于血管、淋巴管或神经的分布关系，如血栓性静脉炎、结节性多动脉炎、孢子丝菌病、淋巴管炎、游泳池肉芽肿、带状疱疹等；④由于外因引起的，如人工性皮炎、接触性皮炎、隐翅虫皮炎、匍行疹等；⑤其他原因如线状苔藓、线状神经性皮炎、线状硬皮病、线状苔藓样角化病、苔藓样念珠菌状疹等。

（2）另一些则表现为对称分布，此类皮肤病多由内因引起，病理因子通过血行播散，如湿疹、银屑病、毛发红糠疹、鱼鳞病、药疹、过敏性紫癜、结节性红斑、变应性血管炎、多形红斑、着色性干皮病、发疹性汗管瘤、皮肤淀粉样变、胫前黏液水肿、掌跖角化症、家族性良性慢性天疱疮等。

（3）有些病表现为单侧分布，如带状疱疹、线状苔藓、线状扁平苔藓、太田痣、伊藤痣、丹毒、恶性黑素瘤、孢子丝菌病、着色芽生菌病、骨肥大静脉曲张性痣等疾病在大多数情况下呈单侧分布。

有些病表现为单发皮损，如梅毒硬下疳、丹毒、类丹毒、肥大细胞瘤、鳞状细胞癌、基底细胞瘤、恶性黑素瘤、固定型孢子丝菌病、挤奶人结节、表皮囊肿、毛鞘囊肿、黏液囊肿、黏液样囊肿等。

有些病表现为局限分布，此类皮肤病多与接触外部因素或先天因素有关，如接触性皮炎、日晒伤、头虱、阴虱、太田痣、伊藤痣、掌跖脓疱病、白色萎缩、恶性黑素瘤等。

83 • 哪些皮肤病好发于头面、颈部？

（1）头癣、毛囊炎、疖病、疣、皮脂腺囊肿、头虱、脓疱疮、湿疹、脂溢性皮炎、神经性皮炎、银屑病、各种脱发、扁平苔藓、硬皮病、盘状红斑狼疮等好发在头皮内。

（2）痤疮、粟丘疹、酒渣鼻、单纯疱疹、带状疱疹、扁平疣、脓疱疮、丹毒、传染性红斑、麻风、皮肤结核、放线菌病、脂溢性皮炎、婴儿湿疹、接触性皮炎、激素依赖性皮炎、日光性皮炎、多形红斑、冻疮、雀斑、黄褐斑、白癜风、黑变病、面颈毛囊性红斑黑变病、太田痣、红斑狼疮、皮肌炎、毛发上皮瘤、皮肤淋巴细胞浸润、基底细胞瘤好发在面颊部。

（3）湿疹、青少年春季疹、接触性皮炎（染发皮炎）、结节性耳轮软骨皮炎、痛风、带状疱疹、盘状红斑狼疮、冷球蛋白血症、瘢痕疙瘩、耳郭假性囊肿、嗜酸性粒细胞增多性血管淋巴样增生等好发在耳及耳周。

（4）睑黄瘤、神经性皮炎、特异性皮炎、皮肌炎、血管神经性水肿、汗管瘤、眶周色素沉着症、淋巴瘤等好发在眼睑部。

（5）红斑狼疮、日光性皮炎、酒渣鼻、毛囊炎、寻常狼疮、毛细血管扩张、基底细胞瘤、单发毛发上皮瘤、三叉神经营养综合征、梅毒马鞍鼻等好发在鼻部。

（6）白斑病、地图舌、扁平苔藓、各种舌炎、肿瘤好发在舌部。

（7）毛囊炎、疖、痈、瘰疬性皮肤结核、花斑癣、放线菌病、神经性皮炎、接触性皮炎、光化性肉芽肿、匐行性穿通性弹力纤维病、间擦疹、痱、皮赘好发在颈部。

84 · 哪些皮肤病好发于躯干?

日晒伤、多形日光疹、皮肌炎、接触性皮炎、光感性药疹、植物-日光性皮炎、支气管源性与甲状腺舌导管囊肿、颈部胸腺囊肿等好发在“V”形区。

玫瑰糠疹、色素性玫瑰疹、银屑病、脂溢性皮炎、荨麻疹、带状疱疹、体癣、花斑癣、疱疹样皮炎、药疹、痱子、体虱、传染性软疣、发疹性毳毛囊肿等好发在整个躯干部。

湿疹、佩吉特（Paget）病、传染性湿疹样皮炎、擦烂、乳癌好发在乳房。

湿疹、疥疮、放射性皮炎、扁平苔藓、孢子丝菌病、烟酸缺乏症、环状肉芽肿、游泳池肉芽肿、伊藤痣好发在上肢。

85 · 哪些皮肤病好发于下半身?

神经性皮炎、银屑病、蒙古斑、压疮、脊柱融合缺陷、人类尾巴等好发在骶尾部。

黏膜白斑、念珠菌病、单纯疱疹、尖锐湿疣、阴虱、梅毒、萎缩性硬化性苔藓、接触性皮炎、鲍温样丘疹病、女阴萎缩、女阴干枯病、急性女阴溃疡好发在会阴部。

黏膜白斑、念珠菌病、单纯疱疹、萎缩性硬化性苔藓、接触性皮炎、鲍温样丘疹病、尖锐湿疣、阴虱、疥疮、扁平苔藓、浆细胞性龟头炎、包皮龟头炎、糜烂性包皮龟头炎、坏疽性龟头炎、干燥性闭塞性龟头炎、增殖性红斑（鲍温病）、莱特尔（Reiter）综合征、药疹、皮脂腺异位、珍珠状阴茎丘疹、梅毒、银屑病、贝赫切特（Bechet）综合征、阴茎结核疹好发在龟头。

湿疹、紫癜、痒疹、扁平苔藓、胫前黏液水肿、银屑病、皮肤淀粉样变、虫咬皮炎、鱼鳞病、硬红斑、结节性红斑、结节性血管炎、变应性血管炎、臁疮、静脉曲张性皮炎及溃疡、类脂质渐进性坏死好发于下肢。

86 哪些皮肤病好发于手足？

手足癣、疥疮、多形红斑、汗疱疹、扁平苔藓、癣菌疹、类丹毒、多汗症、湿疹、冻疮、接触性皮炎、跖疣、麻风、二期梅毒疹、掌跖脓疱病、掌跖角皮症、痛风好发于手足。常见于手部：扁平疣、疥疮。常见于足部：鸡眼、跖疣、红斑肢痛症。

87 哪些皮肤病好发于黏膜部位？

单纯疱疹、固定性药疹、皮脂腺异位、结合膜痣、副肿瘤性天疱疮、多形红斑（重症型及 Stevens-Johnson 综合征）、类脂蛋白沉着症等好发在皮肤黏膜交界处。

单纯疱疹、血管性水肿、药疹、多形红斑、皮脂腺异位、剥脱性唇炎、腺性唇炎、光线性唇炎、肉芽肿性唇炎、浆细胞性唇炎、接触性唇炎、扁平苔藓、黏膜白斑、贝赫切特综合征、红斑狼疮、副肿瘤性天疱疮、黏液囊肿好发在口唇。

88 发生于四肢的皮肤病有何分布特点？

异位性皮炎、疥疮、结节性血管炎、神经鞘瘤、多发性脂囊瘤、屈侧网状色素性皮病等好发在屈侧。

银屑病、神经性皮炎、鱼鳞病、皮肤淀粉样变、痒疹、日晒伤、多形日光疹、环状肉芽肿、紫癜、持久性隆起性红斑、结节性红斑、类脂质渐进性坏死、胫前黏液水肿、结节性黄瘤、多中心网状组织细胞增生症、痛风、持久性豆状角化过度等好发在伸侧。

89. 哪些皮肤病好发于皱褶部？哪些皮肤病好发于暴露部位？

多汗症、臭汗症、疥疮、癣菌疹、脂溢性皮炎、湿疹、红癣、玫瑰糠疹、化脓性汗腺炎、Fox-Fordyce 病、间擦疹、股癣、花斑癣、腋毛癣、皮肤念珠菌病、慢性家族性良性天疱疮、增殖性天疱疮、增殖性脓皮病、乳房外 Paget 病、黑棘皮病好发在皱褶部。

与生物因素有关的皮肤病好发在暴露部位，包括①病毒性的：寻常疣、扁平疣、单纯疱疹、卡波西（Kaposi）水痘样疹、挤奶人结节；②细菌性的：脓疱疮、丹毒、芽生菌样脓疱病、寻常性狼疮、野兔病、巴尔通体病、流感杆菌皮肤感染、炭疽、热带溃疡；③真菌性的：孢子丝菌病、着色真菌病、毛霉病、蛙粪霉病、慢性皮肤及骨骼芽生菌病；④昆虫性的：桑毛虫皮炎、松毛虫皮炎、刺毛虫皮炎、蠓皮炎、隐翅虫皮炎、蜂蜇伤、蠕形螨病、蜱咬伤、皮肤蝇蛆病等。

与寒冷性因素有关的冻疮、冻伤、寒冷性多形红斑、冷球蛋白血症、冷纤维蛋白原血症、冷凝集素综合征也好发在暴露部位。与化学因素有关的接触性皮炎、职业性皮炎、职业性色素变化、职业性痤疮、职业性皮肤溃疡、化妆品痤疮、化妆品光敏感皮炎均好发在暴露部位。

与日光有关的皮肤病好发在暴露部位，包括：急性光损伤如日晒伤；慢性光损伤如菱形皮肤、星状自发性假瘢、光化性肉芽肿、日光性紫癜、日光性黑子、光化性角化病（AK）、脂溢性角化、皮角、鳞状细胞癌、基底细胞癌；光敏感的包括遗传性、内源性、外源性、特发性。其中遗传性光敏感的如着色性干皮病、白化病、苯丙酮尿病、布卢姆（Bloom）综合征、科凯恩（Cockayne）综合征；内源性光敏感的如卟啉症、烟酸缺乏症；外源性光敏感的如光毒性皮炎、光变态反应性皮炎；特发性光敏感的如光线性痒疹、光线性扁平苔藓、多形日光疹、日光性荨麻疹、慢性光化性皮炎、光线性类网织细胞增生症、种痘样水疱病、青少年春季疹。某些皮肤病暴露部位会因日晒而加重，包括红斑狼疮、皮肌炎、雀斑、黑变病。

90 · 先天禀赋与皮肤病的发生有何关系？

《灵枢·寿夭刚柔》云：“人之生也，有刚有柔，有强有弱，有短有长，有阴有阳”，说明人的个体差异是父母的素质遗传给后代所致的，这种遗传的素质就是先天禀赋。由于个体先天禀赋不同，形成体质的差异，而这种差异会影响人体正气的强弱，对皮肤病的发生有一定的意义，如鱼鳞病、着色性干皮病等遗传性皮肤病，多与先天禀赋有关。

有些皮肤病发病的主要原因是禀赋不耐，皮肤对外界各种因素，如饮食、植物等有不同于常人的反应。如瘾疹（荨麻疹）、四弯风（特应性皮炎）等皮肤病均与先天禀赋不耐有密切关系。《诸病源候论·疮病诸候》曰：“漆有毒，人有禀性畏漆，但见漆便中其毒，亦有性自耐者，终日烧煮竟不为害也”。说明由漆引起的漆疮（接触性皮炎），与个体反应的差异有关。又有进食某些蔬菜，如灰菜或海味泥螺，复经日晒而发病可发生植物-日光性皮炎。或因口服、注射、吸入、滴入、灌入等途径给药而发病。凡遇此类疾病，必须详询病史，找出致病原，立即避免接触或立即停药，病情则会缓解或经服药而愈。

91 • 七情内伤与皮肤病的发生有何关系？

七情，是指喜、怒、忧、思、悲、恐、惊七种正常的情志活动，是人体的生理和心理活动对外界环境刺激的不同反应，属人人皆有的情绪体验，一般情况下不会导致或诱发疾病。只有强烈持久的情志刺激，超越了人体的生理和心理适应能力，损伤机体脏腑精气，导致功能失调；或人体正气虚弱，脏腑精气虚衰，对情志刺激的适应调节能力低下，因而导致疾病发生或诱发时，才称之为“七情内伤”。

情志内伤引起的病理变化是相当复杂的，七情过激致病，可直接伤及内脏；或引起脏腑气机失调，引起精气血津液的代谢失常，从而继发多种病证。由于心肝脾三脏在人体生理活动和精神心理活动中发挥着重要作用，故情志内伤，最易损伤心肝脾三脏。心藏神而为五脏六腑之大主，主宰和调控着机体的一切生理功能和心理活动，故在治疗中，要遵循“七情之伤，虽分五脏，而必归本于心”的原则，方得要领。

情志所伤，必然首先影响心神。如情志不畅，心火旺盛，热邪伏于血分，发于肌肤，可诱发致白疕。而肝主疏泄，调畅气机，促进和调节气血运行，因而在调节情志活动，保持心情舒畅方面，发挥着重要作用。如肝郁气滞，气血运行不畅，肌肤失养，可致黄褐斑；大怒伤肝，肝经热盛，循经出现红斑水疱，导致蛇串疮。忧思不解易伤脾，脾失健运，水湿内停，可导致湿疹、皮炎等，日久顽湿聚结，可致结节性痒疹及神经性皮炎等。过度恐惧伤肾，致使肾气失固，可导致斑秃等皮肤病变。过度悲伤损伤肺气，而肺主皮毛，肺气不足可出现多种皮肤疾患，如瘾疹等。

了解七情活动对病情的影响，对把握病情发展变化，采取全面正确治疗，具有实际指导意义。

92 饮食失宜与皮肤病的发生有何关系？

饮者，水也，无形也；食者，物也，有形也。朱丹溪认为饥饿不饮食与饮食太过，虽皆失节，然必明其二者之分：饥饿胃虚，此为不足；饮食停滞，此为有余。明其含义而后论饮食不节在皮肤病中的致病性，是至关重要的。饮食失宜，包括饮食失常、饮食偏嗜或饮食不洁等。饮食失宜，可导致皮肤病的发生、加重或复发（即食复）。所以中医对皮肤病的预防和治疗非常强调饮食宜忌。如暴饮暴食或过食生冷，损伤脾胃，可致湿疮类（湿疹皮炎类）皮肤病；粉刺（痤疮）、酒渣鼻等皮肤病，与过食醇酒炙煿、辛辣刺激之品有关；饮食不洁致肠蛔虫可引发瘾疹（荨麻疹）。膏粱厚味、炙煿生热之食，皆能致使脾胃湿热蕴结火毒内炽，外发于肌腠，如疖、痈、中毒性红斑、蔬菜-日光性皮炎等。

在临床上，亦可见到有些皮肤病如荨麻疹之类的发生或加重并非饮食失宜所致，而系摄入鱼腥之味引起（西医之食物过敏），且可因再次摄入而复发；此外，还有因饮食中缺乏某些营养物质而引起的维生素缺乏性皮肤病。

93 劳逸失度与皮肤病的发生有何关系？

劳动与休息的合理调节，是保证人体健康的必要条件。如果劳逸失度，或长时间过于劳累，或过于安逸静养，都不利于健康，可导致脏腑经络及精神气血津液的失常而引起疾病发生。

（1）过度劳累　也称劳倦所伤。包括劳力过度、劳神过度和房劳过度三个方面。

劳力过度，又称“形劳”。指较长时间的过度用力，劳伤形体而积劳成疾，或者是病后体虚，勉强劳作而致病。劳力太过而致病，其病变特点主要表现在两个方面：一是过度劳力而耗气，损伤内脏的精气，导致脏气虚少，功能减退；二是过度劳力而致形体损伤，即劳伤筋骨。如劳倦伤脾，导致元气的虚怯，血液循环障碍，加之久立负重则造成经脉怒张而生臁疮，又如长途跋涉诱发的鸡眼等。

劳神过度，又称“心劳”。指长期用脑过度，思虑劳神而积劳成疾。由于心藏神，脾主思，血是神志活动的重要物质基础，故用神过度，长思久虑，则易耗伤心血，损伤脾气，气血不足，导致肌肤毛发失养，出现神经性皮炎、脱发等。

房劳过度，又称“肾劳”。指房事太过，或手淫恶习，或妇女早孕多育等，耗伤肾精、肾气而致病。妇女早孕多育，损伤冲任，致使肝肾阴津亏损，表现为口干目涩、关节酸痛、皮肤干燥之类的干燥综合征。此外，房劳过度也是导致早衰的重要原因，可导致脱发、白发。

（2）过度安逸　包括体力过逸和脑力过逸等。人体每天需要适当的活动，气血才能流畅，阳气才得以振奋。若较长时间少动安闲，或者卧床过久，或者长期用脑过少等，可使人体脏腑经络及精气血神的失调而导致气机不畅，脾胃等脏腑的功能活动呆滞不振，进一步影响血液运行和津液代谢，形成气滞血瘀、水湿痰饮内生等病变；过度安逸，阳气失于振奋，以致脏腑组织功能减退，体质虚弱，正气不足，抵抗力下降，进而导致很多皮肤病的发生。

94. 脏腑功能失调与皮肤病的发生有何关系？

人体是一个完整统一的有机体，皮肤病虽然发于体表，但与脏腑有密切的联系。脏腑功能失调是皮肤病的重要病理机制，如肝肾不足，可见指甲肥厚干燥变脆；肝虚血燥，筋气失荣，则生疣目；肾精不充，发失其养，则毛发干枯易脱；肾虚，本色上泛，则面生黧黑斑；心肝火盛或肝胆湿热可发生急性泛发性湿疹皮炎；脾虚湿滞，肝肾阴虚多发生慢性顽固性皮肤病；寒湿困脾，肺气不宣，痰湿凝滞可发生结节性皮肤病；肾虚或肝郁气滞可发生色素性皮肤病；肺胃蕴热，可发生痤疮、酒渣鼻等颜面部红斑类皮肤病；脾湿不运，湿热下注，可见下肢的皮肤病；脾不统血，可见过敏性紫癜等出血性皮肤病。

在生理状态下，皮肤和各脏腑互相配合。在病理状态下，皮肤和脏腑又相互影响，脏腑失调能引起皮肤的病理变化；皮肤的病理变化，反过来也能引起脏腑失调，甚至导致脏器的损害。如大疱性表皮坏死松解型药疹，可见火毒内盛，内攻脏腑的证候。

脏腑失调还可引起气血失常、痰湿内生，形成一些皮肤病理变化。瘀血、痰饮均是脏腑功能失调的产物，在一定的条件下，又能作用于某些器官导致新的病理变化，产生继发病证。

95. 痰与皮肤病有何关系？其致病特点是什么？

痰饮是人体水液代谢障碍所形成的病理产物。一般以较稠浊的称为痰，清稀的称为饮。

痰饮具有阻滞气血运行、影响水液代谢、易于蒙蔽心神、致病广泛、变幻多端等致病特点。痰饮随气流行，内而五脏六腑，外而四肢百骸、肌肤腠理，可停滞而致多种疾病，故有“百病多由痰作祟”之说。痰饮停滞于体内，其病变的发展，可伤阳化寒，可郁而化火，可挟风、挟热，可化燥伤阴，可上犯清窍，可下注足膝，且病势缠绵，病程较长。故有“怪病责之于痰”之说。

痰可分为有形之痰和无形之痰。皮肤科有关的是无形之痰，是指只见其征象，不见其形质的痰病。当皮肤出现结节、囊肿、增生、肿瘤时，应该考虑存在痰邪的可能，如囊肿结节型痤疮、结节性红斑、皮肤结核、皮肤肿瘤、肉芽肿等。

96. 风邪与皮肤病有何关系？其致病特点是什么？

风邪分外风和内风，前者指六淫之首的风邪；后者言肝血不足的内风，两者概念不可混淆。凡致病具有善动不居、轻扬开泄等特性的外邪，称为风邪。

风邪为病，四季常有，以春季为多见。风邪来去疾速，善动不居，变幻无常，且无孔不入。风邪侵入多从皮毛而入，使营卫不和，气血运行失常，肌肤失于濡养，引起外风病证。

（1）风性趋上，其性开泄　风为春之主气，具有开发、向上、向外的特点，因此，风邪引起的皮肤病常侵犯人体的头面及肢体上部。如病变在头面部位的痤疮、单纯糠疹等，系风邪所致。

（2）风为阳邪，易于化火化热，热盛则致血燥，肌肤失养发生皮肤病可表现为皮肤粗糙、肥厚、干燥、脱屑及瘙痒不止，如白疕、神经性皮炎。此外，风常无形，与风有关的皮肤病如皮肤瘙痒症，初起皮肤表面往往没有皮疹，仅觉瘙痒而已。

（3）风性善行而数变　风无定体，由此而推论，大凡发无定处，倏起倏灭，变化无常，游走不定的疾病，与风邪有关，如赤白游风、瘾疹等。

（4）风能全兼五气，如兼寒则曰风寒，兼湿曰风湿，兼燥曰风燥；兼火曰风火。还因为风能鼓荡此五气而伤人，所以称之为百病之长。如风寒所致的荨麻疹，风热引起的玫瑰糠疹以及风湿热三邪相搏所引起的湿疹等。《素问·骨空论》说：“风者，百病之始也。”许多皮肤病初起阶段均与风邪有关，如肺风粉刺、白疕等。

（5）感受风邪多引起瘙痒，风性疏泄，侵袭人体，肌腠开泄，故可有怕风的症状，如瘾疹。

内风所致皮肤病相对较少，最常见者为血虚生风。若营血不足，血不养肝或柔筋；或者毒热伤阴；或者水不涵木，均致肝风内生，表现为风胜化燥的白屑风；虚风内旋的红斑狼疮脑病；肝血不足的爪甲病；肝阴亏损的老年性瘙痒病等。

97• 寒邪、暑邪与皮肤病有何关系？其致病特点是什么？

凡致病具有寒冷、凝结、收引特性的外邪，称为寒邪。寒邪常见于冬季，但气温骤降、涉水淋雨、汗出当风、空调过凉，亦常为感受寒邪的重要原因。寒为阴邪，易伤阳气。外寒病在经脉，内寒病在脏腑。外寒侵入经络，血流痞涩，证见紫斑，如冻疮；阳气不达，血行不畅，证见肢端紫绀厥冷，如肢端动脉痉挛症、雷诺现象；寒性收引，致使血脉瘀凝，证见色泽褐黯，自觉剧痛，如脱疽等。阳虚生内寒，阳气不达四肢和肤腠，致使手足冷，或者紫绀冰凉；寒凝络痹，气血循行受阻，瘀滞不通，表现为皮肤痹硬肿胀，如硬皮病、成人硬肿病等。

凡夏至之后，立秋以前，致病具有炎热、升散、兼湿特性的外邪，称为暑邪。暑乃夏季的主气。暑气太过，伤人致病，则为暑邪。暑邪致病，有明显的季节性，主要发生于夏至以后，立秋之前。

暑邪乃火热之气所化，故为阳邪。就皮肤病而言，夏天是其发病率最高的季节，如暑热熏蒸，头面颈项赤肿，则成暑疖；盛夏肌腠玄府开，感受暑热而生热疮；暑为热邪，热胜肉腐，易于结毒，化为疖肿；夏热之气，损伤肤表，则发日晒疮；暑湿互蒸，蕴结肌腠不解而生天疱疮、痱毒等。

98 湿邪与皮肤病有何关系？其致病特点是什么？

凡具有重浊、黏滞、趋下特性的外邪，称为湿邪。湿邪为病，长夏居多，但四季均可发生。湿有内湿、外湿之分。湿邪侵入所致的病证，称为外湿病证，多由气候潮湿、涉水淋雨、居处潮湿、水中作业感受湿邪所致。内湿则由饮食不节，过食鱼腥海鲜、膏粱厚味、茶酒五辛之品，或由多食甜腻、生冷水果，损伤脾胃，影响运化而生。

湿为重浊有质之邪，属阴，其性黏腻、停滞、弥漫，其侵入多隐缓不觉，导致多种病变。外湿伤人，除与季节有关外，还与生活、工作、环境有关。

湿邪的性质及其致病特点如下：

（1）湿性重浊下趋，易袭阴位　“伤于湿者下先受之”，故发病多在下肢、外阴等人体下部。如湿疹等病以下肢较为多见，发于下肢的皮肤病多兼有湿邪，如丹毒发于下肢者。

（2）湿为阴邪，其性黏滞　湿淫所致皮肤病病变过程较长，多缠绵难愈。如湿疹等。而病情反复缠绵不愈者多兼有湿邪，如结节痒疹即为顽湿聚结所致。

（3）湿常合并其他邪气致病　如湿热、寒湿、风湿等，如湿热郁阻肌腠，则发为下肢流火；湿热下注，阻于胫肢，则患生臁疮；湿热稽留于皮内膜外，则发为瓜藤缠；湿化水气，熏蒸于面，则患旋耳疮、羊胡疮等；寒湿互结，阻于肌腠，旁窜手掌则发病疮；下注于下肢则发臁疮等。

99 赵炳南先生如何认识湿邪为病的特点？

赵炳南先生常说："善治湿疹者，当可谓善治皮肤病之半。"可见对湿邪为病的重视。

赵炳南先生将皮肤病统称"风湿疡"，用"风湿疡"三个字解释皮肤病发病的因果关系。赵炳南先生明确提出："外受不洁之风与体内湿热之气相搏，则生风湿疡，"说明外风激发体内湿热，形成因果关系链。赵炳南先生认为体内存在湿热之气的人受到不洁之风的侵袭时，湿热由蕴藏状态转变为激化状态，湿热之火点燃，产生剧烈反应，而无此种体质倾向的人不发生此种反应。一般中医仅认为湿热蕴藏于脏腑，而赵炳南先生指出："皮之下肌之外蕴藏有湿热、湿气，外遭风邪侵袭，即可得皮肤病。"

皮肤病多与湿有关，临床表现有皮肤水疱、糜烂、水肿、渗出等。而病程日久，皮肤肥厚、粗糙、脱屑、干裂，表面看已无湿的见证，有些中医认为已转入血虚风燥，湿已不是主要矛盾，顶多只是余湿未尽。对此赵炳南先生提出具有特色的"顽湿学说"，认为"患病日久夺气血"，湿邪乘虚由浅层侵入深层，更加黏滞胶结，更难清除。由于顽湿阻滞经络，障碍气血运行，肤表失养，故表现出血虚风燥的假象，称"顽湿疡"。对顽湿类皮损的演变，赵炳南先生主张辨别其深浅与聚散，由浅入深，由散而聚为加重，由深转浅，由聚转散为减轻。其中由聚转散的现象，赵炳南先生形容为"化整为零，"包括原大片皮损残留的多数小块，中央消退边缘残存等都认为是向好的表现。

赵炳南先生认为湿之为病，有内因与外因之别，内因之本在脾之所化，火盛化为湿热，水盛化为寒湿。外因则是多因素所造成，如雨露、泥水、湿衫、饮食等。赵炳南先生强调治湿需辨别上下内外、寒热虚实的差异，湿邪在上宜微汗之，湿邪在下宜健脾行水，湿从寒化宜温燥（燥湿），湿从热化宜清利（利湿）。赵炳南先生针对湿邪所致的皮肤病，归纳出四种不同治法：①健脾除湿，重点为脾虚湿盛，药用生薏苡仁、生扁豆、山药、芡实、茯苓、白术等；②疏风除湿，重点是风湿上犯，多数与过敏性体质有关，除健脾之外，病变在上者加防风、荆芥、蝉衣；病变在下者加车前子草、萆薢、槟榔；③搜风除湿，重点在风湿之邪深入肌腠，药用全虫、蜈蚣搜剔内外风邪而止痒；④解毒除湿，湿邪郁久遂化为毒，称之为湿毒，在皮肤或黏膜上出现渗出、糜烂，溃疡等，对之治疗必须遵循“利中有清，利清相辅”的原则。药用白鲜皮、生薏苡仁、大豆黄卷、滑石块、生甘草清热除湿，土茯苓、焦山栀、银花、连翘、地丁、丹皮解毒清热。总之，凡遇湿盛于毒，用之皆效。

100·赵炳南先生如何认识风邪在皮肤病发病中的作用？

众所周知，引起皮肤病的病因可谓是多种多样，赵炳南先生从临床实践出发，认为邪气以风、湿、毒三者为主。

古人谓“风为百病之长”。说明风邪既可单独致病，又可挟持诸邪而发病，如“风寒”、“风热”、“风湿”、“风毒”等。此处论风的重点，主要在因风而致的皮肤的瘙痒，赵炳南先生对其论治，一方面遵循常规用药，另一方面另辟蹊径，特别是后者尤多特色。凡皮肤瘙痒有风热与风寒之别，前者病位在肤表，急性期居多，方选荆防方，方中以荆芥、防风、薄荷、蝉衣为主药，取其疏风解表，清热止痒；后者病位在腠理，慢性期居多，方选麻黄方，方中以麻黄、杏仁、干姜皮为主药，取其辛温宣肺，以开腠理，推邪外出。如风毒凝聚，皮肤呈现肥厚，状如苔藓，方用全虫方，方中以全虫、皂刺、猪牙皂角为主药，全虫性辛平，入肝经走而不守，息内外表里之风；皂刺辛散温通，消肿托毒，治风杀虫；猪牙皂角涤清胃肠湿滞，消风止痒散毒。总之凡顽固蕴久深在的风湿毒作痒，用之最为相宜。以全虫方为基础，治疗结节性痒疹、疱疹样皮炎均有良效。此外，对某些顽固性瘙痒，病因又一时难以确定或者超敏性体质者，可使用多皮饮。方用赤苓皮、冬瓜皮、扁豆皮、大腹皮、健脾利湿，涤清胃肠的积滞；干姜皮辛温和胃，固表而不走；白鲜皮、川槿皮驱风止痒；丹皮凉血、活血化斑；地骨皮、桑白皮泻肺而清皮毛。综合全方，健脾除湿为之核心，与之配合有三，一是驱风，二是凉血，三是泻肺。针对顽固性、慢性荨麻疹经常复发，用麻黄方不消失，可以用之。如果病程日久，致使色素沉着、皮肤暗红粗糙而有明显瘙痒的皮肤病，如皮肤淀粉样变、结节性痒疹，可选用搜风除湿汤。方中用全虫、蜈蚣搜剔深入的内外风邪，配合白鲜皮、川槿皮、海风藤、威灵仙祛风通经止痒；炒枳壳、炒白术、炒黄柏、炒薏苡仁健脾燥湿止痒。赵炳南先生提示：疏风除湿汤中，各药均宜生用，适用于病情轻浅者；本方各药均为炒用，适用于病情深在者。

101 燥邪与皮肤病有何关系？其致病特点是什么？

凡致病具有干燥、收敛等特性的外邪，称为燥邪。燥有外燥、内燥之别。燥为秋季的主气，燥邪伤人，多自口鼻而入，首犯肺卫，发为外燥病证。外燥又有温燥、凉燥之分。初秋尚有夏末之余热，久晴无雨，秋阳以曝，燥与热合，侵犯人体，发为温燥；深秋近冬之寒气与燥相合，侵犯人体，则发为凉燥。燥令行于深秋，燥胜则干，干则肤腠干裂而成皲裂疮；或者皮肤干燥而瘙痒。

内燥多由精血下夺而成，然有上下内外病所之不同，如燥于外，则皮肤皴揭。

此外，尚有风燥，由肝血不能荣筋，故筋急爪裂；火燥，由脾多伏火，故唇揭便秘；血燥，由心血失散，故头多白屑，发脱须落；虚燥，由肾阴虚涸，故小便数，咽干喉肿等。

102. 六淫邪气之外还有哪些外因与皮肤病的发生有关系？

除风、寒、暑、湿、燥、火六淫邪气外，还有一些其他因素，如虫邪、金刀、虫犬所伤，水火烫伤，冻伤，药毒等，也与皮肤病的发生有关系。

（1）虫邪侵袭　虫毒为害，大致归纳为三类：一是蚊虫：小则如蚊子、臭虫、跳蚤、螨虫叮咬，仅发瘙痒；稍重则如黄蜂、蝎子、蜈蚣等蜇伤，皮肤肿痛，不久可退。二是寄生虫：常如疥疮、虱病、蛲虫、皮肤猪囊虫病等。三是肉眼看不见的虫类：如症见阴部瘙痒的滴虫病，涉足桑田而得的粪毒块，以及农民、搬运工、仓库工作人员易得的谷痒病等。

（2）水火烫伤　包括火焰、沸水、热油、蒸汽、雷电等灼伤形体。主要是火毒为患，若大面积烧烫伤，可致火毒内攻脏腑而神识昏迷，或大量伤津耗液而致亡阴亡阳。

（3）温度变化　低温可造成全身或局部的损伤，如冻疮、多形红斑。过热亦可导致皮肤病，如长期在高温火热环境工作者，可出现火激红斑。

（4）光照　日晒过度可致皮肤晒伤，出现日晒伤，在此基础上有人因先天禀赋，不耐日光，出现多形日光疹，甚则诱发红蝴蝶疮等严重疾患。放射线照射可导致放射性皮炎、溃疡。

（5）药毒　是指因药物加工、使用不当而引起疾病的一类致病因素。其中有包括药物过量反应、副作用等多方面的问题，最常见的如滥用糖皮质激素软膏可导致局部毛细血管扩张、色素沉着、出现痤疮样皮疹。

103· 瘀血与皮肤病有何关系？其致病特点是什么？

瘀血是指体内血液停积而形成的病理产物。包括体内瘀积的离经之血，以及因血液运行不畅，停滞于经脉或脏腑组织内的血液。瘀血既是疾病过程中形成的病理产物，又是具有致病作用的“死血”。

血液的正常运行，主要与心、肺、肝、脾等脏的功能，气的推动与固摄作用，脉道的通利，以及寒热等内外环境因素密切相关。凡能影响血液正常运行，引起血液运行不畅，或致血离经脉而瘀积的内外因素，均可导致瘀血的形成。

瘀血所致皮肤病的特点主要表现在以下几个方面：

（1）易于阻滞气机　血为气之母，血能载气，因而瘀血一旦形成，必然影响和加重气机郁滞，所谓“血瘀必兼气滞”。而气为血之帅，气机郁滞，又可引起局部或全身的血液运行不畅。因而导致血瘀气滞、气滞血瘀的恶性循环。“不通则痛”，瘀血致病常有疼痛，一般表现为刺痛，痛处固定不移，拒按，夜间痛势尤甚。如带状疱疹后遗神经痛即由气滞血瘀所致。

（2）影响血脉运行　瘀血为血液运行失常的病理产物，瘀血形成之后，可导致局部或全身的血液运行失常，如瘀血阻滞于脉道，损伤脉络，血逸脉外，可致出血病症，出现皮肤瘀点瘀斑，色紫暗有块等，见于各种血管炎，如过敏性紫癜、变应性血管炎等；瘀血阻滞经脉，气血运行不利，形体官窍失于濡养，可见肌肤甲错、毛发不荣、色素沉着，皮疹肥厚、紫暗、脱屑，见于慢性皮炎、静止期的银屑病等。

（3）影响新血生成　瘀血阻滞体内，尤其是瘀血日久不散，就会严重地影响气血的运行，脏腑失于濡养，功能失常，势必影响新血的生成。因而有“瘀血不去，新血不生”的说法。如慢性小腿溃疡，疮面色暗淡，周围紫暗，即为瘀血所致，不能产生新鲜肉芽而久不收口。

（4）病位固定　瘀血一旦停滞于某脏腑组织，多难于及时消散，故其致病又具有病位相对固定的特征，如局部刺痛、固定不移，或肿块、瘢痕形成而久不消散等。

104. 火邪与皮肤病有何关系？其致病特点是什么？

凡致病具有炎热升腾等特性的外邪，称为火邪。火邪与热邪的主要区别是：热邪致病，临床多表现为全身性弥漫性发热征象；火邪致病，临床多表现为某些局部症状，如肌肤局部红、肿、热、痛，或口舌生疮，或目赤肿痛等。火与热同源，火为热之甚，热为火之渐，热甚则化火。在临床上有“五气皆能化火”与“五志皆能化火”之说。火（热）邪的性质及致病特点如下：

（1）火性炎上　故其病常见于人体上部，如颜面丹毒、面部疖肿等病。

（2）消灼津液　火热致病临床表现除热象明显外，常伴有口渴喜饮、咽干舌燥、小便短赤、大便秘结等症。

（3）迫血妄行　火热邪气侵犯血脉，轻则可扩张血脉，加速血行，甚则可灼伤脉络，迫血妄行，引起皮肤发斑及各种出血病证。

（4）火为阳邪，其发病暴速，蔓延也快。如急性丹毒、急性湿疹、急性皮炎等皮肤病。

（5）火邪易致疮痈　火邪入于血分，可聚于局部，腐蚀血肉，发为痈肿疮疡。《灵枢·痈疽》说：“热胜则肉腐，肉腐则为脓。”由火毒壅聚所致之痈疡，其临床表现以疮疡局部红肿热痛为特征。

火邪常与他邪结合而致病，如风热化为火毒，则发抱头火丹；湿热下注，化火化毒，则发流火；暑热化火化毒，则成痱毒、疖丹。

心火上炎可致口疮；心肝之火则发缠腰火丹；脾胃之火上炽则发热疮；肺胃火蒸常致肺风粉刺、酒皶；水少火盛，本色外露则面起黧黑斑。

105·怎样认识毒邪与皮肤病的关系？

由毒而致的皮肤病，分有疫毒、药物毒、食物毒、漆毒等。

（1）疫毒　是指一类具有强烈致病性和传染性的外感病邪，有别于六淫而具有强烈传染性。疫毒侵入，导致多种疫疠病，又称疫病、瘟病或瘟疫病。实际上包括了现代临床许多传染病和烈性传染病。皮肤科常见如猩红热、水痘、麻疹、风疹、艾滋病（AIDS）等，都属感染疫毒所致。临床常表现为皮肤的斑疹，伴有发热等全身中毒症状。

（2）药物毒　是指药物通过口服、注射或皮肤黏膜直接用药等途径，进入人体内所引起的皮肤或黏膜的急性炎症反应。有些药物本身具有毒性，进入人体即可导致中毒反应，如明·陈实功《外科正宗·中砒毒》云："砒毒者，阳精大毒之物，服之令人脏腑干涸，皮肤紫黑，气血乖逆，败绝则死"。有些药物毒性不大，但由于患者禀赋不耐，可产生过敏反应，西药如抗生素、解热镇痛药等更易引起，某些中药也可引起过敏反应，出现各种类型的药疹。

（3）食物毒　与药物毒类似，有的是食物本身具有毒性，如《诸病源候论·食鲈鱼肝中毒候》中云："此鱼肝有毒，人食之中其毒者，即面皮剥落，虽尔不至于死"。这指的是食物毒。有的是由于患者禀赋不耐，对某种食物过敏，可出现过敏性皮炎、荨麻疹等病症。

（4）漆毒　原指漆树、大漆等的刺激性，可致禀赋不耐受者出现漆疮。文献记载："漆有毒，人有禀性畏漆，但见漆便中其毒。喜面痒，然后胸臂胫腨悉瘙痒。面为起肿，绕眼微赤，……其有重者，遍身作疮，小者如麻豆，大者如枣杏……"现代皮肤科常见的接触性皮炎即属此类，所接触的物品种类繁多，并不仅限于大漆，如各种化妆护肤品、首饰、纺织物品、建筑材料、化工材料等均可导致。

106. 赵炳南先生如何认识火毒邪气在皮肤病发病中的作用?

众所周知，引起皮肤病的病因可谓是多种多样，赵炳南先生从临床实践出发，认为邪气以风、湿、毒三者为主。

"毒"的概念在广义上讲，是一种对生物体有害的物质，从狭义上说，凡能致病的因子，均谓之"毒"。其中火毒是最常见的"毒"。《医宗金鉴·外科心法要诀》有一句经典语言："痈疽原是火毒生"。赵炳南先生将泻火解毒分解为四个不同的阶段：

（1）急性阶段是火毒初犯体表，表现为红肿热痛，选用力专解毒，清热之药。在解毒清热汤中，除重用蒲公英、野菊花外，还选用了清解肝胆郁热，平息上扰火毒的蚤休。

（2）随着病情的发展，毒热入侵气营，毒气攻心，表现为高热烦渴，甚则神智昏聩，即危笃阶段，此时选用清营解毒，凉血护心之品。方用解毒清营汤，方中除继续重用清热解毒之药外，还选用了生玳瑁解毒、镇心、平肝；莲子心、绿豆衣清心中之邪热。诸药相辅相成，清解之中又能养阴扶正。在高热不退或者神智昏迷之时，另用犀角，效果更卓。

（3）邪正相争阶段，相当于毒热侵入营血阶段，此时选药必须大刀阔斧，方能挽救患者的生命。赵炳南先生将犀角的用量提高到0.6～0.8g，创解毒凉血汤，同时重用银花炭、生地炭，直入血分，既能清解血分毒热，又能养阴护心，两药同用，能助犀角之效（现无犀角，可以水牛角15～30g代替）。这是赵炳南先生数十年的独特体会与心得。诊治红皮病型银屑病、系统性红斑狼疮活动期、剥脱性皮炎及重症多形红斑时，遵循赵炳南先生的经验，用之效验颇多。

（4）正气已伤，毒热未尽阶段，赵炳南先生强调疾病后期，气阴大伤，正气不能鼓邪外出，千万不可过用苦寒清热之剂，中伤脾胃，否则正气更衰，致使毒邪留滞膏肓，不能逆转。赵炳南先生的解毒养阴汤以益气养阴为主，佐以清热解毒之品，恰当其用。

107·如何望神？它与皮肤病有何关系？

望神是指观察病人的精神状态，由此可概括得知正气的盛衰和疾病的轻重，进而对判断疾病的轻重和预后有一定帮助。如病人精神尚好，目光有神，言语清晰，呼吸均匀，此为“有神”，表示“正气未衰”，说明病情较轻，或人体抗邪有力。无论急慢性病均为佳兆。反之，如精神委顿，面色晦暗，形容憔悴，目光无神，语言低微，呼吸急促或不均匀，为正气已伤，病情较重，为“失神”，表示正气已伤，病情较重。无论急慢性疾病，均属凶险，若神昏谵妄，烦躁不安，精神失常，为邪入营分，毒传心包之危候，预后较差。

皮肤病大多为六淫、七情致病，正气未伤，就诊时多表现为“有神”，其由于邪实而正气未衰，故预后良好。但像系统性红斑狼疮、天疱疮、类天疱疮、重型药物性皮炎、各种原因引起的红皮症等属气阴两伤之症者，则多表现为精神委靡、目光暗淡、言语无力等无神表现。有神则预后较好，无神则预后较差。

108 如何望面色？它与皮肤病有何关系？

中医认为气血的盛衰，往往从面部反映出来，正常人面色光泽红润，红黄隐隐，明润含蓄。患病时常有下述变化：

面色苍白：多是虚寒证。㿠白虚胖为气虚；苍白枯槁，唇淡为血虚。皮科多见于系统性红斑狼疮患者，为脾肾阳虚。也常见于习惯于熬夜工作，缺乏运动的白领之中。

面色红赤：多是热证。若红而有神，余无不适为身体健康。若两颧潮红，午后发热，多属阴虚火旺；面色嫩红带白，多为虚阳上越（戴阳）。皮科见面部潮红，轻度肿胀，伴细碎脱屑，多为面部皮炎，为血热内蕴，外受风邪。面部初起红斑，黏着鳞屑，日久暗红，后期中心萎缩多为盘状红斑狼疮，为肝郁气滞，血瘀凝聚成斑，或禀赋不足，腠理不密，光毒入侵。面颊及鼻背蝶形水肿性红斑，日晒加重，多为系统性红斑狼疮，往往伴有内脏损害，初期多为毒热炽盛，后期多为气阴两伤。面部见深红色斑片，皮损以眼眶周围实质性水肿为主，伴四肢无力，近端肌肉酸痛明显，多为皮肌炎；早期多为毒热蕴结，气血瘀滞，后期多为阴阳不调，气血两虚。颜面焮肿，色如涂丹，痛似火燎，多为颜面丹毒，是为血热染毒；或见单侧面部红斑，上布燎浆水疱或血疱，是为带状疱疹，多为肝经郁热。面部暴露处红肿光亮，双眼紧闭，不能张开，发病前有进食某些光敏性植物或蔬菜，复经日晒史，多为植物日光性皮炎，为禀赋不耐，内有蕴热，复受光毒。

面色萎黄：黄而无光泽，多是脾胃虚弱，气血不足；面目鲜黄如橘子色为湿热黄疸（阳黄），暗黄则属寒湿黄疸（阴黄）。黄中带黑为女劳疸，眼睑内眦对称性黄色斑块多为睑黄疣，为痰湿蕴结。

面色青紫：多是血瘀证、寒证或痛证；小儿面色淡青，或山根青、气池暗多是脾胃虚弱，气血不足；面色青紫、人中发暗多是肝风内动。皮科疾病中面部、耳郭等暴露部位见暗紫红色隆起的水肿性红斑，亦多见于手足等部位，多为冻疮或寒冷性红斑，为寒邪侵袭，气血凝滞。

面色暗黑：多是寒重或瘀血，久病面黑多属肾虚。如黄褐斑，斑色淡黄，多为脾虚或心脾两虚；斑色青褐，多为肝郁气滞或肝脾不和；斑色暗褐近于黑多为肾虚水泛或肾阴阳俱虚。

皮肤病虽发于外，实由于内。虽然病情局限，但其发生的体质背景对药物的选择、预后的好坏均有重要的影响，察面色是对机体气血阴阳状况的最扼要的了解，因而具有重要价值。况且许多皮肤病本身是以面部发生色素性改变为特点，这时望面色就更是不可或缺的了。

109 如何望五官？它与皮肤病有何关系？

望五官指观察目、耳、鼻、口唇、齿龈的变化以诊察脏腑变化。五官为脏腑精气的外现，观察五官可以了解人体气血阴阳虚实的状况，了解脏腑功能的盛衰。

目为肝之窍，心之使。五脏六腑之精气皆上注于目，目与五脏六腑皆有关系，而与心、肝、肾的关系更为密切，可反映脏腑精气的盛衰。望目是望神的重点，在诊察病情方面有重要的意义，对某些疾病的诊断能起到“见微知著”的作用。望目主要望目之色泽、形态和动态的异常变化。目赤肿痛多属实，如白睛发红为肺火或外感风热；两眦赤痛为心火；睑缘赤烂为脾有湿热；全目赤肿为肝经风热上攻。心肝肾脾胃诸经热盛，皆可引起目赤。目眦淡白属血虚、失血，兼见面唇舌淡白无华，是血少不能上荣于目。睑缘发红，多为肺经风热。眼部带状疱疹多为肝经风湿热毒上攻。睑缘皮炎初期潮红脱屑为肝经风热，慢性期角化肥厚为血虚生风化燥。

肾开窍于耳，手足少阳经脉布于耳，手足太阳经和足阳明经也分布于耳或耳周围，故耳为“宗脉之所聚”。耳与全身皆有关系，在耳郭上有全身脏器和肢体的反应点，而尤与肾、胆关系密切。耳湿疹见耳内流脓水，多由肝胆湿热熏蒸所致，后期多为肾阴不足、虚火上炎。耳郭皮下见谷粒至豌豆大小硬结，为痛风石。多为肝肾阴虚，寒湿外侵。

鼻居面部中央，为肺之窍，足阳明胃经分布于鼻旁，鼻上和鼻周围有各脏腑的相应部位，“五色独决于明堂”。望鼻可以诊察肺和脾胃的病变、判断脏腑虚实、胃气盛衰、病情轻重和预后。鼻红肿生疮，多属胃热或血热。鼻端生红色粉刺，称为“酒渣鼻”，多因肺热所致。现代医学也认为酒渣鼻多与幽门螺杆菌有关。鼻腔出血，称为“鼻衄”，多因肺胃蕴热，灼伤鼻络所致。鼻部黑头粉刺多为油脂分泌过多所致，为脾湿胃热上蒸。

口为饮食通道，脏腑要冲，脾开窍于口，其华在唇，手足阳明经环绕口唇，故望口唇异常变化，主要可以诊察脾与胃的病变。唇色淡白，多属血虚或失血，是血少不能上充于所致。唇色深红，多属热盛。口唇青紫，多属血瘀。口唇青黑，多属寒极、痛极，因寒盛血脉凝涩，或痛极血络瘀阻所致。口唇干裂，为津液已伤，多属燥热伤津或阴虚液亏。口周潮红干燥、脱屑，多为脾经风热。口唇糜烂，多为脾胃积热上蒸，热邪灼伤唇部所致。口角流涎，见于小儿，多属脾虚湿盛，见于成人多为中风。口腔内起疱疹见于水痘、天疱疮、类天疱疮，多为心火脾湿。面颊、眼、口唇周围起疱为热疮，多为肝经风热上攻。

齿为骨之余，骨为肾所主，龈为手足阳明经分布之处，故望齿与龈主要可以诊察肾、胃的病变，以及津液的盈亏。叶天士云：“温热之病，看舌之后，亦需验齿，齿为肾之余，龈为胃之络，热邪不燥胃津，必耗肾液”。望齿与龈，应注意观察其形态和色泽的变化。咽喉为肺胃之门户，是呼吸、进食的通道。足少阴肾经循喉咙，挟舌本，亦与咽喉关系密切。望咽喉可诊察肺、胃、肾的病变。皮肤病除了观察皮损外，也要观察面部五官的相应变化，如白疕血热证多伴有咽部红肿，辨为外感毒邪。

110 如何望体毛？它与皮肤病有何关系？

体毛的多少能反映人体气血的盛衰。不同部位体毛的分布状况则反映出不同脏腑的气血盛衰，如《灵枢·阴阳二十五人》："足阳明之上，血气盛则髯美长，血少气多则髯短，故气少血多则髯少，血气皆少则无髯，两吻多画。足阳明之下，血气盛则下毛美长至胸，血多气少则下毛美短至脐，行则善高举足，足趾少肉足善寒，血少气多则肉而善瘃，血气皆少则无毛，有则稀、枯悴，善痿厥、足痹。"

体毛浓密，色黑而润泽，多为肾气充盛。体毛稀疏不长，多为肾气亏虚。头发变细，均匀脱落，可见于脂溢性脱发、黏液性水肿。毛发不荣、枯槁、失去光泽、变细、易断裂，多见于红斑狼疮等病。片状脱落多见于斑秃。头发生出头皮后断落，头发参差不齐，可见于头癣。头发整齐断落，可见于拔毛癖。发黄干枯，久病落发，多为精血不足。观察毛发的生长情况，如眉毛粗不粗，唇毛长不长，汗毛长不长及女性乳房发育状况，来推测内分泌失调与否，可以了解患者性格倾向，以确定相应治疗原则。

111 如何望甲？它与皮肤病有何关系？

爪为筋之余，为肝胆之外候，受肝血的濡养。望爪甲形态及爪甲下血络色泽的变化，可以诊察气血的盛衰和气血的运行情况，以及疾病的性质。望诊时可嘱病人手指自然屈曲，指甲向上，进行观察，并用手指压迫甲端，使之褪色，再行放开，以观察甲下血色恢复的快慢。甲下色淡白者，多属血虚或气血两亏；色苍白者，多属阳虚有寒；明显发黄者，多属黄疸病，色深红者，多属里热证；色青紫者，多属血络瘀闭。压迫指甲使之变白，放开后血色恢复慢者，多属气血瘀滞，亦可见于血虚；甲薄无华，或有明显棱纹，或凸凹不平，多属肝血不足，或血虚气衰，爪甲失养所致，可见于慢性久病病人。皮肤病影响爪甲的有银屑病、湿疹、连续性肢端皮炎、甲癣、甲营养不良症、扁平苔藓、掌跖角化病、鱼鳞病、毛囊角化病、硬皮病、雷诺病等，这些病均可从肝经气血论治。

112 舌色改变对皮肤病的辨证有何指导意义？

舌色主要指舌质的颜色。一般认为舌尖属心肺；舌中属脾胃；舌边属肝胆；舌根属肾，以此作为诊断疾病的参考。正常舌质淡红而润。舌质淡白、舌胖嫩而边缘有齿痕，多为血虚和阳虚；淡白滑润为寒证；淡白而胖为阳虚，见于慢性湿疹、皮肌炎、红斑狼疮、系统性硬皮病等。舌质鲜红多是热证或阴虚火旺，急性病中见之多属热，慢性病见之多属阴虚火旺。实热证舌红而苔黄；虚热证舌红而无苔或舌裂苔剥；舌尖鲜红为心火上炎；舌边鲜红为肝胆热盛；舌色深红是血热或热毒极盛；红而干燥属热盛伤津。舌质红绛多为邪热，热性病时，为邪已入营分，红绛起刺为营分热盛。舌边有瘀斑，是为青紫舌，多为瘀血；舌紫而滑润，为阴寒证。舌干枯、裂纹，甚至出现芒刺，是津液亏耗或热盛伤阴。皮肤病中，红舌多见于急性热性皮肤病，如急性皮炎、湿疹、痤疮、银屑病血热证。绛舌多见于红斑狼疮、紫癜、重症药疹等久病者。青紫舌多见于过敏性紫癜、银屑病血瘀证。舌起芒刺多见于红皮病。

舌干枯、裂纹，甚至出现芒刺，是津液亏耗或热盛伤阴。多见于红皮症、脓疱性银屑病、掌跖脓疱病等的阴伤期。

113. 舌苔改变对皮肤病的辨证有何指导意义？

望舌苔应注意舌苔颜色与厚薄。舌苔是舌面上附着的苔状物，正常舌苔薄白而润，舌面铺有薄薄的、颗粒均匀的、干湿适中的白苔，但由于季节气候的影响，正常舌象可以发生改变，如夏季舌苔稍厚或薄而淡黄，秋季舌苔可能薄白稍干。

无苔（苔净），多是脾气虚弱或胃阴不足。白苔多为寒证。外感风寒初起，苔见薄白而滑，如荨麻疹风寒型。白腻则是内有痰湿，如囊肿性痤疮、脂溢性皮炎、慢性湿疹、狼疮性肾炎等。黄苔，多属热证。黄色愈深，其热愈重，表邪入里化热，则舌苔浅黄；热盛伤阴，则苔黄而干；湿热内蕴或肠胃积滞则苔深黄而厚腻。多见于急性湿疹、皮炎、痤疮等疾患。

黑苔，黑而滑润多是阳虚寒盛，黑而干裂多是热炽津枯。

舌苔愈厚腻，表示湿浊越重。临证时，必须把舌质与舌苔的变化结合起来观察。还应除外某些药物或食物之染苔。

114. 如何望舌下脉络？它与皮肤病有何关系？

舌下络脉是位于舌系带两侧纵行的大络脉，络脉颜色为淡紫色。望舌下络脉主要观察其长度、形态、颜色、粗细、舌下小血络等变化。观察舌下络脉的方法是：先让病人张口，将舌体向上腭方向翘起，舌尖可轻抵上腭，勿用力太过，使舌体保持自然松弛，舌下络脉充分显露。首先观察舌系带两侧的大络脉粗细、颜色，有否怒张、弯曲等改变。然后再查看周围细小络脉的颜色、形态以及有无紫暗的珠状结节和紫色血络。

舌下络脉细而短，色淡红，周围小络脉不明显，舌色和舌下黏膜色偏淡者，多属气血不足。舌下络脉粗胀，或舌下络脉青紫、紫红、绛紫、紫黑或舌下细小络脉呈暗红色或紫色网状，或舌下络脉曲张见如紫色珠子状大小的瘀血结节等改变，都是血瘀的征象。其形成原因可有寒、热、气滞、痰湿、阳虚等不同。

舌下络脉的变化，有时会出现在舌色变化之前。因此，舌下络脉是分析气血运行情况的重要依据。皮肤病日久，如慢性湿疹、银屑病等疾患，若伴舌下络脉紫暗，均可辨为血瘀。

115. 如何问家庭背景？它与皮肤病有何关系？

家庭背景即家族史，包括询问与病人长期生活相处的父母、兄弟姐妹、爱人、子女等及接触密切的人的健康和患病情况，必要时应询问直系亲属的死亡原因。由于某些遗传性疾病，常与血缘关系密切；有些传染性疾病，与生活接触有关。家庭背景包括家族遗传病史、家族过敏倾向，以及当前的生活状况。问家族背景要注意以下几个方面内容：

（1）一些皮肤病有家族遗传倾向　常见的如银屑病，在我国的发病率在0.123%左右，但父母双方患病者，子女患病的比率高达40%。有些时候，静止期的银屑病与慢性湿疹、慢性神经性皮炎、毛发红糠疹等病难以区别，这时特殊的家族史能为临床诊断提供参考。与家族遗传有关的皮肤病还有白癜风、鱼鳞病、毛囊角化病、肠病性肢端皮炎、大疱性表皮松解症、慢性家族性良性天疱疮等等。

（2）一些皮肤病的发生与家庭卫生状况、居住状况有关　感染性皮肤病常与家庭卫生状况有关。典型的如小儿脓疱疮，多发生于卫生条件较差的农村。又比如疥疮，常发生在居住拥挤、卫生条件差的家庭。又比如足癣、体癣，常发生于不注意卫生，公用毛巾、拖鞋的家庭。与此相反，许多过于讲究卫生的家庭可以多发另一些皮肤病，如过度清洁导致的乏脂性湿疹、过敏性皮炎。一些疾病可能有特定的诱因，比如装修污染、昆虫叮咬、潮湿、干燥，都与疾病的发生发展有关。

（3）一些皮肤病的发生与家庭心理模式、感情状况有关　生活在同一家庭的人常面对相同的问题、困难、处境，长期共同生活，互相影响，故多具有相似的心理模式和精神状态。某些疾病与精神、情绪密切相关，如气恼容易诱发带状疱疹，惊吓容易导致斑秃，忧思郁结容易导致黄褐斑、白癜风等。了解患者家庭心理、感情状况能对其发病背景有全方位的认识，有利于辨证论治。

门诊时间有限，不要漫无目的的询问，而应结合疾病的特点，以患者所表现出来的特质为线索询问。不要引起患者的反感或警戒心理。许多涉及家庭内部矛盾或个人隐私的问题只可以在一对一的环境里交流，并且要告知患者问讯的目的是辅助诊治，取得理解。不要显得在猎奇，而应适当的展示出对患者疾病的关切。

116• 皮肤病问诊需要关注哪些问题?

（1）首先必须问饮食　一些皮肤病的发生与家庭饮食状况有关。生活在同一家庭的人有相似的饮食习惯，可能具有相似的营养状况，某些营养素摄入过量，某些摄入不足，而表现为与某些营养障碍性皮肤病密切相关。最典型的是维生素 B_1 缺乏，俗称脚气病。其病因多为长期进食精米、过度淘洗搓揉，导致维生素 B_1 摄入不足所致。同样的原因还可能造成阴囊炎、唇炎、口角炎等病。

（2）其次问口渴　与饮水口渴是指口干渴的感觉，饮水是指实际饮水的多少。口渴与饮水，是密切相关的两个症状，一般口渴者多喜饮，口不渴者不欲饮，但有时也不尽然。临床应注意询问口渴特点及兼症。口渴与否，是体内津液的盛衰和输布情况的反映。口不渴，不欲饮，为津液未伤，多见于寒证、湿证，由于寒邪或湿邪不耗津液，津液未伤，故口不渴而不欲饮，或为无明显燥证。口渴欲饮，是津液损伤，多见于燥症、热症，如口干微渴，兼发热、微恶风寒、咽喉肿痛，多见于外感温热病初期，伤津较轻。大渴喜冷饮，兼有面赤、汗出，多属里热炽盛，多见于阳明经证。口渴而不多饮，兼见身热不扬、头身困重、脘闷、苔黄腻者，属湿热证，也见于温病营分病。口干，但欲漱水不欲咽，兼见舌紫色瘀斑者，属内有瘀血，瘀血内阻，气不化津，津不上承，故口干欲漱，但水本不亏，乃气化不行，故又不欲咽。

（3）再次需要问二便　大便的排泄，虽直接由大肠所司，但与脾胃的腐熟运化、肝的疏泄、命门的温煦、肺气的肃降等有密切关系。大便秘结，为实证热证，或阴血不足，津亏血少或气虚、阳虚寒凝。泄泻多因内伤饮食、感受外邪、机体阳气不足、情志失调等原因。痤疮、脂溢性皮炎等与肺胃肠功能密切相关，多伴有大便秘结，治疗时除凉血解毒之外，还须泻热通便。肛门瘙痒症、肛周湿疹也多与排便异常有关，红皮病等见阴虚内热还应注意急下存阴。

（4）最后必须问睡眠　睡眠是人体生理活动的重要组成部分，为了适应自然界昼夜节律性变化，维持体内的阴阳的协调平衡，故人的睡眠具有一定的规律。在正常情况下，卫气昼行于阳经，阳气盛则醒，夜行于阴经，阴气盛则眠。即如《灵枢·口问》所说："阳气尽，阴气盛，则目瞑；阴气尽而阳气盛，则寤矣。"睡眠除与人体卫气循行和阴阳盛衰相关外，还与气血的盈亏及心肾功能相关。

失眠是指经常不易入睡，或睡而易醒不能再睡，或睡而不酣时醒，甚至彻夜不眠，常伴多梦。属阳不入阴，神不守舍。一为营血亏虚，不能上奉以养心神，或阴虚火旺内扰心神；二为邪气干扰，如痰热上扰或食滞内停。

嗜睡指患者不分昼夜，睡意很浓，经常不自主地入睡。多为痰湿内盛，阴盛阳虚。饭后嗜睡，为中气不足，脾失健运。热性病高热昏睡，是热入心包。大病后，精神疲乏而嗜睡为正气未复。

通过询问睡眠时间的长短、入睡难易、有无多梦等情况，便可了解机体阴阳气血的盛衰、心肾等脏腑功能的强弱。此外若病人长期熬夜，不能正常作息，则必然会导致阴阳不调，气血失和，而容易罹患皮肤病，如湿疹、神经性皮炎、斑秃等疾患均可因睡眠不好而加重。

117. 浮沉脉在皮肤病临床的意义如何？

(1) 浮脉的脉象特征　即轻取即得，重按稍减而不空，举之有余，按之不足。浮脉可理解为“浅脉”，形容为“浮如水漂木”、“浮如水上负轻舟”。其脉象特征是脉的搏动在皮下较浅表的部位，即位于皮下浅层。浮脉为阳脉，《内经》称为毛脉，在时应秋，在脏应肺。瘦人肌薄而见浮脉，夏秋脉象偏浮，皆属常脉。浮脉一般见于表证，是卫阳抗邪于外，人体气血趋向于表，脉气鼓动于外，机体驱邪向外的表现。如果人体的正气尚强，脉象显示浮而有力，这样的表证叫表实证。若浮而无力，说明患者平时体虚，卫气弱，这样的表证就叫表虚证。而久病见脉浮而无力，是阳气浮越，病情危重的表现。

皮肤病若见浮脉，多为新病，表示疾病初起或病邪较轻、较浅。表证并不仅仅指外感，中医的“皮肤”本身就是“表”，再见有脉浮，即可以用疏风解表的方法来治疗。临床常见的各类皮炎、湿疹、荨麻疹、皮肤瘙痒症等等，均可采用。脉浮紧，为表寒，宜散寒解表；脉浮数，为表热，宜清热解表。

(2) 沉脉的脉象特征　即轻取不应，重按始得，举之不足，按之有余。沉脉显现的部位较正常脉深，其脉象特点是脉管搏动的部位在近筋骨之处，因此用轻指力按触不能察觉，用中等指力按触搏动也不明显，只有用力才能感觉到脉搏明显的跳动。沉脉为阴脉，《内经》称其为“石脉”，在时应冬，在脏应肾。肥人脂厚，故脉多沉；冬季气血收敛，脉象亦偏沉；有的人两手六脉皆沉细而无临床症状，亦属平脉，不一定是病脉。

沉脉多见于里证。有力为里实、无力为里虚。沉脉亦可见于正常人。

脉沉而有力为邪实正盛，邪正相争于里，致气滞血阻之象，可见于气滞、血瘀、食积、痰饮等实证。皮肤疾病中，常见于关节病型银屑病、盘状红斑狼疮、蕈样肉芽肿（斑块期、肿瘤期）等许多慢性皮肤疾病的实证证型。

脉沉而无力为气血虚乏，无力升举，可见于皮肤病的慢性迁延阶段，系统性红斑狼疮、皮肌炎、系统性硬皮病、天疱疮等疾病的后期常见。

118· 虚实脉在皮肤病临床的意义如何？

（1）虚脉的脉象　为三部脉举之无力，按之空虚。亦是无力脉象的总称。

特点是脉搏搏动力量不足，寸、关、尺三部，浮、中、沉三候均软弱无力。是脉管紧张度减弱、充盈度不足的状态。

虚脉见于虚证，多为气血两虚。气虚不足以运输血液，故脉来无力，血虚不足以充盈脉道，故按之空虚。气虚不敛而外张，血虚气无所附而外浮，故脉道松弛，脉形大而势软。虚脉的实质是正气的虚弱，反映了患者不足的功能状态。

皮肤科临床，虚脉主要见于一些慢性皮肤疾病的后期，特别是存在系统损害的皮肤疾病，如系统性硬皮病，以及因其他原因致正气损伤的患者，同时罹患了皮肤疾病，如恶性肿瘤患者，同时患有湿疹。

（2）实脉的脉象　为三部脉举按均充实有力。亦是有力脉象的总称。

特点是脉搏搏动力量充足，寸、关、尺三部，浮、中、沉三候均有力，脉管宽大。实脉表示实证，邪气亢盛而正气不虚，邪正相搏，气血壅盛，脉道紧满，故脉来应指坚实有力。实脉主要反映了邪气的亢盛，皮肤病急性阶段往往见实脉。

另外，平人亦可见实脉，这是正气充足，脏腑功能良好的表现。平人实脉应是静而和缓，与主病之实脉躁而坚硬有所不同。

皮肤科临证中，实脉主要见于一些急性疾病，如丹毒、带状疱疹；一些慢性皮肤疾病的中早期，如系统性红斑狼疮；更多见于青壮年患者，即表示邪气有余，也表示人体功能尚有抵抗邪气的能力，若同时脉有胃气，则是预后良好的标示。

119. 迟数脉在皮肤病临床的意义如何？

（1）迟脉　为脉来缓慢，一息不足四至（相当于每分钟脉搏60次以下）。

特点是脉管搏动的频率小于正常脉率。迟脉多主寒证。由于阳气不足，鼓动血行无力，故脉来一息不足四至。若阴寒冷积，阳失健运，血行不畅，脉迟而有力；因阳虚而寒者，脉迟而无力。此外，邪热结聚，阻滞气血运行，也见迟脉，但迟而有力，按之必实，迟脉不可概认为寒证，当脉症合参。久经锻炼的运动员，脉迟而有力，也不属病脉。

（2）数脉　为一息脉来五至以上而不满七至（约相当于每分钟脉搏90～120次）。

特点是脉率较正常为快。数脉主热证。邪热内盛，气血运行加速，故见数脉。因邪热盛，正气不虚，正邪交争剧烈，故脉数而有力，主实热证。若久病耗伤阴血，阴不制阳，虚热内生，则脉虽数而无力。若脉显浮数，重按无根，是虚阳外越之危候。

皮肤科临证中，也遵循以上的基本原则，各种皮肤病的不同阶段脉速可以不同。通常迟脉主虚、主寒；数脉主实、主热。但也有例外，应注意辨明寒热虚实。

120 真假脉在皮肤病临床的意义如何？

疾病是一个复杂、多变的过程，中医学通过望、闻、问、切四诊，来收集、综合、分析病情资料。脉诊作为四诊之一，既有其独特的价值和意义，也有其不足和局限。因此，当脉象与证候出现不相符合的情况时，其中必有真假。或为症真脉假，或为症假脉真。临证时必须辨明脉症的真假以决定从舍，或舍脉从症，或舍症从脉。

舍脉从症：在症真脉假的情况下，必须舍脉从症，如银屑病患者，症见肌肉、骨节冷痛，活动不利，舌紫暗，而脉数。则症所反映的是过服苦寒之品，损伤阳气，是真；脉所反映的是阳虚阴盛，逼阳上浮，故脉虽数而无力，是假，此时当舍脉从症，治宜温阳散寒。

舍症从脉：在症假脉真的情况下，必须舍症从脉，如过敏性紫癜患者，症见下肢瘀点瘀斑红赤，而脉沉迟。脉所反映的是阳气虚弱，是真；斑点红赤乃阳气虚弱，不能固摄，血离脉道，是假；此时当舍症从脉，温煦肾阳为法。

121 如何候脉之胃气、神气？

正常脉象古称平脉，是健康无病之人的脉象。正常脉象的形态是三部有脉，一息四五至（相当 70～90 次/分），不浮不沉，不大不小，从容和缓，柔和有力，节律一致，尺脉沉取有一定力量，并随生理活动和气候环境的不同而有相应的正常变化。古人将正常脉象概括为“有胃”、“有神”、“有根”三个特点。

(1) 脉有胃气　“有胃”，即脉有胃气。脉之胃气，主要反映脾胃运化功能的盛衰、营养状况的优劣及全身气血的盈亏。《素问·平人气象论》说：“人以水谷为本，故人绝水谷则死，脉无胃气亦死”；《灵枢·终始》认为：“谷气来也徐而和”；《素问·玉机真藏论》又说：“脉弱以滑，是有胃气”；另外，清·陈士铎《脉诀阐微》指出：“毋论寸关尺，下指之时觉有平和之象，即有胃气也”。总的来说，脉有胃气的表现为脉在指下有从容、和缓、柔滑的感觉。正常脉象不浮不沉，不快不慢，从容和缓，节律一致便是有胃气。即使是病脉，无论浮沉迟数，但有徐和之象者，便是有胃气。

(2) 脉有神气　“有神”，即脉有神气。神之有无，可察精气之盈亏，胃气之盛衰。李杲言“脉中有力，即为有神”；周学霆认为“缓即为有神”；清·陈士铎《脉诀阐微》说：“无论浮沉、迟数、滑涩、大小之各脉，按指之下若有条理，先后秩然不乱者，此有神之至也。若按指而充然有力者，有神之次也。其余按指而微微鼓动者，亦谓有神。”总之，有神的脉象形态，即脉律整齐，柔和有力。即使弦实之脉，弦实之中仍带有柔和之象；微弱之脉，微弱之中不至于完全无力者都叫脉之有神。

由此可见，脉之“有胃”、脉之“有神”都是指脉有“柔和”（有力）之象。反之。若脉现“强硬”之征，是“无胃”、“无神”的表现，为疾病难治或不治之预兆。所以，脉之“柔和”与“强硬”对判断疾病凶吉预后有重要的意义，皮肤科亦是如此。

122. 均匀脉与不齐脉在皮肤病临床的意义如何?

均匀脉指节律一致的脉象。“节律一致”是正常脉象的要素之一，一般说来，脉律“均匀”是脉之“有胃”、“有神”的表现。

“不齐脉”在中医学中包括促、结、代三种。

（1）促脉　为脉来而数，时而一止，止无定数。脉象特点是脉率较快伴有不规则的间歇。临床上多见于阳热亢盛，气血痰食阻滞；亦可见于脏气衰败。

因阳热盛极，或气血、痰饮、宿食郁滞化热，正邪相搏，血行急速，故脉来急数；邪气阻滞，脉气不续，故时一止，止后复来，指下有力，止无定数。见于虚证，则为元阴亏损，则数中一止，止无定数，必促而无力，为虚脱之象。

（2）结脉　见脉来而缓，时而一止，止无定数。脉象特点是脉来迟缓，并伴有不规则的间歇。临床上主阴盛气结，寒痰血瘀，症瘕积聚；亦可见于气血虚弱。

阴寒盛则阳气受阻，气机郁结，血行涩滞，故脉来缓怠，脉气不相顺接，时一止，止后复来，止无定数，结而有力，常见于寒痰血瘀所致的心脉瘀阻证。若见于虚证，多为久病虚劳，气血衰弱，脉气不继，故断而时一止，气血续则脉复来，止无定数，结而无力。

（3）代脉　是脉来时见一止，止有定数，良久方来。脉象特点是脉律不齐，伴有规则的间歇，歇止的时间较长，临床上见于脏气衰微、惊恐、疼痛等病证。

脏气衰微，气血亏损，以致脉气不能接续，则时有中止，良久复动，代而无力。而惊恐、疼痛等见有代脉，乃暂时性的邪气所犯，阻于经脉，致脉气阻滞，不相衔接，故代而有力。

皮肤科临床，若遇有不齐脉，往往是提示气血痰瘀湿等邪气存在的重要病理信号。

123 如何使用养血润肤止痒法？

阴血津液性质属阴，在正常的生理活动中皆发挥着濡养滋润人体内而脏腑，外而皮毛的作用。由于先天化源不足，后天脾胃失调，导致不能产生足够多的阴血津液，就会出现燥而不润的表现。外感寒热邪气，阴津消耗过多，或者气机转输不利，造成局部津液供应不足，也会出现燥而不润的表现。这在临床上被称为阴虚、血虚、津液不足、血燥等。养血润肤法即针对发生于皮肤的上述异常，临床上常用于治疗皮肤干燥、脱屑、肥厚、角化、裂口、毛发枯槁脱落等现象，常用于慢性瘙痒性疾病，如慢性荨麻疹、慢性湿疹、神经性皮炎、皮肤瘙痒症、静止期银屑病等。

常用的养血润肤止痒方剂有：

（1）养血润肤饮　能养血润肤，滋阴生津。清·许克昌等《外科证治全书》用于面游风，初起面目浮肿，燥痒起皮，如白屑风状，渐渐痒极，延及耳项，有时痛如针刺。现用于皮肤瘙痒症，银屑病静止期（血虚风燥型），红皮症等病久血虚风燥而见皮肤干燥、脱屑、瘙痒，舌质红者。

（2）养血解毒汤　能养血润肤，除湿解毒，用于治疗静止期、消退期表现为血燥与顽湿相纠结的皮肤病，如银屑病、结节性痒疹。

（3）当归饮子　能养血润肤，祛风止痒。常用于治疗慢性荨麻疹、玫瑰糠疹、银屑病、慢性湿疹、皮肤瘙痒症、痒疹以及其他干燥性皮肤病等证属血虚风燥型。常用于老人。

（4）止痒合剂　能养血散风止痒。常用于治疗慢性荨麻疹、慢性湿疹、玫瑰糠疹、老年皮肤瘙痒症。

（5）润肤丸　能养血润肤，祛风止痒。用于银屑病、鱼鳞病、脂溢性湿疹、皲裂性湿疹及其他角化、肥厚性皮肤病。

（6）四物消风散　当归、川芎、赤芍、生地、荆芥、防风、白鲜皮、蝉蜕、独活、薄荷、大枣。能养血祛风止痒。《医宗金鉴·外科心法要诀》用治赤白游风，滞于血分发赤色者。既能祛风又除湿热，对风、湿、热引起的肌肤瘙痒，疗效颇佳。现常用于玫瑰糠疹、多形红斑、药疹、荨麻疹等血热受风的皮肤病。

临床上需要注意：养血药性多黏滞，味厚者居多，妨碍消化功能。湿浊中阻、腹胀便溏者不宜服之。临床上养血药常与润燥药如杏仁、桃仁、郁李仁、火麻仁等同用，而起到润肤的作用。养血润燥不能一味应用阴寒濡润之品，必须配合一定的益气、行气之品，前者如当归补血汤中的黄芪，后者如诸多有利于脾胃运化的药物，如木香、砂仁、陈皮等。

虽然最终目的是滋润，但在治疗过程中时刻要注意：阴阳互根，必须阳中求阴，没有阳气人体同样会现燥象，如冬季干裂的大地。诚如《内经》所说："阳气者，精则养神，柔则养筋。"

124·如何使用清热法？

本法用于热邪侵袭引起的皮肤病。按照是否兼夹湿邪又可以分为温热病和湿热病。二者临床均可以出现口干、唇燥、发热、烦躁、大便干、小便黄少、舌质红或绛、舌苔黄或黄腻，脉滑数或浮大而数等热证表现，同时皮损具有红斑、灼热，出血斑、血疱、红肿热痛等表现。其区别点在于温热病多表现为抓后津血；而湿热病则倾向渗出。湿热病常见于急性湿疹及皮炎类疾患、发于下肢的疾患，偏于慢性过程的疾患，顽固难愈的疾患；而温热病多见于过敏性紫癜、出血性红斑、大疱性皮肤病、药疹、剥脱性皮炎、皮肌炎、急性系统性红斑狼疮等具有典型的前驱期、极期、缓解期的皮肤疾患。

治疗温热病常用清热泻火药、清热解毒药、清热凉血药，包括生石膏、生玳瑁、黄芩、黄连、黄柏、栀子、龙胆草、生地、丹皮、赤芍、白茅根、紫草、茜草、地骨皮、大青叶及牛黄散、紫草散、羚羊角粉或水牛角粉等。治疗湿热病则常用清热燥湿药，如黄芩、黄连、黄柏、栀子、龙胆草、苦参、白鲜皮、地肤子、木通等。

对于湿热病我科一般分为湿重于热、热重于湿、湿热并重三种情况。肝胆湿热，热重于湿者，临床常用龙胆泻肝汤、清热除湿汤清热利湿，佐以凉血。湿重于热常使用除湿止痒汤，或八生汤、清脾除湿饮、健脾除湿汤，佐以清热。湿热并重，三焦热盛，蕴于肌肤者常使用黄连解毒汤清热解毒利湿。

对于具有典型的卫气营血发展规律的温热病，如麻疹、猩红热、水痘、药疹、剥脱性皮炎、系统性红斑狼疮活跃阶段，往往使用卫气营血辨证：在卫分使用银翘散、桑菊饮；在气分使用白虎汤、栀子豉汤、升降散；热入营分，气营两燔者常用清营汤、解毒凉血汤、解毒清营汤；热病后期，气阴两伤使用解毒养阴汤；热入血分，病情危笃或血热发斑性疾患，则常用方剂为凉血活血汤、犀角地黄汤、化斑汤、皮炎汤、清瘟败毒饮等加减治疗。

以红肿热痛、脓疱为主要表现的皮肤感染、化脓性皮肤疾患临床表现为皮肤潮红、肿胀、化脓现象，常伴有发热、恶寒、大便干、小便赤少、口干等全身症状，常见病如痈、疖、丹毒、蜂窝织炎，淋巴管炎、毛囊炎、脓疱病等一切感染性疾患。常用药有银花、连翘、公英、赤芍、地丁、败酱草、土茯苓、鱼腥草、北豆根、板蓝根、野菊花、蚤休、大青叶、马齿苋等，热毒炽盛者还需要加上黄芩、黄连、黄柏、栀子、龙胆草、生大黄。最常见的实热证用五味消毒饮、解毒清热汤、消痈汤治疗。对于正气略显不足，邪热依旧亢盛者则采用消托配合的治疗方法，常用仙方活命饮、托里透脓汤。病情严重有高热时加水牛角粉15～30g或牛黄粉0.6g。如深部脓肿已成不易破溃而欲使其破时，则宜加用穿山甲6g、皂刺6g、生黄芪10g，托毒外出。此外一般轻症则可用市售化毒丸、小败毒膏、连翘败毒丸等内服，重症可加犀黄丸。

125. 赵炳南先生治疗热邪有何经验？

赵炳南先生哲嗣恩道先生对赵炳南先生治疗热邪经验论述如下：

赵炳南先生治疗急性炎症或者慢性皮肤病急性发作时，最重视肝胆与心的辨证，最喜爱的方剂是龙胆泻肝汤，赵炳南先生认为心肝火盛是导致急性炎症皮肤病发生的主要原因。而龙胆泻肝汤正是清泻肝胆实火，清利肝胆湿热的极佳的代表方剂。据赵炳南先生查阅古医籍记载龙胆泻肝汤方剂应有六个之多，其方药味差异较大。赵炳南先生根据自己的临床经验认为，湿疡之为病（赵炳南先生泛指湿疹之类病），虽然起于湿，但急性发作时，具有热重于湿的特点。他紧紧抓住这个特点，采用《医宗金鉴·外科心法要诀》记载的龙胆泻肝汤加减方，其方中龙胆草清理肝胆之湿热，更用赵炳南先生自己的验方“三心汤”方（莲子心、连翘心、生栀子）中的莲子心或生栀子清心火，泻三焦之热邪；而用生地、丹皮、生甘草凉血解毒；木通、车前子、泽泻清热利湿；热重者加大黄以釜底抽薪（大黄并非专为通便之品，而且还具有凉血、祛瘀、清热解毒之功）。他既不用柴胡升散，又不用麦冬、五味子敛阴，是因为升散过而伤正及在热盛时期用养阴药而敛邪，使邪不出而热不解或反而加重。这样，赵炳南先生运用的龙胆泻肝汤方，实际上变为了以下十味药组成：龙胆草、黄芩、生栀子、泽泻、木通、车前子、生地、丹皮、大黄、生甘草。

到赵炳南先生晚年，他更强调“肝火盛心火也盛”的观点，经常把龙胆泻肝汤方与“三心汤”方并方使用，每每收到更佳效果。赵炳南先生常用这个方子，实际上可以理解为减去了当归、柴胡，增加了丹皮、大黄。原方中的木通已具有清心火、利湿、通血脉之功。赵炳南先生特别指出连翘心不仅清心火力专，而且还有解毒、凉血、散结之功，作用之广，功效之大，不可低估。

除上述龙胆泻肝汤、三心汤，凉血五花汤、凉血五根汤也是赵炳南先生的验方。在凉血五花汤中（凌霄花、鸡冠花、玫瑰花、野菊花、红花）中，赵炳南先生对凌霄花情有独钟，常用于治疗头面部因肺胃湿热，热重于湿，火热上炎导致的皮肤病，如痤疮、玫瑰痤疮、头面部脂溢性皮炎、急性过敏性皮炎等。凌霄花并不入肺、胃二经，而是入心包、肝经，此药辛散，泻血热、破瘀血，对血热生风之皮肤瘙痒有良好疗效，但体虚弱者当慎用。其他四味除均具有凉血之长外，鸡冠花、红花均取其活血消斑之功，在治疗面部红斑性皮肤病中，发挥良好作用，选择玫瑰花意在加强发挥其理气疏散作用，而野菊花则取其凉血解毒功能。

除此之外，黄连解毒汤、犀角地黄汤等清热、凉血、祛湿之方也是经常选用的方剂。

126 · 清热解毒法在皮肤科如何应用？

现代社会节奏快、饮食过度、缺乏休息、压力过大，外在环境污染日益加剧，导致内生之火、外来之热互结，大多数人一出生就是火热过盛。皮肤病大多为实证、热证，因而现在皮肤病发病率越来越高，而清热之法依旧成为中医治疗皮肤病最常用的治法。

清热解毒法在皮肤科的应用非常广泛，用于实热证，如毛囊炎、痈、疖、丹毒、蜂窝织炎、淋巴管炎、脓疱病等一切感染性疾患。方选五味消毒饮、黄连解毒汤、我科常用消痈汤、解毒清热汤等。常用药物如金银花、蒲公英、连翘、黄连、黄芩、栀子、黄柏、板蓝根、赤芍、地丁、败酱草、马齿苋、蚤休等。主要应用于毒热过盛的皮肤病，其中主要包括感染性化脓性皮肤病，临床表现为皮肤潮红、肿胀、化脓，伴有发热、恶寒、大便干，小便赤少，口干等全身症状。病情严重有高热时，加用羚羊粉，如深部脓肿已成不易破溃，欲促其破溃，则加用穿山甲、皂刺、生黄芪，托毒外出。此外，轻症可使用成药，如化毒丸、小败毒膏、点舌丸、活血消炎丸、连翘败毒丸内服，重症可加西黄丸内服。而且，在选方组药时，常以银花、连翘、黄芩、黄连、黄柏、板蓝根、大青叶、地丁、知母等作为治疗细菌性感染皮肤病的首选；以板蓝根、大青叶、银花、连翘等作为治疗病毒性感染皮肤病的首选。

清热解毒法在临床应用中，几种药联用配伍，以加强其药力，据报道，黄连、黄芩、夏枯草、大黄联用，抗菌力量比单味药强 16 倍。在剂量方面，除黄芩、黄连、黄柏、龙胆草、知母等大苦大寒药损伤脾胃不可过量外，其他药物多应使用较大剂量，以达到最佳疗效。

127 清热凉血法在皮肤科如何应用？

清热凉血法适用于热邪由表及里，逐渐深入营血者；也适用于邪热内伏，应时外显者。前者属于卫气营血体系，后者属于伏气温病体系。

清热凉血法在皮肤科主要用于血热证，临床上表现有皮肤红斑、灼热、出血斑、血疱、红肿热痛，常见于进行期银屑病、红皮病、过敏性紫癜、出血性红斑、大疱性皮肤病、药疹、剥脱性皮炎、皮肌炎、急性系统性红斑狼疮等，也见于急性湿疹及皮炎类疾患。临床常伴有口干、唇燥、发热、烦躁、大便干、小便黄少、舌质红或绛、舌苔黄或黄腻、脉滑数或浮大而数等表现。

常用药有水牛角、生石膏、黄芩、黄连、黄柏、栀子、龙胆草、生地、丹皮、白茅根、紫草、茜草、赤芍、地骨皮、大青叶、槐花、紫雪散、羚羊粉等。常用方剂有犀角地黄汤、凉血地黄汤、化斑解毒汤、龙胆泻肝汤、黄连解毒汤。

我科常用解毒凉血汤、凉血活血汤、凉血五根汤、凉血五花汤等。其中，气血两燔者用解毒凉血汤，血热发斑性皮肤病常用凉血活血汤，发于上部的红斑类皮肤病用凉血五花汤，发于下部的红斑类皮肤病用凉血五根汤。

128 如何使用除湿法？

除湿法多用于由内湿或外湿引起的皮肤病，采用此方法时须辨别湿邪在上、在下、在内、在外的部位及寒热虚实的差异。一般来讲湿邪在上宜微汗之；湿邪在下宜健脾行水；湿从寒化宜温燥（燥湿）；湿从热化宜清利（利湿）；实证宜攻逐；虚证宜扶正。另外脾虚则运化失职，水湿停滞，肾虚则气化不利，水湿泛滥，肺气不宣则膀胱不利，小便不通。所以在临床治疗时又要注意湿与脏腑、湿与六淫的关系。

根据湿与热的多少，又可分为湿重于热、热重于湿两种情况来处理：

清热除湿法主要用于肝胆湿热、热重于湿引起的皮肤病。皮肤临床表现有红斑、丘疹、水疱、糜烂、渗出、结痂等，甚至有皮肤红肿热痛，常见于急性湿疹皮炎类疾患，过敏性紫癜、出血性红斑、大疱性皮肤病、药疹、剥脱性皮炎、皮肌炎、急性系统性红斑狼疮等。常伴口干、唇燥、发热、烦躁、大便干、小便黄少、舌质红或绛、舌苔黄或黄腻、脉滑数或浮大而数等表现。临床常用龙胆泻肝汤、清热除湿汤清热利湿，佐以凉血。

湿重于热临床表现有水疱、糜烂、水肿、渗出或皮肤肥厚，缠绵不愈，舌质淡，舌体胖大或边有齿痕，脉沉缓或弦滑。常见病有湿疹、带状疱疹、脂溢性脱发、皮肤瘙痒症、女阴溃疡、天疱疮、下肢溃疡等。常使用除湿止痒汤、八生汤、除湿胃苓汤、健脾除湿汤健脾利湿，佐以清热。健脾除湿法和清脾除湿法两法均属除湿法，前者偏于脾虚湿盛，水湿停滞，湿浊不化，症见脾虚泄泻、脾虚水肿、脾虚出血等。健脾除湿药有白术、党参、茯苓、扁豆、砂仁、莲子肉、薏苡仁等；代表方剂有参苓白术散、完带汤。后者偏于脾热湿盛证，伴见脘腹胀满、食少倦怠、头重如裹、恶心欲吐、口淡不渴、便溏不爽、尿少而黄，甚则身目俱黄、舌苔黄腻、脉濡数；常用药物有苍术、生白术、厚朴、陈皮、藿香、生薏苡仁、萆薢、茯苓、生枳壳、生芡实、生扁豆等；代表方剂为清脾除湿饮。

而感受湿热邪气，兼感毒邪，蕴于肌肤者常使用黄连解毒汤、甘露消毒丹、除湿解毒汤等以清热解毒利湿。

129· 赵炳南先生治疗湿邪有何经验？

赵恩道先生对赵炳南先生治疗湿邪经验和验方论述如下：

赵炳南先生说："在诸多皮肤病中，善治湿疹者，当治皮肤病之半。"从中可以看到赵炳南先生对湿邪的重视程度以及湿邪为病的广泛性，他把湿疹统称为"湿疡"，从性质上分，又细分为风湿疡（急性湿疹）、湿毒疡（亚急性，伴有感染的湿疹）和顽湿疡（慢性湿疹）。

赵炳南先生治湿的方药有如下一些代表方剂及习惯用药：方剂有除湿胃苓汤、健脾除湿汤、除湿健脾汤以及清热除湿汤、除湿止痒汤、健脾润肤汤、除湿丸等。

（1）*除湿胃苓汤*　为平胃散与五苓散合方，方中用赤茯苓、猪苓、泽泻、滑石块利水渗湿，炒白术、炒苍术健脾燥湿。临证还可以选用车前子、川萆薢、防己、木通、生薏苡仁、茵陈、赤小豆、金钱草、灯心草及"三仁汤"（薏苡仁、杏仁、白蔻仁）等加强利水渗湿之功。水湿停滞或寒湿者用白茯苓，有湿热者用赤茯苓。五苓散（茯苓、猪苓、泽泻、白术、桂枝）中，前四味已选用，桂枝是通阳之品，一般在此较少选用。茯苓与猪苓比较，猪苓以淡渗利水为主，其利水渗湿之功大于茯苓，但健脾功能又远不如白茯苓，而泽泻除利湿外又偏于祛湿热。故茯苓(白茯苓)、赤茯苓、猪苓、泽泻四味在处方时，应注意准确选择以利疗效。车前子性寒有较强的利湿清热功效，清热而不伤阴，若与白术、茯苓等配伍尚有实脾作用，是赵炳南先生用于清热利湿时最喜爱用的药品之一。在临证处方时，赵炳南先生常将车前子与车前草同时使用，车前草发挥清热解毒之功，在急性湿疹的治疗中常用。此外，八正散中的木通、车前子、栀子、大黄、滑石、通草六味经常选用，意在通利膀胱湿热。赵炳南先生经常嘱咐后人，除湿胃苓汤的用药十分广泛，选药时只有知道每一味药之所长，方可取得较满意的疗效。

(2) 健脾除湿汤　集中了大量的健脾益气药，扶正气祛湿邪（顽湿)。本方是赵炳南先生一贯遵循‘正气存内，邪不可干’古训的很好体现，也是抓住主要矛盾，集中药力，重点突破的典型范例。可用于一切慢性、肥厚性、角化性皮肤病的治疗，如慢性湿疹、慢性皮炎、鱼鳞病、毛周角化症、结节性痒疹、银屑病、手足皲裂症以及硬皮病、大疱病的辅助治疗。其病变表现为干、糙、厚、硬、裂五种，均为脾虚湿盛，湿久化燥所致。赵炳南先生认为：湿邪可因脾失健运而致，湿积日久又致脾被湿所困，湿久可从一个极端表现（即渗出、流水）转化成另一个极端表现（即干燥、角化)，故集中投以健脾益气之药以从根本上解决脾虚湿盛问题。

此外，还要谈一下有关黄柏的使用问题。绝大多数医生都熟知“三黄”——黄芩、黄连、黄柏为清热燥湿之药，其代表方剂为黄连解毒汤，三药虽同具有清热燥湿功能，黄芩主入心、肺、胆、大肠、小肠经，黄连主入心、肝、胆、胃、大肠经，黄柏入主肾、膀胱、大肠经。所以人们往往将其功能分别归属于上、中、下三焦。皮肤科黄芩主头面部，黄连主躯干部或全身，黄柏主下肢。但是赵炳南先生对黄柏更情有独钟，他认为黄柏作用不局限于下肢而更具有布达周身之功效。皮肤科常用成药二妙丸就是例证，其组成苍术健脾燥湿，黄柏则清热燥湿，虽仅两味但药少力专，可用于任何需燥湿之症，无论是哪个部分，均可收到良好疗效。赵炳南先生曾在临床中分别用黄芩、黄连与苍术搭配组方则效果不如二妙丸。

（3）除湿健脾汤　与经验方健脾除湿汤相比，健脾药不变，又增加了养血润肤，滋阴润燥及少量疏风止痒药。这样在解决慢性肥厚性、角化性皮肤病的问题上，由“一条腿走路”，“变成三条腿走路”，药虽多一些，但各司其职，各发挥其所长。组方：黄芪、白术、苍术、怀山药、焦槟榔、厚朴、炒枳壳、猪苓、熟地、元参、白芍、天花粉、黄柏、当归、丹参、鸡血藤、秦艽、防风、苦参、刺蒺藜。

在健脾益气的选药方面，赵炳南先生喜爱使用的有黄芪、白术、茯苓、怀山药、炒扁豆、黄精、党参、西洋参、太子参、甘草、大枣等，其中前四味药使用率极高，尤其偏爱黄芪，有时黄芪与黄精同用。赵炳南先生重用怀山药，是因为怀山药在入经方面，主入肾、脾、肺三经，而其他诸多健脾益气药都仅入脾肺二经，只有山药独入肾经。赵炳南先生认为脾虚者，肾气也不固，所以山药是物美价廉健脾补肾之佳品。清·张锡纯《医学衷中参西录》：“山药色白入肺，味甘归脾，液浓益肾，宁嗽定喘，强志育神，性平可以常服多服。”对于参类赵炳南先生常用党参、西洋参、太子参。

130. 皮肤科如何应用健脾除湿法？

本法用于内湿或外湿引起的皮肤病，采用此法时须辨清湿在上下内外的不同部位和寒热虚实的不同性质，湿邪在上宜微汗之，湿邪在下宜行水利之；湿从寒化宜温燥之，湿从热化宜清利之；实证应攻，虚证扶正健脾或温阳。脾虚则运化失职，水湿停滞；肾虚则气化不利，水湿泛滥；肺气不宣则膀胱不利，小便不通，皮肤病很多与湿密切相关。常表现为水疱、糜烂、水肿、渗出，亦可有皮肤增厚，病情常缠绵不愈，舌质淡，舌体胖大，边有齿痕，脉象多沉缓或弦滑。常见病有湿疹、天疱疮、带状疱疹、女阴溃疡、脂溢性皮炎、小腿溃疡等。

脾虚湿盛：宜健脾燥湿，方用健脾除湿汤加减。药用苍术、厚朴、山药、扁豆、猪苓、茯苓、泽泻、薏苡仁、白术、枳壳等。

水湿壅盛，小便不利：宜利水化湿，方用五苓散、五皮饮加减。药用茯苓、猪苓、车前子、泽泻、冬瓜皮、大腹皮、桑白皮、白术等。

湿从热化，湿重于热：宜利湿清热，方用八正散、茵陈蒿汤加减。药用茵陈、栀子、瞿麦、滑石、甘草、车前子、木通、黄芩、大黄等。

湿从寒化：宜温化水湿，方用苓桂术甘汤及实脾饮加减。常用茯苓、桂枝、白术、厚朴、木香、干姜、制附子等。

131 健脾除湿法和清脾除湿法有何区别？

两法均属除湿法，健脾除湿偏于脾虚导致水湿停滞，湿浊不化，症见脾虚泄泻、脾虚水肿、脾虚出血等。脾虚是因素体禀赋不耐或饮食不节、情志因素、劳逸失调等原因引起脾的功能虚衰、不足的病证。清脾除湿偏于湿困脾，症见脘腹胀满、食少倦怠、头重如裹、恶心欲吐、口淡不渴、便溏不爽、尿少而黄，甚则身目俱黄，舌苔黄腻，脉濡数。脾对食物的消化和吸收起着十分重要的作用，因此几乎所有的胃肠道疾病都可出现或伴有脾虚，脾脏恶湿喜燥，因此治疗原则即为祛湿。

（1）健脾除湿法　是指运用补益脾气的药物以消除湿邪的治法。健脾可以增强脾的运化功能，使水湿消除。包括脾虚湿困和湿困脾阳两方面。

1）脾虚湿困：指脾虚内湿阻滞之证。脾主运化水湿，为胃行其津液，脾虚则运化功能低下，引起水湿停滞；水湿的停滞，又反过来妨碍脾的运化。主要症状有饮食减少，胃脘满闷，大便泄泻，甚或恶心呕吐，口黏不渴或渴喜热饮，肢体困倦，甚或浮肿，舌苔厚腻，脉缓等。治宜补气健脾，佐以燥湿。湿困脾阳，与脾虚湿困症状大致相同，但病机上稍有差异。

2）湿困脾阳：是因外湿影响脾阳的运化，脾脏本身无病，只因饮食或气候环境等外因引起水湿过重，脾困其中，阻碍运化功能。治宜燥湿利湿为主。

（2）清脾除湿法　用于脾热导致胃阴不足者，津液亏虚而内热生，故见生口疮、易饥。脾为生痰之源，脾热痰火互结。脾热指湿热困脾，脾与胃相表里，脾热往往伴随胃热，故临床多见脾胃湿热。症见脘腹胀满，食少倦怠，头重如裹，恶心欲吐，口淡不渴，便溏不爽，尿少而黄，甚则身目俱黄，舌苔黄腻，脉濡数。又如皮肤病的湿疹、脓疱疮等，亦多与脾湿热有关。治宜淡渗利湿或辅以芳香化浊，不宜过用苦寒之品。常用药物有苍术、生白术、厚朴、陈皮、藿香、生薏苡仁、萆薢、茯苓、生枳壳、生芡实、生扁豆等，代表方剂为清脾除湿饮。

132 北京中医医院皮肤科常用的除湿方剂有哪些?

（1）除湿胃苓汤　功用健脾燥湿，和中利水。主治带状疱疹、慢性及亚急性湿疹、神经性皮炎、皮肤瘙痒症、银屑病以及其他疱疹性和渗出性皮肤病。

（2）健脾除湿汤　功用健脾除湿利水。主治亚急性及慢性湿疹、盘状湿疹、阴囊湿疹、下肢溃疡、女阴溃疡、糜烂性龟头炎以及脂溢性脱发等。

（3）清脾除湿饮　功用清脾利湿，清热解毒。主治疱疹样皮炎、天疱疹、亚急性湿疹、脂溢性皮炎、接触性皮炎、脓疱疮等。

（4）除湿止痒汤　功用健脾除湿止痒。主治亚急性或慢性湿疹、皮肤瘙痒症、色素性紫癜性苔藓样皮炎等。

（5）健脾润肤汤　功用健脾燥湿，养血润肤。主治慢性湿疹以及一切慢性肥厚角化性皮肤病，如银屑病、神经性皮炎、扁平苔藓等。

（6）多皮饮　健脾除湿，疏风和血。主治慢性荨麻疹、慢性湿疹、皮肤瘙痒症等。

（7）祛湿健发汤　功用健脾祛湿，滋阴固肾，乌须健发。主治脂溢性脱发、斑秃、症状性脱发等。

（8）二妙丸　清热燥湿。主治慢性湿疹、脂溢性皮炎、脓疱病、下肢溃疡、手足汗疱疹等。

（9）除湿丸　清热凉血，除湿利水，祛风止痒。主治湿疹、脂溢性皮炎、神经性皮炎、单纯糠疹、多形红斑、银屑病、下肢溃疡、慢性丹毒等。

（10）参苓白术丸　功用补气健脾，渗湿和胃。主治手足汗疱疹、静脉炎、慢性湿疹以及因脾肺气虚所引起皮肤病的辅助治疗。

（11）启脾丸　和胃，健脾，止泻。主治小儿丘疹荨麻疹、慢性湿疹、异位性皮炎、证属脾虚湿盛者。

（12）小儿香橘丹　调理脾胃，消食止泻。主治小儿湿疹、荨麻疹、丘疹性荨麻疹、单纯疱疹等的辅助治疗。

（13）除湿解毒汤　功用除湿利水，清热解毒，治疗湿疹皮炎继发感染。

133 如何使用调和阴阳补益气血法？

调和气血法适用于气血虚弱或久病消耗气血，临床常见于严重皮肤病，如系统性红斑狼疮、剥脱性皮炎、天疱疮等之后期或严重感染性疾患如痈、蜂窝织炎等之恢复期，病体虚弱，正气不足，皮损颜色暗淡，疮口久不化脓或溃后久不收口等，凡出现一系列上热下寒、上实下虚、水火不济、心肾不交之证候者，均可用此法。常用药有黄芪、党参、沙参、首乌藤、鸡血藤、天仙藤、白术、当归、茯苓、熟地、黄精、赤白芍、丹参、人参等。

常用的调和气血方剂有：

(1) 苣胜子方　功效养阴补血，乌须生发。主治因肝肾阴血亏虚所致的脱发。

(2) 托里透脓汤　益气内托，透脓止痛。主治痈疽以及一切肿毒，脓成未溃者。

(3) 托里排脓汤　功效益气排脓，解毒内托。主治痈疽以及一切肿毒，脓成已溃，脓出不畅，余毒未尽者。

(4) 八珍汤　补益气血。主治皮肤病久病或重病后气血两虚症，如下肢溃疡久不收口、系统性红斑狼疮、皮肌炎恢复期。

(5) 补中益气汤　升阳益气，调补脾胃。主治慢性皮肤病、表现有气虚、中气不足之象者，为皮肤病的后期治疗辅助用药。

(6) 人参健脾丸　健脾、和胃、止呕。主治皮肤病久病或重病后、出现脾胃虚弱之证者，如硬皮病、皮肌炎；也常用于角化性肥厚性皮肤病的治疗。

(7) 人参归脾丸　补养气血，健脾安神。主治皮肤病久病或重病后出现心脾两虚，气血不足之证者，如系统性红斑狼疮、皮肌炎、硬皮病、贝赫切特综合征、脱发等。

(8) 人参养荣丸　补中益气，调和荣卫。主治斑秃；皮肤病久病或重病后气血两亏、五脏失养而出现惊悸、健忘等症者，如系统性红斑狼疮缓解期。

(9) 秦艽丸　散风止痒，调和气血。主治盘状红斑狼疮、神经性皮炎、慢性湿疹、皮肤瘙痒症、寻常狼疮以及系统性红斑狼疮、硬皮病、皮肌炎恢复期的辅助治疗。

(10) 白驳丸　养血活血，通经络，退白斑。主治白癜风。

(11) 冲和汤　调和阴阳，中和气血。主治结缔组织病、色素性皮肤病。

(12) 十全大补丸　大补气血，温补散寒。主治痈疮溃疡久不收口、血虚脱发等。

(13) 顾步汤　益气养阴，和营清热。主治血栓闭塞性脉管炎初起火毒型者。

(14) 乌鸡白凤丸　补气养血，调经止带。主治气血双亏之虚劳证，如系统性红斑狼疮、皮肌炎等，有肝脏损害或经血失调者。

(15) 黄芪膏　补中益气，托里生肌。主治下肢顽固性溃疡、鱼鳞病。

(16) 当归丸　补血调经，活血止痛。主治慢性皮肤病、结缔组织病。

(17) 黄精丸　补气养血。主治久病重病后虚证、黄褐斑、黑变病。

(18) 定坤丹　补气养血，舒郁调经。主治结缔组织病、慢性皮肤病因气虚血亏，肝郁气滞引起的腰酸腿软、崩漏不止、赤白带下、午后发热等症。

(19) 神应养真丹　养血生发，祛风益阴。主治斑秃、全秃、普秃、脂溢性脱发、症状性脱发等各种脱发症。

134. 赵炳南先生用调和阴阳法治疗顽固性皮肤病有何经验？

许多皮肤病是与阴阳失调有关，多表现为不定时头痛、头晕，四肢逆冷，手足发凉而手心发热，畏寒肢冷又五心烦热，腰痛；也有时出现心肾不交、水火不济的证候，如心悸心烦，健忘失眠，头晕耳鸣，腰膝酸软，潮热盗汗；也出现上火下寒、上实下虚的证候，如口舌生疮、口干唇裂，而又常见腹胀泄泻、腹痛等症；也有妇女经血不调，带下淋漓，甚至少女无经而白带时见，男人又有见肾虚遗精、阳痿、早泄、阴囊湿冷等症。在脉象上，赵炳南先生认为寸关弦滑，双尺沉细，或见芤脉、涩脉，这种脉象提示阴阳失调、上火下寒。在皮肤症状表现上，面部红斑、黑斑、皮肤瘙痒、脱发、口腔溃疡等常属阴阳失调。常见病种可有狐惑病、红蝴蝶、瘾疹、油风脱发、口腔溃疡等。有些疾病，进行过大剂量皮质激素的治疗后更应重点考虑阴阳失调。

赵炳南先生经过多年的实践，对其所确立的“四藤”（天仙藤、鸡血藤、首乌藤、钩藤）认为对人体失和的阴阳具有整体调和的作用，并非只用四藤就可以包治百病，也不是针对某一科某一种病的。赵炳南先生在临床诊务中最后的十年可以说“四藤”一直在陪伴着他，差不多每一个病人的处方上都有四藤出现，特别是一些症状复杂体质偏弱的中老年患者，而中老年女性几乎每方必用四藤。

赵炳南先生对四藤有这样的描述：如果认为“四藤”为一个方剂的话，那么天仙藤肯定是君药，占主导地位，针对顽湿所致皮肤病，取其疏泄通达、除湿疏风、活血通络之功。赵炳南先生认为天仙藤味苦性温，入肝、脾、肾经。苦主疏泄，性温得以通经，故可以活血、通经络，而使水无不利，血无不活，风无不除，周身上下得以调达。一药入三经，取其疏泄，通经之所长。欲使人体阴阳得以调和，疏通是前提，没有疏通，其他药性的发挥，必然受阻。鸡血藤在养血、活血药中，可称之为‘赵炳南先生最爱’。大凡运用鸡血藤时，多有当归、丹参为伴，这也是赵炳南先生用药之习惯。“三药为伴”在赵炳南先生的许多验方中出现，就说明了这一点。鸡血藤是臣药，性温，味苦，微甘，入心脾二经。舒筋活血，可祛瘀生新，是行血药中之补品，加以川芎，香附配伍是调和气血之要药。赵炳南先生重视发挥鸡血藤在调理人体全身的气血运行上的重要作用，从而达到调和阴阳之目的。首乌藤是佐药，性平，味甘，微苦，入心、肝、脾、肾经。此药是四藤中，入经最广（多达五个）的一味。具有养血安神，祛风通络，补中益气，行经络，通血脉的作用。还可以引阳入阴，促阴消阳长，达阴平阳秘之目的。赵炳南先生戏称首乌藤是一味‘多功能’药，涉及脏腑之多，功效之广，气、血、神、风、通、引六个方面综合调理，使人体紊乱之阴阳得以调和，“用一药而益全身”。以上三味药，是赵炳南先生最早定下来的三藤，后来他又感到在舒筋息风方面的不足，增补了钩藤。其性味甘，微寒，入肝、心包经，清热平肝，息风定惊，舒筋除眩，下气宽中。以上四药中，天仙藤以疏泄通经为主；鸡血藤以使气血运行为长；首乌藤以布达全身为其功；钩藤以舒筋息风为所用。四药合用可通达十二经，疏泄通经，行气和血，通调血脉，舒筋活络，承上启下，以达调和阴阳之目的。四藤药多功能广泛，但多而不乱，广而协调，各药各司其职，又相互补充，使人体失调的阴阳得以阴平阳秘，诸病得去，身自安康。

赵炳南先生使用四藤的标准包括：一为脉象寸关弦滑，双尺沉细；二为上火下寒；三为症状表里不一，寒热并杂，虚实并举，这些症状多为邪盛正衰之表现。

赵炳南先生在拟订调和阴阳处方时，从未有一方是纯四藤。“秦艽五味方”是赵炳南先生晚年为加强四藤在调和阴阳方面的作用而拟订的又一方剂。本方是赵炳南先生根据古籍《医宗金鉴·外科心法要诀》中的秦艽丸方加减化裁而来。组方为：秦艽、乌蛇、黄连、漏芦、黄芪。此方散风清热，除湿解毒，调和气血。可补充四藤中散风清热、除湿解毒之不足。秦艽一药的使用，赵炳南先生极为重视。几十年前，早在赵炳南医馆治疗诸多皮肤病时就经常使用，除发挥其除湿热、退虚热、止痒消疹功能外，晚年特别强调秦艽除前述功能外，还有散结除邪、调和气血、扶正祛邪之特殊作用。

135. 如何使用疏肝理气法？

疏肝理气法适用于肝郁气滞，气机不畅之证，临床常见肝郁化火，蕴于肌肤诸症，如带状疱疹、神经性皮炎、皮肤瘙痒症；以及气机不畅，痰滞湿阻所致的痰核流注、瘰疬肿物；或因肝郁气滞，肾水不足所致的一些色素性皮肤病，如黄褐斑、黑变病等。常用药物有柴胡、郁金、香附、青陈皮、川楝子、枳壳、厚朴、木香等。

常用的疏肝理气方剂有：

(1) 逍遥散　疏肝解郁，健脾和营。主治色素性皮肤病如黄褐斑等；以及慢性炎性皮肤病，如结节性红斑、神经性皮炎。

(2) 舒肝丸　解郁疏肝，和胃止痛。主治肝气郁结所致的两胁胀满、胃脘刺痛、呕逆嘈杂、嗳气吞酸、饮食无味、头晕耳鸣、周身气串、四肢抽痛、睡眠不安等症，为皮科辅助治疗用药。

(3) 丹栀逍遥散　疏肝解郁，凉血清肝。主治黄褐斑、带状疱疹，以及其他慢性皮肤病、症属肝郁化热者。

136 如何应用虫类药？

虫类药是动物药的一部分，通常所说的虫类药除入药的昆虫外，还包括小型动物类药物，临床医家多称之为虫蚁之品、血肉有情之品，多归于平肝息风类药。故有“介类潜阳，虫类搜风”之说，其药性多偏寒凉，少数药偏温燥，以入肝经为主。主要功效为平肝息风、止痉通络、软坚散结。

虫类药中有单纯的补药，即所谓“血肉有情”之品，如蛤蚧、桑螵蛸、海参，但皮肤科很少应用。皮肤科常用的虫类药多以祛邪为能，其中有的性质和缓，祛邪不伤正，有的作用峻猛，不可久服。其中和缓之品如田螺，外用敷脐有利尿之功。又如蟑螂，具有破瘀化积，解毒消肿之功。再如蜈蚣、全蝎，息风定痉，解毒祛瘀，搜风剔邪，此二味药驱邪甚速。水蛭为攻瘀破积之品，“破瘀血而不伤新血，专入血分而不损气分”。露蜂房，既能祛风定痉，解毒散肿以祛邪，又能壮阳益肾以扶正。九香虫，既能疏肝郁，散滞气；又能补脾肾，壮元阳以扶正。地龙能解毒通络。土鳖虫活血散瘀，消癥破坚，瘀血疼痛用之均有良效。蜣螂虫，有破癥积，通二便，拔毒生肌，散肿活血之功。蚰蜒，专功清热解毒，破瘀通经，治虚证瘰疬结核，久病下肢溃疡，确有效果。

在皮肤科疾病中，对于一些慢性病如慢性湿疹、神经性皮炎、痒疹，由于“久病必生痰”、“久病入络”，多运用虫类药以祛邪（痰）通络；风邪盛所致的瘙痒性皮肤病如皮肤瘙痒症、肺风粉刺、脂溢性皮炎亦可平息风动以达病所；血瘀所致的肥厚增殖性疾病如结节性痒疹、囊肿结节性痤疮、皮肤结核等亦可收效。但均不可过用久用。

137. 如何使用养血通络法？

养血通络法，用于气血不足、寒凝气滞，以致四肢厥冷，皮肤冷硬或疮疡破溃，色暗而淡，久不收口或形成窦道瘘管者。舌质淡，舌苔薄白，脉沉细。常用于治疗硬皮病、穿孔性溃疡、雷诺病、瘀血性红斑、慢性瘘管。常用药有黄芪、肉桂、桂枝、炮姜、白芥子、细辛、补骨脂、附子、鹿角、麻黄等。

常用的养血通络方剂有：

（1）养血荣筋丸　功能养血荣筋通络，主治下肢结节性及血管炎类疾患，也可作为系统性红斑狼疮、硬皮病、皮肌炎等病出现筋络不舒、关节疼痛的辅助治疗。

（2）脱疽酒　功能温经散寒，活血通络。主治血栓闭塞性脉管炎、雷诺病以及其他慢性皮肤病属于湿寒者。

（3）阳和汤　功能温阳补血，散寒通滞。主治血栓闭塞性脉管炎、手足青紫症、雷诺病、肢端硬化症、系统性红斑狼疮、硬皮病等，证属阴寒痰湿凝结者。

（4）当归四逆汤　功能温经散寒，养血通脉。主治雷诺病、脉管炎、冻疮、肢端硬化症、手足青紫症以及系统性红斑狼疮、硬皮病。

（5）温经通络汤　功能温经通络，活血止痛。主治血栓闭塞性脉管炎初期、雷诺病初期、静脉曲张、象皮腿等。

（6）回阳通络丸　功能温经通络，活血祛寒。主治静脉炎、血栓闭塞性脉管炎、硬皮病、雷诺病、硬红斑等，证属寒湿凝结者。

138. 如何应用藤类药？

藤茎类中药是传统中药的重要组成部分。宋代大型官修本草《经史证类备急本草》收载藤茎类中药100多种，明·李时珍《本草纲目》和清·赵学敏《本草纲目拾遗》一共记载各种藤茎类药物200多种。对于藤类药的功效，明·倪朱谟《本草汇言》云："凡藤蔓之属，皆可通经入络。"

藤类药物大多具有通经活络、舒筋止痛之功效。用作引经之药，可使药力直达病所，提高疗效。皮肤病常用藤类药如下：

（1）忍冬藤　又名金银藤，功能清热解毒，通经活络，是治疗下肢结节性红斑、血管炎的理想药物，尤其是对关节红肿热痛、屈伸不利者当为首选药。只要有热象，不论虚实均可用，是一味清热通络、消肿止痛的平稳药。

（2）络石藤　能祛风除湿、通经活络，又有凉血消肿之效。多用于风湿热痹，其利关节、止疼痛、舒筋脉、止拘挛作用尤为突出，且善通络中之滞，肝肾之风湿痛痹者宜。善于治疗关节型银屑病。

（3）海风藤　能祛风除湿，又能通经活络。善治络中之风，游走性疼痛，常用于肢节酸痛、筋脉拘挛之风湿痹痛。

（4）青风藤　有祛风湿通经络的功效。用于风湿痹痛，其镇痛之功效最显，特别是对晨僵有一定疗效。

（5）天仙藤　活血通络，利湿消肿。凡风湿痹痛兼有水湿且肿者最宜，该药有较好的镇痛作用。

（6）鸡血藤　入血分，走经络，既能补血又能行血，既能祛风又能解毒，既能消肿又能止痛，故在临床应用更为广泛应用于银屑病等血燥、血虚、血瘀证型。

139• 如何使用补益肝肾法？

补益肝肾法，常用于治疗肝肾不足，体弱羸瘦，形容憔悴，口干咽燥，虚烦不眠，骨蒸潮热，低热不退，腰膝酸软，手足不温，舌红少苔或舌体淡胖，脉细数无力之症。常用于两种情况，一种是素体阴虚，另一种是严重全身性或发热性皮肤病后期，伤及阴分而致阴虚。临床常见如系统性红斑狼疮、天疱疮、贝赫切特综合征、剥脱性皮炎及药疹后期或色素性皮肤病等。

常用补益肝肾药有沙参、麦冬、熟地、生地、玄参、石斛、女贞子、枸杞子、龟甲（龟板）、鳖甲、玉竹、旱莲草、黄柏、知母等。

需要注意：有一些病人出现阴阳两虚，特别常见于一些色素性皮肤病如肝斑、黑变病或严重皮肤病引起的肾脏病变等。见到此情况应阴阳双补，常加入仙茅、淫羊藿、菟丝子、补骨脂等，必要时尚可用附子、肉桂等。此即所谓阳中求阴。肝肾同源，精血同源，在补益肝肾药中加入养血活血药，如鸡血藤、首乌藤、赤白芍等，则更可增加疗效。

常用的补益肝肾方剂有：

（1）六味地黄丸　主治色素性皮肤病如黄褐斑、黑变病以及其他皮肤病有肝肾阴虚之证者。本方为滋阴补肾之著名方剂。

（2）滋补肝肾丸　主治胶原病，如系统性红斑狼疮等出现肝、肾损害者，亦可作为慢性皮肤病后期扶正的治疗。

（3）独活寄生汤　能益肝肾、补气血、祛风湿、止痹痛。主治风寒湿痹、关节疼痛、腰膝酸软或冷痛、肢体麻木等，常用于关节性银屑病的对症治疗以及胶原病出现上述症状者。

（4）木瓜丸　功效舒筋活血、散风止痛。主治静脉炎、结节性皮肤病、过敏性紫癜等，亦可用于胶原病出现手足麻木、腿脚拘挛、筋骨无力的辅助治疗。

（5）七宝美髯丹　主治斑秃、脂溢性脱发以及白发等。

（6）生发汤　功效滋补肝肾，养血生发。主治斑秃、脂溢性脱发等。

140 何时须通便？通便有几法？

排便是人体重要的排泄途径，是人体气机升降出入的重要组成部分。对于皮肤病的发生、治疗均有重要影响。便秘是指大便秘结不通，或排便时间延长，或欲大便而艰涩不畅的一种病证。一般每日 1～2 次或每 1～2 日一次为正常；以无脘腹胀满不适、排便轻松顺畅为准。便秘属大肠传导功能失常，但与脾胃及肾脏的关系甚为密切。其发病原因有燥热内结，津液不足，气机郁滞以及劳倦内伤，身体衰弱，气血不足等。

有规律的排便是人体的正常生理功能，是新陈代谢、气机升降出入正常进行的表现。便秘可以导致面色晦暗、皮肤粗糙、毛孔扩张、褐斑、痤疮、细小皱纹、肥胖、乏力、烦躁。大便不通，内有有形实邪，容易招引六淫邪气侵袭，并且邪气难以祛除。

通便属治则治法中的攻下法。根据便秘形成的原因不同，通便方法亦有不同。

（1）寒下　适用于热结里实便秘证。症见大便秘结，脘腹胀满，疼痛拒按，潮热谵语。苔黄，脉实。代表方剂为大承气汤。常以大黄、芒硝泻热通便为主，若兼气滞不行，多配以厚朴、枳实、木香等以行气导滞；若兼水热互结，则可与甘遂、葶苈子等配用以攻逐利水。

（2）温下　适用于寒结里实便秘证。症见大便秘结，腹痛喜温，手足不温，甚或厥冷，舌苔白滑，脉沉紧等。一般多以附子配大黄为主组成方剂，如大黄附子汤、温脾汤；若寒实冷积，暴急发病者，则多以辛热峻下的巴豆为主组方，如三物备急丸。

（3）润下　适用于血虚肠燥便秘证，本方治证乃因胃有燥热，脾津不足所致。《伤寒论》称之为“脾约”。症见大便干结，小便频数，致肠失濡润，故见大便干结。此时治法亦应以润肠通便为主，引津液自小肠回于大肠，麻子仁丸主之。使用时逐渐加量，说明本方意在润肠通便，仍属缓下之剂。适合老人与产后肠燥便秘，以及习惯性便秘亦可服用。对于阳虚兼有血虚，便秘而无所苦的患者，可以用济川煎温润通便。

（4）增液行舟　适用于里实便秘兼阴液大亏，无水舟停者。症见大便秘结，腹中胀满而硬，神疲少气，口干咽燥，唇裂舌焦或焦黑燥裂或舌红少苔、舌质淡嫩者。常用大黄、芒硝与补气血、益阴液之品如人参、当归、玄参、生地、麦冬等组成方剂，代表方为增液承气汤。对于气虚推动无力，兼有津液不足者，则用新加黄龙汤。

（5）宣肺通便法（提壶揭盖）　肺主宣发、肃降，与大肠相表里，肺失宣肃，则大肠传导功能失职，致大便秘结，或大便不通。对于肺失宣降，阴虚肺热等肺系疾病而致的便秘，其效最捷，常用宣白承气汤类方。主要取其正本清源，启上通下之用，为治病求本、通便之良法。

便秘是人体气机失和，升降失调的表现，当应用某种方式使升降出入恢复正常时，就会表现为便秘缓解的现象，如服用小柴胡汤后常会便通微汗而愈。这就是：阴阳自和者必自愈。临床运用时应注意凡邪在表或邪在半表半里一般不可下；阳明病腑未实者不可下；年高津枯便秘或素体虚弱，阳气衰微而大便艰难者，不宜用峻下法。妇女妊娠或行经期间，皆应慎用下法。下法以驱邪为度，不宜过量，以防正气受伤。

141 如何使用活血化瘀法？

本法是指运用活血祛瘀药物通利血脉、促进血行、消散血瘀，治疗血瘀证的治法。用于由经络阻隔、气血凝滞所致的皮肤损害，如瘀斑、浸润斑块、有形肿物，过度肥厚角化浸润之皮损。常伴见皮损痒痛，麻木感，或出现肿物、皮肤瘀斑等，舌质暗淡或紫暗，舌苔白，脉象缓、弱。常用于银屑病血瘀证、带状疱疹后期气滞血瘀证等，还可用于硬结性红斑、瘢痕疙瘩、淋巴结核、结节病、慢性盘状红斑狼疮、脉管炎血瘀期以及气隔血聚、气血瘀滞所引起的一些结节性皮肤病、慢性炎症引起的皮肤肥厚或肉芽肿类疾病。

临床应用需辨清血瘀证形成原因，如寒凝气滞血瘀者，当以桂枝、细辛、肉桂、附子等祛寒温经；若属风湿闭阻、经脉不通之瘀证，当以祛风除湿、通络宣痹为法；若热灼营血、瘀血内阻者，宜清热凉血以活血；疮痈肿痛之瘀则当清热解毒；若兼有正气不足者，当视其证情，辅以补气、补血或补阴、补阳之法。

常用的活血化瘀方剂有：

（1）活血散瘀汤　能活血散瘀止痛。主治因气滞血瘀而引起的血管炎、浅层静脉炎、雷诺病、硬皮病等。也可用于结节性疾病。

（2）活血逐瘀汤　能活血逐瘀，化痰散结，软坚内消。主治局限性硬皮病、瘢痕疙瘩、结节性疾病等。

（3）破血逐瘀汤　以虫蚁之类为主，能活血破瘀，通经活络。主治深静脉血栓等。

上述三方活血化瘀力量逐渐增强，在临床上常根据血瘀的程度和正气的虚实而选择应用。

（4）银乐丸　能解毒润肤，活血化瘀。主治银屑病以及其他角化肥厚性皮肤病。

（5）活血消炎丸　能解毒散痈，消坚化结。主治急性淋巴管炎、蜂窝织炎、丹毒等体表感染以及深部脓肿等。临床上配合汤剂服用效果更好。

（6）醒消丸　能解毒消肿，活血止痛。主治淋巴结核、硬红斑、结节性红斑以及慢性炎症性肿块等。

（7）通窍活血汤　赤芍、川芎、桃仁、红花、老葱、鲜姜、红枣、麝香。功能活血化瘀，开窍通络。主治酒渣鼻、白癜风。

（8）桃红四物汤　当归、川芎、赤芍、生地、桃仁、红花、白芷、香附、郁金、藁本、辛荑、桑白皮、生甘草。能活血通络消斑。治疗面部红斑、激素依赖性皮炎、脂溢性皮炎、酒渣鼻等。

（9）活血止痛散　功能活血散瘀，消肿止痛。主治皮肤血管炎类疾患如静脉炎、结节性多动脉炎等，以及皮肤结节性疾病的辅助治疗。

142· 常用的活血化瘀药各有何特点？

活血药包括活血祛瘀药、活血化瘀药或行血散瘀药，其中活血祛瘀之力峻猛者又称为破血逐瘀药。此类药物均具有通利血脉、促进血行、消散血瘀的作用，多味辛苦而性温，辛能散瘀行滞，苦能泄利通降，温可通行血脉、促进血行。故本类药物善于走散，具有行血、散瘀、通经、活络、续伤、利痹、定痛及消肿散结等功效，适用于血行失畅、瘀血阻滞之证。

常用药物有川芎、桃仁、红花、三棱、莪术、丹参、乳香、没药、鸡血藤、益母草、水蛭、郁金、姜黄、牛膝等。

川芎性温味辛，既能行散开郁，又擅通行血脉，其气芳香走窜，具有能升能降之二向性。能“上行头目，下行血海”。既活血，又行气，在活血与行气二者之间，其功尤长于活血，为

“血中气药”。长于活血，善于调经，又辛散祛风，善治寒性血瘀，伴有疼痛者为佳。

郁金既活血祛瘀，又疏泄肝郁，因药性寒凉，又能凉血清心。善治血瘀气滞或血热之证，以及热病邪浊蒙蔽清窍、神志不清。

姜黄辛散温通，活血力强，内能行气血，外能散风寒，长于祛肢臂风寒而活血利痹，治风湿臂痛。常用作上肢引经药。牛膝活血祛瘀、利尿通淋、引热（血）下行，适用于妇女经产诸证以及跌打损伤等。怀牛膝功偏滋补肝肾、强筋健骨，尤善治肝肾不足之腰膝酸痛。川牛膝功偏活血祛瘀、疏通经脉，常用作下肢引经药。

乳香、没药均能活血止痛、消肿生肌，既治血瘀气滞诸痛，又疗疮痈肿痛或久溃不敛，常相须为用。然乳香功善活血伸筋利痹，风湿痹痛时多用。没药则以散瘀止痛见长，故治血瘀气滞之胃脘痛。

三棱、莪术均能破血祛瘀、行气止痛，临床常相须为用。三棱偏入血分，破血祛瘀之力较莪术为佳；莪术偏入气分，行气止痛之力胜于三棱。又能助消化。二者化瘀之力较强，常用治血瘀有形结块者。

丹参为临床治疗各种瘀阻病证之常用药物，活血功效较佳，应用范围甚广，尤善调经，为“调经产后要药”；又因其性凉，为血热瘀滞之常用；并能凉血清心除烦，治热入营血，烦躁不安或心悸失眠。善于治疗血热兼有血瘀的疾病，最典型的如银屑病。

桃仁、红花均有活血祛瘀之功，桃仁药性平和，为临床治疗瘀阻病证的常用药，既长于祛瘀生新，又善消痈排脓，内外疮痈皆宜；且甘润多脂，能润肠燥，通腑气而治津枯血燥便秘。红花专入血分，善活血通经，多用于妇女经产瘀阻之证。善治头面部与血瘀有关的皮肤病如带状疱疹、玫瑰痤疮。

鸡血藤性温不热，既活血，又兼补血，还能舒筋通络以利筋脉，可治血虚或血瘀之痹痛。是皮肤科常用药。与天仙藤、海风藤、络石藤、钩藤等合用时还能调和阴阳，治疗贝赫切特综合征、红斑狼疮、荨麻疹等疾病。

益母草活血祛瘀、利水消肿。性善行走，功能活血调经，又性凉清解热毒，故治疮痈痒疹为特长。尤其适用于兼有月经不调的皮肤病血瘀证患者。

水蛭破血逐瘀，为活血祛瘀的峻品，善治瘀滞之证，功效峻猛，非重证不宜。其特长是活血化瘀，性凉而不动血。故在银屑病三型有血瘀表现即可用之。

143 · 疏风法在皮肤科如何应用？

疏风法　亦称解表法，一般包括疏风清热法、疏风散寒法、祛风除湿三法。风寒、风湿多按伤寒体系辨证论治，风热多按温病体系辨证论治。

（1）疏风清热法　在皮肤科主要用于风热证，如风热所致的荨麻疹、玫瑰糠疹等。方选消风散、银翘散、桑菊饮。我科常用荆防方，常用药物如银花、连翘、桑叶、菊花、薄荷、牛蒡子、蝉蜕、黄芩、生地、栀子等。在临床上可加减配伍，灵活使用，如疏风清热凉血法治疗面部激素依赖性皮炎；疏风清热利湿法治疗小儿手足口病；疏风清热化痰，活血化瘀法治疗痤疮；疏风清热，祛湿解毒凉血法治疗过敏性紫癜；疏风清热凉血止痒法治疗荨麻疹。以上治疗辨证准确，用法得当，往往收获良效。如其中荨麻疹，多因内蕴湿热，兼感风寒，郁于肌肤腠理而发，若疹色红赤、灼热，舌红，脉浮数者，属风热证，应当使用本法。

（2）疏风散寒法　在皮肤科主要应用于风寒证，如风寒所致的荨麻疹、冬季瘙痒症等。方选麻黄汤、桂枝麻黄各半汤。我科常用麻黄方，常用药物如麻黄、桂枝、羌活、荆芥、防风、白芷、生姜等。临床报道应用疏风散寒法治疗皮肤病亦很多，如疏风散寒，活血化瘀法治疗冷性荨麻疹；疏风散寒除湿法治疗银屑病。治疗过程中，对于疏风散寒药物的选择，范围较广，如选用松节、海风藤、海桐皮、白花蛇、桑枝、徐长卿、木瓜、威灵仙、独活等通络药物，在临床上散寒通络，加减使用。疏风散寒法在临床上常用成药有疏风定痛丸、九味羌活丸、散风活络丸、祛风舒筋丸、小活络丸等。

（3）祛风除湿法　在皮肤科治疗中较常用。此法多用于急性瘙痒性皮肤病及渗出性皮肤病。表现多有风湿证的特点，皮肤呈红斑水肿，瘙痒无度，或见丘疹水疱，糜烂渗出，抓痕，血痂等。舌脉表现为舌苔薄白，脉象浮数或浮缓。祛风除湿止痒法又细分为清热祛风除湿止痒法、凉血祛风除湿止痒法、散寒祛风除湿止痒法和搜风除湿止痒法。

1）清热祛风除湿止痒法：用于由风热风湿引起的皮肤病，脉浮数者。常用方：荆防方加减。药用白鲜皮、浮萍、薄荷、蝉衣、苦参、桑叶、双花、僵蚕、荆芥、防风等。

2）凉血祛风除湿止痒法：用于风湿之邪入于血分，脉浮数者。常用方：在荆防方的基础上加用生地、丹皮、紫草、赤芍等。

3）散寒祛风除湿止痒法：用于感受风寒兼有湿蕴而引起的皮肤病，脉浮缓者。常用方：麻黄方加减。药用麻黄、荆芥、防风、干姜皮、陈皮、桂枝、浮萍、蝉衣、白鲜皮、苦参等。

4）搜风除湿止痒法：用于风湿蕴于肌肤，久治不愈的顽固性瘙痒，脉沉缓者。可用全虫方加减。药用全蝎、皂刺、猪牙皂角、僵蚕、苦参、刺蒺藜、威灵仙、白鲜皮、秦艽、乌蛇等。

应用疏风解表止痒法应注意单纯里证不宜应用。既有表证，又有里证，且表里俱急宜表里双解。若气血虚弱，应配以补气血药物；若血热者，应加清热凉血之品；若挟湿者，应加除湿药物。应用此法也要注意以微汗为宜，不使大汗淋漓。夏季炎热，解表祛风药量宜减轻，冬季严寒，解表祛风药宜加重。

144. 常用的疏风解表止痒方剂有哪些？各个有何特点？

临床常用的疏风解表止痒方剂有麻黄方、桑菊饮、荆防方、全虫方、防风通圣丸、消风止痒颗粒、乌蛇止痒丸等。

（1）麻黄方　功用祛风散寒、活血止痒。适用于荨麻疹、神经性皮炎、皮肤瘙痒症、丹毒之偏于风寒者。

（2）桑菊饮　功用疏风清热、宣肺止咳。适用于荨麻疹以及皮肤疮疡初起，兼有表证，偏于风热者。

（3）荆防方　功用疏风解表、清热止痒。适用于荨麻疹、泛发性神经性皮炎、皮肤瘙痒症、丹毒等偏于风热者，也可用于血管神经性水肿。

（4）全虫方　功用息风止痒、除湿解毒。适用于慢性顽固瘙痒性皮肤病，如慢性湿疹、皮肤瘙痒症、神经性皮炎、结节性痒疹等。

（5）防风通圣丸　功用疏风解表、清热泻火。适用于荨麻疹、神经性皮炎、湿疹、药疹，以及其他一切瘙痒性皮肤病，证见表里俱实之象者。

（6）消风止痒颗粒　由荆芥、防风、苍术、蝉蜕、石膏、木通、地骨皮、亚麻子、当归、地黄、甘草组成，功用清热除湿，消风止痒。适用于风湿热邪蕴阻肌肤所致的湿疮、风瘙痒、小儿瘾疹，症见皮肤丘疹、水疱、抓痕、血痂，或见梭形或纺锤形水肿性风团，中央出现小水疱，瘙痒剧烈者。

（7）乌蛇止痒丸　由乌蛇、蛇床子、苍术、当归、丹皮、防风、苦参、黄柏、蛇胆汁、人工牛黄组成，功用养血祛风，燥湿止痒。适用于风湿热邪蕴于肌肤所致的慢性荨麻疹、皮肤瘙痒症。

145 皮肤病治疗有应用补法的机会吗？

许多皮肤病与气血阴阳的虚损有着密切的关系，特别是一些慢性皮肤病的后期，多数表现为气血阴阳不足的虚损证。虚损之证常分为血虚、气虚、阴虚、阳虚，故治法常分为养血法、益气法、滋阴法、温阳法。温阳法已在前论述。故此处介绍其他三种补法。

（1）养血法　血是维持人体生命活动的基本物质之一。人体一切组织、脏腑必须靠血的营养，方能进行正常生理活动。若症见皮损反复发作，颜色暗淡无光泽、面色苍白无华、唇色淡、头晕眼花、毛发脱落、舌淡、苔少，脉细无力，如虚性脱发、老年性皮肤瘙痒症、部分慢性荨麻疹等，应以养血法治之，常用方剂如四物汤、当归补血汤、归脾汤等，常用药物如川芎、当归、熟地、白芍、首乌、黄精、黄芪、党参等。

（2）益气法　气也是维持人体生命活动的基本物质之一。人体一切组织、脏腑也必须靠气的推动，才能进行正常生理活动。若症见皮损色晦暗，不红不肿，气短自汗，语言低沉、食欲不振，肢体倦怠、舌质淡、苔少、脉细弱之气虚证，如皮肌炎、硬皮病、红斑狼疮等的一些表现，应以益气法治之，常用方剂如补中益气汤、四君子汤等，常用药物如党参、白术、茯苓、黄芪、山药、大枣、甘草、太子参、红参等。

（3）滋阴法　阴血不足，津液亏损则症见皮肤干燥、粗糙、脱屑、面色苍白、潮热、盗汗、头晕目眩、舌红、少苔或舌如镜面、脉细等表现，如鱼鳞病、银屑病，皮肤瘙痒症、毛发红糠疹等，应以滋阴法治之。常用方剂如养阴清肺汤、当归饮子、增液汤等，常用药物如当归、石斛、女贞子、天冬、麦冬、沙参、玉竹、黄精、旱莲草、龟甲、鳖甲、百合、枸杞子、西洋参等。

应用补益法应注意针对虚损类型，分别采用相应补法。气血阴阳互根互用，气为血之帅，血为气之母。阴在内，阳之守也，阳在外，阴之使也。因而益气时佐以养血药，使气有所载，在养血时佐以益气药，使血有所生。补阳助以滋阴，滋阴助以补阳。

大凡补药，多有滋腻之嫌，易碍胃气，因而在大量长期进补时，佐以和胃气之品。若长期虚损，气血阴阳俱亏，骤然进补，体虚不受，宜从少渐多进补。

146 · 皮肤科为什么较少应用温热药？

皮肤病的中医药物治疗中，龙胆草、黄芩、栀子、黄连、金银花、野菊花、生地、紫草等寒凉性药物应用较多，而附子、肉桂、桂枝、干姜、吴茱萸等温热性药物应用较少，皮肤科为什么较少应用温热药？

（1）皮肤病本身的特点所致　皮肤病主要表现为皮肤、黏膜及皮肤附属器官的病变，皮损辨证是皮肤病的重要辨证方法和处方依据。多数情况下皮肤病表现为热证，故常用寒凉药物。如病毒感染性疾病如单纯疱疹、带状疱疹主要表现为红斑基础上的集簇水疱；细菌感染性疾病如毛囊炎、疖肿表现为炎性丘疹或脓疱，丹毒表现为局部皮肤红、肿、热、痛；过敏性皮肤病如荨麻疹大多为淡红或红色风团，湿疹可见淡红、鲜红或暗红斑、丘疹、水疱、糜烂、渗出；丘疹鳞屑性皮肤病如银屑病表现为红色或暗红色丘疹、斑块等。由于上述疾病皮损直观有红、肿、热、脓等炎热性表现，因此，以寒凉性药物为主的清热解毒法、清热凉血法、清热泻火法、清热除湿法等治法成为皮肤病的常用治疗法则也是理所应当。

（2）受温病学说的影响　温病学说是关于外感热病辨证论治的学说，至明清时代达到前所未有的水平，建立了卫气营血辨证和三焦辨证体系。温病学的透邪外出论，及斑疹辨证、湿热证治法等思维方法对皮肤病学产生了深刻影响。温病学说认为，由于邪气的侵犯，使卫气出入失常，血络受阻，皮肤因之失去温煦和滋养，并进而影响到全身的营卫气血。治疗要就其近而逐之，初期以疏风泄热，辛凉透达为要。叶天士说：“在卫汗之可也”“辛胜便是汗药”，是讲从皮毛出邪之法。又说：“入营犹可透热转气”，是说即使邪气深入，亦要透邪外出。如清·吴塘《温病条辨》桑菊饮、银翘散、白虎汤辛凉三剂是邪气偏表，清透热邪的重要方剂。方中以辛凉、辛寒、甘寒药为主。临床适用于各种皮肤病。明清以来，中医皮外科受温病学说的影响较大，许多名方均建立在此理论的基础上，因此，寒凉药物得到了广泛的应用，而温热药应用较少。

147. 皮肤病治疗有应用温法的机会吗？

由于皮肤病本身的特点、受温病学说的影响、社会及医疗环境的影响，在皮肤病的治疗中，龙胆草、黄芩、栀子等寒凉性药物应用较多，而附子、肉桂、干姜等温热性药物应用较少，甚至有些医生在皮肤病的治疗中视温热药为虎狼之品，那在皮肤病的治疗中有应用温法的机会吗？答案是肯定的。对于虚寒性体质的皮肤病患者来说，在处方用药的时候，一定要考虑患者的体质因素，若一味地应用寒凉性药物，会更加损伤患者虚弱的阳气，导致疾病缠绵难愈，反复发作。另外，对于那些慢性、复发性、顽固难愈的皮肤病患者，一定要仔细辨别患者是否存在阳气不足的情况。

对于气血虚弱、卫外失固之人，风寒湿之邪易于乘虚而入，阻于肌肤、致使皮肤出现病变。要祛除阻于肌肤之风寒湿邪，则要以温通之法治之。临床根据其阻滞情况与气血状况常分为温阳通络法与温通祛痹法等。

（1）温阳通络　风寒湿邪阻于经络，阳气不能四达，寒凝络阻。症见皮肤颜色苍白、发绀、局部温度偏低、麻木、疼痛、畏寒、肢冷、舌淡胖、齿痕、苔白腻、脉沉迟之寒凝络阻证，如硬皮病、冻疮等，治宜温阳通络，常用方剂如阳和汤、当归四逆汤等。常用药物如熟地、麻黄、鹿角胶、白芥子、当归、桂枝、肉桂、细辛、通草、炮姜、白芍、赤芍、炙甘草等。

（2）温通宣痹　风寒湿邪阻于经络，气血痹滞不通。症见皮肤顽硬、关节屈伸不利、皮损暗滞、舌淡、苔白腻、脉细之风寒湿痹阻证，如硬皮病、寒冷型多形红斑等，常用方剂如独活寄生汤加减，常用药物如独活、桑寄生、防风、细辛、当归、白芍、川芎、熟地、党参、茯苓、怀牛膝、杜仲、桂枝、秦艽等。应用温通法应注意不可用之太过，以防耗阴动血，当中病即止。温热季节，运用此法，药量不宜过重。

除此之外，在皮肤科使用温法的机会其实还很多，最常见于老年人、长期体质虚弱、多病之人、久病之人。其选用要点是患者无力与疾病抗争，表现出极度疲劳的状态，呈现出手足冰凉、畏寒、腰凉、头部怕风，汗出，不欲饮水，精神不振作，困倦思睡，睡眠质量不好，胆小易惊，下肢沉重肿胀等一系列症状中的部分或全部。最常见于带状疱疹后遗神经痛、慢性荨麻疹、银屑病性红皮病、湿疹红皮病等。

148. 中医皮肤科为什么必须研究中医外治？

皮肤病中医外治是指除口服药物以外，施于体表或从体外对皮肤病进行治疗的方法。中医外治在皮肤病的治疗中占有非常重要的地位。不断将现代科技手段与传统中医外治相结合，丰富和发展中医外治内容，不断提高中医外治水平，更好地为广大皮肤病患者服务，是时代赋予每个中医皮肤科医生的任务。概而言之，可以概括为 16 个字：“优势所在，责无旁贷，时不我待，顺应时代。”

（1）优势所在　即指“历史悠久、经验丰富、中国特色、原创新药”。①历史悠久：成书于春秋战国之际的我国最早中医临床医学文献《五十二病方》已载有外治用法17种，其中不但有现在临床常用的洗药法、湿敷法、撒药法、涂药法、敷贴法，还包括了较有特色的热熨法、烘药法、熏药法、摩擦法、搓药法、药浴法、中药蒸气疗法、艾灸法、隔药灸法、结扎疗法、烧灼疗法、拔疣疗法；②经验丰富：据邓丙戌教授根据有关记载的不完全统计，中医外治的用法有百余种，外治药物有数百种，外治剂型有数十种；③中国特色、原创新药：使用中医药的方法进行外治是我国特有的方法，在此基础上，有利于进一步开发具有中国特色的原创性新药。

（2）责无旁贷　即是“自己的责任，不能推卸给别人”。《素问·至真要大论》云“内者内治，外者外治”。中医皮肤科主要是用中医方法来防治皮肤病的，由于皮肤病发生于身体外表，是典型的“外者”，因此必须使用外治的方法，这也恰恰是我们最主要的优势与特色，正因为如此，中医皮肤科对研究中医外治负有最主要的和不可推卸的责任。

（3）时不我待　即是“时间不等人，要抓紧时间”。重点在两个方面：①古籍的收集整理：前人有关皮肤病中医外治的论述散见于众多古籍之中，对这些古籍的收集整理是很艰难的工作，应该抓紧时间进行整理研究；②现代经验的继承：对现代中医皮肤科（包括中医外科）的老医生和老药工的经验继承工作，也应该继续抓紧时间进行，总结经验，加强指导。

（4）顺应时代　随着社会的发展和生活水平的提高，人们对皮肤病及其外治法越来越重视，原因有两个方面：①对现代人们来讲，皮肤病已经不仅仅是一个健康问题，而是关系到进一步提高生活质量和满足社交、择业等多方面需求的问题；②由于现代人们对治疗的安全性有了更高的要求，并且已经认识到“内治”对胃肠道、肝脏、肾脏等脏器所造成损伤的严重性，转而寄希望于对脏器损伤较小的“外治”。

149 皮肤病中医外治的特点和优势有哪些？

（1）对一些皮肤病外治优于内治　对已经在体表形成的皮损及局部自觉症状，恰当的外治起着不可取代的重要作用，而且优于内治。因为内治药物需经血液循环分布到全身，其在皮损部位形成的药物浓度，常较药物局部外用在皮损部位形成的药物浓度为低，因此其疗效反而不如外用药。而外治施于局部组织的药物浓度显著高于其血液浓度，故在病变处发挥作用充分，而且是直接作用，所以对解除局部症状（如缓解瘙痒及消退局部皮损等）比内治药奏效迅捷。这虽然是“治标”，但这种“急则治标”对患者是大有好处的，例如治疗急性湿疹时，除了内服药，适当的外用药液进行湿敷对消退潮红水肿、糜烂渗出的皮损是十分重要的。

（2）减少药物的毒副作用　药物的毒副作用对人体的损害已经越来越受到人们的重视，因此如何尽量减少药物的毒副作用是治疗中必须特别考虑的问题。从药物在皮肤局部的浓度来讲，外治施于局部组织的药物浓度显著高于内治。如果只用内治，为使药物在皮肤局部达到与外治同样足够的浓度，内用药剂量将增大，这就会加重全身性毒副反应的产生，因为内服药需要经过胃肠道吸收，剂量增大就可能增加对胃肠道的刺激；多数药物吸收后需要经过肝脏代谢，剂量增大就可能加重对肝脏的损伤；肾脏是药物排泄的主要途径，剂量增大也可能加重肾脏的损伤。而外治时药物直接作用于局部，除药物的化学作用之外又兼有某些物理作用，故其所需药量远远小于内用药的剂量，其在患处形成较高的药物浓度，而血中药物浓度则甚微，这就会大大减少药物的毒副作用；有些外治药物虽然也能通过透皮吸收进入血液，但因为其是直接进入大循环，这就在很大程度避免了药物对胃肠道与肝脏等的毒害作用。从对患者的安全性来讲，治疗皮肤病时只要病情允许，能够单用外治的就不用内治，能够加用外治的就不单用内治的看法是值得提倡的。

（3）天然药物，自然疗法　大部分中药以自然界的动、植物为来源，这些动、植物在维持其生命的全过程中，体内一系列新陈代谢及复杂的化学变化必然有许多化学物质在分布着，因此每一种中药即使是矿物药也都同样含有复杂的成分和具有复杂的作用。皮肤病中医外治的特点正是利用这些天然药物与自然疗法，而这些天然药物与自然疗法更接近于人体复杂的实际情况，其中携带的信息与人体有更强的相似性，因而也就更适合治疗与调节复杂的人体疾病。

（4）对某些皮肤病外治也是治本　既往存在着一种片面的看法，即只有内治才治本，外治不治本，因此外治可有可无。实际上，对许多皮肤病单用外治法也是治本。其中包括外界致病因素直接作用于皮肤所引起的皮肤病：①某些细菌接触传染，如脓疱疮；②某些病毒接触传染，如寻常疣；③某些真菌接触传染，如体癣；④某些动物侵犯皮肤，如疥疮；⑤某些植物（如漆树）侵犯皮肤引起的皮炎；⑥压迫或摩擦引起的皮肤病，如鸡眼；⑦皱襞部摩擦和浸渍引起的，如间擦疹；⑧温度过度变化引起的，如痱子；⑨光照引起的，如光敏性皮炎；⑩接触某些化学性物质引起的皮炎等。以上疾病多达数十种。

另外，外治可以直接和（或）间接地发挥全身的治本作用：①直接作用是指外治药物透过皮肤、孔窍、腧穴等部位直接吸收，进入血络经脉，输布全身，如封药法；②间接作用是指外治对局部产生刺激，借助经络系统、免疫系统、内分泌系统、神经系统等调节而起到扶正祛邪等治本作用，如穴位敷贴疗法。

（5）对某些皮肤病单用外治法即有满意疗效　外治虽然不是以“治本”为主，但是其治标作用即可以收到满意疗效。包括：①神经精神障碍性皮肤病，如病程较短或数量较少的神经性皮炎、痒疹；②皮肤附属器疾病，如病程较短或数量较少的斑秃；③皮肤肿瘤和瘤样病变，如数量较少或面积较小的瘢痕疙瘩。

（6）方法众多，使用灵活　通过前人的不断总结和创新，皮肤病中医外治的种类多种多样，而且还在日益增多，有些疗法已涉及医学的最新前沿。特别是有些用法之间还可以两种或两种以上联合使用，灵活变化，更使皮肤病中医外治所供选择的治疗措施大大增多，而治疗措施越多，就越有利于提高临床疗效。

（7）简便廉效　很多皮肤病中医外治的操作简单，使用方便，价格便宜，疗效可靠，特别是其中一些方法是就地取材，无需专用的器械，易制易用，利于普及推广，深为广大群众所喜用。

此外对于那些内用吸收不良或内用毒性很大的药物，基本只能用于外治，例如红粉、白降丹、水银、官粉、密陀僧等。掌握这些药物的外治知识也是皮肤病中医外治的特点之一。

150・皮肤病中医外治的理论有哪些？

《素问・至真要大论》云“内者内治，外者外治”。“内治”和“外治”被并列提出，说明二者均是中医治疗方法的重要组成部分。后世医家在长期临床实践中，逐渐扩大了“内治”和“外治”的应用范围，而且提出：病有内症、外症，治有内治、外治。外者外治，亦需内治（外者内治）；内者内治，也有外治（内者外治）。所以外治可分为两种：①内者外治（又称“内症外治”）：即对发生在体内的疾病（内症）的外治，例如内科、妇科、儿科等疾病的外治；②外者外治（又称“外症外治”）：即对发生在体表的疾病（外症）的外治，皮肤科疾病的外治是最典型的外者外治，此外还有一些外科、五官科、骨伤科等其他疾病的外治。内者外治和外者外治的主要特点见下表：

内者外治和外者外治的特点

特点	内者外治	外者外治
理	同内治（以内部辨证为主，如脏腑、气血辨证等）	以外部辨证为主（如皮损、部位、六淫和自觉症状辨证等）
药	同内治（以影响全身为主，如四气、五味、归经等）	充分利用中药的各种性能（如颜色、形态、比重、硬度、酸碱度等）
法	施于体表或从体外进行治疗	施于体表或从体外进行治疗

151. “内者外治”理论是否适用于皮肤病外治？

“内者外治”理论以清代著名中医外治专家吴尚先为代表，在其外治名著《理瀹骈文》中提出“外治之理即内治之理，外治之药亦即内治之药，所异者法耳”的中医外治理论。此论对促进中医外治的推广起了重要作用，亦为研究外治的学者所推崇。这一理论的特点是在“外治”的理、法、方、药中，除了“法”之外，其余理、方、药均从“内治”。但这一理论指导皮肤病的外治时与临床实际有很大的差距。简述如下：

（1）“外治之药亦即内治之药”，这一观点与皮肤病中医外治临床实际不相一致。因为：①有为数不少的“外治之药”是专供（或主要供）外治而不能（或极少）内服的，不包括在“内治之药”中。例如：皮肤科和外科所用的某些“蚀肉药”、“提脓药”、“引赤发疱药”以及某些“以毒攻毒药”等；②有些“外治之药”虽然包括在“内治之药”中，但是其作用在“外治”中已有很大的改变，甚至完全不同。例如：乳香、没药用于“内治”有活血止痛的作用，用于“外治”则有生肌固皮的作用；姜黄用于“内治”有活血止痛的作用，用于“外治”

则有消白斑的作用；白附子用于“内治”有化痰散结的作用外，用于“外治”则有退黑斑的作用；白芥子用于“内治”有化痰通络的作用，而用于“外治”则有发疱的作用；海螵蛸用于“内治”有收敛制酸的作用，用于“外治”则有摩擦去坚皮的作用；③有些“外治之药”虽然保持与内服时相似的药理作用，但其用量也常与内服时不同。例如：部分清热解毒药、燥湿药、凉血药、活血药、逐寒药和祛风药等。

（2）“外治之理即内治之理”很难反映出皮肤病中医外治的特点。皮肤病的中医外治属于“外症外治”，其与传统的“内症内治”在治疗的疾病和治疗的作用机制方面均有明显不同，所以这种“外治之理即内治之理”在指导皮肤病中医外治方面不切实用。例如“内症内治”所治疗的疾病位于身体内部，依据这些病的症状（即“内症”，如消化、呼吸、神经系统等方面的症状）所总结出的病因、病机和治则等，常不符合位于身体表面的皮肤病的症状（即“外症”，如斑疹、丘疹、鳞屑等皮肤方面的症状）的病因、病机和治则。

总之，皮肤病中医外治已不能沿用“外治之理即内治之理，外治之药亦即内治之药，所异者法耳”的中医外治理论，而需要一种适合于皮肤病中医外治特点的理论。实际上，“外治”和“内治”在中医治疗学中的位置应该是并列的，中医学基础理论是“内治”和“外治”所共有的，在共有的“理”的指导下，“内治”和“外治”又各有其特定的“理”。在临床工作中，要尽可能地寻找“内治”和“外治”各自特定之“理”，才会有临床更大的实用价值。

152 邓丙戌教授提出的“体表辨证”的具体内容有哪些？

邓丙戌教授在深入研究中医古代、现代外治文献的基础上，根据皮肤病的特点，结合自己30余年的临床实践，提出“体表辨证，类比选药，综合治疗”的皮肤病中医外治理论。

由于皮肤病中医外治的对象是发生于体表的病变，而且无论是外用药物、手法还是器械，都是作用于体表或从体外进行治疗，所以对患者体表情况的认识就显得特别重要，而这种认识必须通过对体表的辨证来实现，因此体表辨证就是皮肤病中医外治的最主要的辨证。体表的情况主要包括四个部分：皮肤病的皮损情况；皮肤病的发生部位；皮肤病的外邪情况；皮肤病的自觉症状。体表辨证也包括四个部分：皮损辨证（针对皮损）；部位辨证（针对发病部位）；六淫辨证（针对外邪）；自觉症状辨证（针对自觉症状）。

（1）皮损辨证　皮肤损害（简称皮损）是指可以被他人用视觉或触觉检查出来的皮肤黏膜上所呈现的病变，既是诊断皮肤病的最重要依据，也是皮肤病治疗的最主要的对象。因为皮肤病的外治在绝大多数情况下是直接作用于皮损的，所以，对皮损的辨证无疑就是皮肤病中医外治中最有特点的辨证，并是决定皮肤病外治具体应用的最主要依据，也是体表辨证四个部分中最主要的部分。皮损辨证主要包括对斑、丘疹、水疱、脓疱、风团、结节、囊肿、肿瘤、鳞屑、糜烂、痂（皮）、抓痕、皲裂、苔藓样变、瘢痕、萎缩、溃疡等的辨证。

（2）部位辨证　皮损发生在人体体表的某些部位，外治也作用于人体体表的某些部位，而部位的不同对皮损的情况和对外治的反应是有一定影响的。例如人体体表的上部或下部、暴露部位或皱折部位、挤压部位或摩擦部位、多汗部位、腔口部位，皮损分布的局限或泛发等，对皮损的情况和外治的反应都各有不同的影响。部位辨证正是对人体体表不同部位的特点进行分析，以求进一步提高皮肤病中医外治的疗效或减少其副作用。

（3）自觉症状辨证　瘙痒是皮肤病最有特点的自觉症状，此外还有疼痛和麻木等。为了应用外治达到尽快缓解自觉症状的目的，对这些自觉症状进行准确的辨证也是非常重要的。

153· 邓丙戌教授提出的“类比选药”的具体内容有哪些？

皮肤病的中医外治主要是针对皮损的，其选药标准除了考虑中药对整体有影响的性能（四气、五味、升降浮沉、补泻和归经）外，更多的还要考虑到该药对皮损局部可能有影响的其他物理的或化学的特点（如颜色、形态、比重、硬度、酸碱度、滑涩、毒性、表面温度、可燃性、腐蚀性、刺激性以及入药部位等）。

对于皮肤病外治采用“取象比类”的方法最为实用，我们将其称为“类比选药”。一方面与“内治之药”类比，以充分将内治之药用于外治；另一方面与中药的各种性能类比，以充分利用中药的各种性能用于外治。实际上，在中药治疗方面广为流传的以色治色、以形治形、以毒攻毒等，均是类比选药在某一方面的应用。

（1）与“内治之药”类比　即当皮损辨证的结果与“内治之药”所针对的“证”类似时，根据“类比选药”的理论，“外治之药”可以类比“内治之药”选用。例如：①当皮损辨证有“风”邪时，即可将“内治”之“散风”药试用于外治；②当皮损辨证有“血虚”时，即可将“内治”之“养血”药试用于外治等。必须指出，这种“与内治之药类比”与吴尚先先生的“外治之药即内治之药”有很大区别，前者是“外病外治”，根据类比法试用“内治之药”；后者是“内病外治”，所用药物即“内治之药”。

（2）与“中药的各种性能”类比　即将皮损辨证的结果（如皮损的颜色、形态、软硬、干湿及染毒情况等），根据

“类比”的理论，与中药的各种性能（如颜色、形态、比重、硬度、酸碱度、滑涩、毒性、腐蚀性、刺激性以及入药部位等）类比而试用之。例如：①“白色”可以中和“黑色”，根据“类比论治”的理论，“黑色”的皮损可以外用“白色”的药物治疗，如《医宗金鉴》外用众多白色的药物组成的“玉容散”（包括白牵牛、白蔹、白细辛、白鸽粪、白及、白莲蕊、白芷、白术、白僵蚕、白茯苓、白附子、白扁豆、白丁香、鹰条白等）治疗“黑变病”或“黄褐斑”；②“重物”可以压实“水肿”，根据“类比论治”的理论，“水肿”的皮损可以外用“沉重”的药物压之。例如外用“银粉散”治疗肉芽水肿的主要机制正是利用其中所含黑锡（铅）的重压作用；③“摩擦”可以使“硬物”变薄，根据“类比论治”的理论，“坚硬”的皮损可以外用某些药物摩擦之，赵炳南先生正是利用海螵蛸的“有密布的小疙瘩状隆起”的坚硬的骨质背部“摩擦”治疗角化性皮肤病的；④酸性或碱性的物质有软化或腐蚀作用，根据“类比论治”的理论，肥厚或增殖性皮损可以用酸性或碱性的物质软化或腐蚀之，例如外用食醋熬制的“黑布药膏”可以软化“瘢痕疙瘩”，外用生石灰制成的“水晶膏”可以腐蚀“鸡眼”等；⑤油脂有滋润作用，根据“类比论治”的理论，干燥的皮损可用油脂滋润之，例如外用甘草油可以治疗皮肤皲裂；⑥收涩性的物质有拔干作用，根据“类比论治”的理论，湿润的皮损可用收涩性的药物治疗，例如外用炉甘石和明矾等可以治疗多汗症；⑦某些有毒性的物质有“以毒攻毒”的作用，根据“类比论治”的理论，一些感染毒邪的皮肤病可以外用某些有毒性的药物治疗，例如外用白砒或水银治疗翻花疮（鳞状细胞癌）或梅毒等；⑧高温有使皮肤充血甚至烧焦皮肤组织的作用，根据“类比论治”的理论，将药物加热可治疗皮肤瘀血，或点燃药物可烧灼疣赘。

154. 邓丙戌教授提出的“综合治疗”的具体内容有哪些？

为了取得更好的疗效，需要多种外治方法的联合应用。

（1）手法、器械与外治药物的综合治疗　虽然外治药物是皮肤病中医外治的基础，但是手法和器械在其中也起着重要作用。手法、器械与外治药物的结合，是皮肤病中医外治的综合治疗的重要特色之一。手法指皮肤病中医外治中的操作技法。器械是根据不同的原理设计制造而成，按照规定的操作可以取得不同的治疗效果。手法、器械与外治药物的综合治疗可以起到以下作用：输送外治药物（手法如插入法、划涂法、吹药法等；器械如埋藏法等）；促进外治药物吸收（手法如搓法、梳法、倒膜法、戳法、邮票贴敷法等；器械如中药离子透入法、超声药物透入法等）；利用冷、热或其他效应促进皮损缩小、坏死、变性、消散或吸收等（手法如烧蚀法、热熨法、蒸发罨包法、冷敷法等；器械如滚刺疗法、磨削疗法、开刀法、冷冻疗法、激光疗法等）；缓解自觉症状（如摩擦法等）；保护或清洁（如擦洗法等）。需要特别指出，虽然现代高科技的飞速发展使融入声、光、电等高新技术的器械层出不穷，但是这些器械也仍然是发挥着上述主要作用，只是其作用更强大或更精细，故这些新器械的使用，代表了皮肤病中医外治的现代化。

（2）局部用法、腧穴用法和其他用法的综合治疗　皮肤病中医外治一般以局部用法为主，但是因为皮肤是人的整个机体的一个组成部分，其与全身各个器官和系统均有着密切的联系，所以能够调节人的整个机体功能的各种外治用法（如腧穴用法等）均可应用于对皮肤病的外治，这就形成了皮肤病中医外治的又一个重要特色。

155· 皮肤病中医外治的原则是什么？

皮肤病中医外治的具体内容主要包括三个方面：外治药物、外治剂型和外治用法。中医外治的原则是要根据皮肤损害的表现来选择适当的药物、剂型和用法。

(1) 要根据病情阶段用药　皮肤炎症在急性阶段，若仅有红斑、丘疹、水疱而无渗液，宜用洗剂、粉剂、乳剂；若有大量渗液或明显红肿，则用溶液湿敷为宜。皮肤炎症在亚急性阶段，渗液与糜烂很少，红肿减轻，有鳞屑和结痂，则用油剂为宜。皮肤炎症在慢性阶段，有浸润肥厚，角化过度时，则用软膏为主。

(2) 注意控制感染　有感染时先用清热解毒、抗感染制剂控制感染，然后再针对原来的皮损选用药物。

(3) 用药宜先温和后强烈　外治用药时，宜先用性质比较温和的药物。尤其是儿童或女性患者不宜采用刺激性强、浓度高的药物。面部、阴部皮肤慎用刺激性强的药物。随时注意药敏反应：一旦出现过敏现象，应立即停用，并给以及时处理。

(4) 用药浓度宜先低后浓　先用低浓度制剂，根据病情需要再提高浓度。一般急性皮肤病用药宜温和安抚，顽固性慢性皮损可用刺激性较强和浓度较高的药物。

156· 皮肤病中医外治技法有哪些？

皮肤病外治技法是指将配制成一定剂型的药物施于体表，或使用某些器械作用于体表，或药物与器械联合应用作用于体表的具体操作手法。历代外治专家对外治技法总结出了较多的经验。

但在临床应用方面，与外治方药和外治剂型相比，外治技法并未受到应有的重视。医者在临症外治时，多考虑用何方药、用何剂型，但选何技法则研究较少，向患者解释则更少，结果外用药物时常不能达到最佳疗效。外治技法包括局部技法、腧穴技法，以及其他一些技法等。

（1）局部技法　因为皮肤病中医外治主要是针对皮损的，而大部分皮损都是发生在皮肤黏膜“局部”的，这就决定了皮损局部用法是皮肤病中医外治中最主要的用法。皮损局部用法可以分为以药物为主的局部用法和以手法或器械为主的局部用法。

1）以药物为主的局部用法：是以药物为主，以手法或器械为辅，直接作用于皮损局部的外治用法。由于本法施于局部皮损组织的药物浓度显著高于其血液浓度，故在病变处发挥作用充分，而且是直接作用，所以对解除局部症状（如缓解瘙痒及消退局部皮损等）比全身用药奏效迅捷。以药物为主的局部用法主要包括洗药法、湿敷法、撒药法、涂药法、戳药法、点药法、滴药法、注药法、薄贴法、敷贴法、热熨法、烘药法、熏药法、按摩法、摩擦法、搓药法、发疱法、腐蚀法、生肌法、护创法、药捻法、封药法、夹药法、黑布药膏疗法、拔膏疗法、白降丹划涂法、蒸发罨包法、倒膜面膜法、邮票贴敷法、填药法、药条插入法、移毒法、围敷法、掺药法、含漱法、口噙法、吹药法、梳法、喷雾疗法、中药烧蚀疗法、湿药巾疗法等。

2）以手法或器械为主的局部用法：是以手法或器械为主，直接作用于皮损局部的外治用法。由于本法应用适当的手法或器械直接作用于局部皮损，所以也具有奏效迅捷的优点。以手法或器械为主的局部用法主要包括拍合法、划痕疗法、滚刺疗法、磨削疗法、引血疗法、结扎疗法、挑出疗法、推疣疗法、钝刮疗法、开刀法、太阳能疗法、烧灼疗法、拔疣疗法等。

（2）腧穴技法　人体的经络纵横网罗成经络系统，此系统贯穿周身上下，脏腑表里，使体内的所有脏器和体表密切结合在一起，构成多种复杂的功能活动，从而使人体形成一个互相协调统一的整体。腧穴用法治疗皮肤病，正是通过刺激体表的腧穴及经络，达到调节脏腑及其经络的平衡，内外上下表里的平衡，激发运行气血的功能，使病变的皮肤恢复正常。腧穴用法主要包括毫针疗法、耳针疗法、火针疗法、梅花针疗法、耳穴贴压疗法、割耳疗法、三棱针疗法、艾灸法、黄蜡灸法、穴位注射疗法、磁穴疗法、穴位敷贴疗法、挑刺疗法、拔罐疗法、敷脐疗法、割治疗法等。

(3) 其他技法　包括除去皮损局部用法和腧穴用法之外的传统皮肤病中医外治用法。这些用法主要包括药浴法、中药蒸气浴疗法、温泉疗法、佩戴疗法、保留灌肠疗法、栓塞疗法、发热疗法、埋藏疗法、鼻嗅疗法、刮痧疗法、药物衣疗法等。

(4) 皮肤病中医外治用法的改进及皮肤病中医外治的现代化　中医外治用法的改进可以使外治用法的使用更方便、更省事、更省时、更安全，或使外治药物或器械的贮存或运输更安全、更方便等；皮肤病中医外治的现代化则是现代生物物理学、机械制造学等在中医外治用法方面的运用。这些用法主要包括干药巾疗法、药物皮肤针疗法、电针疗法、激光及激光针疗法、吹氧疗法、冷冻疗法、中药离子透入法、超声药物透入法、光化学中药疗法等。

157· 如何应用引血疗法？

引血又称刺血、刺络。它是根据“血实宜决之”（《素问·阴阳应象大论》）“宛陈则除之”（《灵枢·九针十二原》）“其受邪气蓄则肿热，砭射之也”（《难经·第二十八难》）的治疗原则而直接针刺于络脉，并使之出血的一种方法。古人对刺血具有丰富的经验和理论。《黄帝内经》中有30余篇谈及刺血，对于刺血的依据、作用、方法、临床运用、注意事项等多有阐述，并提出了“络刺”、“赞刺”、“豹文刺”等具体刺法。传统刺血多限于高热、神昏、中暑、癫狂、头痛目眩、喉痹、急性扭伤、风湿痹痛等阳证、实证、热证、痛证。赵炳南先生早年行医时，也采用引血疗法治疗流火（丹毒）、红丝疗（急性淋巴管炎）、炸筋腿（下肢静脉曲张）、缠腰火丹（带状疱疹）等时毒瘀血壅盛的实证。在引血手法上，大体属于局部点刺和循经刺血。赵炳南先生晚年则将引血疗法移用于本属阴证、虚证、寒证的锁口疮（慢性下肢溃疡），是他“呼脓去腐”“煨脓长肉”“回阳生肌”“去瘀生新”等学术思想的体现。

慢性下肢溃疡因发于形似镰刀的胫骨两侧，故又名“臁疮”，在女性又称为“裙边疮”“裙风”“裤口疮”。赵炳南先生因其顽疮久不收口，如同被锁住而称其为“锁口疮”。并归纳出锁口疮临床的辨证要点：①病程长达数月或数年；②好发于多皮、多筋、多骨、少气、少血的胫骨内外侧；③疮面既不扩大，也不缩小，经久不愈合；④疮面周边可见形似橡皮圈灰白色厚坚皮，赵炳南先生称之“锁口皮”；⑤疮周乌黑僵硬，瘀斑沉着，肉芽晦暗，脓汁稀少；⑥局部有紧压感，但无明显痛痒。

赵炳南先生对慢性下肢溃疡首辨有无锁口疮和锁口皮的凹凸程度。他认为凹陷者、疮面大，血虚气虚；凸起者，面积小，血虚，气不甚虚。并提出引血疗法的三不用：无锁口皮者不用；疮面塌陷者不用；疮周无紫色瘀斑者不用。

赵炳南先生认为：锁口疮是由于湿热下注，经络阻隔，气血凝滞，脉道不通，日久耗气伤阴，营卫失和，肌肤失于濡养所致。因此，气滞、寒凝、血瘀的存在为溃疡经久不愈的主要障碍。引血疗法刺其局部癖积之留血，可以“通其经脉、调其血气”（《灵枢·九针十二原》），激活慢性溃疡的僵化状态，变静为动，变瘀为通，从而达到“经脉流行，营复阴阳”，回阳化腐，生肌长肉固皮的治疗目的，是一种简、便、廉、效的好方法。

引血疗法应用前先对疮面周围皮肤常规消毒，用镊子酌情去掉疮口边缘锁口皮。取三棱针（以银制者为佳）沿疮周瘀斑处快速垂直啄刺。刺法由密至疏，由深至浅，针距 1～3 分，以拔针见血如珠为度。每周引血 2 次，连用数周，待疮周暗紫色斑转至红色止。引血疗法毕，疮面覆盖红纱条。

158 · 中药洗浴疗法的基本方式有哪些？

（1）淋浴法　将配制好的药液，通过淋浴器连续在患者身体上方喷洒，而水随即排走。

（2）浸浴法　将配制好的药液注入浴盆中，患者除头面外，全身均浸泡在药液中，缓慢浸洗并不时自行翻身。

（3）擦浴法　将配制好的药液注入浴盆中，患者用柔软的用具蘸取药液，自上而下擦洗皮肤。

清洗患处时，动作要轻柔，不可过度搔抓或使用浴巾等用力搓擦皮损，不要强行剥离皮屑，以免刺激皮疹，加重病情。

常用药浴的中药有：生侧柏叶、苦参、楮实子、大皂角、透骨草、白鲜皮、地肤子、川椒、丹参、马齿苋、苍耳子、蛇床子、败酱草、蒲公英、龙葵、楮桃叶、龙胆草、土槿皮、百部、葛根、当归、黄柏等，起到清热凉血解毒，养血润肤，活血通络，止痒的作用。

159 · 如何应用拔膏疗法？

拔膏是硬膏的一种，是制成粉笔状的硬膏。因为携带使用方便而为赵炳南先生所喜用。赵炳南先生常用的拔膏有三种：黑色拔膏棍、脱色拔膏棍、稀释拔膏棍，其中黑色拔膏棍最为常用。

拔膏有三种使用方式：

（1）热滴法　用胶布保护正常皮肤，将药棍一端热熔后滴于患处，上覆胶布。本法适用于角化浸润明显，且面积小的皮损。

（2）蘸烙法　将药棍一端热熔后对准皮损面，快速烙贴患处，上覆胶布。本法适用于孤立、散在、角化性小面积皮损。

（3）摊贴法　将膏药熔后摊于布片上，热贴患处。本法适用于较大面积皮损。

以上三种治疗方法，一般每3～5天换药一次，10次为一个疗程。

拔膏能杀虫、除湿、止痒、拔毒提脓、通经止痛、破瘀软坚，适应于：①皮肤湿热毒类：如带状疱疹后遗神经痛、多发性毛囊炎（发际疮、蝼蛄串）、结节性痒疹（顽湿聚结）；②皮肤增生性病变类：寻常疣、出血性疣（瘊子、枯筋箭）、鸡眼、胼胝、甲癣（油炸甲）、颜面盘状红斑狼疮（流皮漏）、睑黄疣等；③其他：白癜风（白驳风）、圆形脱发（油风脱发）、硬皮病、黧黑斑、聚合性痤疮（粉刺聚毒）等。

160 如何应用放血疗法？

（1）委中针刺放血疗法

1）方法：先在委中穴按摩10余次，消毒皮肤，用2～3cm的毫针刺委中穴位，以有强烈的酸、麻、胀痛感为度。行针10～15分钟，再拔出毫针，用力挤其针眼，以出血1～2滴、皮下青紫为度。

2）疗程：隔日1次，8～10次为一个疗程，有效可继续治疗至痊愈，无效可停用。

3）适应证：疖子与慢性疖病（以臀部、下肢的疗效较好）、慢性丹毒（小腿）、臀部毛囊炎等。

（2）划耳疗法

1）方法：用酒精消毒皮肤，在对耳轮下脚部，用锋利的瓷片（打破的瓷碗、茶杯的碎片），划一个2～3mm长的切口，以出血为度，盖以消毒棉球。对侧也划一相同切口。划耳时，术者用一手的中指顶住耳翼背面，用食指、拇指提起耳尖部，以便划耳，切口深度均匀。

2）疗程：每周划耳一次，5~8次为一个疗程，有效者继续治疗，直至痊愈，无效可停止治疗。

3）适应证：白癜风（以面部、头部的疗效较好），斑秃、小儿湿疹、银屑病、顽固性瘙痒症、神经性皮炎等。

161 湿敷的种类及作用是什么？

湿敷法又称“溻渍”。它是将6~8层的无菌纱布垫用药液浸透，敷于局部，以达到疏通腠理、清热解毒、抑制渗出、收敛止痒、消肿散结等目的的一种外治方法。皮肤科广泛用于急性渗出性皮肤病，如急性湿疹、过敏性皮炎、接触性皮炎等。

湿敷的种类：按湿敷溶液的温度，可分为冷湿敷与热湿敷；按包扎的方式，可分为开放性湿敷与封闭性湿敷，按治疗的时间，可分为持续性湿敷与间歇性湿敷。皮肤科临床常用开放性间歇性冷湿敷。

冷湿敷能使患部的血管收缩，血流迟缓，从而减少渗出。热湿敷能促进患部血液循环，加强新陈代谢，促进炎症渗出物的吸收而减少渗出。同时，冷、热湿敷又能使皮肤表层痂皮软化，消除分泌物，还能随所用药物而有收敛及杀菌作用。封闭性湿敷时，垫上的水分蒸发到塑料膜上，凝成水滴后又落在湿敷垫上，形成了封闭内的水分循环，使湿敷垫保持湿润的时间久，湿敷垫水分蒸发慢，散热少，不易着凉，病人活动较方便，不易打湿衣被，适用于恶急性皮损，半阴半阳证。开放性湿敷则水分蒸发快，引流及消肿效果更好，适用于炎症较重、渗液较多的急性皮肤病，多属阳证。

162 如何进行湿敷操作？

在进行湿敷操作前要对患者进行评估，包括病人的年龄，意识状态，是否合作，病人目前的体温、脉搏、血压，检查体表有无感染情况，如红、肿、热、痛，有无活动受限，皮损的部位和瘙痒程度等。

准备好物品，包括湿敷盆（盆内放入遵医嘱配置好的药液）湿敷垫数块（大小视冷敷面积而定）、塑料薄膜、绷带、一次性隔离单、干毛巾、大镊子两把或无菌手套，必要时备屏风。

核对床号、病人姓名，向病人和家属解释目的、方法，使病人建立安全感并取得合作。关闭门窗，根据病情暴露湿敷的部位（如在隐私处须以屏风遮挡）注意保暖，在治疗部位下垫隔离单保护床单。将湿敷垫浸入药液中，以双镊夹起或戴无菌手套将其挤干（以不滴水为度）后，将湿敷垫紧贴在患部（中间不能有空隙），大小与皮损处相吻合。用绷带将四肢、颜面部位的湿敷垫绑紧。隔20分钟更换一次，持续时间为40分钟。每日1~2次。封闭性冷湿敷时，剪一块比湿敷垫边缘大1~2cm的塑料薄膜盖在湿敷垫上。用绷带或包布将塑料膜和湿敷垫包扎起来。每隔1~2小时解去绷带，更换湿敷垫，再包扎起来。

操作中应密切注意局部皮肤变化及观察病人的生命体征。如有异常应及时停止操作，报告医生协助处理。操作结束后擦干局部，询问其治疗后的反应。协助病人着衣，整理好床单及用物。

163 进行湿敷操作时应注意什么？

在进行湿敷操作时应注意做到：

（1）专人用物不得混用，用后消毒。避免交叉感染。

（2）病损部位由于接触某种物质或药物而引起过敏性皮炎时，湿敷前应用清洁剂或液状石蜡将局部清洗干净。

（3）湿敷面部时，在相当于眼、鼻、口的部位将湿敷垫剪孔，露出鼻孔，以免影响呼吸。耳部湿敷时，外耳道可酌情塞棉球，以防溶液流入耳道。

（4）湿敷垫与患处之间不能有空隙，可用绷带绑紧，但应松紧适宜，病人能够耐受。

（5）冬季湿敷时间不可超过 40 分钟，并注意保暖。

（6）大面积湿敷时，注意不要超过身体面积的 1/3，如超过此面积时，可分批湿敷。

（7）由于婴儿、老年人对冷热的耐受力差，反应迟钝，描述不准确，因此在治疗过程中要注意观察局部皮肤变化，出现苍白、红斑、水疱、痒痛或破溃等症状时，应立即停止治疗，并做相应处理。

（8）湿敷溶液有可能引起个别病人的不良反应，如炎症加重、渗液增多或过敏反应，应及时对症处理。

164. 全身浸浴疗法的作用及适应证是什么？

全身浸浴疗法是皮肤病治疗中一个重要的辅助疗法，通过洗疗可清除掉皮肤表面的污垢和细菌，提高抵御细菌侵袭的能力，降低抗生素的使用率。在涂药前将患处原有的药物清除掉，可提高新涂药物的吸收。在紫外线治疗银屑病时，照射前将鳞屑和药物清除掉，可增加紫外线的治疗作用。对有渗出的皮肤病，清除渗出物后，可减少细菌感染，减少渗出物分解后对皮肤的刺激，减少分解产物再吸收后引起过敏的机会。

中药浴按照中医辨证施治的原则，根据患者的病情选用不同的药物进行洗浴，采用温热法使药物透过皮肤、穴位等直接进入经络、血脉，分布至全身，具有发汗解表、活血通络、清热解毒、散风祛湿止痒、养血润肤止痒、祛腐生肌等功效。药浴时由于药物不经胃肠破坏，直接作用于皮肤，并通过透皮吸收进入血液，故较之内服药疗效快且舒适，也不会增加肝脏负担。

适用于治疗银屑病、神经性皮炎、结节性痒疹等肥厚性、脱屑性、瘙痒性皮肤病，以及大面积或皮损创面需要清洁的皮肤病，如天疱疮等。

临床常用的药浴有：

（1）糠浴及淀粉浴　用细稻糠1kg装入布袋，用水煎后，倒入浴水中，并将糠袋于浴水中轻轻揉搓，使糠中的细微颗粒弥漫于浴水中。淀粉浴用淀粉500g，直接放入浴水中搅匀而成。糠浴具有收敛、止痒、镇静、末梢神经安抚等作用。

（2）高锰酸钾浴　常用高锰酸钾片加水适量可配成浓度为1:(15000~20000)的溶液，泡洗局部或全身，一般水温37~40℃。高锰酸钾具有除臭、杀菌等作用，常用于治疗慢性皮肤病或一些渗出性皮肤病有继发感染，如天疱疮、剥脱性皮炎、药疹、泛发性湿疹及神经性皮炎等。

（3）中药浴　中药浸浴方剂很多，常根据病情辨证施治，例如：苦参、地肤子、防风、白鲜皮等具有祛风除湿、止痒等作用，可以治疗湿疹、神经性皮炎等；地丁、蒲公英、野菊花、黄柏具有清热解毒作用，可以治疗脓皮病、丘疹性荨麻疹等。

165 全身浸浴疗法的注意事项是什么？

（1）药浴一般适用于能自行活动者；饥饿、体弱、年老、年幼、精神欠佳者应慎用，须协助洗浴并严密观察。

（2）严重的心脑血管系统疾患、神经精神系统疾患、出血倾向及体质虚弱的病人不宜进行浸浴治疗。

（3）女性经期、孕期不宜洗浴。

（4）洗浴前医护人员应对患者的身体状况进行评估，与患者签署知情同意书，告知洗疗的方法、注意事项及存在的风险，如：由于个体差异引起的皮肤过敏；由于地滑摔伤导致的软组织损伤、骨折及其他各种损伤；皮肤烫伤；晕厥；心、脑血管意外等。告知患者呼叫器的使用方法等。

（5）洗疗时室温、水温均应适宜，药浴温度一般在40℃左右。以防止烫伤或受凉。水位不宜过高，以胸部以下不感胸憋为宜。每次洗疗时间为20~30分钟。

（6）洗浴过程中，应加强巡视，如患者感觉不适时，应立即停止洗浴，给予相应处理。

（7）注意浴室、浴盆的清洁，浴袋专人使用，避免交叉感染。

166 如何进行全身浸浴疗法的技术操作？

（1）操作前进行评估　医护人员首先应对患者评估，包括：患者目前的意识状态、体温、脉搏、呼吸、血压的准确数值，是否可以进行洗疗。病人对全身浸浴疗法的认识程度，是否合作。评估患者皮损部位、皮肤瘙痒的程度、有无感染情况、有无活动受限及生活自理能力等。告知患者洗疗的方法及注意事项。

（2）操作前准备　护士洗手、备物、核对医嘱。用500mg/L的健之素液刷洗浴盆（由卫生员协助）。物品：煎药机、浴缸（内置浴袋专人专用）、中药（无纺布包装）、热水、毛巾、拖鞋。

（3）操作过程　将扎紧的中药无纺布袋放入煎药机内，按仪器的操作规程进行操作；浴室开灯，打开排风扇，浴袋放入浴缸内，铺好并放入少量冷水，待药煎好后将药液放至浴缸，浴缸药液加入适量温热水，水温调至40℃左右；将躯体及四肢浸泡于药液中，浴时可用软布或毛巾拭洗，禁用肥皂；避免强力搓洗；病人浸浴时间为30分钟；药浴过程中，询问患者有无不适，以便及时调节药浴温度或停止洗浴；药浴完毕后，用温水冲去药液，擦干，必要时协助患者着衣，回病室置舒适卧位休息。

（4）操作后　清理用物，清洁浴盆，洗手，记录。

167. 如何进行搽药操作？

搽药法是将各种外用药物直接涂于患处的一种外治方法。通过局部用药达到清热祛湿、解毒消肿、止痒镇痛的治疗效果。常用于搽药的剂型有水剂、酊剂、油剂、膏剂等。

搽药前首先应对患者的皮损情况进行评估和处理，患者头部有皮损的应动员其剪短头发；鳞屑较多的患者宜在搽药前温水洗浴，轻轻去除鳞屑；皮损处留有其他药物的宜用棉球蘸植物油将其拭去；当患处结痂较厚时，用植物油或黄连膏、化毒散膏厚涂，待痂皮软化去除后再行搽药。

搽药时将所用的药物及搽药的用具准备好，做到专人专用，避免交叉感染。用具可选用一次性薄膜手套或使用止血钳夹住5~7层纱布叠成的1.5cm大小的纱布块，蘸取少量药膏涂于皮损处并轻轻揉擦，以利药物的吸收。应避免将药物涂搽到正常皮肤，避免药物涂搽过厚，阻塞毛孔引起疖肿。每日搽药1~2次，涂搽水剂、酊剂、油剂时可使用毛刷、棉签、纱布，注意涂搽药物要均匀。进行操作的同时应指导病人掌握搽药知识。对于顽固性皮损可选用黑豆馏油软膏、水杨酸软膏，采用封包疗法用油纸或保鲜膜敷贴大约2小时，以促进药物的吸收。在为皮损面积广泛的患者进行搽药时，应注意控制室温，避免过多暴露患处，谨防着凉。

应遵循适宜、适度、适时、适量的基本原则。要根据皮肤炎症反应情况选用不同外用药；皮损广泛时应采取分片分次交替搽药；在更换使用一种新的外用药物时，应先选一处皮损试用，观察72小时无不良反应后，再扩大搽药面积；在外用药的浓度选择上，应从低浓度无刺激的药物逐渐至高浓度，为避免某种作用较强的外用药大面积长期使用引起全身不良反应，可采用分区域、交替或间歇停药的方法；另外在外用药的使用过程中，要密切注意药物的全身及局部反应，发现异常情况，及时停药采取相应的处理措施。

168· 疱病清疮贴敷术如何操作？

疱病清疮贴敷法是对局部皮损进行清洁处理后，再将用被药液浸湿的单层纱布平整的贴敷于创面上，其所用纱布的大小类似于邮票，贴敷时要求纱布与疮面的面积相吻合，故也将其称之为邮票贴敷法。此换药方法的优势在于单层纱布附着力强、透气性好；纱布上浸有抗菌的药液，具有抗感染的能力；当其贴敷于受损的部位时起到了类似于表皮的作用，能有效地保护疮面、控制感染，从而加速了上皮的新生，促进了皮损的愈合。疱病清疮贴敷法适用于所有水疱、脓疱、血疱和局部表皮剥脱的皮损。其具体操作方法如下：

操作前首先应对患者进行必要的评估，包括病人的意识状态、体温、脉搏、血压，合作程度、皮损面积的大小及病室温度等。做好解释工作，使病人建立安全感并取得合作。

备齐用物携用物至床头，核对床号、病人姓名；关闭门窗，避免冷风直吹在病人的裸露部位；根据皮损部位协助病人摆好舒适利于换药的体位，暴露换药部位（如在隐私处须以屏风遮挡）注意保暖，下垫隔离单。操作时先用无菌盐水浸湿的棉球将皮损处清洁干净。必要时先行分泌物培养。如疮面上原有纱布，要先用棉球将纱布浸透，以便揭下；干燥翘起的痂皮或纱布，应用棉球浸湿后剪掉。皮损处若有疱液清的水疱可用注射器将疱液抽出，保持疱壁完整，避免诱发感染。脓疱或血疱则需用无菌剪刀沿疱壁底部剪开，将疱壁完全清除干净，暴露出基底部的疮面，用盐水棉球将脓液及血液清洁干净，再将用药液浸湿的单层纱布平整的贴敷于暴露的疮面上，所用纱布的大小要与疮面相吻合。换完一侧后再换对侧，步骤同前。贴敷完成后，协助病人摆好舒适体位，必要时使用支被架，注意换药后的反应。并嘱患者暴露皮损部位20~30分钟，此时可进行半导体激光照射、红外线照射治疗。待纱条干燥后，即可协助患者穿好衣服。一般来讲，贴好的药物纱布附着牢固，在次日换药时，若纱布干燥无感染可直接在纱布上淋洒药液，边缘翘起的部分用剪刀剪除；若纱布下面有脓液溢出或附着不牢，同时伴有皮损周围红晕者，说明有继发感染，应将纱布取下，更换新的纱布。

在疱病清疮贴敷操作中，要注意严格执行无菌操作技术，所有物品每人一套，用后敷料、换药盘、镊子放焚烧袋内统一销毁。剪子用500 mg/L 健之素浸泡30分钟，再用清水清洁，擦干，送消毒室高压灭菌，防止交叉感染。严格执行操作规程，疮面要清洗干净，头面部位的皮损换药时，应嘱病人闭眼，避免药液流入刺激眼睛引起不适；皮损在头皮部位时应先剪去头发；换药中勿损伤新生肉芽组织，动作要轻柔，纱布要浸透才能揭掉，以减轻患者的痛苦。药液要现配现用，不能超过24小时。操作前要注意调节室温，操作中注意患者保暖。在换药期间应密切注意皮损的变化，直至皮损处干燥结痂，疱病清疮贴敷即可停止。

169. 如何进行热罨包技术操作?

热罨包属于封闭式冷热交替湿敷的范围。其作用原理为：罨包初敷时，由于热的作用可抑制皮肤末梢神经冲动，故止痒效果良好。热可使局部血管扩张，促进血液循环，改善充血状态，提高白细胞的数量和吞噬功能，促进局部炎性浸润的消散。罨包敷用一定时间后，逐渐变冷，其冷热交替作用，可改善末梢血管的舒缩功能，有助炎症的减轻与消散。

（1）适应证　急性湿疹或其他急性炎症性皮肤病，渗出显著，痛痒剧烈时；亚急性皮肤炎症，局部血行不畅，且有瘀血情况时；慢性溃疡，有脓性分泌物、肉芽不新鲜者；还可用于有皮下炎症浸润硬结的患者。

（2）具体操作方法　操作前首先应对患者进行必要的评估，包括病人的意识状态、体温、脉搏、血压、合作程度、皮损面积的大小及病室温度等。做好患者的解释工作使病人建立安全感并取得合作。根据医嘱配制药液并将药液加热至50℃、将纱垫浸泡于药液中。携用物至床头，核对患者姓名；关闭门窗，避免冷风直吹在病人的裸露部位；根据皮损部位协助病人摆好体位，暴露患处，下垫隔离单。以双钳夹起挤干纱垫（以不滴水为度）。将纱垫紧敷在病人患处，外用带孔的塑料薄膜将纱垫严密包住，后用绷带绑紧。每隔2～3小时更换一次。操作中注意局部皮肤变化及观察病人的生命体征，注意为患者保暖。操作完毕后，用干毛巾轻擦局部，整理床单。

（3）注意事项　药液的温度为50℃左右，不宜过热，避免烫伤患者，老年人及幼儿对热的耐受性差，温度宜偏低。操作时要先用纱垫触及病人皮肤、询问病人是否能够耐受。操作中间更换纱垫时要重新加热，敷垫要紧密贴于皮损处，塑料薄膜要用针扎出多个小孔。操作中注意局部皮肤变化，如出现苍白、红斑、水疱、痒痛或破溃等症状时，应立即停止治疗，并做相应处理。

170. 皮肤病中医外治剂型有哪些？

皮肤病外治剂型是指供外治皮肤病所使用的剂型。由于不同剂型能使药物以不同浓度作用于患处，外用于皮肤后能发挥药物的最高效能，而且要适用于不同皮损情况和不同部位，因此皮肤病外治剂型历来为皮肤科工作者所重视。

由于中医外治剂型与西医外治剂型有的相同，有的相似，也有的完全不同，而当前在临床上二者又同时使用。根据临床实际应用及文献记载，主要包括以下剂型：散剂、水剂、药油、药酒、药醋、软膏、糊膏、药糊、乳剂、洗剂、硬膏、熏药、搓药、新鲜植物及动物剂、药捻、纱条剂、胶液剂、栓剂、涂膜剂、气雾剂、凝胶剂、透剂、肥皂剂、丸剂、药锭、药饼、线剂、药巾、绵剂、香剂等。

171. 皮肤病中医外治药物分类和作用机制如何？

（1）外治药物的分类　针对皮损辨证的有消肿退斑药、去坚散结药、蚀肉提脓药、生肌固皮药等；针对六淫辨证的有驱除六淫药（包括外用清热药、除湿药、祛风药、润肤药、逐寒药等）和与之相关的解毒杀虫药、除垢去臭药和安抚保护药等；针对自觉症状辨证的有止痒药和缓痛药等；此外，还有生发护发药、止汗药、开窍透肉药等。

（2）外治药物的作用机制　包括药物对皮肤的局部作用和药物的整体作用。

药物的局部作用包括：①释放：药物从基质中释放出来，分布到皮肤表面；②吸附：经过物理化学的结合或黏附作用，药物结合到皮肤结构（主要是角质层）；③渗透：基本可分为经表皮与经皮肤附属腺体两大部分；④代谢：皮肤对很多化合物都有代谢能力。

药物的整体作用包括：①直接作用：外治药物通过吸收，经真皮及皮下组织中的血管、淋巴管而进入体循环，并分布到全身。此时这些外治药物就会发挥整体的药理效应，其治疗作用及其毒副作用与这些药物作为内治药物时的情况基本相同，但应注意由于外治药物是通过真皮及皮下组织中的血管、淋巴管直接进入体循环，因此其对胃肠道和肝脏等的毒副作用比口服给药小。同时也必须想到有些药物可能被吸收进入体循环而发挥整体的药理效应，所以同样也应该密切观察其可能出现的相应的整体治疗作用及毒副作用。②间接作用：指药物对局部发生刺激后，再通过经络系统、神经系统或免疫系统的调节而起到的整体作用。例如穴位敷贴疗法、敷脐疗法等。

172 糊膏使用技法如何？

糊膏是在油脂性软膏基质中加入较多量（30%~50%）的不溶性粉剂混合而成的一种泥状多孔性膏剂。功能保护创面，轻度收敛，散热止痒，软化皮损。

（1）适用范围　①亚急性皮肤炎症伴少量渗出，如亚急性湿疹；②脓痂性、鳞屑性皮肤病，如脓疱疮；③慢性浸润肥厚皮损，如神经性皮炎；④慢性窦道、瘘管周围，如防止窦道口发生湿疹样皮炎。

（2）使用方法　糊膏使用主要有敷贴法、护创法、涂药法等。

（3）糊膏配制　主要用调和法，本法的要点是加入的不溶性粉剂的比例需灵活掌握，一般在夏季，粉剂的比例可略高；而寒冷季节，粉剂的比例应降低。

（4）注意事项　①毛发丛生的部位不宜应用，如必须应用，则应剪去毛发；②当皮损有少量渗出时，直接涂糊膏于皮损较困难，此时可先将糊膏涂于纱布上，再敷于皮损。

173 水剂使用技法如何？

水剂是将单味或复方药物溶于水或放在水中煎煮后滤过成的

水溶液，又称洗药。功能：清洁除臭，抑制渗出，软化角质，散热止痒。

（1）适用范围　①急性炎症性皮肤病，潮红水肿、水疱、糜烂渗出明显时，如急性湿疹等；②化脓疮面的涤脓去腐，如足癣感染等；③全身瘙痒性皮肤病的洗浴，如皮肤瘙痒症等；④浸软慢性角化性皮肤病的角质，如角化过度型手足癣等。

（2）使用方法　水剂主要有以下几种用法：淋洗法、荡洗法、擦洗法、浸洗法、浸泡法、熏洗法、湿敷法、淋浴法、浸浴法、擦浴法、蒸发罨包法、涂药法、含漱法、摩擦法等。

（3）水剂制法　主要有煎熬法、溶解法和稀释法。

1）煎熬法：煎熬法是将中药加入适量水煎熬后滤过而成。本法的要点是中药宜先用水浸泡1小时再煎熬，水面应高出药物，所用水量应根据药物的情况（如同样重量的根、茎、叶和花所用水量不同）而定。

2）溶解法：溶解法是将药物加入适量水溶解后滤过而成。本法的要点是可先用部分水溶解药物，再加水至全量。

3）稀释法：稀释法是将高浓度的溶液使用前稀释成所需浓度。

（4）注意事项　①植物性药物配制水剂时，最好使用前临时煎煮，以防变质；②大面积使用水剂时，要注意所用药物的浓度，以防吸收中毒；③天气寒冷时使用水剂，要注意所用药物的温度，以防感冒；④多数情况下，水剂最好为一次性使用，下次治疗应更换新药，以防继发感染。

174• 粉剂使用技法如何？

粉剂是单味或复方药物制成的混合均匀的干燥极细粉末，又称散剂、药粉或药面。功能清凉散热，干燥收敛，吸湿祛汗，安抚保护。

（1）适用范围　①急性炎症性皮肤病早期，仅有潮红、丘疹，基本无渗出；②多汗症；③用于皱襞部及间擦部以减轻摩擦及浸渍；④用作爽身粉（夏天或浴后）或防护粉；⑤涂软膏、药膏、糊膏或药糊后，其上加扑药粉，以利药物吸收及附着；⑥掺于膏药、软膏、纱条及药捻上，或直接掺撒于皮损，而增加消散、提脓或止血等多种不同作用。

（2）使用方法　粉剂的使用主要有以下几种用法：撒药法、戳药法、摩擦法、夹药法、吹药法、敷脐法等。

（3）粉剂配制　配制粉剂的主要步骤分为粉碎、过筛和混合（复方制剂）。

1）粉碎：可根据药物性质的不同选择干法粉碎和湿法粉碎。干法粉碎是将药物直接研碎，湿法粉碎是在药物中适当加入容易去除的液体（有机溶媒或水）进行粉碎。

2）过筛：一般应通过100目的筛。

3）混合：应按等量递加法进行。混合比重相差大的药粉时，宜将质重的成分加至质轻的成分中。

（4）注意事项　①皮损为水疱、脓疱、糜烂渗出时，或为较厚结痂及皲裂时，均不宜外用散剂；②毛发丛生部位忌用；③粉粒要求越细越干越好，复方药物必须充分混匀。

175·洗剂使用技法如何？

洗剂主要是用水和适量不溶性粉剂混合而成，又称震荡剂。功能：清凉止痒，安抚保护，清热收敛。

（1）适用范围　①急性炎症性皮肤病初期无渗液者，如急性湿疹以红斑、丘疹为主时；②泛发性慢性瘙痒性皮肤病，如痒疹等。主要采用涂药法。

（2）洗剂配制　主要用加液研磨法。

1）加液研磨法：是分次将药粉加水后研磨，留取混悬液。

具体操作是先将药粉置乳钵中加适量水研成糊状，放置数分钟使沉淀，将细腻的混悬液倒入容器内留用，剩余部分再加适量水研成糊状，如此反复操作，直至水量用完而沉淀物皆为细腻的混悬液为止。

2）增加粉剂附着：洗剂中一般应加适量甘油，以增加粉剂附着。若加适量稀酒精，可加速水分蒸发，增强清凉止痒作用，但注意勿用于急性过敏性皮炎；亦可加入适量助悬剂（如皂土），以提高其混悬均匀度及稳定性，并有助于在皮面形成保护性薄膜。

（3）注意事项　糜烂、渗出、结痂皮损忌用；亚急性皮损，局部血运不良者忌用；溃疡及皲裂皮损忌用；毛发部位忌用。

176. 油剂使用技法如何？

油剂是呈油液状的不含固体粉末的外用制剂，又称药油。常用者有植物油、动物油和矿物油等。功能：润泽皮损，软化痂皮，清除污物，保护疮面。

（1）适用范围　①急性或亚急性炎症性皮肤病，或伴有轻度糜烂，如急性或亚急性湿疹；②慢性皮肤病皮肤干燥、轻度苔藓化、不甚肥厚。如异位性皮炎；③亚急性皮肤病，脱屑明显，如单纯糠疹。

（2）使用方法　油剂主要有以下几种用法：涂药法、烘药法、按摩法、注药法、发疱法。

（3）油剂制法　主要有煎熬法和提炼法。

1）煎熬法：煎熬法是将中药放入植物油中以文火煎熬后过滤去渣而成，蛋类可直接干炸。本法的要点是一般宜先将中药在植物油中浸泡数日后再煎熬，药物务必全部浸入油中，煎熬时用文火，将药物炸成深黄色为度；蛋类直接干炸时应先煮熟，并去蛋白。

2）提炼法：提炼法是将中药经榨取或干馏等制成。

（4）注意事项　本剂型流动性大，故每次蘸取药油不宜过多，以防流至健康皮肤或黏膜处，尤其是在眼、口周围或使用有刺激性的药油时。

177· 乳剂使用技法如何？

乳剂是由两种不相溶解的液体（一般为油和水），在乳化剂的作用下，形成的一种细腻乳状膏剂，可分为水包油型（油是分散相，水是连续相）和油包水型（水是分散相，油是连续相）。功能：清凉止痒，润滑护肤，促进吸收。

（1）适用范围　①急性皮肤炎症，潮红、水肿、无明显糜烂渗出时，如急性皮炎（红斑丘疹为主）；②亚急性皮肤炎症，如脂溢性皮炎；③慢性皮肤炎症轻度苔藓化如神经性皮炎，瘙痒性皮肤病如皮肤瘙痒症。

（2）使用方法　乳剂主要有以下几种用法：涂药法、敷贴法、按摩法、烘药法、敷脐法。

（3）乳剂配制　主要用乳化法，乳化法是在一定温度条件下，把油相物质和水相物质在乳化剂的作用下乳化制成。本法的要点是：油溶性物质（油相）在一起用水浴加热使熔化，水溶性物质（水相）溶于水，并加热；然后将分散相（即内相）缓缓加入到连续相（即外相）中，控制温度，并不断搅拌，至凝即得。

中药乳剂配置的特点：中药可以作为油相的组成之一，即将适当的中药用油炸后，取滤过去渣的药油作为油相的成分；中药可以作为水相的组成之一，即将适当的中药用水煎后，取滤过去渣的药液作为水相的成分；中药可以先研为药粉，然后用研和法或熔和法与一般的乳剂基质混匀。

（4）注意事项　糜烂、渗出性皮损忌用。贮存时久，应防止干燥及霉变。为防止乳剂变质，应加防腐剂，如尼泊金甲酯、尼泊金乙酯、尼泊金丙酯等，中药则可用紫苏油、桂皮油等。

178 · 软膏剂使用技法如何？

软膏是用油脂类基质与药物混合制成的一种均匀、细腻、半固体的外用制剂。软膏中含有的不溶性固体粉末一般不超过20%。功能：保护疮面，润滑皮肤，清除痂皮，软化角质，促进吸收，恢复上皮。

（1）适用范围　①皮肤深层炎症，促使炎症浸润吸收或促其限局化，如硬红斑；②皮肤干燥、皲裂，如手足皲裂；③分泌物不多的浅溃疡面，如小腿溃疡；④结痂厚及鳞屑多的皮损，如银屑病。

（2）使用方法　软膏主要有以下几种用法：涂药法、敷贴法、烘药法、按摩法、护创法、生肌法。

（3）软膏配置　配制软膏主要有研和法和熔和法。

1）研和法：研和法是将药粉分次加入基质中并研匀。本法的要点是先将药粉加入等量基质中研匀，再分次加入剩余的基质，每次均应充分研匀。一般可在软膏板上或乳钵中进行。

2）熔和法：熔和法是将基质加热熔融，再加入药粉并搅匀至冷却为止。本法的要点是基质应在水浴上加热；药粉宜缓缓加入，同时不断搅拌。

（4）注意事项　急性渗出性炎症性皮肤病忌用；分泌物较多的皮肤病忌用。

179 · 硬膏剂使用技法如何？

硬膏是一种黏柔带韧性的固体制剂。中医传统制剂膏药属于硬膏的一种。膏药是先将生药放入植物油（麻油最好）中炸枯、去渣、炼至滴水成珠，然后加入适量铅丹而成。西医之硬膏是以高级脂肪酸铅盐或橡胶为主要基质，将治疗用药物直接掺入或先将药物溶于有机溶媒中，再混入而成的。功能：保护皮损，软化角质，消散浸润，促进吸收。

（1）适用范围　①慢性限局性浸润肥厚性皮肤病，如瘢痕疙瘩；②限局性孤立性角化性皮肤病，如胼胝；③皮肤皲裂，如手足皲裂；④疖肿等；⑤用作敷脐药。

（2）使用方法　硬膏使用主要有薄贴法、拔膏疗法、腐蚀法、敷脐法、护创法、封药法等。

（3）硬膏制法要点　先将耐温的中药放入植物油（麻油最好）中炸成深黄色、去渣，再炼油至滴水成珠，然后下入适量铅丹而成。挥发性药物或细料药应待温度较低时加入。

（4）注意事项　急性、亚急性皮炎忌用；糜烂、渗出性皮肤病忌用；活动部位慎用；毛发丛生部位慎用。

180. 固本培元类穴位有哪些？能治疗哪些皮肤病？

足三里：下肢湿疹，慢性溃疡，荨麻疹，疥疮，结缔组织病，血栓闭塞性脉管炎，眼睑松弛，结节性红斑，肿瘤等。

三阴交：阴痒，过敏性紫癜，荨麻疹，丹毒，疥疮，疖肿，日光性皮炎，银屑病，结缔组织病，血栓闭塞性脉管炎等。

血海：过敏性紫癜，下肢湿疹，阴囊湿疹，瘙痒症，荨麻疹，银屑病，日光性皮炎，神经性皮炎，斑秃（含全秃），慢性溃疡，丹毒，足癣，结缔组织病，环状红斑，结节性红斑等。

神门：瘙痒症，无脉症，口腔溃疡，银屑病，疖肿，过敏性紫癜，红斑狼疮（脑病期），荨麻疹，湿疹等。

心俞：无脉症，痤疮，过敏性紫癜，瘙痒症，疖肿，荨麻疹，结缔组织病，湿疹，皮炎，疱疹样皮炎等。

膈俞：荨麻疹，痤疮，瘙痒症，带状疱疹，寻常疣，过敏性紫癜，结节性红斑，硬肿病，结缔组织病等。深刺能伤肺，慎之。

脾俞：湿疹，硬肿病，丘疹性荨麻疹，瘙痒症，斑秃，脂溢性脱发，结节性红斑，白癜风，结缔组织病等。

肾俞：结缔组织病，湿疹，阴囊瘙痒，月经疹，痤疮，雀斑，荨麻疹，女阴溃疡，红斑性肢痛症，无脉症等。

太溪：斑秃，红斑狼疮（肾病期），红斑性肢痛症，雷诺征或雷诺病，老年性瘙痒症，贝赫切特综合征等。

气海：荨麻疹，女阴干枯，阴痒，月经疹，湿疹，无脉症，结缔组织病，硬皮病，硬肿病，瘙痒症等。

神阙：慢性荨麻疹，结缔组织病等。

命门：阴囊瘙痒，女阴溃疡。

181 疏风止痒类穴位有哪些？能治疗哪些皮肤病？

列缺：荨麻疹，瘙痒症，痤疮，单纯疱疹，单纯糠疹，酒渣鼻，石棉状皮炎等。

太渊：急性荨麻疹，血管性水肿，无脉症，皮肌炎，雷诺征或雷诺病。

合谷：酒渣鼻，扁平疣，寻常疣，疥疮，荨麻疹，疖肿，日光性皮炎，多汗症，瘙痒症，银屑病，黄褐斑，痤疮等。

曲池：荨麻疹，神经性皮炎，银屑病，疥疮，丹毒，过敏性紫癜，瘙痒症，酒渣鼻，发际疮，无脉症等。

迎香：酒渣鼻，痤疮，口周皮炎，皮脂溢出等。禁灸。

后溪：荨麻疹，瘙痒症，雷诺征或雷诺病，硬肿病，疥疮等。

肺俞：荨麻疹，麻风，痤疮，疖肿，瘙痒症，神经性皮炎，皮肌炎，硬皮病，湿疹等。

风池：枕部硬结性毛囊炎，斑秃，荨麻疹，瘙痒症，眼睑湿疹，各类皮炎，疥疮。

大椎：痤疮，银屑病，毛囊炎，丹毒，瘙痒症，硬皮病，硬肿病等。

182 清热镇痛类穴位有哪些？能治疗哪些皮肤病？

尺泽：丹毒，酒渣鼻，湿疹，荨麻疹，无脉症，雷诺征或雷诺病。

解溪：酒渣鼻，单纯糠疹，皮脂溢出，血栓闭塞性脉管炎，湿疹，癣菌疹，慢性溃疡，白色念珠菌病，疥疮等。

内关：足癣（浸渍型、糜烂型），湿疹，癣菌疹，红斑性肢痛症，酒渣鼻，雷诺征或雷诺病。

委中：丹毒，过敏性紫癜，阴囊瘙痒，湿疹，疖肿，各类皮炎，瘙痒症，足癣，血栓闭塞性脉管炎，红斑性肢痛症，银屑病，环状红斑等。不宜灸。

昆仑：红斑性肢痛症，足多汗症，足癣，丹毒，湿疹，冬季瘙痒症。

中渚：耳郭湿疹，扁平疣，寻常疣，瘙痒症，无脉症，瘰疬性皮肤结核，湿疹，丹毒。

外关：耳郭湿疹，瘰疬性皮肤结核，疖肿，扁平疣，寻常疣，急性荨麻疹，手汗疱疹，手多汗症，手癣感染，瘙痒症等。

太冲：目痒，阴囊瘙痒，女阴溃疡，阴囊湿疹，神经性皮炎，瘰疬性皮肤结核，寻常疣等。

长强：阴囊湿疹，女阴瘙痒，蛲虫病，女阴溃疡，阴部神经性皮炎，外阴白斑，女阴干枯等。

183. 化浊通腑类穴位有哪些？能治疗哪些皮肤病？

上巨虚：荨麻疹，慢性溃疡，下肢湿疹，丹毒，足癣感染，癣菌疹，结节性红斑，过敏性紫癜等。

大肠俞：腹型荨麻疹，蛲虫病，湿疹，痤疮，唇炎，口腔溃疡，皮脂溢出，女阴瘙痒，女阴溃疡等。

支沟：带状疱疹，瘰疬性皮肤结核，荨麻疹，瘙痒症，寻常疣等。

中脘：肥胖症，荨麻疹，口臭，湿疹，夏季皮炎，红斑狼疮，贝赫切特综合征，瘙痒症等。

太白：湿疹，癣菌疹，丹毒，过敏性紫癜，寻常疣，单纯糠疹，瘙痒症，黄褐斑，瑞尔黑变病等。

阴陵泉：阴痒，下肢湿疹，阴囊湿疹，荨麻疹，丹毒，神经性皮炎，疥疮，足癣，结缔组织病，慢性溃疡等。

内关：无脉症，月经疹，瘙痒症，带状疱疹，酒性红斑，中毒性红斑，荨麻疹，各类皮炎，手部湿疹，手癣等。

184. 开窍通络类穴位有哪些？能治疗哪些皮肤病？

少商：酒渣鼻，银屑病，红斑狼疮（脑病期），瘙痒症，荨麻疹，夏季皮炎，疖肿等。浅刺1分或点刺出血少许。

通里：疖肿，多汗症，麻风后遗腕下垂，无脉症，红斑狼疮（脑病期），口腔溃疡等。

涌泉：结缔组织病，红斑性肢痛症，口腔溃疡，掌跖脓疱病等。

185. 拔罐法能治疗哪些皮肤病？

拔罐法古称角法，这种疗法是以某种杯罐（分竹罐、陶罐、玻璃罐、铁罐和铜罐等，其中以陶罐、玻璃罐和竹罐较为常用）作工具，利用排除罐内空气，产生负压，使其吸附于身体的一定部位，产生瘀血现象，以调整人体脏腑、经络、气血功能的一种治疗方法。

（1）使用方法　临床有火力、蒸汽、负压和药煎以及针罐结合等方法，皮科常用火罐法。火罐法是利用燃烧时火焰的热力，排出空气，形成负压，将罐吸附在皮肤上。常用投火法、闪火法、抽气罐法、架火法、贴棉法、滴酒法等。皮科常用闪火法、刺血拔罐法、留针拔罐法、走罐法及闪罐法。

1）闪火法：是用镊子或止血钳夹住燃烧的酒精棉球，在火罐内壁中段绕一圈后，迅速退出，然后将罐罩在施术部位上的一种方法。

2）刺血拔罐法：先在一定部位上用三棱针点刺出血，再以闪火法将火罐拔上。

3）留针拔罐法：即在针刺留针时，将罐拔在以针为中心的部位上5～10分钟，待皮肤红润、充血或瘀血时，将罐起下，针拔出，可起到针罐配合目的。

4）走罐：即拔罐时先在所拔部位的皮肤和罐口上，涂液状石蜡等润滑油，再将罐拔住，然后，医者用右手握住罐子，向上、下、左、右需拔部位，往返推动，致所拔部位皮肤红润、充血甚至瘀血时，将罐取下。此法用于面积大，肌肉脂肪丰厚处，可用治酸痛、麻木等症。

5）闪罐：即将罐拔住后，立即起下，如此反复多次，直至皮肤潮红，充血或瘀血为度。多用于肌肉脂肪较少部位，自觉麻木、疼痛或功能减退者。

（2）注意事项

1）防止烫伤：用闪火法拔罐，棉球蘸酒精不要过多，以免滴下，并防止罐口沾着酒精起火，烫伤皮肤；留罐时间不宜太久，避免皮肤起疱；若局部瘀血、严重疼痛时，可轻轻按摩以缓解。

2）防止感染：拔罐后，局部瘀血不能用力擦拭，以免擦破皮肤，如局部皮肤有感染、溃疡、损伤时暂不宜治疗；刺血拔罐法在眼区、面颊区不宜采用。贫血、肿瘤、出血性疾病患者，体质虚弱者，妊娠期及月经期妇女禁用。

3）动作轻柔：起罐时动作轻柔，先用手指按住皮肤，另一只手使罐子倾斜，形成空隙，使空气进入，吸力消失，火罐即可脱落，不可硬拔，以免造成皮肤损伤。

（3）适应证　拔罐疗法有行气活血，消肿止痛、温经通络作用。适用于神经性皮炎、带状疱疹、银屑病、冻疮未溃、慢性湿疹等疾患。

1）神经性皮炎：限局型可于皮损处刺血拔罐，留罐 10 ~ 15 分钟。泛发型可于血海、曲池、风市、肩隅留针拔罐。

2）带状疱疹：疾病早期水疱明显时，在疱疹周围用闪火法拔罐，罐周围刺，留罐 10 分钟，每日 1 次，10 次为一个疗程。疾病早期水疱不明显或后期神经痛时，可在皮损上用闪火法拔罐，罐周围刺，留罐 10 分钟，或走罐、闪罐。每日 1 次，10 次为一个疗程。此法对带状疱疹后遗神经痛尤为有效。

3）慢性荨麻疹：神阙穴闪罐，每闪 3 次，留罐 3 分钟。反复拔 3 次后起罐，同时针刺血海、风池、风市、肩隅等穴。隔日 1 次，10 次为一个疗程。

4）痤疮：大椎、肺俞、膈俞刺血拔罐，留罐 5 分钟，配合针刺合谷、曲池、迎香、地仓，采用泻法。隔日 1 次，10 次为一个疗程。

186 耳针疗法能治疗哪些皮肤病？常用穴位有哪些？

耳针，指通过针刺或压迫耳穴达到防治疾病目的的一种方法。中医认为十二经脉皆上通于耳，全身各脏器皆连系于耳。因此，当人体某一脏腑有异常或病变时，可通过经络反应到耳郭的相应穴位上，这是耳穴诊治疾病的原理。

选准穴位后，严格消毒。针具选用较短、较细的毫针。左手固定耳郭，食指托住耳穴部位的耳背，采用捻转进针法，避免刺穿软骨。留针时间的长短，视病情而定。出针宜缓退，减少出血，出针后宜用消毒干棉球压迫片刻。

耳针有清热、活血、解毒、散结等作用。可用治扁平疣、神经性皮炎、脂溢性皮炎、皮肤瘙痒症、外阴瘙痒症、荨麻疹、湿疹、带状疱疹、痤疮等病。常选用肺、神门、枕、内分泌、肾上腺、脾等穴位。

带状疱疹：相应区强反应点，肺、肾上腺、内分泌、枕。

扁平疣：肺、面颊区、内分泌、肾上腺、枕、大肠。

荨麻疹及丘疹样荨麻疹：神门、肺、枕、内分泌、肾上腺、荨麻疹区。

神经性皮炎：相应部位、肺、枕、内分泌、肾上腺。

皮肤瘙痒症：神门、肺、枕、内分泌、肾上腺、上中下背、下肢。

斑秃：相应部位、肺、肾、内分泌。

湿疹：肺、枕、内分泌、肾上腺、肝、脾。

痤疮：肺、内分泌、肾上腺、睾丸、面颊区。

多汗症：交感、肺、内分泌、枕、肾上腺、相应部位。

酒渣鼻：外鼻、肺、内分泌、肾上腺。

187. 火针疗法能治疗哪些皮肤病?

火针有温经通络、行气活血、祛腐透脓、消除疮疡、软坚散结、消除肿块、活血化瘀、消肿止痛、祛除斑点、养颜美容、以热引热、火郁发之、助阳益气、祛除麻木、温通经络、祛风止痒、祛湿排毒、消除疣体等作用。可用于治疗神经性皮炎、瘰疬、鸡眼、疣、痣、痈、疽、多发性毛囊炎、汗管瘤、结节性痒疹、带状疱疹等疾患。

操作时首先消毒皮肤，之后用甲紫或碘酒标明病变部位，然后将特制的火针放在酒精灯上烧灼，待针身烧红后，迅速而准确刺入和退出，最后用消毒棉球按压针孔。在操作前要加强对患者的心理疏导，针刺操作过程要迅速，要红、准、快。避开血管和神经，操作后要注意消毒，防止针孔感染。注意防止火灾和烧伤等意外事故。并嘱咐患者忌食腥、膻、辛辣、酒等刺激性食物。一般选用较粗的不锈钢针，如圆利针或 24 号 2 寸长不锈钢针；或弹簧式火针 、三头火针等。

其具体刺法有深刺法和浅刺法。深刺法要求动作准确而迅速。防止刺伤血管及神经组织。多用于疣赘、鸡眼、痈疽、瘰疬、疖、多发性毛囊炎等疾患。浅刺法要求将烧红的火针轻轻在表皮上叩刺，用力均匀、稀疏。不可用力过猛或忽轻忽重。多用于治疗雀斑、扁平疣等颜面部疾患。

雀斑：细火针分次点刺，配合针刺曲池、三阴交、肝俞、脾俞、膈俞、血海等腧穴。

带状疱疹；治疗选中粗火针点刺疱疹群，重刺头尾，并于其上闪火拔罐，留罐 10 分钟，起罐后处理局部血疱并外涂甲紫液。

神经性皮炎：中粗火针局部点刺，配合毫针刺肺俞、风市、脾俞、血海等。

皮肤瘙痒症：治疗选细火针，点刺局部阿是穴，配合拔罐，针刺风市、曲池、合谷、血海、三阴交等腧穴。

痤疮：单头细火针，病变局部用酒精棉球消毒，将火针烧至通红发白，迅速点刺脓头部位，快速出针，点刺 0.2cm 左右，不宜太深，每处点刺 1～2 下，用消毒棉签挤压针孔周围，以使脓血或粉质样物质尽量排尽。嘱患者点刺处 1 天内勿沾水。配合毫针治疗，选择合谷、曲池、大椎、三阴交、内庭、太冲等穴。采用泻法，留针 20～30 分钟后出针。

鸡眼：用中粗火针在酒精灯外焰上烧至红白发亮时，对鸡眼正中快速刺入，深达根底部至针下有落空感为宜，然后快速拔出。若鸡眼较大者，可用火针在病灶周围向根底做多向透刺。治疗后的当天，嘱病人不要清洗足部，保持足部清洁干燥。

188. 梅花针疗法能治疗哪些皮肤病？常用穴位有哪些？

梅花针，又名七星针、皮肤针，是用梅花针浅刺皮肤治疗某些疾病的方法。

常规部位打刺及重点打刺多用于慢性荨麻疹、湿疹、神经性皮炎、瘙痒症、静止期银屑病、带状疱疹、玫瑰糠疹、慢性毛囊炎、痤疮等。皮损局部打刺多用于白癜风、斑秃、限局性神经性皮炎、慢性湿疹、痒疹等。

操作时首先消毒针具及被刺区，之后右手握针柄，食指伸直压在针柄上面，以拇指和中指挟持针柄，再以无名指、小指将针柄尾部固定于小鱼际处，运用手腕的弹力，均匀而有节奏地弹刺，其频率为每分钟 90～120 次。按病情需要分别选用轻、中、重三种刺激法。根据部位分为常规部位打刺、局部皮损打刺、重点打刺三种。常规部位打刺一般为轻刺手法，由背部第七颈椎开始，沿脊柱旁开 2 指，由上到下顺序打刺，每针间距离 1cm，直至尾骶部。每日 1 次，8～10 次为一个疗程。局部皮损打刺多为重手法，每日1次。重点打刺疾病部位，手法宜稍重。

凡皮肤红肿、糜烂及溃疡均不宜打刺；空腹不宜打刺；孕妇胸腰部位不宜打刺。

189. 灸法能治疗哪些皮肤病？常用穴位有哪些？

灸法是利用某些易燃材料和药物，在患处或穴位上烧灼、熏熨和敷贴，借其温热的刺激，通过经络的作用来调整人体生理功能的平衡，达到治疗和保健目的的一种外治方法。

灸法分艾灸法和非艾灸法两大类。灸法有理气活血、温经散寒、回阳通络之效。适用于皮肤瘙痒症、慢性皮炎、静止期银屑病等疾患。

大凡久病，体质虚弱者艾炷宜小，壮数宜少；初病，体质强壮者艾炷宜大，壮数宜多；肌肉薄的头、面、颈、项、四肢末端宜小壮少灸；肌肉丰厚的腰、背、腹、股、肩宜大壮多灸。妊娠期腰骶、小腹不宜灸。全身发热、醉酒、及身心极度衰疲者忌灸。凡遇“晕灸”、水疱应及时处理。严防艾火燃着病人衣物，施灸完毕，注意熄灭艾卷或艾柱，以免发生火灾。常用灸法穴位如下：

颜面湿疹或皮炎：手三里、足三里、合谷、曲池。

慢性荨麻疹：涌泉、合谷、曲池、尺泽、至阴、大杼。

皮肤瘙痒症：血海、膈俞、曲池。

阴部瘙痒症：会阴、血海、肝俞。

神经性皮炎：艾卷熏灸局部，由边缘向中心移动。

白癜风：中魁。

银屑病：醋调面粉，制成面饼，放于皮损上，用艾柱灸。用于孤立性皮损。

190·皮肤科医生如何获取最新医学文献？

信息科学、通讯技术、基因遗传学等突飞猛进的发展，不仅促进医学科学发展的日新月异，也带动了相关医学研究的发展。突出体现在医学文献增长迅速、数量庞大。医学信息量的激增、信息的分散使医学信息利用成为难题。学习医学信息检索能提高医学科技查新能力及医学论文的写作水平，逐渐成为医务人员工作、学习的基本需要。

如何才能获取有用的、最新的医学文献呢？首先应努力掌握外语，达到熟练阅读专业文献的水平。这是进行文献检索必备的能力。其次，要了解获得信息的渠道，此处列举一些免费的网站：

PubMed 美国国立医学图书馆：http://www. ncbi. nlm. nih. gov

新英格兰医学杂志：http://content. nejm. org

医学文献指南：http://www. amedeo. com

最大的免费医学期刊全文网站：http://www. freemedicaljournals. com

最大的免费医学图书网站：http://www. freebooks4doctors. com

最大的医学搜索引擎：http://www. medscape. com/home

免费获取医学期刊全文：http://www. pubmedcentral. nih. gov

英国医学杂志免费全文：http://bmj. bmjjournals. com/

再有就是要掌握检索的方法，比如根据主题词检索、关键词检索，或根据作者检索，或根据文献性质检索等，不同的网站还提供不同的服务、不同的方法，这需要经过学习，并进行实践，才能在浩如烟海的文献中搜索出自己需要的文献。

191 · 主治医生如何组织查房?

主治医生在组织查房时，应带领住院医师认真检查病患，仔细聆听患者的主诉，在对病情全面了解的情况下，请住院医生首先报告诊断与初步治疗方案，若存在诊断不全面及治疗方面的遗漏，给予住院医生正确的指导，并给予讲解，提高住院医生的水平，并使患者得到最全面的诊治。在组织查房时，应有护士长陪同，这样不仅使护士对病患的病情拥有更全面的了解，而且更重要的是使治疗可以更彻底的贯彻主治医生的意见，使医生与护士的配合达到最佳情况，避免了护士不能完全了解医生的意图而使医嘱贯彻的不全面，如换药的药物使用分类，不同皮肤损害处换药使用药物不同，可经护士长传达到一线护士。组织查房时，往往是医学院校的学生学习的最佳时机，不仅直观的面对病人，并从病患口中得到直接的治疗反馈，且使书本上的知识有了实践方面的应用，故主治医生查房时，也要复习一些基础的知识，因为学生的起点较低，对于一些高深的医学名词应给予一定的解释。

查房之时一般要进行病例讨论，主治医生应事先做好准备，如通知住院医生讨论的题目，分配给住院医生一些小的任务，如检索文献及相关书籍等。在讨论开始时，请住院医生报告一下自己的专题，如果详细全面，应给予鼓励，使其提高进一步研究的兴趣，若某方面不全面，则及时指出，并提出自己的看法，给予其指导与纠正，完善其内容。讨论往往围绕某一疾病展开，当住院医生分别报告完自己的资料时，主治医生要及时总结，进行概述，对于新的治疗方法等内容进行补充。通过讨论使下级医生了解病情更加全面，得到提高。主治医生掌控全局，不能使讨论杂乱无章，若住院医生准备不足，要及时纠正，从而保证讨论的质量。

192 主治医生如何组织教学？

主治医生组织教学可分为两部分，一部分为理论教学，另一部分为临床教学。理论教学可以在医学院校课堂上进行，也可以在医院进行，这需要主治医生把疾病的诊断与治疗条理清晰的教授给学生，使其在头脑中建立基本的概念，而不是两眼一抹黑，盲人摸象。主治医生在进行理论教学时，应充分调动学生的积极性，自主自发地提问与查阅相关文献，懂得自主学习，自己努力扩充知识范围，真正做到使学生学习到正确的学习方法，不仅授之以鱼，更要授之以渔。另一方面，在临床教学方面，主治医生应最全面地了解病人情况，找出典型病例，自学生刚开始接触临床时，就给其创造一个良好的环境，去识别不同的疾病，可以对典型病例的诊断增强信心。在临床教学中，因为我们直接面对的是有血有肉的病人，其复杂性又有所增加，患者脾气秉性各异，尤其疾病在身，往往饱受折磨，而临床教学过程因要学生自己动手进行初步检查，反复多次，病人很容易有反感情绪，对医患关系及临床教学的顺利进行均有影响。所以，处理问题不能简单随意，应在临床教学前与患者进行详细的沟通，得到其理解与配合，这样可以保证教学的正常进行。同时，与学生的沟通很重要，因其年龄小，社会经验不足，要谆谆教导，使其明白患者对我们的配合是非常珍贵的，我们面对的是病人，而非仅仅是疾病，所以对患者进行身体检查时，不仅要顾及其身体，还要顾及其情绪，使教学查房能够在和谐的气氛中进行。

193 主治医生如何面对具有挑衅性的问题？

挑衅意味着愤怒、不尊重、不信任。当患者或家属向医生提出挑衅性的问题时，表达出了他负面情绪的爆发或对医疗服务的不满，包括疾病的折磨，不良情绪的渲染和夸张，对医疗行业的偏见，大夫年轻无经验，对医生所作的解释及对诊断、治疗不满意，认为收费不合理，个人要求未得到满足等。面对挑衅，通常人们的反应是愤怒，甚至气急败坏，直至发展到非理智的行为，造成难以挽回的局面。但是，作为医生，面对的是需要你提供服务和帮助的患者，因此，当患者向你提出挑衅性的问题时，一定要沉着冷静，切忌意气用事。

首先，应敏锐地意识到哪些问题可能会成为严重事件的先兆，需充分重视。然后，需要了解患者挑衅的原因。如果确是因为我们自己工作的不到位、不尽责，则应向患者道歉，做出改进的承诺，取得患者的谅解。如果是客观原因，则需向患者详细解释疾病诊断、治疗的复杂性、困难性、不确定性、长期性，以及客观条件的局限性等，以得到患者的理解和配合。如果是患者自身的原因，应给予理解，并在充分沟通的前提下，做到坚持原则，不要一味迁就。

具体方法上，可以就事论事，对挑衅性问题的话外之音“充耳不闻”。

总之，对于患者或其家属的挑衅，应当慎之又慎地做出反应，尽可能营造出宽松、和谐的氛围，在挑衅中寻找恰当的时机，让双方紧张的关系得以缓解。一个基本原则是，面对挑衅，医生千万不要选择愤怒。

194 主治医生如何提高医患沟通水平？

健康、和谐的医患关系，离不开良好的医患沟通。医患沟通是整个医疗过程中的重要环节，加强医患沟通可以提高诊疗水平，加强医患之间的相互理解、增加患者对医务人员及院方的信任，取得患者最大限度的配合，提升患者战胜疾病的信心，使医疗纠纷得以化解或消灭在萌芽状态。

首先，需要有帮助病人减轻痛苦、促进康复，提高服务质量的善良之心、真诚愿望和热情态度。态度是心灵的表白、爱心的体现，服务态度好坏充分体现了医务人员的人文素质和道德情操。体现良好的沟通态度的关键之一是医务人员情感适时恰当地表达。真诚、平和、关切的态度是与患者沟通成败的关键。

其次，注意谈话的技巧。患者在就医过程中，往往处于心理弱势，情感处于低潮，加之医学知识所限，因而要求主治医生与患者进行交谈时，应根据患者不同的疾病、病情、心理、文化程度等情况，讲究不同的方式与技巧。主治医生要善解人意，关爱同情患者，尊重其隐私，用亲切、平易、通俗易懂的语言，辅以友善的表情、体贴的动作、准确的手势，阐述清楚专业的医学问题。并根据沟通的效果、沟通对象的反应，对沟通的方式、方法、对象，做出适当的调整，以提高交流的质量，达到沟通的目的。正如希波克拉底所说，医生有“三大法宝”，分别是语言、药物、手术刀。

第三，学会倾听。世界卫生组织曾做过一项调查，当病人诉说症状时，平均19秒钟就被医生打断了。医务人员要善于倾听，这是获取患者相关信息的主要来源。一般人的语速约为130字/分，因此倾听时，要全身心地投入，同时对所听到的内容，进行吸收消化，才能较准确地理解患者所表达的内容。不要无故打断患者的叙述，并应恰当地对患者的信息给予记录、反馈、鼓励和引导。

第四，避免争论。如果医生对患者的表述或意见有不同的理解和看法，最好不要直接反驳，这样容易导致冲突。可以用征询和探讨的语气和方式交换想法和意见，以求同存异。

总之，医患之间的沟通在临床工作中十分重要，也是主治医生的一项基本素质。只有通过沟通，才能体会患者的需求，才能用真诚去感染对方，才能使医学知识和技术为患者所接受，才能化解矛盾、营造和谐，才能成为一个合格的医务工作者。

“有时去治愈，常常去帮助，总是去安慰。”的肺腑之言，相信能带给我们更多的启示。

195 主治医生如何提高发现细微迹象的能力？

当我们面对一位患者，首先要回答的问题就是，患者是什么病（中医包括是什么证?）？疾病处于什么阶段？病情的严重程度怎样？发展和预后如何？

要做出正确的诊断或辨证，必须依赖真实、详细、全面、细致的体格检查，必要的辅助检查，及不可或缺的鉴别诊断。而敏锐的观察能力是诊断的保证，是鉴别诊断的依据。

那么，皮肤科主治医生应如何提高发现细微迹象的能力呢？

(1) 观察能力 扎实、全面的基础知识和人文素养是提高观察能力的基础。设想，如果你对“扁平苔藓”毫无了解和认识，甚至对病名都是陌生的，你也当然不可能细致地发现威克姆（Wickham）纹。说到人文素养，一方面，应有仁者之心，态度认真严谨；另一方面，应正确掌握认识世界的辩证法和方法论。现阶段的中医师，多由院校培养，同时接受过中医学和西医学的教育。西医强调物质基础，具体而细微；中医讲究全身平衡，抽象而宏观。我们应思路开阔，心无城府，合理地运用属于不同文化背景的医学知识。如果你能从患者的形象、服饰、言谈、举止中，洞察其基本的职业性质、社会背景、受教育程度、性格特点、生活习惯，无疑将有助于你对疾病的诊断。

（2）体检应是全面和细致的

1）全面：一方面是因为，局部的皮疹有时不能反映疾病的全部特征。如，很多皮肤综合征具有多种疾病的临床表现，检查不全面，就难以做出正确的诊断。再如，检查肛周，观察有无扁平、柔软、湿润的炎性丘疹、结节，可能避免将一个梅毒患者误诊为玫瑰糠疹。看到了头面、躯干、上肢的银屑病，没有检查腹股沟，就可能丢掉了股癣。

2）细致：要求对皮疹进行有步骤的识别：①皮损类型：同样好发于面部，雀斑为斑疹；扁平疣为扁平丘疹；②颜色：都好发于颧部，黄褐斑通常淡黄褐色，黑变病多灰褐色或紫褐色；③硬度：均可以表现为面部炎性斑块，结节病质地较坚硬，寻常狼疮质地柔软。

此外，还包括皮疹表面的特征（粗糙还是光滑？鳞屑的特点？有无抓痕？痂皮的性质、颜色？增生还是萎缩？角化还是溃疡?）、皮疹浸润的程度、皮疹的大小与数目、是否对称、发展与演进的过程、是否存在黏膜、甲损害等。

这里还涉及一个动手的问题，务必该出手时就出手，如尼氏征、奥斯皮茨（Auspitz）征、划痕征的检查等；动手过程中，必要时应注意适当的防护。

只要有意识坚持不懈地实践，就会习惯成自然。“魔鬼藏于细节”，只有着眼于细节，抓住细节，才能提高诊断的准确性。

（3）借助于必要的器械和检查　再敏锐的眼睛也有其局限性，因此，可以借助放大镜、玻片、Wood 灯、显微镜、皮肤组织病理等手段，扩展我们的观察能力。需要注意的是，敏锐的观察能力不能“孤军奋战”，必须与病史、体检的其他发现、实验室检查、闻诊（嗅与听）等搜集的信息紧密结合，才能发挥最大的作用。

196 主治医生如何减轻患者的心理压力？

皮肤病给患者躯体造成痛苦的同时，也可能对其心理产生一定的影响，使患者产生不良情绪，甚至心理障碍，特别是恶性疾病、慢性疾病、损容性疾病。因此，医务人员应尽可能帮助患者摆脱心理上的阴影，给予他们更多的理解和关爱，营造良好的医疗环境，为他们减压。

首先要学会与患者有效的沟通，深入理解病人在想些什么，有何感受，以及希望做些什么。应与之就其关心的疾病性质、病情、预后进行充分的交流，有助于提高患者对疾病的认知水平。可着重强调医疗、护理、预防的大有可为，为患者减轻压力，消除紧张，树立信心。针对具体情况，不一定“实话实说”，“善意的谎言”有时也是必要的。这一点应该与同患者家属的交流有所区别。

其次，要深入了解病人的性格特点，对病人的需要采取不受个人情感影响的关怀态度，这往往是临床医生对病人进行心理调适成功与否的关键。要让患者感受到医生在真心实意地关心他，帮助他，而不仅仅是把他看成一个符号，一架待修理的机器。

另外，适当使用肢体语言有时也有事半功倍的效果，譬如，触摸一下“银屑病”的皮损，就可以使患者感到承认和尊重。

总之，减压的实质在于，要让患者认识疾病，建立信心，相信只要医患合作，就有能力、有办法解决问题，控制疾病。

197 主治医生如何与焦虑患者沟通？

焦虑是指人内心的不安、恐惧和紧张的感受，焦虑患者往往表现出对疾病的过分紧张和不安，会对病情的后果进行最悲观的估计，产生与现实情况不相符合的恐惧，以至于心烦意乱、惊慌失措。皮肤病患者因为形象受损，往往处于不同程度的焦虑之中。

对待此类患者，首先，要给予患者理解与同情，耐心而仔细地倾听患者陈述，认真诊察，准确掌握患者的病情，使患者感到受到了重视，受到了尊敬，取得患者的信任；第二，要向患者充分解释所患疾病的原因、发病机制、疾病过程，自己的诊疗计划以及可能出现的问题及注意事项，不良情绪对疾病的不利影响，使患者理解疾病诊疗的过程，使患者消除疑虑，建立战胜疾病的信心，配合医生的治疗；第三，重视健康教育，调动家庭因素，使患者家属能够帮助医生做好患者的心理工作；第四，因焦虑患者有时还伴有生理上的不适，如心动过速、神情或肌肉紧张、呼吸急促、胸闷、流汗、恶心、不思饮食、注意力涣散、尿频、失眠等，所以也需要配合适当的理化检查来说明患者的焦虑不安是不必要的。“杞人忧天”的成语故事也许可以给他们一些启示。

通过我们真诚、耐心、细致的解释、沟通，患者的焦虑、不安是完全有可能得到消除的。

198 主治医生如何与抑郁患者沟通？

抑郁是由多方面的不良感受组成的一种心理压抑的情绪，如自卑感、认同危机感、失落感、孤独感、负罪感、自责感、失望感等。这些方面的不良感受往往会使人表现为郁郁寡欢、愁苦呆滞、沉默寡言，并怀有忧虑、伤感、紧张、烦闷和愁苦的心态。皮肤病患者时常会感受到来自周围的歧视、不理解，因而经常处于抑郁状态。

碰到这样的患者，首先要宽容和耐心，甚至是谦让、忍耐和委屈。“事事不顺心”是抑郁症患者的特点，因此当抑郁症患者言行不敬，令你感到不通人情，不能理喻的时候，要学会理解和包容。抑郁者眼光中的世界是灰暗的，他们对周围一切的评价都是消极的，认为生活毫无意义，而这并不需要什么客观理由。与他们的沟通需要耐心，注意倾听，自己加以分析、判断，不要与他们进行没有结果、损害沟通的争论。

其次，与抑郁患者沟通、交流时要注意多多分享有益信息，避免去谈论一些负面的事情，如严重、恶化、复发等。以免“说者无心，听者有意”，这些不良的信息对抑郁患者都是恶性刺激，会使他们的情绪变得更低落，影响疾病的治疗和康复。所以和他们交流的内容都要有意筛选，把会产生不良效果的信息尽可能去除，当然这些内容应该告知亲属，以免产生后续的纠纷。

再次，对诊疗过程中患者的协作、配合，应给予鼓励、肯定。而如果患者消极、悲观，不能对诊疗进行积极的响应，也应予以理解，而不必苛求（当然，涉及医疗和法律责任时，应注意做好自我保护）。

最后，必要时应该请从事精神心理专业的医疗人员协助诊疗。

199 主治医生如何与疑病患者沟通？

疑病患者表现为担心或相信自己患有严重的身体疾病。对自身的健康或身体的某一部分过度关注，其关注程度与实际情况相差甚远，常诉述不适，到处求医，但各种客观检查的阴性结果和医生的解释均不能打消其疑虑。“杯弓蛇影”的典故就是最典型的例子。

医生与这样的患者打交道时，首先，要注意言谈有理有力、自信坚决，举止端庄沉稳、大气从容，树立医生的尊严和权威；第二，注意倾听患者陈述，了解患者的心理活动，对患者的症状不要急于否认，需检查时，认真检查以确定是否存在躯体疾病，以免漏诊、误诊，并消除患者疑虑。在查明病情的基础上，可含蓄、委婉地拒绝不必要的检查；第三，适当暗示患者治疗方法的优点、疗效，提升心理期待，调动机体的自我修复能力；第四，努力寻找疑病的成因，加以去除。

患者正常的疑虑，通过耐心、细致的解释，是能够消除的。过分的疑虑，就需要求助于心理医生了。而临床中我们发现，疑病的产生往往发生于特定体质的人，这些人往往表现为肝郁脾虚证，而生活、工作、社会、家庭中较大的压力往往是诱发疑病的因素，在问诊中应该对此加以关注。

200 主治医生如何与拒病患者沟通？

与疑病相反，拒病患者面对明显的身心异常仍掩耳盗铃，不愿处理，其成因可以简单分为两种：其一，不敢面对患病的现实；其二，缺乏正确的疾病观，缺乏预防保健的意识。对于前者，要调动患者周围的人，对其给予巨大的心理支持，使其敢于面对问题，积极处理；对于后者，则要加强全社会范围的公共卫生宣教工作。

"讳疾忌医"结果严重，教训深刻。"扁鹊见蔡桓公"便是最耳熟能详的故事，扁鹊提示桓侯重视疾病的先兆，而后者自以为健康，延误时机，最终死亡。

现今社会中，我们应该注意：首先，作为一个医生，我们应该尽己所能地向患者或者其家人告知疾病的原因、发生机制、发展规律、预后和转归；治疗方案的目的、益处、风险，以求得患方的理解、配合。但是，如果患方一味地拒绝医疗方案，我们需要做的就是自我保护。应该做到规范自己的诊疗行为，做好医疗文件的书写，完成必要的检查，保护好重要的证据，及时向上级主管部门汇报等，以应对可能的指责、非议，甚至于诉讼、赔偿。所谓"病不许治者，病必不治，治之无功矣"。

201 皮肤科临床照片的拍摄有何特殊性?

皮肤性病专科作为一门形态性很强的医学学科，图片摄影已成为其不可缺少的重要工作。人体皮肤的损害特点有其独特的一面，有效地获取高质量数码图像已经成为皮肤科医生必须掌握的技能。

与普通的肖像、风光摄影相比，皮肤性病科摄影所强调的内容和表达的形式有较大的不同。“真实而客观”是皮肤性病科学摄影的基本原则。在内容上强调主题突出，部位明显，对照鲜明；在表达形式上需构图协调，背景简洁，既着眼于疾病主体，突出皮损的形象，又体现解剖位置关系。画面既要色彩真实，层次犀利，结构清晰，质感丰富，又不能进行过多艺术修饰。

皮肤及其损害特征主要表现在：①皮肤具有一定的光泽度，特别是在近距离拍摄模式下，容易受到光线的干扰，产生光斑、光晕、阴影；②由于解剖部位和组织结构的关系，尤其在头发、指（趾）甲、龟头、胫前等部位，选择不同的角度及光源所拍摄的结果有很大差别；③个体肤色、姿态、体态差异，反射光线量大小不一。不同疾病及其病期，皮损表现形态有一定的差异。

202 如何拍摄高质量皮肤科临床照片?

为了获得高质量的临床皮损照片，在构图、光线、对焦、曝光等方面都要有所讲究。

构图应简洁、和谐，不要试图表达过多的内容。重点突出，主次分明，强调重要的皮疹，皮损应摆放在画面正中。通过变焦或调节镜头与皮损的距离，使标本在画面中所占的面积比例较为适宜，皮疹在画面中占的位置和大小，可从液晶显示屏上观察，因为取景框往往受视差的影响。如要较为全面地反映皮损的特点，至少需拍摄两组不同的相片，一组体现患者解剖位置的皮损，另一组反映皮损微观损害的情况。

在拍摄过程中，首要的是观察皮损上光分布的情况，其次才是对焦。皮肤上的阴影和光斑严重影响摄影效果，不利于皮损细节的表现。为防止数码相机闪光灯的反射光及投影影响摄影效果，应尽量少使用闪光灯，尽可能多地利用自然光线。加强弱光与强光的对比来体现皮损的质感和立体感，避免其他光源的干扰，如相机上背带金属扣、眼镜、手表等反光物，还要注意镜头、镜头盖、拍摄者的手和躯体等对光线的遮挡。

通常情况下可选用自动对焦。皮损应摆放在画面正中。这样可以保证聚焦清晰。但在下列情况下最好使用手动对焦：①皮疹与背景之间对比度小，即皮疹为肤色，且高出皮面；②折光较强的部位和皮损，如渗出的皮损、头发、阴毛、指（趾）甲、龟头等部位；③透过玻璃观察的皮损，如做皮肤压诊试验；④皮疹跨度较大，要求较大景深时；⑤距离相机较远的皮损；⑥暴露光线不佳的部位等。尽量使用三脚架和快门线。

正确曝光拍摄的标本色彩还原正常，层次感丰富。而曝光过度或严重不足的标本色彩还原不正常，层次大为减少。数码相机有自动白平衡和多种拍摄模式，大多情况可满足我们的曝光要求。但一些光线复杂的皮损部位或高反差背景下，应选择曝光补偿，如口腔、会阴部。

虽然相机有多种拍摄固定模式，有时仍满足不了我们的要求，此时应根据皮疹具体情况选择相应的光圈大小和快门速度。运动幅度较大的皮疹，优先考虑快门的速度，而选用高速快门，如哭闹的儿童、帕金森病患者及甲亢患者手臂皮损、呼吸时的胸部皮损等。皮疹在同一平面时，可选择 F 2.0 ~ 2.8 的大光圈，虚化背景而鲜明、突出的表现皮损；皮损跨度大时，以及皮损高出皮面较多时，需注意景深大小，选择 F 5.6 以上的小光圈，才能表现前后清晰一致的图像。

203 皮肤科临床照片拍摄需注意哪些问题？

拍摄首先应征得患者的同意，向患者说明拍摄皮损照片的目的，不会用来做广告，不会暴露患者的隐私。最好与患者签订知情同意书，避免日后纠纷。在拍摄过程中注意与患者沟通。患者的支持和配合有助于拍摄工作的顺利完成。

选择宁静、整洁的地方，室内光线充足，无其他的光污染，私密性良好。

患者不宜佩戴任何的装饰物，且需完整暴露皮损。选择良好的体位，使患者保持舒适状态有利于维持拍摄过程中皮损的良好暴露。另一方面拍摄者更容易主动地选择自然光线在皮损上的分布。

可在皮损旁摆放标尺或标签以显示皮损大小、拍摄日期、照片编号等。

拍摄宁滥毋缺，在不同对焦下可多拍几张。应使用相机所配置的最高像素进行拍摄，因为高像素能充分刻画皮损的细节。

记录拍摄的条件，包括光线、背景、部位、体位、角度等。如需要患者的随访观察和治疗前后比较，要求再次拍摄时与先前的条件一致。

204 皮肤科医生何时请其他科室会诊？

作为主治医生，负责整个病房的医疗工作，责任重大。而患者的病情往往非常复杂，需要其他相关科室协助诊治。在关键的时刻，请适当的科室会诊，是保障医疗安全的重要步骤。

（1）人口老龄化，很多病人有基础病，如高血压、糖尿病、心脏病等，需长期服药控制，患者入院后应继续基础病的治疗，如果这些疾病发生变化时，需请相关科室协助，调整治疗方案。

（2）某些皮肤病是系统性疾病的表现之一，或某些系统性疾病以皮肤表现为首发症状。患者以皮肤病入院，但可能合并出现严重的系统病变，如肾损害、血液系统病变、神经系统病变等，需请相关科室会诊。

（3）某些皮肤病随病情的进展出现合并症状，如重症药疹患者出现肝肾损害，皮肤病患者继发感染甚至出现败血症，大疱病、皮肌炎患者发现肿瘤，急性荨麻疹患者出现休克等，需请相关科室会诊，协助诊治或转入相关科室治疗。

（4）某些药物出现副反应，如免疫病、大疱病等患者长期应用糖皮质激素或免疫抑制剂等，可能出现肝肾损伤，消化道损伤，血糖、血压等的变化，需请相关科室协助诊治。

临床医生的工作关系着患者的健康甚至生命，所以一定要有高度的责任心，按照医师法的相关规定，在病情需要时，请其他科室协助诊治，避免耽误病情。

205 张志礼教授对皮肤科中西医结合临床治疗策略有何论述？

（1）传统中医药在皮肤病治疗中的灵活运用　中医治病主要是通过中药方剂。中医历来重视辨证施治，处方时注意理、法、方、药的组合。一些西医学习中医者易犯的毛病是用西医的观点学习中医，往往拘泥于“有效经验方或特效药”而忽视中医理论方面的提高。学习中医要学精髓，如中医古籍对内、外、妇、儿诸科记载颇多，而对皮肤病的临床证治介绍较少，我们便可以通过查阅古籍文献，并结合自己的临床经验，对照现代药理研究成果，将治疗皮肤病的中药进行归纳整理，了解它们治疗皮肤疾病的作用特点。对每种药不仅要了解其中医的药理、药性、归经等内容，而且要辅以现代医学药理、药化研究结果，才能在具体运用时得心应手。其实这也是中西医结合皮肤科学的一个重要内容。

(2) 中西医结合组创新处方　要发展中西医结合事业，推动中医中药向前发展，就必须破除“古方不可改动”的僵化思想，师古而不泥于古。在继承传统方药的基础上，要潜心钻研、敢于创新。张教授组创的治疗急性皮炎湿疹的复方中药制剂石蓝草煎剂，就是取龙胆泻肝汤之主药龙胆草、黄芩、生地以清利肝胆湿热，凉血护阴；取白虎汤之生石膏以清气分实热，除烦止渴；又加板蓝根、马齿苋等现代药理研究证实具有抗病毒、抗炎、抗组胺作用的清热解毒之品。全方配伍，共收清热除湿、解毒凉血之效。对这一新药与龙胆泻肝汤等传统方药进行的临床治疗对照研究表明，它在治愈率、有效率等方面均有显著提高。

(3) 外治亦有理，内外须并重　外用药物疗法在皮肤病的治疗中占有重要地位。外用药也要讲究用药方法和剂型，针对不同情况辨证施治。一定要根据皮损的部位、范围、性质及患者皮肤的耐受情况等合理选择有针对性的药物和剂型，并且向病人说明用药方法和禁忌。

外用药同样需要不断创新来应付病情的千变万化。比如，我们在 20 世纪 70 年代初将冰片加入炉甘石洗剂、黄连膏、普连膏等药物中，加强了这些药物止痒、消炎、消肿的功效。20 世纪 70 年代后期我们配制了中西合璧颇具特色的雄黄解毒散洗剂、颠倒散洗剂，既发挥了散剂杀虫、止痒、解毒的功效，又克服了粉剂不易附着，作用浅表短暂、对皮肤刺激性大的弊病。临床上广泛用于痤疮、带状疱疹、皮肤瘙痒症等皮肤病，取得了满意的疗效。外用药的调配也可在中医辨证的指导下灵活进行。如赵炳南先生的生皮粉方，就可根据疮面的颜色、边缘的凹凸、脓汁的稀稠、腐肉的多寡等，调整原方中不同药物的比例，使作用有所不同，从而获取最佳的疗效。又如，急性或亚急性湿疹、皮炎一般多采用冷湿敷疗法。但我们发现在小腿胫前皮损这样治疗则疗效不理想。我们分析这些部位为多皮、多筋、多骨、少气、少血之处，皮损处循环差，冷敷难奏效，于是，将热罨包法用于这些部位，通过封闭式冷热交换湿敷的方式，有效地改善了该部的血液循环，抑制了末梢神经的病理冲动，调整了末梢血管舒缩功能，促进了炎症吸收，从而使缠绵日久的渗出停止。

206·带状疱疹的病因病机要点是什么？

根据本病的典型皮损：红斑、水疱，自觉疼痛，不难分析本病与热、湿、瘀有关。本病的病机特点为湿热交阻，或热重于湿，或湿重于热。湿热搏结，阻遏经络，致气血瘀滞。病位主要在心、肝、脾三脏。

导致湿热交阻的原因有内因、外因之分。内因有伤于七情者，可因情志不遂，肝郁气滞，郁久化热；或伤于饮食者，因饮食失节，脾失健运，水湿停聚，湿热蕴阻；外因则以外感毒邪为主，或有外受风热之邪者。湿热毒邪，阻滞气机、经络，自觉疼痛；日久可损及气阴：素体不足者，可能出现严重的后遗神经痛；气虚，阳虚者的疼痛可能持续几个月甚至几年。

本病由水痘-带状疱疹病毒引起，人是惟一的宿主。病毒经呼吸道黏膜进入血液形成病毒血症，发生水痘或呈隐性感染，随后病毒潜伏于脊髓后根神经节或颅神经的感觉神经节内；当机体受到某种刺激（如创伤、疲劳、恶性肿瘤或病后虚弱等）导致机体抵抗力下降时，潜伏病毒被激活，沿感觉神经轴索下行，到达该神经所支配区域的皮肤内复制，产生水疱，同时受累神经发生炎症、坏死，产生神经痛。

病愈后可获得较持久的免疫，故复发者不多。

207 古人关于带状疱疹有何论述？

历代医家对此病阐述较多，因症状及部位不同，病名亦有所异，如“火腰带毒”“缠腰火丹”“甑带疮”“火带疮”“白蛇疮”“蛇丹”等。

隋《诸病源候论·甑带疮候》记载：“甑带疮者缠腰生……状如甑带，因以为名。”

宋·窦汉卿《疮疡经验全书·火腰带毒》记载：“火腰带毒，受在心肝二经，热毒伤心留滞于膀胱不行，壅在皮肤，此是风毒也。”

明·王肯堂《外科准绳·缠腰火丹》称火带疮：“或问绕腰生疮，累累如珠何如，曰：是名火带疮，亦名缠腰火丹……。”

清·祁坤《外科大成·缠腰火丹》记载：“俗名蛇串疮，初生于腰，紫赤如疹，或起水泡，痛如火燎。”

《医宗金鉴·外科心法要诀》缠腰火丹记载：“此证俗名蛇串疮，有干、湿不同，红、黄之异，皆如累累珠形。干者色红赤，形如云片，上起风粟，作痒发热，此属肝、心二经风火，治宜龙胆泻肝汤；湿者色黄白，水疱大小不等，作烂流水，较干者多疼，此属脾、肺二经湿热，治宜除湿胃苓汤。”此段论述对今天仍有指导意义。

明·申斗垣《外科启玄》蜘蛛疮记载：“此疮生于皮肤间与水窠相似，淡红且痛，五七个成堆，亦能荫开。”

从这些记载可以看出，古代医家对本病的临床症状有详细、生动、准确的描述，认为本病的病因病机以风毒、湿、热为主，这与今天的认识比较接近。所提出的方剂直到现在仍在应用。

208 当代名老中医关于带状疱疹有何论述？

当代名医对本病多有论述，对病因病机的认识较古代医家有所深入，除风、毒、湿、热外，还认识到了“瘀”的病理变化，并且提出了“虚”的病因病机。病位多涉及心、肝、脾三脏。辨证治疗方面更是细辨毒热深浅、瘀的虚实等，各位医家还总结了许多经验方剂，早期多用清热解毒除湿，后期清解余毒的同时，活血理气通络。但多位医家提出，早期不能一味清热解毒，活血理气药物早期就要应用，并贯穿始终；后期不能一味活血理气，还要注意益气养阴，扶助正气。多位医家还应用了灵活的外治疗法，如针灸、放血、拔罐。

赵炳南认为本病均为湿邪所致，其水疱可分为两种：第一种基底鲜红，多伴口苦，咽干，脉弦；第二种基底淡红，多伴纳呆，脘痞，脉缓；二者均属湿热，前者为热重于湿，后者湿重于热。据此将此病主要分为两证：热盛者属肝胆湿热证，湿盛者属脾肺湿气证。此外，又根据病情变化提出四个特殊证型：毒热入营证（带状疱疹重症）、气隔血瘀证（后遗神经痛之实证，疼痛持续，拒按）、气虚伤阴血瘀证（后遗神经痛之虚证，湿热虽去，但气阴两伤，气虚血滞，疼痛喜按）、心肝火热证（只见红，不起水疱，或根本不发生皮疹，而疼痛明显）。

沈楚翘认为带状疱疹多由心肝二经风火，或脾肺二经湿热所致。多由肝气郁结，久而化火妄动，脾经湿热内蕴，外溢皮肤而生，或因兼感毒邪，以致湿热火毒蕴积肌肤而生。临床辨证注重首先辨明部位，次审脏腑、气血、阴阳、寒热、虚实。沈氏认为本病病位在胁肋部。胁肋为肝胆之分野，表明该病的发生与肝的病理变化有着密切联系。“诸痛痒疮，皆属心火。”临床上对于红肿热痛之疮疡，多用清心火之药。如果疮面不甚红肿，或疼痛很厉害，这是心经郁火不得外发而反内攻的表现，清心解毒可取效。带状疱疹亦属此范畴。临证时，需辨五脏经络之分，病因病理之别，当分上、中、下三部。上部与心肝有关；中部与肝脾有关；下部与肝肾有关。三者彼此相互影响，常因时、因地、因人而表现不同。

张志礼将本病分三型论治。肝胆湿热型：皮损鲜红，水疱紧张兼有血疱，灼热刺痛，龙胆泻肝汤加减。脾虚湿盛型：水疱颜色较淡，疼痛较轻，除湿胃苓汤加减。气滞血瘀型：疼痛剧烈，持续不缓解，皮疹色暗红或结血痂，活血散瘀汤加减。

金针王乐亭认为本病是风热毒邪侵袭肌肤或内伏郁热与血相搏所致。治疗上将放血、拔罐、针刺相结合，包括“龙眼”穴放血、“龙头”“龙尾”点刺出血、大椎放血。配穴根据部位，如上部者，加曲池、合谷；在腰部者，加足三里、三阴交、太冲，用泻法。其中“龙头龙尾”放血治疗，现为临床广泛应用。

刘复兴认为蛇串疮治疗重点和难点在止痛，特别是部分病例的疱疹后遗神经痛非常顽固，可经年不愈。刘氏主张以辨证为本，侧重清热解毒、养阴活络、益气行血三法，多可获效。

欧阳卫权认为老人、虚人患带状疱疹时，或后遗神经痛时，常需按六经辨证，在常规证型之外，有时有使用真武汤、麻黄附子细辛汤、五苓散等温热性质方剂的机会，临床验证，确有疗效。

209. 带状疱疹诊断及鉴别要点是什么？

本病诊断要点包括：①急性起病，可有轻度发热，倦怠，食欲缺乏以及患部皮肤灼热感或神经痛等前驱症状；②典型损害为群集的水疱，初起可为炎性红斑，其上为簇集的丘疹、丘疱疹；③损害常发生于身体的一侧，沿某一周围神经呈带状分布；④自觉疼痛，可在发病前或伴随皮损出现，严重者可伴有高热、肺炎、脑炎、附近淋巴结增大；⑤病程一般2～3周。

当发生于三叉神经眼支时，可引起角膜炎或全眼球炎；若膝状神经节受累，可产生面瘫、耳痛及外耳道疱疹三联症，称为拉姆齐·亨特（Ramsay Hunt）综合征。少数患者神经痛持续超过1个月以上，称为带状疱疹后遗神经痛。

还有一些较少见的类型，包括：顿挫型（不出现皮损仅有神经痛）、不全型（仅出现红斑、丘疹而不发生水疱）、大疱型、出血型、坏疽型和泛发型（同时累及两个以上神经节产生对侧或同侧多个区域的皮损）。

偶见病毒经血液播散产生广泛性水痘样皮疹，并侵犯肺和脑等器官者，则称为播散型带状疱疹。

本病前驱期或顿挫型应与肋间神经痛、胸膜炎、阑尾炎、坐骨神经痛、尿路结石等鉴别。发疹后应与单纯疱疹、脓疱疮、虫咬皮炎等鉴别。

其中单纯疱疹亦可见红斑，簇集水疱，但不沿神经呈带状分布，好发于皮肤黏膜交界处，自觉症状轻微，易复发，多见于热病之后。虫咬皮炎亦可见红斑、水疱，甚至可呈带状或线状分布，但水疱较分散，不沿神经分布，多自觉瘙痒，全身症状轻微。脓疱疮可见红斑、水疱，但以脓疱为主，可见黄痂，不沿神经呈带状分布，无明显疼痛。

210 带状疱疹辨证思路如何？

带状疱疹多采用脏腑辨证病因辨证，根据临床表现，判断病机、病位、病性，如皮损表现为红斑、水疱，应从火、热、湿论治；皮损部位多发于胁肋部，为肝经所主；诱发因素多为气恼，应从心火、肝郁辨证；自觉疼痛，“不通则痛”，责之于脉络阻滞；而脾主运化水湿，湿邪为患，当责之于脾。总之从病性分析，当从湿、热、瘀论治，从病位判断，当与心、肝、脾相关。

根据症状判断病性：

（1）根据皮损辨证　①皮损颜色：色鲜红者热重于湿；皮损色淡红者湿重于热；②皮损形态：水疱紧张者热重；水疱松弛者湿重；③皮损部位：上部与心肝有关，中部与肝脾有关，下部与肝肾有关。

（2）根据伴随症状辨证　①疼痛的特点：疼痛持续，拒按，属后遗神经痛之实证，气隔血瘀证；疼痛时重，喜按，为后遗神经痛之虚证，湿热虽去，但气阴两伤，气虚血滞；疼痛明显，只见红斑，不起水疱，或根本不发生皮疹，为心肝火热证；②伴随症状：口苦、咽干、心烦属热；伴纳呆、腹胀者属湿；伴少气懒言、乏力者属虚。

211 带状疱疹内治要点如何？

本病多根据皮损颜色、水疱特点、伴随症状、舌脉等进行证候鉴别。

（1）肝胆湿热证　皮肤潮红，疱壁紧张，灼热刺痛；伴口苦咽干，急躁易怒，大便干，小便黄；舌红，苔薄黄或黄腻，脉弦滑数。治宜清利湿热、解毒止痛，方用龙胆泻肝汤加减。发于头面者可加菊花10g；发于上肢者可加片姜黄6g；发于胸部者可加瓜蒌20g；发于腹部者可加陈皮、厚朴各10g；发于下腹部可加川楝子10g；发于下肢者可加牛膝10g；水疱呈血性者可加丹皮、白茅根各15g；继发感染者可加金银花10g、蒲公英15g；大便秘结者可加川大黄3g；年老体虚者可加黄芪15g。

（2）脾虚湿蕴证　皮损颜色较淡，疱壁松弛，破后糜烂、渗出，疼痛轻，口不渴，纳差或食后腹胀，大便时溏；女性患者常见白带多。舌淡体胖，苔白或白腻，脉沉、缓或滑。治宜健脾利湿、佐以解毒，方用除湿胃苓汤加减。皮损继发感染者可加蒲公英 15g、连翘 10g。

（3）气滞血瘀证　患部皮损大部分消退，或有血痂、红斑色暗，疼痛不止或隐痛绵绵；伴心烦，夜寐不宁，或咳嗽动则加重；舌质暗紫，苔白，脉细涩。治法宜活血化瘀、行气止痛、消解余毒，方用活血散瘀汤加减。体实者加川大黄破瘀；年老体弱者加黄芪、党参以扶助正气。

医家大多分此三型，也有医家更加细化，有下述辨证：

心肝火热：只见红斑，不起水疱，或不发生皮疹，而疼痛明显。伴心烦、口苦，舌红苔白，脉弦。

气阴两伤：皮损已退，但疼痛时重，喜按，脉弱。伴乏力、少气懒言，舌质淡，苔少，脉细。

心肝火热近似于肝胆湿热，临证根据情况加减药物，如火热旺盛，可加强清热泻火之力。而气阴两伤，无力推动血行，造成的病理变化仍为气滞血瘀，故可并入气滞血瘀证，根据情况加入扶正药物。

日本汉方医家则针对不同的方证特点，选用葛根汤、大小柴胡汤、柴胡陷胸汤、真武汤、白虎加人参汤等方剂治疗，我们临床也常用五苓散、猪苓汤、麻黄附子细辛汤等方药，适证应用均有疗效。而对于老年体衰者的后遗神经痛，常有应用上述温阳药物的机会。

本病可选用适当的中成药进行治疗。肝经郁热证，选用龙胆泻肝丸，具有清肝胆、利湿热功效。脾虚湿蕴者，可配合参苓白术丸，具有补脾胃、益肺气功效。气滞血瘀证，以神经痛为主，可内服元胡止痛片，由元胡（醋制）、白芷组成，具有理气、活血、止痛功效；或用柴胡舒肝丸，具有疏肝理气、消胀止痛功效；或用血府逐瘀胶囊，具有活血祛瘀、行气止痛功效。另有报道，静脉应用清开灵注射液、双黄连注射液等，起到清热解毒作用，对于本病亦有较好疗效。

212 带状疱疹中医外治要点如何？

根据不同皮损选取相应的外用药物、剂型及外治方法。所采用的方法如涂药法、湿敷法、淋洗法、敷贴法、拔膏疗法等。常用的药物有除湿药、清热药、解毒药、凉血药、缓痛药、活血散瘀药；剂型可选用散剂、糊膏、药糊、药酒、水剂、软膏、药油、硬膏等。

（1）皮损以红斑水疱为主时，可采用湿敷法，可以龙胆草或黄柏、马齿苋等量，加水煎煮成水剂。放凉备用。用6~8层纱布浸透药液，稍拧干，以不流水为度，紧密贴于患处，每隔10~15分钟，重新蘸取药液。共30~40分钟，每日1次。本法可收敛、消肿、解毒。

皮损有继发感染者，采用淋洗法，用龙胆草50g、板蓝根100g、丹皮15g布包，加水5000ml，煮沸20分钟，待温后淋洗患处，每日1~2次，每次10分钟。

亦可采用涂药法，用雄黄30g、寒水石30g、生白矾120g，共研细粉备用。水疱未破时用水调药粉成稀糊状涂于患处，每日1次；水疱已破用植物油调药粉成稠糊状涂于患处，每日1次。或用雄黄500g、如意金黄散300g、蟾酥6g、生白矾300g、冰片6g、凡士林6000g。各药研细面，调匀成膏。将药膏薄涂于患处，每日1次。

还可采用敷贴法，用芒硝10g、生大黄20g、黄柏20g、五倍子10g共为极细粉，过120目筛。药粉入200g凡士林内调匀成糊状。按皮损大小将药糊平摊于纱布或麻纸上，约0.2cm厚，贴敷患部，用胶布或绷带固定，隔日换药1次。或将柏树枝50g烧灰，与雄黄、大黄各15g共研极细末，麻油放在勺中加热，沸后倒入药末，凉后入冰片3g搅成糊状。用药膏均匀地涂敷于患处，外用敷料包扎，每日早晚各1次。

（2）以疼痛为主时，可采用拔膏疗法，取厚布剪成比主要疼痛部位略大，然后将黑色拔膏棍烤熔涂于布上，并在布上扎一些小孔以便透气，趁热贴于疼痛处，每2~3天换药1次。

或采用水针疗法，取双侧曲池穴，皮肤常规消毒，用5号牙科长针垂直刺入穴位，得气后每穴各注入维生素B_{12} 50mg，每日1次。

还可采用光疗加涂药法，将芝麻油500ml加热至120℃，然后缓缓加入白芷、忍冬藤各30g，待白芷熬成焦黄色后，油温降至100℃时，加入紫草30g，文火熬至药枯，滤渣存油，凉后分装，每瓶30 ml，封口高压灭菌，备用。先用紫外线、红光或氦氖激光照射病损区及相关脊髓神经节分布区，每次10分钟，照后外涂本品，每日3次，10次为一个疗程。

213 带状疱疹中医非药物疗法有哪些？

本病除采用内服中药，外用药物治疗外，还可选用多种非药物疗法，达到解毒泻热，祛瘀通络之功。

（1）针刺疗法　取穴内关、足三里、曲池、合谷、三阴交，针刺入后采用提插捻转，留针20~30分钟，一般每日1次，起到泻热解毒通络作用；并可根据发病部位加刺选穴。皮损在脐上区，加刺合谷；在脐下区，加刺足三里；皮损在面颧区，加刺四白、睛明；下眼睑区，加刺头维、阳白；在下颌区，加刺颊车、地仓。局部火针、围刺治疗或刺络拔罐止痛效果较好。早期龙头、龙尾放血，可以减少后遗神经痛的发生，迅速缓解病情。

（2）耳针　取神门、肺、肝、皮质下及皮损相应部位。以0.5寸毫针刺入，用中强刺激，留针30分钟，每天1~2次。

（3）艾灸　用点燃的艾条在皮损周围皮肤或附近的穴位行温和灸，每日1次。可温经通络，缓解疼痛，促进炎症恢复。

（4）头皮针　取感觉区、运动区。方法：左病取右，右病取左；皮疹在脐以上，针刺下3/5，皮疹在脐以下，针刺上2/5；针刺得气后留针30~45分钟，其间捻转5~10次，每日1次，10次为一个疗程。

（5）火针疗法　取肺俞、肝俞、胆俞、脾俞。皮肤常规消毒后，将针烧灼至针尖红而亮时刺入穴位，快刺疾出。每隔3日针刺1次。可起到通络解毒之功。

（6）物理疗法　患处予半导体激光照射或红外线治疗，每日1次，对于促进疱疹吸收、缓解疼痛、缩短病程等有很好辅助治疗作用。

214 带状疱疹中医治疗中有哪些关键问题？

（1）辨证论治　临床需根据患者症状、体征辨证施治。大致分为热、湿、瘀论治，早期以清热解毒除湿为主，后期以活血理气为主。但热、湿、瘀在疾病发展过程中并没有清晰界限，往往兼夹出现。如中医认为“通则不痛，痛则不通。”很多患者在本病早期已出现疼痛，说明瘀滞在早期已经出现，如果只一味地使用清热解毒等苦寒药物，容易造成气血凝滞，加重疼痛。所以使用活血理气药物的时机要特别注意。后期活血理气要注意辨明虚实，体实者可以活血破瘀，体虚者要兼顾正气，使用的活血药物不要过于峻烈，以免克伐太过，损伤元气。年老体虚者注意益气滋阴，但扶正同时，注意清解余毒，以免留邪。由于本病发病部位不定，治疗时可根据部位选用不同的引经药物，使药力直达病所。

（2）外用药物剂型正确　除药物本身的治疗作用外，剂型对于疗效起到关键作用。本病的皮损可出现较多形态，所以选择正确的剂型非常关键，如在炎性红斑明显时，可选择中药水剂湿敷；水疱明显时，湿敷后外用中药散剂或油调剂，若有条件可行疱病清创术；水疱干涸结痂后，外用中药软膏。

（3）多种疗法有机配合　中医治疗本病疗效卓著，方法灵活，各种疗法要有机配合，掌握时机，正确选择，方能迅速、有效地缓解病情。如在疾病早期除辨证内服中医汤剂外，可根据皮损的特点，选择外用中药散剂、中药湿敷等，并配合点刺放血，可有效减少后遗神经痛的发生。后期神经痛时，除内服活血理气中药外，可配合针灸治疗，循经取穴或火针治疗，可尽快缓解神经疼痛。

215 带状疱疹有哪些防护要点？

本病是病毒性皮肤病，往往在人体抵抗力降低时乘虚而入。所以平素注意锻炼，饮食起居有节，调摄心态，保持最佳状态，不给病毒可乘之机，这是预防本病的基本方法。另外，在病毒性疾病好发季节，如春秋季节，避免到公共场所，远离水痘及带状疱疹患者，可减少染病机会。

如已患病，应注意调护，要点如下：

（1）疮面保持清洁、干燥，避免继发感染。

（2）穿着柔软衣物，以免摩擦加重疼痛。

（3）饮食清淡，避免辛辣腥发食物。

（4）保持心情舒畅，避免劳累。其中要特别注意心理的调护，由于本病起病急骤，自觉疼痛剧烈，病人易产生恐惧心理。民间流传着“缠腰龙长对头就会死”的说法，更加重病人的恐慌。所以必要的健康宣教非常重要。要安慰体贴患者，耐心讲解本病的发生原因和疼痛机制，以减轻心理压力及烦躁恐慌情绪，增强战胜疾病的信心。转移及分散病人的注意力，可以有效地减轻疼痛。

216. 中医如何认识病毒疹？病毒疹的病因病机要点是什么？

常见的病毒疹多发于小儿，包括水痘、麻疹、风疹等。中医分别名为水痘、麻疹、风痧等。

本类皮肤病外因感受风热时邪；内因小儿脏气未盛，藩篱不固，饮食失节，运化失司，而致湿毒内蕴。接触此种疫毒，极易感而发病。

疫毒从口鼻而入，犯及肺卫，由肺及脾。肺主皮毛，脾主肌肉，正气鼓邪外出则肌肤发疹。病邪深入，郁于肺脾，与内湿相搏，发于肌肤，可见水疱。正胜邪轻者，邪随疹出，逐渐告愈，否则邪毒内陷生变，呈现多种变证，如邪毒壅肺，发为咳喘；上攻咽喉，可致气道闭塞；内陷心包、肝，则见神昏抽搐；热毒移于大肠，则为“麻痢”或“麻后痢”；邪毒燔灼阳明，循经上炎，则见口舌生疮；热毒燔于营血则为衄或“黑麻疹”；身体虚弱，又经麻毒耗伤气阴者，可出现内闭外脱之证。

临证根据发热与否、热度、是否伴有流涕等表证、皮疹的颜色、咽喉的颜色、精神状态、舌脉、是否有其他并发症状如下痢、咳嗽等判断病位的深浅、病势的轻重。

现代医学研究认为由感染病毒所致，如水痘-带状疱疹病毒、风疹病毒、麻疹病毒等。其病毒或存在于患者的呼吸道分泌物、疱液和血液中，经飞沫或直接接触疱液而传染，造成流行。或由病毒的抗原抗体复合物引起真皮上层毛细血管炎症而产生皮疹。

217 水痘诊断要点及鉴别诊断要点是什么?

（1）水痘的诊断要点

1）发病季节：好发于冬春季。

2）发病年龄：好发于2~10岁儿童。

3）潜伏期：一般14~17天。

4）皮疹特点：皮疹呈向心性分布，好发于躯干、面部，四肢较少，口腔黏膜常有损害。典型损害为散在性绿豆大小水疱，周围绕以红晕，中央凹陷如脐状。疱壁薄，易破形成糜烂结痂。皮损常分批出现，故可同时见到丘疹、水疱、结痂等不同时期皮损。

5）伴随症状：起病较急，有发热、头痛、咽痛、四肢酸痛，或恶心、呕吐、腹痛等前驱症状。自觉局部瘙痒。轻者皮疹稀少，全身症状轻微；重者皮疹密布，全身症状较重，病程亦长。

6）病程及预后：病程2~3周，预后较好，终生免疫。少数病人皮疹可为大疱、坏死、出血。部分患者并发肺炎、肝炎、脑炎等。

（2）本病需与黄水疮、缠腰火丹等鉴别，要点如下：

1）黄水疮：亦可见脓疱、基底红晕。好发于夏秋季节，常见于暴露部位，皮疹以脓疱、脓痂为主，而不是中心有脐凹的水疱，易向周围蔓延。

2）缠腰火丹：亦可见红斑、水疱，但多见于成年人，皮疹沿周围神经呈带状分布，很少超过正中线，表现为簇集性水疱，自觉灼热刺痛。

218 风疹诊断要点是什么？

风疹诊断要点如下：

（1）发病季节　好发于冬春季。

（2）发病年龄　好发于2～10岁儿童。

（3）潜伏期　一般14～21天，平均18天。

（4）皮疹特点　皮损可最先见于颜面、颈部及颅顶，一天内可以遍布全身。有时手腕、胸、腿部可首先出现皮疹，但不发于手掌和足跖。皮疹通常为淡红色斑疹、斑丘疹或丘疹，压之退色，形态大小不一，散在或融合成片。皮疹经2～3天即开始消退，不留痕迹，少数患者可有色素沉着并脱屑。皮疹消失后，全身症状亦随之消失。

（5）伴随症状　皮疹不痒或有微痒。儿童出疹前常没有或仅有轻微的前驱症状，青年或成年人可伴有发热、头痛、倦怠、眼结膜充血、咽痛等类似感冒的症状，在软腭和咽部附近查到玫瑰色或出血性黏膜斑丘疹，针头大或稍大，多数病人在出疹前1～2天有耳后和枕部淋巴结增大。

（6）病程及预后　本病病程约1周，一般预后良好。但妊娠4个月内患风疹，有可能发生流产、死胎及婴儿畸形。部分患者可出现风疹综合征，关节炎、扁桃体炎、中耳炎、支气管炎及支气管肺炎、出血性肾小球肾炎、心肌炎、脑膜炎及紫癜等并发症。

219 麻疹诊断要点是什么？

麻疹诊断要点如下：

（1）发病季节　多发于冬末春初。

（2）发病年龄　常见于6个月到5岁的小儿。

（3）潜伏期　一般为10～15天，接受免疫注射者可延长至3～4周。

（4）皮损特点　出疹顺序是耳后、颈、前额、面部、躯干、四肢，3～4天内出齐，皮疹初为淡红色斑丘疹，稀疏散在，直径2～5mm，稍高于皮肤，继而皮疹逐渐增多且颜色加深，相互融合呈不规则片状，但皮疹间仍可见正常皮肤。按出疹先后顺序消退，疹后有糠秕样脱屑及色素沉着，疹退热退，其他症状随之减轻。

（5）伴随症状　前驱期：1～7天不等，平均为4天。病起有发热、头痛、畏光、流泪、眼分泌物增多、鼻塞、流涕、喷嚏、咽不适及咳嗽逐日加重，初期下睑结膜缘有红色充血线，后全睑结膜充血。发热后2～3天，两侧颊黏膜可见帽针大小盐粒样灰白色斑点，直径0.1～1mm，微隆起，周围绕以红晕，1～2日内斑数增多，并蔓延至唇、颊、齿龈黏膜，称为科氏斑（Koplik spot）。出疹时全身中毒症状加重，体温高达40℃以上，精神萎靡，嗜睡，双眼红肿，畏光，流泪，眼睑红肿，脓涕，咽红肿疼痛，舌乳头红肿，呼吸急促，干咳，脾大，淋巴结轻度肿大。幼儿多呕吐，惊厥。重症可有腹泻。发热持续约6天，皮疹出齐后中毒症状减轻，体温下降，上呼吸道及结膜症状相继消失。

重型麻疹，有高热、惊厥、昏迷、寒战、气促、脉细弱等症状，早期出现成批棕紫色融合性皮疹，或有显著性出血。或因循环衰竭，皮疹未透发，即骤然隐退，或皮疹稀少色淡，与病情不相称，病人皮肤黏湿，发冷，抢救不及时，常在第2～3天死亡。

另外，尚可见轻型麻疹，病情轻，发热为惟一症状，或伴有少许皮疹，2～3天消退，无色素沉着，可无麻疹黏膜斑。

本病可引起肺炎、喉炎、中耳炎、营养不良、维生素缺乏等并发症。严重者可有脑炎、肝损害。

（6）病程及预后　整个病程约2周。治疗恰当和顺利，预后良好，病后有持久免疫力，再次发病较少；麻毒逆证，应予重视，坚持中西医结合治疗，将死亡率降至最低点。

220 各类病毒疹鉴别要点是什么？

麻疹、风痧、奶麻等病毒疹均可出现皮肤斑疹，伴有发热等全身症状，但各有特点，鉴别要点如下：

（1）麻疹　本病可见红色斑丘疹，初为淡红，继而颜色加深，相互融合成片，疹后有糠秕样脱屑及色素沉着。初起有发热、头痛、畏光、流泪、眼分泌物增多，鼻塞、流涕、喷嚏、咽不适及咳嗽逐日加重。麻疹初期下睑结膜缘有红色充血线，后全睑结膜充血，两侧颊黏膜可见麻疹黏膜斑。

（2）风痧　相当于现代医学所说的风疹。本病前驱症状轻，1～2 天出疹，无麻疹黏膜斑，皮疹稀疏，1～2 天消退，不脱屑，不留痕迹，伴耳后、枕后、颈部淋巴结增大，常无并发症。

（3）奶麻　相当于现代医学所说的幼儿急疹。本病多发于 1 岁以内的婴幼儿，急起高热，持续 3～5 天突降，热退时或热退后出疹，皮疹以躯干为多，呈散在玫瑰色斑丘疹，退后不脱屑，呼吸道症状不明显。

（4）烂喉痧　相当于现代医学所说的猩红热。本病发热 1～2 天出疹，皮疹色红，帽针头大小，疹间皮肤充血，一片猩红，压之退色，疹退后可见大片脱皮，明显咽痛，扁桃体肿大，杨梅舌，口周苍白圈。本病属于细菌感染，但因发病过程类似，故需鉴别。

221 古人关于病毒疹有何论述？

综观历代有关文献，在宋、元以前，大凡出疹性疾病统称为疹子，如麻疹通称为“斑”或“疮疹”，且麻、痘不分，直至北宋才认为麻疹是不同于天花的另一传染病。明、清以后，方逐步将传染性出疹性疾病，另立一类，并对发病原因、临床症状和治疗方法，叙述得很详细。

水痘病名首见于南宋·张季明《医说》，该书说：“其疮皮薄如水疱，破即易干有水浆者谓之水痘”。其后宋·陈文中《小儿痘疹方论》、明·徐春甫《古今医统大全》、明·鲁伯嗣《婴童百问》等古代医籍，对其临床特征做了详尽描述，如《婴童百问》中记载：“又有发热一二日而出水泡即消者，名为水痘”。并提出了治疗的具体方药，肯定了水痘具有传染性。尤其是清·陈复正《幼幼集成》详细地记载了本病的临床表现，“水痘似正痘，外候面红唇赤，眼光如水，咳嗽、喷嚏、涕唾稠黏，身热二三日而出，明莹如水泡，形如小豆，皮薄，痂结中心，圆晕更少，易出易靥，温之则痂难落而成烂疮，切忌姜椒辣物，并沐浴冷水，犯之则成姜疥水肿。”并指出需与正痘（天花）相区别。

麻疹，民间有“麸疮”、“痧子”、“麻子”、“瘖子”等俗称。明·龚信《古今医鉴》首立麻疹病名，清·谢玉琼《麻科活人全书》对其病因、病机、症状及并发症均有精辟论述，对其辨证施治也详细记载。明·万全《万氏家传痘疹心法》：“俗名麻子，大疹也，治法与痘不同。盖痘之治药，有温有凉，若麻疹惟有清凉解毒耳……荆防败毒散、化斑汤、凉膈散，此三方，乃麻疹中之圣方也。发热六七日已后，明是疹子却不见生，此皮肤坚厚，腠理闭密，又或为风寒袭之，曾有吐利，乃伏也。急用托里发表之剂，麻黄汤去杏仁加蝉蜕、升麻，外用胡荽酒散麻刮之。”

烂喉丹痧属于细菌疹，但因病程类似，古人常并论之，其病名出自清·金德鉴《烂喉丹痧辑要》，其别名有烂喉痧、喉痧、疫喉痧、疫痧、丹痧、时喉痧、丹疹、烂喉痧疹等。清·叶天士《临证指南医案》说：“疫疠秽邪，从口鼻吸入，分布三焦，弥漫神识……今喉痛，丹疹，舌如朱，神躁暮昏，上受秽邪，逆走传中。”叶天士不仅认识到本病的传染性，而且对主要症状如“舌如朱”等也进行了细致的观察。此外，还对病情演变的进程做了客观的描述，为今人诊治本病提供了可靠的借鉴。

对风疹的记录，清·华埙《痧麻明辨》说：“风痧，……皆缘感受风热而发，药宜清凉解表，更当审天时寒暑而施之。”风疹病名，出自清·赵濂《医门补要·风疹》：“小儿乃脆嫩弱质，淫风厉气，每能侵犯而发风疹，壮热咳嗽，鼻塞作呕，眼如含泪，烦躁易啼，身现似针尖红点，此名风疹。”其别名主要有风昣、风痧、风瘾、瘾疹等，有的地方俗称野痧。

222 当代名医关于病毒疹有何论述？

当代名医治疗病毒疹一般按照卫气营血、三焦辨证的思路，根据病位的深浅、病势的轻重选择相应的治疗方法。在治疗中，辨清标本主次是治疗成功的关键。

赵心波认为水痘初起常以外感症状为主，治用辛凉解表法，方选桑菊饮或银翘散加减。出痘则以散风清热，解毒利湿为主，药用蒲公英6g、银花10g、紫花地丁6g、连翘10g、黄芩5g、芦根10g、炒栀子3g、薄荷2.4g、蝉蜕3g、木通3g、滑石10g、甘草3g。若体质虚弱，感染严重，可形成重症水痘，此时治疗要加重清热解毒凉血之品，方用清痘败毒饮加减，同时可服千金散或紫雪散，以防湿热毒邪深陷，变生险症。

廖睿泉认为水痘属较轻的发疹性传染病，所以《婴童百问》说：“但用轻剂解之，即便痊可。”根据水痘由湿热兼风，郁于肌表而发的特点，化湿解毒法常宜始终配合应用。

吴少怀认为小儿麻疹四时皆有，当按温病四时治法。初起宜用辛凉开透法，液燥者可佐以甘寒，如生地、白茅根；挟湿者可佐淡渗，如薏苡仁、滑石；火盛者可佐以咸寒，如水牛角、羚羊角。麻疹外透继用凉润清解里热，最后养阴清肺益胃可愈。初期忌用苦寒以免冰伏其毒，又忌早用辛温升发太过，均可使麻毒上攻，致发喉哑、气喘等变症。倘若麻疹已外发，但身热仍不退，仍有喘急、腹胀、喉哑、口糜、下痢不食、烦躁昏沉等，病势趋于险恶，乃里热不清之故，须分清三焦谁受邪多，或兼别病加剧，应详辨标本主次，分别以宣上、清中、导下之法施治之。

李聪甫认为麻疹的并发症气喘是导致麻疹死亡的重要原因之一。麻疹气喘应分为麻前气喘和麻后气喘论治。麻前气喘，治宜宣毒发表，以葛根、荆芥、防风、蝉蜕、浙贝、牛蒡子、杏仁、枳壳、前胡、薄荷、连翘、木通、西河柳等味为剂。麻后气喘，治当化毒清表，以葛根、蝉蜕、前胡、连翘、玄参、地骨皮、瓜蒌皮、牛蒡子、酒芩、炒山栀、知母、木通、薄荷、淡竹叶等为治。

223 病毒疹如何预防、调护?

（1）本病属传染病，预防及控制传播从控制传染源、传播途径、易感人群三方面入手。

1）控制传染源：注意隔离，麻疹患儿应隔离到出疹后5天，方才没有传染性。水痘患者应隔离至皮疹脱痂。

2）阻断传播途径：在本病流行期间，未患病的儿童尽量不到公共场所。患有湿疹或其他皮肤病的儿童避免与病人接触。患儿衣被杂物均需消毒。

3）保护易感人群：预防的最佳方法是通过接种疫苗进行预防免疫。此外加强体育锻炼，增强体质；保持心情舒畅，避免过度紧张、劳累；饮食起居有节也很重要。

（2）若已患病，调护得当有助于病情的顺利恢复，要点如下：

1）皮肤的保护：若皮肤瘙痒，可外涂露剂，起保护作用，切忌热水烫洗和搔抓。

2）适宜的环境：病室应安静，温暖，空气清新，光线柔和稍暗；避免忽冷忽热，直接日晒和风吹；切忌粉尘油烟熏呛。

3）饮食调护：患儿饮食宜用营养丰富，性味甘淡柔润的流质或半流质食物，忌食辛辣油腻之品。

4）黏膜的护理：鼻腔、口腔和眼睛应经常洗拭，以防麻疹后并发症。

224 水痘如何辨证治疗？

本病可根据病位深浅分为轻证和重证。

（1）轻证　证属风热夹湿。证见发热轻微，咳嗽，流涕，纳差，水痘红润，稀疏椭圆，疱液清莹明亮，四周淡红，兼有瘙痒，二便调和，舌苔薄白，脉浮数或略数。指纹红紫。治宜疏风清热，解毒祛湿。方用银翘散加减。银花、连翘、荆芥、竹叶各6g，绿豆衣12g，桔梗、蝉衣、大青叶、紫草、甘草各4g。

（2）重证　证属湿热炽盛。证见壮热烦渴，口齿干燥，唇红面赤，神萎不振。痘疹形大而密，根盘明显，周围有胭脂色红晕，疹稠密色紫暗，痘浆混浊不透亮，甚则口腔亦见疮疹，并有牙龈肿痛，大便干结，小便短赤，舌苔黄糙而厚，脉洪数或滑数。指纹紫滞。治宜清热解毒，凉血清营。方用清瘟败毒饮加减。连翘、黄芩、玄参、赤芍各10g，焦山栀、竹叶、炒黄连、知母各6g，大青叶、紫草、银花各12g。

225 麻疹如何辨证治疗？

麻疹可按顺证、逆证及麻疹后并发症分而辨之。

（1）顺证

1）邪在肺卫：初热期（自开始发热到皮疹初见，3～4天），发热，恶风，喷嚏，咳嗽流涕，咽肿声哑，目赤畏光胞肿，眼泪汪汪，发热2～3天，近臼齿处有麻疹黏膜斑。困顿身重，纳减，或有呕恶泄泻，舌淡红，舌苔薄白或微黄，脉浮数，指纹浮现。治宜辛凉透疹，宣泄肺卫，方用升麻葛根汤合银翘散化裁。升麻、葛根、荆芥穗、淡豆豉各6g，炒牛蒡子、连翘、竹叶各10g，银花、芦根各15g。

2）里热炽盛：出疹期（从皮疹初现到出齐，3～4天），热度增高，口渴多饮，咳嗽加重，神疲肢楚，目微肿赤，多眵羞明，烦躁嗜睡，甚则神昏抽搐。皮肤出现玫瑰色细小丘疹，视之如麻，触之碍手，由耳后开始，渐及全身。初起稀疏鲜红，逐渐稠密，融合成片，色转暗红，舌红苔黄，脉洪数，指纹深红。治宜清热解毒，佐以透疹，选用竹叶柳蒡汤加减。西河柳、蝉衣、升麻、葛根、炒牛蒡各6g，银花、紫草、生石膏各15g，竹叶、连翘、知母、生甘草各10g。

3）热伤气阴：疹没期（恢复期，自皮疹出齐至消退，3～4天），皮疹依布发顺序渐次消退，皮肤呈糠状脱屑，体温降低，干咳声嘶，精神清爽，胃纳转佳，唇干口渴，舌质红，苔少，脉细数无力，指纹淡红。治宜养阴益气，清涤余邪，方用竹叶石膏汤加减。淡竹叶、甘草各6g，生石膏30g（先煎），太子参、麦冬、粳米各12g，天花粉、山药、白薇各10g。

（2）逆证

1）麻毒闭肺证：高热烦渴，咳嗽气促，鼻翼煽动，口唇青紫，疹点不多或才出即隐，或疹点密集色紫；舌红而干，苔黄，脉滑数或洪数，指纹紫滞。治宜清热解毒，宣肺开闭，方用麻杏石甘汤加味。麻黄（先煎去沫）、桃仁、枳壳、丝瓜络各6g，杏仁、甘草、连翘、前胡各10g，生石膏30g（先煎），银花、鱼腥草各15g，鲜芦根45g。

2）麻毒攻心证：高热烦躁，神昏谵语，项强抽搐，躁动不宁，恶心呕吐，抽风惊厥，麻疹甫出即没，或紫暗成片，唇舌紫绛，苔黄干，脉弦数，指纹紫滞，直达命关，甚则透关射甲。治宜清心开窍，凉肝息风，选用清营汤合羚角钩藤汤加减。水牛角30g，生地、玄参、银花、连翘各12g，麦冬、丹参各10g，黄连、竹叶各6g；另服安宫牛黄丸。

3）麻毒攻喉证：咽喉肿痛，吞咽不利，声音嘶哑，甚则呼吸困难，喘鸣肩息，饮水即呛，面色青灰，烦躁不安，唇舌紫暗，苔黄，脉数。治宜清热解毒，利咽消肿，选用清咽下痰汤加减。玄参、桔梗、炒牛蒡子、浙贝母、瓜蒌各10~12g，射干、荆芥各6g，北豆根、马兜铃各10g。

（3）麻疹后并发症

1）麻后潮红：麻后低热缠绵，暮夜为著，形瘦体枯，口干咽燥，盗汗心悸，舌红、少苔，脉细数。治宜养阴透热，选用青蒿鳖甲汤加减。

2）麻后下痢：腹痛阵作，下痢赤白，里急后重，舌红，苔黄腻，脉濡数。治宜和中解毒，清肠止痢，选用葛根芩连汤、木香槟榔丸加减。

3）麻后发颐：两腮漫肿，焮热触痛，张口不利，咀嚼困难，甚则破溃流脓。舌红，苔黄，脉数。治宜清热解毒，消肿定痛，选用普济消毒饮加减。

4）麻后口疳：口内生疮，黏膜溃疡或糜烂，或龈肿齿痛，口臭便秘。舌红，苔黄，脉数。治宜清热解毒，和血消肿。方用清瘟败毒饮加减，外用冰黄散。

5）麻后瘖瘰：皮肤干涩不荣，出现丛集成片，形如疥疮的小疹，瘙痒不止，遇风愈甚。舌红，苔薄黄，脉细数。治宜养血润燥，祛风止痒，选用地黄饮子加减。

226· 风疹如何辨证治疗？

本病主要由于风热时邪，外客肤表所致，根据病位深浅辨为如下二证：

（1）邪袭肺胃　发热恶风，咳嗽流涕，一两天后，皮肤分布淡红色疹点，由头面渐及躯干，分布稀疏，耳后枕部淋巴结肿大，出疹的同时皮肤有瘙痒感，舌质微红，苔薄白，脉浮数，指纹红紫。治宜疏风清热，方用五味消毒饮加减。荆芥、蝉衣、升麻、赤芍各6g，防风、炒牛蒡子、连翘、生甘草各10g，银花、绿豆衣各15g，大青叶4.5g。

（2）邪热炽盛　壮热口渴，烦躁哭闹，小便短赤，大便秘结，疹色鲜红或紫暗，皮肤瘙痒，纳呆腹胀，舌质红，苔黄腻，脉数有力，指纹红紫透达气关。治宜清热，凉血解毒，方用透疹凉解汤加减。荆芥、薄荷（后下）、蝉衣各6g，桑叶、菊花、连翘、炒牛蒡子、地丁各10g，银花、赤芍各12g。

227. 病毒疹中医外治要点如何？

本类病症以内治为主，外用治疗以对症为主，根据皮疹的类型、伴随症状、部位等选用适宜的剂型及药物：如麻疹初期，似出非出，选用胡荽酒，喷之或用纱布蘸药酒擦拭全身；或浮萍60g，煎水沾湿毛巾，轻擦手足心，或擦全身，可帮助疹毒透发。水痘之水疱可选用马齿苋水剂，煎汁湿敷，每日3～5次。脓疱糜烂时用青黛膏外搽。口腔黏膜损害者，选用青吹口散，外涂，每日3～4次。风疹伴有皮肤瘙痒，酌情外扑除痱粉，每日1～2次。猩红热、麻疹咽喉红肿时，选用玉钥匙吹喉；咽喉腐烂时，选用锡类散。

228. 病毒疹中医治疗中有哪些关键问题？

病毒疹属温病，治疗应根据不同时期，采用不同的治法。初起在肺卫应宣肺透疹，出疹期肺经热盛，宜清肺透疹，后期邪热伤津，宜养阴解毒。

根据病情的深浅、轻重选用不同效力的方药，轻证“但用轻剂解之，即便痊可。”重症采用重剂治疗，轻者使用重剂克伐太过，易伤气血，又有引邪入里之弊。

根据前人经验，“疹宜透发，勿宜补气”，初透之际，切不可早用凉泻，免致邪遏热伏，疹不外透，毒郁于内，而致变证。但早用辛温升发太过，可使麻毒上攻，致发喉哑、气喘等变症。所以，在适当时机选取适宜的治疗方法至关重要。

若为麻毒逆证，应予重视，可采取中西医结合治疗，将死亡率降至最低点。

229 能治疗病毒疹的中成药有哪些？如何应用？

对于病证较轻者，可选用中成药治疗：如银翘解毒颗粒，具有疏风解表，清热解毒功效。病毒疹初起阶段，用芦根汤或温开水送服。服药期间忌服滋补性中药，忌烟、酒及辛辣、生冷、油腻食物。伴有肺胃实热火毒者，可配合服用板蓝根颗粒，本品具有清热解毒，凉血利咽功效，以开水冲服。火热内盛伴有心胸烦热、小便短赤、大便秘结者，可加用导赤丹，本品主要由黄连、栀子（姜炒）、黄芩、连翘、木通、大黄、玄参、赤芍、滑石、天花粉组成。具有清热泻火，利尿通便之功效。板蓝根颗粒及导赤丹性苦寒，易伤胃气，素体脾胃虚弱者慎服。服药期间饮食宜清淡，忌食辛辣油腻食物，以免助热生痰。

230 卡波西水痘样疹的诊治要点如何？

卡波西（Kaposi）水痘样疹是指在原有遗传过敏性皮炎或湿疹等基础上，感染单纯疱疹或牛痘病毒而产生的一种皮肤病。本病在中医古代文献中无确切名称，根据临床表现有学者将其归属于痘风疮的范畴。多因体内素有湿热蕴结，复外感毒邪，湿热毒邪聚结，蕴蒸肌肤而发。

本病多见于5岁以下的儿童。原患有湿疹，脂溢性皮炎、脓疱疮等皮肤病，近期又有种痘、接触种痘者或单纯疱疹病人的病史。皮疹为突然出现的成群水疱，迅速变为脓疱，疱中央有脐窝，周围有红晕，皮疹好发于原有皮肤病的部位，但也可超过原有皮疹范围。自觉瘙痒，可伴高热，局部淋巴结肿大。可并发结膜炎、角膜炎、角膜溃疡、中耳炎、脑炎、肺炎、便血、尿闭或婴儿坏疽性皮炎等，严重者危及生命。一般1~2周皮疹干燥、结痂、脱痂而愈，愈合后无瘢痕。

本病治疗一般分二型论治：

（1）热毒证　皮疹多，伴有高热，头痛，纳呆，便干，溲赤；舌红苔黄，脉数。治宜凉血清热解毒，选用清瘟败毒饮酌加大青叶、紫草、银花等。

（2）湿热证　水疱糜烂，渗出，伴有低热，食欲缺乏；舌红苔薄黄，脉细数。治宜清热解毒利湿，选用解毒清热汤酌加连翘、板蓝根、栀子仁等。

本病可配合外治疗法。皮疹为脓疱糜烂时，用青黛膏外搽，每日2次。口腔黏膜有疱疹时，用青吹口散，每日3次。

本病调护要点：患有湿疹或其他皮肤病的儿童不可与单纯疱疹病人接触。不宜用热水洗烫患处。卧床休息，吃易消化食物，忌食肥甘厚味。

231 单纯疱疹的诊断要点是什么?

单纯疱疹，中医称为热疮。是一种在热病之后或高热过程中所出现的急性疱疹性皮肤病。诊断要点如下：

（1）皮损特点　皮损初起为红斑，在红斑基础上迅速出现簇集性小水疱，破后糜烂、渗液、结痂，愈后遗留色素沉着。某些症状较重，脓液较多者，愈后可有轻度瘢痕。

（2）好发年龄　多见于成年人。

（3）好发部位　好发于皮肤黏膜交界处，特别以口唇、鼻孔周围多见。发生于生殖器部位，称阴部热疮，阴部热疮在男性多见于包皮、龟头、冠状沟，偶尔见于尿道口，在女性通常见于阴唇、阴蒂或子宫颈口。

（4）伴随症状　自觉灼热刺痛和瘙痒感，可伴局部淋巴结炎及淋巴管炎。重者可有发热、不适等全身症状。或继发淋证、精浊，孕妇则易引起早产、流产及新生儿热疮等。

（5）病程及预后　病程一般1~2周，可以自愈，但易于复发。

232 中医如何认识单纯疱疹？如何治疗？

单纯疱疹中医称为热疮，又称热气疮，病名出自晋·葛洪《肘后备急方》，后世医家根据病变部位和发病季节，又称之为气口疮、火燎疮等。《圣济总录·热疮》：热疮本于热盛，风气因而乘之，故特谓之热疮。《诸病源候论·热疮候》：诸阳气在表，阳气盛则表热。因运动劳役，腠理则虚而开，为风邪所客。风热相搏，留于皮肤则生疮。初作瘭浆，黄汁出，风多则痒，热多则痛。

中医认为本病多由外感风热毒邪，客于肺胃二经，热气蕴蒸肌肤；或由肝胆湿热下注，阻于阴部而成；或因反复发作，热邪伤津，阴虚内热所致。若先天不足，热毒炽盛，毒入营血，内攻脏腑将出现危重症候。

治疗可分三型辨证：

(1) 风热蕴肤证　病程短，皮损以丘疱疹为主，四周红晕，破后糜烂，自觉灼热刺痛；偶有发热、口干、咳嗽等全身症状；舌质红，苔薄黄，脉浮数。治宜疏风清热解毒，选用辛夷清肺饮酌加枇杷叶、升麻、大青叶等。

(2) 肝胆湿热证　皮损主要见于前后阴部，水疱易破，破后糜烂、渗出，疼痛明显；若染毒后则有脓性分泌物；伴发热，大便不调，小便黄赤；舌质红，苔黄腻，脉滑数。治宜清泻肝胆湿热，选用龙胆泻肝汤酌加大青叶、板蓝根、薏苡仁等。

(3) 气阴两虚证　病程长，皮损反复发作，迁延日久难愈；舌质红，苔少或无苔，脉细数。治宜益气养阴，扶正固本，选用人参固本汤酌加板蓝根、升麻等。

本病同时配合外治，如皮损以丘疱疹为主，糜烂、渗出偏重者，以马齿苋水剂外洗或湿敷，每次 10 ~ 15 分钟，每日 2 ~ 3 次。若皮损以结痂为主，黄连膏、青黛膏、紫草膏外搽，每日 2 次。

另外患病后要注意忌食肥甘厚味、辛辣、鱼腥动风之品。局部保持清洁、干燥，防止继发感染。对反复发作者应去除诱发因素。

233 传染性软疣的诊治要点是什么？

传染性软疣是一种病毒性传染病　中医称为鼠乳。本病名首见于《诸病源候论》。中医认为本病多由气血失和，腠理不密，复感风毒，搏结于肌肤；或肝旺血虚，筋气不荣，腠理不密，复感风邪，凝聚肌肤所致。现代医学认为本病由痘病毒感染所致。

(1) 诊断要点　好发于颜面、躯干、四肢、阴囊、肩胛及眼睑等处；典型皮损为米粒大的半球状丘疹，渐增至豌豆大，中央呈脐窝状凹陷，表面有蜡样光泽。早期质地坚韧，后渐变软，呈灰白色或褐紫色。顶端挑破后，可挤出白色乳酪样物质称软疣小体。数目数个至数十个不等，常疏散分布，自觉微痒，一般经过6~9个月可自然消退，也有持续3~4年者，甚至个别皮损可长达5年以上。病程与数目无关，愈后不留瘢痕。

(2) 治疗　本病以外治为主，可采用针挑法。即先在局部用75%乙醇消毒，后用消毒的缝衣针或三棱针在软疣顶端穿破，挤出乳酪样物质，再以棉棒蘸碘酒涂挑破处，或点涂苯酚（石炭酸）或三氯醋酸，并压迫止血，或用3%肽丁胺霜外搽。也可采用外洗法：以苦参30g、浮萍15g、芒硝30g，或大青叶、板蓝根各30g煎水外搽患部。

234 跖疣的诊治要点如何?

跖疣是指发生于足底的寻常疣，以表面粗糙角化，灰黄或污灰色的半球状丘疹，局部挤压痛明显为临床特征。男女老幼均可罹患，多见于足跖，亦见于趾侧，常单侧发生。

(1) 诊断要点　本病好发于足跖前后受压处及趾部。皮损初起为小的发亮丘疹，渐增大，表面粗糙角化，灰黄或污灰色，圆形，周围绕以增厚的角质环。因足底受压，皮损常常高出皮面。除去角质后可见疏松的角质软芯，边缘可见散在小的、紫黑色的出血点，数目从几个到几十个不等。常常自觉局部压痛明显。病程慢性，可自行消退，一般儿童较成人易于消退。

(2) 治疗　本病以外治为主，可以使用5-氟尿嘧啶软膏，10%福尔马林，20%冰醋酸或浓石炭酸外搽皮损部，每日2次。也可以选择40%碘苷（疱疹净）、二甲基亚砜溶液及20%~40%碘苷霜剂外搽加封包。

中药可用地肤子30g、金毛狗脊30g煎水，趁热泡足，每日2次，每次30分钟。对数目少的患者，可行冷冻、电灼、激光治疗等。注意避免压迫、摩擦，防止继发化脓性感染。

235 寻常疣的诊治要点是什么?

寻常疣，为人类乳头瘤病毒感染所致的增生性皮肤病，中医称为千日疮。病名出自明·申斗垣《外科启玄》。历代医籍对其论述颇多，别名亦繁，常见有枯筋箭、瘊子、疣目、刺瘊等。本病多由肝经血燥，血不养筋，筋气不荣，复感风热邪毒，凝聚肌肤所致；或为皮肤外伤染毒，或为搔抓毒行而发。治疗上亦丰富多彩，如明·薛己《外科枢要》采用从肝肾论治。《医宗金鉴·外科心法要诀》则采用结扎法、艾灸法等。

（1）诊断要点　本病多见于儿童及青少年，好发于手足背、手指、足缘或甲廓等处。皮损初为粟粒至绿豆大小半球状角质性丘疹，渐增大至豌豆或更大，灰褐，黄褐，或正常皮色，表面呈乳头瘤状增殖，干燥、粗糙，触之坚硬。数目不定，由一个至数个或更多。大多无自觉症状，偶有压痛，撞击或摩擦时易出血。病程缓慢。可自愈，愈后不留痕迹。此外尚有特殊临床类型：如甲周疣，发于甲廓部，易出现裂口，继发感染；还有丝状疣，为单一柔软细长的丝状突起，正常皮色或棕灰色，好发于眼睑、颈部；还有指状疣，为一簇指状角质性突起，好发于头皮。

（2）治疗　中医内治大多分为二型：

1）肝胆风热证：病程短，皮损数目较多，遍生肢体，伴口干心烦；舌质红，苔薄黄。治宜清肝泻火，选用清肝益荣汤酌加银花、板蓝根、钩藤、防风等。

2）肾气不荣证：病程较长，屡消屡起，难以根除。或用腐蚀剂后，疣体翻张如菌，时有渗血现象。伴头昏耳鸣、肢软乏力；舌质淡红，苔少，脉细数。治宜滋补肾水，平肝除疣，选用归芍六味地黄丸酌加生石决明、生薏苡仁。

外治尚有多种疗法：

外洗法：药物外洗选用木贼草、香附、生牡蛎各 30g，蜂房 10g，每日 1 剂，水煎擦洗患处，每次 20～30 分钟。

药物点涂法：可选用千金散、鸦胆子油、斑蝥膏、水晶膏等，外点疣体上，但注意保护周围健康皮肤，2～3 天外点一次，直至疣体完全脱落。

结扎疗法：对头大蒂小的疣或丝状疣，可用丝线或头发丝结扎，逐渐收紧，可使疣体脱落。

推疣法：在疣体根部，用棉棒或刮匙（刮匙头部用棉花包裹），与皮肤呈 30°的角度，向前均匀用力推之。若疣体立即推除，表面压迫止血，并用纱布加压包扎；若残留少许疣体，经过 1 个月后再推一次。

摩擦法：取新鲜荸荠削去皮，用其白色果肉摩擦疣体，3～4 次/日，每次要磨至疣体角质层软化，脱落部分微有少量点状渗血为度，一般数天可愈。

针灸疗法：用针尖从疣顶部到基底部，四周再用针刺以加强刺激，针后挤出少量血液，3～4 天疣体便可脱落。数目少者，可用艾柱在疣上灸，每日 1 次，至疣体脱落。

236· 扁平疣的诊治要点是什么？

扁平疣为人类乳头瘤病毒感染所致的增生性皮肤病。中医称为扁瘊，为湿热郁结肌肤，兼感邪毒所引起的赘生物。本病多由脾失健运，湿浊内蕴，复感外邪，凝聚肌肤所致；或为风邪侵袭，热客于肌表，风毒久留，郁久化热，气血凝滞而发；或肝火妄动，气血不和，阻于腠理而生。

（1）诊断要点　本病多见于青少年，尤以青春期少女为多。好发于颜面、手背，亦可发于腕和膝部。皮损为针头至粟粒大或更大的扁平丘疹，呈圆形或椭圆形，表面光滑，质硬，淡褐色或正常皮色，数目不定。散在或密集，可互相融合，亦可因搔抓而呈线状排列。一般无自觉症状，偶有微痒，慢性经过。有时可在数周或数月后突然消失，但亦可持续多年不愈，愈后不留瘢痕。

（2）治疗　本病治疗内治可分为二型论治：

1）风热毒蕴证：突然发病，颜面部起扁平丘疹，表面光滑，针头至粟粒大小，淡红色或正常皮色，伴轻度瘙痒；舌质红，苔薄黄，脉浮数。治宜疏风清热，解毒散结，选用桑菊消疣汤酌加板蓝根、夏枯草等。

2）肝郁痰凝证：发病时间长，病变以手背及面颈以下部位为主，皮损颜色紫褐，质硬，皮损长期不消退，舌质紫暗，苔薄黄，脉弦涩。治宜疏肝活血，化痰软坚，选用治疣汤酌加生薏苡仁、三棱、莪术等。

外治疗法：

外洗法：皮损较多时，选用疣洗方，水煎趁热反复温洗患处，每日 4 ~ 5 次。

点涂法：皮损较少，顽固难消时，选用鸦胆子油或鸦胆子肉包于纱布内，拭擦皮损，每日 1 ~ 2 次。

针灸疗法：取列缺、合谷、足三里。施泻法，针刺得气后留针 30 分钟，每日 1 次，10 次为一个疗程。

237 手足口病的诊治要点是什么？

手足口病是指以在手掌、足跖及口腔内发生小水疱为特征的一种病毒性传染病，好发于春夏季节。多见于学龄前儿童，常在托儿所、幼儿园传播流行。中医古代文献无本病的记载，现在有学者根据发病季节在春夏，在儿童中传播流行，认为属于温病的范畴。多因温热时邪，客于肌腠，毒热蕴结；或脾虚卫外不固，湿热内阻，两者相搏而成。又因温热时邪，易伤阴液，故后期可有阴虚内热之象。

(1) 诊断要点　本病好发于春夏季节，多见于学龄前儿童。潜伏期为3～5天。发疹前有低热、头痛、腹痛、食欲不振等前驱症状。口腔损害发生在咽、软腭、颊黏膜、舌、齿龈，为1～3mm的水疱，周围绕以红晕，迅速破裂形成糜烂和溃疡。手足部损害则发生在指甲周，手指和足趾背、侧面，也可发生在手指屈面、掌跖，表现为卵圆形小水疱，疱壁薄，疱液澄清，周围绕以红晕，数目几个到几十个。自觉局部灼痛。病程1周左右。愈后很少复发。

(2) 治疗　本病治疗分为三型论治：

1) 温毒袭肤证：口腔和手足可见大小不等的水疱，迅速破裂形成溃疡，伴低热，纳呆；舌质红，苔少，脉浮数。治宜清热解毒，选用清瘟败毒饮酌加板蓝根、大青叶等。

2) 湿热蕴结证：在指（趾）的背面或侧缘，尤其在指(趾)甲的周围及足跟的侧缘可见米粒至豌豆大小的水疱，伴脘腹微胀，大便干结，小便色黄且浊；舌质红，苔薄黄微腻，脉濡数。治宜清化湿热，佐以解毒，选用泻黄散酌加黄芩、佩兰、生石膏、赤小豆等。

3) 心脾积热证：口腔内硬腭可见水疱，周围绕以红晕，指(趾)端亦见水疱或溃疡，伴有口干欲饮，小便短赤；舌尖红，苔少或薄黄微干，脉细数。治宜清心泻火，利尿解毒，选用导赤散酌加连翘、赤茯苓、车前子、灯心草、莲子心等。

同时可配合外治疗法：皮肤损害者，以马齿苋水洗剂湿敷，或三黄洗剂、炉甘石洗剂外搽；黏膜损害者，先用青果水洗剂，煎汁漱口，再以锡类散、青吹口散吹涂局部。

238· 传染性红斑的诊治要点是什么？

传染性红斑病因不清，一般认为是病毒感染性皮肤病。中医古籍记载的丹痧十分类似本病。清·唐大烈辑《吴医汇讲》说："丹痧一证，方书未有详言，余究心是证之所由来，不外乎风、寒、温、热，时疠之气而已……其证初起，凛凛恶寒，身热不甚，并有壮热仍兼憎寒者，斯时虽咽痛烦渴，先须解表透达，即或宜兼清散，总以散字为重。"

本病因脏腑素有积热，复感非时疫疠之气，郁而深又发之暴。病邪自口鼻而入，初在肺卫，继入营血；若正虚邪盛或延误失治，皆可致使毒邪侵入营血，内陷心包，出现危笃重症。

（1）诊断要点　本病好发于 4～12 岁儿童，多见于春季。好发于面颊，其次在胸背、四肢等处。皮损为玫瑰色片状红斑，边界清楚呈蝶状分布，四肢、躯干的皮损则为花边样，消退时表现为红色环状损害。皮损先出现在面颊，逐渐蔓延至四肢、躯干，消退顺序与发疹顺序相同，消退后不留痕迹。一般无全身症状，偶有发热，鼻咽黏膜、眼结合膜轻度充血，咽痛，头痛，关节痛，腹泻，呕吐以及淋巴结触痛，一般经 1～2 周消退，预后良好。本病散发性流行于世界各地，但不易造成大流行。

（2）治疗　本病治疗一般按卫气营血辨证分四型：

1）肺卫证：面颊部玫瑰色片状红斑，触之灼热；兼有身热，恶寒，头痛，咳嗽，咽喉肿痛；舌红，苔薄白，脉浮数。治宜辛凉清透、解毒利咽，选用解肌透痧汤加减。荆芥穗、前胡各 4.5g，蝉衣、马勃各 2g，桔梗、射干各 3g，甘草 1.5 g，葛根、炒牛蒡子、鲜竹茹、连翘各 6g，僵蚕、浮萍各 10g，紫草 12g。

2）气营证：皮疹密集，色如丹涂脂染，融合成片，并有扩散倾向；兼有壮热，不恶寒反恶热，烦躁，口渴欲饮，咽喉红肿；舌红绛起刺，脉洪数。治宜清气凉营、解毒退斑，选用凉营清气汤加减。鲜石斛、鲜生地、生石膏各 20～30g，玄参、连翘各 10g，焦山栀、炒丹皮、赤芍各 6g，薄荷、甘草各 3g，绿豆衣 15g，鲜芦根 30g。

3）毒陷证：皮疹暗红或见瘀斑；兼有痰涎壅盛，神昏谵语，甚则声哑气急；舌质红绛，苔少，脉细数。治宜清热解毒、清心开窍，选用清热地黄汤加减。水牛角30g，生地、紫草、绿豆衣各30g，赤芍、银花、连翘、玄参、鲜竹茹各12g，石菖蒲、郁金、甘草各6g，琥珀4.5g。

4）气阴两虚证：丹痧出齐，身热见退，诸症递减，但尚有口干神倦，食欲减退，心悸气短，神疲乏力；舌质淡红，苔少，脉细弱。治宜益气养阴，选用养阴清肺汤加减。生地12g，沙参、麦冬、玄参、石斛、玉竹各10g，丹皮、浙贝母、白芍各6g，薄荷1.5g（后下）。

239. 皮肤科何时应用消托补三法？

消托补三法是疮疡外科的三大治疗原则，对于具有初起、成脓、溃后三个阶段的皮肤病也同样适用，感染化脓性皮肤病就是其中最主要的一部分。

消法是祛邪法，又是疏通法，以促使肿疡消散，而不结聚成脓为目的，是一切肿疡初起的治法总则。此法适用于尚未成脓的初期肿疡。可使病人免受溃脓、手术之苦，又能缩短病程，故古人有“以消为贵”的说法。在具体应用消法时必须针对病种、病位、病因病机、病情，分别采用解表、清里、通腑、泻热、温通、祛痰、利湿、行气、化瘀等法。肿疡应用消法即使不能消散，也可移深居浅，转重为轻。注意：未成脓者可以内消，已成脓则不可再用内消之法。常用药物如金银花、连翘、天花粉、蒲公英、紫花地丁、野菊花，常用方剂如解毒清热汤、五味消毒饮、内疏黄连汤、排脓散、排脓汤。痈、疖、丹毒、痤疮等初起主要应用消法。

托法是透邪外出之法，一般应用补益气血和透脓的药物，扶助正气、托毒外出，以免毒邪扩散和内陷的治疗。托法多用于成脓期，此时脓已形成，但由于一时疮口不能溃破，或机体正气无力托毒外出，均会导致脓毒滞留。为防止脓毒内侵，就要根据病人体质强弱和邪毒盛衰，分别采取补托、透托两种方法。前者用于正虚毒盛，不能托毒外达，疮形平塌，根脚散漫不收的虚证，后者用于毒气虽盛而正气未衰者，可用透脓的药物，促其早日脓出毒减，以免脓毒旁窜深溃。常用方剂如神功内托散、透脓散、排脓散、排脓汤、托里透浓汤、仙方活命饮。穿山甲、皂刺、花粉、白芷、桔梗均是透脓外出的药物。臁疮、血管炎等常使用托法。

溃疡后期，毒势已去，正气未复，气血虚弱，脓水清稀，肉芽不生，疮口久久不敛，此时应用补益气血的药物，促进肉芽生长，促使疮口早日愈合，就是补法。补法是治疗虚证的法则，所以外科疾病只要有虚的证候存在，特别是疮疡的生肌收口期均可应用。常用四君子汤、四物汤、八珍汤、人参养荣汤、归芪建中汤等方剂。注意：应用补法必须以脾胃健运为前提，不可一味腻补，故经常需要加用木香、陈皮、砂仁、内金、焦三仙等药。

240 脓疱疮是一种什么病?

脓疱疮是一种常见的化脓性传染性皮肤病。因疱内含黄水，俗称“黄水疮”；又因水疱可转变为脓疱，破溃后出脓，故本病又有“滴脓疮”之称。本病好发于头面、四肢等暴露部位，主要皮损为红斑、水疱、脓疱，脓水浸淫之处，常出现新的皮损。本病多发于夏秋季节，常在托儿所、幼儿园、小学或家庭传播流行，多见于2~6岁的幼儿与儿童。现代医学认为其致病菌主要为凝固酶阳性的金黄色葡萄球菌，其次为乙型溶血性链球菌。温度较高、出汗较多和皮肤有浸渍现象时，皮肤的屏障作用被破坏，易发生本病。病人多半是儿童或婴儿，成人发生脓疱疮的较少，往往是与患者直接接触，或是在理发店、浴池间接传染所致。

明·申斗垣《外科启玄·卷八·黄水疮》说：“黄水疮，一名脓疮，疮水到处即成疮。”说明了本病具有传染性。清·祁坤《外科大成·黄水疮》说：“黄水疮，头面耳项，忽生黄粟，破流脂水，顷刻沿开，多生痛痒。”说明其好发部位。清·陈士铎《外科秘录·卷八·天疱疮》说：“天疱疮生于头面遍身手足之间，毒结于皮毛，而不入于营卫，论理尚轻。然治之不得法，疼痛难忍……此疮乃肺气虚而火毒结于肺，本是暑热湿蒸之气，因气虚而犯之也。其症燎浆白疱，皮破赤沾，小儿生于夏日居多。治法必须用解暑散火之药。然单散火而不补肺，则火不能去，而气益虚，疮难速愈矣。补气而佐之解暑，则火毒自消。而疮亦易愈。外用丝瓜叶捣烂，调淀粉敷之，尤易奏功也。”

241·脓疱疮诊断要点有哪些？

本病好发于颜面、耳、胸、四肢等暴露部位。病程一般1周左右，愈后不留瘢痕，因搔抓可致反复发作而缠绵难愈。皮损初起为红斑，继则出现表浅的水疱，小者如豌豆，大者如蚕豆或更大，疱壁极薄，疱液浑浊，成为脓疱，易于破裂，破后局部色红糜烂结痂干燥而愈。有的脓疱中心痊愈，而向四周匍行，形成环状，脓液积存可见袋脓征。初起自觉瘙痒，破后则糜烂作痛，引起附近淋巴结肿痛，一般无全身不适，或有轻度发热；重者可见恶寒症状；若面肿尿少则可能继发急性肾炎；新生儿抵抗力弱症状重，易并发肺炎、败血症等，而有生命危险。

242·脓疱疮的治疗要点如何？

本病一般分三型论治：

（1）暑湿热证　发病多在夏末秋初，皮疹以水疱、脓疱为主，部分疱破糜烂；舌红，苔黄微腻，脉弦滑。治宜清暑利湿，

清热解毒，选用清暑饮酌加青蒿、佩兰、荷叶等。

（2）湿蕴染毒证　发病多在初秋、酷暑，皮损以脓疱、糜烂为主，可伴有发热；恶寒口渴，小便短赤；舌红，苔黄腻，脉弦滑数。治宜清热解毒，清暑化湿，选用升麻消毒饮酌加大青叶、淡竹叶、木通等。

（3）脾虚湿恋证　脓疱稀疏，色淡白或淡黄，疱周红晕明显，脓疱破后糜烂面淡红不鲜，常伴有面色㿠白或萎黄，胃纳欠佳，大便溏；舌质淡，苔薄白，脉濡缓。治宜健脾利湿，选用参苓白术散酌加玄参、银花、连翘等。

另有日本民间单方：应用少量蜂房，研粉内服兼外用，可取良效。

本病可配合适当的外治疗法：热甚者用青蛤散或青黛散；湿重用三黄丹麻油调敷，渗出液多时用虎杖60g，或五倍子、千里光各30g，煎水湿敷；糜烂结痂者可用蕲艾30g（烧灰存性）、枯矾1.5g，共为细末麻油调敷；亦可用柿蒂散或新三妙散麻油调敷。

平时生活中注意卫生，可预防本病的发生，如在夏秋季节，每日应勤洗浴，保持皮肤清洁，干燥。勤剪指甲，勤换衣。适当调理患儿起居、饮食，增强体质。每日可适量喝绿豆汤，并多食西瓜。在幼儿园、托儿所、学校发现患儿时，应立即隔离治疗，以免引起流行。患病后应避免搔抓，有脓汁应立刻蘸干，以免脓流他处诱发新的皮损。

243·项后部毛囊炎的诊治要点是什么？

项后部毛囊炎，中医称为发际疮，是发于项后发际间的化脓性皮肤病。病名首见于清·孙震元《疡科会粹》。然早在公元5世纪，就有关于“发际疮”的记载。如晋《刘涓子鬼遗方》云：“发际起如粟米，头白肉赤，痛如锥刺”。而《医宗金鉴·外科心法要诀》中则指出了本病与项后肉龟疮在病因病机上的关联，在临床表现上的异同，并提出了内因与外因相互搏结而发生本病的观点。

本病多因内郁湿热，外受风、毒之邪，风热上壅或风湿热相互搏结而成。若正虚邪实，正不胜邪则迁延日久，瘀滞不散，此愈彼起，反复发作。

（1）诊断要点　本病以成年人多见，发于后项发际处。皮损以毛囊为中心，初起为炎性丘疹，迅速形成脓疱，疱破结痂愈合，可成批出现，此愈彼起，缠绵难愈。先痒后痛或痛痒相兼。一般无全身症状。若患有“消渴病”，则更难治。一般约经数日，白色脓头干涸结成黄色脓痂或搔破流津水或脓液，结痂后痂脱而愈。如脓液向深处或周围发展，即可演变成疖病。

（2）治疗　本病一般分二型论治：

1）热毒夹风证：骤然起病，颈项发际处见散在或密集焮红之粟疮，顶见黄色脓点，中央可有毛发穿过，疼痛颇剧，亦有浸淫沿开，焮红，渗流脂水；舌质红，苔黄，脉滑数。治宜清热解毒，佐以祛风，方选普济消毒饮酌加野菊花、公英等。

2）正虚邪恋证：疮面色淡不红，间有脓头，微感疼痛，面色㿠白，心悸，夜难入寐，常反复发作，经年不愈；舌质淡红，脉细弱。治宜益气托毒和营，选用托里消毒散酌加紫花地丁、蚤休等。

本病治疗可以配合适当的外治疗法：初起用金黄散蜜、水调敷，或用新癀片水调外敷，或颠倒散洗剂或3%碘酊外涂，每日3~4次。有脓点时，可用提脓丹点盖黄连膏，或用手法祛除脓点，盖黄连膏掺拔毒生肌散，痊愈后可继续用复方化毒膏外贴。

244. 臀部毛囊炎的诊治要点是什么？

臀部毛囊炎，中医称坐板疮。是一种以臀部反复发生疖肿为特征的皮肤病。《外科启玄·坐板疮》较早记载本病，该书云："此疮乃脾经湿热，湿毒郁久，以致生于臀部，最痛最痒。臀至阴之所，血亦罕来，药力少至，治宜内疏脾经湿热，外宜火拈油布触之更妙。"对本病的病机、症状及治疗方法做了论述，《医宗金鉴·外科心法要诀》提出暑湿热毒为本病的主要原因。

本病多因湿热内蕴，郁久化毒，凝滞肌肉；或久居卑湿，坐卧湿地，外感湿热毒邪；或皮肤破伤，外染毒邪，郁于肌肤，发于腠理而成。脾为生血之源，臀是至阴之所，脾经血少，气血难至，以致脓毒蕴结，皮肤窜空，而缠绵难愈。经脉瘀滞，则肿块坚硬，此愈彼起。

（1）诊断要点　本病初起患处如黍如豆，色红作痒，硬肿而痛，少则一个，多则数枚，或孤立散在，或簇集成群。渐大如梅如枣，结肿热痛，渐渐软化，内有脓血，破溃流脓，渗流黄水，结痂而愈，但旋即又发。疮周瘙痒或痛痒相兼，病情严重者可有发热畏寒、口干便秘等全身症状。本病可一处未愈，他处又生，连绵不断，甚则皮肤窜空，形成瘘管，按之脓出，缠绵不愈；或经治疗，已属痊愈，但愈数月即又复发，反复经年。

（2）治疗　本病一般分二型论治：

1）湿热蕴结证：结块红肿，痛痒相兼，破流脓水，愈而复起，缠绵不断；可伴有胸闷纳呆，口干不渴；舌质红，苔黄腻，脉濡数。治宜清热利湿解毒，选用五神汤酌加败酱草、归尾、赤芍、生薏苡仁；湿偏重者，可选用除湿解毒汤。

2）脾虚毒恋证：结节肿硬，二三相连，难以成脓；或脓成溃破，脓汁稀薄；或皮肤窜空，形成瘘管；可伴有体倦乏力，不思饮食，面色不华；舌质淡，苔薄，脉细无力。治宜健脾祛湿，解毒化瘀，选用健脾除湿汤合四妙散，佐以梅花点舌丹。

外治方面：早期用芫花煎水外洗，再用黑布化毒软膏外敷；顽固难愈者，外用黑色拔膏棍；皮下窜空，有脓腔形成，脓液潴留者，宜切开排脓，用甲字提毒药捻插入疮口引流，外盖黄连膏；有瘘管形成者，可用红血药捻插入瘘口内，外盖黄连膏，必要时选用手术扩创。

生活中注意节制饮食，避免过食辛辣厚味，过于肥甘食物，防止体胖。积极治疗慢性疾病，如消渴病、失眠症、消化不良等。衣着应柔软、透气、吸汗，头脂旺者，应适当洗涤，去除油垢，可预防本病的发生。患病后换药时应让药物紧贴疮面。局部忌挤压，以免演变成疖。

245. 项部瘢痕疙瘩性毛囊炎的诊治要点是什么？

项部瘢痕疙瘩性毛囊炎，中医称为肉龟，是发于枕骨及项后发缘之间的化脓性皮肤病。以硬结成块，脓成不出，形如肉龟，病程缠绵为临床特征。肉龟疮病名，出自《疡医大全》，后世医家也有论述，称之为黄瓜痈、黄瓜疽。

本病多因湿热上蒸，壅结于项后发际间，加之局部肉厚，发刺入肉，日久不瘥，形如卧瓜而成本病；又有风寒外束，寒湿凝滞，结而成块，形如肉龟；或由气滞血瘀，湿热内蕴，阻隔经络，结成硬块者。

（1）诊断要点　本病多见于壮年男性。好发于枕骨及项后发缘之间，一般不延及他处。皮损初起散在分布，后密集成群，融合成不规则的硬性小块，坚硬，压之有脓溢出，可见几根头发成簇地从一处皮肤穿出。病程缠绵，可多年或十多年不愈。

（2）治疗　本病一般分二型论治：

1）湿热内蕴证：病程较短，局部红肿，压之有脓溢出，自觉痛痒不适，此愈彼起，难以消尽；可伴有口干不欲饮，身热不扬；舌红，苔黄微腻，脉象濡数。治宜清热解毒，排脓消肿利湿，选用解毒清热汤加减，或仙方活命饮酌加蒲公英、苦参、丹参等。

2）正虚邪恋证：病程较长，皮损融合，肿胀不甚，或成脓肿，时破时敛，脓流清稀，或愈后遗留增生瘢痕，自觉疼痛，少气懒言，口干喜饮；舌淡红，少苔，脉细弱。治宜养阴益气，和营解毒，选用解毒养阴汤、托里透浓汤加减。脓出不透，加皂刺、山甲；口干喜饮，加天花粉、麦冬；肉芽不鲜，疮面色暗，加鹿角片、肉桂。

外治方面：初起可外敷玉露膏、金黄膏；形成硬结，敷千捶膏或贴琥珀膏、黑布化毒膏；溃后用提脓丹、五五丹、九一丹等提脓祛腐。脓成不溃时，宜切开排脓；脓泄不畅，脓液蓄积，宜行手术扩创。脓腐脱净，疮面红活可用生肌散掺黄连膏以生皮敛疮。

246. 脓肿性穿掘性头部毛囊周围炎的诊治要点是什么？

脓肿性穿掘性头部毛囊周围炎，中医称“蟮拱头”又名“蝼蛄疖”。是一种主要发生在头皮的化脓性疾病。因其未破如曲蟮拱头，破后形如蝼蛄窜穴而得名。以疮小根坚，溃出黄水，愈后复发，病程缠绵为临床特征。《外科正宗·蟮拱头》云：“患小而禀受悠远，皆父精母血蓄毒而成。生后受毒者，只发一次，其患肿高，破之又肿，皆禀受时原有衣膜相裹，毒虽出而膜未除，故愈又发。”《医宗金鉴·外科心法要诀》则认为本病有胎毒与暑毒之分，应分而施治。

本病多由暑疖治疗不当，疮口过小，脓液引流不畅，而致脓毒潴留所致；或因护理不慎，搔抓碰伤，以致脓毒旁窜，加之头顶皮肉较薄，故容易互相蔓延，腐蚀肌肉，头皮窜空而成。从全身来说，主要是先天禀受不足，气血虚弱，不能托毒外出，以致缠绵不愈。

（1）诊断要点　本病多发于夏秋季节，常先有暑疖，而后发生本病。以儿童头部多见。皮损疮小坚硬，溃出脓水，疮敛更时复发，或一处未愈，他处又生；或疮大如梅李，相连三五枚，溃破脓出，或疮口不敛，日久头皮窜空。自觉疼痛，可伴有神疲、纳差、便溏、盗汗等全身症状。常常迁延日久，甚则颅骨损伤，待死骨排出后方能收口获愈。

（2）治疗　本病常分三型论治：

1）暑湿蕴结证：疖肿大如梅李，溃脓不畅，溃口难收，窦道串通；或脓出渐消，数日又肿；可伴有精神不振、纳呆，烦躁；舌苔薄黄而腻，脉濡数。治宜清暑利湿，解毒托脓，选用五神汤酌加芙蓉花、皂角刺、土贝母，配服秦艽丸。

2）风热上攻证：初起疖肿如豆，根脚坚硬，肿势局限，脓溃不消；或此处未罢，他处又发，疖肿连通，疮口不敛，宛如蝼蛄串穴；可伴有面赤口渴，头痛；苔黄，脉数。治宜疏风清热，解毒散结，选用防风通圣散加减，并调服活血消炎丸。

3）正虚毒结证：经年累月，疖肿不愈，或作结块，迟不化脓，或已溃破，脓液淡薄，或疮口久久不敛；可伴有神疲乏力，面色无华；舌质淡，脉虚细。治宜扶正托毒、透脓散结，选用四妙散、土槐饮加减，并可配合服散结灵与人参养荣丸，前者早服，后者晚服。

外治方面：初起或无明显脓窦者，可用芫花洗方外洗，外贴黑色拔膏棍。疮口久不收敛，或虽欲收口却仍高肿者，可用甲字提毒药捻或拔毒生肌散药线插入疮口，外盖千捶膏、太乙膏、红油膏。头皮窜空，宛如皮囊者，“十”字切开，用棉垫加压法压迫脓腔，使脓液畅泄，而不致潴留、旁窜。脓成后，应及时切开排脓，保持引流通畅，必要时行清创术；有朽骨时，必须取出，方可获愈。

247. 疖的诊治要点是什么？

疖是发生在皮肤浅表形小而根浅的急性化脓性疾病。中医古代医籍对本病早有记载,《素问·生气通天论》云:“汗出见湿,乃生痤痱”,是关于疖的最早记载,《诸病源候论·疖候》:“肿结长一寸至二寸,名之为疖。亦如痈,热痛,久则脓溃,捻脓血尽便瘥。亦是风热之气,客于皮肤,血气壅结所成。”明·汪机《外科理例·疮名有三》:疖者,初生突起,浮赤无根脚,肿见于皮肤,止阔一二寸,有少疼痛,数日后微软,薄皮剥起,始出青水,后自破脓出,如不破用簪针丸。《外科启玄·时毒暑疖》:是夏日受暑热而生,大者为毒,小者为疖,令人发热作脓而痛,别无七恶之症。宜清暑香茹饮,内加芩、连、大黄之类治之而愈,外加敷贴之药为妙。《太平圣惠方·治热毒疖诸方》:疖者,由风湿冷气搏于血分,结聚所生也。人运役劳动,则阳气发泄,因而汗出,遇冷湿气搏于经络,血得冷折,则结涩不通,而生疖。

本病多因夏秋季节,气候炎热,或在日光下暴晒,感受暑毒;或因天气闷热,汗泄不畅,使热不能外泄,暑湿热毒蕴蒸肌肤,引起痱子,复因搔抓,染毒而发;亦有因饮食膏粱厚味,香燥辛辣之品,致肠胃积热;或患消渴、肾病致阴虚内热,染毒而发。

(1)诊断要点 本病特点为局部皮肤红肿热痛。可伴有发热、口干、便秘等症状。临床分为下列类型:

1)有头疖(石疖):患处皮肤上有一指头大小的红色肿块,灼热疼痛,突起根浅,中央有一脓头,出脓即愈。

2)无头疖(软疖):皮肤上有一红色肿块,范围3cm左右,无脓头,表面灼热,触之疼痛,2~3天化脓后为一软的脓肿,溃后多迅速愈合。

3)暑疖:发于夏秋炎热季节,以小儿、产妇、老人多见。

4)疖病:特点是此愈彼起,经久不愈。

(2)治疗 本病分三型论治:

1)热毒蕴结证:常见于气实火盛的患者。轻者疖肿只有1~2个,多者可散发全身,或簇集一处,或此愈彼起,可有发热、口渴、溲赤、便秘；苔黄，脉数。治宜清热解毒，选用仙方活命饮、解毒清热汤加减。

2）暑湿浸淫证：发于夏秋季节，多见于儿童及产妇，可有发热、口渴、便秘、溲赤等；苔薄腻，脉滑数。宜清暑解毒利湿，选用清热除湿汤、甘露消毒丹加减。

3）体虚毒恋证：疖肿常此愈彼起，不断发生，常见于体质虚弱或有某些慢性病者，并有相应的全身症状，如阴虚火旺，气血不足，而见多饮、多食、多尿、口干、神疲、乏力等症；舌淡红，苔薄，脉细弱。宜益气扶正解毒，选用四妙散酌加玄参、生地、当归、连翘等，或用托里透浓汤加减。

根据不同时期选用适当外治方法：本病初期，治宜消肿止痛，可选用玉露散、黄连膏、化毒散软膏、铁箍散膏外贴或外敷，也可用如意金黄散用鲜丝瓜汁调成糊状，外涂，每日3~5次；中期，脓成欲溃者，外敷千捶膏或点提脓丹盖黄连膏；脓成不溃，宜切开排脓；后期，生肌收口，可用九一丹或冰石散少许外掺疮口，外盖黄连膏。

248. 蜂窝织炎的诊治要点是什么？

蜂窝织炎，中医称为痈，是一种发生于皮肉之间的急性化脓性皮肤病。痈者，壅也，是气血壅塞而不通的意思。痈早在《内经》中就已有记载，如《灵枢·痈疽》中云："痈者，其皮上薄以泽，此其候也。"其后，在《金匮要略》《中藏经》《外科精义·辨疮疽疖肿证候法》《医学入门·痈疽证治》《证治准绳·痈疽之源》等书中对痈的病因、病机、症状、脉象、处方用药都有记述。至明·陈实功的《外科正宗》，对痈的病源、症状、辨证（阴证、阳证、半阴半阳证、善恶）、治法（按肿疡、溃疡的不同而分别处以内治、外治、灸法、针刺等）、调理及养护有了较为全面的研究。本病发无定处，随处可生，一般依据其发病部位不同而病名各异。如发于头顶部的叫顶门痈，发于腹壁的叫腹壁痈，发于臀部的叫臀痈，发于小腿的叫小腿痈等。

本病多由外感六淫邪毒，或嗜食肥甘油腻、煎炸之品，内郁湿热火毒；或因外伤，毒邪壅滞，使营卫不和，经络阻塞，气血凝滞，久之，热盛肉腐，肉腐成脓而发。除了热（火）毒为患外，本病尚可夹有其他毒邪，如发于身体上部的痈，因风性上行，而以风温，风热为多；发于身体中下部的痈，因气火俱发于中，而以内蕴火毒或气火为多；发于下肢的痈，因湿性下趋，而以湿热，湿火多见。

（1）诊断要点　本病特点为发无定处，随处可生，多见于成年人。局部红肿热痛，初起在患处皮肉间突然肿胀，光亮无头，迅速结块，皮色鲜红，边界不清，中央部颜色较周围深，灼热疼痛，日后逐渐扩大，变成红肿高突。成脓局部红肿高突，疼痛加剧，痛如鸡啄，按之中软，有波动感，溃后脓出黄白稠厚，微臭，脓流通畅。病情发展迅速，易肿、易脓、易溃、易敛。自觉疼痛，可伴有发热、恶寒、口干、大便干结、尿黄等全身症状。附近淋巴结增大，或伴发淋巴管炎。外周血象检查可有白细胞总数、中性粒细胞升高。一般病程 3 周左右。

（2）治疗　本病一般分三型论治：

1）热毒蕴结证（初起）：局部红肿热痛，皮色焮红，边界不清，逐渐扩大，红肿高突；可伴有发热、恶寒、头痛、纳差、口渴；舌苔黄腻，脉弦滑或洪数。治宜清热解毒，佐以行瘀活血，选用仙方活命饮加减。高热烦渴加大青叶、天花粉；大便干燥加大黄、瓜蒌；疼痛加元胡、乳香、没药。

2）热盛肉腐证（酿脓期）：疮形高突，疼痛加剧，痛如鸡啄，按之应指中软，有波动感；可伴有壮热、口渴、便秘、溲赤；苔黄腻，脉弦滑数。治宜益气托毒，壮实者用透托法，体弱者用补托法。选用透脓散加减。高热不退加大青叶、生地；气虚加生黄芪；阴虚加沙参、元参、石斛。

3）正虚毒恋证（溃后）：一般脓出黄稠，引流通畅，则肿消痛减，全身症状随之消失，疮口渐渐愈合；或脓水清稀，引流不畅，疮底色淡，疮口愈合缓慢。一般不需内治。气血两虚者，宜补益气血，促进新生，用八珍汤酌加黄芪、山药以扶正，土茯苓、草河车、生薏苡仁、银花等以除湿，清解余毒。

不同时期选用不同的外治法：初起局部红肿热痛硬，用如意金黄散或化毒散水调外敷。脓成宜切开排脓。溃后脓腐未脱，宜提脓祛腐，常用甲字提毒药粉（轻粉、红粉、朱砂、血竭花、琥珀、麝香、冰片）、五五丹、八二丹、九一丹等，选其中之一作为掺药或做成药线使用，以引流、祛腐，外盖黄连膏；脓腐尽脱，疮面红活，宜敛疮生肌，用生肌散或外盖油纱条。

249. 化脓性汗腺炎的诊治要点是什么？

本病主要是由金黄色葡萄球菌引起的大汗腺性化脓性炎症。中医的“腋痈”相当于本病。中医认为本病是七情内伤，忧思恚怒，肝脾两经气结血滞，阻隔腋窝；或上肢皮肤破溃染毒，或有疮疡，毒邪循经流窜而诱发。

《医宗金鉴·外科心法要诀》记载：“腋痈亦名米痈，又名内疚痈，发于胳肢窝正中，初起之时，其形如核，由脾肝二经忧思恚怒，气凝血滞而成。”

（1）诊断要点　本病好发于青年及中年女性。多见于大汗腺分布丰富的腋窝、腹股沟、乳晕、外生殖器、肛门周围等处。发于腋窝的汗腺炎初起为单发或多发的皮内或皮下豌豆大小的炎性硬结，邻近硬结可互相融合，呈条索样，或群集融合形成大片斑块，以后化脓，小的硬性皮下结节可形成有波动感的半球状脓肿，无中心脓栓，融合群集，结节表面可无明显化脓现象，约经几周或数月后结节深部化脓，向表面穿破，形成广泛的瘘管及较大的潜行性不规则溃疡。发于外生殖器、肛周的汗腺炎多与腋窝汗腺炎同时并发或随后发生，但亦可首发。多见于男性，且常伴有聚合性痤疮。初起在腹股沟、阴囊、股部或臀部、肛周发生豌豆大小的硬性结节，很快破溃，形成潜行性溃疡，有瘘管互相连接，可向肛门壁穿破而形成肛瘘。女性患者乳晕亦可累及，在腋窝、肛门生殖器部位可见多数黑头粉刺，具有诊断意义。其病程比腋窝汗腺炎更顽固，可持续多年，曾报道在晚期可并发鳞癌。患者自觉疼痛及压痛明显。常伴有发热、全身不适，可继发淋巴结疼痛肿大，患肢活动受限。病程迁延，反复发生，多自一侧开始，对侧亦可发生。愈后常导致硬化和瘢痕形成。

（2）治疗　本病一般分为三型论治：

1）肝脾郁滞：腋窝及外阴区域，相继发生大小不等的硬性结节，排列成索状或斑块，肤色白或微红，压之略痛；舌质暗红，苔白，脉弦涩。治宜疏肝理脾，化痰散结。方以香贝养荣汤加减。

2）毒染酿脓：硬结扩大，肤色焮红，压之有波动感，伴有高热或低热，疼痛颇重，夜间更剧；舌质红，苔少，脉弦数。治宜清热解毒，活血透脓。方以消痈汤加减。

3）脓毒未尽：局部已溃破出脓，窦道经久不敛，疮周硬结尚存，伴有气短乏力，纳谷不香；舌质淡红，苔薄白，脉细弱。治宜补益气血，扶正托毒。方以八珍汤加减。

局部治疗，早期未溃时，局部可予马齿苋煎剂清洗患处，外涂如意金黄散 30g、化毒散 1.5g、百部酒 100ml 混匀制剂，或化毒散软膏、芙蓉膏。局部破溃后，按一般溃疡处理。腐肉脓已出尽，窦道久不收口，可予生肌散、甘乳膏。愈后硬结不化时，可予黑布化毒软膏或铁箍散软膏、紫色消肿膏外用。

早期还可用紫外线、红外线、超短波照射治疗，病程迁延者可行浅层 X 线放射治疗。对顽固性病例，可手术切除病损处皮肤及皮下组织，并进行植皮。

250 猩红热诊断要点是什么？

(1) 诊断要点

1) 发病季节：好发于冬春季。

2) 发病年龄：多发生于2~10岁的儿童。

3) 潜伏期：潜伏期短者1~2天，长者12天，多数为2~5天。

4) 皮疹特点：多数在发病后第1~2天出现皮疹，先从颈部开始，数小时内延及胸、背、上肢，最后到下肢，约24小时布满全身；皮疹弥漫密集，为点状充血性斑疹，进而整个皮肤为弥漫性红斑，手压斑退，尤其在皮肤皱褶处，如腕、肘窝、腋窝、腹股沟等，可见皮褶红线。口周苍白环、草莓舌系本病两大特征。脱屑先从面、颊开始，以后胸、背、上肢及下肢相继脱落，皮疹范围大，脱屑亦多。

5) 伴随症状：起病急骤，突然恶寒，发热（38~39℃），伴头痛，咽痛，呕吐，脉数，呈急性病容。咽部充血，扁桃体红肿，可见点状或片状灰白色渗出物，易于擦掉。

(2) 病程及预后　本病轻症与顺症，在1周左右，热势下降，咽喉腐烂疼痛日趋减轻，皮肤脱屑，2周内脱尽，此时如无其他病变即可恢复健康。若患儿体质较弱，正虚邪恋，或温热疫毒未彻底治疗，容易出现壮热不退，痧点不透发，喉部糜烂而臭，或神昏谵语，痉厥危候，这是重症与逆症，必须抢救，否则预后常不理想。

251 猩红热如何辨证治疗？

本病多由小儿内热素盛，外感温热疫毒，经口鼻而入，侵犯肺胃所致。根据病位深浅辨为如下四证；

（1）毒侵肺胃　咽喉为肺胃的门户，疫毒初客肌表，卫气失宣，故见恶寒、发热；疫毒熏蒸咽喉则出现咽痛、红肿、糜烂；疫毒之邪，外窜肌肤而发为丹痧。毒侵肺胃证初起憎寒发热，头痛呕吐，咽红喉梗作痛，甚或起腐，颈项胸背肌肤丹痧，隐约可见；舌质红，苔薄白，脉浮数。治宜辛凉透邪，佐以利咽解毒。方用清咽汤加减：银花、连翘、炒牛蒡子各10g，荆芥、薄荷、桔梗、浮萍、射干、甘草各6g，马勃4.5g，青果5枚。

（2）痧毒化火　疫毒偏重，极易化燥化火，充斥气分、营分，证见壮热不退，舌质红绛起刺，状如杨梅；丹痧火毒，上灼咽喉，则见咽喉红肿、疼痛，甚则腐烂；口渴，烦躁不安；舌质红，苔黄，脉数。治宜清气泻热，凉膈解毒。方用清心凉膈散加减：连翘、黄芩、桔梗、玄参各10g，生石膏15g，薄荷、甘草各6g，焦山栀、竹叶各4.5g。

（3）毒蕴营血　痧毒内陷心营，化火动风，常可导致心神受损，出现神昏惊厥之类危笃证候，常伴烦躁，口渴欲饮，咽喉红肿腐烂，甚则阻塞不通，丹痧密布，红晕如斑；舌质深绛无苔，脉细数。治宜清营凉血，泻火解毒。方用清营汤合犀角地黄汤加减。

（4）痧后阴伤　热毒耗伤气阴，肤失濡养，症见咽喉腐烂、疼痛减轻，痧疹消退，热势下降，皮肤开始脱屑，自觉轻微刺痒不适等。舌红少津，少苔或无苔，脉细数。治宜养阴清热，增液生津，方用清咽养营汤加减：生地、麦冬、白芍、天冬、玄参各12g，茯苓、天花粉、甘草、知母各10g，沙参、石斛各15g，乌梅6g。

252 中医如何认识丹毒？

丹毒，中医学称为“丹”，特点为局部红、肿、热、痛，且伴有头痛、发热等全身症状。根据发病部位的不同本病有不同的名称，如发于头面部者称为“抱头火丹”，发于躯干部者称为“丹毒”，发于两腿者称为“腿游风”，发于胫踝者称为“流火”。

本病的典型表现为红肿热痛，中医认为多因血分有热，火毒侵犯肌肤，或因破伤染毒而发；若兼感湿邪，郁蒸血分，则经常复发，缠绵不愈。发于头面上肢多为热毒，发于下肢者多兼湿热。

本病病因以火毒为主，可由风、湿、热诸邪化火而致。导致火毒炽盛的原因有三方面：

（1）内因　有伤于七情者，可由心绪烦扰，心火内炽，血分伏热，或因性情急躁，气郁生火，肝经火旺；有伤于饮食者，过食辛辣、香燥、炙煿、酒肉之物，脾失健运，湿热内蕴，化火化毒。

（2）外因　以毒邪乘隙而入为主。西医认为本病是由A群β型溶血性链球菌侵入而致。多从皮肤或黏膜轻微外伤侵入，也可由血行感染。常继发于鼻炎、口腔黏膜及牙齿感染病灶。足癣、小腿溃疡、瘙痒性皮肤病、接种、放射线损伤及皮肤皲裂或轻微的摩擦、搔抓、外伤均可诱发本病。

（3）不内外因　由于刺伤、抓破、虫咬、外伤等，造成毒邪有可乘之机。

综上所述，内外合邪，风火相煽，湿热内蕴，发为火毒是本病的基本病机。

253 古人关于丹毒有何论述？

古人把皮肤发赤者均称为“丹”，古籍中对“丹”多有记载，其中也包括丹毒。古籍对丹毒的病因、辨证、发病部位、皮损特点、危害性等均有详细记载。

《素问·至真要大论》："少阳司天，客胜……为丹熛疮疡"，即指丹毒而言。

《诸病源候论·丹候》："丹者，人身体忽然焮赤，如丹涂之状，故谓之丹。或发于手足，或发腹上，如手掌大，皆风热恶毒"。记载了病症特点及发病病因。《圣济总录·诸丹毒》论曰："热毒之气暴发于皮肤间，不得外泄，则蓄热为丹毒。以其色如涂丹之赤，又复阳气伏于皮中，故谓之丹也。热气慓悍，其发无常处，大则如掌，甚则周流四体，不急治，或至坏烂出脓血；若发于骨节之间，则支断如截；毒气入腹，则能杀人。治法用镰割，明不可缓故也。"对其发病及危害性，有明确认识，并提出了治法。

《医宗金鉴·外科心法要诀·丹毒》分干湿痒痛之殊，其中与"鸡冠丹"较为接近，形容其向外扩展，形如鸡冠状也。又云："若皮涩起如麻豆粒者，名茱萸丹。亦有水丹，遍身起疱，遇水湿搏之，透露黄色，恍如有水……"，又云："诸丹总属心火、三焦风邪而成。如色赤而干，发热作痒，形如云片者，即名赤游丹，属血分有火而受风也。"还云："诸丹本于火邪，其势暴速。自胸腹走于四肢者顺，从四肢攻于胸腹者逆。"对其病因、辨证、演变均有一定认识。

254· 当代名老中医对丹毒如何认识？

当代名老中医对本病病因病机的认识基本相同，认为丹毒的发病有内外二因，血分有伏火（血热）是其内因，而火毒侵袭为其外因，多由于皮肤黏膜破损、邪毒乘隙侵入而诱发。发于头面者多兼有风热或毒热较盛；发于胁下腰胯者多兼夹肝火；发于下肢者多夹有湿热。临床上又可分为急性与慢性两种，急性发病者以毒热盛为特点；慢性者往往是因为兼夹湿热而致。还有人强调瘀血是丹毒发病的重要病理因素，急性期热毒入血，脉流薄疾，瘀血阻滞经脉；慢性期血脉受损，瘀血停滞，气血回流受阻，均与发病有关。

名老中医大多认为丹毒的治疗急性期治以清热解毒，凉血消肿；慢性期化湿解毒，活血消肿。根据发病部位的不同，选择不同的方剂及药物。

周鸣岐在治疗丹毒上主张须解毒化瘀收功。常用金银花、黄柏、公英、地丁、板蓝根等清热解毒；佐以活血化瘀通络的茜草、红花、地龙、赤芍，使毒速解。他认为毒郁肌肤必致血络瘀阻，故有“治毒必活瘀”之说。尤其慢性丹毒其瘀尤著。发于下肢者用牛膝引药下行，直达病所；发于头面部者配牛蒡子、薄荷、菊花等清散风热之品。

李林认为本病多因皮肤破损，毒邪浸淫所致；或因内热偏盛，外壅体表，复感毒邪而发病。毒邪常与风湿热邪相兼致病，因此临床上可出现多种证候。毒邪兼风热，风热性趋于上，故病多发于头面，出现风毒侵肤证，治宜祛风清热解毒，方选普济消毒饮、消炎方加减。毒邪兼湿，湿性趋下，故病多发于下肢，出现湿毒侵肤证，治宜祛湿清热解毒，方选渗湿汤、五神汤加减。体内热盛，郁而化火，外发体表，复感毒邪，故病多发于胸胁腰胯等处，出现火毒郁肤证，治宜清肝泻火解毒，方选柴胡清肝饮。婴儿胎热内蕴，肌肤娇嫩，若肤有破伤，感受毒邪而发病者，出现胎毒侵肤证，治宜凉血清热解毒，方选五味消毒饮、黄连解毒汤加减。若治疗失宜，毒热炽盛，伤于营血，病情危重，出现热毒伤营证，治宜清营凉血解毒，方选清瘟败毒饮、清热地黄汤加减。由于风热火毒均为阳邪，故发病急骤，湿为阴邪，重浊黏腻，若治疗不当，湿邪未能尽除，湿与毒邪缠绵，常使病证反反复复，终成慢性。

奚永江善用针灸，他根据“盛则泻之”、“菀陈则除之”的治则，提出本病治宜清热解毒、化湿凉血，针灸治疗取穴选取足太阴脾经为主、辅以足阳明胃经。血热甚者加取足厥阴肝经，以增强凉血清热之功。发于头面部的加取手阳明大肠经。

255. 赵炳南先生对丹毒有何认识？

赵炳南先生认为丹毒的发病血分伏火是其内因，而火毒湿热为其外因，多由于皮肤黏膜破损，邪毒乘隙侵入而诱发。内有血热、外受毒热，内外合邪，两热相搏，故发病较急，突然发冷发热，皮肤红肿。湿热较重者见有水疱、渗液；毒热较重者则见高热不退，或神昏、谵语等证。发于头面者多兼有风热；发于胁下腰胯者多兼夹肝火；发于下肢者多夹有湿热。临床上又可分为急性与慢性两种，急性发病者以毒热盛为特点；慢性者往往是因为湿热兼夹而致，因为湿性黏腻而且又为重浊有质之邪，故缠绵不愈，反复发作。

在治疗上，急性期以清热解毒为主，凉血为辅。常用的药物有金银花、连翘、大青叶、野菊花、地丁、黄芩、黄连、黄柏、栀子、丹皮、赤芍。伴有高热者可加生石膏、生玳瑁；发于颜面者加菊花；发于胸胁者加柴胡、胆草；发于下肢者加牛膝、黄柏、防己；水疱明显者加车前草。若见高热烦躁、神昏谵语等热入营血的症状，则按照温病的辨证法则清热解毒，凉血清营，常用的药物有水牛角、黄连、生地、金银花、连翘、麦冬、丹皮、栀子等。

关于慢性复发性丹毒（尤以下肢多见），赵炳南先生认为是湿热之毒蕴于肌肤所致。赵炳南先生认为急性发作期间还是要重用清热解毒的药物，急性期过后则应当加用一些活血透托的药物如山甲炭、皂刺炭、没药、乳香、紫草、贝母、白芷、天花粉、当归等，湿重的加生薏苡仁、猪苓。外可用金黄散水调敷，或用新鲜的白菜帮、马齿苋、绿豆用去毒药粉调敷。慢性期者可用铁箍散膏加20%的如意金黄散外涂。

256 房芝萱对丹毒有何认识？

房芝萱认为，丹毒有急、慢性之分，急性丹毒的病因为火毒凝滞，如治疗不彻底，会转为慢性。因其发病部位不同，命名也各异，生于头面者，称“大头瘟”或“抱头火丹”；生于四肢者，称“流火”；生于肋下腰胯者，称“缠腰火丹”；游走全身者，称“赤游丹”。后两者多见于儿童。命名虽不同，但其病因、症状相似，治疗的基本法则大同小异。房老又将丹毒分为水丹、湿丹、火丹三种，水丹多因脾胃积热夹湿所致，若兼风热形成，则名风丹。湿丹为湿寒凝滞日久转化为湿热而发。火丹为诸经火毒暴发所致。

关于丹毒的治疗，房老认为总的法则是清热解毒，活血利湿。根据病情的不同，用药也应各有侧重，分述如下：

（1）水丹　特点是脾胃积热夹湿，以致湿毒凝滞，而且水胜于湿。故在治疗时除清热解毒外，重用利水药物。水疱较多而且药后不消者，选加泽泻、木瓜、土茯苓、六一散。常配合活血药，不但能够提高清热解毒药物的效能，同时还能增强利水药物的作用。发热不退者，选加丹皮、生栀子、薄荷、石斛。

外治方面：水疱较大者，用针刺破，放出积液，用消毒药棉擦干。外用吃疮粉（赤石脂30g，滑石30g，轻粉10g，冰片6g）干撒，若肿胀不消、渗液不止者，可改用油调外涂，一日2次。

（2）湿丹　特点是寒湿凝滞，逆于腠理，兼见气血两虚。故临床多见浮肿、发沉、胀痛，朝轻暮重。寒为阴邪，其性收引，易于导致气血运行不畅，故见肿痛等症。湿性黏腻而重浊，故缠绵不愈。治疗法则为温化寒湿，活血益气。肿不消者，选加生薏苡仁、土茯苓、木瓜、防己、黄柏。气为血帅，活血必须助气，活血助气能够促进寒湿的温化，故以当归、红花、生芪等药活血助气。气虚明显者，加用党参或人参。遇有湿丹焮发者，多为寒湿化热、湿热蕴毒所致，治疗则宜清热解毒，活血利湿。湿丹如无焮发，一般不用外用药。

（3）火丹　特点是发病迅速，易于出现全身毒热证候。治疗的重点是清解诸经火毒。诸经皆有火，而心火独炽。清热必须泻火，泻火必须泻心火。若出现热毒攻心的证候时（如神志昏迷、谵语、呕吐），要注意解毒护心。畏寒发热不退者，选加丹皮、薄荷、佩兰叶、大青叶、黄连、生栀子；口渴思凉饮者，选加天花粉、生地、石斛、玄参、麦冬；小便黄赤者，选加木通、条芩、竹叶；若出现恶心呕吐，为火毒攻心之先兆，应加梅花点舌丹驱毒外出，每日服梅花点舌丹 2～4 次，每次 1 粒，以牙咬开，置于舌下，少时感觉舌尖发麻，即以白开水送下。含药后舌尖麻者，为火毒未入心也，不发麻者为火毒已入心包，证情危重。当更于汤药内加灯心炭、绿豆衣、益元散、伏龙肝等以凉血护心。

外治：局部红肿而无破溃者，外敷雄黄软膏。

颜面丹毒，常兼有风热，发病与天时不正、瘟毒流行有关，体虚者易感。在治疗上侧重于清瘟解毒，通利活血。颜面丹毒外治法：无水疱者，可外敷雄黄软膏。有水疱者，不应挑破，可外敷芙蓉膏。已破溃者，可干撒吃疮粉或祛毒药粉。

丹毒常易复发，房老认为，复发的主要原因是治疗不彻底。防止复发的措施是：对于急性丹毒的治疗要彻底；内热重者，在恢复期可间断服用清热解毒之剂，如牛黄解毒丸、牛黄上清丸、牛黄清心丸，以彻底根除病灶。

257 丹毒诊断要点是什么？

本病诊断要点如下：

（1）起病情况　发病前常有足癣、鼻、口腔内感染病灶及皮肤外伤史。皮损出现前常先有恶寒、发热、头痛、恶心、呕吐等全身症状，婴儿有时可发生惊厥。

（2）好发部位　以颜面、小腿、前臂、手足等处较常见。婴儿好发于腹部。其他部位亦可发生。

（3）皮损特点　症状轻重不等，轻者仅局部有炎性充血，以后落屑而愈。通常局部出现水肿性红斑，境界清楚，表面紧张灼热，迅速向四周扩大，若发于皮肤疏松部位，症状更为明显。严重者皮损上出现水疱（水疱性丹毒）。亦可向他处蔓延（游走性丹毒）或在原发损害部位上屡次复发（复发性丹毒）。多次复发者，局部往往继发淋巴性水肿，尤以小腿、面部多见。

（4）自觉症状　自觉灼热疼痛。

（5）全身症状　婴儿和年老体弱的病人如治疗不及时，常可发生肾炎、皮下脓疡及败血症等并发症，预后危重。

（6）局部淋巴结肿大，白细胞总数或中性粒细胞增多，血沉加快，抗链球菌溶血素增高。

258 丹毒当与什么疾病鉴别？鉴别要点是什么？

有些疾病亦可出现皮肤的红肿、甚至疼痛等，临床表现与丹毒相似，需认真加以甄别：

（1）接触性皮炎　本病亦可出现皮肤红斑，边界清楚，严重时可有水疱，但有明显的接触外界刺激物及过敏性物质病史，皮损瘙痒，无全身中毒症状，一般不发热，白细胞不升高。

（2）蜂窝织炎　本病亦可表现为红肿热痛，但炎症浸润较深，可有深部化脓，红肿境界不清，炎症中央红肿最著，愈向边缘，炎症愈轻。

（3）类丹毒　本病亦可表现为境界清楚的红斑肿胀，甚或水疱，自觉灼热痒痛。但常发生于手指，与职业有关，多见于肉类加工工人、渔业工人以及菜场的鱼、肉售货员等。病症范围小，来势慢，无明显全身症状。

（4）癣菌疹　本病亦可出现红斑，一般有癣病史，但水肿不著，常双侧发生，无压痛，无全身症状。癣病症状减轻或治愈后，症状亦随之消退。

259·丹毒辨证思路如何？

本病多采用病因辨证，根据临床表现辨别是以风、热、湿等哪类为主。

（1）根据皮损特点辨别病性　本病多表现为红肿热痛，当从火毒辨证；部分可出现水疱当从湿热辨证。

（2）根据皮损部位辨别病性　清高锦庭在论述疮疡病因与发病部位时指出：“疡科之证，在上部者，俱属风温风热，风性向上故也；在下部者，俱属湿火湿热，水性下趋故也；在中部者，多属气郁火郁，以气火之俱发于中也。”高锦庭的“上风下湿中气火”的审部求因观点，高度概括了外科疾病的一般致病规律。也适用于丹毒的辨证。本病发于头面者多兼有风热或毒热较盛，风为阳邪，其性轻扬，易袭阳位，故发于上部者，多兼有风热；热性趋上，故毒热较盛者，亦易发于上部。发于胁下腰胯者多兼夹肝火，“气火俱发于中”，胁肋为肝之所居，肝经沿大腿内侧中线上行，环绕阴器，至小腹，挟胃两旁，向上通过横隔，分布于胁肋部，故发于胁下腰胯者，为肝经循行之处，多从肝论治；发于下肢者多夹有湿热，湿性趋下，易袭阴位，故发于下部者多属湿热。

（3）根据病程辨别病性　急性发病者以毒热盛为特点；慢性者往往是因为湿热兼夹而致，因为湿性黏腻而且又为重浊有质之邪，故缠绵不愈，反复发作。

260· 丹毒辨治要点是什么？

本病根据皮损颜色、特点，伴随症状，舌脉等进行辨治：

（1）风热毒蕴证　常发于头面、耳项、臂膊等处，恶寒发热，皮肤焮红灼热，肿胀疼痛，甚则发生水疱，眼胞肿胀难睁，伴大便干结，口渴引饮，舌红，苔薄黄，脉浮滑数。治宜清热解毒，凉血疏风。方选普济消毒饮加犀角地黄汤加减。

（2）肝经郁火证　常发于胸腹、腰背、胁肋、脐周等处，焮赤红肿，向四周扩展，伴发热、口苦、咽干、胁肋胀痛、心烦，舌红苔薄黄，脉弦数。治宜清热疏肝，利湿解毒。方选柴胡清肝汤加减。

（3）湿热毒蕴证　常发于下肢腿股、足背等处，除发热等症状外，局部以红赤肿胀、灼热疼痛为主，向上蔓延，或见红线上行，亦可发生水疱、紫斑，甚至化脓或皮肤坏死，伴胃纳少思，渴不欲饮，舌红，苔黄腻，脉洪或滑数。反复发作，可形成象皮腿。治宜清热利湿，凉血解毒。方选解毒清热汤加除湿胃苓汤加减。

（4）毒热入营证　红斑迅速发展蔓延，如燎原之势扩散；壮热神昏，烦躁谵语，呼吸急促，头痛剧烈，恶心呕吐，便结溲赤；舌红绛，苔黄，脉洪数。治宜凉血解毒，清营开窍。方选清瘟败毒饮或清营汤加减。

临床还应随证加减：发于颜面者，加牛蒡子、薄荷、菊花取其辛凉清上；发于下肢者，加黄柏、猪苓、萆薢、牛膝以清利湿热，引药下行；若伴有高热者，加生石膏、知母、天花粉以养阴清热；缠绵不愈加鸡血藤、防己、黄柏以利湿解毒活血通络；肿胀明显者，加泽泻、猪苓、木瓜、乳香、没药以利湿消肿止痛；急性期过后加用活血透托的药物如山甲炭、皂刺炭、贝母、白芷、天花粉、当归等。

261 丹毒中医外治要点如何？

本病可采用多种外治方法，需根据皮损特点选取相应的方法、药物及剂型，常用的方法有湿敷法、涂药法、敷贴法、熏洗法、刺血疗法等；常用的药物有清热药、解毒药、燥湿药、凉血药、活血药、散风药；常用的剂型包括水剂、药糊、软膏。

（1）皮损红肿，可采用湿敷法，用黄柏、蒲公英、地丁、生地各30g，白矾15g，加水4000 ml，煮沸15分钟，配制为水剂，待药液变冷后用软毛巾浸药液冷敷患处，每日1次，每次30分钟。

（2）皮损红肿，疼痛明显，可采用涂药法，大黄、蒲黄、伏龙肝各60g，共研细末，以水和，配制为药糊，外涂患处。

（3）慢性丹毒，皮损色暗，可采用紫色消肿膏敷贴，紫草15g，升麻30g，贯众6g，赤芍30g，紫荆皮15g，当归60g，防风15g，白芷60g，草红花15g，羌活15g，荆芥穗15g，荆芥15g，儿茶15g，神曲15g，共研面过重箩，每120g药面加血竭花面3g，山柰面6g，乳没12g，凡士林120g配制为软膏，敷贴患处。

（4）发于下肢的慢性丹毒，可采用熏洗法，用海桐皮、姜黄、汉防己、当归尾、红花、苍术、黄柏、晚蚕砂各15g，加水2000ml，煎汤，配制为水剂熏洗患处。每日1次，每次20分钟。

262 丹毒中医非药物疗法有什么？如何调护？

（1）丹毒可选用多种非药物疗法：

1）砭镰法：红斑处常规消毒，取三棱针砭刺，手法宜轻，砭刺宜浅，见血即可。多用于下肢复发性丹毒，亦可用于丹毒急性发作早期。头面部及新生儿丹毒，红斑上有紫癜者不宜使用本法。每日1次，或隔日1次。

2）委中放血疗法：于委中穴处针刺放血，隔日1次。适用于下肢复发性丹毒。

3）体针：取穴阴陵泉、足三里、血海、行间、侠溪、三阴交。均用泻法。每日或隔日1次。主治下肢丹毒。

4）芒针疗法：用芒针在患处沿皮针刺。隔日1次。适用于复发性丹毒，能延长复发间隔期，从而达到治愈目的。

5）物理疗法：复发性丹毒可做紫外线照射。

（2）丹毒调护得当可促使病人尽快恢复，减少复发，本病的调护要点如下：

1）发于下肢者应抬高患肢，避免各种不良刺激。

2）发于面部者应防止挤按，并保持口鼻清洁。

3）对原发病灶（如足癣、湿疹感染及外伤等）应积极予以治疗。

4）注意忌食辛辣燥热的食物以减少湿热内生，另外要注意皮肤卫生。

5）为防止复发，可以用生薏苡仁一两水煎服每日1剂，连续服用一个阶段，取其健脾利湿解毒功效。

263 治疗丹毒的中成药有哪些？

本病可选用适当的中成药治疗：

（1）对于毒热内蕴或湿热毒蕴者，可选用连翘败毒丸、梅花点舌丸、六神丸、栀子金花丸等。

1）连翘败毒丸：具有清热解毒，消肿止痛功效。

2）栀子金花丸：具有清热泻火，凉血解毒之功。

3）六神丸：具有清热解毒，消肿利咽，化腐止痛作用。除内服外另可在皮肤红肿处，以丸十数粒，用冷开水或米醋少许，盛食匙中化散，敷搽四周，每日数次，常保潮湿，直至肿退为止。如已将出脓或已穿烂，切勿再敷。本品含有蟾酥、雄黄有毒药物，不宜长期使用。本品含有麝香，辛香走窜，通经堕胎，孕妇忌用。

4）梅花点舌丸：具有清热解毒，消肿止痛功效。可以口服，也可以用醋化开，敷于患处。

上述药物适于火毒内盛之证，阴虚火旺者忌用。服药期间饮食宜清淡，忌食辛辣、油腻、鱼腥食物，戒烟酒，以免加重病情。

（2）对于下肢丹毒急性期后，或反复发作，全身症状不明显者，可配合清热燥湿药物，如二妙丸、四妙丸，本类药物清热燥湿，故寒湿痹阻、脾胃虚寒者忌用。服药期间，宜食用清淡易消化之品，忌食辛辣油腻之品，以免助湿生热。牛膝，活血通经、引药下行，有碍胎气，孕妇慎用。

（3）如果为反复发作的下肢丹毒，及伴有大腿疯（象皮腿）者。可配合应用活血散结药物，如大黄䗪虫丸，具有活血破瘀，通经消癥功效；或用活血消炎丸，具有活血解毒，消肿止痛功效。温黄酒或温开水送服。

（4）若为毒热入营重症，神昏谵语者，选用安宫牛黄丸、至宝丹、紫雪丹、牛黄清心丸配合汤药服用。

264 什么是皮肤结核病，都包括哪些病？

皮肤结核病是由结核分枝杆菌感染所引起的皮肤损害。临床上包括寻常狼疮、瘰疬性皮肤结核、颜面粟粒性狼疮、硬红斑，中医分别称之为流皮漏、瘰疬、颜面雀啄、腓腨疽。

寻常狼疮为皮肤结核中最常见的一种，多为结核杆菌由外界侵入皮肤而发病。其特点为发生“狼疮结节”，皮肤毁坏性大，常形成溃疡。本病相当于中医“流皮漏”。

瘰疬性皮肤结核又称为液化性皮肤结核或皮肤腺病。为皮肤下方的淋巴结、骨或关节等的结核灶，直接扩展或经淋巴道蔓延至皮肤而发病。中医称之瘰疬，大者为瘰，小者为疬，合称为瘰疬。

颜面播散性粟粒性狼疮，皮损特点为暗红色小结节，高出皮面，常对称分布，吸收后遗留小凹陷状萎缩性瘢痕。近来认为本病与结核无关，真正病因尚未确定，可能与某些细胞免疫异常相关。本病相当于中医“颜面雀啄”。

硬红斑在现代医学文献中有两种记载：一为 Bazin 硬红斑，是一种结核疹；另一种为 Whitfield 硬红斑，是一种血管炎。中医记载的硬红斑相当于前一种，即 Bazin 硬红斑，一种结核疹。

265. 寻常狼疮病因病机要点如何？

本病系因气血不足，肺肾阴虚，急气多劳成痰，兼外感毒邪，痰湿凝滞血脉而成；或由虚火上炎，炼液为痰，痰火凝聚，阻遏经脉，肌肤失养而成。肺肾二脏功能失调，导致津液不能正常运行，亦可凝聚为痰。早期轻症以肺阴虚为主，多表现为阴虚痰热，痰热交阻；肺肾为母子之脏，肺虚日久，多累及肾，晚期久病多见肾阴不足，并因痰阻日久，阻碍气血运行，日久生瘀，而致痰瘀互结。

本病相当于祖国医学文献中记载的“鸦啗疮”。鸦啗疮病名首次见于明代《疮疡经验全书·卷二》：“鸦啗者，久中邪热，脏腑虚寒，血气衰少，腠理不密，发于皮肤之上，生如钱窍。后烂似鸦啗，日久将来，损伤难治。”又如清代《外科大成·卷三》亦记载：“初生如黍，后烂如鸦啗之状，名鸦啗疮。”

本病常可继发脓疱疮、疖及丹毒等，必须及时发现、及时治疗。患者应加强饮食调养，忌食辛辣酒酪；保持患处洁净，每日换药1~2次；保持室内空气清新，避免过劳；可多吃新鲜水果、蔬菜及海参、甲鱼、山药、马铃薯、黑木耳、黑芝麻等养阴益气之品，有利于抗御外邪，预防发病。

西医治疗寻常狼疮以全身用药为主。常用药物有异烟肼0.1g，每日3次，口服；异烟腙0.5g，每日2~3次，口服。多数病人单一用药即有效，应持续治疗至病损消退后2个月。也可用对氨基水杨酸、链霉素、利福平、乙胺丁醇等。

本病慢性经过，坚持治疗是治愈的关键，否则，迁延日久，影响疗效，甚则毁坏面容。

266. 当代名老中医对寻常狼疮有何认识？

赵炳南先生从本病临床特征出发，因其肤生紫红硬结，溃烂结疤，毁坏面容等表现，将其称为“流皮漏”。他认为本病主因痰湿流注，阴虚感毒所致。多因身体虚弱，气血不足，或急气多劳成痰，兼外感毒邪，痰湿凝滞血脉而成。辨证属气血不足，痰结湿阻。治法当益气养血，软坚化痰。方药以补中益气汤加减：生黄芪15g，党参15g，当归10g，白芍10g，白术10g，茯苓10g，鸡血藤15g，红花10g，夏枯草15g，连翘15g，土贝母10g，甘草10g，陈皮6g。如有骨蒸潮热，手足心热，盗汗等症可加龟甲、鳖甲、地骨皮、五味子养阴清虚热。

李博鑑认为本病由于素体虚弱，肾阴不足，虚火上炎，炼液为痰，痰火凝聚，阻遏经脉，肌肤失养；或热病伤阴，外染毒邪，蕴结体肤，气血失于荣润致病。凡初起肤生肿块或结节，疮形如钱孔，肿痛突起，其仁暗红，尚未破溃，伴午后低热，失眠盗汗，五心烦热，倦怠乏力，舌红少津，脉象细数者，为肾阴不足，虚火上炎，治宜滋养肾阴，清降虚火法，方选滋阴降火汤化裁，药用生、熟地各30g，天、麦冬各10g，沙参10g，玉竹10g，玄参12g，地骨皮12g，知母10g，黄柏10g，生牡蛎20g

（先下），水煎服。若病久不愈，溃烂脓水，疮面凹陷，萎缩结疤，伴面色不华，少气懒言，舌淡苔白，脉细无力者，为气血不足，痰湿阻络。治宜补养气血，化痰通络法，方选益气化痰汤加减，药用黄芪 15g，党参 15g，当归 15g，女贞子 10g，法半夏 10g，浙贝母 12g，炒三棱 10g，昆布 10g，赤、白芍各 10g，水煎服。外治：溃烂处可用鸦啗液（炉甘石 10g 研细，冰片 0.5g，白及粉 6g，枯矾 6g，甘油 10ml，10% 狼毒液 100ml，摇匀）外涂，每日 2 次。

267 寻常狼疮辨证论治思路如何？

本病关键在于痰。或由痰湿凝聚，或由阴虚痰热，日久则由痰瘀互结而致病。

（1）痰湿凝聚证　病期较短，皮损为浸润明显的结节、斑块，玻片压诊时呈苹果酱色。伴有乏力、纳差、气短、面色萎黄，女子可有月经量少、色淡等症。舌质微红，苔薄白，脉沉细。治宜益气养血、软坚化痰。方用补中益气汤加减。

（2）阴虚痰热证　病期较短，皮损为淡红色小结节，或作半透明状，较柔软，探针微用力即可刺入贯通。部分小结节表面有黄色脓点，甚至破溃，患处皮毛干燥、枯槁、脱屑。伴有微热，盗汗，颧红，口干，咽燥或五心烦热，甚则还会出现无力，消瘦，纳呆，动则气短，汗出等症。治宜养阴清肺，解毒除痰，方用增液汤合芩部丹加减：沙参 30g，生、熟地各 15g，天、麦冬各 15g，百部 15g，石斛 15g，玉竹 15g，黄芩 10g，丹参 10g，浙贝母 10g，陈皮 10g，僵蚕 10g，生龙牡各 12g，连翘 12g，夏枯草 12g，天龙 1 条。

（3）痰瘀互结证　病期较久，皮损为紫红色小结节，较硬，玻片压诊时遗留黄褐色小点；伴见腰酸，头晕，耳鸣，甚则夜寐欠安。舌淡紫，脉细涩。治宜除痰养阴，化瘀散结，方用海藻玉壶汤加减。海藻10g，海带10g，浙贝母10g，姜半夏10g，陈皮10g，当归6g，川芎6g，女贞子15g，丹参15g，夏枯草15g。

加减法：夜寐欠安加夜交藤、茯神、枣仁；腰酸甚加仙灵脾、金毛狗脊；低热或五心烦热加白薇、银柴胡、青蒿；硬结不化加服小金丹或散结灵；溃疡久不收敛加黄芪、党参；肝郁气滞明显加服逍遥丸，姜水送下。

268 治疗寻常狼疮的中成药都有哪些？

（1）内消瘰疬丸　方中重用夏枯草清肝泻火，软坚散结，为君药。海藻、蛤壳软坚散结，连翘、白蔹、大青盐解毒消肿，天花粉、玄明粉、浙贝母、枳壳化痰散结，为臣药。当归、地黄、熟大黄、玄参滋阴养血，凉血解毒，共为佐药。桔梗、薄荷载药上行，甘草配海藻相反相成，化瘀解毒，又能调和诸药，共为使药。全方共奏化痰，软坚，散结之功效。适用于痰湿凝滞所致的瘰疬，症见皮下结块、不热不痛或阴虚痰热证时配合使用。每次6~9g，每日2次。

（2）夏枯草膏　夏枯草性味辛苦寒，归肝胆经，具有清热泻火，疏肝解郁，散结消肿的功效。本方即采用单味夏枯草制成。本病各期均可配合使用。每次9g，每日2次。

（3）内消连翘丸　连翘、夏枯草清热散结，射干、天花粉、漏芦、滑石清热解毒消肿，泽兰、白及活血消肿，沙参养阴生津，核桃仁补肾益精，功能化痰软坚。适用于本病初期皮疹未破溃痰湿凝聚或阴虚痰热证时使用。每次6g，每日2次。

（4）小金丹　方中制草乌温经散寒，通络祛湿，为君药。地龙活血通经，木鳖子消痰散结，当归、五灵脂、乳香、没药活血散瘀，共为臣药。佐以枫香、香墨消肿解毒，麝香辛香走窜通经络，解毒止痛。诸药合用，共奏散结消肿、化瘀止痛之功效。适用于本病病程日久气滞血瘀，痰瘀互结之证。每服3~6g，黄酒或温开水送服。

（5）散结灵　方中醋炙乳香、没药行气活血，去腐生肌，散结止痛，为君药。五灵脂活血散结，消肿止痛，木鳖子散结消肿，攻毒疗疮，为臣药。以制草乌散结止痛，当归养血活血，消肿止痛，地龙活血通络，枫香脂、香墨行气散结，石菖蒲行气化痰，合为佐药。全方共奏行气活血，消肿散结之功效。适用于气滞痰凝所致的瘰疬、阴疽，症见肌肤或肌肤下肿块一处或数处，按之硬，推之能动，或骨及骨关节皮色不变、肿硬作痛。本病后期或伴有血瘀证可配合使用。每次 1.2g，每日 3 次，温开水送服。

（6）八珍丸　方中以熟地、党参为君药，甘温益气养血。以当归辛苦温，白芍酸苦微寒，二者养血和营，协助熟地益心生血，调和肝脾；白术苦温，健脾燥湿，茯苓甘淡，益脾渗湿，二者相合，协助党参补脾肺之气，以助气血生化之源。以上四味气血双补，共为臣药。川芎辛温，活血行气，炙甘草补中益气，共为佐使药。诸药相合，共奏补气养血之功。适用于本病后期气血两虚证。每次 9g，每日 2 次。

（7）人参养荣丸　方用人参补脾益气，熟地大补阴血，补精填髓，两药合用，气血双补而为君药。白术、茯苓、炙黄芪和五味子相合，健脾益气，以资气血生化之源。当归、白芍更添补血养血之力。以上六味补气养血，合为臣药。肉桂补火助阳，温暖脾肾，鼓舞气血生长；远志宁心安神；陈皮理气醒脾，均为佐药。炙甘草益气调和诸药为使。全方补益气血，养心安神。适用于本病后期气血两虚、营卫失调证。每次 9g，每日 2 次。

269. 寻常狼疮中医外治要点有哪些？

本病辨证为痰核流注，阴虚感毒。外治立法为养阴解毒，化痰软坚。同时应辨别未溃、已溃之区别，未溃者应解毒软坚散结，已溃者应解毒化腐生肌为主。

（1）未破溃者可用以下药物：

1）紫色消肿膏：本方可以解毒散结、活血化瘀、消肿止痛。方中紫草、赤芍凉血活血，当归、草红花、紫荆皮、白芷、血竭花、乳没活血化瘀止痛，升麻、防风、芥穗、荆芥、羌活散风消痈，佐以贯众解余毒，儿茶清热收湿，此方适用于本病皮损肿硬消退缓慢者。

2）芫花、百部、雄黄、铁包金、莪术水煎外洗，一日3次。本方可以解毒除湿，软坚散结。方中芫花、百部、雄黄、铁包金解毒除湿，莪术软坚散结，适用于皮损未溃时。

3）白蔹、炙甘草、青木香、芍药、大黄、玄参配制剂型为散剂，以少许醋和如稀面糊，涂于纱布贴在皮损上，药物干燥后及时更换。本方有滋阴解毒，理气活血破瘀之功。方中白蔹、玄参、芍药、甘草滋阴解毒，大黄、木香理气活血破瘀。本方适用于皮损日久未溃而且瘀阻明显者。

（2）已破溃者可用以下药物：

1）紫色疽疮膏：药膏先涂于纱布，然后敷在皮损上，每日1次。本方可化腐生肌，煨脓长肉。方中红粉、轻粉化腐生肌，琥珀粉、乳香、血竭煨脓长肉，珍珠粉生肌固皮，冰片芳香透肉。本法适用于本病皮损已溃者。

2）太乙膏：樟脑、乳香、麝香、没药（均研粉）、轻粉、黄丹、清油配制成硬膏，用瓷器装盛，用时旋摊。本方有攻毒敛疮，解毒杀虫，活血散结之功。方中轻粉、黄丹攻毒敛疮，樟脑解毒杀虫，麝香、乳香、没药活血散结。

270 寻常狼疮的诊断及鉴别诊断要点有哪些？

寻常狼疮诊断要点包括：

好发于面部、颈部。初起为红色结节，质软，可逐渐增大增多，相互融合成片，结节用玻片压疹时呈苹果酱颜色，结节自行吸收或破溃后形成边缘不整的溃疡，愈合后形成萎缩性瘢痕。自觉症状轻微。病程常迁延数十年不愈。在愈合的瘢痕上可形成新的皮损。组织病理：真皮内可见典型的结核结构，即由聚集成群的上皮样细胞和多少不等的多核巨细胞（朗格汉斯细胞）组成，中心可有干酪样坏死，外周绕以密集的淋巴细胞浸润。组织中可查到结核分枝杆菌。

需与本病鉴别的皮肤病有：

（1）结节病　结节较坚实，有浸润感，一般不破溃。结核菌素试验阴性。组织病理示裸结节。

（2）盘状红斑狼疮　无狼疮结节及溃疡，红斑上有黏着性鳞屑，底面附着毛囊角质栓。组织病理检查有助于鉴别。

（3）结节性梅毒疹　皮损发展较快，质硬如软骨，铜红色，溃疡呈穿凿状。梅毒血清反应阳性，病理改变主要为浆细胞浸润及血管变化。

（4）深部真菌病　结节常破溃、结痂，真菌培养阳性。组织病理学可见菌丝有助于鉴别。

（5）结核样型麻风　结节稍硬，患处感觉障碍为其特点，有周围神经粗大及肢体麻木畸形。

271 瘰疬性皮肤结核的病因病机如何？

本病形证不一，发病因素较为复杂，归纳起来为：外感于风寒暑热、内伤于情志和先天禀赋不足，内外相互为因果。

（1）外感六淫毒邪　外感风寒暑热、四时疠气、痨虫之毒，由皮毛肌腠而入，与痰湿搏结，凝于脉络而发。

（2）内伤情志　忧思恼怒，情志不畅，导致肝脾运化功能失常。肝气郁结，气机失于疏泄，郁而化火，煎熬津液，灼为痰火，结于颈项脉络而发；脾失健运，不能运化水湿，停湿生痰；肝胆失于疏泄，三焦气化不利，结于少阳脉络，凝结于颈项而发。

(3) 禀赋不足　先天禀赋不足，或肺脾两虚，或肝肾亏损、气阴双亏，或脾肾虚寒而致禀赋薄弱，脾虚失运，气血不足，津不能布，痰湿凝结，阴虚火旺，痰火互结，遂致颈项结核累累。

总之，“鼠瘘之本，皆在于脏”，本病根源于脏腑，故痰为标，脏腑虚为本。

272 古人对瘰疬如何认识？

瘰疬，相当于西医学的颈部淋巴结核，是一种以初起颈部结成肿核，累累如珠，日久溃后难敛为特征的疾病。其大者为瘰，小者为疬，故名。根据其发病特点，中医学文献中又有“疬子颈”“鼠疮”“痰疬”“蟠蛇疬”“病串”“马刀”“挟瘿”“瘰疬疮”“重台疬”等名。

如《证治准绳》记载：“瘰疬之病皆血气壅，结根在脏腑，多结于颈项之间，累累大小无定，发作寒热，脓血溃烂，或此没彼起，……其匝颈者俗名蟠蛇疬”。清代《疡科心得集·辨瘰疬瘿瘤论》记载：“其候多生于耳前后，连及颈项，下至缺盆及胸胁之侧。其初起如豆粒，渐如梅李核……或坚而不溃，或溃而不合。皆由气血不足，故往往变为痨瘵。”认为本病由于气血不足而致。

《洞天奥旨·卷八》记载：“瘰疬之病甚多，名状不一。……初生之时，每现于项腋之间，或牵蔓于胸胁之处。其形之大小，宛如梅核，或动或静，或长或圆，或连或断，及至溃烂，或流水、流脓、流血之各异。未破之先，易于医疗，已破之后，难于收功。”

清·梁希曾《疬科全书·阴火疬》记载：“凡颈际夹起，大如卵形，坚硬异常，或一边，或两边，或带小核数粒，此乃寒痰凝结而成，名曰阴火疬。必其人体质羸弱，或后天亏损所致。当以温补肝肾固脾为主。如加减六味地黄丸之类。”认为此证多由体质羸弱或后天亏损又寒痰凝结，而致虚寒痰凝，治以温补肝肾固脾药用加减六味地黄丸。

《疬科全书·老鼠疬》记载：“凡层叠无穷者，名曰瘰疬，俗名老鼠疬。无论已溃未溃，俱随起随治，均照后点法随核点之。未收口者，并贴以拔毒膏，随其人虚实寒热而治之。如热之挟咳嗽者，即于贝母瓜蒌散或紫菀散内酌加元参、煅牡蛎等消息用之。如挟虚寒咳嗽者，则于二陈汤内，随其症之或阴或阳，酌加四物、四君加减消息用之。各汤剂为丸亦可。”认为此证为脾肺两虚，痰湿内生，或虚寒痰凝成结；或痰郁化热成结。辨证为虚寒痰凝型、痰郁化热型。

明·赵宜真《外科集验方》记载：“夫瘰疬疮者，有风毒、热毒、气毒之异，瘰疬、结核寒热之殊。其证皆由忿怒气逆，忧思过甚，风热邪气内搏于肝经。盖怒伤肝，肝主筋，故令筋缩结蓄而肿邪。”认为本病有外感风、热邪气之分，又有寒热之不同，但病因均由内伤情志引起，郁怒忧思而致化热生风搏结于肝经而患此病。

《外科证治全书》记载：“小者为瘰，大者为疬，生于项间。初起一小核在皮里膜外，不觉疼痛，皮色不异。渐大如桃李，旁增不一。”诸书辨其名类云：形软遇怒即肿盛者，名气疬；坚硬筋缩者，名筋疬；形如蛤蜊坚硬作痛作肿者，名马刀瘰疬；一包而生数十枚者，名莲子疬；绕项而生者，名蛇盘疬；其形大小不一连接数枚者，名子母疬；如黄豆结荚一般者，名锁项疬；形小多痒者，名风疬；生项间延至胸腋者，名瓜藤疬；一枚上堆累三、五枚盘迭成攒者，名重台瘰疬；生如鼠形名鼠疬，又名鼠疮，累累如串，俗名老鼠串，要皆属肝肾虚损，气结痰凝而成。初起用子龙丸每服三分，淡姜汤下，日三次。外敷乌骨膏。小孩不能服丸者，用小金丹日日敷之，至愈乃止。数年忌食香橙，食则复发。本书描述了形态各异的瘰疬，认为病因病机由于肝肾虚损，气结痰凝而致。可以服用子龙丸，外用乌骨膏、小金丹，并忌食香橙。

《幼幼集成》记载："小儿瘰疬由肝胆二经风热血燥而成。盖二经常多气少血，倘怒则肝火动而血热，肾阴虚则不生木而血燥，燥则筋病，累累然结若贯珠。"认为小儿瘰疬乃由肝经郁热、肾阴亏虚而致。

《疡科全书》记载："痰火行之脏腑，咳嗽咯血，行之经络，则或瘰疬。"

总之，古人认为本病病因复杂，多由外感淫邪及痨虫之毒，内伤情志，先天不足，后天亏损，气血不足而致气结痰凝，痰湿内生，根据个人虚实寒热体质不同，或寒痰凝滞，或痰郁化热。

273. 赵炳南先生辨治瘰疬有何经验？

赵炳南先生对于本病很重视机体的整体状况。他认为气阴双亏、肾阴不足为其内因；肝郁气滞、忧思恚虑为其诱发因素。治疗强调"以消为贵"，早发现早治疗。同时很强调局部与整体相结合的辨证观点。根据局部病变的特点归纳为硬结期、脓肿期、破溃期。

（1）硬结期　发病初期局部肿硬无波动。治疗原则以补气养血、软坚内消为主。气血不足为其本，故以补益气血；而痰核凝结是由于气滞，疏其气，通其络，气行则郁结得解，痰湿得化；佐以通经活络，以加强软坚散结之功效。常用内服方药以八珍汤为主方，常用理气药有：厚朴、乌药、郁金；常用软坚药有：三棱、莪术、僵蚕、鬼箭羽、透骨草。常用通经活络药有：橘络、丝瓜络。若痰湿盛者加橘红、橘核、荔枝核；若气郁胸闷，食欲不振者加丁香，而不去郁金。若寒湿重者可加白芥子、肉桂。

八珍汤补气血扶正为主。厚朴苦辛温，能化湿导滞行气，取其性温行散能除胃中之滞气而燥脾湿，脾湿得除以断其生痰之源，实为治本之法；乌药辛温，顺气散寒，上能入肺脾，下通肾与膀胱，以疏通胸腹邪逆之气；郁金行气解郁，凉血破瘀，古人有“丁香莫与郁金见”的说法，但赵炳南先生认为对于气郁胸闷、食欲不振的患者二者同用，反而能加强其温通理气的功能，并没有不良反应；三棱、莪术、鬼箭羽、僵蚕活血软坚散结，其中僵蚕又为消痰治瘰疬之要药，《外台秘要》中曾有用僵蚕单味研末治瘰疬的记载（缺药时可用僵蛹代替）；透骨草破血软坚补髓；橘红、橘核、荔枝核温化寒痰；至于白芥子、肉桂等辛温药，赵炳南先生认为必须有舌质淡、四肢不温、畏寒、妇女白带较多等明显寒湿的症状时方能加用。

外用药：消化膏，温热后外贴，必要时加麝香少许。或用阳和解凝膏，或用麝香回阳膏，每周换药一次。凝结见化，局部明显缩小时，可用紫色消肿膏。

（2）脓肿期　局部皮色微红，中软有波动，欲溃而未溃。治疗原则以解毒托里、消肿溃坚为主。痰湿凝结日久，蕴热酿脓，虚热煎熬、正气日衰，正不抗邪，聚毒有蔓延之势。托里聚毒，使之收敛、局限，力争内消一线之机。如内消不应，则宜托里溃坚，聚箍脓毒，使之范围缩小，或促使其破溃，毒随脓解，以防耗伤阴血过多。常用方药如下：炒山甲 10g、炒皂刺 10g、天花粉 10g、白芷 10g、赤芍 10g、贝母 10g、归尾 10g、陈皮 10g、金银花 15g、乳香 5g、没药 5g。气虚明显者，加党参、生黄芪；血虚明显者，加鸡血藤、白芍；寒湿重者，酌加白芥子、肉桂；毒热盛者，去山甲、皂刺，重用金银花，加白茅根、大青叶、败酱草、公英。

方中金银花、天花粉、贝母、白芷清热解毒散结；归尾、赤芍活血通络、消肿；乳香、没药活血消肿止痛；陈皮理气化滞，助脾胃生发之气；山甲、皂刺一定要炒而不能生用，以防克伐太过，耗伤正气。

外用药：铁箍散软膏。若阴寒盛，液化明显，可于铁箍散软膏中加入10%的抑阴散，调匀外敷。

（3）破溃期　局部破溃，流出清稀粉浆样脓汁，夹杂有干酪样败絮物，伤口久不愈合。治疗原则以补阴血、托里生肌为主。脓毒已泄，但因久不收口，耗伤阴血，正气不复，则疮面无法愈合。所以，首当补益气血，继续托里，使脓毒排尽，瘀去新生。常用内服方药，可用上方进行加减，但重点应放在补益阴血上。托里透脓溃坚之山甲、皂刺应用山甲炭、皂刺炭，取其透托之力，去其克伐之性，使之在脓毒未尽时，不致收口过早，而形成假愈合。另外配合服人参养荣丸、八珍丸；阴寒盛则可配合阳和丸、全鹿丸内服。

外用药：若为破溃初期，毒热未尽者可用红血药捻、蘸化毒散软膏、紫色疽疮膏各半纳入疮口，以化腐解毒；若破溃日久，疮面发白者，可用红血药捻蘸紫色疽疮膏纳入疮口，表面加盖芙蓉膏。若分泌物多，则每天换药一次，若分泌物不多，隔日换药一次。

若脓汁已尽，肉芽组织开始生长，则可用回阳生肌药捻蘸甘乳膏或玉红膏或紫草膏纳入疮面，表面加盖芙蓉膏以促进愈合；若表面肿胀红晕已消，可加盖甘乳膏以拔干长肉收口；若肉芽组织水肿，颜色不鲜者，可用银粉散少许撒布；若肉芽组织晦暗呈现湿寒之象，可撒布肉桂粉或干姜粉少许，以促其回阳，加速愈合。

换药时注意用甘草油清洁疮面。用药捻时一定要蘸药膏后再往疮口内纳入，其优点是一方面容易纳入，对周围组织刺激较小；另一方面药捻形成“蛇尾”（尾部卷曲），有利于引流，促进愈合。

274. 现代医家辨治瘰疬有何经验？

李博鑑认为本病可分为肝脾不和、湿痰阻络证；肺肾阴亏、痰火凝结证两型。初起颈部结核，皮色不变，触之坚实，不痛不热，伴胸胁满胀，食不甘味，烦躁易怒，舌红苔白，脉象弦滑，属于肝脾不和、湿痰阻络证，治宜疏肝理脾，化痰通络，方选逍遥散化裁。外敷阳和解凝膏。若成脓溃后，脓汁稀薄，状若败絮，伴潮热盗汗，或面色皖白，乏力倦怠，舌红少苔，脉象细数，属于肺肾阴亏、痰火凝结证，治宜滋肾益肺，清降虚火法，方选滋阴降火汤化裁。药用：天冬、麦冬各12g，赤芍、白芍各10g，生地、熟地各20g，知母10g，太子参10g，地骨皮10g，川贝母10g，生牡蛎30g（先煎），党参12g，水煎服。外用八二丹药线纳入窦道，待脓出通畅，脓水转厚，肉色变红，为即将收口，可改用生肌散、生肌玉红膏。无论已溃未溃，均可常服小金丹。

徐宜厚认为本病有标本虚实之异，故其治法有别。初起在表在经者正气不虚，“急则治其标”，以祛邪为主，庶望消散于无形；在里在脏者“缓则治其本”，视其病证，见机而施，如体质不虚者，务求邪去而不伤正；虚中夹实者，祛邪固正，俾使病气衰去而正安；气血不足，正气已虚，以扶正为主，寓攻于补，解其痰结。此正是“间者并行，甚者独行”之意。他将本病大体分为三期治疗。

（1）结节期　分为风毒证、热毒证、气毒证、肝郁证、肝火证、胃火证及童子疬进行辨证论治。

风毒证：结核发于颈项，多数是1~2枚，表浅，肿势宣浮，边界不清，皮色不变，身先寒后热，或寒热交作，舌质红，苔白腻，脉浮数或浮滑。治宜祛风胜湿，化痰散结，方用防风羌活汤加减。防风、羌活、炒牛蒡子、黄芩各10g，连翘、海带、海藻、僵蚕、土贝母各12g，夏枯草15g，升麻、川芎各6g。

热毒证：颈项两侧可见结核，坚硬，初起色白漫肿，继则肤红灼热，压之疼痛，难消，溃迟，敛迟；伴有发热烦躁，口苦咽干；舌质红，苔黄腻，脉滑数。治宜清热解毒，攻坚消肿，方用柴胡连翘汤加减。柴胡、知母、黄芩、黄柏各6g，生地、炒牛蒡子、当归、浙贝母各12g，连翘、生龙牡、黄芪、天花粉各10g。

气毒证：病变多发生于耳项胸腋，骤成肿块，宣发暴肿，继而色红皮热，身寒热，头痛项强，四肢不舒，舌质红，苔少，脉弦数。治宜清肝泻火，攻坚消肿。方用舒肝溃坚汤加减：夏枯草30g，柴胡、炒胆草、黄柏、黄芩、桔梗各6g，天花粉、海带、海藻、连翘、白芍、土贝母各12g，三棱、莪术、当归、黄芪各10g。

肝郁证：肿块多发于颈侧，结核大小不定，皮色如常，不痛。结核常是单个或散在发生，互不粘连，形同槟榔，以指揉之，环转如丸，愈起愈多，劳怒则增剧。伴有胸闷胁胀，口苦，纳食不香，舌质淡红，苔薄白，脉弦滑。治宜疏肝解郁，化痰散结，方用逍遥散合二陈汤加减。

肝火证：结核发于颈侧少阳经所属部位，局部红肿疼痛，核大而坚，粘连成块。伴有心烦喜呕，面颊灼热，或目赤，或头部胀痛。舌质红，无苔或苔黄；脉弦紧或弦数。治宜清肝泻火，化痰散结。方用小柴胡汤加减。

胃火证：疬核发于颈前阳明经循行之区域，初则肤色濡白，继则肤红肿痛，咽干口臭，咳嗽痰臭，或干咳无痰，或尿黄便结，舌质红，苔薄黄或黄腻，脉数。治宜清热化痰，软坚散结，方用四海舒郁丸加减。

童子疬：多见于儿童。发于颈项胸腋之间，结核累累，呈豆粒到李核大小，揉之活动，皮色不变，久久不易化腐。伴有面色萎黄，食少乏力，发枯而立，舌质淡红，苔白，脉细弱。治宜健脾化湿，祛痰散结，方用六君子汤加减。

(2) 脓肿期

寒痰证：肿块按之有波动，少有疼痛，皮色不变。伴面色晄白，畏寒，脘闷纳呆。舌质淡红，苔白，脉弦细。治宜散寒通滞，行气回阳，方用阳和汤加减。

热痰证：肿块按之有波动，皮色暗红微热，伴有疼痛，两颧潮红，低热盗汗，腰腿酸软。舌质红，苔少，脉沉弦而数。治宜滋补肝肾，托里排脓。方用托里透脓汤合一贯煎加减。

(3) 破溃期

气虚证：疮面脓水稀薄，挟有“败絮”样分泌物外溢，肉芽生长迟缓。伴有食少乏力，胃脘不舒，肠鸣泄泻，肢冷。舌质淡红，苔薄白，脉虚弱。治宜补虚益气，调理脾胃，方用补中益气汤加减。

气血两虚证：溃后久不收口，脓水清稀，面白无华，神疲乏力，头晕眼花，舌质淡红，苔薄白，脉沉或细缓。治宜补气养血，调和营卫。方用益气养荣汤加减。

疮痨证：颈项结核累累，任指揉之，不摇不动，久则成脓溃破，形成溃疡和瘘管，此愈彼起，经久不愈，身体羸瘦，咳嗽咯血，潮热盗汗，口干颧红，男子失精，女子闭经，肠鸣泄泻，舌质光红少津，苔少，脉细数。治宜益气养阴。方用月华丸加减。

加减法：低热者加知母、地骨皮、银柴胡、鳖甲、生地；盗汗者加生龙牡、浮小麦；夜寐不安者加炒枣仁、柏子仁、远志、茯神；红肿痛剧，加服西黄丸；结核坚硬难消，加服小金丹、散结灵。

275 瘰疬性皮肤结核诊断要点、鉴别诊断及西医治疗要点如何？

(1) 诊断要点 多见于儿童或青年，尤其为青年女性。好发于颈、腋、上胸部及腹股沟等处，常伴有骨或颈淋巴结核。损害初起为数个与皮色相同的皮下结节，质硬，逐渐增大，增多，融合成块，中心软化破溃形成溃疡和瘘管。可排出有干酪样物的稀薄脓液。损害不断发生，愈后留瘢痕，相互连接呈带状分布。组织病理：真皮深层或皮下组织有结核性浸润或结核样浸润，有明显的干酪样坏死，可查见结核杆菌。

（2）鉴别诊断　本病需与下列病相鉴别：

1）放线菌病：患部坚硬，为一片大而深的浸润块，破溃后流出带有“硫磺色颗粒”的脓液，厌氧培养阳性。病理改变为非特异性细胞浸润，可找到菌丝集团。

2）孢子丝菌病：孤立的结节或溃疡沿淋巴管成串状排列，脓液培养为申克孢子丝菌。

3）慢性淋巴结炎：常由颜面和口腔咽喉部炎症诱发，压之疼痛，很少化脓，原发炎症已消失者，则要仔细询问病史，以助诊断。

4）急性化脓性淋巴结炎：有外感史，咽痛咳嗽，颈淋巴结迅速肿大，灼热疼痛，溃脓后，疮口容易敛合。瘰疬也有倾向急性发作者，但破溃后形成溃疡，不易敛合。

5）颈部转移性癌：由口腔、鼻咽部恶性肿瘤转移而来，多见于老年人，颈部淋巴结增大，进展快，人渐消瘦。尤其要注意鼻咽癌的转移，其原发癌多隐藏在鼻咽腔内不易发现。如果锁骨上的淋巴结增大，应想到可能为肺、胃肠、胰腺或乳房的恶性肿瘤发展而来。

6）恶性淋巴瘤：男性青年多见，此时腋窝，腹股沟等处的淋巴结和肝脾也往往肿大，严重贫血，不规则发热。必要时，活体组织病理可以确诊。

（3）西医治疗　异烟肼为首选药物，成人 0.1g，一日 3 次，口服至临床痊愈 2 个月为止。常与其他抗结核药合并应用。

276·瘰疬性皮肤结核的内治要点如何？

本病病程长，病因复杂，皮损表现多样，治疗应“以消为贵”，争取早发现早治疗。同时注意局部与整体相结合的辨证观点。根据局部病变的特点可按结节期、脓肿期、破溃期三期进行辨证论治。

（1）结节期　发病初期局部肿硬无波动。此为外感毒邪，内伤情志，脾失健运，痰湿互结而成，故治疗原则以疏肝健脾、软坚内消为主。辨为肝郁气滞、痰湿凝结证。

皮疹结节发于颈项，结核大小不定，边界清楚，皮色不变，结核常是单个或散在发生，互不粘连，疼痛不显，劳怒则增剧，伴有胸闷胁胀，口苦，纳食不香，也可伴寒热往来或低热缠绵，舌质红，苔白腻，脉浮滑或弦滑。方用：柴胡10g，白术10g，赤、白芍各10g，土贝母10g，连翘10g，夏枯草15g，半夏10g，海带10g，海藻10g，双花15g，郁金10g，僵蚕10g，枳壳10g。

方中柴胡、郁金疏肝解郁，白芍养血敛阴柔肝，赤芍凉血活血，白术健脾益气，枳壳理气化滞，半夏燥湿化痰，双花清热解毒，土贝母、连翘、夏枯草、海带、海藻软坚散结，僵蚕散风化痰，又可软坚散结。

（2）脓肿期　局部皮色微红，质软有波动。根据患者寒热体质不同，或阴虚火旺，痰湿凝结日久，蕴热酿脓，虚热煎熬而致痰热蕴阻；或脾肾虚寒，寒痰凝结。治疗原则以解毒托里、消肿溃坚为主。辨为痰热蕴阻证、寒痰凝结证。

痰热蕴阻证：肿块按之有波动，皮色暗红微热，伴有疼痛，两颧潮红，低热盗汗，腰腿酸软。舌质红，苔少，脉沉弦而数。治法：清热解毒，软坚化痰。方药：炒山甲10g、炒皂刺10g、天花粉10g、白芷10g、赤芍10g、贝母10g、归尾10g、陈皮10g、金银花15g、乳香5g、没药5g。气虚明显者，加党参、生黄芪；血虚明显者，加鸡血藤、白芍；毒热盛者，去山甲、皂刺，加银花（重用），白茅根、大青叶、败酱草、公英。方中金银花、天花粉、贝母、白芷清热解毒散结；归尾、赤芍活血通络、消肿；乳香、没药活血消肿止痛；陈皮理气化滞，助脾胃生发之气；山甲、皂刺一定要炒而不能生用，以防克伐太过，耗伤正气。

寒痰凝结证：肿块按之有波动，少有疼痛，皮色不变。伴面色皖白，畏寒，脘闷纳呆。舌质淡红，苔白，脉弦细。治法：散寒通滞，化痰解毒。方用阳和汤加减：白芥子 6g、肉桂 6g、党参 12g、黄芪 12g、炒山甲 10g、炒皂刺 10g、天花粉 10g、白芷 10g、赤芍 10g、贝母 10g、归尾 10g、陈皮 10g、金银花 15g、乳香 5g、没药 5g。

（3）破溃期　局部破溃，流出清稀粉浆样脓汁，夹杂有干酪样败絮物，伤口久不愈合。治疗原则以补益气血、滋补肝肾、托里生肌为主。辨证以气血两虚证、肝肾阴亏证为主。

气血两虚证：溃后久不收口，脓水清稀，面白无华，神疲乏力，头晕眼花，舌质淡红，苔薄白，脉沉或细缓。治宜补气益血，调和营卫。方用八珍汤加减。方药：生芪 30g，太子参 15g，白术 10g，茯苓 10g，赤、白芍各 15g，当归 10g，南、北沙参各 15g，地骨皮 15g，石斛 15g，秦艽 15g，白芷 10g，桔梗 10g，天花粉 15g，贝母 10g。

肝肾阴亏证：溃后久不收口，形成溃疡和瘘管，此愈彼起，身体羸瘦，咳嗽咯血，潮热盗汗，口干颧红，男子失精，女子闭经，肠鸣泄泻，舌质光红少津，苔少，脉细数。治宜益气养阴。方用月华丸加减。天冬、麦冬、生地、熟地、川贝母、百部各 10g，山药、沙参各 15g，地骨皮、茯苓、阿胶（烊化）各 12g。

277. 瘰疬的中医外治要点如何？

根据体表辨证的理论，皮损为硬结节，辨证主要为湿痰凝结。皮色不变者，以痰凝为主，若皮色略红、微痛者，则兼有热毒。

（1）结节期　宜软坚散结。皮色不变者，宜用温化之品；皮色略红微痛者，宜加清热解毒之品，可外用芙蓉膏、阳和解凝膏、消核膏、麝香回阳膏等。

（2）脓肿期　结节已软化，则宜活血消肿，可用铁箍散软膏。

（3）破溃期　脓多时以化腐为主，脓少或脓尽后以生肌为主。早期可用紫色疽疮膏、后期可用龙珠膏、针头散、甘乳膏等。形成瘘管，则以引脓外出，腐蚀消除管壁为主。可用甲字药捻蘸紫色疽疮膏纳入窦道，脓尽后可用回阳熏药外熏后用蛋黄油纱条纳入，外敷甘乳膏，或直接使用甘乳药捻等。对已形成的瘘管，在治疗时一定要避免假愈合。

消核膏：制甘遂、红芽大戟、白芥子、麻黄、生南星、僵蚕、朴硝、藤黄、姜半夏，配制成硬膏。将药膏摊纸上，贴患处。组方技法：本方可温化寒痰，软坚散结。方中麻黄、白芥子温通，生南星、姜半夏温化寒痰，甘遂、大戟、僵蚕、朴硝、藤黄消肿散结。此方适用于瘰疬结核未溃者。

紫色疽疮膏：将药膏涂于患处，然后外盖纱布包扎，每日1次。此法适用于本病结节溃后脓较多者。

龙珠膏：铅粉、松香、冰片、麝香、冰糖、黄蜡、凡士林、香油，配制成软膏。将药膏外敷伤口处，外盖纱布包扎，每日1次。组方技法：本方有生肌长肉、收敛疮口之功。方中铅粉、松香可收湿生肌，佐以冰糖温补，冰片、麝香开窍透肉。此方适用于本病结节溃后脓已少或已尽者。

针头散：赤石脂、白丁香、乳香、黄丹、砒石、轻粉、麝香、蜈蚣1条（炙干）。上药共为末，配制为散剂，扑于肉上；治疬核不化，疮口不合；以此腐之，其肉自化。本方可解毒蚀肉，燥湿止痛。方中黄丹、砒石、轻粉、蜈蚣解毒蚀肉，赤石脂、白丁香、乳香、麝香燥湿止痛。

甲字提毒药捻：轻粉、京红粉、冰片、麝香、朱砂、琥珀、血竭。配制成药捻。此药可化腐生肌，拔脓外出，腐蚀管壁。方中轻粉、京红粉化腐生肌，拔脓外出，腐蚀管壁为主，佐以麝香、朱砂、琥珀、血竭生肌。适用于本病形成瘘管且脓多者。

甘乳药捻：炉甘石、龙骨、赤石脂、海螵蛸、乳香，配制成药捻。本方可收湿活血生肌。方中炉甘石、龙骨、赤石脂、海螵蛸收湿，乳香活血。此方适用于本病形成瘘管且脓已尽者。

白降丹适量配制成药物纱条：将白降丹分别用生理盐水配成0.5%及0.1%两种浓度的液体，然后分别用消毒纱布条浸泡，备用。对于腐多脓稀并有残留结核性淋巴组织者，可用0.5%白降丹纱布条清洗，充填创面，包扎。腐脱脓尽或肉芽组织健康者，可用0.1%白降丹纱布条清洗，充填创面，并视创面大小，逐渐减少纱条，以利肉芽生长。注意纱布条不宜接触周围皮肤。近愈时创面贴敷凡士林纱布，外盖纱布。间日换药1次，直至痊愈。

278 瘰疬性皮肤结核的非药物疗法有哪些？

（1）针刺法　主穴：阿是穴（淋巴结周围，按八方位围刺）、肩井、肘尖、外关、曲池透臂臑。配穴：肺俞、支沟、合谷、足三里、百劳、翳风。方法：阿是穴围刺，进针后用泻法，应多捻捣刺激；其他穴则施以补法或平补平泻法，留针10～20分钟，1～2日一次，10次为一个疗程。

（2）艾灸法　穴位：肩髃、曲池。在穴位上各灸七壮，病在左灸左，在右灸右，左右俱病者，俱灸之。

（3）火针疗法　左手捏起肿大结核，右手持针在酒精灯上灼红，迅速将针透过皮肤，直至核内，深度以结核中心为度，留针30秒拔出，每一病灶3~5针，外盖消毒纱敷盖，3~5日一次。注意：施用火针时，要避开血管及神经，更不能盲目刺入，以免伤及正常组织。适用于结节期和脓肿期。

（4）火针拔罐疗法　患处常规消毒后，用烧红之铜针迅速垂直刺入结节，起针后立即拔火罐，吸出脓性分泌物后，插入药捻，或链霉素纱条引流，3日一次。用于结节脓成不溃者。

（5）石氏截根术　穴位：臂臑（两臂三角肌下端）。方法：消毒皮肤，以0.5%普鲁卡因注射液浸润麻醉，然后提起皮肤，以消毒钢针在皮下的脂肪层（不达肌层）约3cm深处横行穿过，然后用手术刀沿钢针上切开皮肤，形成横切口，对合伤口，盖以消毒纱布，绷带包扎，以防出血。适用于各型瘰疬。

（6）挑治法　穴位：膈俞、肝俞；或从第6~9胸椎旁开1.5寸的阳性点。方法：常规消毒，局部麻醉，用手术刀片划破表面1~2cm长，用针将白色纤维样物挑断，术毕缝合（切口小也可不缝合），敷以消毒纱布固定即可。15日挑治一次，适用于各型瘰疬。

（7）耳针法　胆、肝、肺、胃。方法：毫针刺之，2~3日1次，10次为一个疗程。

（8）七星针疗法　穴位：大椎、合谷、外关、三阴交、期门；耳穴：后颈区、颌下区；患处局部。方法：施中度刺激；后颈区、颌下区、患处局部、期门施重度刺激。2日一次，7次为一个疗程。

279 治疗瘰疬的中成药有哪些？治疗中需要注意哪些问题？

（1）结节期　内消瘰疬丸、内消连翘丸、小金丹、散结灵。有散结软坚，化大为小的功用，具体用法详见寻常狼疮。

（2）脓肿期　西黄丸：方中牛黄清热解毒，消肿止痛，为君药；乳香、没药活血化瘀，散结止痛，为臣药；麝香辛香走窜，既能活血通经，行血分之滞，又能消肿止痛，为佐药；诸药相合，共奏清热解毒，消肿散结之效。适用于热毒壅结所致的瘰疬即脓肿期。用法：口服，一次3g，一日2次。

（3）破溃期　八珍丸、人参养荣丸、夏枯草膏、六味地黄丸等，具体用法详见寻常狼疮。适用于溃破期的气虚、阴虚和血虚等证候。

本病除治疗外，患者还需注意保持心情舒畅，避免忧思恚怒，劳神过度，或熬夜；避免过度体力活动，注意劳逸结合。增加营养，但忌食生痰助火之品，及陈腐、酸辣食物。戒除烟酒、浓茶。加强饮食调养，如鸡蛋、瘦肉、青菜、银耳、发菜、胡桃、百合、山药、番茄、大蒜等，均可交替食用；控制性生活，以免房劳耗伤肾阴；及早进行结核病的预防，发现后积极治疗。

280 颜面播散性粟粒性狼疮诊断要点及鉴别诊断要点如何？

目前认为颜面播散性粟粒性狼疮是与玫瑰痤疮相似的一种特殊的皮肤肉芽肿样反应，而不是真正的结核。

（1）诊断要点　皮损散在分布于面部，特别是眼睛周围；基本损害为圆形或椭圆形黄红色针头至绿豆大的小结节，中心可有坏死，玻片压诊呈棕黄色果酱样外观，不化脓。病程自限，数年内可自行消失；好发于青年。愈后往往留有色素性萎缩性瘢痕；组织病理示结核样结构。

（2）鉴别诊断　需与颜面播散性粟粒性狼疮鉴别的有：

1）寻常痤疮：有多种形态皮损，可见黑头及白头粉刺为其特点。

2）玫瑰痤疮：皮损好发于鼻部及面中部，潮红明显，可见毛细血管扩张。

3）汗腺囊瘤：为鼻及眼睑部正常颜色的多数小圆形丘疹，夏季突起，凉爽时部分或完全消失，刺破有少量汗液排出。

4）皮脂腺瘤：损害为多发性的丘疹或结节，柔软而孤立，发生于面中央部位，无自觉症状，患者多伴有智力不足及癫痫。

（3）西医治疗　可口服四环素或米诺环素，也可外用皮质激素或维 A 酸类药物。注意：本病有时能自然痊愈。

281 颜面播散性粟粒性狼疮的辨证思路如何？

根据临床表现及病程可分为痰湿内阻证，热毒瘀结证，阴虚痰瘀证。

（1）痰湿内阻证　见于发病早期。颜面、眉间、眼睑有深红色、粟米至高粱大坚硬丘疹，伴口干苦、腹胀满，尿黄便干，舌质红绛、苔白腻，脉沉缓。治宜健脾除湿，软坚化痰。以白术、茯苓、薏苡仁健脾除湿，枳壳、厚朴行气消痰，丹参、丹皮、鬼箭羽活血化瘀散结，双花、连翘、野菊花清热解毒，夏枯草清热散结，生牡蛎软坚散结。

（2）热毒瘀结证　见于发病早期。粟粒至绿豆大丘疹，疹色淡红或紫红，表面光滑或透明，伴轻微灼热痒痛，或心烦口渴，舌质红，脉数。治宜清热解毒，化瘀散结，方用仙方活命饮合五味消毒饮加减。方中金银花、蒲公英、野菊花、连翘清热解毒，白芷排脓消肿，生地、赤芍、丹参凉血活血散瘀，浙贝、夏枯草清热散结，陈皮理气和胃，山甲、皂刺活血通络以散结。

（3）阴虚痰瘀证　病程较长，疹色暗红或溃破，或相互融合成结节，可伴有潮热盗汗，舌红苔少，脉细数。治宜清热养阴，活血软坚。以生地、元参、地骨皮养阴清热；鳖甲滋阴退蒸、软坚散结；海藻、昆布、浙贝母化痰散结；青皮破气散结；连翘清热散结；当归、赤芍、丹参活血化瘀；牡蛎收敛固涩，软坚散结。加减：脾虚者可加白术6g，淮山药10g，炒薏苡仁10g；痰瘀阻遏阳气不足者，可加炙黄芪15g，升麻6g，鹿角胶12g。

282 颜面播散性粟粒性狼疮的治疗关键是什么？

本病多因素体虚弱，或饮食不节，伤及脾胃，脾失健运，湿邪内生，蕴久成毒，聚而成痰，痰湿互结而发病；日久瘀阻血脉，痰瘀互结或饮食不节而致肺胃蕴热，兼感毒邪而发；或病程日久，热盛伤阴，阴虚火热，炼液为痰，痰火凝聚，上蒸颜面而发。其治疗关键在于湿、痰、瘀、虚。

本病初期多由素体虚弱，或饮食不节，伤及脾胃，脾失健运，水湿停运，聚而成痰，痰湿互结而成有形之邪，故治疗以健脾除湿，软坚化痰为主。病程日久，痰湿瘀阻血脉，而致痰瘀互结而发，故治疗以化瘀散结为主。若内有蕴热兼感毒邪而发者，治疗在化瘀散结的基础上加入清热解毒之品。病程日久，热盛伤阴，阴虚火旺者，治疗在化瘀散结的基础上加入清热养阴之品；伤及气血，气血不足者，应加入益气养血之品。

赵炳南先生认为本病多因体弱气虚，虚火妄动，耗伤津血，痰湿郁结，结聚肌肤而发。辨证属气血不足、痰结湿阻。治宜益气养血，软坚化痰。方药：生黄芪15g，党参15g，当归10g，白术 10g，茯苓 10g，鸡血藤 15g，红花 10g，夏枯草 15g，连翘 10g，土贝母 10g，甘草 10g，陈皮 6g。

徐宜厚认为本病由于肝胆风火，脾胃湿热，风火与顽湿互结，阻滞经络，循经上行于颜面而成。治宜清肝泻胆，祛湿散结。方用：软坚清肝饮加减。柴胡、黄芩、丹皮、赤芍、炒枳壳各 10g，浙贝母、连翘各 12g，海藻、生牡蛎、夏枯草各 30g，天龙 1 条，黄、白药子各 6g。

本病一般预后良好。但皮损愈合后常遗留萎缩性瘢痕，影响颜面美观。个别患者有自愈倾向。调护上应注意结节不要用力挤压，防止染毒。忌食辛辣煎炸食物，加强营养。锻炼身体，增强体质，提高抗病能力。

283 治疗颜面播散性粟粒性狼疮的中成药有哪些？如何应用？

（1）连翘败毒丸　为疮疡常用之剂。以大黄、栀子、黄芩、黄连、黄柏、苦参、白鲜皮、木通清热泻火，燥湿解毒，直折火热邪毒，且大黄、栀子、木通又可泄热通便，使火热之邪随二便而解。所用防风、白芷、蝉蜕、荆芥穗、羌活、麻黄、薄荷、柴胡之属，其性疏散，可使邪热透表而除。另入天花粉、玄参、浙贝母、桔梗、赤芍、当归凉血消肿，活血散结。甘草清热解毒，调和诸药。诸药合用，共奏清热解毒，消肿止痛之功。适用于本病痰湿内阻及热毒瘀结之证。

（2）活血消炎丸　本药功能活血解毒，消肿止痛。适用于本病热毒瘀结、痰瘀互结之证，具体见结节性痒疹。

（3）散结灵　功能活血止痛，消结散毒。适用于本病病程日久气滞血瘀，痰瘀互结之证，具体见寻常狼疮。

（4）内消瘰疬丸　功能软坚散结，活血止痛。适用于本病初期皮疹未破溃，痰湿凝聚或阴虚痰瘀证时配合使用。具体见寻常狼疮。

(5) 知柏地黄丸　滋阴降火，适用于本病后期阴虚痰瘀证配合使用。

284 颜面播散性粟粒性狼疮中医外治要点如何？

本病早期无明显化脓者以活血散结为主，有化脓者则以解毒散结为主。

(1) 紫色消肿膏、黑布药膏各等量混匀涂于患处，每日1次。其中黑布药膏破瘀软坚，紫色消肿膏活血散结，此方适用于本病结节未化脓者。

(2) 已溃破阶段选用紫色疽疮膏，外敷患处，每日换药1次。

(3) 牡蛎地黄膏 大黄一两（为末），牡蛎二两（用盐泥封固煅赤，研细），生地黄（水浸）配制为药膏。本方有软坚散结，活血破瘀之功。

(4) 山豆根、五味子共研细末，调油外敷。本方有解毒收敛散结之功。方中山豆根解毒散结，五味子收敛散结。

(5) 鲜山药、蓖麻仁捣烂成糊状外贴患处，每日1次。本方有消肿拔毒，除湿散结之功。方中山药除湿散结，蓖麻仁消肿拔毒。

本病还可以采用挑刺疗法，选择部位为脊柱，于消毒后，用三棱针挑刺脊柱两侧旁开二指线，与脊突平行点上，由肩至腰部，每侧10～12针，挑刺毕，用力挤出1～2滴血液为度。用干棉球擦去血液。每日挑刺1次，8～10次为一个疗程。可进行2～3个疗程。

285 硬红斑诊断及鉴别诊断要点有哪些？

硬红斑分为两类：一为 Bazin 硬红斑，是一种结核疹；另一种是 Whitfield 硬红斑，是一种血管炎。

（1）诊断要点

1）Baxin 硬红斑：好发于小腿屈侧，为直径 1~2cm 大小的暗红色硬结，压痛明显。结节分布对称。可自行消退，也可破溃形成边缘不整的深溃疡，排出淡黄色带有干酪样物质的稀脓液，愈后留萎缩性瘢痕；病程呈慢性经过，反复发作；多见于青年女性，患者常有肺结核或其他结核病灶；组织病理示血管炎改变以及小叶性脂膜炎，可伴有结核样结构。

2）Whitfield 硬红斑：好发于中年妇女，多发于小腿，可见不规则的结节或斑块，不破溃，可以有自发痛或压痛，病程慢性，多伴有下肢回流障碍，卧床休息症状可以好转。

（2）鉴别诊断　主要依据组织病理学表现，有无结核或结核样结构，结合病原学检查结果，如细菌和真菌培养等进行判断。常要与以下几种皮肤病鉴别：

1）结节性红斑：病程较短，进展较快，皮损无化脓破溃，好发于胫前。

2）三期梅毒疹：梅毒性树胶肿通常为单侧，单发，梅毒血清学试验以及组织病理可资鉴别。

3）小腿红绀病：小腿皮温低，可见对称性弥漫青紫斑片，不疼痛，不破溃，常因低温诱发。

4）特发性血栓性静脉炎：可见条索状静脉炎损害，有触痛，局部皮肤红肿热痛。

286·硬红斑的治疗要点有哪些？

硬红斑相当于中医学文献中“驴眼疮”“腓腨发疽”“腓腨疽”“夹棍疮”“湿毒流注”等的记载。如明代《疡科准绳·卷四》记载：“足小肚生疽寒热烦躁何如？曰：此名腓腨发疽，属足少阴肾经，由肾水不足，积热所致。”清代《医宗金鉴·外科心法要诀》记载：“此证发于腓腨，即小腿肚也。由肾水不足，膀胱积热凝结而成，古方云不治。若焮赤高肿疼痛，溃出正脓而兼血者吉，为顺；或漫肿平塌，紫黯僻痛，溃出清水者凶，为逆。”又如《外科真诠·驴眼疮》载：“驴眼疮生于足胫骨，烂如臁疮，四边紫黑，时流毒水或淌臭脓。俗名夹棍疮。”

中医认为本病多因体弱气虚、肾阴不足、虚火内动，日久炼液为痰，壅遏气血，阻塞经络，痰瘀互结，结聚肌肤而发；或病程日久，耗伤气血阴津，而致气血亏虚。

（1）痰湿瘀阻证　小腿结节破溃，长期不愈，皮色暗红，轻触痛，纳差，渴不思饮，有时急躁易怒。舌淡或边尖红，脉沉细或弦。治宜健脾化痰，活血软坚。常用党参、茯苓、白术健脾益气；红花、伸筋草、鸡血藤、苏木活血通络；夏枯草、连翘、土贝母、陈皮清热化痰，软坚散结；牛膝引药下行。下肢浮肿加木瓜、防已；骨蒸潮热，手足心热加龟甲、鳖甲、地骨皮。

（2）气血亏虚证　日久结节破溃，脓汁稀薄，疮口不敛，伴短气乏力，舌淡脉细。治宜补养气血，托里排脓，方选十全大补汤加减。方中黄芪、党参、熟地益气养血；鹿角霜益肾助阳、补而不腻；白术、茯苓益气补脾、健脾利湿；当归、白芍养血合营、补益阴血；川芎、赤芍活血行气，补而不滞；黄芪、党参、白芷托里排脓。破溃后宜补气养血生肌长肉，可用八珍汤加减。

未破溃者：以活血散结为主。可外用紫色消肿膏（详见丹毒）、芙蓉膏、铁箍散膏。

已破溃者：以解毒散结为主。可用化毒散软膏、紫色疽疮膏（详见流皮漏）等量混匀外用，脓已尽后可用甘乳膏，促进愈合。

针灸疗法：取独头蒜切片，铺盖于患处，每次灸4壮，每日1次，未溃者可使结节消散；已溃者可使分泌物减少，肉芽红活而易愈。

患病期间应加强饮食营养，增强体质，补益脾胃，对预防发病，缩短疗程，具有积极的意义；睡卧时应抬高患肢，尽量不要长时间站立，或减少走动。忌受寒凉；保持患处清洁，及时换药；可常吃山药、红枣、薏苡仁、赤小豆、黑木耳、银耳、莲子。对于同时患瘰疬及痨瘵者，应一起治疗。

287. 当代名老中医关于硬红斑辨治有何论述？

赵炳南先生认为本病多因素体阴虚，虚火妄动，日久溃腐成脓，耗伤气血阴津，以致阴血亏虚，脓毒流窜皮下穿空，皮塌肉陷，久不愈合。辨证属痰结湿阻、气滞血瘀。治宜健脾化痰，活血软坚。方药：党参10g，茯苓10g，白术10g，红花10g，伸筋草10g，鸡血藤15g，苏木6g，夏枯草15g，连翘10g，土贝母10g，陈皮6g，牛膝6g。

李博鑑认为本病由于湿痰结聚，瘀阻经脉，日久而致气血两亏。①湿痰结聚、瘀阻经脉证：本病初起，硬结集聚，皮色暗红，尚未破溃，触之灼热疼痛，伴足踝肿胀，身倦乏力，舌红苔腻，脉象细滑。治宜利湿化痰，活血软坚法，方选通络活血汤化裁。药用：当归尾12g，赤芍10g，桃仁10g，红花10g，泽兰10g，川牛膝10g，王不留行12g，夏枯草10g，浙贝母12g，水煎服；②气血两亏证：日久破溃，脓汁稀薄，疮口不敛，伴短气乏力，舌淡脉细。治宜补养气血，托里排脓法。方选托里排脓汤化裁。药用：黄芪15g，党参15g，当归12g，白术10g，白芷10g，赤、白芍各10g，茯苓12g，熟地30g，鹿角霜15g，水煎服。外治：凡硬结未溃时，可外贴麝香回阳膏；已溃不敛者，用煅石膏8g，红升丹2g，研细和匀，撒于疮口。待腐去新生后，改用生肌玉红膏。

徐宜厚认为本病为肺肾阴虚、阴血两虚或由寒湿外束，寒中挟湿，侵入肌表，导致气滞血瘀。①肺肾阴虚证：肌肤硬结斑块，皮色不变，日久结节溃破，外溢清稀脂水，缠绵难愈，兼有颜面潮红，盗汗，干咳，手足心烦热，舌质红，苔少，脉细数。治宜补肺益肾，活血软坚，方用内消瘰疬丸加减：生地15g，玄参、麦冬、鳖甲、菟丝子、续断、女贞子、黄芩、百部、鱼腥草、丹参、鸡血藤各10g，夏枯草、生牡蛎各30g，连翘12g，浙贝母、山慈菇各6g；②寒凝气滞证：小腿屈侧可见数枚紫红或暗红的硬块，结节，漫肿高突，胀痛不适，兼有四肢逆冷，寒冬发病为主，舌质黯，苔薄白，脉沉细涩。治宜温阳散寒，通滞软坚，方用阳和汤加减：炙麻黄、炮姜、炒白芥子各6g，熟地黄30g，浙贝母、橘红、海藻、昆布各10g，黄药子、白药子、甲珠各6g，川芎、当归、丹参各12g，僵蚕4.5g，天龙1条；③气血瘀滞证：硬结斑块较大，肤色紫红或暗红，胀痛颇剧，走路后小腿肚胀痛尤甚，舌质紫黯或见瘀点，脉细涩。治宜理气活血，通络散结，方用通络方加减：当归、赤芍、泽兰、茜草、桃仁各10g，青皮、香附、王不留行、红花各6g，川牛膝、土贝母各12g。

加减法：硬结顽固不化加橘核、天花粉、鸡内金；低热不退加银柴胡、地骨皮；溃破难敛加党参、黄芪、山药、鹿角片、白蔹；足踝浮肿，迟迟不消者重用黄芪、汉防己、陈皮。

288 治疗硬红斑的中成药有哪些？如何应用？

(1) 散结灵　功能行气活血，消肿散结。适用于本病早期痰瘀湿阻之证，具体见寻常狼疮。

(2) 夏枯草膏　单用夏枯草一味。功能清热泻火、疏肝解郁、散结消肿。适用于本病早期痰瘀湿阻证，多配合他药使用。

(3) 大黄䗪虫丸　功专破血逐瘀，通经消癥，祛瘀不伤正，扶正不留瘀。适用于本病早期痰瘀湿阻证。具体见结节性痒疹。

(4) 八珍丸　由四物汤和四君子汤组成，功能补益气血。适用于本病后期气血两虚证，多配合他药使用，具体见寻常狼疮。

(5) 人参养荣丸　功能补益气血，养心安神。适用于本病后期气血两虚、营卫不和证，多配合他药使用，具体见寻常狼疮。

289 头癣的诊治要点是什么？

头癣是发生于头皮、头发的浅部真菌病，分为白癣和黄癣。白癣中医称为“白秃疮”。本病因头生白屑，发落而秃成疮而得名。历代中医文献对此论述颇丰，常见的有“瘌头”“瘌头疮”“头上疮”“头秃疮”“梅花疮”等别名，俗称“白鼠痢”。黄癣中医称为肥疮，以毛干周围互相融合蜡黄、松脆、蝶状、鼠屎臭的黄癣痂，易成瘢痕，形成永久秃发，剧烈瘙痒为其临床特征。历代中医文献对此病记述较多，有“秃疮”“肥粘疮”“黏疮赤秃”等别名，俗名“瘌头”“黄瘌痢”等。

白秃由于脏腑不和，气虚于内，腠理疏松，湿热虫毒，乘虚而袭；或脾胃湿热内蕴，蕴积生虫，熏蒸于头；或密切接触白秃疮患者、剃发相传，均可虫淫毒染而发病。肥疮是因禀赋不耐，湿热虫毒侵袭或相互传染所致。

白秃临床表现为初始头皮有大小不一的红色丘疹，渐成白痂，小如豆、大如钱，久则成大片灰白色鳞屑斑；毛发干枯无泽，毛根松动，易折易拔，病发距头皮3~5mm处自行断落，参差不齐；病发干近头皮处外围白套（菌鞘）是本病的特征。自觉瘙痒，少数头皮轻度红肿、可见丘疹、脓疱、结痂、稍痛。儿童好发，男童尤多。病情缠绵，迁延多年，到青春期后可自愈。不继发感染者，新发再生，不留瘢痕。

肥疮皮损表现为丘疹、脓疱、黄癣痂和鼠屎臭味，愈后留有萎缩性瘢痕。

由于采取了正确的预防措施和确切有效的治疗手段，该病目前在我国已基本得到控制。但随着豢养宠物者逐渐增多，头癣又有增多趋势。

治疗应用抗真菌药物效果较好。也可应用苦参、百部、土槿皮、羊蹄根、茵陈、明矾等中药煎汤外洗，或拔除病发。

本病的护理与预防非常重要，注意广泛深入地宣传普及癣病的防治知识，争取早发现、早治疗；做好隔离消毒工作，日常生活用品一人一套，切忌共用患者枕巾、梳子、帽子等生活用品；患者衣物、用具要煮沸消毒，未彻底治愈的患者不宜参加集体活动。

加强公共设施、场所的管理，尤其是理发店、旅社、宾馆等处要定期消毒，保持卫生。理发用具要每日分别煮沸15分钟，或用75%乙醇，5%苯酚（碳酸）溶液、10%甲醛溶液、洗消净等浸泡消毒；或用流水洗涤消毒；有条件的单位可用消毒柜消毒；理发后用流水洗头。用同样方法对旅店、宾馆的日常用具进行消毒；定期对理发人员、宾馆服务员进行癣病普查，患有癣病者未经彻底治愈不能上岗。

避免宠物（猫、狗）等传染癣病。

290 体股癣的诊治要点是什么？

体癣是指发生于皮肤浅层的真菌病。本病在中医古籍中早有载述，其名称因形态不同而异，有诸如“圆癣”“金钱癣”“圈子癣”“笔管癣”“荷叶癣”“铜钱癣”“雀眼癣”等。股癣是发于阴股部的特殊类型，又名臊癣。本病多由风湿热邪蕴积肌肤，外感虫邪；或接触患癣的猫、狗等；或由患者的衣物、用具等传染而致。其总因风、湿、热、虫四者郁结肌肤致生本病。

本病多发于夏季或夏季加重，入冬则消失或减轻，来年夏季复生，老幼均患，成人多见。部分患者可有慢性病或肿瘤病史，长期或大剂量服用糖皮质激素、免疫抑制剂等药物史。皮疹多发于躯干、四肢、面、颈等处。皮疹初起为群集的淡红丘疹或丘疱疹，渐次增多并向外周扩展成环形、半环形或同心圆形红斑，上覆细薄鳞屑，边界清楚，中心有自愈倾向，边缘活跃，有红色丘疹、丘疱疹聚集，少量皮屑。本病可单发一处，或多处相继而生。自觉瘙痒。鳞屑刮片可找到菌丝。

本病局限者可外治为主，一般不需内服治疗，如皮损泛发或有渗出者可服龙胆泻肝丸等。

具体外治方法：以丘疹、水疱表现为主：癣药水、复方土槿皮酊、土槿皮散、羊蹄根酒等任选一种外搽，每日 2 ~ 3 次。糜烂、渗出为主：青黛散、五倍散、花蕊石散等任选一种外扑，每日 2 ~ 3 次，待皮疹干燥再涂癣药水或癣药膏取效。干燥脱屑或皮疹广泛时：雄黄膏、硫软膏、癣药膏等任选一种外搽；或用川槿散醋调外搽，每日 2 ~ 3 次；或先用解毒止痒方外洗，后搽癣药膏。如水疱与脱屑同见时，选用癣药水与癣药膏交替外搽，或羊蹄根酒外搽。阴股多汗潮湿者选湿毒药粉，花蕊石散扑患处。

291 手癣的诊治要点是什么？

手癣是指发生于手部的皮肤真菌病。中医称为“鹅掌风”。因其手掌粗糙坼裂如鹅掌而得名。多因外感湿热，毒蕴皮肤；或相互接触，毒邪相染或毒虫沾染而生。

(1) 根据皮损特点，一般分为水疱、糜烂、脱屑三型。

1) 水疱型：本型初起多见指端、指腹侧缘或掌中表皮下出现散在或簇集小水疱，之后不久疱壁破裂脱皮，淫痒无度。若皮损不断蔓延，指端损害可侵及甲板，形成甲癣；手掌等处损害可累及手背和腕部，其皮疹中心有自愈倾向，边界为清晰的圆形、椭圆形或不规则的红色或褐红斑片，伴丘疹水疱或脱屑。本病春夏加重，冬季减轻。

2) 糜烂型：皮疹多为边界清楚的潮红斑片，糜烂湿润，时有流滋，白皮翘连；多数皮疹发生在指间，易致指部肿胀；或因搔抓而感染化脓，引起红丝疔及附近脊核肿痛；夏季多发，因手部暴露，透气良好，此型损害少见或症状较轻。

3) 脱屑型：损害有鳞屑、皮肤增厚、粗糙、坼裂，病程慢性经过，多单侧手掌发病，久则可累及双侧；冬季加重。因皮肤坼裂而疼痛，可致局部肿胀化脓。部分患者手掌皮疹可蔓延至手指而成圆癣。病久者伴发甲癣。

(2) 本病可分为二型论治。

1) 湿热夹风证：初发时见手部皮肤散在或群集的小水疱，搔破滋水外渗，水疱干涸脱皮；或指间皮肤白腐，腐皮易脱，基底潮红，瘙痒难忍；伴口渴不欲饮；舌质红，苔薄腻或黄腻，脉弦滑或滑数。治宜清热除湿，祛风杀虫，选用萆薢渗湿汤合五味消毒饮，酌加桑枝、片姜黄；皮肤红肿疼痛加蚤休、土茯苓；痒甚者加车前子、木通。

2) 脾虚血燥证：病程迁延日久，皮沟宽、深，皮肤肥厚粗糙，皲裂痒痛相继而见，形似鹅掌，自觉干痛，影响工作；冬季加重；舌红少苔，脉弦细且数。治宜养血润燥，健脾杀虫，方选当归饮子酌加桑枝或桂枝；痒甚加乌蛇、蛇床子；燥裂加僵蚕、何首乌。

(3) 外治法　是治疗该病的主要方法，其关键在于连续用药，直至痊愈，防止复发。

1) 水疱型：选用水剂或酊剂。可以一号癣药水、二号癣药水、复方土槿皮酊，任选一种外搽患处，每日 2~3 次。

2) 糜烂型：密陀僧散，用桐油调搽或干搽患处，每日 1~2 次。

3) 脱屑型：疯油膏或雄黄膏外涂患处，并加热烘疗法，每日 1~2 次。

平时注意手部保养，接触工业用油（如机油、柴油等）、有机溶剂（松节油、酒精等）、洗涤清洁剂（洗洁精、洗衣粉、肥皂等）、理发用品（烫发水、染发剂）等化学物品时要戴防护手套，以免手部皮肤受刺激。治疗要有耐心，坚持长疗程，彻底治愈。

292 足癣的诊治要点是什么？

足癣是指发于足部皮肤的浅部真菌病。中医称为“脚湿气”。在中医文献里根据本病皮疹形态的多样性，其名称提法颇多，如趾间腐白作烂，痒痛流水，气味特殊称之为“臭田螺”“脚湿气”“脚气”；生于趾间，腐白黄疱，迭生不断称之“田螺疱”；脚丫破烂，其痒搓之不解，必搓至皮烂称之为“烂疮”“烂脚风”“脚痒”等。脚湿气多由久居湿地，水湿浸渍，外染湿毒，蕴积生虫，循经下注于足，郁结肌肤；或因肾虚经络空虚，风湿或湿热邪乘虚侵肤，二者相互搏结于肌肤；或因接触病者浴盆、毛巾、鞋袜等用品，致使毒邪染着；或是足汗多，长期

穿不透气的鞋等而致。

（1）根据皮损特点，一般分为水疱、糜烂、脱屑三型。

1）水疱型：初起为足部见粟米大散在或簇集的小水疱，四周无红晕，数天后水疱逐渐吸收、隐没，白皮叠起；水疱淫痒，疱破痒止；因搔抓染毒，则水疱相互融合成大疱或变为脓疱，四周红晕，有疼痛及灼热感。或初起为剧痒之小水疱、脱皮，后成圆形或环形，边界清楚的褐红色斑片，皮疹中心趋向愈合，而边缘复生水疱，反复不止。病久则皮肤变厚，皮沟深而宽，入冬则皮肤坼裂疼痛。本型成人多见，好发于足底及足缘等处。

2）糜烂型：主要表现为趾缝间皮肤湿润、浸渍、白色腐皮，腐皮脱去则露出潮红糜烂面。常因搔抓皮烂疼痛，渗出血水，有特殊臭味。多见于三、四趾间，甚至其他趾间同时发生。夏季多发，冬季减轻。

3）脱屑型：皮疹为鳞屑不断剥落，表皮增厚显著，热水浸泡患足后可刮下一层白粉样物质。慢性经过，久则皮损区易发生坼裂疼痛，以至行走不便。好发于足趾、趾旁，也可见于足底、足侧缘及趾间，单侧患者多见，重则累及双侧足部。冬季加重。病久失治，可累及足趾伴发灰趾甲。

临床上水疱、糜烂、流滋、皮肤粗糙、脱屑、坼裂等皮损往往同时存在，而以一两种皮损为主。

（2）本病以外治法为主。

1）水疱型：干葛洗剂或漏芦煎水外洗，每日2次，此法尤适用于手足癣的红斑、水疱、瘙痒、黄水流溢者。或以葛根、白矾、千里光各等份，共研细末。每次取40g药粉置盆中，加温水3000ml泡足，20分钟/次，1次/日，1周为一个疗程。还可以苍耳子30g，蛇床子、蜂房、苦参各15g，白矾、黄柏各20g，水煎湿敷或浸泡患足，30分钟/次，1次/日。

2）糜烂型：先用温水洗净患足，再用0.3%~0.5%高锰酸钾溶液浸泡患足5分钟以上，擦干后用冰硼散适量，均匀干撒于患处。

3）脱屑兼皲裂：将患足浸泡于藿黄醋浸剂中，每日2小时，累计时间30小时以上。或以红油膏、雄黄膏、三油膏、全蝎膏任选一种，外搽患处，2～3次/日。可加封包固定，每日1次。

平日应注意保持足部的清洁干燥，夏季宜穿透气性好的凉鞋或布鞋，不穿胶鞋。洗足后及时擦干，并扑一些痱子粉或枯矾粉。家族或集体中分开使用浴盆、毛巾、拖鞋等用具。患者用过的浴盆、浴巾、鞋袜等，宜沸水烫过或阳光暴晒后再用。

293. 甲癣的诊治要点是什么？

甲癣中医称为灰指（趾）甲。因病甲失去光泽，增厚灰白而得名，最早见于《外科证治全书》。又名“鹅爪风”“油灰指甲”“油炸甲”等。本病多由鹅掌风或脚湿气日久不愈，湿毒内聚，蔓延甲板；或外感虫邪，湿阻脉络，血不荣甲；或肝血亏虚，爪甲失养，导致甲病发生。本病外因虫淫、湿阻，内因肝血不足，邪乘虚而入，致生斯疾。

（1）初起指（趾）甲的远端甲缘或甲褶部失去光泽，或甲板发生或白或黄斑点，逐渐扩大，继则甲面高低不平，逐渐增厚或蛀空而残缺不全；最后甲变形失去光泽而呈灰白色。常见三种表现：①甲增厚型：甲缘增厚渐及全甲肥厚，高低不平；②甲萎缩型：甲板萎缩、发白、翘起，甲下蛀空；③甲破损型：甲板部分增厚，边缘破损，略带草绿色，少数甲沟红肿，甲板高低不平。本病初起时1～2个指（趾）甲，严重时累及所有指（趾）甲，一般无自觉症状，多见于成年人。

（2）本病治疗以外治法为主，可选用下列方法：

1）搽药法：用黄丹五倍子水，反复涂搽指（趾）甲面，每日3次；或选灰指甲癣药水一号、二号，先用刀片轻刮病甲，后涂药水，每日2～3次，至新甲长出为止。

2）浸泡法：醋泡方、荆防红枫浸液等浸泡。

3）贴膏法：选黑色拔膏棍，将药棍加温外贴病甲，3～5天换1次，直至病愈。

4）拔甲法：用拔甲膏贴病甲上。隔3～5天换1次，反复数次，病甲软化后即可清除病甲。

294 花斑癣的诊治要点是什么？

花斑癣是皮肤感染糠秕孢子菌所致的皮肤病，中医称为“紫白癜风”。本病多因体热被风湿所抑，郁于皮肤腠理；或因汗液蕴积，淹渍肌肤，复经日晒，暑湿浸渍毛窍而成。

（1）临床特点　初起皮肤出现细小斑点，后成豌豆到蚕豆大小的斑片，色淡红或青紫、棕黄或紫褐色，聚集成片，境界清楚，上覆细小糠秕状鳞屑，刮之更明显，微微发亮，将愈时呈灰白色斑片；多发于颈侧、胸背、肩胛、腋窝、躯干下部等多汗处，少有全身发病者。一般无自觉症状，或稍有痒感，汗出时发生。慢性病程，冬轻夏重或冬愈夏生，多见于青年汗多者，有传染性，家庭或集体可相继感染发病。

（2）本病治疗以外治法为主，可选用下列方法：

1）外洗法：硫磺肥皂或醋泡方或解毒止痒方外洗或泡浴患处后，搽雄黄膏或硫软膏，1次/日。

2）外搽法：汗斑灵搽剂：由茵陈提取物（含茵陈醇浸出液及挥发油）、冰醋酸（纯品）及10%间苯二酚（雷琐辛）等组成。涂抹患处，2次/日，7天为一个疗程，两个疗程可愈。

3）熏洗法：祛斑液：黄连、龙胆草、土槿皮各30g，白鲜皮、地肤子各15g，煎液熏洗患处，30分钟/次，2次/日，2周一个疗程。

平日注意勤洗澡，勤换衣服，保持皮肤清洁。不与他人共用衣服。患者内衣洗净后，宜日晒或煮沸消毒。坚持治疗1～2个月，以求治疗彻底。

295·口腔念珠菌病的诊治要点是什么？

口腔白色念珠菌病，中医称为“鹅口疮”。因口腔、舌面覆盖一层乳白色膜状物，形似鹅口得名，严重时可致黏膜溃疡及坏死。此病名首见于《诸病源候论》，又有“雪口”“雪口疮”“燕口疮”“鹅口白屑”“白口糊”“鹅口”等名称。本病多发于新生儿，婴儿，长期腹泻及营养不良、肾功能衰竭患者，长期应用广谱抗生素、激素、免疫抑制剂的患者。本病或因胎热上攻，心脾二经积热；或脾虚湿困，湿郁化热，热气循经上熏于口；或热病之后，气阴两虚，胃阴不足，虚火上炎，火热结聚，熏蒸于口，以致满口皆生白斑雪片。

（1）临床特点　口腔、舌面上盖一层境界清楚，状如凝乳或豆腐渣可互相融合的白斑，白斑四周无红晕，轻擦白斑，基底潮红，易出血，刮去不久复生如初，病变多见于两颊、上腭、咽部、舌体、口角、口唇等处，但可发于口腔任何部位。部分有灼痛感，婴幼儿有拒食、流涎、烦躁不安、低热等表现。口腔病灶薄膜刮片镜检，可见卵圆形发芽孢子及假菌丝。

（2）本病分为三型论治。

1）心脾积热证：多见于婴幼儿，口舌白斑雪片，基底色红，口涎增多，啼哭不止，烦躁不寐，拒绝哺乳，小便短赤，大便秘结；唇红舌赤，苔黄，脉滑数或指纹色紫暗，透三关。治宜清泄郁热。胃热重者选用凉膈散合导赤散加减；心火重者，选用黄连解毒汤合导赤散加莲子心、赤茯苓、灯心；或选用清热泻脾散加减。

2）脾虚湿困证：满口白屑堆积，伴形寒肢冷，食欲不振，口渴不饮，胸满腹胀，小便不利，大便溏薄，舌淡，苔厚而腻，脉沉细。治宜健脾燥湿，选用平胃散加白术、茯苓、生麦芽、炒薏苡仁、黄芩等；或选参苓白术散加减。

3）胃阴不足证：多见于久病或热病后，口内白屑满布，伴口干唇燥，饥不欲食，干呕呃逆，体倦乏力，舌红少津，苔花剥，脉虚数。治宜清胃养阴。选用益胃汤加鲜芦根、天花粉、生麦芽、广陈皮、玄参、甘草等；或用清热养阴丸加减。

（3）外治法

1）含漱法：野蔷薇露、金银花露、一枝黄花各30g煎水含漱或擦拭患处白斑上。肉桂10g煎水含漱也很有效。

2）涂搽法：青吹口散、锡类散、冰硼散、养阴生肌散、柳花散任选一种，以银花、野菊花、甘草煎汤拭后，外涂外吹患处，每日3～4次。

（4）平日注意口腔卫生，常用温开水或淡盐水洗涤口腔。哺乳用具及时尽量煮沸消毒。积极改善婴儿营养状况，增强体质。

296 皮肤念珠菌病诊治要点是什么？

皮肤念珠菌病是指由念珠菌引起的感染性皮肤真菌病。以皮肤皱褶处的擦烂红斑，或指（趾）间糜烂，皮肤发白浸渍为临床特征。好发于在高温潮湿的环境中工作的人群，如厨房、豆腐坊、理发店、餐饮业、冰厂等工作的工人，以及接触燃油、工业用油、有机溶剂及洗涤剂的工人；部分体质较差的糖尿病、恶性肿瘤等消耗疾病患者；长期使用广谱抗生素、皮质激素、免疫抑制剂的患者，肥胖汗多的婴幼儿及妇女等。

中医文献中记载的“手丫疮”“手足丫毒疮”等病，与现代医学的手足念珠菌病十分类似。本病多因积热内蕴，外感湿毒，二邪相搏，蕴积生虫；或因体质素弱；或因病后失调，以致气阴两亏，湿热外邪乘虚而袭，火热结聚，熏蒸肌肤而成。

多见于皮肤皱褶、潮湿之处，如指（趾）间、腋下、乳房下、腹股沟等处。为边界清楚的擦烂红斑，或指（趾）间糜烂、表面发白脱皮，基底潮红糜烂，边缘可见水疱或脓疱。自觉不同程度的瘙痒、灼热和疼痛。皮损镜检，可见孢子和假菌丝。

本病可分为二型论治：

（1）湿热蕴积证　皮疹潮红、湿润、浸渍发白，基底鲜红糜烂，或见丘疹、水疱，自觉瘙痒，大便秘结，小便短赤；舌质红，苔黄或黄腻，脉滑数。治宜清热利湿，解毒止痒，选用萆薢渗湿汤合黄连解毒汤加减。

（2）气阴两虚证　皮肤发红、浸渍、脱皮、糜烂、流滋，或起水疱等；伴面色无华，不思饮食，体倦乏力，大便秘结或溏泻；舌淡，苔白或厚腻，脉虚。治宜扶正补虚，益气养阴，选用保元汤或竹叶黄芪汤酌加茯苓皮、白鲜皮等。

外治方面：可选用生地榆、苦参各 30g，明矾 15g，煎水浸洗患处，擦干后外涂雄黄膏，或扑祛湿散、青黛散，每日 1～2 次。

297 孢子丝菌病的诊治要点是什么？

孢子丝菌病是外伤后感染申克孢子丝菌所致的皮肤、皮下组织及附近淋巴结的慢性深部真菌病。以外伤后沿淋巴管成串出现的无痛性结节、脓肿和溃疡为临床特征。本病一般只局限于皮肤、皮下组织、淋巴管，很少累及黏膜、关节及内脏，常有明确的外伤史。

中医称为“陈肝疮”。因其皮肤破伤染毒，结聚成块，形似陈肝而名。中医文献中又有“蚤疽”“蝼蛄串”等名称。

本病多有皮肤外伤史，或接触土壤、腐木、柴草史，多见于从事农、林、园艺的劳动者，青壮年居多。皮损于伤后 1 周至数周发病，多在皮肤破伤周围沿引流淋巴管出现皮下结节，或大或小，触之硬，活动好，呈红色、紫红或黑色，继则软化破溃渗污秽脓水，日久则循经蔓延，出现多个类似的皮下结节，断续排列成串，形似条索，经久不愈，这些继起结节，很少破溃。初起无明显自觉症状，如破溃后染毒，可有轻度疼痛。反复难愈，病程较长。皮损组织真菌培养阳性。

本病可分为二型论治：

（1）湿热痰凝证　皮肤损伤区域，有大小不一的结块，其色紫红，疮顶变软破溃，脓水流滋，愈后留瘢；或在附近又生新结节；舌红，苔腻，脉滑数。治宜清热除湿，泄毒散结。选用五神汤酌加当归、赤芍、昆布、海藻、夏枯草、一枝黄花、黄药子、白僵蚕等。

（2）气滞血凝证　病久蔓延，结节排列成串，循经而发；或散在分布于体表多处，同时口内、咽喉有溃疡或伴有骨节疼痛、头痛头昏等；舌质暗，少苔或腻苔，脉细涩。治宜行气活血，和营散结。选用化瘀解毒汤加减，或香贝养营汤加白僵蚕、丹参、青皮、夏枯草、连翘、赤小豆、天龙等。

可选用下列外治法：

结节未溃：外敷金黄膏，隔日 1 次。或松香 500g，麻油 45ml，烧酒 60ml，百草霜少许混合煎熬成膏，外敷患处，每周换药 1 次。

已溃：选甲字提毒药捻插入窦道或掺于创面，外盖生肌玉红膏，每日 1 次，直至痊愈。

298 虱病的诊治要点是什么？

本病是由寄生在人体上的虱子叮咬吸血时，其唾液内的毒性分泌物加上喙器的机械性刺激所引起。可通过人与人之间的直接接触或被褥、衣、帽等间接接触而传播。因虱子寄生部位不同和形态上的差异，可分为头虱病、体虱病和阴虱病。肉眼检查或显微镜直接镜检查找到虱或虱卵，即可确诊。

头虱病：好发于卫生条件差的妇女及儿童。在头发上易发现头虱及虱卵，自觉剧痒。常因抓破而见血痂或渗出，以至头发粘连成束，并有臭味。

体虱病：体虱及虱卵常隐藏在内衣缝或被褥的皱褶处。虱咬处可见红斑或水肿样丘疹、风团。因奇痒搔抓可出现抓痕、甚至继发感染。

阴虱病：阴虱主要寄生在外阴阴毛上，其卵也附着于阴毛上，阴部有明显瘙痒，在叮咬部位可发生出血性色素沉着，继发感染。阴虱主要通过性接触传染。

本病一般不需要内服汤剂，如继发感染，可参见疖肿等处理。

头虱：外用 50% 百部酊搽遍头发，每日 2 次，连用 2 天，第三天用大量热水肥皂洗头，用密篦子将虱及虱卵篦净，然后将用过的梳篦和帽子、头巾等同时进行消毒。男性可剃头。

体虱：沐浴后换上清洁衣服，换下的衣被等物应煮沸灭虱，不能煮沸的可在日光下暴晒。

阴虱：剃除阴毛，彻底清洗局部。换下的衣裤、被褥等煮沸灭虱。必要时可外用丁香罗勒膏、5%～10% 硫软膏或百部酊。

299 桑毛虫皮炎的诊治要点是什么？

桑毛虫皮炎与祖国医学文献记载的“蛅蟖”相似。

桑毛虫的幼虫可有毒毛 200 万～300 万根，毒毛很容易脱落，随风飘扬侵袭人体。本病好发于桑园、果园工作者，6～10 月为多。皮损最易出现于颈项、肩、上胸、上背和上下肢屈侧等处，多在接触毒毛后数小时皮肤剧痒，随即出现绿豆至黄豆大小鲜红色水肿性斑块或风团，中心可见到针头大小的小点，为刺吮点。少数患者可以表现为丘疱疹。皮疹常成批出现。透明胶纸贴取皮损处，在显微镜下可查到毒毛。

本病一般不需要内服汤剂。局部治疗：可用脱色拔膏棍，稍加热，使其软化，贴敷于接触毒毛处，待冷凝后取下，可将毒毛粘出，或用狗皮膏药粘贴。取出毒毛后皮肤仍痒者，可外用雄黄解毒散洗剂，每日2~3次。皮疹广泛者可内服抗组胺制剂。

300● 蜂螫伤的临床特点是什么？

本病是由蜂尾的毒刺或毒液进入人皮肤后引起的局部和全身症状。与《外科正宗》记载的“恶虫叮咬”相似。其别名有“虫咬伤”“虫毒病”“恶虫叮咬伤”等，俗称“毒虫伤”。恶虫叮咬是多种毒虫伤人的总称，主要包括蜈蚣、射工、蝎、蜂、蚂蟥、蚊虫、臭虫、跳蚤、蠓虫、隐翅虫、甲虫、蜱虫等。轻者瘙痒，重者灼痛，甚则出现严重的全身中毒症状。毒虫叮刺后，毒毛或毒汁等从伤痕侵入，入于营血，或侵蚀筋脉，再及脏腑，引起轻重不等的局部或全身中毒症状。

蜂螫局部立即有明显的灼痛和瘙痒，刺螫处有小血点，很快红肿，甚至起疱。一般无全身症状。若同时被多数蜂螫，可引起大面积肿胀，偶可坏死，并可出现全身症状如畏寒、发热、头痛、恶心等，严重者可休克甚至死亡。

蜂螫伤须与谷痒症、水疥鉴别诊断，后者有接触谷物、稻草或草席制品史，皮疹因剧痒而抓痕明显。而水疥（丘疹性荨麻疹）以小儿多见，皮疹常为纺锤形风团，上有小水疱，主要分布在腰骶和四肢等处。

301● 如何治疗蜂螫伤？

本病一般不需要内服汤剂，以局部治疗为主，尽快处理伤口、拔出毒刺、吸出毒汁。如为蜜蜂蜇伤，其毒液为酸性，可外涂10%氨水或肥皂水；若为黄蜂蜇伤，其毒液为碱性，可外涂5%醋酸。拔除毒刺后选用鲜佛耳草、鲜马齿苋、野菊花叶、鲜夏枯草、鲜蒲公英，捣烂如泥外敷。此外，还可用人乳外搽；蜂房末、猪脂调敷；生姜汁敷；清油或盐搽伤口。

若过敏反应严重可内服中药，临床常分两型：

（1）湿热毒袭证　凡初起患处发红作痒，生有粟疹或风团，形似云片，顶白根赤，顶有水疱或虫咬痕迹，继则痒痛相兼，焮红漫肿，舌质红，苔白，脉滑数。治宜清热解毒，除湿祛邪。方选除湿解毒汤加减。

（2）燔灼营血证　叮咬之处，疼痛难忍，焮肿如馒，触之灼热，燎浆水疱，或生大疱、血疱，疱液混浊，未破不坚，揩之即溃，津水黏稠，伴臖核肿大，口渴心烦，躁扰不宁，壮热谵妄，二便秘结，舌质红绛，苔少，脉数。治宜清营凉血，解毒驱邪。方选清营汤加减。兼有昏谵加服安宫牛黄丸。

加减法：偏于火毒加黄连、黄芩、绿豆衣；风毒重加荆芥、蝉衣、苏叶、青蒿；烦闷呕吐加玉枢丹；搐搦、项强加钩藤、僵蚕、天麻。

如刺伤处红肿疼痛剧烈，可在损害周围注射2%盐酸普鲁卡因。还可内服抗组胺药和镇痛药。全身症状重者可用糖皮质激素，出现休克时应及时抢救。

在肿胀明显处采用三棱针点刺出血少许，再用闪火法拔罐5~10分钟，可以涤去恶血。若手部螫伤红肿剧痛，可选择穴位注射法，取合谷、外关透内关；足部螫伤红肿剧痛，取三阴交、太溪透照海。方法：针刺得气后，各穴推注1.5~2.0ml 0.25%普鲁卡因注射液，隔日1次。

302 古人关于疥疮有何论述？

疥疮是由疥虫寄生于人体皮肤表皮内所致的慢性传染性皮肤

病。疥虫又称疥螨。祖国医学对于本病早有记载。如《诸病源候论》记载："疥者，有数种。有大疥，有马疥，有水疥，有干疥，有湿疥。多生手足，乃至遍体……湿疥者，小疮皮薄，常有汁出，并皆有虫，人往往以针头挑得，状如水内瘑虫"。又如《医宗金鉴·外科心法要诀》记载："疥疮有干、湿、虫、砂、脓之分……凡疥先从手丫生起，缠遍周身，瘙痒无度"。《外科集验方疥癣论》记载："夫疥癣者，皆由脾经湿热及肺气风毒，客于肌肤所致也。风毒之浮浅者为疥，风毒之深沉者为癣，癣则发于肺之风毒，而疥则兼乎脾之湿热而成也。久而不愈，延及遍身，浸淫溃烂，或痒或痛，其状不一，二者皆有细虫而能传染人也。疥有五种……三曰水疥，（痦）瘤含浆，摘破出水。四曰干疥，痒而搔之，皮起干痂，五曰湿疥，薄皮小疮，常常淫汁是也……治法，当以杀虫渗湿消毒之药敷之，内则服和脾清肺、除风散湿之剂，庶绝其根矣。"

303· 疥疮的临床特点是什么？

本病病因为直接接触疥疮患者，或使用病人用过而未经消毒的衣服、被褥、用具，由疥虫传染而得；或由疥虫寄生的动物传染所致。

本病临床表现为：好发于全身皮肤薄嫩和皱褶处，如手指缝、手腕屈侧、肘窝、腋窝、生殖器、腹股沟、大腿内侧、下腹部、脐周、臀部、女性乳房下等处。其中以指缝处最为常见。一般不累及头面颈项（小孩除外）和掌跖。

基本损害为针头大小的丘疹、丘疱疹及疥螨在表皮内掘的隧道，散在分布。隧道弯曲、淡灰或皮色，好发于指缝，末端有小水疱。病程较长者，搔抓后可继发湿疹样皮炎、脓疱疮和疖病。日久可形成疥疮结节，结节样损害多发生于龟头、阴囊、阴茎、大阴唇等处，黄豆至花生米大小，呈半球形褐红色。疥疮治愈后，结节仍可经久不愈。自觉剧痒，尤以遇热及夜间为甚。在隧道末端的水疱内可找到疥螨或虫卵及粪便。

“挪威疥”，又称“角化型疥疮”或“结痂型疥疮”，是一种严重的疥疮，患者多为营养不良、智力不全、个人卫生很差者，或患有肺结核、结缔组织病的患者。其特点是在疥疮的皮损基础之上兼见皮肤干燥、结痂、感染化脓严重，尤以指（趾）端有大量银屑病样鳞屑，指（趾）间肿胀，指（趾）甲增厚弯曲变性，手掌角化过度，毛发干枯脱落，头皮和面部有较厚的鳞屑和化脓结痂，局部淋巴肿大，有特殊的臭味，患处常可查到较多的疥螨。

304 疥疮应与哪些疾病相鉴别？

（1）风瘙痒（皮肤瘙痒症） 也可有瘙痒剧烈，但本病好发于四肢伸侧、背部，重者可延及全身，多为继发性皮损。

（2）水疥（丘疹性荨麻疹） 也可见到丘疹、丘疱疹，瘙痒剧烈，但本病春秋季节多发，皮疹似梭形，还可见到风团，皮疹好发于腰腹与四肢。

（3）湿疮（湿疹） 也可见到丘疹、丘疱疹，瘙痒剧烈，但本病皮疹呈多形性损害，且有渗出倾向，无一定好发部位。

（4）虱病 也可瘙痒剧烈，但本病由虱子引起，可分为头虱、衣虱和阴虱三种，临床上表现为局部瘙痒及血痂，常可找到虱子或虱卵，故容易鉴别。

（5）粟疮（单纯性痒疹） 也可瘙痒剧烈，但本病以儿童为多，好发于四肢伸侧及躯干部，主要表现为风团样丘疹，豆大坚实，瘙痒无度，搔抓后可使皮肤变粗糙，多呈灰褐色，手触有皮厚感。

305 疥疮的治疗要点如何?

疥疮的治疗以外治杀虫为主。硫磺为古今治疗疥疮的特效药。一般成人可搽10%~20%硫磺软膏，婴幼儿可搽5%~10%硫磺霜剂。亦可用一扫光或雄黄软膏等外搽。治疗前先用热水及肥皂洗澡后，再搽药。一般先搽好发部位，再搽全身，每日早晚各搽1次。连续3天，第4天再沐浴换衣被，此为1个疗程。一般治疗1~2个疗程，停药后观察1周左右，如无新发皮损出现，即为治愈。原衣被要煮沸或日晒消毒，2周后如果仍痒或发现疥虫，应再按上法治疗，多数病人均可收效。疥疮结节可采用液氮冷冻治疗或皮质激素或焦油凝胶外涂治疗。

本病一般不需内服，若继发感染者，宜清热疏风利湿，用消风散合黄连解毒汤加减或清热除湿汤、疏风除湿汤口服。若皮肤瘙痒剧烈，可暂时给予抗组胺剂，如氯苯那敏（扑尔敏）、西替利嗪等。

本病重在预防，包括注意个人卫生，勤洗澡、勤换衣；不与患病者同居，病人衣物应煮沸消毒或在阳光下暴晒；若集体或家庭中有多人感染，应同时接受治疗。

306 冻疮与冻伤概念及临床表现有何区别?

冻疮与冻伤总体来说表现为皮损严重程度的不同，冻疮较轻而冻伤较重。冻伤是指机体暴露于低温环境所致的全身性或局部性急性冻结性损伤，多见于寒冷地区；冻疮是长期暴露于寒冷环境中而引起的局限性红斑炎症性皮肤损伤，为冬季常见病，患者多具冻疮素质，至春季转暖后自愈，但转年冬季易复发。

引起冻伤的主要病因是人体长时间暴露于0℃以下环境中，

老人和幼儿热调节反应能力较差易患此病。冻伤多发生于末梢血循环较差的部位和暴露部位，如手足、鼻、耳郭、面颊等处。患部皮肤苍白、冰冷、疼痛和麻木，复温后局部表现和烧伤相似，按其损伤深度和严重程度，可分为四度。

Ⅰ度冻伤：为皮肤浅层冻伤。皮损为苍白色，红肿、痒、刺痛和感觉异常，愈后不留瘢痕。

Ⅱ度冻伤：为全层皮肤冻伤。皮损红肿、痒、灼痛、水疱，局部有持久的僵硬和痛感，但不遗留瘢痕和发生痉挛。

Ⅲ度冻伤：为皮肤全层及皮下组织冻伤。皮肤由苍白渐为蓝色、黑色。皮肤感觉消失，冻伤周围组织出现水肿和水疱，伴较剧烈的疼痛和灼痒，易继发感染。愈合缓慢，愈后遗留瘢痕，并可影响功能。

Ⅳ度冻伤：为皮肤、皮下组织、肌肉甚至骨骼都被冻伤。伤部感觉和运动功能完全消失。患处呈暗灰色，可出现水肿和水疱。2～3 周内有明显的坏死分界线出现，可见干性坏疽，偶见湿性坏疽。可留下伤残和功能障碍。当体温降至 26℃ 以下时，可发生心室颤动，最后心跳、呼吸停止。

冻疮皮损较轻，寒冷是发病的主要原因。典型皮损为限局性蚕豆大小水肿性斑块或硬结，境界不清，中央青紫色，表面紧张光亮，触之冰凉，压之褪色，去压后恢复较慢。重者肿胀加剧，表面可形成水疱，疱破可形成糜烂或溃疡。多对称发生于四肢远端。以手指、手背、足缘、足跟、面颊、耳郭等处多见，好发于儿童和青年女性。自觉有痒感、烧灼感、肿胀感。受热后加剧，有糜烂或溃疡者自觉疼痛，冬季发病，天暖自愈。冻疮病程迁延，常每年反复，入冬加重。

307. 冻疮与冻伤治疗及防护有何区别？

冻伤症状较重，首先应快速复温，将受冻部位浸泡在 38～

42℃水中直至组织红润柔软为止，常需30～60分钟。当皮肤颜色和感觉恢复后，应立即擦干并换上温暖衣物，严禁火烤和雪擦。在无菌操作下，保持创面的干燥。受伤肢体应抬高，制动，从而有利于血液循环和免于加重组织损伤。Ⅰ、Ⅱ度冻伤应局部涂擦有充血作用的软膏。用消毒敷料包扎和保温。有水疱者可于无菌条件下抽干疱液后再用消毒敷料包扎保暖。有感染的创面应按一般外科原则处理。Ⅲ、Ⅳ度冻伤应待坏死组织分界清楚后再行外科切除，必要时应做植皮手术加速创口愈合。对冻伤后遗症可采用针灸、各种物理疗法或交感神经封闭疗法等。同时对Ⅲ、Ⅳ度冻伤，应加强全身支持疗法。

冻疮中药疗效较好，中医认为本病系阳气不达，复感寒邪，气血运行不畅，经脉阻隔、气血凝滞肌肤所致。治法：温经散寒、活血通络。常用当归四逆汤或阳和汤治疗。冻疮未破者可用茄子秆，辣椒秆或祁艾、冬瓜皮、桂皮各10g水煎泡洗，每日1～2次，每次30分钟。冻疮已破者可用中药紫色疽疮膏、化毒散软膏。

二者均需加强锻炼与营养，增强体质，促进血液循环，提高机体对寒冷的适应性，寒冷季节应注意局部保暖，手套、鞋袜不宜过紧，受冻部位不宜立即烘烤及用热水浸泡；易受冷部位擦凡士林或其他油脂类，以保护皮肤。常进行局部按摩及温水浴，以改善血循环。中成药有附子理中丸、小建中颗粒、人参养荣丸等温补气血之品。

308 多形性日光疹是种什么病？

多形性日光疹为日晒后发生的多形性光感性皮肤疾患，常反复发作。本病可能系光线照射诱发的光合产物的细胞免疫反应所致，遗传、内分泌和年龄等因素对致病亦有一定影响。本病与其他光敏性疾病可部分重叠，如日光性痒疹和慢性光化性皮炎。好发于春夏季节，以青年男女、儿童多见。相当于“日晒疮”。

本病总因禀赋不耐，腠理不密，日光暴晒所致。由于禀赋不耐，腠理失去其防卫之功，以致不能耐受阳光照晒，毒热之邪郁于肌肤，不得外泄而发病。

明代《外科启玄·日晒疮》记载：“三伏炎天，勤苦之人，劳于工作，不惜生命，受酷日暴晒，先痛后破，而成疮者，非血气所生也。”指出本病好发于酷暑夏季，于日晒后发生，及皮损表现。

清代《洞天奥旨》记载“日晒疮，乃夏天酷烈之日曝而成者也，必先痛后破，乃外热所伤，非内热所损也。大约皆奔走劳役之人，与耕田胼胝之农夫居多。若安闲之客，安得生此疮乎？故止须消暑热之药，如青蒿一味饮之，外用末药敷之即妥。青蒿一两，捣碎，以冷水冲之，取汁饮之，将渣敷疮上，数日即愈。”进一步指出本病病因病机及内服外治。

赵炳南先生认为本病因禀赋不耐，皮肤腠理不密，复受风热之邪，热不得外泄，郁于肌肤而成，治以凉血解毒，清热除湿，方用清热除湿汤加减，外用清凉膏或涂甘草油后扑止痒粉。

西医认为本病的发生与日光照射有最直接的关系，引起本病的作用光谱常为中波紫外线，发生机制为光毒性反应和光线照射诱发的光代谢物产生的细胞免疫反应。

本病常见于夏秋季节。多发于暴露部位的皮肤，如颜面（尤其是额部、颧部及耳部、颈部）、颈前三角区、手背、前臂等处，穿短裙的女性亦可发于小腿、足背，严重者可发于躯干等被遮盖部位处。皮疹呈多形性，有红斑、丘疹、斑丘疹、水疱、丘疱疹、结节等，可呈湿疹样改变，见浸润性斑片或呈苔藓化，亦有破溃、抓痕、血痂等，重者可化脓、坏死，愈后留下浅表性瘢痕。自觉瘙痒、灼热、刺痛。

309 多形性日光疹诊断及鉴别诊断要点是什么？

（1）诊断要点

1）常发于盛夏及春末夏初。有日光暴晒史。

2）多发于日光照射的部位，如颜面、颈前三角区、手背、前臂伸侧、枕部及妇女小腿等处，大多对称分布，各年龄均可发病，女性多见。

3）红斑、水疱型日晒疮主要皮损为红斑、水疱；多形皮损型日晒疮皮损有红斑、丘疹、水疱、结节、苔藓化等皮损，呈多形性，亦有破溃、抓痕、血痂等，重者可化脓、坏死，愈后留下浅表性瘢痕。

4）自觉灼热、瘙痒、刺痛。全身症状不明显。

（2）鉴别诊断　本病需与多种疾病鉴别。

1）日晒伤：是皮肤对强烈日光照射引起的一种急性损伤性反应。多见于妇女、儿童，一般在日晒半小时至数小时之内出现皮疹。皮疹多见于日光照射部位。依轻重有弥漫性红斑、皮肤肿胀、皮肤红肿、水疱、大疱等皮肤反应。多伴局部灼热、刺痒、刺痛等表现。有自愈性。只要避免日晒，重者加以治疗，1 天至数天可消退。

2）植物日光性皮炎：有食用红花草、灰菜等光敏植物蔬菜史，日光照射后骤然发病，面部及其他暴露部位皮肤红肿，甚至面部肿胀眼睑不能睁开。

3）盘状红斑狼疮：病程缓慢，皮损中有皮肤萎缩，毛细血管扩张，角质栓，无瘙痒。

4）药物性皮炎：有用药史，常于用药后突然发生，与季节、日晒无关。

5）接触性皮炎：发病突然，皮损发于接触部位，与接触物形态基本一致，脱离接触后可缓解。

6）多形红斑：皮疹好发于手足及面颊，多发于春秋季节，与日晒无关，皮损为多形性，红斑中可见虹彩状损害。

310• 多形性日光疹中医内治要点如何？

根据皮损表现多形性日光疹分为三型：

(1) 风热型　暴露部位见有红斑或斑丘疹明显，水疱不明显，日晒加重。自觉烧灼或疼痛。舌质红，苔黄，脉数。红斑压之褪色，多为气分有热，红色丘疹自觉灼热瘙痒，多属心火过盛，外感风热。故治以清热解毒，祛风止痒。可选金银花、连翘、淡竹叶、白茅根、防风、生地黄、白鲜皮、牛蒡子、紫草、生甘草治疗。

(2) 湿热型　皮损可泛发全身，表现为皮肤潮红、肿胀，并见丘疹、水疱、糜烂、渗液、结痂等多形性皮损。常伴口干不欲饮、纳呆、胸闷，舌质红，苔黄腻，脉滑。水疱发于红斑之上多属湿热，糜烂渗出多属湿热，故可辨为湿热蕴结，治以清热利湿。常用龙胆草、泽泻、柴胡、车前草、生地黄、薏苡仁、白鲜皮、苦参、白茅根、生甘草等药治疗。

(3) 肝郁血热型　皮损多为红斑、丘疹、小结节。有时可伴风团，或紫癜、毛细血管扩张等，皮疹常反复发作，遇光加重，瘙痒较剧，舌质暗，苔黄，脉弦。多属肝经郁热，外受风毒。治以疏肝清热，佐以祛风止痒。可选柴胡、黄芩、薄荷、生栀子、赤芍、白蒺藜、全蝎、蝉衣、地肤子、生甘草等。

中成药治疗：风热型可用羚翘解毒片（丸）、清开灵颗粒、桑菊银翘散、银翘颗粒等以疏风解表，清热解毒。湿热型可用苦黄注射液、茵陈五苓丸、龙胆泻肝丸（颗粒、口服液）等。肝郁血热型可用加味逍遥丸、当归龙荟丸、皮肤病血毒丸等。

311 · 痱子是一种什么样的病?

痱子，中医称“痤疿”“热痱”。是夏季常见病。以儿童发病居多。在临床上有白痱、红痱、黄痱三种。白痱又称白色粟粒疹，常见于体弱、高热、大量出汗者。皮疹表现为颈部、躯干等部多数非炎症性针头大小半透明的壁薄、浅在性水疱，内容清澈，周围无红晕，疱壁易破，或自行吸收而出现轻度脱屑，一般无自觉症状。红痱又称红色粟粒疹，最为常见。多见于小儿胸背、颈、腋、腘窝、臀部、头面及妇女乳房下皱褶等处。表现为针头大丘疹或丘疱疹，周围绕有红晕，密集分布，自觉轻度烧灼或刺痒。皮疹因天气转凉可自行消退，退后有轻度脱屑。黄痱又称脓痱，多见于小儿皮肤皱褶处和头部，于痱子顶端有针头大浅表性小脓疱。

中医认为本病主要是夏日蕴湿，复感暑邪，暑湿交阻，汗泄不畅，熏蒸肌肤，闭阻毛窍而成。其中白痱多因腠理不密，玄府失固，外受湿热之邪；暑热蕴蒸，闭郁肌肤；或湿热内存，外受热扰，内外相引，留恋气分，蕴蒸肌表，因而发病。红痱多因盛夏湿热蕴蒸，阻遏腠理，闭塞毛窍，汗出不畅，怫郁肌肤腠理而发病。黄痱多因红痱搔抓引起感染，发生成簇脓疱或生小疖，成为痱毒，或者继发脓疱疮、毛囊炎或疖肿。

西医认为夏季炎热，高温环境使人体出汗过多，汗孔阻塞，汗液潴留汗管内，引起汗管周围及汗腺管口的急性炎症，婴幼儿汗腺及汗管功能不健全，尤易患病。

312 · 痱子的中医治疗要点是什么?

（1）根据皮损表现结合全身症状可分为暑湿型、暑热型、热毒型。

1）暑湿型：多见于白痱。多于突然高温、湿气大时发生。皮损为多个形如针头大小的丘疹或水疱，壁薄且晶莹透亮，轻擦易破，呈多数散在或簇集，周围无红晕。一般无自觉症状，多于1~2日内吸收，留有菲薄糠状鳞屑，皮肤出现密集的浅表针头大小的白色小水疱。伴刺痒，无汗；舌淡红，身倦，苔腻，脉濡数。治宜清泄湿热，透邪外达。清热利湿。方以薏苡竹叶散加减。

2）暑热型：多见于红痱。发病较急。以圆而尖形的针头至粟米大小丘疹或丘疱疹，周围绕有红晕，对称分布，排列密集而不融合，摸之碍手，自觉轻度瘙痒，灼热刺痛，搔后有少量渗液为特点。每随气温升高、湿度加大、汗出不畅时成批出现；气候凉爽或治疗适当，则可于数日内自行消退，并留少许细薄白屑。本型以外治为主。若痱疹色红，密集分布，痒痛相兼。舌红烦渴、小便黄、脉浮数为暑湿怫郁，腠理闭塞，治宜清热解暑，利尿除湿，方以清暑汤化裁。

3）热毒型：多见于黄痱。表现为孤立、表浅的粟粒脓疱，即痱子的顶端出现针头大小的浅表性小脓疱，多发于皮肤皱褶部位，如四肢屈侧和阴部或小儿的头顶部，破裂后可继发感染，疼痛，附近臖核肿大，口苦咽干，口渴引饮，大便干结，舌质红苔黄，脉滑数。治以清热解毒，祛暑除湿，方以五味消毒饮加减。

（2）中成药可用藿香正气水、十滴水、桑菊银翘散、银翘颗粒等疏风解表，清热解毒。

（3）根据体表辨证的理论，痱子局部多为湿热蕴蒸。

1）白痱多属暑湿夹热，皮损色淡红或不红，水疱密集。可予撒药法。代表方：清凉散（六一散30g，绿豆粉10g，炉甘石15g，蛤粉10g，冰片1g，分别研细和匀）纱布包外扑，可清热解暑，燥湿止痒。

2）红痱多属湿热蕴蒸，治以除湿清热止痒。可选择撒药法、湿敷法、淋洗法、浸洗法、药浴法、涂药法。药物可选择清热药、燥湿药、清凉止痒药。

3）黄痱可加金银花30g、野菊花30g、鲜马齿苋200g煎水外洗以加强清热解毒之力。尚可用鲜黄瓜片外涂，丝瓜叶、鲜蒲公英、马齿苋外涂，或藿香20g、佩兰20g、野菊花20g、枇杷叶60g、滑石30g煎水洗浴。

313· 痱子应如何预防及护理？

痱子重在防护，要做到：

(1) 居室保持通风，小儿睡眠及活动应在阴凉之处，避免日晒。

(2) 衣着宜宽大透气，勤给小儿洗澡和更衣。洗澡后外扑爽身粉或六一散，尤其注意额、颈、胸、背、腋窝及皮肤皱褶处。

(3) 小儿睡觉时出汗较多，应及时抹干，并经常为小儿翻身，以利汗液蒸发。盛夏闷热之时，不要经常把小儿抱在怀里或背在背上。

(4) 夏季还应注意多给小儿饮凉白开水、淡果汁、蔬菜汤等，以补充因出汗多而失去的水分。

(5) 要勤洗，勤换衣被、枕巾、枕套等贴身衣物以防感染。

痱子一旦抓破会继发感染导致痱毒，甚至出现全身不适、发热等症状。此时要及时就医，在医生指导下用药，不要自己随意处理。饮食方面可与薄荷粥及冬瓜饮服用。

薄荷粥：取新鲜薄荷30g，加水煎汁候冷，另用粳米30～100g煮粥，待粥将好时，加入冰糖适量和薄荷汁，再煮1～2沸即可，午后凉服。

冬瓜饮：取冬瓜150～300g，加水适量，小火煮直至瓜熟，再放白糖少许，连汤带瓜食用，每日1～2次。

314 手足皲裂是种什么病？

本病是由于各种原因导致的手足皮肤干燥和裂隙。掌跖皮肤角化增厚、缺乏皮脂、干燥、摩擦、酸碱物质和有机溶媒刺激等因素皆可促发。本病可与手足癣、鱼鳞病、掌跖角化病和手足湿疹伴发。秋冬多见，好发于工人、农民、家庭妇女等成年人。中医称之为“皴裂疮”“裂口疮”“干裂疮” 等。

中医认为本病多因外感风、寒、燥邪。外邪痹阻阳气，瘀滞营卫气血运行，或热肌骤遇寒冷，致血脉凝滞，气血不和，肤失濡养；风为阳邪，燥易伤阴，风燥相逼致血虚风燥，肌肤失养。复因物理、化学因素刺激，而致皲裂。

亦有素体禀赋不足，气血亏虚，不能荣养手足肌肤。或疾病耗损气血，以致血不养肤，气不温肤，卫外不足，血虚化燥，燥胜则干，加之外界因素影响，导致皲裂发生。又因劳作经常摩擦，或不断牵拉，或冷水久渍，肌肤破伤，而成皲裂。手足皲裂在冬季易发，天气渐暖逐渐痊愈。来冬可再发。

西医学认为本病缘于掌跖皮肤角质层较厚，劳动、行走、经常摩擦、牵拉促使角质层进一步增生变厚，弹性下降，角质层内水分降低。当人运动时手足极易发生皲裂，加之掌跖皮肤无毛囊及皮脂腺，缺乏皮脂的保护、滋润，若在工作、生活中又接触脂溶性、吸水性或碱性物质，则会使皮肤干燥、皲裂。某些皮肤病，如手足癣、湿疹、鱼鳞病、掌跖角皮症等，也可出现角化过度而致皮肤皲裂。

315 前人关于手足皲裂有何论述？

隋代巢元方《诸病源候论》对本病的记述详尽。其病因病机概括起来在内是气血虚衰，在外是风、寒、燥三邪侵袭。明代的《外科启玄》中明确记述了本病与职业的关系。中医又称“肉裂”“手足坼裂”“麻裂疮口”“皴痛”“干裂疮”“裂口疮”“皴裂疮口”等。

《诸病源候论》：“肉裂者，皮急肉坼破也，由腠理虚，风邪乘之，与血相冲击，随所击处而肉坼裂也。”“脚破者，脚心坼开也，世谓之脚破。脚心肾脉所出，由肾气虚，风邪客于腠理，致使津液不荣，故坼破也。”指出其症状表现及病因病机。

《证治准绳·疡医》：“手足皲裂，夫秋冬风寒燥裂，人手足为之皲瘃者，血少肌肤虚故易伤也，外润以膏泽，内服益气和血之药可也。”进一步认识了中医内外治疗。

《外科启玄》：“皴裂疮，行船、推车辛苦之辈及打鱼、染匠、碾玉之人，手足皲裂成疮，动出血，痛不可忍者，先用地骨皮、白矾煎汤洗之至软，次用腊羊油炼熟入轻粉一钱搽之，累验累效，珍之。”指明其与职业的关系及治疗方药。

《外科正宗》：“皴痛皆起于手足，乃风寒气郁于皮毛，致血不荣于肌表，谓皮槁则多痛，似无皮之状，是皴苦生焉。”

《洞天奥旨》：“皴裂疮，皆营工手艺之辈，赤手空拳，犯风弄水而成者也。不止行船、推车、打鱼、染匠始生此疮。皮破者痛犹轻，纹裂者疼必甚，论理亦可内治，然而辛苦动劳之人，气血未有不旺者，亦无籍于内治。或带疾病而勉强行工者，即宜内治，又恐无力买药，不若外治之便矣。”更指出本病外治的重要性。

《医宗金鉴·外科心法要诀》：“皴痛，此证系暴寒侵袭肌肤之中，寒郁不行，偶犯衣触或以手捺，疼痛连心，似乎如无皮之状。法宜胡椒四钱，烧酒四两，共入瓷碗内，重汤炖煮，以软绵蘸酒，湿润熨痛处即效。”以上为中医文献对本病的认识，基本涵盖了本病病因病机、临床表现及治则方药，对现在临床仍有指导意义。

316. 手足皲裂临床表现是什么？鉴别诊断要点是什么？

本病多见于工人、农民、家庭妇女等。好发于掌面、指尖，或手侧、足侧、足跟等经常受摩擦的部位。初起手足皮肤微觉干燥、发紧、变硬，以后皮肤变粗糙增厚，失去润泽，继之可出现深浅不等的裂隙，在皮肤较厚处更深，疼痛难忍，并可伴有出血。与工作、生活环境及个人习惯有关。秋冬为甚，春夏减轻，亦有终年不愈者。

根据皲裂的深浅程度一般分为三度：手足掌跖皮肤干燥有细微裂纹，仅达表皮，无疼痛及出血为一度，习惯上称为皴裂；皮肤干燥，裂隙深达真皮而有轻微刺痛，但不出血为二度，习惯上称为龟裂；皮肤干燥，裂隙深入真皮及皮下组织，常引起出血和触痛、灼痛为三度，习惯上称为皲裂。

临床许多皮肤病都会具有手足皲裂的症状，如手足癣、手足局部的湿疹、家族遗传的掌跖角化症等。有些全身性皮肤病也常见手足皮肤的角化、皲裂，如银屑病、毛发红糠疹、鱼鳞病等。治疗前需要除外其他皮肤病。手足皲裂如仅为其他皮肤病的一种表现，在局部治疗的同时，还应治疗其原发疾病。

手足皲裂需与下列疾病鉴别：

（1）手足湿疹　为手掌及足底有红斑，境界较清楚，对称分布，瘙痒甚，搔抓后皮肤有裂隙。而本病皮损无明显境界，亦无红斑出现。

（2）掌跖角化症　多为幼年发病，有家族史，双侧掌跖皮肤角化肥厚显著。而本病多好发于老年人及体力劳动者。

（3）手足癣　多于夏季皮肤起水疱，冬季皮肤干燥开裂，真菌镜检阳性。而本病真菌镜检阴性。

317 手足皲裂辨治要点如何？

凡初起皮损裂隙尚浅，时有疼痛，冬季加重，伴舌淡脉细者，治宜祛风散寒，养血润肤。方选当归四逆汤加减。若病久失治，皮损处裂隙较深，粗糙增厚，血水滋渗，伴疼痛剧烈，舌淡脉细者，为血虚风燥，肌肤不荣，治宜养血息风，润燥滋阴。方选养血润肤饮加减。

本病可着重中医外治，可选用浸洗法、熏洗法、涂药法、拔膏疗法、敷贴法等。药物选择养血药、润肤药、祛风散寒药等。剂型选择软膏、硬膏、药油、熏药、洗剂等。

洗剂代表方：苍肤洗剂，煎煮后，用温药水泡洗，待厚皮软化后，用钝刀片刮削过厚的干皮。之后可以予玉肌散与润肌膏配合外用。前者为绿豆500g，滑石、白芷、白附子各6g共为细末，用三匙，早晚洗面时，汤调洗患部。后者为麻油120g、当归15g、紫草3g同熬药枯，滤清，将油再熬，加黄蜡15g化尽，倾入碗内放冷。

皮损局限而肥厚者，可以使用黑色拔膏棍加温热贴皲裂处。隔日1次。

平时则以油剂润肤，如三合油、蛋黄油、大风子油、甘草油等。

常用中成药：初起皲裂尚浅可予湿毒清胶囊、除湿丸、肤痒颗粒以祛风散寒，养血润肤；久病可予润肤丸、八珍颗粒、十全大补口服液、养阴生血合剂养血润肤。

本病与职业密切相关，在从事体力劳动特别是在寒冷的季节从事露天作业的工人、农民中发病率较高。此外，工作中接触溶脂性、吸水性或碱性物质的劳动者，如实验室工作人员、美容美发师、餐饮行业的工作人员等，也易患本病。

调护方面应注意：加强双手的防护，少用碱性大的肥皂洗手。每逢冬季常用温水浸泡手足，擦干后外搽护手油或防裂油。对同时并存的鹅掌风、脚湿气、湿疮和鱼鳞病等进行治疗。如因职业引起皲裂，应加强劳动保护，劳动时应注意保温，防寒。尽量避免手足直接接触有毒物品、油垢等。

318. 鸡眼与胼胝有何异同？

鸡眼为足部皮肤局限性圆锥形鸡眼状角质增生损害，其发生与局部长期机械性摩擦、压迫，足部畸形骨刺等有关。中医称之为“肉刺”“鸡眼”。

胼胝，又称老茧，是皮肤长期受压迫和摩擦而引起手足皮肤局部角质增生，为机体的保护性反应，一般无明显不适。解除原因后可消退。中医称之为“脚垫”“腿子”“胼胝”。

二者外形相似，但不同颇多。从病位看，鸡眼只发生于足部，好发于足底、跖部、小趾外侧、趾背等易摩擦挤压处。胼胝可发生于手足掌跖等易受压或摩擦部位，尤以掌跖骨突处多见，对称发生。临床表现看，鸡眼表现为境界清楚的淡黄色或深黄色圆锥形角质栓，其尖端嵌入皮内，黄豆大小。受压处有半透明环状角质斑伴压痛。胼胝为境界不清的淡黄或蜡黄色扁平略隆起的局限性角质肥厚性斑块，面积较大，触之坚硬，压痛不明显。

从治疗看，胼胝为机体保护性反应，一般不需治疗。去除压迫和摩擦因素，可逐渐消退。鸡眼除同前者相同防护外，局部治疗可外用鸡眼膏：先用热水浸泡患处，剥去表层角质增生部分，并尽可能将中心角质栓小心剥去，将鸡眼膏对准此核心部位贴敷。每周换药一次。换药前剥去浸白部分，直至损害脱落。也可用液氮冷冻患处，可用棉签法、喷射法。还可用火针治疗及黑色拔膏棍加热敷贴。

二者均由于长期机械性摩擦、压迫导致局部气血运行不畅，肌肤失养而发病。防护上均要穿合适鞋袜及在鞋内衬以海绵或棉垫以减少发生。

319・间擦皮炎是种什么病？怎样治疗？

本病又称间擦疹、擦烂或擦烂红斑，是发生于皮肤皱褶部位的表浅性炎症。由于皮肤皱褶部积汗潮湿，不易散热形成浸渍，甚至糜烂。好发于湿热季节，多见于婴儿及肥胖成人，为发生在腹股沟、乳房下、腋窝或腹部皱折处的对称性分布的大片红斑，若为念珠菌感染，则红斑色深，周围有卫星状脓疱，继发细菌感染时，常有恶臭。

中医辨证属湿热蕴积，热重于湿。治以清热利湿佐以凉血。方以清热除湿汤加减。瘙痒明显加白鲜皮、苦参；渗出、浸渍明显加马齿苋、茯苓；伴发脓疱加蒲公英、金银花、龙葵。

中成药方面：渗出明显者属湿热蕴积，热重于湿，用龙胆泻肝丸、二妙丸、萆薢渗湿丸以清热利湿；红斑重属血热风盛、湿毒瘀结，用皮肤病血毒丸、石蓝草合剂、湿毒清胶囊、除湿丸以清热利湿解毒，凉血活血散瘀。

本病外治以收敛、祛湿、干燥为原则，可以马齿苋洗剂或清热消肿洗剂或皮肤康洗液稀释后外洗，也可以外涂炉甘石洗剂或1%薄荷三黄洗剂，也可用青黛粉、滑石粉、松花粉、痱子粉、止痒粉（滑石、炉甘石、冰片）青蛤散［黄柏、青黛、蛤壳(煅)、煅石膏、轻粉］外扑。

320・放射性皮炎是种什么病？

放射性皮炎是由于各种电离辐射包括 X 线射线以及放射性核素照射皮肤、黏膜引起的炎症性损害。本病有一定的潜伏期：短期大剂量接受射线可于数天后出现症状，表现为急性放射性皮炎，经过数年可表现为晚期损伤；长期小剂量辐射有累积作用，多年后也可出现放射性皮炎甚至癌肿。本病以预防为主，应严格掌握放射治疗的适应证及治疗剂量。密切观察治疗变化，如发生皮炎立即停止治疗，并做定期随访；严格操作规程，加强防护，定期体检。

根据皮损情况，本病可分为三度。

一度：皮损以境界清楚的局限性红斑、水肿为主，伴有灼痛及瘙痒，可伴有心烦起急，口干口苦，大便干，小便黄。舌质红，苔薄白或薄黄，脉滑数。

二度：除红斑、水肿外，还可出现水疱、糜烂或浅表溃疡，一般于1~3个月内自行愈合，愈后可留有色素沉着、色素脱失、瘢痕形成和汗腺功能障碍。

三度：表现为局部红肿严重，很快出现组织坏死，形成溃疡，病变可延及皮下组织、骨和内脏并伴有剧痛。可有色素沉着，色素脱失，毛发消失及毛细血管扩张等继发损害。

本病中医治疗参照湿疹，热重可酌加羚羊粉、水牛角粉等凉血之品，湿重可加车前草、大小蓟等清热利湿。红斑水肿外治以清热消肿洗剂（马齿苋、黄柏）稀释30倍后冷湿敷；外扑滑石粉或炉甘石洗剂；溃疡处可外用红纱条、甘乳膏；渗出明显可用甘草油调祛湿散外涂。

321 慢性光化性皮炎是一种什么病?

慢性光化性皮炎（CAD）属于特发性光敏性皮肤病中的一种，是一组由湿疹型光敏反应向假性淋巴瘤样变化过渡的病谱性疾病。好发于中老年男性。CAD包括四种类型：持久性光反应（PLR）、光敏性湿疹（PE）、光敏性皮炎（PD）、光线性类网织细胞增生症（AR）。学者认为以上疾病在临床上和组织上都有相似之处，是同一疾病的不同表现形式或病程的不同阶段的表现，将这些疾病统一命名为慢性光化性皮炎。即 CAD 是以 PD 和 AR 为两端的谱系光线性皮肤病，最终发展至光线性类网织细胞增生症。

光敏物质是光照之外的重要发病因素，常见的光敏物质有：①接触性物质，如药性肥皂、清洁剂中的香料等，其含有的光敏物为卤代水杨酰苯胺；②某些植物和野草中的含油树脂，建筑装潢材料中的某些成分，染料，职业接触皮肤的焦油、沥青，外用皮肤的补骨脂、白芷、香豆素类等；③口服药物或食物，如四环素、灰黄霉素、磺胺类、苯并噻嗪类、利尿药、抗组胺药、水杨酸类、雌激素等药物，中药如荆芥、防风等，植物如灰菜、木耳等。另外如免疫功能的紊乱，色氨酸代谢的障碍及紫外线照射后，皮肤组织中产生过多的氧自由基和胶原纤维类型的改变，均促进光敏性的增高。

322 慢性光化性皮炎的临床表现是什么？诊断要点有哪些？

本病一般初次发作在夏季，逐渐地四季均可发病。患者常有剧痒感，皮损主要累及曝光部位，如面、颈侧、项部、手背、上胸部、前臂伸侧、头皮等处，部分会累及掌跖部，而上睑、颏下、耳后、皮肤皱褶及指（趾）一般不受累，衣物、帽子等边缘常出现明显的分界线，严重的病例也可扩散至非暴露区域。本病一般表现为慢性、亚急性或急性湿疹：在急性期，皮损呈弥漫性水肿性红斑、丘疹、水疱，慢性期皮损苔藓样变，可有秃发、睑外翻、色素改变，偶见红皮病倾向。皮损形态大致有一般皮炎湿疹性损害（PD 相）及浸润性增厚的苔藓样丘疹和斑块损害等假性淋巴瘤样损害（AR 相），在病程中常见湿疹样和假性淋巴瘤样表现（PD/AR）。偶见红皮病倾向。

CAD 的诊断标准如下：①曝光部位的皮肤出现持久性湿疹

样皮炎或可能的假性淋巴瘤变化，亦可扩展至覆盖区，偶呈红皮病；②最小红斑量测定对中波紫外线（UVB）异常敏感，部分患者对长波紫外线（UVA）和可见光敏感，光激发试验和光斑贴试验可为阳性；③组织病理改变呈亚急性或慢性湿疹样改变，或呈假性淋巴瘤改变。

323. 如何治疗慢性光化性皮炎？

本病的治疗首先要避免日晒：尽量避免在光线强烈时外出，尤其是正午 11∶00～15∶00 时段。

其次药物治疗方面，轻症用遮光剂和外用糖皮质激素；重症者可用硫唑嘌呤、环孢素、达那唑；严重病例可短期口服糖皮质激素控制病情。沙利度胺（反应停）、羟氯喹等也可取得较好疗效。

再者光疗，亦称硬化治疗，是一种免疫抑制疗法。其作用是在不激发疾病发作的条件下，诱发患者产生光学耐受。硬化治疗是控制中、重度慢性光化性皮炎最有效的方法，也可应用于治疗 CAD，PUVA 和 UVB 都可使用。成功使用 PUVA，再加上局部使用糖皮质激素，可获得长期的缓解。而 UVB 敏感性较高，使用上较困难，并且容易复发，故很少使用。一般来说，光疗的效果比较短暂，一般要每年治疗 1 次。

另外，糖皮质激素，氯喹、羟氯喹、沙利度胺、硫唑嘌呤等治疗本病的药物均有一定的毒副作用，为避免长期服用产生副作用，仅限重症患者，在使用必要的防光措施的基础上，短期应用上述药物以迅速缓解病情；轻、中症患者则以严格避光和使用有效的防光剂为主要治疗手段，视病情需要可联合应用抗组胺药物或小剂量氯喹。

中医治疗，在急性期表现为弥漫性水肿性红斑、丘疹、水疱；多辨为湿热内蕴，复感阳毒；治以凉血解毒，清热除湿；方以清热除湿汤或龙胆泻肝汤为主。慢性期皮损表现为苔藓样变，角化，肥厚；可辨为血虚风燥；治疗以养血润肤，祛风止痒为主；方选养血润肤汤、健脾润肤汤。

中成药方面：湿热内蕴型可予茵陈五苓丸、龙胆泻肝丸、八正合剂、二妙丸、四妙丸等以清利湿热；血虚风燥型可予消风止痒颗粒、肤痒颗粒、湿毒清胶囊、除湿丸、润肤丸以养血润肤止痒。

324 慢性光化性皮炎能否预防?如何调护?

本病可以预防，首先避免日晒。嘱患者尽量避免在光线强烈时外出，出门穿长袖衣物，戴宽檐帽，使用遮阳伞，多云或阴天也要注意防护。其次避免使用光敏性药物如四环素、喹诺酮类抗生素、口服避孕药、噻嗪类利尿剂以及中药防风、补骨脂素等，同时注意避免食用光敏性食物如田螺、灰菜、苋菜、紫云英等。还应尽量避免与可能的光敏物质（香料、抗菌剂等）接触。

防光剂防护能力在 UVB 段通常用日光防护系数（SPF）值表示，UVA 段通常用 PFA 值表示。不要盲目选用高系数的防光剂，因为防护系数越高，产品引起局部皮肤刺激的可能性也越大。防光剂应于外出前 20 分钟涂抹于包括面、手背、双上肢、颈部等所有光暴露部位。涂抹尽量均匀，并要具有一定的厚度，否则可能影响防光效果。外出后应每 2 小时补用防光剂 1 次。

对重度光敏的患者而言，极少量的光线甚至室内照明的荧光灯也可引发皮疹，因此患者要尽可能减少任何接触光线的机会。急性发作阶段只能待在室内，或住单间病房，床远离窗户；悬挂遮光效果好的窗帘，室内照明应用白炽灯，不用灭蚊灯等发射紫外线的仪器。建议患者在病情恢复后，通过锻炼逐渐增强对光线的耐受能力。在发病季节前 1～2 个月，每日在日光下停留一定时间，起始阶段可仅为数分钟，之后逐渐适当延长停留时间，直至逐渐耐受日光照射。

325. 植物-日光性皮炎是种什么病？容易致敏的植物有哪些？

本病是一种发生在少数过敏体质人群中，因患者服用光敏性植物并经强烈日晒后引起的严重光变态反应性皮肤病。典型的皮肤损害是在面部、四肢等暴露部位出现红斑、水肿、水疱、血疱甚至瘀点、瘀斑。严重者可出现全身症状，如发热、畏寒、头痛、心悸乏力、恶心等。本病与中医“红花草疮”类似。

本病与中医学文献中的“风毒肿”“赤面风”“毒肿”相近，《诸病源候论》记载：“毒肿之候，与风肿不殊，时令人壮热。其邪毒甚者，入腹杀人。”“风毒肿者，其先赤痛飚热，肿上生瘭浆，如火灼是也。”明·龚居中《外科活人定本·赤面风》记载：“此症生于颜面之上，红肿而浮起。初觉宜发散……若稍迟变成大毒，眼闭口肿，颧高颐凸，甚可畏也。”

本病好发于夏季。常见的光敏植物有灰藜、芹菜、苋菜、紫云英、小白菜、油菜、菠菜、无花果、野菜、酸菜、苦菜、野生油菜、荠菜、野木耳、柠檬、豌豆、芒果、雪里蕻、刺槐花、白杨树叶等；中草药如独活、白芷、补骨脂、荆芥、防风、白鲜皮等。

本病多由于机体对于某些植物缺乏运化功能，在进食此类植物后，脾胃不能运化，积滞于中，导致毒热内伏，复因日晒，光毒曝照，诱发体内热毒袭肤，多突然而发。禀赋不耐、血热内蕴为内因，进食发物、感受光毒为外因，发病机制中体质、光敏性植物、日晒这三个因素缺一不可。

326 植物-日光性皮炎的临床表现是什么？诊断及鉴别诊断要点是什么？

本病为急性起病，皮肤损害主要发生在颜面、耳垂、手背等暴露部位。早期自觉面部灼热紧张、痒痛、刺痛、胀痛或虫爬感，渐见以上部位皮肤肿胀、坚实、光亮，潮红或紫，出现瘀点、瘀斑，色紫红甚至发黑，严重者眼睑肿胀，眼睛难以睁开，口唇外翻，甚至出现水疱、血疱、糜烂渗出。溃疡愈合后常出现瘢痕，并遗留色素沉着。部分患者伴有发热、头痛、食欲不振、恶心呕吐等全身症状。年老体弱者临床表现更加严重。

(1) 诊断要点

1) 好发于暴露部位，如面、手背、颈、前臂。

2) 春夏季多见，好发于青壮年女性。

3) 皮损特点：突然发生非对称性可凹性水肿，边界不清，质地坚实，表面微红或紫红。眼睑明显浮肿，口唇肿胀翘起。严重者在水肿部位出现水疱、血疱、瘀点和瘀斑。

4) 自觉症状：自觉局部麻木、胀痛、灼痛和瘙痒，少数有发热、头痛、恶心、呕吐、腹泻等全身症状。

5) 发病前曾食用大量光感性植物并有日光暴晒史；尿卟啉一般增高。

(2) 鉴别诊断　本病需与烟酸缺乏症、血管神经性水肿、系统性红斑狼疮、药疹相鉴别。

1) 烟酸缺乏症：皮肤损害与植物日光性皮炎相近似，均为曝光部位如面、颈、手背起红斑、水疱、大疱。对称分布，边界清楚，伴瘙痒、灼痛。不同点：①病因：烟酸缺乏症因为饮食内烟酸和色氨酸供给不足所致，好发人群以单吃玉米、高粱而不加辅食，且长期酗酒、有胃肠道疾病和严重的精神障碍者为多。发病过程中无服用致敏植物及日晒史；②皮损特点：典型的三联征，皮炎、腹泻和痴呆。颈部 Casal 圈（指颈部的红斑、脱屑和色素沉着呈衣领状环绕颈部，向下延至胸骨柄缘）为特征性表现。面部呈“蝴蝶样红斑”；③部位：皮损不仅见于曝光部位，还见于双足。

2）血管性水肿：①无服用致敏植物及日晒史；②好发部位：发于眼睑、口唇。也可发生于外生殖器、肢端、喉头黏膜等组织疏松处；③多单发，数小时至 3 天消退，重者可发生喉头水肿乃至窒息；④皮损特点：急性限局性肿胀，呈皮色、淡红色，边界不清，压无凹陷。

3）系统性红斑狼疮：①本病日晒可加重，但其发病可无服用致敏植物史；②好发于中青年妇女，可多器官同时受累，急性或缓慢起病；③皮损特点：皮肤表现为面颊对称性鲜红或紫红色水肿性蝶形斑片，另一特征性皮损为甲周及指（趾）尖的紫红色斑点或瘀点伴指（趾）尖的点状萎缩，病情严重时口唇可红肿、皲裂、糜烂、覆有血痂，口腔黏膜也可有同样皮损；④自觉症状多有发热、关节痛；⑤实验室检查：抗核抗体中 dsDNA 阳性、抗 Sm 抗体阳性。

4）光感型药疹：①光毒性红斑即任何人应用某种药物后，再经日光照射 7～8 小时，于照晒部位发生红斑，停药后数日消退，有糠状脱屑；②光反应性皮炎即少数人应用某些药物及日光照晒后在照晒部位发生红斑，丘疹和水疱，非照晒部位也可发生。常见药物有磺胺类、氯丙嗪、四环素、灰黄霉素等。其与植物-日光性皮炎鉴别之处在于过敏原不同、皮损部位不同。

327 植物-日光性皮炎的辨治要点如何？

本病属阳证、热证、实证。严重者甚至危及生命，故用药宜早期，必要时加用糖皮质激素治疗。在病变过程中会先后出现湿证、阴虚证，湿是毒的后果，阴虚也是毒的后果。

中药内服主要以凉血解毒，清热除湿为法。

（1）光毒侵袭证　暴露部位皮肤弥漫性潮红，表面紧张光亮，自觉灼热。可伴身热、口渴、小便短赤，舌质红苔黄，脉滑数。治宜解毒清热、凉血消斑。方药选用朱仁康的皮炎汤。皮炎汤由犀角地黄汤、白虎汤或化斑解毒汤加减化裁而来。方药组成为：生地 30g，牡丹皮 10g，赤芍 10g，生石膏 30g，知母 10g，金银花 10g，连翘 10g，竹叶 10g，生甘草 10g。卫气营血同治，可透热转气，使邪由气分而解。

（2）湿毒搏结证　日晒处皮肤红肿明显，有水疱或大疱，疱壁紧张，破后有黄色液体渗出，自觉胀痛或瘙痒。可伴身热，口渴不欲多饮。舌质红、苔黄腻，脉滑数。治宜除湿解毒，清热凉血。选用赵炳南清热除湿汤，其由龙胆泻肝汤化裁而来。高热不退加羚羊角粉或水牛角粉解痉退热；水肿明显加生薏苡仁、车前子、冬瓜皮利水消肿；热盛伤阴者，加元参、石斛、南北沙参养阴退热。

328· 植物-日光性皮炎的中医外治要点如何？

本病根据体表辨证理论，为外感光毒，蕴结肌肤，当治以清热解毒凉血消斑。可选涂药法、湿敷法；药物选择清热药、解毒药、凉血药；剂型用糊剂、水剂。

本病早期，无论有无水疱，湿敷法均是最佳选择。可用马齿苋水剂；马齿苋、黄柏各 30g；蒲公英、生地榆、生石膏、生甘草等煎水冷湿敷以清热消肿解毒。此外，轻度水肿无水疱者，可用青蒿、紫草、赤芍各 15g，六一散 30g 研细末；或用如意金黄散 30g、化毒散 1.5g，以鲜白菜帮或鲜豆芽菜等捣烂，调药末如糊状，外敷患处，每日 1～2 次。如有水疱及糜烂皮损，可用黄柏、青黛各等份研细末，以香油调细末如糊状，敷于患处，每日 1～2 次，均有清热解毒、凉血燥湿的作用。如果出现溃疡坏死，则用化毒散软膏、紫色痈疽膏等量混匀外用，或者制成药膏纱条外敷患处以化腐生肌。后期可外用甘乳膏，生肌玉红膏、生皮粉等以生肌长肉，促进愈合。

329·植物-日光性皮炎能否预防?如何调护?

本病可以预防。本人或亲属有此病经历者，首先应避免接触致病的植物、蔬菜；避免日光暴晒；可多吃鲜嫩多汁的水果，或多饮金银花露、绿豆汤、芦根水、桦树皮汁、薄荷水、麦冬水等；忌食油菜、紫云英、芹菜、小白菜、菠菜、马齿苋、木耳、无花果、萝卜叶、槐花、荞麦等光敏性植物以及泥螺等动物，忌食辛辣刺激性食物。

在调护方面要注意：轻者仅有皮肤症状，可予清热消肿洗剂（马齿苋、黄柏各 30g，水 2000ml 煮沸 20 分钟或浓缩后滤过取汁）稀释 20 倍后冷敷患处，每次 30 分钟，每日 2 次，治疗后面部肿胀较易消退，手部肿胀消退较慢，必要时可采用局部穿刺减压。恢复期肿胀消失，面部皮损处大量脱屑，嘱患者勿搔抓皮损处，结痂处可外用黄连膏或硅霜外涂。患者一般有局部皮损烧灼感，疼痛剧烈，给予镇痛剂。另外，发病后机体已处于致敏状态，室内不宜使用日光灯，更不能接受日晒。

重者伴有全身症状，宜密切观察病情，监测患者的血压、心律、呼吸及体温，4 次/天，记录 24 小时出入量以便监测患者肾功能。酌情使用利尿剂，并观察患者有无头痛、乏力、恶心等，加强基础护理，注意水电解质平衡。

330·治疗植物-日光性皮炎的中成药有哪些?

轻型仅表现于暴露部位红斑肿胀，无水疱，辨为光毒侵袭，可予羚翘解毒片（丸)、清开灵颗粒、桑菊银翘散、银翘颗粒等以疏风解表，清热解毒。此期邪在气分，尚未入血。故予清气分热邪之品，使其从外而解。

重者可见日晒处皮肤红肿明显，有水疱或大疱，破后有黄色液体渗出，自觉胀痛或瘙痒。辨为湿毒搏结，为肝胆经湿热。可予当归龙荟丸、茵陈五苓丸清湿热，利小便；龙胆泻肝丸清肝胆，利湿热；清开灵口服液凉血解毒。

止痒药膏、藁本、丹参、生侧柏叶、白蒺藜秧、黑豆溜油软膏等药。

331 什么是接触性皮炎?诊治要点是什么?

接触性皮炎亦称毒物性皮炎，为皮肤或黏膜接触某些外界刺激物质或变应原发生的炎症反应。基本皮损为红斑、肿胀、丘疹、水疱，甚至大疱。

（1）发病原因　可分为刺激性和变态反应性两种。

1）刺激性：即具有强刺激性物质，任何人接触后均可发生皮炎，如强碱、强酸等。

2）变态反应性：接触物基本上是无刺激的，少数人在接触该物质致敏后，再接触该物质，经 12～48 小时在接触部位及其附近发生皮炎。此类物质很多，主要有动物性、植物性、化学性三种。①动物性：动物的毒素；昆虫的毒毛，如斑蝥、毛虫等；②植物性：一些植物的叶、茎、花、果等，常见者有漆树、荨麻、除虫菊、猫耳草等；③化学性：是接触性皮炎的主要病因，主要有金属及其制品、化妆品、杀虫剂、除臭剂和各种化工原料等。变态反应性接触性皮炎的发病机制属于第Ⅳ型迟发型变态反应。

（2）诊断要点

1）有刺激物接触史。

2）经一定潜伏期发病，如接触原发性刺激物，接触后数分钟至数小时内发病，如为弱刺激物，亦可长达几天或几周。如为变应原，初次接触4日后，再次暴露，在24小时内发病。

3）损害的形态、范围和严重度，取决于刺激物的性质、浓度、接触方式、部位、时间和患者的敏感性。

4）损害发生于接触部位，如患者敏感度较高可扩展到身体其他部位。

5）皮损从轻度的红斑、丘疹、水疱、大疱至坏死性溃疡均可发生，边缘清楚。但在组织疏松处如眼睑、包皮等处水肿明显，边界不清。

6）有痒和烧灼感，重则有疼痛感。

7）病程有自限性。

（3）治疗　本病治疗参照湿疹，治疗之前必须彻底清除致敏物质，并避免再次接触同类物质。

332 自家过敏性皮炎是种什么病？需与哪些皮肤病鉴别？

本病又称自体敏感性湿疹，是患者对原患的湿疹或皮炎经刺激后产生的某种物质发生过敏所引起的全身性炎症反应。其发病前常有原发皮损，以小腿和足部为多，经不适当的刺激后，使原发皮损急剧加重，出现红肿、糜烂和渗液，经1~2周后周身发生多数散在丘疹、丘疱疹及小水疱，成群集性，相互融合。泛发或对称分布，多以四肢或以上肢为主，瘙痒剧烈，或伴有低热及全身不适症状。在原发损害减轻或消退时，本病亦随之减轻或消退，反之亦然。

本病需与接触性皮炎、药物性皮炎相鉴别。三者均为急性湿疹、皮炎样改变，表现为红斑、丘疹、丘疱疹，严重者有糜烂、渗出等表现。但三者亦有明显不同，主要从病史及皮损方面加以鉴别。接触性皮炎有明显皮肤接触史、皮损局限于接触部位，皮疹形态单一，多为境界清楚的红斑，可有大疱，病程短，易治愈。药物性皮炎有明确的内服药物史，发病突然，皮损泛发，损害呈多形性，严重者伴有全身症状。

333. 自家过敏性皮炎的中医辨治要点如何？治疗本病的中成药有哪些？

本病与中医记载的“浸淫疮”相似。如《诸病源候论·浸淫疮候》记载：“浸淫疮，是心家有风热，发于肌肤，初生甚小，先痒后痛而成疮，汁出浸溃肌肉浸淫渐阔遍体”，《医宗金鉴·外科心法要诀》“浸淫疮”中说：“此证初生如疥，瘙痒无时，蔓延不止，抓津黄水，浸淫成片。由心火、脾湿受风而成。”多因湿热内蕴，外感风邪，风湿热邪相搏而形成；或因禀性不耐，毒热炽盛而促其泛发。

中医辨证依据皮损、舌象、脉象及伴发症状。辨证要点主要依据红斑重还是水疱明显，可分为血热、湿热型。血热型表现为红斑重、水疱轻或无，具体为：皮肤潮红灼热，遍起红粟，水疱少，瘙痒，心烦口渴，大便干，小便短赤，舌质红，苔薄白，脉数；治以清热凉血解毒，方用朱仁康氏皮炎汤加减。湿热型红斑水疱明显，为疾病较重表现，具体为：皮肤潮红，水疱、糜烂、流水，瘙痒甚，纳食不香，大便干，小便黄赤，苔薄黄腻，脉滑数；治以清热除湿法，以清热除湿汤加减。外治可依皮损表现：红斑、丘疹明显，无渗出者外用炉甘石洗剂，甘草油以凉血解毒；渗出明显可用祛湿散调甘草油以收湿解毒，并可以清热消肿洗剂、皮肤康洗液、马齿苋洗剂稀释后冷湿敷以清热利湿解毒。

治疗本病的中成药有：

（1）湿毒清胶囊　功能养血润肤，祛风止痒。用于血虚风燥，症见皮肤干燥、脱屑、瘙痒，伴有抓痕、血痂、色素沉着者。

（2）皮肤病血毒丸　功能清热利湿解毒，凉血活血散瘀。用于血热风盛、湿毒瘀结所致，症见皮肤风团，丘疹，皮肤红赤，肿痛，瘙痒，大便干燥者。

（3）消风止痒颗粒　功能清热除湿，消风止痒。用于风湿热邪蕴阻肌肤所致，症见皮肤丘疹、水疱、抓痕、血痂，瘙痒剧烈者。

（4）青蛤散　功能清热解毒，燥湿杀虫。用于湿热毒邪浸淫肌肤所致，症见皮肤红斑、丘疹、疱疹、糜烂湿润，或脓疱、脓痂者。

（5）皮肤康洗液　功能清热解毒，除湿止痒。用于湿热蕴阻肌肤所致，症见皮肤红斑、丘疹、水疱、糜烂、瘙痒者。

本病急性期表现为红斑、水疱、瘙痒明显，血热型可选皮肤病血毒丸、凉血活血胶囊、抗敏合剂；湿热型可选石蓝草合剂、龙胆泻肝丸、当归龙荟丸、泻青丸。亚急性期表现为渗出减少，红斑色淡或暗，伴脱屑瘙痒，可予除湿丸、湿毒清胶囊、二妙丸、四妙丸、消风止痒冲剂、肤痒颗粒等以凉血祛风除湿。

334. 特应性皮炎是种什么病？

特应性皮炎（AD）又称异位性皮炎、遗传过敏性皮炎，是一种与遗传过敏性体质有关的变态反应性皮肤病，具有易罹患哮喘、过敏性鼻炎、湿疹的家族性倾向。实验室检查常发现对异种蛋白过敏、血 IgE 增高，血嗜酸性粒细胞增多等异常。根据疾病发展的不同阶段中医有不同的命名，婴幼儿期称之为“胎敛疮”“奶癣”，儿童、成人期则称为“四弯风”、“湿疮”。

特应性皮炎的发病涉及先天、后天两方面的因素：

首先在先天方面，由于孕育时期，母亲过食肥甘及辛辣油炸之品，致湿热内生；或七情内伤，五志化火，灼伤阴液，移热于胎儿，导致胎儿先天阴虚血热，湿热内盛，是为本病的内因。

其次在后天方面，在婴儿常见因喂养不当而致脾胃虚弱者，脾失健运，湿从内生，湿蕴日久伤津耗血，血虚生风反而化燥，肌肤失养，失去濡润而发病。在儿童则常因饮食失节，过食生冷或暴饮暴食或恣食辛辣油腻、肥甘厚味，脾失运化，湿热内生，外发肌肤诱发该病。在少年、成年，则常因思虑忧愁，所求不遂，情感挫折等，导致心火内生、肝胆火盛而发病。同时由于季节环境因素，四时不正之气侵袭，外感六淫，尤其外感湿热而发病。以上常成为本病加重的诱因。

总之，该病总属先天禀赋不足，阴虚内热，湿热内生；或为饮食所伤，或感风湿热邪，或因情志化火，导致邪气由肌肤腠理透发而成。本病易反复发作，缠绵不愈，日久导致脾虚血燥或血虚风燥，肌肤失养。总与脾、心、肝关系密切，湿、风、热、瘀为主要病机，脾虚湿热贯穿始终。

现代医学认为 AD 的病因尚未明确，目前认为其发病涉及遗传、感染（细菌、真菌等）、免疫异常等多方面。按其发病机制可分为变应性和非变应性两种。患者早期接触抗原引起遗传易感，受抗原刺激后引起以 Th2 细胞为主的 T 细胞克隆增殖，当再次接触同类抗原时，这些 T 细胞产生某些细胞因子继而刺激 B 细胞产生 IgE 和嗜酸性粒细胞聚集，为以肥大细胞起始的炎症创造了环境，如长期反复作用可产生湿疹样疾病、哮喘和变应性鼻炎。AD 皮损中细胞因子表达呈双重模式，急性皮损由 Th2 型细胞所致，慢性炎症主要由 Th1 型细胞所致，表明免疫失调在 AD 发病中起重要作用，另外，生物感染尤其是金黄色葡萄球菌、糠秕孢子菌和白色念珠菌等可以分泌超抗原从而加重病情。

335. 古人及当代名老中医关于特应性皮炎有何论述？

古人对本病早有记载，多称为“四弯风”“浸淫疮”“奶癣”“胎敛疮”，如明代《外科正宗·卷四》“胎癣，俗名奶癣，生婴儿头面，或生眉端，瘙痒流水成片，卧则延及遍身。”描述了婴儿湿疹的特点。又如《医宗金鉴·外科心法要诀》记载：“此证生在两腿弯，脚弯，每月一发，形如风癣，属风邪袭入腠理而成。其痒无度，搔破津水，形如湿癣。”又记载“此证生婴儿头面，或生眉端，又名奶癣。痒起白屑，形如癣疥。由胎中血热，落草受风缠绵，此即干癥，有误用烫洗，皮肤起粟，瘙痒无度，黄水浸淫，延及遍身，即成湿癥。”除描述了婴儿湿疹、四弯风的特点外，更指明了本病病因为先后天因素共同诱发。又如清·时世瑞《疡科捷径·下部》记载：“四弯风在腿弯生，淫痒滋延似癣形。外受风邪兼湿热，消风之妙最为灵。”进一步指出其治疗原则。

现代中医对此病亦多有论述，大多认为先天或后天不足致脾虚湿生，郁久化热，脾虚胃热日久伤阴化燥而致。

赵炳南先生称之为“顽湿”，认为多因禀赋不耐，脾失健运，湿热内生，感受风湿热邪，郁于腠理而发病，由于反复发作，缠绵不已，致使脾虚血燥，肌肤失养。

张志礼教授认为此病发生与遗传体质、免疫异常有关，从中医理论看，主要由于先天禀赋不足，母体遗热于胎儿，或后天饮食失调致使脾虚，湿由内生，湿滞日久化热，造成脾虚胃热，又外感风湿热邪郁于皮肤腠理而发病。所以脾虚胃热，食滞不化为本病之本，风湿热邪是本病之标。在治疗上强调脾胃功能根据“脾欲缓，急食甘以缓之，脾苦湿，急食苦以燥之”的理论，采用健脾消导治其本，清热除湿解毒治其标。对久病不愈的成人及儿童，强调久病缠绵，脾虚血燥，在健脾消导基础上辅以养血润肤之品。具体为：①婴儿期多表现为湿热型，治以醒脾消导，清热除湿；②少年期、成人期多见脾虚血燥型，治以健脾除湿消导，养血润肤止痒。同时应想到婴幼儿为纯阳之体，用药切忌大热大补之品，以免热其热；少儿期久病脾虚，用药切忌大苦大寒以免伤其阳，致使虚其虚。

张作舟亦认为本病为先天禀赋不足，复感风湿热邪或过食鱼腥海味、辛辣刺激，致后天脾胃失调，湿热内生而发。在辨证上重视全身与局部的关系，治疗上采用标本兼顾，扶正祛邪之法。具体分型为：①湿热蕴蒸型：多见于小儿，皮损以头面部明显，为急性湿疹表现，治以清热利湿，祛风止痒，方以消风导赤散加减；②脾虚湿恋型：多因素体脾胃虚弱，湿从内生，或由湿热型发展而来，为亚急性湿疹表现，治以健脾利湿，疏风止痒，方以四君子汤和保元汤加减；③脾虚阴伤型：多见于青少年期及成人期，由上两型迁延而来，病延日久，耗气伤津，脾失健运，顽湿不化，肌肤失养，虚风内生，为慢性湿疹表现，治以滋阴润燥止痒，方以养血润肤饮、滋阴除湿汤加减。

李林认为先天禀赋不足，禀赋不耐，脾失健运，易生内湿，此为发病基础，后因饮食不当，如进食腥发海味、奶蛋类及辛辣之品助湿生热，促使内湿蕴热，外发肌肤，或因风湿热邪侵袭，内外合邪，侵袭肌肤而发病。

336· 特应性皮炎临床表现如何？

本病根据症状可分为婴儿期、儿童期、青年及成人期三个类型。

（1）婴儿期　常在出生后 1～6 个月内发病。皮损好发于额、面颊、耳郭、头皮及颏部，四肢和全身也可发生。初起为红斑，渐渐在红斑基础上出现针尖至粟粒大丘疹、丘疱疹及水疱，可密集成片，搔抓后出现糜烂、渗出、结痂。头部可呈黄色脂溢性痂，瘙痒显著。病情时重时轻，某些食物如鸡蛋、牛奶、鱼虾、豆芽，气候突变等因素可使病情加重。一般常在 2 岁内逐渐痊愈，少数延续到儿童期。

（2）儿童期　可从婴儿期发展而来，或婴儿期愈后 1～2 年发生，或于 2 岁后首次发病。好发于四肢伸侧或屈侧，常局限于腘窝及肘窝等处。皮损分为两型：湿疹型损害为丘疹、丘疱疹，融合成片，浸润肥厚及苔藓样变，抓破后有糜烂、渗液和结痂，为局限性，对称分布。痒疹型皮损为黄豆大小正常皮色或棕褐色的丘疹，表面干燥、粗糙，质地坚硬，附近浅表淋巴结增大，自觉瘙痒剧烈。

（3）青年及成人期　发病常在12岁以后或从儿童期发展而来，多见于颈部、四肢、眼眶周围。皮损类似于播散性神经性皮炎，为多数密集的小丘疹，常融合成片，苔藓样变明显，其上有细薄鳞屑，自觉瘙痒剧烈。除上述症状外，患者常伴有全身皮肤干燥或呈轻度鱼鳞病样改变，手掌纹理粗重，面色常较苍白，眼眶周围轻度色素沉着，呈淡褐色晕。皮肤经钝刺激后呈白色划痕。冷热刺激、情绪波动、出汗及毛织品接触均易使瘙痒加剧，60%~70%可伴有支气管哮喘、过敏性鼻炎史。

337. 特应性皮炎的诊断要点是什么？

本病诊断要点包括以下几方面的内容：

（1）具有典型的个人或家族遗传过敏史（如哮喘、过敏性鼻炎、遗传过敏性皮炎）。

（2）不同阶段有不同的好发部位　婴儿期：皮损多见于面部，也可发展至躯干、四肢。儿童期：好发于四肢伸侧或肘及腘窝。青年及成人期：主要累及面部和眼周，也可发生在肘、腘窝及颈周。

（3）本病多于生后2~3个月即婴儿期开始发病，反复迁延至儿童期、成人期。

（4）有阶段性的改变　婴儿期：皮疹呈急性或亚急性湿疹改变，大多数患儿至2岁时皮疹渐愈。儿童期：常由婴儿期演变而来，皮损增厚呈苔藓样变，也有表现为痒疹型，皮疹多见于四肢伸侧，伴浅表淋巴结增大，大多数患者至青春发育期自愈。青年及成人期：皮疹对称性分布，皮肤干燥，以红斑、丘疹融合成肥厚性苔藓样改变为主，表面覆灰白色鳞屑，也可有糜烂渗液等急性湿疹改变。

（5）自觉瘙痒剧烈。

（6）呈慢性复发性过程。

（7）常见一些特征性的体征，如白色划痕征阳性；乙烯胆碱皮内注射呈迟缓苍白现象。

（8）可伴发干皮症、鱼鳞病、掌纹症、毛周角化、眼周黑晕、苍白面容、眼部病变，少数可伴发白内障、视网膜脱离、青光眼、葡萄膜炎等。

（9）实验室检查　可见血嗜酸性粒细胞计数升高，血清中 IgE 增高等。

338 特应性皮炎的诊断标准有哪几种？

目前本病诊断标准尚未统一，1980 年 Hanifin 和 Rajka 首先提出了 AD 的诊断标准，患者符合基本特征中 3 项或 3 项以上，再同时具备次要特征中任何 3 项或 3 项以上即可诊断为 AD。

基本特征包括 4 项：①瘙痒；②典型的皮损形态和分布：成人屈侧苔藓样化或条状表现，婴儿和儿童面部及伸侧受累；③慢性或慢性复发性皮炎；④个人或家族遗传过敏史包括哮喘、过敏性鼻炎和 AD。

次要特征包括：①干皮症；②鱼鳞病/掌纹症/毛周角化症；③即刻型（Ⅰ型）皮试反应；④血清 IgE 增高；⑤早年发病；⑥皮肤感染倾向特别是金黄色葡萄球菌和单纯疱疹；⑦非特异性手足皮炎倾向；⑧乳头湿疹；⑨唇炎，复发性结合膜炎，丹尼-莫根（Dennie-Morgan）眶下皱痕，锥形角膜，前囊下白内障，眶周黑晕，苍白脸/面部皮炎，白色糠疹，颈前褶皱，出汗时瘙痒，对羊毛、饮食过敏，病程受环境或情绪因素影响，白色划痕/

延迟发白阳性。

日本皮肤科学会关于异位性皮炎的定义和标准：①瘙痒；②皮损的典型形态和分布，形态主要为湿疹性皮炎、浸润性红斑、苔藓样变、痒疹、鳞屑、结痂；分布呈对称性，其好发部位：前额、眼周、口周、唇部、耳周、颈部、四肢的关节处、躯干；③与年龄相关的特征又分为：婴儿期：初发于头皮和面部，常蔓延到躯干和四肢；儿童期：多发生于颈部、上臂和小腿的屈侧面；青年和成人期：身体的上半部较严重，屈侧有湿疹；④2 岁以前发病（适用于大于 4 岁者）。

目前，Hanifin 和 Rajka 标准敏感性高，被作为 AD 诊断的“金标准”。

339 特应性皮炎需要和哪些疾病鉴别？

本病成人期皮损多为慢性湿疹样表现，需与泛发性神经性皮炎鉴别，二者均为皮肤干燥，红斑、肥厚、苔藓化，但后者皮损好发于颈部、四肢伸侧、尾骶部，皮损边缘清楚，苔藓样变明显，甚则肥厚粗糙，色素沉着，且无家族异位性皮炎病史。而本病儿童期、成人期皮损多好发肘窝、腘窝及颈周。

本病婴儿期需与婴儿脂溢性皮炎鉴别，后者常发生于生后不久的婴儿，表现为头皮局部或全部有灰黄或棕黄色油腻性鳞屑，有时累及肩区、鼻唇沟、耳后，瘙痒轻。而异位性皮炎婴儿期皮损多为红斑、丘疹、丘疱疹及水疱，搔抓后出现糜烂、渗出、结痂，头部可呈黄色脂溢性痂，反复发作，瘙痒显著。

340 特应性皮炎的辨证思路如何？

由于本病于婴儿期、儿童期、成人期皮损表现各不相同，各期辨证思路亦不尽相同。婴儿期临床表现为红斑、水疱、糜烂，自觉瘙痒，皮疹常累及面颊、四肢，伴小便短赤，大便干，舌质红，苔黄腻，脉弦数或弦滑，辨证属胎毒、湿热，即湿热内蕴型，治疗宜清热利湿，祛风止痒，方选疏风导赤散或荆防汤加减。

儿童期多由婴儿期延续而来，也有少数不经过婴儿期直接发病。皮疹累及四肢伸侧或屈侧，常在肘窝、腘窝处，伴消化不良、大便稀溏，舌质淡，苔白或白腻，脉缓，证属血热风燥，脾虚湿盛，治以疏风清热，健脾除湿，方用健脾除湿汤加减或除湿胃苓汤化裁。

成人期多表现为反复发作，皮肤肥厚、粗糙、干燥，脱屑瘙痒；有显著苔藓样改变；类似神经性皮炎的表现；伴口干，舌质红或淡，苔少，脉沉细或细弱。辨证属血虚风燥，治疗以养血润肤，祛风止痒为主，方选养血润肤汤或桃红四物汤加减。

中成药方面：婴儿期表现为湿热重，可予小儿健肤合剂、龙胆泻肝丸、导赤丹以清热利湿；儿童期可予除湿丸、湿毒清胶囊、肤痒冲剂、皮肤病血毒丸、小儿香橘丹、健脾益气合剂等以清热健脾除湿；成人期可予除湿丸、湿毒清胶囊、复方秦艽丸、四物合剂、八珍冲剂、参苓白术丸、润肤丸、养阴清肺膏、薯蓣丸等养血息风，润肤止痒。

341 特应性皮炎外治要点是什么？

（1）婴儿期辨证为湿热内蕴，兼感风毒，治宜清热燥湿，疏风解毒。选择撒药法、涂药法、戳药法、湿敷法。药物选择清热药、燥湿药、散风药、解毒药、止痒药。剂型可选散剂、洗剂、药油、水剂、乳剂、软膏等。常用药有黄芩、黄连、黄柏、马齿苋、青黛等。

（2）儿童期辨证为湿邪内蕴，余热未尽。治宜除湿清热止痒。选择撒药法、涂药法、戳药法、敷贴法，药物选择清热药、祛湿药、止痒药、化腐软坚药，剂型选择软膏、散剂、糊膏、药油、水剂等。药物选择黄芩、黄连、黄柏、生地榆、苦参、地肤子等。

（3）成人期主要辨证为血虚风燥，肌肤失养，治宜养血息风，润肤止痒。选择摩擦法、戳药法、擦洗法、浸洗法、熏洗法、涂药法、敷贴法等方法。药物选择除湿药、解毒药、软坚药、润肤药。剂型选择散剂、水剂、药蜡、软膏、搓药、熏药、硬膏等方法。药物选择止痒药粉、止痒药膏、藁本、丹参、生侧柏叶、白蒺藜秧、黑豆溜油软膏等药。

342 丘疹性荨麻疹的定义是什么？防护要点是什么？

丘疹性荨麻疹，又称荨麻疹样苔藓、小儿荨麻疹样苔藓、急性单纯性痒疹，是婴幼儿常见的过敏性皮肤病，也见于成人。临床表现为皮肤突然发生的红色风团样斑块，中央有小丘疹或小水疱，瘙痒剧烈。好发于四肢伸侧，腹腰、臀等部位。夏秋季多发。多因昆虫叮咬、胃肠功能障碍而发病。

丘疹性荨麻疹多发于夏秋季节，发病与湿热虫毒侵袭皮肤有密切关系。部分病人是在夏初睡了凉席后出疹，这类病人的皮疹多分布在上肢伸侧和肩背部。部分病人是因居住地比较潮湿或家中喂养了猫、狗等动物而发病，这部分病人的皮疹多在腰围和双下肢。除了治疗外，还应注意消除诱因，搞好住宿环境卫生，消灭家中动物身上和草席、竹席、藤席上的螨、蠓、臭虫、跳蚤、虱等有害昆虫。此外，应避免蚊虫叮咬，忌食辛辣酒酪，鱼腥海味；保持患处清洁，避免搔抓破损，以防染毒成脓。

343 丘疹性荨麻疹的中医辨治要点有哪些？中成药有哪些？

中医认为丘疹性荨麻疹主要是由于后天饮食失调，昆虫叮咬，风湿热毒诸邪聚结皮肤所致。中医分型为：

（1）风湿热毒型　见皮疹鲜红，数目多而胀实，伴有水疱，剧烈瘙痒，便溏或便干。舌红苔黄，脉数，治以利湿解毒，祛风止痒，方用连翘败毒丸加减。

（2）脾虚湿困型　见皮疹颜色淡红或暗红，数目较少，瘙痒夜甚，反复发作，散见抓痕和色素沉着，伴身倦头重，胃纳差，便溏，舌质淡或淡红，苔白，脉滑治以健脾化湿，祛风止痒，方用参苓白术散加减。

日本汉方界常选用五苓散、温清饮、柴胡清肝汤治疗小儿丘疹性荨麻疹，其中尤以五苓散使用机会为多。据报道服药次日瘙痒及皮损即开始减轻。

本病外治常用清热消肿洗剂、马齿苋洗剂稀释后外敷皮损。药物选择马齿苋、苦参、黄柏、生地榆、白鲜皮等。水疱处外用1%薄荷三黄洗剂、炉甘石洗剂；风团、瘙痒处外涂复方黄连膏、芩柏软膏。

中药香袋有芳香避秽、杀虫止痒的功效，可起到预防和治疗丘疹性荨麻疹的作用。可以每人用2袋，一袋放在贴身衣袋内，另一袋放在患者的床单下或枕头下。药物：①蛇床子、丁香、白芷各20g，细辛、苍术、艾叶、香附、雄黄、硫黄各10g，共研细末，过80~100目筛，加入冰片5g混合，25g装为1袋；②沙姜片、香附、苍术、山柰、白芷、雄黄、硫磺、艾叶各10g，丁香15g，共研细末，过筛后加入适量冰片，分装入袋，每袋20g。

中成药方面：风热重，皮疹色红，瘙痒甚可用小儿健肤合剂、消风止痒冲剂、小败毒膏等。湿热重表现为丘疱疹明显，多用龙胆泻肝丸、二妙丸、四妙丸利湿解毒，祛风止痒。疾病后期皮损干涸、色沉明显，可予湿毒清胶囊、除湿丸、参苓白术丸、小儿香橘丸健脾清热利湿。

344· 湿疹的病因病机是什么？

（1）病因　湿疹的发生涉及先天及后天因素。

1）先天禀赋不耐为先天因素，包括两种情况：一种与遗传有关，就是所谓的过敏体质，由于先天禀赋特殊，对某些特殊物质过度敏感，一经接触、食入立即触发本病，此种情况较难预测；二是其人素体脾胃虚弱，湿气偏盛，易患本病。

2）后天因素又可分为内因、外因、不内外因。

内因：最常见的是由于饮食不节，过食辛辣肥甘厚味及荤腥动风之品，过食、频食酒肉、鱼、虾、蟹、蛋等腥荤动风之物损伤脾胃，脾失健运，湿从内生，而发为本病；或因长期精神紧张，导致肝郁不疏，日久则肝病传脾，导致脾失健运，而发为本病。

外因：包括六淫，常与暑、湿、火有关，夏天暑湿盛，湿疹多发。内有湿邪之人，外感火热之邪，湿热相搏，易发病，如存在慢性胆囊炎、扁桃体炎、肠寄生虫病等慢性感染病灶。

不内外因：包括吸入花粉、尘螨，接触动物皮毛、各种化学物质（如化妆品、肥皂、合成纤维等）。

（2）病机　本病的发病是内外因两方面的因素共同作用的结果。由于先天禀赋不耐，或因饮食失节、嗜酒或过食辛辣刺激腥发动风之品，伤及脾胃，脾失健运，致使湿热内蕴，又外感风湿热邪，内外两邪相搏，充于腠理，浸淫肌肤，发为本病；或因身体虚弱，脾为湿困，肌肤失养；或因湿热蕴久，耗伤阴血，化燥生风，而致血虚风燥，肌肤甲错。一般临床归纳为以下三型：

1）湿热并重型：发病急，病程短，心烦，口渴，大便秘，小便赤少；皮损潮红焮热，肿胀，渗出显著；舌质红，舌苔白或黄，脉弦滑或滑数。辨证属湿热兼盛，浸淫肌肤。

2）脾虚湿盛型：病程日久，口渴不思饮，大便不干或有溏泻；皮损粗糙肥厚或兼有少量渗液，或可见抓痕鳞屑；舌质淡，舌体胖或有齿痕，舌苔白或腻，脉沉缓或滑。辨证属脾虚湿盛以致肌肤失养。

3）血虚风燥型：慢性经过，皮损肥厚，角化皲裂，或有抓痕血痂；舌质淡，舌苔白，脉沉细或沉缓。辨证属久病耗伤阴血，血虚风燥以致肌肤甲错。

345 古人及当代名老中医对湿疹有何论述?

祖国医学文献中记载的“浸淫疮”“旋耳疮”“绣球风”等类似湿疹。传统中医对此病的病因病机论述甚多，《素问·至真要大论》中就有了“诸痛痒疮，皆属于心”“诸湿肿满，皆属于脾”的观点，即脏腑病变与皮损发病存在密切关系。《诸病源候论·瘑疮候》记载“瘑疮者，由肤腠虚，风湿之气，折乎血气，结聚所生……痛痒搔抓成疮，黄汁出，浸淫生长，坼裂，时瘥时剧。”《诸病源候论·湿癣候》：“湿癣者，亦有匡郭，如虫行，浸淫，亦湿痒，搔之多汁成疮，是其风、毒气浅，湿多风少，故为湿癣也。”《医宗金鉴·外科心法要诀》中记载浸淫疮：“此证初生如疥，瘙痒无时，蔓延不止，抓津黄水，浸淫成片，由心火脾湿受风而成。”黄水疮：“此证初如粟米，而痒兼痛，破流黄水，浸淫成片，随处可生。由脾胃湿热，外受风邪，相搏而成。”

现代中医学将本病称为“湿疮”。常因发病部位不同而有不同名称，如“浸淫疮”“血风疮”“旋耳疮”“湿毒疮”“瘑疮”“绣球风”“乳头风”等。无论名称及病因如何，临床研究均以“湿疮”命名。湿疮皮疹呈多种形态，发无定位，常对称分布，以头、面、四肢远端、阴囊等多见，可泛发全身。急性湿疮可发展成亚急性或慢性湿疮，时轻时重，反复不愈。湿疮的中医辨证论治，分为湿热浸淫证、脾虚湿蕴证、血虚风燥证三个证型。

赵炳南先生强调本病虽形于外而发于内，内外湿热之邪相互搏结是本病的基本病理。辨证上分为热盛型和湿盛型两大类。热盛型以清热除湿汤治疗，湿盛型以除湿止痒汤治疗。

顾筱岩先生认为下肢湿疹是由于风湿热蕴阻肌肤所致。常选用凉血清热、祛风胜湿等中药治疗。在治疗头面湿疹时认为治疗当以散风、清热、利湿为主，再细辨其风多、热多、湿多等分别施治。

朱仁康认为湿疹虽属于皮肤表病，但来源于内，中医治疗当着重于内治，辅以外治。内因以心火、脾湿为主，可因心绪烦扰导致心火内生，发为血热之证；也可以因为饮食不慎，脾失健运，湿从内生，湿与热合，外走肌肤而生病。将湿疹辨为湿热型、血热型、脾湿型、阴伤型。

张志礼教授将本病分为四型：湿热并重型、脾虚湿盛型、血虚风燥型和胃肠积滞型。张氏治疗慢性湿疹时，特别注意对脾胃的调理。

346· 湿疹的诊断要点及鉴别诊断要点是什么？

（1）诊断要点

1）部位：皮疹可发于任何部位，以外露部位及屈侧多见，皮疹对称分布。

2）皮损特点

急性湿疹：为多数粟粒大小红色丘疹、丘疱疹或水疱，伴有糜烂、渗出、结痂，损害境界不清。合并感染者可出现脓疱、脓性渗出及痂屑。

亚急性湿疹：常因急性湿疹处理不当迁延而来，皮损以红色丘疹、斑丘疹、鳞屑或结痂为主，兼有少数丘疱疹、水疱及糜烂、渗出。

慢性湿疹：多由急性、亚急性湿疹反复不愈转化而来，也可以开始就表现为慢性湿疹。皮损为暗红色或棕红色斑丘疹，常融合增厚呈苔藓样变，表面有脱屑、抓痕、血痂。周围散在少数丘疹、丘疱疹。皮损在一定诱因下可急性发作，具有渗出倾向。

3）自觉症状：自觉瘙痒剧烈。

4）慢性病程，可反复发作，缠绵难愈。

（2）鉴别要点　湿疹需要与下列皮肤病鉴别：

1）接触性皮炎：应与急性湿疹鉴别。有接触史，病变局限于接触部位，皮疹单一形态，境界清楚，去除病因后易治愈或自愈。

2）神经性皮炎：应与慢性湿疹鉴别。常见于颈项部两侧、肘膝关节伸侧及尾骶部等处。典型损害为肤色或淡红的平顶丘疹，密集成片，呈苔藓样改变，无渗液，瘙痒呈阵发性加重。

347・湿疹的辨治思路如何？

湿与热的比重，是辨证的中心问题。临床辨证分为三型：

（1）湿热浸淫证　发病急，病程短，多见于急性湿疹阶段。见潮红斑片，肿胀灼热，继而粟疹成片或水疱密集，渗液流水，瘙痒不休，常伴身热心烦，口渴思饮，大便秘结，小溲黄赤，苔黄腻，脉弦滑数，治宜清热凉血除湿，方用清热除湿汤加减，瘙痒明显者加白鲜皮、苦参；大便干燥者加川军。其中龙胆草、黄芩性味苦寒，功在清热燥湿；龙胆草长于清肝胆热，黄芩清肺热；生石膏清气分实热除烦止渴，车前草利水消肿，六一散利水消肿兼清热除烦止渴；生地、白茅根凉血，大青叶清热解毒。诸药配合，可达到清热解毒之功，热清湿利而皮疹自然消退。

（2）脾虚湿蕴证　发病较缓慢，多见于亚急性阶段。皮疹为丘疹、丘疱疹及小水疱，皮肤轻度潮红瘙痒，抓后糜烂渗液较多。可有胃脘满闷，纳食不香，口中黏腻，口渴而不思饮，身倦乏力，女性白带清稀，便不干或先干后溏，小便清长。舌质淡，苔白腻，脉沉缓。治宜健脾利湿，佐以清热。方用除湿止痒汤加减，其中赤苓皮、生白术健脾渗湿，黄芩、栀子苦寒泄热，泽泻、茵陈利湿清热，枳壳理气宽胸，生地、甘草、竹叶、灯心草清心利水。

（3）血虚风燥证　病程日久，多见于慢性湿疹阶段，皮肤粗糙肥厚，有明显瘙痒，表面有抓痕、血痂，颜色暗，或呈色素沉着。可有身倦乏力，纳食不香，失眠多梦等。舌质淡，体胖，苔白，脉沉缓。治宜健脾燥湿，养血润肤。方用健脾润肤汤加减，其中党参、茯苓、白术健脾益气燥湿，当归、生地、丹参、鸡血藤、赤芍、白芍养血活血润燥，陈皮调中和胃。此型治疗应重视养血活血，源于“治风先治血，血行风自灭”。

日本汉方治疗湿疹，常用葛根汤、温清饮、越婢加术汤、防风通圣散、真武汤等方剂，适证应用，常有疗效。

中成药方面：

湿热浸淫型：法宜清热利湿、凉血解毒。可用石蓝草合剂、龙胆泻肝汤、防风通圣丸。

脾虚湿盛型：法宜健脾燥湿，养血润肤。可服除湿丸、参苓白术丸。

血虚风燥型：法宜养血疏风，除湿润燥。可服除湿丸、润肤丸、湿毒清胶囊或秦艽丸、二妙丸。

348. 哪些病可以借鉴湿疹的辨证思路？

接触性皮炎、自身敏感性皮炎，都表现为湿热征象，临床表现类似，可以借鉴湿疹的辨证思路。

接触性皮炎在湿热基础上又兼感毒邪，故辨证为湿热感毒。急性期类似急性湿疹，表现为皮肤潮红、肿胀灼热，继而粟疹成片或水疱密集，渗液流津，瘙痒无休，常伴身热心烦，口渴思饮，小溲黄赤，舌质红，苔薄黄，脉弦滑数。病程日久反复发作，湿热困脾，导致气血不足，肌肤失养，类似慢性湿疹，表现为皮肤粗糙肥厚，有明显瘙痒，表面有抓痕、血痂，颜色暗，或呈色素沉着。可有身倦乏力，纳食不香，失眠多梦等。舌质淡，体胖，苔白，脉沉缓。

自敏性皮炎多因湿热内蕴，外感风邪，风湿热邪相搏而发；或因禀赋不耐，毒热炽盛而促其泛发。与湿疹相比，病机中增加了风邪。治疗上可以借鉴湿疹的辨证思路，辨证为湿热夹风证，临床上表现为皮疹散在或融合成片，呈急性湿疹状态，伴灼热、剧痒、口苦、心烦躁、小便短赤、大便干燥。舌质红，苔白或黄，脉弦滑。

349. 湿疹预防与调护需要注意些什么？

（1）预防方面注意事项

1）过敏性体质或有过敏性家族史者，要避免各种外界刺激，如热水烫洗、搔抓、日晒等，尽量避免易致敏和刺激性食物。

2）生活要规律，注意劳逸结合。

3）衣着宜宽松，以减少摩擦刺激，勿使化纤及毛织品直接接触皮肤。

（2）日常生活注意事项

1）剪短指甲，避免搔抓或烫洗，以免皮疹泛发。因晚间瘙痒加重，可于睡前半小时服苯海拉明25～30mg。

2）搽药或换药时，不要用水冲洗皮肤，特别是禁用热肥皂水或消毒药水烫洗，可用棉签蘸植物油从内向外擦干净。

3）第一代抗组胺药物有头晕、嗜睡等副作用，用药后要注意安全，尤其是司机及高空作业者，在工作期间禁服。

4）急性期禁用刺激性强的药物，以免加重病情。

5）湿疹患者要注意日常营养和饮食：饮食要清淡，多食水果、蔬菜、豆类及高纤维素类食物，避免易致敏和刺激性食物，如鱼、虾、辣椒、浓茶、咖啡、酒类等。

350 湿疹中医外治要点是什么？

（1）湿热浸淫证　本型外治法选择戳药法、撒药法、涂药法、湿敷法、蒸发罨包法。药物选择清热药、燥湿药、散风药、解毒药、止痒药。剂型选择散剂、洗剂、药油、水剂、乳剂、软膏。

1）常用湿敷法：如马齿苋水剂：马齿苋30g，水1000 ml，配制为水剂，以净纱布6～7层蘸敷患处，每日2～3次，每次20～40分钟；若毒热盛者本方可加黄连15g或黄柏30g。又如龙胆草30g，龙葵30g，黄柏30g，野菊花15g，五倍子30g，配制为水剂，用干净纱布4～8层厚蘸药汁，湿敷患处，每5分钟蘸1次，共30～40分钟，每日2～3次；本方有清热燥湿，解毒之功；方中龙胆草、黄柏清热燥湿，龙葵、野菊花、五倍子解毒收敛。

2）对于老年人，皮损局部循环不好者，可以使用蒸发罨包法：如黄柏30g，生地榆30g，配制为水剂，在患处做蒸发罨包，本方有清热燥湿，凉血解毒之功。黄柏清热燥湿解毒，生地榆清热凉血收敛解毒。此方适用于水疱糜烂渗出明显者。

（2）脾虚湿蕴证　用法选择撒药法、涂药法、敷贴法。药物选择祛湿药、清热药、止痒药、化腐软坚药。剂型选择软膏、散剂、糊膏、药油、药糊、水剂。

1）常用撒药法：如龟板散：用龟甲600g，黄连30g，红粉

15g，冰片3g配制成散剂，先将芩柏软膏薄涂患处，然后用纱布蘸药粉，用力扑撒于药膏之上，药膏有清热燥湿之功，药粉有化腐软坚、止痒之功。方中黄柏、黄芩、黄连清热燥湿解毒，龟甲拔干收涩，红粉化腐软坚，冰片止痒。本法适用于皮疹已不红，且有轻度肥厚者。

2）常用涂药法：如普榆膏：以生地榆面10g、黄柏9g、黄芩9g、白凡士林72g，配成糊膏，涂于患处，每日1次；本方有收湿清热之功，适用于皮疹色红、以结痂鳞屑为主者。又如二黄一紫油：黄柏5g，大黄5g，紫草20g，生菜子油200 ml，配制为药油，用温水清洗患处，后用棉签蘸油涂搽患处，包扎10天为一个疗程；本方有收湿清热活血之功。

3）敷贴法：取苦参20g，生地20g，地肤子12g，刺蒺藜12g，乌梢蛇30g配制为药糊，将药物研细末，调拌蛋清敷贴阴囊处。组方有祛湿、清热、止痒之效。方中苦参、地肤子祛湿止痒，生地清热，刺蒺藜、乌梢蛇搜风止痒，适用于阴囊湿疹。本方亦可煎后取汁，直接涂擦药水（外洗）。

（3）血虚风燥证　选择摩擦法、戳药法、擦洗法、浸洗法、熏洗法、涂药法、敷贴法、封药法、烘药法、熏药疗法。药物选择除湿药、解毒药、软坚药、润肤药。剂型选择散剂、水剂、药醋、软膏、搓药、熏药、硬膏。

1）摩擦法：如止痒药粉与止痒药膏配合使用：用粗麻布蘸药粉或用粗布蘸米醋再蘸药粉，适度用力摩擦患处，以不痒为度，然后外涂软膏，隔日1次，一般2~3个疗程。本方有除湿毒，活血软坚之功。方中松香、官粉、枯矾、炉甘石、密陀僧解毒，乳香活血，轻粉软坚，冰片止痒。此方适用于皮疹面积较小且痒甚者。

2）戳药法：如古月粉：取胡椒适量研粉，备用。用时以丝瓜瓤或纱布蘸适量酒再蘸取适量古月粉，适度用力在患处上下戳打，药用完后，再蘸取药粉，继续戳打，直至涂满药物为止，每日1~2次。组方技法：本方取古月粉（即胡椒粉）性热味辛，有驱散寒止顽痒之功。本法适用于皮疹面积较大且痒甚者。

3）擦洗法：取藁本、丹参各500g，配制剂型为水剂，擦洗患处，每日1次，每次20分钟。本方有燥湿祛风，润肤止痒之功。藁本燥湿祛风，丹参润肤止痒。此方适用于皮疹面积较大、肥厚较轻者。

4）浸洗法：如柏叶洗剂：取侧柏叶120g，苏叶120g，蒺藜秧240g。配制为水剂，煮沸待温后浸洗患处，每日1次，每次20分钟。本方有清热和营止痒之功。方中侧柏叶清热祛湿，苏叶理气和营，蒺藜秧止痒。此方适用于皮疹面积较大，轻度粗糙肥厚，经常搔抓而皮损略红者。

5）熏洗法：如升麻溻肿汤：取升麻、黄芪、防风、川芎、生地黄、细辛各等份配制为水剂，熏洗患处，有养血益气，祛风消肿之功。

6）涂药法：全虫醋浸剂：取全蝎16个，斑蝥12个，皮硝12g，乌梅肉30g，米醋500ml，配制为药醋，涂于患处，每日1～2次。以化腐软坚，解毒散结。方中斑蝥软坚，全蝎解毒散结，皮硝散瘀软坚。此方适用于皮疹面积小且肥厚角化明显者。

7）敷贴法：乌梅炭10g，蛇床子10g，巴豆1个，凡士林80g，配制为软膏，将药膏涂盖纱布，胶布固定，每日1次。本方以化腐软坚，杀虫止痒润肤为主。方中巴豆化腐软坚，蛇床子杀虫止痒，凡士林润肤。

8）封药法：如子油熏药油膏：取大风子、地肤子、蓖麻子、蛇床子、祁艾各30g，苏子15g、银杏、苦参子各12g，凡士林适量，配制为软膏，将软膏涂于患处，其上加盖塑料薄膜后，再用绷带包扎，每日1次。本方以滋阴润肤为主，方中蓖麻子、苏子、银杏润肤软坚，蛇床子、苦参子、地肤子润肤止痒，祁艾润肤暖血，苦杏仁润肤软坚引药深入，大风子杀虫止痒、驱风。此方适用于皮疹面积较小且肥厚明显者。

9）烘药法：如黑豆馏油软膏（10%）：将药膏薄涂于皮损处，然后用火烘。每日1次，每次20分钟。组方技法：黑豆馏油有软化浸润，角质形成作用，可促使药物吸收。此方适用于小片皮疹且较肥厚者，如钱币状湿疹。

10）搓药法：取大风子仁100g，油核桃仁60g，柏子仁30g，酸枣仁30g，桃仁30g，胡麻仁片5g，除冰片外共捣烂如泥，最后兑入冰片，分制成10g重，以1~2层纱布包裹，制成的搓药丸搓患处，每日1次，每次15分钟，本方以养血滋阴润肤止痒为主。方中柏子仁、酸枣仁、桃仁养血安神止痒，胡麻仁滋阴润肤，大风子仁除风杀虫润肤，佐以冰片搜风止痒。本方适用于皮损干燥、粗糙为主的湿疹。

11）熏药疗法：如癣症熏药方：将熏药一端点燃，用烟熏，距离以患者感觉温热舒适为度，每日1次，每次10分钟。癣症熏药有除湿止痒之功。本方适用于顽固皮损。

351. 湿疹中医非药物疗法有什么？

（1）食疗

1）赤豆米仁汤：赤小豆、米仁各30g，煮熟烂，加糖适量，日服2次，小儿可减量或仅吃汤，可吃一段时间。

2）绿豆百合汤：绿豆、百合干各30g煮汤吃，加糖适量服食，日服2次，可吃一段时间。

3）米仁荸荠汤：生薏苡仁5g，荸荠10枚去皮切片，加水煮服，每日1次，连服10天。

4）鲜地瓜：鲜地瓜60g去皮挤汁，并将渣捣烂如泥状，加醋适量调匀，敷患处，汁可饮服，连用5~7天。

5）龙井茶：龙井茶6g，沸水泡至50ml，加糖少许，对婴儿湿疹可每日分次喂服，连喂1~2周。

6）鲜芦根汁：鲜芦根100g挤汁，日数次喂服，连喂1周左右，可治婴幼儿湿疹。

7）绿豆甘草汤：绿豆60g、甘草5g煮汤，吃绿豆及汤，小儿量减半。

（2）针灸治疗　治则：湿热浸淫者清热化湿，只针不灸，泻法；脾虚湿蕴者健脾利湿，针灸并用，补法；血虚风燥者养血润燥，以针刺为主，平补平泻。

常以皮损局部和足太阴经腧穴为主，如曲池、足三里、三阴交、阴陵泉、皮损局部。其中曲池为手阳明经的合穴，既能清肌肤湿气，又可化胃肠湿热；足三里既能健脾化湿，又能补益气血，标本兼顾；三阴交、阴陵泉运脾化湿，除肌肤之湿热；皮损局部疏调经络之气，祛风止痒。湿热浸淫加脾俞、水道、肺俞清热利湿；脾虚湿蕴加太白、脾俞、胃俞健脾利湿；血虚风燥加膈俞、肝俞、血海养血润燥；痒甚而失眠者加风池、安眠、百会、四神聪等。

还可以应用皮肤针：轻叩夹脊穴及足太阳经第一侧线，以皮肤红晕为度。每日 1 次。或用耳针：急性湿疹取肺、神门、肾上腺、耳背静脉；慢性湿疹加肝、皮质下。耳背静脉点刺出血，余穴均用毫针刺法，快速捻转，留针 1～2 小时。或用穴位注射：取曲池、足三里、血海、大椎等，每次选 2 穴，用维生素 B_1、维生素 B_{12} 每穴注入 1～2ml。隔日 1 次。

（3）推拿治疗　推拿治疗常用于治疗小儿湿疹，步骤如下：

1）用拇指推脾经、肺经、心经、肾经、天河水各 100 次。

2）用拇指点揉血海、阴陵泉、三阴交各 2 分钟。

3）用拇指点揉足三里、丰隆穴各 2 分钟。

4）用拇指点压曲池、合谷各 2 分钟。每次反复操作 2 遍，每日 2 次。

352. 湿疹的中医治疗中有哪些关键问题？

本病内外治相结合最为重要。治疗关键是围绕一个湿字，无论哪一型的病机都离不开湿字。

内治方面，除湿贯穿始终，关键是辨别湿为主还是热为主。在急性期，热重于湿，临床以清热除湿为主；亚急性期，湿重于热，兼有脾虚，应健脾除湿；慢性期湿邪耗血伤阴化燥生风，应健脾燥湿，养血润肤。

外治剂型的选择是关键，湿疹外治一定要依据病情，选择适合的剂型，否则适得其反。其原则有三：红斑丘疹无渗出者，外用粉剂或散剂；糜烂渗出者，首先以水剂冷湿敷，然后以植物油调散外用；慢性湿疹皮损肥厚，外用膏剂或油膏。

具体说来，急性期渗出明显者，可以用3%硼酸溶液或生理盐水冷敷，或用马齿苋煮水，冷却到20℃后再敷患部；接下来再用糊剂，可以用油将祛湿的中药粉调成糊，如用甘草油调祛湿散，甚至可以用食用油调制。亚急性期渗出不多者，可以用锌糊涂局部。

慢性肥厚的皮疹，可以用皮肤康洗剂兑水浸泡，再涂抹黄连膏或芩柏膏或黑豆馏油软膏。

353 湿疹调护要点是什么？

（1）急性湿疹切忌过度清洗　例如滴油调剂，可在患处形成药痂。下次换药时，有些患者喜用棉签、镊子、小木片等把皮损清得干干净净，然后再涂新药，以为这样皮损面“最清洁”，结果每天均造成新鲜糜烂面不能恢复，甚至使分泌物吸收引起自体过敏，造成局部肿胀加剧或皮疹泛发，甚至还有继发感染者。比较好的方法是本次换药时，先用数个大棉球浸透植物油轻轻放在药痂上，10分钟后取下，然后再用一个干棉球在皮损上稍用力滚动，若药痂随之而掉，则说明其下渗出未止；若药痂未掉，则说明该处已开始新生上皮，对此种药痂不应强行清除，药物只需涂在药痂脱落之糜烂面。以后每次换药均如此操作，结果糜烂面逐日减少，直到痂皮自然脱落（一般7～10天）。痂皮完全脱落则急性湿疹治愈。

（2）湿疹应辨证使用湿敷法　急性湿疹有红肿糜烂、渗出时，常规使用冷湿敷，一般有好的疗效，但不能误解为所有湿疹有糜烂、渗出时都可应用冷湿敷。糜烂渗出有阴、阳之分：阳性者指在潮红、肿胀基础上的糜烂渗出，可用冷湿敷。阴性者虽仍有糜烂、渗出，但色已暗红（湿滞及血瘀为主），见于某些湿疹（如耳郭湿疹、阴囊湿疹等），此时若仍用冷湿敷，则患处发凉，浸渍糜烂反而加重。对于上述皮损应改用热湿敷或蒸发罨包，由于温热之力可加速患处血液运行，因而促使糜烂渗出随之而愈。即使对于红肿渗出之阳证，用何种湿敷亦应辨证分析。如红肿糜烂发生于阴囊，则不宜用冷湿敷，因可能加重患处血行障碍，甚至引起坏死，应用温湿敷。某些渗出明显、瘙痒剧烈的皮损，可用蒸发罨包。

354. 血管性水肿的定义是什么？它分为哪两类？

血管性水肿又称血管神经性水肿或巨大荨麻疹，是一种发生在皮下组织疏松部位的局限性水肿。分为获得性和遗传性两种。获得性血管性水肿常伴有其他过敏性疾病，其病因和发病机制与荨麻疹相似。急性发作者可由 IgE 介导的 I 型变态反应引起。造影剂和一些药物如非甾体消炎药（阿司匹林、吲哚美辛）、可待因和血管紧张素转换酶抑制剂等也可通过非免疫机制引起。食物如水果和鱼类，吸入物主要是羽毛和动物皮屑，迟缓发作者往往由寒冷和日光引起。除遗传性血管性水肿外，血管性水肿常常伴发荨麻疹，故需要鉴别。

荨麻疹为周身起风团，骤然发生，迅速消退，消退后不留痕迹。而血管性水肿为突然发生大片暂时性无凹陷性肿胀，在数小时至 2～3 天内消退，常累及眼睑、唇、舌、外生殖器、手、足等部位。

（1）遗传性血管性水肿　是一种常染色体显性遗传病。患者有生化异常，血清中缺乏蛋白，在血纤维蛋白溶酶参与下，激肽可使血管通透性增加，并使肥大细胞释放组胺，发生血管性水肿。多在儿童晚期或青少年发病，多数有家族史。

本病临床表现特征为复发性、局限性、非可凹性水肿，无红斑和瘙痒、疼痛。本病发作多与轻微外伤、情绪激动、感染、气温骤降等有关，月经前后和服雌激素型避孕药时常频繁发作。

四肢多见，黏膜和口咽部亦多受累，有皮肤损害的所有患者均有不同程度的胃肠道症状，酷似急腹症的腹绞痛。急性喉头水肿是最严重和危及生命的表现。

（2）获得性血管性水肿　皮损表现为急性限局性肿胀，边缘不清，呈正常肤色或微红，表面光亮，触之有弹感。常发生于眼睑、口唇，耳垂、外阴等组织较疏松的部位，严重者可引起呼吸困难，甚至窒息而死亡。

常与荨麻疹伴发，损害往往单发，多持续2～3天消退，常在同一部位反复发生。本病常于夜间发病，醒时始发现，自觉症状不明显。

本病可累及内脏黏膜，当波及胃肠道时，可出现腹绞痛、胀满、恶心、呕吐、不能排气等急性肠梗阻的表现。严重时出现脱水及血压下降，钡餐造影可显示黏膜水肿。

355. 中医如何辨治血管神经性水肿？

中医称之为“赤白游风”，是一种以患处焮肿瘙痒，色红或白，游走不定为特征的皮肤病。中医学文献中又有“游风”“赤游风”“驴嘴风”“白游风”等名。如明·王肯堂《疡科准绳·卷五》记载：“赤白游风”“驴嘴风”“属脾肺气虚，腠理不密，风热相搏；或寒闭腠理，内热怫郁：或阴虚火动，外邪所乘；或肝火、风热、血热。”清代《外科大成·赤白游风》记载：“游风者，为肌肤倏然焮赤肿痛，游走无定。由风热壅滞，荣卫不宣，则善行而数变矣。较之丹毒，只红肿起粟而不走，故与游风为异耳。其风热者，则色赤……，风寒者，则色白。”又如《外科证治全书·赤白游风》记载：“肌肤初起霞晕，由小渐大，浮肿成片，或高累如粟，发热，痛痒相兼，游走无定。赤曰赤游风，白曰白游风。”本病好发于眼睑、唇、耳、阴茎包皮、舌等皮肤松软之处，1~3天可自行消退，不留痕迹，但常可复发。

本病由腠理不密，玄府不固，风寒或风热之邪，乘隙外袭，以致荣卫不宣；或禀性不耐，食入鱼虾等腥发动风之品，则化热生风，壅滞体肤，均能致病。

临床常分为两型：

（1）风热束表，经脉壅滞　表现为皮损发生迅速，患处突然浮肿，隆起如块，匡郭不清，皮肤紧张光亮，其色红赤或瓷白，触之质软，压无凹陷，灼热痒痛，脉浮数者。治以疏风清热，解表祛邪。方选疏风清热饮化裁。药用：荆芥10g、防风10g、浮萍6g，蝉衣6g，白蒺藜10g，当归12g，连翘10g，丹皮10g，川芎10g，水煎服。

（2）风寒束表，腠理不固　表现为突然起病，遇冷则发，患处漫肿瓷白，胀满麻木，面色㿠白，乏力倦怠，舌淡苔白，脉象弦细。治以益气固表，祛风散寒。方选固卫御风汤化裁。药用：生黄芪15g，防风10g，白术10g，桂枝10g，赤、白芍各10g，生姜6g，大枣10枚，荆芥10g，蝉衣6g。

中成药有：风热束表型可予消风止痒颗粒剂、清肺抑火丸、防风通圣丸等以疏风清热，解表祛邪；风寒束表，腠理不固型可予通宣理肺丸、玉屏风散、理中丸等以益气固表，祛风散寒。

日本汉方应用五苓散或者小柴胡汤合五苓散治疗本病有效。

防护方面需注意避免风寒侵袭，饮食以清淡为宜，尽量寻找致敏原而避之，戒除烟酒，贴身衣服以棉织品为好，保持室内空气清新，家中不宜养猫、狗等动物。

356 何为药疹？引起药疹的主要原因是什么？

药疹又称药物性皮炎，中医称之为药毒。是指药物通过口服、注射、皮肤黏膜用药等途径，进入人体所引起的皮肤黏膜急性炎症反应。

西医认为其发病机制分为免疫性或非免疫性两种，免疫反应包括全部Ⅰ、Ⅱ、Ⅲ、Ⅳ型变态反应。引起药疹的药物较多，随着新药不断增加，种类也有增多，任何一种药物在一定条件下都有引起药物性皮炎的可能，常见的有以下几类药物：

抗生素类：如青霉素、氨苄西林、链霉素、头孢菌素、庆大霉素等。

磺胺类：如磺胺噻唑、长效磺胺、磺胺甲噁唑、呋喃唑酮、磺胺增效剂等。

解热镇痛类：如氨基比林、安乃近、阿司匹林、吲哚美辛（消炎痛）、索米痛片（去痛片）、保泰松等。

镇静、催眠药与抗癫痫药：如甲丙氨酯（眠尔通）、卡马西平、氯丙嗪、苯巴比妥、苯妥英钠等。

异种血清制剂及疫苗等，如破伤风抗毒素、蛇毒血清、狂犬病疫苗等。

357 中药引起药疹的情况如何？

中药也是由多种化学成分构成的混合体，当然也可能引起药物过敏反应。

近年来报道中药引起的不良反应较多。其中中成药主要有双黄连（包括注射剂、口服液）、穿琥宁注射液、三七（包括注射剂、片剂）、鱼腥草注射液、猴菇菌片、板蓝根（包括注射剂、颗粒剂)、复方丹参（包括注射剂、片剂)、清开灵注射液、六神丸、葛根素注射液、正天丸、正清风痛宁片、复方甘草片、牛黄解毒丸、天麻片、感冒清片、刺五加注射液、黄芪注射液、妇科千金片、复方芦荟胶囊、鱼肝油丸、川芎嗪注射液、香砂养胃丸、三九胃泰颗粒剂、血栓通、大活络丸，消炎利胆片、洁尔阴洗液、小檗碱片（黄连素)、强力银翘片、红花片、安神补脑液、安神补心丸等多种药物。中草药类：如板蓝根、大青叶、穿心莲、鱼腥草、大黄、蟾蜍、地龙、外用含汞的丹药等。

中药注射剂是诱发药疹的主要剂型，因中药注射剂成分复杂，各成分间相互作用不明，并且许多有效成分本身就是大分子，具有较强的抗原性。静脉用注射剂中某些杂质可作为半抗原，更易诱发药疹。

中药联合用药者药疹发生率较高，因中成药成分复杂，某些成分易受中、西药酸碱度变化的影响，出现溶解度下降或产生聚合物出现沉淀，使致敏物质增多，诱发药疹发生。

中成药所致药疹以轻型药疹多见，预后良好。但首次发生药疹即确诊者较少，其原因主要为：中成药所致药疹一般较轻，停药后自行减轻，应用常用激素外用制剂有效，不易引起患者重视，就诊率低。某些药疹初发潜伏期较长，医生忽略了对既往用药史的询问。中成药成分复杂，且临床联合用药较多，难以明确致敏药物。

中药引起药疹的原因是多方面的，除了人体对特定中药成分过敏以外，不合理的应用、大剂量、长时间、不在辨证论治理论指导下应用、按病用药都是引起中药过敏反应、过量反应、毒性反应等药物损害的重要原因。最典型的是日本的小柴胡汤事件和我国的龙胆泻肝丸事件，均因不按中医理论盲目长程用药引起。由此可见中药的应用必须在中医理论指导下进行，按病选药是不恰当的。

358. 中医如何认识药疹的病因病机？

药疹其本在于患者禀赋不耐，同样的药物，不同的人因体质的不同，对药物的接受或排斥与否，即可引发或不发生药疹。因而药疹的发生必须具备两方面的条件：特定的药物作用于特定的人体，才会引起一系列的继发反应。

禀赋不耐，先天胎中遗热，血热内蕴，热毒外达肌表，此为内因。中药丹石刚剂，西药化学毒药，多属火毒热性之品，辛温燥烈之药，此为外因。内因、外因同时具备，再加以脾胃运化能力的不足，即会出现种种表现：

（1）药毒入营，津液内耗　先天禀赋不耐之人，食入禁忌，误食刚剂热药，火毒内攻，内有热邪蕴蓄肌肤，外有火毒内攻，两阳相搏，火势更炽，肌肤可透发斑疹。热盛燔灼阴津，津液内耗，肌肤失养，则见皮肤脱屑如云片。

（2）湿热内盛　则浸淫湿烂，焮肿灼痛；若湿热瘀阻络道，气血瘀滞，则见皮疹暗紫或紫红；如血溢成斑，则紫斑点片相连，皮疹表现为红斑、丘疹、水疱、渗出；严重者毒热入于营血，致气血两燔，壮热、皮疹鲜红、灼热、瘙痒。

（3）风热搏结　风热外袭，郁于肌腠，药毒入营，血热沸腾，热极生风，风热相搏，郁于肌腠而发。

359. 前人关于药疹有何论述？

《圣济总录》曰“中药毒：论曰神农尝百草，一日而遇七十毒以辨相得相反相恶相畏，至于有毒无毒，各有制治，然药无毒，则疾不瘳。内经所谓知毒药为真者，乃用药之要也。昧者误有服食，当究其毒以制治之。犹巴豆之用黄连，半夏之用生姜是也。”

《景岳全书》曰“凡解诸药毒者，宜以荠汁、白扁豆汁、绿豆汁、甘草汁、饧糖汁、米糖汁、蚕蜕纸烧灰，随便用之，俱可解。”

《景岳全书》曰“蓝叶气味苦寒微甘。善解百虫百药毒，凡以热兼毒者，皆宜捣汁用之。天竺黄味甘辛，性凉，降也，阴中有阳。亦治内热药毒。”

《景岳全书》曰“凡解毒药汤剂，不可热服，宜凉饮之。盖毒得热而势愈盛也。虽然，此特以热毒为言耳。若解木鳖、菌蕈、黄连、石膏之类以中阴毒者，岂仍避热而犹堪以寒饮乎?”

《医宗金鉴》曰“一切饮食药毒蛊毒，瘴气恶菌，河豚中毒，自死牛、马、猪、羊六畜等类之肉人误食之，必昏乱卒倒或生异形之证，以太乙紫金锭，并用水磨灌服，或吐或泻，其人必苏。”

古代医家认为，凡是药物就都有毒性，但要擅于用药的毒性来治疗疾病，并应用药物配伍来制约毒性，以达到治疗疾病的目的。

廖睿泉认为，药疹是先天禀赋不耐，药毒内侵脏腑，化热化火，火毒内动，灼伤营血，血热生风，发于肌肤而为斑疹，故证属阳热。治宜清热凉血，祛风止痒。拟方：赤芍药、蝉蜕、生地黄、紫草、黄芩、金银花、连翘、地肤子、苏梗、甘草。

朱仁康认为，药物性皮炎系由于人体禀赋各异，不耐药毒，药毒内蕴化热，热毒扰营所致。故朱老创清营凉血、泄热解毒之皮炎汤。本方由犀角地黄汤、白虎汤增减而成，方中生地、丹皮、赤芍清营凉血，知母、生石膏清解肌热，竹叶轻清风热，金银花、连翘、生甘草重在解毒，诸药合用，以奏全效。

360 药疹的诊断要点是什么？

（1）诱因　起病前有用药史，应详细询问起疹前3周内的用药史及既往药物过敏史。

（2）潜伏期　有一定潜伏期，首次用药潜伏期4～20天，重复用药则可在24小时之内发病，短者甚至在用药后瞬间或数分钟内发生。

（3）部位　除固定型药疹以外，多为全身性，对称性，可泛发于全身。

（4）发病年龄　可见于各年龄。

（5）皮损特点　皮疹类型多样，散发或密集分布。皮疹表现常模拟其他发疹性传染病或常见皮肤病。除固定型药疹外，均发病突然，但皮疹分布更广泛，数量更多，皮疹对称分布，具有颜色更鲜艳、自觉瘙痒等特点。常伴发热等全身症状。重症常伴有口腔黏膜损害，且可对肝、肾、心脏、关节及造血系统等造成损害。根据皮损表现分为荨麻疹及血管性水肿型、猩红热样或麻疹样发疹型、剥脱性皮炎或红皮病型、大疱性表皮坏死松解型、固定性药疹型、多形红斑型、紫癜型、湿疹皮炎样型、光敏皮炎型、扁平苔藓样皮疹、痤疮样疹、血管炎型等。

（6）自觉症状　除自觉瘙痒外，重者可伴有发热、头痛、恶心、纳差、倦怠、全身不适、乏力等全身症状。

（7）病程　病程不定，多为急性，具有自限性，去除原因易于治愈。停用致敏药物后，轻者1～3周内自愈，再用该药或结构类似药可再发病。但剥脱性皮炎型常在1～3个月或更久方可痊愈。

严重病例可导致心、肝、肾及造血系统等内脏损害，甚至昏迷、死亡。

361 轻症药疹主要包括哪些类型？其主要表现是什么？

轻症药疹主要包括荨麻疹或血管性水肿样型药疹、麻疹样或猩红热样型药疹、固定型药疹、多形性红斑型药疹、湿疹皮炎样型药疹。

（1）荨麻疹或血管性水肿样型药疹　皮损表现为大小不等、形状不规则的风团；多泛发全身；重者可出现口唇、包皮及喉头等皮肤黏膜疏松部位的血管神经性水肿；部分病人多伴有关节痛、腹痛、腹泻等症状；严重者可引起过敏性休克；多由抗生素及血清制品所致。

（2）麻疹样或猩红热样型药疹　起病与发展更迅速，很快遍及全身；有自上而下的发疹顺序，以躯干为多，也可扩展到四肢；皮损焮红灼热，色鲜红，呈针尖至米粒大小的丘疹或斑丘疹，分布稀疏或密集；多由解热镇痛类药、巴比妥、青霉素、链霉素及磺胺类药等引起。

（3）固定型药疹　皮损为类圆形或椭圆形的水肿性红色或紫红色斑，边界清楚，中央可形成水疱；愈后遗留色素沉着，发作愈频则色素愈深；再次服用相同药物后则在同一部位发生，也可增加新的皮损；数目可单个或多个；皮损发生于任何部位，但以口唇、口周、龟头、肛门等皮肤黏膜处为多见，其次为四肢、躯干；皮损一般经7～10日可消退；常由磺胺制剂、解热镇痛剂或巴比妥类药物引起。

（4）多形红斑型药疹　皮损为豌豆至蚕豆大圆形或椭圆形水肿性红斑或丘疹，中央常有水疱，边缘带紫色；对称发生于四肢；严重者，口腔、外阴黏膜也出现水疱、糜烂，疼痛较剧；病情严重者累及黏膜并有高热，为重症多形红斑；常由磺胺类、巴比妥类及解热镇痛药等引起。

（5）湿疹皮炎样型药疹　部分患者可先由致敏的外用药物引起局部接触型皮炎后，再内服、注射或外用相同或类似的药物，即发生泛发性或对称性湿疹样损害的皮损；大都先由外用磺胺或抗生素软膏引起接触性皮炎，使皮肤敏感性增高，以后再服用同样的或化学结构相似的药物，又可引发此型药物性皮炎。

362. 重症药疹包括哪些类型？其主要表现是什么？

重症药疹主要包括重症多形红斑型药疹（表现及治疗同重症多形红斑，但病因明确）、剥脱性皮炎型药疹、大疱性表皮坏死松解型药疹。

（1）剥脱性皮炎型药疹　少见而严重。其特点是潜伏期长，首次发病者潜伏期在 20 天左右，虽可突然发病，但一般发展较慢；在发展过程中先有皮肤瘙痒，全身不适，寒战高热，头痛等前驱症状；发病后高热可达 39℃以上，畏寒战栗，口渴思饮，烦躁不安；严重者有肝肾损害，并可出现昏迷、衰竭。皮损初呈麻疹样或猩红热样，以弥漫性红肿、渗出为主，多见于胸腹及四肢屈侧。其后皮损迅速扩大增剧，全身潮红，水肿呈鲜红色至棕红色，以后大量脱屑。剥脱性皮炎型药疹有干剥与湿剥两种：前者手足部可呈大片式剥脱，这种脱屑可持续 1 个月左右，重者毛发、指甲都可脱落；后者可出现水疱及广泛性糜烂，尤其是皱褶部位更易出现；多由巴比妥类、磺胺类、苯妥英钠、保泰松、对氨基水杨酸钠、青霉素、链霉素等药引起。此类药疹，虽停用致敏药物，仍消退较慢，病程常超过 1 个月，甚至更长。

（2）大疱性表皮坏死松解型药疹　少见而危重。其特点是发病急剧，常有高热，烦躁不安，严重者出现神志恍惚，甚至昏迷；皮损开始常在腋窝、腹股沟部出现，为大片鲜红色或紫红色斑片，自觉灼痛，迅速扩大融合，一两天内可遍及全身，数日内变为棕黄色，表面出现疱膜菲薄的松弛性大疱，形成皱纹纸样外观，尼氏征阳性，大疱极易破裂，破裂后糜烂面呈深红色，酷似Ⅱ度烧伤；口腔、支气管、食管、眼结膜等黏膜以及肝、肾、心等均可同时受累；常由磺胺类药、解热镇痛剂、抗生素、巴比妥类药等引起。

重症药疹血常规可出现中性粒细胞升高及嗜酸性粒细胞升高，有的出现白细胞、红细胞或血小板减少；亦可有不同程度的肝肾功能损害。

363· 药疹鉴别诊断要点是什么？

（1）与发疹性皮肤病及传染病如麻疹、猩红热等相鉴别　药疹起疹前有明确的用药史，皮疹颜色更为鲜艳及瘙痒，而全身症状却较轻；缺乏传染病应具有的症状和体征；血嗜酸性粒细胞增多等。

发疹性传染病（如猩红热、麻疹）发病前无服药史而有传染病接触史，皮疹颜色较暗，瘙痒较轻，全身症状较重，有传染病特有的病程和症状体征，如麻疹的 Koplik 斑与卡他症状、猩红热的草莓舌和口周苍白圈等。

1）疫痧（猩红热）：皮疹出现前全身症状明显，有畏寒，高热，头痛，咽干，喉痛等。“杨梅舌”“口周苍白圈”为其特征。

2）麻疹：多先有上呼吸道症状及畏寒、发热等，2～3 天后颊黏膜上可见到 Koplik 斑。

（2）与感染引起的皮疹相鉴别　感染引起的皮疹是由于感染灶，如脓性分泌物的吸收而致中毒性红斑或自敏性皮炎。依据其有感染灶，高热、寒战等全身症状较重，皮疹颜色相对暗红，瘙痒轻，血常规白细胞总数明显增多及有核左移等可以鉴别。

（3）与常见皮肤病（如荨麻疹、多形红斑、玫瑰糠疹、过敏性紫癜等）鉴别　后者发病前无服药史及潜伏期，有原发皮肤病特有的病程，不像药疹停药后较快好转或消退。皮疹的分布不如药疹广泛、对称，颜色不如药疹鲜艳。

（4）生殖器疱疹、硬下疳与固定型药疹进行鉴别　发病前无服药史，有不洁性交史，有特有的潜伏期，需进行相关的实验室检查进行确诊。

（5）大疱病与大疱性表皮坏死松解型药疹进行鉴别　天疱疮或类天疱疹起病较慢，逐渐加重，病史长，有特殊的病理表现，通过直接与间接免疫荧光检查可以进行鉴别。

364 药疹辨证思路如何？

基于对病因病机的认识，本病中药的内治辨证需以凉血除湿解毒为主进行辨证施治。

轻症药疹为病轻浅，系患者禀赋不耐，脾湿不运，蕴湿化热感毒，湿热毒邪发于肌肤而发病。主要辨为湿热感毒证。皮损表现为红斑、丘疹、水疱，甚至有糜烂渗出，表皮剥脱，伴体温高，烦躁，口渴，大便干，小便短赤。舌质红苔薄白或黄，脉弦滑或弦数。治宜清热除湿，凉血解毒。方药：清热除湿汤、萆薢渗湿汤加减。

急重症药疹为病深重，主要辨为毒入营血证：皮疹鲜红或紫红，可有糜烂渗出，甚至出现紫斑、血疱，伴高热不退，口唇焦躁，口不甚渴，大便干燥，小便短赤，严重者神志不清。舌质红绛苔薄或呈镜面舌，脉沉细而数。治宜清营凉血，解毒护阴。方药：清营汤、解毒凉血汤加减。

病程后期，皮疹消退，邪去正虚，主要辨为气阴两虚证：伴低热，口渴，乏力，气短，大便干，尿黄。舌质红苔少，脉细数。治宜养阴益气，清热凉血。方药：增液汤合益胃汤或解毒养阴汤加减。

本病外治可参照湿疹皮炎类皮肤病。

365. 药疹何时应加用西药治疗？

治疗药疹首先需停用一切可疑致病药物，包括一些和可疑致病药物结构类似的药物；多饮水，促进药物排泄；早期足量抗过敏治疗。

（1）病情较重且病因明确者需要早期全身应用糖皮质激素治疗以控制变态反应造成的皮肤黏膜及其他脏器损伤。对重症多形红斑型药疹、剥脱性皮炎型药疹、大疱性表皮坏死松解型药疹等重症药疹一定要早期、足量、分次使用糖皮质激素。其中：

1）泼尼松或泼尼松龙内服，用于发热在38℃左右，皮疹较广泛，但一般情况较好且无感染的患者，剂量为20~30mg，分次服用。

2）琥珀酸氢化可的松200~600mg加入5%葡萄糖溶液分次缓慢持续静脉滴注，适用于发热在38℃以上，皮疹较重的中、重度患者。待病情控制后逐渐递减用量改为口服，用药过程中严密注意可能出现的激素不良反应。必要时可用甲基泼尼松龙、地塞米松等。

（2）重症患者可试用静脉注射人免疫球蛋白（IVIG），特别适合重症药疹已经发生广泛性皮肤剥脱者。

（3）局部疗法以消炎、止痒、安抚、保护皮肤黏膜和防止继发感染为原则。尽可能保护未受损伤或继发感染的皮肤与黏膜。

1）皮炎：一般常用振荡洗剂或炉甘石洗剂；大疱性或剥脱性皮炎常用单纯扑粉；如有糜烂，酌情采用3%硼酸溶液湿敷或0.5%新霉素软膏或黏膜溃疡膏。可使用烤灯烤干皮损后外涂保护性油膏。对大疱性表皮坏死松解型，出现大面积糜烂时，应置于烧伤病房，以干燥、暴露为宜。

2）眼炎：生理盐水清除分泌物，每日1～2次；0.5%氢化可的松或0.05%地塞米松滴眼液，每日4次；4%硼酸眼膏，每晚睡前1次。

3）口腔炎：用复方硼砂液（朵贝尔液）或4%碳酸氢钠漱口液，每日3～4次。

（4）伴继发感染时选用适当抗生素。

（5）重症患者、全身状况极差者可以输新鲜血或血浆。

（6）注意及时纠正水、电解质和酸碱平衡紊乱情况，进行支持疗法。

（7）及时正确处理其他脏器损害（如药物性肝炎等）。

366 如何对药疹进行皮损及黏膜护理？

（1）皮损的护理　对于表皮剥脱者和渗液较多的患者，可采用暴露疗法，以1∶8000高锰酸钾进行全身浸浴疗法或以依沙吖啶（利凡诺）溶液湿敷。未破的大疱用无菌方法底位穿刺抽液，尽量保持疱壁的完整，然后在穿刺点涂安尔碘；对于未破的小水疱，避免使其破溃，让其自然吸收；对于皮损处已经糜烂、感染的创面，首先取分泌物送细菌培养和药敏试验，再清洁消毒创面，以庆大霉素/生理盐水纱条覆盖。恢复期创面分泌物减少后可适当减少换药次数，保持创面干燥，以利于组织生长。渗出液较少但瘙痒症状明显，注意保持皮肤干燥，避免搔抓；并酌情给予抗组胺药物口服，红斑、丘疹处外用无刺激的洗剂和软膏如炉甘石洗剂和糖皮质激素类及润肤药膏。保持皮肤清洁，每日用凉开水清洗皮肤2～3次，避免使用热肥皂水清洗，高热时避免酒精擦浴降温。勤更换内衣、床单、被套，保持内衣柔软、清洁、干燥，衣服宽松，避免摩擦，酌情消毒内衣、床单、被褥。

（2）眼睛黏膜护理　可先用生理盐水进行眼睛冲洗；再清洁分泌物；糖皮质激素滴眼液和抗生素滴眼液交替使用，以起到良好的抗炎症反应作用，避免眼部感染加重及粘连。如怀疑有继发感染，要及时留取分泌物做细菌培养和药物敏感试验。定期请眼科会诊，检查球结膜和睑结膜情况并检查患者的视力情况，预防结膜炎和角膜炎发生，及时发现并治疗并发症。

(3) 口腔黏膜护理　仔细观察口腔黏膜情况，必要时留取分泌物送检。患者有口腔黏膜糜烂时，可予1%聚维酮碘漱口，再局部搽碘甘油或贴溃疡薄膜。真菌感染时可用2%碳酸氢钠溶液含漱。嘴唇、口腔渗出较著，明显血痂者，可用甘草油软化痂皮，滋润、消炎。饮食以营养丰富的流食或少渣半流食为主。

(4) 鼻腔及呼吸道皮肤黏膜护理　药疹累及鼻腔黏膜，使鼻腔内充满鼻痂，影响患者呼吸。用消毒液状石蜡软化鼻痂后，再用生理盐水棉球清洗，呋麻液滴鼻或涂金霉素眼膏。并可进行雾化吸入以排出分泌物。

(5) 会阴护理　小心剪去阴毛，每日用1∶8000高锰酸钾冲洗、擦拭会阴部，对于局部水肿、糜烂严重的患者，清洗后可用无菌依沙吖啶溶液、5%聚维碘酮溶液、3%硼酸溶液等，以纱布湿敷或搽抗生素软膏预防感染。

367. 如何对药疹患者进行健康宣教？

(1) 必须根据适应证用药，尽可能减少药物品种，杜绝滥用药，减少药物变态反应发生的机会，即使发生也易于确定过敏药物种类，以便于更换或停用。

(2) 用药前详细询问过敏史，避免使用已知过敏或结构相似的药物，用易发生过敏的药物时按要求做过敏试验并认真观察反应结果，阳性者禁止使用。注意填写药物禁忌卡。对已知过敏的药物，应记载于门诊病历封面，避免再次使用。

(3) 注意观察药疹的前驱症状，凡在用药过程中出现原因不明的皮肤瘙痒、红斑、发热等反应时，应想到是否为药物过敏的早期症状，并立即停药。注意有无“警告性症状”出现，及时发现药毒的早期症状，及时停药。

（4）有明确过敏史及变态反应性疾病的病人应主动告诉医生，以便在使用药物时慎重选择，避免药疹的发生。

（5）合理用药，了解药物的适应证、禁忌证和毒性反应。对青霉素、血清制剂应做皮试。

（6）树立“没有任何一种药物是安全的”的观念，不滥用药物，尽量减少用药品种以减少过敏机会，用药前详细询问患者及家族过敏史。避免使用结构类似的药物。

（7）加强对药毒皮损的护理，防止继发感染，避用水洗或搔抓。

（8）多饮开水，忌食鱼腥虾蟹和辛辣发物。

（9）病情处于恢复期的患者，仍需注意休息，饮食要清淡，多食新鲜蔬菜水果等富于营养的食物。有异种蛋白过敏者忌食鱼、虾等海产品及辛辣刺激性食物。

368. 中医关于荨麻疹有何认识?

中医称荨麻疹为“瘾疹”，俗称“风疹块”，本病是以局部或全身出风团、瘙痒为特征的变态反应性皮肤病。历代医家对本病均有描述，如《诸病源候论·风瘙隐疹候》：“邪气客于皮肤复逢风寒相折，则起风瘙隐疹。”《证治准绳·风门》“夫邪热在于皮肤，遇风寒所伤则起瘾疹，热多则色赤，风多则色白，甚者痒痛，搔之则成疮。”宋·陈言《三因极一病证方论·瘾疹证治》：“世医论瘾疹，……内则察其脏腑虚实，外则分其寒暑风湿，随证调之，无不愈。”

风、寒、暑、湿、燥、火六淫之气均可促使禀赋不耐之人发生荨麻疹，其中以风、寒、湿三邪最为常见。但临床中内生六淫比外来六淫导致荨麻疹的机会更多，其最常见者如妇女产后血虚生风，壮年人急躁气恼，肝火生风；脾胃虚弱，略进寒凉，水停为湿等。如果禀赋不耐，而又脾胃不足，则过食膏脂厚味或鱼腥海鲜，伤及肠胃、脾失健运，往往导致湿热毒内蕴、外发肌肤而诱发风团、瘙痒。而七情内伤，五志化火生风也是诱发本病的常见因素。有人精神紧张会发生血管性水肿、有人因焦虑抑郁引起肝脾不和，或肝火、肝风亦可引发荨麻疹。对于素体虚弱之人，一方面，营卫不固，腠理疏松，易感受外邪而发病；另一方面阴血不足，化燥生风，亦可诱发本病。本病虚证患者中也有寒有热，有阴有阳，但治疗往往需要兼顾阴阳寒热等多方面问题。

369 荨麻疹的发病原因有哪些？

中医认为荨麻疹的发病是由于素体禀赋不耐，外加六淫之气的侵袭，或饮食不慎、七情内伤、气血脏腑功能失调所致。一般急性荨麻疹多为实证，慢性荨麻疹多为虚证或虚实夹杂。禀赋不耐是发病的内因，在第一次发病之前具有不可预测性，但若其家人禀赋不耐，则其较常人禀赋不耐的概率要高，较容易感受外邪侵袭或者过敏。

西医认为本病病因复杂，食物、药品、感染、理化因素、动植物因素、神经性因素、全身疾病及遗传等因素均与本病发病有关。发病机制主要有免疫与非免疫两大类，与免疫有关的荨麻疹主要是由Ⅰ型变态反应，少数为Ⅱ型或Ⅲ型变态反应；非免疫机制的荨麻疹则多由某些药物、食物、物理因子、化学物质、酶类引起，组织损伤等亦能直接作用于肥大细胞、嗜碱性粒细胞，使其释放组胺等血管活性物质，从而引起荨麻疹。

食物以鱼、虾、蟹、蛋类最常见，其次是草莓、可可、番茄或大蒜等调味品。有的食物引起的荨麻疹属于变态反应性，但有的不新鲜食品腐败分解的碱性多肽是组胺释放物，蛋白食品以胨或多肽形式被吸收，也可引起荨麻疹。

许多药物易引起机体的变态反应导致本病，常见的有青霉素、血清制剂、各种疫苗、呋喃唑酮、磺胺等。也有些药物为组胺释放物，如阿司匹林、吗啡、可待因、奎宁、肼屈嗪等。

感染包括病毒、细菌、真菌、寄生虫等。最常见的是引起上呼吸道感染的病毒和金黄色葡萄球菌，其次是肝炎病毒。慢性感染病灶，如鼻窦炎、扁桃体炎、慢性中耳炎等与荨麻疹发病的关系，须经治疗试验才能证实。

冷、热、日光、摩擦及压力等物理性刺激，如昆虫叮咬、荨麻刺激或吸入动物皮屑、羽毛及天花粉等动物及植物因素，精神因素如精神紧张可引起乙酰胆碱释放。内脏和全身性疾病如风湿热、类风湿性关节炎、系统性红斑狼疮、恶性肿瘤、传染性单核细胞增多症、代谢障碍、内分泌紊乱等，也可成为荨麻疹尤其是慢性荨麻疹的原因。

370. 荨麻疹的临床表现有哪些？

15%~20%的人一生中至少发生过一次荨麻疹。荨麻疹的主要临床表现是时起时消的风团。荨麻疹根据病程，一般分为急性和慢性两种，前者在短期内能痊愈，后者则反复发作达6周以上，甚至迁延数十年。

急性荨麻疹起病较急，皮肤突然发痒，很快出现风团，扁平隆起，形状不一，可呈圆形、椭圆形或不规则形；颜色为红色或正常皮色，当广泛的渗出压迫毛细血管致局部贫血时风团呈现苍白色，水肿明显时皮表毛孔显著，如橘皮样；风团大小不一，有时全身泛发，有时局限发作；风团通常持续数分钟或数小时后减轻，变为红斑而逐渐消失，但新的皮疹陆续出现，此起彼伏。自觉症状主要是剧痒，少数感觉有灼热或刺痛感。

急性荨麻疹的病程一般持续数天即可自行缓解，但累及呼吸道或消化道黏膜及平滑肌时，可出现恶心、呕吐、腹痛、腹泻等类似急腹症的症状，病情重者可伴有心悸、烦躁、恶心、呕吐甚至血压降低等过敏性休克样症状。其表现与程度，依机体反应性、抗原进入量及途径等而有很大差别，通常突然发生且很剧烈，若不及时处理，常可危及生命。

部分荨麻疹患者可累及气管、喉黏膜时，出现呼吸困难，甚至窒息。若伴有高热、寒战、脉速等全身中毒症状，应特别警惕有无严重感染如败血症等可能。

急性荨麻疹发病急，经治疗或脱离诱因，可在数日内痊愈，多数能找到病因，慢性荨麻疹病程6~12周，风团反复发作，80%~90%病人找不到病因，治疗较困难。有些患者病程长达数月、数年甚至数十年。

皮损可以是周期性加重、季节性加重或在特定情况下加重，也可以是每天不断，日日发作。在一天里皮疹时轻时重，多数在傍晚或夜间加重，瘙痒剧烈，但一般无明显的全身症状。

371 常见特殊类型荨麻疹有哪几种?

（1）人工荨麻疹　又称皮肤划痕症，多在用手搔抓或用钝器划过皮肤后，局部出现相应形状风团，不久可消退，划痕试验阳性。它可单独发生或与普通的荨麻疹伴发，有时没有瘙痒症状，有症状者，瘙痒往往是定时发作。压迫性荨麻疹与之类似，常由于持久受压引起，常发生在掌跖、臀部、系腰带处等，一般持续8~12小时消退。

（2）寒冷性荨麻疹　与温度密切相关。包括获得性和家族性两种类型。获得性寒冷性荨麻疹被动转移试验和冰块试验阳性。原发性获得性寒冷性荨麻疹可见于任何年龄，突然发生，常发生于浸入冷水、接触冰冷物体或接触冷空气时，风团多见于外露部位，严重者身体其他部位也可发生风团，剧烈者可在游泳或淋雨时发生头痛、皮肤潮红、低血压，甚至昏厥等类似组胺休克的全身症状。本病可继发于冷球蛋白血症、冷纤维蛋白原血症、冷溶血素症、巨球蛋白血症、梅毒、结缔组织病和骨髓恶性肿瘤等疾病。灰黄霉素等药物或传染性单核细胞增多症等感染性疾病可诱发暂时性寒冷荨麻疹。家族性寒冷性荨麻疹自婴儿期开始发病，常持续终生。受冷后半小时至4小时发生迟发反应，风团不痒而有烧灼感，并伴有发热、关节痛、白细胞增多等全身症状。

（3）胆碱能性荨麻疹　多在青年期发病。在遇热、精神紧张、情绪激动和运动后数分钟出现。皮疹为1～3mm大小的小风团，分散而不融合，周围有红晕，多在躯干及四肢近端，伴瘙痒。有时仅有剧痒而无皮疹。半小时至2小时消退，有些患者伴消化道症状，如腹痛、腹泻等。偶伴发乙酰胆碱样全身反应，如流涎、头痛、脉缓、瞳孔缩小及痉挛性腹痛、腹泻及哮鸣音。头晕严重者可致晕厥。常反复发作，数月至数年后可缓解。

（4）蛋白胨性荨麻疹　多在暴饮暴食，并在饮酒、精神激动后出现皮肤潮红、风团，伴头痛、乏力。一般病程仅持续1～2天。

（5）血管性水肿　也称巨大荨麻疹，一般分为两型：

1）获得性血管性水肿：表现为突发的大片暂时性水肿，边缘不清，数小时或24小时后消失。好发于皮下组织较疏松的部位，如眼睑、口唇、外生殖器和手足背部，发生在咽喉部者可出现喉头水肿。

2）遗传性血管性水肿：常在10岁前发病，有家族史，发病年龄在各个家庭不同，而在一个家庭中各个体相似，常以外伤或感染为先驱，之后突然发生局限性非凹陷性水肿，不痒，常单发，局限于面部或一个肢体，于1～2天消退。除皮肤外，靶器官的黏膜皆可受累，累及消化道可有腹绞痛、呕吐、腹胀和水样腹泻。上呼吸道受累可有发生喉头或咽喉部水肿导致窒息的危险。偶尔肌肉、膀胱、子宫和肺部等都可发生水肿。

部分患者发病与光照、接触水或月经周期有关。

372. 荨麻疹的诊断要点有哪些?

（1）部位　全身均可发生。

（2）发病年龄　可发生于各个年龄。

（3）皮损特点　发作性的皮肤黏膜潮红或风团，风团形状不一、大小不等，颜色苍白或鲜红，时起时消，单个风团常持续不超过 36 小时，消退后不留痕迹，可密集或散发。皮肤划痕征阳性。

（4）自觉症状　自觉瘙痒剧烈，少数伴发热、关节肿痛、头痛、恶心、呕吐、腹痛、腹泻、胸闷、憋气、呼吸困难、心悸等全身症状。

（5）病程　急性荨麻疹可在数日内痊愈；慢性荨麻疹病程大于6 周。

373. 荨麻疹需要和哪些疾病鉴别?

（1）丘疹性荨麻疹　儿童多见，由跳蚤、螨虫等昆虫叮咬或消化功能障碍、食物过敏等因素引起，在叮咬的部位出现黄豆或花生米大小的纺锤形红色风团样丘疹，中央略高，可有水疱，边界不清。皮疹常需 3 ~7 天才消退，消退后可留有暂时性色素沉着。

（2）荨麻疹型药疹　起疹前有服药史，皮疹虽为风团样疹，但色泽较红，持续时间较长，自觉瘙痒，还可能伴有刺痛、触痛等症状。

（3）荨麻疹性血管炎　皮损疼痛，瘙痒不明显，持续数日，消退后常遗留紫癜、鳞屑和色素沉着。

伴有腹痛或腹泻者，应注意与急腹症及胃肠炎等鉴别。伴有高热和中毒症状者，应考虑严重感染。

血管性水肿还要和恶性网状细胞增多症鉴别，后者常在一侧面部或上唇发生持久性肿胀，无明显的自觉症状，须经组织病理证实。

374·荨麻疹中医内治要点如何？

(1) 急性荨麻疹多为实证，慢性荨麻疹多为虚证或虚实夹杂。

1) 风热犯表证：常见于急性荨麻疹。风团色红灼热，瘙痒较剧，可伴有发热、恶寒，咽喉肿痛或呕吐、腹痛、便秘，遇热皮疹加重。舌质红苔薄白或薄黄，脉浮数。治法：清宣风热透表。方药：荆防方或银翘散或消风散或麻黄二越婢一汤加减。

辨证选用朱仁康教授的乌蛇驱风汤对胆碱能性荨麻疹常常有效。

2) 风寒束表证：皮疹色呈粉白，遇风寒皮疹加重，口不渴，或有腹泻。舌质淡红，舌体胖，苔白，脉浮紧。治法：疏风散寒解表。方药：麻黄方加减。也可以用桂枝汤、麻黄桂枝各半汤加减。冯世纶教授经验：对于太阳表实不明显者，可以选用桂枝汤加荆芥、防风治疗。

3) 胃肠湿热证：皮疹片大色红，瘙痒剧烈，可伴有脘腹疼痛，恶心呕吐，大便秘结或泄泻。舌质红苔黄或黄腻，脉弦滑数。治法：通腑清热除湿。方药：防风通圣散加减。主要适用于体格健壮，精力充沛，胃口好，排泄差的患者。

4) 血热毒盛证：见于严重泛发的急性荨麻疹。全身满布风团，颜色鲜红灼热，剧烈瘙痒。伴发热、头痛、烦躁，口干咽痛，大便秘结，小便短赤。舌红苔黄，脉滑数。治法：凉血清热解毒。方药：复方水牛角汤。水牛角30g（先煎），生地20g，鱼腥草20g，紫草15g，蝉衣10g，黄芩12g，丹皮12g，元参15g，生石膏20g，赤芍15g，芦根15g，甘草5g。也可以用我科凉血解毒汤、朱仁康皮炎汤加减治疗。

5）血虚风燥证：多见于老年人、体质虚弱容易疲劳的人。皮疹反复发作，迁延日久，午后或夜间加重；可伴心烦易怒，口干，手足心热。舌质淡红，苔白而少津，脉沉细。治法：养血疏风润燥。方药：当归饮子或八珍汤加减。

6）里热表虚证：多见于慢性荨麻疹，午后到夜晚加重，既有内热表现，又有畏风表现，但无腑实或积滞。治法：清退虚热，益气固表。方药：清骨散合玉屏风散加味。银柴胡10g，青蒿15g，地骨皮15g，秦艽10g，生黄芪20g，防风10g，白术15g，乌梅10g。或者用葛根芩连汤等方剂治疗。

此外，真武汤、葛根汤、柴胡类方、桂枝茯苓丸等都有适证应用的机会。而葛根汤更常用于急性荨麻疹，出现发热及吐泻等胃肠表现之时，常有速效、良效。

（2）治疗　血管性水肿多分两型治疗。

1）风寒相搏证：口唇、眼睑、耳垂等处突发浮肿，表面紧张发亮，呈正常肤色或苍白色，压之无凹陷，不痒或微痒。舌质淡红，苔薄白，脉浮紧。治法：祛风散寒，温络消肿。方药：麻黄加术汤、麻杏薏甘汤、多皮饮、五苓散加减。

2）风湿热壅阻证：口唇、眼睑或外阴突发肿胀，表面潮红发亮，灼热或微痒不适。口干，小便短黄，舌质红，苔薄黄，脉浮数或滑数。治法：疏风清热，利湿消肿。方药：越婢加术汤、消风散加减。

可以治疗荨麻疹的中成药：①乌蛇止痒丸适用于急性和慢性荨麻疹，中医辨证属风热湿困的病人；②玉屏风散口服液适用于慢性荨麻疹，中医辨证属气虚肌表不固的病人；③清开灵注射液、鱼腥草注射液适用于急性荨麻疹，属风热血热实证的病人；④防风通圣丸适用于风寒外束，内有湿热，饮食积滞，大便不通的病人；⑤肤痒颗粒适用于血热内蕴生风者；⑥消风止痒颗粒、湿毒清胶囊适用于血虚风燥型荨麻疹。

375. 荨麻疹中医外治要点如何？

外洗是荨麻疹常用的外治法，尤其对于体质虚弱、不耐汤药的人，妊娠哺乳期妇女更为适用，对婴幼儿也比较适用。① 急性荨麻疹：可以用清热消肿洗剂或皮肤康洗剂稀释30倍外洗；② 慢性荨麻疹：可应用荆芥30g，防风30g，川芎20g，苏叶20g，黄精30g，蛇床子30g，煎水外洗皮损，也可用香樟木或晚蚕砂30~60g，煎汤熏洗。

还可用楮桃叶水剂浸浴或根据情况加上茵陈、苦参、苏木、樟树皮、苍耳子、浮萍等药2~3种煎水先熏后洗。

红肿明显或局部肿胀者，可以用1%薄荷三黄洗剂、炉甘石洗剂、薄荷甘油酚洗剂外搽皮损。

针刺：主穴取曲池、血海、三阴交，面部皮疹加合谷，腰部皮疹加肺俞、肾俞，下肢皮疹加伏兔、风市、委中、足三里，风团泛发于全身选风市、风池、大椎、大肠俞。用平补平泻手法，留针10~15分钟。

耳针：取穴神门、肺区、枕部、荨麻疹区（在耳舟区肘肩点上连线内上1/3处），留针1小时。

放血疗法：急性荨麻疹在双耳尖、双中指尖、双足趾尖，经消毒后用三棱针放血，3天一次。慢性荨麻疹在耳背静脉用三棱针针刺放血。

拔罐疗法：选用大椎、肺俞、神阙穴，留罐10分钟。每天1次，6次为一个疗程。

敷脐疗法：适用于慢性荨麻疹。常用加味玉屏风散（黄芪30g，防风15g，白术15g，乌梅30g，荆芥15g，冰片3g，研极细末）直接填敷于脐窝部，外贴普通胶布固定。每晚换药1次，次日清晨去除，7天为一个疗程。

穴位注射法：适用于慢性荨麻疹。用维丁胶性钙注射液4ml

在双侧曲池、血海穴各注射1ml；隔天1次，5次为一个疗程。

自血疗法：抽取自体静脉血3～5ml，即刻肌肉注射。隔天1次，5次为一个疗程。适用于治疗慢性荨麻疹。

376·当代名老中医对荨麻疹有何论述？

朱仁康认为荨麻疹急性期多见风热、风湿两型，应投以疏风清热或祛风胜湿之法，易于收效。慢性荨麻疹多顽固难愈，必须仔细审证求因，方能得治，如风邪久郁未经发泄，可重用搜风药驱邪外出。又如卫气失固，遇风着冷即起，则宜固卫御风，又有饮食失宜，脾虚失运，复感外风，而致胃痛、呕吐、腹痛、泄泻，应温中健脾，理气止痛。血热生风，亦不少见；常见皮肤灼热刺痒，搔后立即起条痕，所谓外风引动内风，必须着重凉血清热以熄内风。血瘀之证，由于瘀血阻于经络肌腠之间，营卫不和，发为风疹块，应重活血祛风，即“治风先治血，血行风自灭”。更有寒热错杂之证，又当寒热兼治。总之，病情比较复杂，当审证求因，庶能治愈。

（1）风热型　一般见于急性荨麻疹，证见风疹色红，成片，痛痒不止，重则面唇俱肿。汗出受热易起，或有咽干心烦。舌红苔薄白或薄黄，脉弦滑数。治宜疏风清热，佐以凉血。方用消风清热饮（荆芥9g，防风9g，浮萍9g，蝉衣9g，当归9g，赤芍9g，大青叶9g，黄芩9g），或疏风清热饮加减（荆芥9g，防风9g，牛蒡子9g，白蒺藜9g，蝉衣9g，生地15g，丹参9g，赤芍9g，炒山栀9g，黄芩9g，金银花9g，连翘9g，生甘草6g）治之。

又有风热之邪久郁，未经发泄，风疹发作一两年不愈，证见疹发大片焮红，舌质红苔黄。治宜搜风清热，用乌蛇驱风汤（乌蛇9g，蝉衣6g，荆芥9g，防风9g，羌活9g，白芷6g，黄连9g，黄芩9g，金银花9g，连翘9g，甘草6g）。本方常用于胆碱能性荨麻疹。

（2）风寒型　相当于寒冷性荨麻疹。由于卫外失固，风寒外袭，营卫不和。受风着凉后，即于露出部位发病。证见风疹块色淡红或苍白，舌淡苔薄白，脉紧或缓。治宜固卫和营，御风散寒。以固卫御风汤加熟附子治之（黄芪9g，防风9g，炒白术9g，桂枝9g，赤芍9g，白芍9g，生姜3片，大枣7枚，熟附子3g）。

（3）脾胃型　相当于肠胃型荨麻疹，由于脾胃失健，外受风寒。证见身发风团，胃纳不振，腹痛腹胀或恶心呕吐，大便溏泄，苔白或腻，脉弦缓。治宜健脾理气，祛风散寒。以健脾祛风汤（苍术9g，陈皮6g，茯苓9g，泽泻9g，荆芥9g，羌活9g，木香3g，乌药9g，生姜3片，大枣5枚）。或搜风流气饮（荆芥9g，防风6g，菊花9g，僵蚕9g，白芷6g，当归9g，川芎6g，赤芍9g，乌药9g，陈皮6g）治之。

（4）血热型　多见于人工荨麻疹（皮肤划痕症），中医称为风隐疹。由于心经有火，血热生风。一般起风块较少，每到晚间皮肤先感灼热刺痒，搔后随手起红紫条块，越搔越多，发时心中烦躁不安。舌红苔薄黄，脉弦滑数。治宜凉血清热，消风止痒。方用凉血消风散（生地30g，当归9g，荆芥9g，蝉衣6g，苦参9g，白蒺藜9g，知母9g，生石膏30g，生甘草6g）。

（5）血瘀型　由于瘀阻经隧，营卫之气不宣，风热或风寒相搏所致，证见：风疹块暗红，面色晦暗，口唇色紫，或风疹块见于腰围、表带压迫等处。舌质紫暗，脉细涩。治宜活血祛风为主，方用活血祛风汤（当归尾9g，赤芍9g，桃仁9g，红花9g，荆芥9g，蝉衣6g，白蒺藜9g，甘草6g），或通络逐瘀汤加减（地龙12g，皂刺9g，刺猬皮9g，桃仁9g，赤芍9g，金银花9g，连翘9g）。

周鸣歧认为，顽固性荨麻疹多由急性荨麻疹迁延而来，其特征为风团反复发作，剧烈瘙痒，且多伴有头晕头痛，失眠多梦，腰酸和乏力等症。很多人定时发病，有的在春、秋或冬季，有的在上午或晚上，有的与月经来潮有关。其致病多系阴血不足，阴虚生内热，血虚生风，或反复发作，气血被耗，复为风邪所袭，或病久风邪深入经络脏腑，或冲任失调，肝郁不舒。因此本病之治疗，既应着意祛邪，更当留心扶正，详审其阴阳气血之盛衰，以燮理阴阳，调和营卫、固卫御风等法为治。血虚宜益气养血，药用：生芪、党参、当归、生地、白芍、川芎、首乌等；血瘀宜活血化瘀，药用：桃仁、红花、丹参、鸡血藤；挟风宜疏表祛风，药用：荆芥、防风、刺蒺藜等；又有风邪久羁，疏之不应，则又当行搜风之法，药用：蝉蜕、僵蚕、蜈蚣、乌蛇等。对于冲任不调，逢经期而发作者则宜调冲任，和气血，药用：肉苁蓉、仙灵脾、巴戟、柴胡、当归、川芎、赤芍、生地、丹参等。本病缠绵不愈，每致精神紧张，情绪抑郁，故镇静安神之法宜相辅而用，药用：枣仁、夜交藤、合欢花等。胃肠蕴热不清，必熏蒸肌肤，故大便干者又宜润肠通腑，泻热导浊，药用：瓜蒌仁、麻仁、首乌等药。此外，苦参、白鲜皮、地肤子三味，清热燥湿，祛风解毒止痒效果颇佳，亦常用于本病。

377. 荨麻疹如何预防与调护？

由于荨麻疹是一种变态反应性皮肤病，因而应注意避免过敏物质，注意饮食调理，加强身体抗病能力，在日常生活中应注意以下几点：

（1）生活调理　慎戒接触可诱发荨麻疹的各种因素：如化学刺激物，吸入物（花粉、屋尘、动物皮屑、汽油、油漆、杀虫喷雾剂、农药、煤气等）；注意随气候变化增减衣物，如因冷热刺激而发病者，宜逐步接触，渐渐延长时间以求适应；有寄生虫感染者应驱虫治疗；对药物有过敏反应者，应尽量避免使用，若不能避免时可考虑结合抗组胺药同时使用；注意卫生，避免昆虫叮咬；平时要加强体育锻炼，增强体质。

（2）饮食调理　忌食辛辣酒类，忌食鱼、虾、蟹、牛肉、牛奶、蘑菇、竹笋及其他海味。临床上荨麻疹药膳疗法通常以祛风养血活血、补肺、补肾为主。可以用作饮食治疗的药材与食物有：菊花、赤芍、红花、苏叶、乌梅、山楂、木瓜、党参、黄芪、当归、茯苓、山药、莲子、冬虫夏草、蛤蚧、糯米、猪胰、蜂蜜、竹丝鸡、鹌鹑、羊肉等。

（3）精神调理　荨麻疹患者应尽量避免精神刺激和过度劳累，因精神刺激，过劳均可导致荨麻疹的反复发作。朋友与家人应尽量开导患者，以免患者产生抑郁情绪；患者亦应注意培养积极乐观的人生观，工作上注意劳逸结合。

378 荨麻疹治疗中需要注意哪些问题？

荨麻疹的治疗有两个重点：其一，急性荨麻疹寻找并去除病因，对抗症状，防止出现喉头水肿、过敏性休克等危重情况；其二，慢性荨麻疹应调整内环境，争取治愈。

中医学认为荨麻疹由禀赋不耐，人体对某些物质敏感所致。可因食物、药物、生物制品、病灶感染、肠寄生虫病而发；或因情志不畅、外感寒热风邪等因素而发。西医认为荨麻疹的病因复杂，与食物、药物、感染、吸入物以及物理刺激、全身性疾病、精神等因素有关，某些类型与遗传有关。但结合到具体病人，往往难以确定具体的病因，而找不到明确的病因，所以治疗棘手。目前急性荨麻疹单纯以西药或中医药治疗效果均较理想，但慢性荨麻疹的治疗尚是一个比较棘手的难题，采取中西医结合的方法治疗疗效较好。

按照常规治疗思路疗效不佳的患者，可以考虑应用六经辨证的方式分析病情，选择方药，小柴胡汤、葛根汤、真武汤、五苓散、柴胡桂枝干姜汤、当归芍药散、桂枝茯苓丸、半夏泻心汤等是较常用的方剂。

379 西医如何治疗荨麻疹?

(1) 急性荨麻疹

1) 抗组胺药: 一般可选用氯苯那敏、赛庚啶、酮替芬等第一代抗组胺药; 一些对抗组胺药嗜睡作用较敏感者、驾驶员、高空作业人员、工作及学习要求高度集中精力者可选用第二代抗组胺药，如盐酸西替利嗪、特非那定、阿司咪唑、氯雷他定等。通常以2~3种抗组胺药合用。迅速控制症状，症状缓解后逐渐减量。

2) 也可选用非特异性脱敏疗法，如静脉注射维生素C、钙剂。

3) 严重病例尤其有过敏性休克、喉头水肿呼吸困难或血压下降者，应立即应用0.1%肾上腺素0.5~1ml皮下注射，酌情给予氨茶碱0.25g，吸氧，有心血管疾病者，肾上腺素需慎用。喉头水肿时，一般不主张气管切开，因为肾上腺素反应甚快，且气管切开不能解决伴发的支气管痉挛。可短期应用糖皮质激素，如氢化可的松或地塞米松。伴腹痛者可给予解痉药物，如普鲁苯辛、山莨菪碱、阿托品等。

(2) 慢性荨麻疹　应积极寻找病因，不宜使用糖皮质激素，一般以抗组胺药物为主。给药时间一般应根据风团发生的时间予以调整。例如晨起较多，则临睡前应给予稍大剂量；若临睡时多，则晚饭后给予稍大剂量。风团控制后，可持续再服药月余，并逐渐减量。一种抗组胺药物无效时，可2~3种联合，并可以多种抗组胺药交替使用。

对顽固性荨麻疹单独使用H_1受体阻断剂疗效不佳者，可合并用H_2受体阻断剂，如雷尼替丁、西咪替丁（甲氰咪胍）。除抗组胺药物外，可酌情选用利血平、氨茶碱、氯喹、雷公藤总苷等口服。

特殊类型荨麻疹常选用兼有抗5-羟色胺、抗乙酰胆碱作用的药物。羟嗪、去氯羟嗪对物理性荨麻疹有较好效果；赛庚啶对寒冷性荨麻疹效果较为突出；胆碱能性荨麻疹可选山莨菪碱等。由感染引起者要用有效的抗生素。对脓毒血症或败血症引起者，应立即使用抗生素控制感染，并处理感染病灶。

局部治疗可用1%薄荷或樟脑炉甘石洗剂外用。

（3）血管性水肿　遗传性血管性水肿尚无满意的治疗方法，可试用桂利嗪治疗，肾上腺素是惟一暂时有效的药物。急性发作时可输入新鲜血浆以补充 C_1 酯酶抑制物，长期使用抗纤溶酶制剂或雄激素类药物可预防发病。获得性血管性水肿用抗组胺药治疗有效，亦可用蜂毒、菌苗特异脱敏疗法，注射组胺球蛋白等治疗。若发生喉头水肿，应立即皮下注射1∶1000 肾上腺素 0.5～1.0ml，必要时每 30～60 分钟皮下注射 0.5ml。喉头水肿有窒息危险时，应立即做气管切开术。

380· 荨麻疹发生喉头水肿如何处理？

荨麻疹的危象有两种，其一为喉头水肿，其二为过敏性休克。

喉头水肿是由喉部及其周围邻近组织的病变而引起的以吸气期呼吸困难为特征的综合征，可在发病几小时或几分钟内引起窒息而危及生命。

喉头水肿的临床表现分为四级，一级：在活动和哭闹时有轻度呼吸困难；二级：不仅在活动哭闹时，在安静时亦有轻度呼吸困难；三级：为二级表现＋四凹征（胸骨上窝、锁骨上窝、肋间隙）并有吸气时呼吸困难及喉鸣；四级：即三级表现＋发绀。

喉头水肿的治疗原则是：针对不同的病因进行对因治疗，解除呼吸困难，使用给氧、抗感染、激素治疗、气管插管、气管切开等手段及时解除喉部梗阻，维持呼吸道通畅。对于轻度喉头水肿的病人，可给予盐酸异丙肾上腺素气雾剂或必可酮喷剂（含皮质激素），缓解喉梗阻现象。重症患者给予0.1%肾上腺素0.3～0.5ml，即刻肌内注射或皮下注射，同时联合地塞米松5mg，即刻肌内注射，也可静脉给药。同时开放静脉，给予5%葡萄糖液500ml加氢化可的松100～200mg及维生素C 2.0～3.0g，即刻静脉滴注。同时应予吸氧，密切观察血压等变化。如经以上处理，喉头水肿无好转，必要时气管切开、气管插管和辅助呼吸。

381 陈凯教授治疗荨麻疹有哪些经验？

陈凯教授认为"风为百病之长"，"风盛则痒"。对不同原因所引起的慢性荨麻疹，采用一清（清热散风、清热解毒、清热凉血、清热利湿、清热养阴），二调（调脾胃、调冲任、调气血、调情志），三补（补气、补血、补肝肾）的中医药抗炎、抗过敏树状系列方，进行预置板式的个体化镶嵌组合，常可收到意想不到的效果。

急性期多采用清热、凉血、解毒、利湿、散风的驱邪法则，"急则治其标""驱邪以扶正"，起到相当于抗炎、抗过敏的免疫抑制剂和抗组胺药的作用。慢性期或缓解期多采用养血、养阴、益肾等法则，"缓则治其本""扶正以祛邪"，起到相当于免疫增强和免疫调节剂的作用。

陈凯教授强调：肠道是人体最大的免疫器官，是继细胞免疫、体液免疫之外的第三种免疫——黏膜免疫。健康要从肠内开始。采用益气、固表、实卫、补脾、疏肝、调气的中药确有显著提高机体免疫功能和抗病毒、抗感染、保护呼吸道黏膜及胃肠道黏膜的能力。很多过敏病都累及肠胃。反之肠胃有病也容易过敏。因而治疗慢性荨麻疹需要重视调理脾胃。

陈凯教授常说到"淘砌"，其大意为同时运用消补两法，外消内补，从而达到祛除病邪的目的。慢性荨麻疹多由正气虚损，外受风邪所致，故适用此原则。在祛除外风的同时加入补气健脾的药物自内而托，可增强祛风止痒之效。

陈凯教授治疗慢性荨麻疹思路灵活，常从以下几方面入手：①内分泌思路（冲任不调），用芩连四物汤；②脾胃不和，用芩连平胃汤；③微循环思路（络脉受阻），用桃红四物汤；④表气不足，卫外不固，用玉屏风、参苓白术散；⑤系统性接触性皮炎思路，注意需剃除已染的头发；⑥邪气闭塞，邪无出路，用防风通圣散；⑦以皮达皮，取类比象，用五皮饮、多皮饮；⑧血虚风燥，肌肤失养，用当归饮子。

382 荨麻疹如何进行疗效判断？

荨麻疹来无影，去无踪，又常常在夜间发作，白天减轻甚至完全消退，所以在就诊时往往看不到皮损，仅凭患者叙述、判断，难以准确了解药效及病情变化。目前慢性荨麻疹缺乏客观的治愈疗效标准，我们经过长期的临床实践，总结了以下几点模糊标准，综合起来可以大致判定病情是趋于减轻、加重或是未变。

（1）瘙痒积分　假设初诊时痒为10分，看治疗后痒可减为几分。可以用直尺法，十分法等多种方法计量。

（2）睡眠质量　慢性荨麻疹瘙痒常夜间加重，患者睡眠质量比较差，看治疗后患者的睡眠质量改善情况可以判断病情的进退。

（3）皮损面积　看治疗后患者的单块风团的大小有无改变，数量是否减少。

（4）持续时间　看治疗后患者的瘙痒时间、风团持续时间是否缩短。

（5）发作频率　看发病有无间隔，间隔时间是否延长，一天发作几次。

383 慢性荨麻疹为什么常在夜间加重？

（1）糖皮质激素的分泌以晨起最多，而于夜间相对较少，其抑制过敏介质释放的功能减弱，故荨麻疹常于夜间重。

（2）人在睡眠时往往处于迷走神经兴奋、交感神经抑制的状态，而迷走神经支配和作用于支气管平滑肌。迷走神经的兴奋增强，会引起支气管平滑肌的收缩，从而引起支气管平滑肌的痉挛，气道狭窄而呼吸困难。

（3）夜间受吸入过敏因素影响较多，患者的枕头、被子的填充物往往有动物皮毛等碎屑，其携带的颗粒往往可引起过敏。

（4）夜间人体功能减弱，血流缓慢，肌肤营养缺乏，故瘙痒夜间较重。

（5）夜间人活动量小，受外界干扰较少，对自身变化敏感，瘙痒较重。

（6）夜间的气温相对较低，呼吸道吸入低气温的空气，导致支气管平滑肌舒缩失调，而使喘憋情况加重。

（7）人在夜间睡眠时，胸部机械感受器功能减弱，气道分泌物排出不畅，堵塞或刺激气道可引起喘憋的发作，而且睡眠后气道处于自然或疲劳性松弛状态，痰液坠积，堵塞气道引起喉梗阻发生。

384 陈凯教授关于荨麻疹的预防与调护有何经验？

陈凯教授认为对于荨麻疹，要重视细节，小处不可随便。对慢性荨麻疹应遵循移、避、忌、替的原则，即“移”出易过敏区，“避”开过敏原，“忌”服易过敏食物，“替”代功能相近的食品及物品。对过敏原不是抗，而要跑。建立抗过敏的“世外桃源”。尝试中医的绿色疗法，充分享受空气、阳光和水，集洗疗、光疗、食疗、中药、针推、健身、音乐、心理、娱乐等为一体的吃、喝、玩、乐抗敏法。治疗的最高境界为主动治疗及中医非药物干预。

饮食主张多食河产品，少食海产品，不食动物头蹄。从营养学角度讲，吃离自身远的食品好，生着吃比炒着吃好。在主副食比例搭配上要遵循“三山六水一分田”的原则。但从防止食物过敏的角度讲，则应反其道而行之。能炖着吃，不煮着吃；能煮着吃，不炒着吃；能炒着吃，不生着吃。要煮得烂烂的再吃。海产品为阴中之阳，动物头蹄为“发物”之最。相对其他动物蛋白类的食品，鸡肉比较安全。

内衣着装宜纯棉、白色、宽松。居住环境及居室装修宜简单；吃的用的宜天然。注意避光，避免进食可能导致光敏的药物及食物。水果过敏与花粉过敏存在一定的对应关系。对花粉过敏者，吃水果要当心，例如在食用前要削皮或将果肉放在淡盐水中浸泡，使过敏成分破坏分解。重视宿便，正常排便。饮活水(井水，1~2 杯/天)，睡子午觉。重视补水、锁水、保湿，洗淀粉浴。按“湿对湿，干对干”的原则，使用外用药剂型，提倡使用香蜡膏、及“三油合剂”。

对慢性荨麻疹患者而言，没有任何一种食物或药物是安全的。饮食要记录，一样一样地试；药物则能口服的不肌注，能肌注的不静推，能中不西，先中后西，中西结合。

385. 沥青皮炎的临床表现如何？辨治要点如何？

沥青皮炎，是指接触沥青和日光照射后出现的炎症性皮肤病。以皮肤暴露部位红斑充血肿胀，或出现丘疹、水疱，伴瘙痒灼痛为临床特征。多发于夏季，以炼钢、修路、野外搬运工人为多见。其病因病机为禀赋不耐，皮毛腠理不固，感受毒热，复受日光照射，两邪蕴蒸肌肤而成。

临床表现为皮疹急性发作，在光照半小时至数小时后即可发生。皮损只发生于暴露部位，面部最易受累，有明显的光照界限。临床上可分干性型、湿性型两种。干性型：皮损为光泽红斑，干燥，皮损迅速转为暗红，经3～4天脱屑而愈。湿性型：皮损初起为红斑，继而皮肤上起丘疹和水疱，水疱破裂糜烂，滋水淋漓，约7天后肿退，14天后水疱干涸，结痂而愈。自觉瘙痒，灼热或疼痛。同时可伴有乏力、头痛，头晕、口渴、恶心、呕吐、腹痛腹泻、咳嗽、胸闷等全身症状。本病往往反复发生，皮肤可变得干燥、粗糙，呈棕黑色，部分发生黑头粉刺、痤疮样皮炎，亦可有毛囊炎、疖肿改变。

治疗可分为：

（1）血热证　皮损为光泽红斑，干燥，自觉瘙痒或热痛；舌红，苔薄白，脉滑数。治法：清热凉血解毒。方药：皮炎汤酌加紫草、白茅根、青蒿、大青叶、龙葵等。

（2）湿热证　皮肤红热、肿胀，皮损以丘疹、水疱为主，疱破糜烂，滋水淋漓，或伴有恶心呕吐、腹痛腹泻，舌红，苔黄腻，脉濡滑。治法：清热凉血，解毒利湿。方药：清热除湿汤酌加丹皮、白鲜皮、青蒿等。

外治法：干性型可用黄连膏、芩柏软膏、创灼膏外涂，或用青黛散调冷开水外敷，每日2～3次；湿性型用10%黄柏溶液、清热消肿洗剂、马齿苋洗剂湿敷，或用青黛散、祛湿散调麻油外搽，每日3～4次。

中成药：龙胆泻肝丸、石蓝草合剂、抗敏合剂适用于湿热证。皮肤病血毒丸适用于血热证。（参见植物日光性皮炎）

西医认为本病是职业性光敏性皮炎，是因在劳动中接触光敏物质（如煤焦油、沥青、氯丙嗪等），复受日光照射引起的皮肤炎症反应。西医治疗原则为避光、消炎、抗过敏。全身治疗可给予口服抗组胺药，重症泛发者可用糖皮质激素，继发感染时可用抗生素。

386· 化妆品皮炎的诊治要点如何?

化妆品皮炎是由于接触油彩、化妆品而引起的一种炎症性皮肤病。以颜面部红斑、丘疹、色素沉着，自觉瘙痒为临床特征。多见于经常使用油彩化妆的演员及中青年妇女。

本病好发于颜面两颊、两颧、眼周及下颌部位；皮损为密集的针头大小丘疹，甚则出现丘疱疹、水疱或糜烂；亦可为散在的绿豆至黄豆大红色炎性丘疹，伴有黑头粉刺或毛囊炎。皮损反复发作后可出现局限性红褐、青褐或灰褐色色素沉着斑，边缘不清，伴有毛细血管扩张。自觉刺痒及灼痛。一般无全身症状。本病病程有自限性，一般停用化妆品后，处理得当，经1~2周可痊愈。但再次接触时可复发。反复发作可转为亚急性或慢性皮炎。

中医辨证为：

（1）风热证　可见红斑，丘疹、脱屑，自觉瘙痒，舌红，苔薄黄，脉数。治以清热祛风止痒，方用消风散酌加鸡冠花、白鲜皮等。

（2）湿热证　可见红斑、水疱，糜烂明显，小便黄赤，舌红，苔黄腻，脉滑数。治以清热利湿解毒。方用龙胆泻肝汤酌加防己等。

（3）瘀滞证　表现为皮损肥厚粗糙，色素沉着，伴瘙痒，舌质暗红，苔薄，脉涩。治以活血化瘀、润肤消斑。方用桃红四物汤酌加泽兰、白芷等。外治法与皮炎湿疹相同。

中成药方面，风热证可予防风通圣丸、羚翘解毒片（丸）、桑菊感冒片、银翘解毒颗粒以疏风解表，清热解毒；后期可予消银颗粒（片）以清热凉血，养血润肤，祛风止痒。重者可见日晒处皮肤红肿明显，有水疱或大疱，破后有黄色液体渗出，自觉胀痛或瘙痒。辨为湿毒搏结，为肝经湿热。可予龙胆泻肝丸、石蓝草合剂、抗敏合剂等清肝胆，利湿热。瘀滞证可予血府逐瘀胶囊、桂枝茯苓胶囊或大黄䗪虫丸治疗。

387 · 稻田皮炎是一种什么样的病？

稻田皮炎是患者在稻田生产过程中由于各种原因引起的多种皮肤病的总称，又称“水田风”“水田痒”等。表现为浸渍糜烂型皮炎。本病是水稻种植区的常见病，以拔秧、插秧、捻收时节发病最多。

本病多于连续下水田劳作 2～5 天后发病，好发于手掌和足部。夏季和梅雨季节多发，初起指（趾）缝皮肤肿胀、发白、起皱，呈浸渍现象。若继续从事浸水工作或在潮湿环境中作业则病情加重，反复摩擦可使肿胀起皱的皮肤进一步出现表皮剥脱，露出红色基底，并伴少量渗液、糜烂。手足背及掌跖角质较厚部位，可出现蜂窝状表皮剥离，自觉瘙痒和疼痛。

本病具有自限性，停止水田工作后 1 周左右可自愈。但如继发感染，伴发红丝疔、丹毒、甲沟炎、甲床炎、化脓性指头炎等，则病程延长，且可伴畏寒、发热等全身症状。

本病一般外治即可，如继发感染可予中药内服。临床若见发病迅速，皮损潮红、滋水糜烂，自觉剧痒灼痛，或有形寒、发热、头痛身热，舌红，苔黄或黄腻，脉数者，可辨为湿热染毒，治以清热利湿解毒，方用五神汤合五味消毒饮加减。

外治原则为干燥收敛，防止继发感染。表皮松软浸渍者，外扑枯矾散、祛湿散，每日 2 次。皮肤糜烂者，外搽青黛散，每日 2 次；或用石榴皮 120g，煎水外洗。有继发感染，可用黄柏 30g、马齿苋 120g，煎水浸洗。外用化毒散膏，每日 1 次。

改善生产环境、劳动条件及工艺过程，采取干湿活轮换操作及机械化生产，减少、缩短连续浸水作业时间；加强个人防护，劳动前在浸水部皮肤外搽油脂性皮肤保护剂，劳动结束后，用12.5%明矾、3%食盐水浸泡片刻，让其自行干燥对预防发病很有帮助。

内服中成药有二妙丸、四妙丸、龙胆泻肝丸等清利下焦湿热之品。外用中成药可选用皮肤康洗液、清热消肿洗剂等，稀释后泡洗。外扑青蛤散（黄柏、青黛、煅蛤壳、煅石膏、轻粉）、脚气散（枯矾、白芷、荆芥穗）以清热解毒，燥湿杀虫，祛风止痒。

388 红斑狼疮是一种什么样的病？

红斑狼疮（LE）是多因素（遗传、性激素、环境、感染、药物、免疫反应等环节）参与的一种自身免疫性疾病。本病是一个病谱性疾病，病谱的一端为盘状红斑狼疮（DLE），病变主要限于皮肤，另一端为系统性红斑狼疮（SLE），病变累及内脏多系统，并常有皮肤损害。中间有播散性盘状红斑狼疮、亚急性皮肤型红斑狼疮、深部红斑狼疮等亚型。本病男女皆可发病，而以育龄期女性为最多，男女之比为1：（7~9）。其发病率约为1/10万，近年来有增加的趋势。红斑狼疮是涉及多个学科的边缘病种，70%~85%红斑狼疮患者有皮肤表现，所以红斑狼疮一直是皮肤病学研究的重点病种之一。

389 盘状红斑狼疮的临床表现是什么？

盘状红斑狼疮皮损好发于面部，尤以两颊、鼻部为著，其次为头项、两耳、眼睑、额角，亦可发于手背、指侧、唇红、肩胛等处。

皮损初为针尖至黄豆大小或更大的微高起的鲜红或桃红色斑，呈圆形或不规则形，境界清楚，边缘略高起，中央轻度萎缩，形如盘状，表面覆有灰褐色黏着性鳞屑，鳞屑下有角质栓，嵌入毛囊口内。皮损周围有色素沉着，伴毛细血管扩张。两颊部和鼻部的皮损可互相融合，呈蝶形外观。20%~30%病人有黏膜损害，常见于口唇黏膜，尤以下唇为多，表现除鳞屑红斑外，甚至可发生糜烂、溃疡。不典型的皮疹，其病变比较表浅，类似脂溢性皮炎，有时伴色素沉着和色素减退。

此外，临床上还有一些特殊类型的DLE，包括毛细血管扩张性红斑狼疮、慢性泛发性红斑狼疮（GDLE）、冻疮样狼疮、疣状盘状红斑狼疮等。

本病一般自觉症状不明显，进展时或日光暴晒后可有轻度瘙痒感，少数患者可有乏力、低热或关节痛等全身症状。

390. 亚急性皮肤型红斑狼疮的临床表现是什么？

亚急性皮肤型红斑狼疮（SCLE）是一种特殊类型的红斑狼疮，过去由于认识不足曾诊断为对称性离心性红斑、多形性日光疹、自身免疫性环状红斑，或称为银屑病样红斑狼疮、糠疹样红斑狼疮、播散性盘状红斑狼疮、亚急性播散性狼疮。

本病女性多见，患者以中青年为主。皮损好发于光照部位如面部，颈前“V”形区，上肢伸侧和躯干上部等。有两种特征性皮损：环形红斑型和丘疹鳞屑型（又称银屑病样型）。环形红斑型皮损为环形、多环形、半环形暗红色浸润斑块，中心皮肤正常。丘疹鳞屑型皮损为红色丘疹和斑疹，表面有鳞屑，鳞屑较明显时呈银屑病样。愈后不遗留皮肤萎缩和瘢痕，可遗留毛细血管扩张和色素沉着或减退。

大部分患者有日光过敏。常伴有不同程度的全身症状如关节痛、低热和肌痛等，有时可伴浆膜炎，但严重的肾脏和神经系统受累较少。实验室检查少数病人可有贫血、白细胞减少，抗核抗体（ANA）阳性率63%~78%，抗SSB抗体阳性率50%~70%，抗SSA抗体60%阳性，后两者的高阳性率是本型的免疫学特征。

391 系统性红斑狼疮的临床表现如何？

系统性红斑狼疮常侵犯皮肤、关节、肾、心、肺、肝、血液、神经等多个系统。各个系统的病变可以同时发生或先后发生，形成不同症状的组合。最常见的开始症状组合是面部蝶形红斑、发热、关节痛。部分患者以肾炎为最早表现，少数患者以胸膜炎、心包炎、血小板减少性紫癜、雷诺征或精神症状、癫痫发作、视神经炎、颅内压增高等开始。以单个系统症状开始发病时常造成误诊。

本病总的规律是从一个系统病变向多系统病变发展。

（1）皮肤黏膜　病程中70%~80%患者有皮损。面部蝶形红斑是系统性红斑狼疮的特征性皮疹，为分布于面颊和鼻背部的蝶形水肿性红斑，日晒加重。5%~15%的系统性红斑狼疮患者可伴有盘状红斑狼疮皮损。有时可见掌红斑和血管炎样皮损。病情活动时患者常有弥漫性脱发（休止期脱发）或“狼疮发”（前额发际毛发细而无光泽，常在2~3cm处自行折断，形成毛刷样外观），约1/3患者可有日光过敏。还可有紫癜样皮损、雷诺征、大疱性皮损、多形红斑样皮损、荨麻疹样血管炎或血栓性静脉炎等表现。黏膜皮损主要表现为口腔溃疡。

（2）关节肌肉　关节受累是系统性红斑狼疮最常见的症状，90%以上患者有不同程度的关节炎和关节痛，可伴有关节红肿，但关节畸形不多见。肌炎和肌痛也较常见，但肌无力不明显。

（3）浆膜炎　心包炎和胸膜炎较常见，可为干性或有积液，腹膜炎较少见。

(4) 系统受累　累及心脏可有心包炎、心肌炎和心内膜炎。肺部病变主要为间质病变，表现为活动后呼吸困难。50%~60%患者有狼疮肾炎表现，可导致肾病综合征甚至肾功能衰竭。中枢神经系统受累表现为头痛、癫痫样发作，也可引起意识障碍、定向障碍等；周围神经受累可引起多发性神经炎的症状。多数患者在疾病活动期伴有血液系统的异常，表现为贫血、白细胞减少和血小板减少。还可有肝脾大、肝功能异常。视网膜可有棉花团样渗出。

392 红斑狼疮的诊断要点是什么?

(1) 盘状红斑狼疮诊断要点

1) 皮损好发于面颊、眉弓、耳郭、手背等曝光部位。

2) 典型皮损为境界清楚之紫红色丘疹或斑块，表面有黏着性鳞屑，鳞屑下方有角栓。一般愈后留下色素减退的萎缩性瘢痕，严重的瘢痕可引起毁形，头皮则有萎缩性脱发区。

3) 有不同程度瘙痒和烧灼感。

4) 皮肤病理检查有基底细胞液化变性，真皮血管和附件周围灶性淋巴细胞浸润，狼疮带试验（LBT）阳性可确诊。

(2) 亚急性皮肤型红斑狼疮诊断要点

1) 本病女性多见，患者以中青年为主。

2) 皮损好发于光照部位，如面部、颈前“V”形区、上肢伸侧和躯干上部等。

3) 典型皮损有两种，环形红斑型和丘疹鳞屑型。愈后不留皮肤萎缩和瘢痕，可留毛细血管扩张、色素沉着或减退。

4) 大部分患者有日光过敏。

5) 常伴有不同程度的全身症状，如关节痛、低热和肌痛等，有时可伴浆膜炎，但严重的肾脏和神经系统受累较少。

6）皮肤病理检查与盘状红斑狼疮接近，但炎症浸润较轻。

（3）系统性红斑狼疮诊断要点

1）颧颊部红斑。

2）盘状红斑。

3）光敏感。

4）口腔溃疡。

5）非侵袭性关节炎。

6）浆膜炎：胸膜炎和（或）心包炎。

7）肾脏损害：持续尿蛋白 > 0.5g/24h 或 > +++，或有红细胞、血红蛋白、颗粒管型或混合型管型。

8）神经受累：抽搐或精神病，排除药物或代谢紊乱所致。

9）血液系统受累：溶血性贫血伴网织红细胞增多，或白细胞 $<4.0\times10^9/L$，或淋巴细胞 $<1.5\times10^9/L$，或血小板 $<100\times10^9/L$。

10）免疫学异常：红斑狼疮细胞（LE 细胞）阳性，或抗 dsDNA 抗体增高，或抗 Sm 抗体或梅毒血清实验假阳性。

11）ANA 阳性：排除药物性狼疮引起。

相继或同时出现上述 4 项以上，即可诊断 SLE。

393. 红斑狼疮的鉴别诊断要点是什么？

（1）系统性红斑狼疮的鉴别诊断

1）类风湿性关节炎或风湿热：有 1/5 ~ 1/4 SLE 患者早期出现关节肿痛，伴有不规则发热，血沉升高，而无皮疹红斑，血、尿常规正常，如不做免疫学方面的化验检查，则不能做出早期诊断。类风湿性关节炎的关节疼痛，多累及小关节，可有关节畸形，类风湿因子大多阳性，无红斑狼疮特有皮损改变，查不到红斑狼疮细胞。风湿性关节炎的关节肿胀明显，可出现风湿结节及环形红斑，风湿因子大多阳性，无系统性红斑狼疮特有的皮损，红斑狼疮细胞及抗核抗体检查阴性，对光线不敏感。

2）慢性肾炎：少数青少年 SLE 早期表现为水肿，尿蛋白管型，无皮疹，无关节炎，如做抗核抗体、抗 DNA 抗体、补体、抗 Sm 抗体检测可能有助于诊断，但有时候上述检查属正常范围，则需做皮肤的狼疮带检查，或做肾活检病理及免疫荧光检查以资鉴别。

3）特发性血小板减少症：一些病例开始表现为血小板减少性紫癜，经过若干年后才出现典型的 SLE 症状，所以对于青年女性原因不明的血小板减少症，要警惕 SLE 的可能。

4）结核性胸膜炎：SLE 的早期表现可以是发热、胸腔积液、血沉升高，如忽略了免疫方面的检查，可能导致误诊。

此外 SLE 的溶血性贫血可以误诊为一般的缺铁性或溶血性贫血；SLE 的长期发热、肥达反应阳性，可误诊为肠伤寒；SLE 颅内压增高，出现头痛、恶心、呕吐时可误诊为颅内恶性肿瘤；胃肠型的急性 SLE 常被误诊为一般的急腹症。

（2）亚急性皮肤型红斑狼疮的鉴别诊断

1）多形红斑：发病部位不同于 SCLE，而好发于四肢末端、口及生殖器周围，在病理上表皮的炎症明显，狼疮带试验（LBT）检查 IgG 及 C3 沉着于血管周围，荧光带阴性；亦无其他的自身抗体如 ANA、dsDNA 抗体等。

2）多形性日光疹：表现多样化，可有红斑、丘疹、水疱，类似湿疹皮炎，很痒；ANA 阴性或低效价阳性，LBT 可部分阳性，炎症变化主要在表皮及血管周围，而 SCLE 炎症病变主要在皮肤附属器周围。

（3）盘状红斑狼疮的鉴别诊断　主要与扁平苔藓区别；因两者均可有口腔损害，紫红色、中央萎缩、基底细胞液化现象。做 LBT 检查，DLE 的阳性率（60%～90%）；而扁平苔藓则阴性或假阳性（IgM 线状沉着），且光镜所见为明显淋巴细胞带状浸润。

394 现代医学对红斑狼疮是如何治疗的?

红斑狼疮患者应避免日晒，外出时宜外用防晒剂。原则上根据红斑狼疮的类型及病情轻重选择治疗药物。

(1) 盘状红斑狼疮　局部可外用糖皮质激素霜剂，对顽固而局限的皮损可用糖皮质激素皮损内注射。皮损较广泛或伴有全身症状者须用全身治疗。

1) 抗疟药：氯喹 0.25g ~ 0.5g/d 或羟氯喹 0.2 ~ 0.4g/d，病情好转后减为半量。病程视病人耐受情况和病情而定。一般总疗程为 2 ~ 3 年。其主要的副作用为视网膜病变，服药期间应定期（每 3 ~ 6 个月）检查眼底。

2) 沙利度胺（反应停）：初量 200mg/d，分 2 次口服。起效后减为 100mg/d 维持，并继续治疗 3 ~ 5 个月。其主要的副作用是致畸，育龄患者应慎重使用。

3) 皮质激素：对皮损广泛，伴有低热和关节痛等全身症状者或单纯用抗疟药疗效不理想时可配合小剂量泼尼松（15 ~ 20mg/d）治疗，病情好转后再缓慢减量。

(2) 亚急性皮肤型红斑狼疮　一般按系统性红斑狼疮的原则进行治疗。可先选用氯喹（或羟氯喹），如皮损广泛或全身症状较明显者需给予泼尼松 20 ~ 40mg/d，疾病控制后递减。

(3) 系统性红斑狼疮

1) 皮质激素：是治疗系统性红斑狼疮的主要药物。普通病例可用泼尼松 0.5 ~ 1.0mg/（kg · d）。对合并肾损害和脑损害者须用大剂量激素治疗，相当于 100 ~ 200mg/d；或用甲泼尼龙冲击疗法，即甲泼尼龙 0.5 ~ 1.0g 静脉滴注，连续 3 天。病情控制后逐步减少激素的用量。在治疗过程中应注意激素的副作用。

2) 免疫抑制剂：对红斑狼疮肾损害如仅用皮质激素疗效不满意时需加免疫抑制剂如环磷酰胺（CTX）或硫唑嘌呤，对疗效不理想的还可选用环孢素治疗。此类药物的毒副作用比较大，应慎重选择。

3）非甾体消炎药（NSAID）：可用于治疗关节炎和低热等症状。

此外，对病情顽固的患者，还可选用血浆置换疗法、静脉注射免疫球蛋白等。

395 红斑狼疮的中医病因病机要点是什么？

红斑狼疮的发病总因先天禀赋不足，气血耗伤，肝肾亏虚，毒邪侵入所致。

先天不足，后天又失调养，致使阴阳不调，气血失衡，经脉阻隔，气血瘀滞；或因七情内伤、气急恼怒、过度疲劳等因素，伤及脏腑；而日光照射，邪热入里，外感毒邪，又是发病的主要诱因。

急性活动期多属毒热炽盛，可出现气血两燔的证候，如红斑、高热、神昏谵语等；久热耗气伤阴，气阴两伤可出现低热乏力，唇干舌红，言语低微症状。毒热瘀滞，阻隔经络，可出现肌肉酸楚、关节疼痛等症状；病久不愈，致使五脏俱虚，出现各种错综复杂的证候，病邪入心，证见惊悸惶恐；病邪入肝，证见两肋胀痛，口苦咽干；病邪入脾，则可见四肢无力，胸脘痞满，腹胀纳差，四肢水肿；邪入心包，则神昏谵语；肾为先天之本，久病及肾可出现阴阳俱虚之证，证见面色晄白，腰膝酸软无力，发枯易脱，耳鸣失聪，尿色清长或为尿闭，四肢不温，全身浮肿等。

总之，此病在整个病程中可出现虚实夹杂、寒热交错等多种复杂现象，最后可因毒热内攻，五脏俱虚，气血瘀滞，阴阳离决而死亡。

396 古代文献对红斑狼疮病因病机是如何认识的?

在中医古籍中未查到系统性红斑狼疮病名的确切记载。根据临床表现可分属痹证、阴阳毒、日晒疮、温毒发斑、水肿等病的范畴。

《素问·刺法论》曰:“正气存内,邪不可干。”《素问·评热病论》曰:“邪之所凑,其气必虚。”《灵枢·百病始生》曰:“风雨寒热,不得虚,邪不能独伤人,卒然逢疾风暴雨而不病者,盖无虚,故邪不能独伤人,此必因虚邪之风,与其身形,两虚相得,乃客其形。”可见,正气虚衰是疾病发生的基本条件。《素问·痹论》曰:“风寒湿三气杂至,合而为痹也……以冬遇此者为骨痹,以春遇此者为筋痹,以夏遇此者为脉痹,以至阴遇此者为肌痹,以秋遇此者为皮痹……五脏皆有合,病久而不去者,内舍于其合也。”因此,风寒湿可以引起骨、筋、脉、肌、皮痹。久痹不已,病邪不仅内舍五脏,同样可以内侵六腑,这与SLE的临床所见非常相似。《金匮要略》曰:“阳毒之为病,面赤斑斑如锦纹,咽喉痛……阴毒之为病,面目青,身痛如被杖,咽喉痛……”《诸病源候论》曰:“夫欲辨阴阳毒病者,始得病时,可看手足指冷者是阴,不冷者是阳……阳毒者,面目赤;阴毒者,面目青而体冷。”上述阴阳毒的病情,患者面部有红斑或青斑,身体疼痛,手足指冷等,与SLE病情比较符合。因日光过敏,面颧赤肿又有人名之曰:“日晒疮。”该证包含各种光敏性皮肤病。日光照射是SLE面部红斑出现和加重的诱因,因此也属于“日晒疮”的范畴。《诸病源候论》曰:“温毒始发,出于肌肤,斑烂隐疹,如锦纹也。”现代医家据此将SLE急性发作期高热、红斑皮疹等证候名为“温毒发斑”。明·叶文龄《医学统旨》曰“三气合而为痹,搏于血脉,积年不已,则成隐疹风疮，搔之不痛，头发脱落也。”《景岳全书》曰“凡劳损病剧，而忽加身痛之甚者，此阴虚之极，不能滋养筋骨而然，营气惫矣。”

由以上中医古代文献可以看出，正气虚是红斑狼疮发病的根本，并伴随疾病的始终；外感风寒湿、温热毒邪、日晒等是红斑狼疮的诱因。

397. 当代名老中医关于红斑狼疮有何论述？

赵炳南先生认为，本病的发生多由于先天禀赋不足，或因七情内伤，劳累过度，或因房事失节，以致阴阳气血失于平衡，气血运行不畅，气滞血瘀，经络阻隔所致。另外多数患者的发病与强烈日光暴晒有关，日光照射则症状加重，所以外感毒热之邪是本病的条件之一；热毒入里燔灼阴血，瘀阻经脉，伤于脏腑，蚀于筋骨则可以发病。

张镜人认为红斑狼疮正虚为本，毒热为标。该病多由素体禀赋不足或后天失于调养，导致正气不足，气阴两虚，复受日光暴晒或外感六淫邪气，毒邪内侵引起。气阴两虚为本，毒热外侵为标，正气不足为先，则毒热由外而内，先侵肌肤，筋脉关节而出现皮肤红斑，关节肿痛；继之内犯脏腑，累及脑、肾、肝、肺、心等导致阴阳两虚，出现相应的证候。另外，本病患者常出现面部蝶形红斑或盘状红斑及甲周红斑，说明其发病与血瘀有关。诸症并非截然分割，而是互有联系和转化，发热伴皮疹及关节痛等风湿热痹的证候，每见于早期，继之可转趋瘀热伤肝或脾肾亏损，在此阶段，病情迁延又往往会产生两方面的倾向：一是邪毒炽盛，来势虽凶，治疗尚易取效；一是邪毒攻心，或邪蒙清窍，肝风内动，预后不佳。若邪退正虚，则呈气阴两虚，亦是本病最为常见的证候。本病后期则常因久病不愈，阴损及阳，阳气衰微或阴阳两虚。

张志礼教授认为红斑狼疮临床征象虽然复杂，但“虚”是本病之本，机体阴阳失调、气血失和造成的机体功能与代谢失调，体质虚弱，抵抗力下降，则是发病的根本原因，临床表现为心悸乏力，精神萎靡、五心烦热、失眠健忘、少食纳呆、关节疼痛、月经不调、脉沉细软、全血血象偏低等。这些征象是贯穿整个病程的基本表现。而由于外邪毒热的作用，病程中间断或反复出现整体或某个脏腑的毒热症状如高热、谵妄、出血倾向、白细胞计数升高等，则是短暂的、阶段性标象。本病虽因虚致病，复因病成劳，但即使急性活动期症状突出表现为毒热的标象，其本质还是虚中挟实、标实本虚。而久治不愈者，更使虚加重。因此治疗本病时，应切记“虚”是本，始终注意扶正重于祛邪的指导思想，以调和阴阳，补益气血，活血化瘀通络治其本；清热解毒、疏肝理气、养血安神治其标。即使在急性活动期本着“急则治其标”的原则采用清热解毒凉血治法为主，也不要忘记“护阴”，而病情稳定期几种证型则均应以扶正固本为主。本病可先后或同时损耗多脏腑，而脾肾受损尤为常见而重要。肾为先天之本，主藏精（即先天之精）；脾为后天之本，化生水谷精微（即后天之精）；二者相互为用，互充互养。五脏相关，气血同源，阴阳互根，气虚不能生血，血虚无以养气。气虚者，阳亦渐衰；血虚者，阴亦不足。阳虚日久，累及于阴；阴虚日久，累及于阳。脾肾不足阴阳不调是本病最常见的病型，约占临床辨证分型的2/3。因此，常以健脾益肾、调和阴阳、活血通络为扶正固本祛邪治则的核心。

周仲瑛认为本病肝肾亏虚、气血失调为本。本病多发于妙龄少女、青春少妇。女子以肝为先天，乙癸同源，患者先天禀赋不足，肝肾本虚；加之情怀久郁，肝郁化火，耗伤肝肾阴精；或热病之后，阴伤未复；或接触某些化学毒物，损伤气血，致使脏腑气机紊乱，气血营运失调，此乃发病之基础。风毒痹阻、络热血瘀为标。气血失调，郁热内起，化生风毒，毒热锢结，郁于血分；遇有日晒、情怀不畅或外感扰动，则外见皮肤红斑，疹点隐隐，肌肤瘙痒，关节疼痛；内见络损血瘀，脏腑受戕，而成低热绵绵，久久不退，或高热鸱张，反复难已，甚或热盛神昏，腰酸胁痛，心悸气喘，尿多脂沫，种种变证均由风毒瘀热而来。

沈丕安认为本病系起于先天禀赋不足，肝肾阴亏，精血不足，加之情志内伤，劳倦过度，六淫侵袭，阳光暴晒，瘀血阻络，血脉不通，皮肤受损，渐及关节、筋骨、脏腑。该病基本病机是素体虚弱，真阴不足，热瘀内盛，痹阻脉络，内侵脏腑。病位在经络血脉，以三焦为主，与心脾肾密切相关。而该病的性质是本虚标实，虚实夹杂，以心、脾、肾的阴虚、血虚为本，瘀热、火毒、积饮为标。该病初在表，四肢脉络痹阻，先表后里，由四肢脉络入内而损及脏腑脉络；在内先驻上焦，由上而下，渐及中焦，再及下焦，由轻渐重，由浅渐深；在表在上较为轻浅，在里在下较为深重；若表里上下多脏同病，当为重证，如再由下而上弥漫三焦，五脏六腑俱损，上入巅脑则最为危重。

由以上医家的论述可以概括，红斑狼疮的发生是因先天禀赋不足，以肝肾亏虚、气血失调为本，风毒痹阻、络热血瘀为标，日晒、情志不畅、过劳、经产、外感等是诱发或加重的因素。热、毒、瘀、虚是本病的特点。

398 系统性红斑狼疮的辨证思路如何？

系统性红斑狼疮的病情复杂，不少学者根据患者的病情辨证分型治疗 SLE。

赵炳南先生将 SLE 分为五型：毒热炽盛、阴血虚亏、毒邪攻心、肾阴亏损、邪热伤肝。

朱仁康将本病分为六型：毒热伤营，肾阴虚损，心脾两伤，脾肾阳虚，气阴两虚，肝脾两伤。

张志礼等将 SLE 中医辨证分为五型：脾肾阳虚、肝肾阴虚、毒热炽盛、气阴两伤、脾虚肝郁。在中药基础上配合少量激素治疗 SLE 1029 例，其有效率及10年以上存活率明显高于单纯西药和单纯中药治疗组，并改善了患者的生存质量。

吴圣农将 SLE 分为三型：热毒炽盛型（急性型或暴发型）、痹痛型（亚急性以关节酸痛为主）、肝肾不足型（慢性缓解型）。并分别以养阴清热解毒；养阴清热，凉营通络；滋养肝肾，清热解毒为治则。

孟如将 SLE 分为五型：热毒炽盛、气阴两伤、肝肾阴虚、风湿热痹、脾肾两虚。急性期以激素等西药为主，配合中药治疗，慢性期以中医治疗为主，辅以少量激素。

沈丕安将 SLE 分为十型：阴虚内热证、气营热盛证、瘀热痹阻证、血热瘀滞证、热郁积饮证、瘀热血虚证、气阴两虚证、瘀热损肾证、脾肾两虚证、瘀热入脑证，并以各个证型的病情为依据制定出系列方剂。

边天羽把本病分为五型：气血两燔型、肝热血瘀型、气阴两虚血瘀型、脾肾阳虚型、阴阳两虚型，共治疗 SLE 217 例，其中病情较轻的 18 例单独用中药治疗，其他 199 例在皮质激素治疗的基础上配合中药治疗。

周仲瑛认为，SLE 以“肝肾亏虚、气血失调为本，风毒痹阻、络热血瘀为标”，在此基础上辨为四型：风毒痹阻、络热血瘀证；血分毒热、气阴耗伤证；肝肾阴虚、风毒留恋证；脾肾两虚、血瘀水停证。由于本病肝肾亏虚，气血失调为本，故治疗宜以培补肝肾作为重要法则，即使血分毒热证，亦宜顾护肝肾之阴。

399. 红斑狼疮中医内治要点如何?

根据我科经验，红斑狼疮的内治要点包含以下几方面：

（1）热毒炽盛证　常见于本病的急性期或活动期。

临床表现：面部蝶形红斑，色鲜艳，皮肤紫斑，伴有高热烦躁口渴，神昏谵语，抽搐，关节肌肉疼痛，大便干结，小便短赤。舌质红绛，苔黄腻，脉洪数或细数。

治法：清营解毒，凉血护阴。

方药：解毒凉血汤加减。高热不退者可加水牛角粉或羚羊角粉、安宫牛黄散；心力衰竭加西洋参或白人参；红斑明显加鸡冠花、玫瑰花、凌霄花。

疗效评估：本阶段中医治疗处于从属地位，需根据病情需要及时请相关科室会诊。

（2）气阴两伤证　常见于本病的亚急性期。

临床表现：斑疹色暗红，伴有不规则发热或持续低热，手足心热，心烦无力，自汗盗汗，面浮红，关节痛，足跟痛，月经量少或闭经。舌红，苔白，脉细数。

治法：养阴益气，活血通络。

方药：解毒养阴汤加减。持续低热加地骨皮、银柴胡；月经不调加益母草、泽兰；心悸加紫石英、合欢花；头晕头痛加茺蔚子、钩藤、川芎、菊花。中成药可选八珍益母丸、养阴清肺膏。

疗效评估：本阶段中医治疗疗效明显，可以改善患者的诸多不适症状，减轻糖皮质激素等西药的副作用，有利于减少糖皮质激素的用量和顺利撤减。

（3）脾肾阳虚证　常见于本病的慢性期及狼疮性肾炎。

临床表现：面色无华，眼睑、下肢浮肿，胸胁胀满，腰膝酸软，面热肢冷，口干不渴，尿少尿闭。舌质淡，苔少，脉沉细。

治法：温补脾肾，兼以通络。

方药：狼疮合剂加减。熟地黄10g、怀山药10g、山萸肉10g、泽泻10g、茯苓10g、丹皮10g、仙灵脾10g、制附子6g、鸡血藤15g、秦艽15g、首乌藤15g、菟丝子15g、旱莲草15g、白术10g、芍药10g、草河车15g。全身浮肿加海金沙、抽葫芦、仙人头；腰痛加续断、杜仲；腹胀胁痛加厚朴、陈皮、香附。

疗效评估：本阶段中医治疗疗效尚可，可以保护肾脏等重要脏器的进一步受损，减轻糖皮质激素等西药的副作用。

（4）脾虚肝旺证　常见于伴月经不调者。

临床表现：皮肤紫斑，胸胁胀满，腹胀纳呆，头昏头痛，耳鸣失眠，月经不调或闭经。舌紫暗，或有瘀斑，脉细弦。

治法：健脾疏肝益气，活血解毒。

方药：逍遥散、四君子汤加减。黄芪15g、党参10g、白术10g、茯苓15g、柴胡10g、枳壳10g、丹参10g、鸡血藤10g、首乌藤15g、钩藤10g、益母草10g、草河车15g、白花蛇舌草30g等。

疗效评估：本阶段中医治疗疗效明显，可以改善患者的不适症状。

（5）气滞血瘀证　多见于盘状及亚急性皮肤型红斑狼疮。

临床表现：红斑暗滞，角栓形成及皮肤萎缩，伴有倦怠乏力。舌暗红，苔白或光面舌，脉沉细。

治法：活血化瘀，软坚散结。

方药：复方秦艽丸加减。乌蛇6g、秦艽15g、漏芦10g、白花蛇舌草30g、玫瑰花10g、鸡冠花10g、连翘15g、鬼箭羽15g、丹参15g等。中成药可选用复方秦艽丸、散结灵。

疗效评估：本阶段中医治疗疗效明显，可以促进皮损的消退和预防疾病的进一步加重。

400　为什么阴虚内热证、气阴两伤证在系统性红斑狼疮患者中较多见，如何治疗？

SLE的临床中存在一系列的虚证，其中阴虚内热证、气阴两伤证是最常见的证型。因为：①肾为先天之本，主藏精（即先天之精）；SLE多发生于育龄期女性，女子以肝为先天，乙癸同源，肝肾阴虚是SLE发生的根本原因，并存在于病程的始终；

②肝肾阴虚不能制火，以致邪热火毒内生，而与肝肾不足又互为因果，即先天阴亏导致后天阳亢，又进一步灼伤阴津，形成恶性循环。热毒愈盛，阴液愈亏，由气入血致气血逆乱，阴阳失调，则皮肉筋骨脉、五脏六腑等皆受其害，由此产生种种证候；③“壮火食气”，内生热毒与外感火热邪气均可耗气伤阴，引起气阴两伤的证候；④在 SLE 治疗中经常使用的皮质激素具有温热之性，久用既可耗伤阴津，又可伤气；免疫抑制剂则常常导致脾胃气弱和阴血虚亏；⑤SLE 往往缠绵难愈，病久则气虚。总而言之，先天禀赋不足，肝肾阴虚是 SLE 发病的内在原因，内生与外感火毒之邪又可加重阴津的耗伤，SLE 的各个病程中均可存在阴虚内热证，气阴两伤证的产生。一方面由于内生热毒与外感火热邪气消耗人体的阳气津液；另一方面由于病久不愈引起，常见于病程的中后期，另外长期或剂量过大的使用皮质激素和免疫抑制剂等西药可加重阴虚和气虚症状。

养阴益气解毒方是张志礼教授的经验方，经多年临床应用表明，是治疗 SLE 阴虚内热证、气阴两伤证行之有效的方剂。阴虚内热重者，加用生地、知母、天花粉、石斛等；气虚明显者，重用黄芪、黄精等。方中女贞子滋肝肾之阴，安五脏；黄芪益脾肺之气，补五脏诸虚；以养阴益气扶正固本，共为君药。北沙参滋阴清热，益肺胃阴，加强女贞子养阴之力；太子参补脾肺之气，止汗生津，既助黄芪益气之力，又有护津之功；同为臣药。青蒿专解骨蒸劳热，泻火毒、而不耗气血，用之既清阴虚阳亢之内热、引邪外出，又防治光毒、凉血消斑，且佐制黄芪温热之性加重虚热；秦艽祛风湿、舒经络而除痹止痛，还可清虚热；鸡血藤去瘀血、生新血，为血分之圣药，具补血活血、舒筋活络之功；白花蛇舌草清热解毒；四药具为佐使。本方君、臣药专补 SLE 之虚，治病之本；佐、使药分别针对 SLE 之风、热、瘀、毒，治病之标；全方共奏养阴益气、清热祛风、活血解毒之功效。

401 中医如何认识与治疗红斑狼疮患者的光敏感？

研究表明，日光照射是 LE 重要的发病诱因。据统计，SLE 患者光敏感的发生率为65%，SCLE 光敏感的发生率为57%。可见，改善红斑狼疮患者的光敏症状，同时尽量减少日光照射对患者的伤害是红斑狼疮治疗的一个重要方面。

中医认为，红斑狼疮多由于先天禀赋不耐，皮毛腠理不密，复受日光毒热之邪或外感六淫邪气，内外合邪而致毒热蕴于血分，郁于肌肤则为皮肤红斑，侵及脏腑则引起内脏损害。因此，“毒”“热”是该病的本质之所在。

青凌草方功能清热凉血、解毒消斑，治疗 LE 光敏感有较好的疗效。方中青蒿清热凉血消斑，现代研究显示青蒿有抗光敏、抗疟作用；茵陈清热利湿；赤芍、生地清热凉血；凌霄花凉血活血，花性轻扬上升，善治头面部红斑；草河车、白花蛇舌草清热解毒，现代研究显示其有免疫抑制作用。诸药相辅相成，共奏“清热凉血、解毒消斑”之作用。

402 红斑狼疮中医外治要点如何？

（1）外用药物疗法　炎症明显、较红的皮疹可外用清凉膏、化毒散膏，暗红皮损可选用黄连膏，淡红或与皮色一致的慢性炎症性皮损可外用紫色消肿膏。

（2）中医非药物疗法

1）针刺治疗：本病是一种系统性疾病，针刺疗法只能根据具体情况，有针对性地在解决某一问题时选用，或采用针刺来改善免疫状态。一般常用毫针法：取穴命门、阳关、身柱、灵台、太冲、曲池、百会、足三里等。

2）耳针法：参照病变部位，检测阳性反应点，对症选穴针刺，亦可埋针。

403 治疗红斑狼疮的中成药有哪些？如何应用？

（1）雷公藤多苷片　本品可单用于红斑狼疮轻型病例或在皮质激素减量过程中加用。本药由中药雷公藤提取而来，具有祛风解毒、除湿消肿、舒筋通络的功用，有抗炎及抑制细胞免疫和体液免疫等作用。雷公藤苦，寒，有大毒，归心、肝经，祛风除湿，活血通络，消肿止痛，杀虫解毒。《中国药用植物志》云："雷公藤苦、涩，寒。有毒。功能舒筋活血，祛风除湿。主治风湿性关节炎，跌打损伤"。《湖南药物志》云："杀虫，消炎，解毒"。

本品不良反应：①消化系统损害：呕吐、腹泻、肝脏损害、转氨酶升高，甚至出现消化道出血；②生殖内分泌系统损害：女子月经紊乱，月经不规则或闭经，男子精子密度下降和活动能力减弱，部分患者性功能减退；③皮肤、黏膜损害：皮疹或皮肤色素沉着、瘀点、紫癜；④系统损害：红细胞、白细胞及血小板减少。

注意事项：①孕妇忌用；②白细胞和血小板减少、贫血者慎用；③肝病、严重心血管病及老年患者慎用；④服药期间可引起月经紊乱、精子活力及数目减少，有生育要求的患者慎用。

用法与用量：口服，每日 1～1.5mg/kg，分 3 次饭后服用。或遵医嘱。

（2）昆明山海棠片　昆明山海棠苦、温，苦以清热解毒，温可活血通络，苦温燥湿，祛风通络，活血止痛。系统性红斑狼疮见以下证候者可用之：热毒内蕴，伤及血分，发于肌肤或累及筋骨而出现面部或躯干、四肢斑疹鲜红，四肢肌肉关节疼痛、肿胀，可伴有发热，舌红苔黄燥，脉滑数。现代药理毒理表明，本品有免疫抑制、抗炎及抗生育等作用。

不良反应：据文献报道，昆明山海棠片可引起药源性肝损害。

注意事项：①昆明山海棠有活血祛瘀之功，故孕妇忌用；②本品可引起骨髓抑制，发生周围白细胞减少、血小板减少或贫血，使用时应注意检测周围血象，不宜过服久服；③本品可引起女子月经紊乱或闭经、男子精子减少，影响生育，有生育要求者不宜服用；④使用本品如出现消化道不良反应，如恶心、胃痛、腹泻、皮疹或皮肤色素沉着，应立即停药；⑤肝、肾功能不全者慎用。

用法与用量：口服，一次 2 片，一日 3 次。

（3）狼疮丸　具有清热解毒，凉血活血。用于热毒壅滞、气滞血瘀所致的系统性红斑狼疮、系统性硬皮病、皮肌炎、脂膜炎、贝赫切特综合征、结缔组织病。

方中金银花、连翘、蒲公英具清热解毒、散结消肿之功，为君药。黄连清热燥湿，泻火解毒，大黄清热解毒，凉血消肿，桃仁、红花、赤芍、丹参、生地黄、当归活血化瘀，凉血消肿，共为臣药。浙贝母、玄参滋阴解毒散结，蜈蚣、蝉蜕疏风通络，共为佐药。甘草调和诸药，以为使药。诸药合用，共奏清热解毒，凉血活血之功。

红斑狼疮见以下证候者可用之：因热毒壅滞，气滞血瘀所致，症见面部蝶形红斑，或盘状红斑，伴畏光、发热、无力、关节痛、烦热不眠等。

注意事项：①寒湿证者不宜使用；②孕妇禁用；③病情严重伴内脏损害者，须配合西药治疗，不宜单独使用。

用法与用量：口服。小蜜丸一次 10g，大蜜丸一次 2 丸，水蜜丸一次 5. 4g，一日 2 次；系统性红斑狼疮急性期一次服用量加倍，一日 3 次。

除以上几种中成药外，安宫牛黄丸或紫雪丹通窍清热解毒，可用于高热神昏者；六味地黄丸适用于一般阴虚内热者；知柏地黄丸适用于阴虚内热火旺者；桂附八味丸适用于脾肾阳虚证；龟鹿补肾丸适用于以肾虚为主者。其他中成药如复方秦艽丸、滋补肝肾丸、八珍丸、附子理中丸、乌鸡白凤丸、定坤丹、养阴清肺膏、牛黄清心丸等，可根据不同情况选择使用。

404· 红斑狼疮患者如何调护？

红斑狼疮虽然病情复杂多变，甚至危及生命，但目前合理的中医、中西医结合的医疗手段可以使患者延长寿命，并拥有较好的生活质量。因此，要帮助患者建立战胜疾病的信心，配合医务人员，积极进行治疗。同时，正确合理的生活、饮食、精神调理对疾病的康复有非常重要的作用。

（1）生活调理

1）避免劳累，注意保暖，急性期应卧床休息；生活要劳逸结合，适当休息，缓解期可因地制宜进行适当的保健性体育锻炼。

2）避免使用诱发本病的疫苗及药物，如普鲁卡因胺、肼屈嗪、异烟肼、口服避孕药、青霉素、四环素、链霉素、灰黄霉素、对氨基水杨酸、利血平和磺胺类。

3）防止受凉、感冒或其他感染。

4）避免日光暴晒和紫外线照射（尤其是活动期）。外出宜用遮阳伞或戴宽檐草帽，穿长袖衣和长裤，必要时外用遮光剂，如5%奎宁软膏、5%二氧化钛霜、10%对氨安息香软膏等。其他如强烈电灯光、X线亦能引起本病的加剧，应避免接触，尽量避免使用光敏性的中药（如白芷、前胡等）及西药。

5）含有汞成分等具有肾毒性的中成药在肾功能不全阶段忌用。

6）活动期需避免妊娠，有肾功能损害或多系统损害的孕妇宜及早做人工流产。肾功能健全或心脏损害轻微的患者在病情稳定时，方可在医师指导下妊娠。

（2）饮食调理

1）注意营养，多食新鲜蔬菜、水果，忌饮食酒类和刺激性食品，水肿时应限制钠盐。

2）食物依其性有平补、清补、温补三大类。狼疮病人阴虚的多，内热、血热多，故食物应以清补、平补为主，参合温补。对部分脾肾两虚、气血两亏的人才需要以温补为主，参合清补。

（3）精神调理　精神因素对本病的病情发展有一定影响，故应使患者正确认识本病，树立积极的人生观和与疾病作斗争的信心，消除患者思想顾虑和恐惧心理，多关心患者，避免精神刺激。

405. 红斑狼疮治疗中如何发挥中医、中西医结合的作用？

（1）LE 是多因素参与的自身免疫病，临床表现复杂，属复杂、疑难危重性疾病。本病具有亚急性和慢性经过、缓解与复发交替出现的临床特点。需根据病情轻重采取个体化、综合的治疗措施。一般情况下，急性期以西医治疗为主，中医药为辅；亚急性和慢性期中医药有很大优势。

（2）以皮肤损害为主的盘状红斑狼疮、亚急性皮肤型红斑狼疮及无重要脏器受损的轻型系统性红斑狼疮患者单纯使用中药可以取得满意疗效；但若红斑狼疮全身症状明显或合并重要脏器受损者，需在辨证使用中药的基础上根据病情早期、及时联合使用皮质激素和或免疫抑制剂。

（3）适合中医药治疗的情况　全身不适症状明显者（疲乏、关节痛、心悸、脱发、失眠、口干、焦虑、面部红斑）；病情不稳定者（激素递减困难：低热、血象低、脱发、关节疼痛、红斑等）；对激素或免疫抑制剂有禁忌证（活动性结核、骨质疏松、肝功异常等）；对常规治疗效果不理想者（顽固性蛋白尿、持续性红斑、低热、血管炎）；轻症患者（皮损为主、无重要脏器受损、未分化结缔组织病）。

（4）盘状红斑狼疮、亚急性皮肤型红斑狼疮的中医药治疗主攻方向是促进皮损消退，防止出现系统损害和向系统性红斑狼疮转变。系统性红斑狼疮中医药治疗主攻方向是充分发挥中医药擅长调理的特点，调节患者紊乱的免疫功能，促进异常实验室检查指标的恢复；改善症状、提高患者的生活质量；减少皮质激素、免疫抑制剂等西药的用量和副作用，并实现顺利撤减。

406. 红斑狼疮的预后与转归如何？

红斑狼疮从临床上可以说是一组症状的综合征，从局限型（DLE）到系统型（SLE），其中间型是GDLE、SCLE；局限型预后较好，仅有少数转变为SLE，而SLE则可能因侵犯内脏重要器官，进而危及生命。SLE本身也有类型的差别，有的患者终身仅见皮疹、关节痛或白细胞减少；有的则随着病情的进展，出现心、肺、脑、肾等损害，这些器官的损害严重时可以致命，有时不得不加大激素的用量，以致带来严重感染，未能控制而死亡。到了20世纪90年代，SLE的死亡率已大为降低，10年存活率已达到85%~90%。随着医疗技术的进步，还会不断地提高，患者的寿命会得到更大的延长。可是随着寿命的延长，人们有了更高的要求，就是如何提高生活质量问题，因为在长期服用激素的患者中，大概10%出现股骨头坏死，以致跛行疼痛；有的则因为骨质疏松、腰痛，甚至脊椎骨折，大大影响了生活质量。这些都要求医务工作者设法预防，给予妥善的处理，改善患者生活质量。

407·皮肌炎是一种什么样的病？

皮肌炎（DM）是一种主要侵犯皮肤及肌肉的弥漫性非感染性急性、亚急性或慢性炎症性疾病，临床表现主要为皮肤出现红斑、水肿，肌肉表现为无力、疼痛和肿胀，可伴有关节痛和肺、心肌等多脏器受累。如无皮肤损害者称多发性肌炎（PM）。10%~15%的成人患者伴发恶性肿瘤。本病病因不完全清楚，目前认为属于自身免疫病范畴。

国外报道本病发病率为0.5~8.4/百万人口，黑人发病率最高，是白人的2倍，日本人最低。中国人的发病率目前尚不清楚。女性多于男性，约为2∶1或更高。各年龄均可发病，但发病年龄呈双峰分布倾向，儿童的发病高峰为10~14岁，成人为45~54岁。

（1）DM与PM的病因与发病机制尚未明了，可能与以下因素有关：

1）自身免疫疾病学说：皮肌炎临床上与SLE及硬皮病有许多共同之处，血清中可测出抗核抗体、类风湿因子（RF）、抗PM-Scl抗体（PM-1抗体）、抗Jo-1抗体及抗Mi-2抗体等。直接免疫荧光检查，在表皮基底膜、血管壁等部位可检出IgG、IgM及补体C3沉积。患者的淋巴细胞对受累的肌纤维培养具有细胞毒性，可产生淋巴毒素，用抗淋巴细胞血清可阻断此种细胞毒性。疾病的活动性与此种淋巴毒素具有相关性，说明细胞介导的免疫反应对本病发生具有重要作用。

部分成人患者常伴发恶性肿瘤，切除肿瘤后皮肌炎症状好转，肿瘤复发可使皮肌炎再现。

2）感染学说：电镜观察发现本病病变肌肉中有类似病毒的包涵体和管状结构小体，类似黏病毒，也有人从横纹肌中分离出柯萨奇病毒，但病毒感染与发病的关系尚无足够的证据。在小儿皮肌炎患者中，发病前常有上呼吸道感染史，抗链球菌“O”值增高，用抗生素合并糖皮质激素治疗可获良效。

3）在遗传学上，虽然有 DM/PM 呈家族性发病的报道，但更多的呈非家族性发病。

（2）皮肌炎有多种分类方法，结合临床具体分型如下：

1）多发性肌炎（PM）型：主要表现为肌炎的症状，如肌无力、疼痛、肿胀、运动障碍等，而一般无明显的皮损，即使有也属轻微、非特异性皮损。

2）皮肌炎（DM）型：有明显而典型的皮肤红斑及肌炎症状。

3）儿童型 PM-DM：临床上分两型。Ⅰ型：Banker 型（致死型）；Ⅱ型：Brunsting 型（比较良性型）。

4）无肌病性皮肌炎型：具有皮肌炎典型的皮损表现，但缺乏肌肉损害。

5）PM-DM 伴发肿瘤型。

408 · 皮肌炎的临床表现有哪些？

（1）全身症状　本病发病多数缓慢，少数呈急性或亚急性发病，部分患者发病前可有前驱症状，如不规则发热、咽喉肿痛、神疲乏力、消瘦、肌肉酸痛、关节疼痛等症状，以及有雷诺征和不典型的红斑。小儿发病前常有上呼吸道感染史。

（2）皮肤症状与体征　特征性皮肤表现为以眼睑为中心，在眶周、上颊部、额部和颞颥部出现不同程度对称的实质性水肿性紫红色斑；有些病例在前胸“V”形区可见弥漫性或局限性暗红斑，皮肤干燥，上有糠秕样鳞屑；慢性病例可伴有褐色色素沉着，点状色素缺失，轻度萎缩及毛细血管扩张等“皮肤异色样改变”（异色性皮肌炎），为皮肌炎特征性皮疹之一；四肢肘、膝、踝、掌指关节和指间关节伸面可出现紫红色角化性丘疹，以后融合成斑块，覆细小鳞屑，即“Gottron 丘疹”，此为皮肌炎另一具有诊断意义的皮损表现；甲根皱襞可见甲小皮增厚，甲周毛细血管扩张和瘀点；个别病人在皮肤异色样皮疹的基础上皮疹呈鲜红、火红或棕红色，称“恶性红斑”，高度提示伴有恶性肿瘤。其他皮肤表现还有点状角化、毛细血管扩张性斑片、血管炎性损害、脱发等。光敏感可见于75%~80%的DM病人，这些病人的皮疹多见于身体曝光的部位，受日光照射后皮疹增多或加重。

（3）肌肉症状和体征　以横纹肌尤其四肢近端肌肉受累，出现对称性四肢近端肌无力、肌痛为本病特点。通常患者先感肌肉乏力，随后有肌肉疼痛、压痛和运动痛，进而由于肌力下降呈现各种运动功能障碍。一般多数有抬臂、头部运动困难或下蹲后站起困难，步态拙劣。有时由于肌力急剧衰减，可呈特殊姿态，如头部下垂、两肩前倾等；当咽、食管上部和腭部肌肉受累时，可出现声音嘶哑和吞咽困难；当累及膈肌和肋间肌时，可出现气急和呼吸困难；心肌受累，可产生心率加快、心电图改变甚至心力衰竭；累及眼肌，发生复视。亦有报道有重症肌无力样综合征，即无痛性肌软弱，在活动后加剧，病变肌肉质地可正常或呈柔韧感，有时纤维样变性后而为硬或坚实，病变肌肉上的皮肤可增厚或呈水肿性。

（4）恶性肿瘤　本病患者中相当一部分伴发恶性肿瘤，发生率5%~30%，特别是40岁以上者恶性肿瘤发生率更高。各种恶性肿瘤均可发生，女性患者乳腺癌、卵巢癌多见，其他如胃癌、肺癌、肝癌、鼻咽癌、淋巴瘤等。恶性肿瘤可发生于皮肌炎诊断之前、之后或同时发生，较常见的是在皮肌炎诊断1年内发生。部分患者在恶性肿瘤控制后皮肌炎得到缓解。

（5）其他症状与体征　可有关节痛，肘、膝、肩和指关节发生畸形，运动受阻；浅表淋巴结一般无明显肿大，少数颈部淋巴结可成串肿大；心脏功能可异常，呈心动过速、过缓，心脏扩大，心肌损害；可有胸膜炎、间质性肺炎；在皮肤、肌肉、筋膜中有弥漫或局限性钙沉着，成人较常见；约1/3病例肝轻度至中度大。部分可与其他结缔组织病重叠发生。

此外还可伴发间质性肺炎、心肌炎、真菌性脑膜炎、败血症、消化道出血和胃肠道穿孔等。

409. 皮肌炎的实验室检查和病理组织特点是什么？

（1）尿肌酸排泄量增加　在发育期，妇女月经来潮前后和老人可有生理性肌酸尿，但其24小时排出总量每公斤体重不超过4mg，皮肌炎患者由于肌肉的病变，所摄取的肌酸减少，参加肌肉代谢活动的肌酸量亦减少，形成肌酐量亦减少，血中肌酸量增高，而肌酐量降低，尿中肌酸大量排出，肌酐排出量降低。一般24小时尿肌酸排泄量大于200mg，常达400mg以上。

（2）血清肌酶改变　肌酸激酶（CK）、醛缩酶（ALD）、天冬氨酸氨基转移酶（AST）、丙氨酸氨基转移酶（ALT）、乳酸脱氢酶（LDH）等测定值在皮肌炎活动时升高。其中CK的敏感性最高，在疾病初期即可升高，疾病开始稳定、临床症状尚未好转时降低，又具有相对特异性，因此对诊断、指导治疗和判断预后具有重要意义。

（3）肌电图改变　70%以上的患者有肌电图异常，呈肌源性改变。因各组肌肉受累程度不同，故一般应同时检测上、下肢三块以上肌肉。

（4）自身抗体

1）抗Jo-1抗体：该抗体有高度的肌炎特异性，多见于PM，个别报告阳性率达45%，在DM中约5%。非肌炎患者未发现抗Jo-1抗体阳性，因此该抗体可称为PM的“标志抗体”。

2）抗Mi-2抗体：该抗体最高的阳性率报道为达15%~35%的DM和5%~9%的PM患者。抗Mi-2抗体阳性者对治疗反应好，预后好。

3）抗PM-Scl抗体：该抗体最多见于PM与硬皮病的重叠综合征，有报道阳性率可达24%；也可单独出现于PM或系统性硬皮病，阳性率分别为8%和2%~5%。

4）抗SSA/Ro和SSB/La抗体：约8%的DM/PM患者可有抗SSA或SSB抗体，多为重叠干燥综合征或红斑狼疮。

5）抗核抗体（ANA）：约15% DM/PM患者可检测到。

（5）肌肉组织病理　一般本病初期表现为肌纤维的肿胀，呈灶性透明变性或颗粒变性，随着病程进展，肌纤维呈现玻璃样颗粒状和空泡变性以至坏死。另一特征性改变为束周萎缩，表现为肌纤维损伤和萎缩常集中于肌束周围，横断面上可见位于肌束边缘的肌纤维直径明显变小。但10%病人可无明显病理改变。

（6）皮肤组织病理　皮肌炎特征性皮损暗红色水肿性斑疹的病理改变主要可见表皮萎缩、基底细胞液化变性、真皮浅层少量淋巴细胞浸润。Gottron丘疹则显示有表皮角化过度、棘层增厚和乳头瘤样增生，并可见棘层肥厚与萎缩交替发生以及基底细胞液化变性或空泡变性。

410· 皮肌炎的诊断要点是什么？

（1）皮肤损害　典型的皮损为双上眼睑实质性水肿性紫红斑，可延及额、颧、颊、耳前、颈部及上胸"V"形区。躯干部红斑可呈弥漫性或局限性，可伴有萎缩、毛细血管扩张及皮肤异色改变。手指关节及肘、膝关节伸侧可见散在扁平的紫红色鳞屑性丘疹，即Gottron丘疹。

（2）肌炎　肌肉损害常侵犯四肢近端横纹肌，表现为肌无力，自发痛或压痛或肌肉肿胀。如颈肌、咽喉肌受累可出现抬头困难、进食时发呛、吞咽困难、声音嘶哑及胸部梗塞感等。如呼吸肌和心肌受累可出现呼吸困难和心悸、心律失常或心衰等。

（3）实验室检查　血清肌酶升高，如 CK、AST、ALT、LDH、ALD 等均可显著高于正常，其中以 CK 和 ALD 特异性最高，并与肌炎病变呈平行关系。其他实验室检查可见 24 小时尿肌酸排泄总量大于 200mg，尿肌酐排泄量下降。少部分患者抗 PM-1、Jo-1 及 Mi-2 抗体阳性。

（4）肌电图（EMG）　示肌源性损害。

（5）组织病理　病变肌肉示局灶性或弥漫性肌纤维变性、坏死和纤维化，纤维间淋巴细胞浸润。

411．皮肌炎需要和哪些疾病鉴别？

（1）SLE　颜面部特别是上眼睑紫红色水肿性红斑及 Gottron 疹为皮肌炎的特征皮损，在 SLE 少见；皮肌炎四肢及躯干部皮损较广泛，四肢皮损好发于关节伸面，红斑干燥，而 SLE 则多发于四肢末端，特别是指、趾、足跖侧缘；为小片红斑、紫癜等渗出性皮疹；皮肌炎肌肉症状明显、持久，而 SLE 极轻微或经治疗随着全身症状的改善而缓解；肌肉活检、血清酶特别是 CK 和 ALD 等增高支持皮肌炎，而 LE 细胞、抗 dsDNA 和抗 Sm 抗体、狼疮带试验在 SLE 为阳性。

（2）系统性硬皮病　系统性硬皮病四肢末端、颜面、上胸、上背等部发生非炎症性水肿硬化，常有雷诺现象。在病变早期出现的运动受限系皮肤及肌肉纤维化，并非肌实质变性。

（3）进行性肌营养不良症　本病是遗传性疾病，多见于男性小儿，肌假性肥大，呈无肌痛的对称性进行性肌无力。肌肉活检无肌细胞坏死、炎性细胞浸润等。皮质激素治疗无效。

（4）重症肌无力　本病具特有的眼睑下垂，患肌活动后迅速疲劳无力，休息后恢复。CK 等血清酶不升高。肌肉活检无肌实质性变性。

（5）类风湿性多发性肌痛症　主要表现为四肢近端部位肌

病，但无肌无力及肌萎缩。血中肌酶值、肌电图及肌肉活检均正常。

（6）旋毛虫病　主要表现为发热、全身肌肉疼痛、两侧眼睑水肿、球结膜充血。肌肉活检能发现旋毛虫。

412 西医如何治疗皮肌炎？

（1）活动期应充分休息，避免寒冷、日晒，给予高维生素、高蛋白饮食。

（2）仔细检查有无感染病灶或合并恶性肿瘤，如有发现应及时给予相应的治疗。

（3）糖皮质激素　是治疗皮肌炎的主要药物，一般急性期泼尼松成人每日 60～100mg，儿童每日 1.5～2.5mg/kg，分次口服。根据临床表现的改善、血清肌酶及尿肌酸排泄量下降程度、肌力恢复程度评定疗效。待病情控制后逐渐减量至最小维持量，并较长时间维持。

（4）免疫抑制剂　大剂量糖皮质激素治疗效果不满意或有糖皮质激素禁忌证者，可合并或单独使用免疫抑制剂。

甲氨蝶呤：5～15mg 静脉注射，每周 1 次。一般以 5mg 开始，逐渐增量。定期做血常规及肝肾功能检查，数周后随病情好转逐渐减量。

硫唑嘌呤：每日 1～2mg/kg，分 3 次口服。

环磷酰胺：每日 1～3mg/kg，分 3 次口服，亦可做静脉注射，每次 200mg，每周 1～2 次。

（5）蛋白同化剂　促进蛋白质合成和减少尿肌酸的排泄。常用丙酸睾酮或苯丙酸诺龙 25mg 肌注，每周 2 次。通常用其作为辅助治疗。

（6）其他　如三磷腺苷、辅酶 A 及细胞色素 C，大量维生素 E、维生素 C 等配合使用。

（7）对症治疗　肌痛给予消炎镇痛药，吞咽困难时饭前可用新斯的明。

413 中医古籍对皮肌炎有何论述？

本病与中医肌痹或风湿痹类似。历代中医对本病均有描述，如《素问·长刺节论》中记载："病在肌肤，肌肤尽痛，名曰肌痹，伤于寒湿。"《素问·痹论》："肌痹不已，复感于邪，内舍于脾。""脾痹者，四肢解惰，发咳呕汁，上为大塞。"《诸病源候论·风湿痹身体手足不随候》曰："风湿寒之气合而为痹……风湿之气偏多者，名风湿痹也。人腠理虚者，则由风湿气伤之，搏于血气，血气不行，则不宣，真邪相击，在于肌肉之间，故其肌肤尽痛。"《诸病源候论·虚劳风痿痹不随候》曰："夫风寒湿之气合为痹，病在于阴，其人筋骨痿枯，身体疼痛，此为痿痹之病。"

414 皮肌炎的辨证施治要点是什么？

中医认为皮肌炎多因寒湿之邪侵于肌肤，阴寒偏盛，不能温煦；或因七情内伤，郁久化热生毒，致使阴阳气血失衡，气机不畅，瘀阻经络，正不胜邪，毒邪犯脏所致。

根据我科经验辨证分型如下：

（1）毒热型　病情急性发作，皮损呈紫红色水肿样，常伴有发热，肌肉疼痛无力，胸闷食少，舌质红绛，舌苔黄厚，脉数。证属毒热蕴结，气血瘀滞。治宜清营解毒，活血止痛。方用解毒清营汤合普济消毒饮加减。其中生玳瑁、双花炭、连翘清热解毒；生地炭、丹皮、白茅根、赤芍凉血活血；生薏苡仁、赤苓皮清热利湿消肿；元胡、川楝子活血理气止痛；川连清心火。毒热重者加人工牛黄；高热加羚羊角粉或水牛角粉；关节痛重时加鸡血藤、秦艽；气虚者加黄芪、白术、茯苓；水肿重时加车前子、泽泻。

（2）寒湿型　疾病后期皮损呈暗红色肿胀，全身肌肉疼痛，酸软无力，畏寒肢冷，疲乏气短。舌淡，苔薄白，脉沉缓或沉细。证属寒湿阻络，气隔血聚。治宜温经散寒，活血通络。方用温经通络汤加减，其中黄芪、党参、白术、茯苓、山药补中益气，健脾益肾；丹参、鸡血藤、鬼箭羽活血化瘀通络；乌蛇、秦艽祛风湿，解毒通络；桂枝温化寒湿。红斑持久不退时加鸡冠花、凌霄花。也可用独活寄生汤加减。

（3）气血两虚型　病程长，皮损暗红或不明显，消瘦，疲乏无力，倦怠头晕，食少纳差，睡眠不好，便溏腹胀，舌淡体胖，少苔，脉沉细。证属阴阳不调，气血两虚。治宜调和阴阳，补益气血通络。方用冲和汤合八珍汤加减，其中首乌藤、鸡血藤、天仙藤、钩藤调和阴阳；当归、赤白芍、丹参、熟地养血活血；黄芪、党参、茯苓、白术健脾益气。低热时加地骨皮、银柴胡、沙参；关节痛时加秦艽；腹胀加枳壳、厚朴。

雷公藤总苷用于激素效果不佳或在激素减量过程中加用，60mg/d，分3次口服。或昆明山海棠，每次3片，3次/日，口服。亦可根据不同情况选择使用中成药，如人参归脾丸、当归丸、人参健脾丸、补中益气丸、滋补肝肾丸、秦艽丸、全鹿丸或黄精丸等。

415．张志礼教授对皮肌炎是如何认识和治疗的？

张志礼教授将皮肌炎分毒热、寒湿、气血两虚三型进行辨证论治。

（1）毒热型　多见于急性发作期。证见：高热烦躁，肌肉关节疼痛无力，胸闷心悸，严重时神昏谵语，抽搐，皮损呈紫红色水肿性斑，可有瘀点、瘀斑。舌质红绛，苔黄厚，脉数。此乃毒热之邪侵入营血，营血受扰，血热炽盛。气血两燔，则皮损突然出现；血络被伤，气血营运不畅，则见色泽紫红之红斑、肿胀；热毒之邪灼阴耗液，肌肉筋骨失其濡养，则见肌肉、关节肿痛乏力；脉数、舌红绛、苔黄等均为毒热蕴结之象。证属毒热蕴结，气血瘀滞。方宜解毒清营汤加减。生玳瑁 10g（或羚羊粉 0.5g 冲服）、金银花 30g、连翘 15g、败酱草 30g、黄连 10g、板蓝根 30g、生地黄 15g、牡丹皮 15g、赤芍 15g、白茅根 30g、薏苡仁 30g、赤苓皮 15g、延胡索 10g、川楝子 10g、蚤休 15g、白花蛇舌草 30g。

（2）寒湿型　多为缓慢发病。证见病程迁延，皮肤有暗红色斑块、肿胀，全身肌肉关节疼痛酸软无力，疲乏气短。舌质淡，苔薄白，脉沉缓或沉细。此乃营血本虚，外感寒湿之邪，寒凝气滞，气血瘀阻，痹阻于肌肉、筋骨、关节而有肌肉酸痛无力，寒湿之邪尚留于肌腠，滞于脉络，血脉不和，则见皮肤暗红斑块、肿胀；寒湿外侵肌肤，内困脾肾，脾肾阳虚，故气短乏力。舌淡、苔薄白、脉沉细而缓，均为一派寒湿之象。治宜益气温阳，活血通络。处方：黄芪 30g、党参 10g、白术 10g、茯苓 15g、山药 10g、女贞子 30g、菟丝子 15g、丹参 15g、鸡血藤 30g、鬼箭羽 30g、秦艽 15g、乌梢蛇 10g、桂枝 10g、白芥子 15g、蚤休 15g、白花蛇舌草 30g。

（3）阴阳失调，气血两虚型　多见于合并其他结缔组织病者，病程迁延。证见：病久消瘦无力，倦怠头昏，夜寐欠安，食少纳差，腹胀便溏，舌淡体胖少苔，脉沉细。此乃病程日久，气血两伤，阴阳失调，心血暗耗，心失所养，则头昏乏力，夜寐欠安。脾气亏虚则食少纳差，腹胀便溏。肾阳虚衰，命门之火不足，少火不生，则消瘦无力。阳气虚衰，气虚不能鼓动血脉，则见舌淡，脉沉细等气血不足之象。证属阴阳失调，气血两虚，筋脉阻隔。治宜调和阴阳，益气养血通络。方宜冲和汤合秦艽丸加减：夜交藤30g、鸡血藤30g、天仙藤15g、钩藤10g、黄芪10g、太子参15g、白术10g、茯苓15g、当归10g、南北沙参各15g、赤白芍各15g、丹参15g、秦艽15g、蚤休15g、白花蛇舌草30g。

各证型之随症加减：高热不退加羚羊角粉或水牛角粉冲服，毒热重时加人工牛黄；气虚者重用黄芪；水肿重时加车前子、泽泻；关节痛重加乌梢蛇、延胡索；肌痛重加葛根、威灵仙、老鹳草；低热加青蒿、地骨皮；畏寒肢冷加桂枝、熟附子、鹿角；红斑不退加鸡冠花、凌霄花或藏红花；并发恶性肿瘤加蚤休、山慈菇、白花蛇舌草、独角莲。

外治法：初期炎性肿胀肌肉疼痛者，可用伸筋草30g、透骨草30g、红花10g，煎水温浴，每日1次。寒湿型肌肉僵硬，皮肤紫暗者，可用虎骨酒或正红花油做肌肉按摩，每日3次，以局部皮肤微红为度，也可用紫色消肿膏兑入10%活血止痛散混匀，局部按摩并行被动活动，每日2次。红斑皮疹可外用黄连膏。

416. 张志礼教授关于皮肌炎中西医结合治疗难点有何论述？

皮肌炎是严重的自身免疫病，使用糖皮质激素和免疫抑制剂治疗有一定效果，但需长期大剂量使用，故极易引起严重的毒副作用和并发症，甚至成为致死原因之一。而中西医结合治疗，可充分发挥中药扶正祛邪、活血通络的作用，提高疗效，减少激素用量，从而减少由此产生的毒副作用和并发症。

（1）急性期毒热型以清营凉血解毒为主要法则　皮肌炎患者急性期发病急骤，有高热、面颈胸红斑、舌红绛、脉数等热象，常合并感染、出血等并发症。这个阶段自身免疫反应活跃，免疫性损伤严重，应以大剂量激素为主，并配合抗生素等综合治疗，迅速控制病情，挽救生命，为进一步治疗争取时机，同时配合清营解毒凉血的中药治疗。基本方中，金银花、连翘、板蓝根、黄芩、黄连、败酱草、青蒿、蚤休、白花蛇舌草等清热解毒药，现代药理研究证实多有广谱抗菌毒作用或免疫抑制作用；配合生地黄、牡丹皮、生玳瑁、赤芍等凉血清热，其中生地黄既可凉血止血，又可养阴清热，牡丹皮凉血且能散瘀；黄芩、黄连、栀子通泄三焦之火，助三焦通利；连翘解浮游之火而解肌肉、筋骨之邪热淫毒；白茅根凉血活血解热毒。全方合用达到清营凉血解毒的目的。

（2）扶正祛邪，调节机体免疫功能　急性期患者经以上治疗病情缓解后及隐袭的亚急性、慢性患者，病程日久，体质多虚，此时应以中药扶正培本、活血化瘀为主。皮肌炎是脾虚为本，病久及肾，气血两虚，气隔血聚。治则为健脾益肾，养阴益气，调和阴阳，活血通络。基本方中，黄芪、党参、白术、茯苓等健脾益气，南北沙参、山药、女贞子、菟丝子滋阴益肾，现代药理研究证实这些药物具有免疫增强的调节作用，并可改善丘脑-垂体-肾上腺皮质系统的功能，改善微循环，缓解病情。

（3）活血通络，调节肌肉代谢功能　皮肌炎患者横纹肌有广泛变性，因此释放出肌肉中的酶，使血中肌酶含量增高，尿中肌酸排出增加，产生明显肌肉疼痛和肌无力症，说明患者有广泛的肌肉代谢障碍。治疗当取祛风化湿、益气健脾、活血通络之法，以达调节肌肉代谢的目的，这一点对寒湿阻络型尤为重要。基本方中丹参、鸡血藤、天仙藤、钩藤、秦艽、乌梢蛇、桂枝、白芥子等活血化瘀、温经散寒药，经现代药理研究证实能增加心、肺、肝血流量，降低血管阻力，降低心肌耗氧量和血液黏稠度，抑制炎症反应，改善肌肉血液循环及血管通透性，增强肌营养，故有益气温阳、散寒通络、活血除湿之功，从而使疾病好转。

417. 徐宜厚教授怎样“扶脾”论治皮肌炎？

徐宜厚教授认为，皮肌炎属痿痹证的范畴。病变主要为皮肤、肌肉和血管发炎，使皮肤呈弥漫性水肿性红斑，肌肉肿痛无力，至晚期还会出现肌肉萎缩的现象，故引起皮肤科医家的广泛重视。经查中医文献，痿痹皆有精血亏损，外邪得以乘之。如果脾胃健旺，则饮食能受纳腐熟，精微能转输运化，气机升降出入畅利，津液气血生化有源，上能养心肺，下能滋补肝肾，脏腑得养，形神乃旺。鉴于此，以扶脾论治皮肌炎，可取得较满意疗效。

（1）护脾阴以解毒　清·吴澄《不居集》说：“扶脾即所以保肺；保肺即所以扶脾。”提示凡肺胃阴津被温热之毒灼伤时，当以清补为宜。证见发病较急，间歇性发热，食欲不振，口渴不多饮，咽喉疼痛。自觉肌肉酸痛无力，重者肢体软瘫，不能翻身活动。眼睑呈淡紫红色浮肿；舌质红绛，苔薄黄微干；脉虚大数。系由风温热毒，侵袭肺胃，邪气充斥于表，则肌肤燔热、红肿、酸痛；津液内耗，元气虚怯，故软瘫无力。治宜护脾阴以解毒。方用益胃汤加减。处方：南北沙参各12g，石斛15g，玄参10g，生地炭、银花炭、山药各15g，红花6g，凌霄花、防风各10g，浮萍6g，丹参30g，紫草10g。

（2）补脾阳以通痹　脾运则分输五脏，荣润四肢。大抵脾胃虚弱，内则腐熟无能，失其生化之源，从而成为虚损的重要因素；外则可致寒湿诸邪，阻滞脉络，诱发痹证。诚如《景岳全书》所说：“痹者，闭也。以血气为邪所闭，不得通行而病也。”对于因脾阳亏虚，痹阻不通的皮肌炎，当甘温补脾与散寒通痹同用，方可获得气旺血行、痹通肤软之效。治宜甘温补脾，兼通脉络。选用桂枝人参汤加味，处方：桂枝6g，炙甘草、炒白术各

10g，党参12g，干姜15g，制川、草乌各4.5g，桑寄生12g，制附子6g，路路通15g，山甲珠6g，陈皮10g，鬼箭羽12g。

（3）益元气以振痿　元气主要指先天的肾气，后天之本的脾气。脾肾两脏之虚，是一虚俱虚，一损俱损的互相关系。因此《冯氏锦囊秘录》提出："虚为百病之由，治虚为去病之要"的学术观点，对指导晚期皮肌炎的治疗是很有意义的，当然，在具体施治的过程中，要审酌脾肾的盛衰，因肾虚而脾尚健者，补肾而勿伤脾；因脾虚而肾无虚候，扶脾为主，尽量做到助其互生互化，防止滥施妄补之弊。方用还少丹加减。处方：红参（另煎兑入）、黄芪各10g，枸杞子、熟地黄各12g，山药15g，山茱萸、茯苓、续断各12g，炒杜仲、远志各10g，五味子6g，巴戟天12g，制附子12g（先煎15分钟），丹参15g，路路通12g。

418 皮肌炎的中医外治法有哪些？

皮肌炎外治常用技法可选择：按摩法、擦洗法、敷贴法、穴位注射法。常用药物可选择：活血药、通络药、清热解毒药、驱散风寒药、补益药。常用剂型可选择：软膏、水剂。具体举例如下：

（1）按摩法　将活血止痛散药面兑入紫色消肿膏中混匀，按摩局部，每日3次，每次10分钟。本方有活血消肿，化瘀止痛之功。方中紫色消肿膏活血消肿，活血止痛散化瘀止痛。

（2）擦洗法　透骨草30g、桂枝15g、红花10g水煎后，用药液擦洗患处，每日3次，每次10分钟。本方有通经活络，活血化瘀之功。方中透骨草、桂枝通经活络，红花活血化瘀。

（3）敷贴法　鸡血藤30g、伸筋草30g、紫草20g、防风20g、首乌藤20g共研细末，装瓶备用。治疗时取适量药粉，加入香油调成糊状，摊于消毒纱布上，敷贴患处，每日1次，5日为一个疗程。适用于皮肤紫暗者。本方有活血通络，凉血散风之功。方中鸡血藤、伸筋草、首乌藤活血通络，紫草凉血，防风散风。

（4）穴位注射法　技法要点：以当归注射液进行肌内注射，取穴：上肢取肩髃、肩髎、肩贞；下肢取环跳、风市、伏兔。配穴：合谷、曲池、血海、足三里。每次 1~2ml，10 次为一个疗程。有针感者疗效好。

419 皮肌炎如何调护？

（1）急性期应卧床休息，注意保暖，避免受凉，预防各种感染。

（2）避免日光照射。

（3）加强功能锻炼和局部按摩，防止肌肉萎缩和关节僵硬。

（4）合理安排饮食，保证充分的维生素和蛋白质摄入。

（5）忌食肥甘厚腻、生冷、辛辣、酒酪之品，以免损伤脾胃，助湿生痰。

（6）40 岁以上的患者应详细检查有无并发恶性肿瘤，若未发现肿瘤，应3~6个月定期随访。

420 硬皮病是一种什么样的病？

硬皮病是一种以皮肤及多系统硬化为特征的结缔组织病，一般经过红肿、硬化及萎缩三个阶段，可局限于某一部位，亦可全身受累。受累皮肤常与其深部组织固着，不易移动，因此可造成容貌改变和相应器官的功能障碍。临床上分为局限性硬皮病和系统性硬皮病。系统性硬皮病的皮肤损害仅是系统性疾病（包括血管、肌肉、肺、消化道、肾和心脏等）的表现之一，因此多数学者采用“系统性硬化病（SS）”名称。

硬皮病发病男女之比为3:1，20～40岁为高发年龄。发病率地区差异很大，美国的调查年发病率为2～4/100万人，发病年龄最小者为10个月，最大者为89岁，在20～60岁之间发病者占85%。国内尚缺乏流行病学资料。本病的病因尚不明确，可能与遗传、性别和环境等因素有关。目前有以下学说：

（1）血管异常学说　Raynaud现象常为SS的早期表现，说明早期病变有明显的血管改变。已证实小动脉和毛细血管有广泛改变，微动脉有固定性阻塞性疾患以及血管痉挛。血管内膜增厚，管腔缩小，甚至闭塞。血管病变见于皮肤、骨骼肌、消化道、肺、心、肾及脑等多系统血管。

（2）免疫异常学说　本病常与其他自身免疫病如系统性红斑狼疮、类风湿关节炎、皮肌炎或多发性肌炎等同时发生或先后并存（重叠综合征）。

在外周血中有各种淋巴细胞异常现象，包括T淋巴细胞减少，T辅助细胞数量增多，B淋巴细胞数量亦增加，功能活跃。在体外用植物血凝素（PHA）刺激硬皮病患者淋巴细胞，可引起淋巴因子释放，后者能使成纤维细胞产生胶原。

患者的血清中可测出多种自身抗体及免疫复合物。约有半数病人可查见红斑狼疮（LE）细胞，可出现高丙球蛋白血症。IgG、IgMα_2和IgMβ_2增高，部分病人补体C3水平下降。

在早期和活动期的皮损组织中有大量淋巴细胞和浆细胞浸润。

（3）结缔组织代谢异常学说　主要表现为成纤维细胞在培养中比正常成纤维细胞活性明显增加。真皮内未成熟的胶原纤维明显增多，引起纤维化，促使皮肤变硬。

（4）炎症　异常的炎症反应出现在皮肤和肺部。半数以上弥漫性系统性硬皮病患者的皮肤活检显示炎症反应。肺的炎症可从镓扫描和支气管肺泡灌洗液（BALF）检查中证明。

此外，患者可有家族史，可能有遗传因素。少数病人可伴发肺、胃、子宫、乳腺、肾上腺肿瘤。局限性硬皮病发病前往往有外伤史。

基于以上发现，现在认为硬皮病是在一定遗传背景的基础上，持久的慢性感染或其他不明刺激使机体发生体液及细胞免疫异常，通过细胞因子、自身抗体、自由基及T细胞的细胞毒等作用使主要靶细胞成纤维细胞激活，从而合成大量胶原纤维。

421. 局限性硬皮病临床表现是什么？

局限性硬皮病又称硬斑病，是一种限局性皮肤肿胀，逐渐发生硬化萎缩的皮肤病，可发于任何年龄及任何部位。临床根据形态又分为斑状、带状或线状、点滴状、泛发性四种。

（1）斑状硬斑病　最为常见，在面、颈、躯干及四肢均可发生，但以躯干最多见，通常为双侧性，但不对称。开始表现为淡红或淡紫红色水肿性斑块，单发或多发，呈椭圆或圆形或不规则形，境界清楚，大小不等，逐渐扩大。皮损逐渐硬化，中央略凹陷，表面颜色渐变为蜡黄色或黄白色，呈象牙光泽。周围绕以淡红或淡紫色晕圈。以后皮肤萎缩变薄，硬化，弹性消失，表面光滑，毳毛脱落。局部无汗、干燥，周围可有毛细血管扩张。多数起病隐匿，进展缓慢，历经数年后，中央变软、色素减退呈现萎缩性瘢痕。

（2）带状或线状硬斑病　常见，多发于儿童及青少年阶段，女性更多见，沿单侧肢体、肋间神经、头皮或面部呈带状分布。初起时常为一带状红斑，后迅速发硬，呈凹陷性条状分布，状如“刀劈状”外观，患处皮下脂肪萎缩，毛发脱落，有时皮损下肌肉、骨骼也可累及，髋关节的损害常常引起运动障碍。发于额部可由头皮向前方伸延，以至引起颜面部偏侧萎缩。发于胁肋间则呈束带状。

（3）点滴状硬斑病　少见，在颈、肩、胸、臀及股等部均可发现。皮肤损害直径0.3～2cm大小，散在或群集分布，圆形，白色或象牙色，表面光滑发亮，中央凹陷，久之四周有色素沉着。病程缓慢，可以互相融合或稳定不变。损害可以自行消退。

（4）泛发性硬斑病　本病较罕见，可见斑片状、带状、点滴状硬皮病的皮肤损害部分或全部合并存在，分布全身各个部位，其损害主要累及皮下脂肪层，真皮深层变化也较明显，但很少见于面部，常有融合倾向。病程与斑状硬斑病相似，皮损广泛但多无系统损害。约50%有关节痛，可伴有疲乏、体重减轻、食管蠕动异常、腹痛、神经痛、偏头痛和精神障碍，部分可进展为系统性硬皮病。

本病一般无自觉症状，部分可出现轻度瘙痒或刺痛感，逐渐知觉迟钝，而无明显全身症状。

422 局限性硬皮病的诊断要点是什么？

（1）部位　好发于面部、躯干、四肢。主要侵犯皮肤某一局部。

（2）发病年龄　多数在11～40岁。

（3）皮损特点　初起呈淡红色略带水肿之斑块，以后逐渐硬化，表面光亮呈蜡样光泽，久之局部发生萎缩，毛发亦脱落，出汗减少，常见以下几种类型；①斑状损害：开始为淡红色，水肿性红斑，边缘境界清楚，触之如板硬，以后皮肤逐渐萎缩，呈羊皮纸样，表面可见色素加深或色素脱失夹杂存在；②点状损害：往往成群分布，呈小点状排列，边缘清楚，表面光滑发亮；③带状损害：皮损呈带状排列，经过与斑状损害相同。

（4）自觉症状　不明显。

（5）病程　病程缓慢。

423. 系统性硬皮病的临床表现是什么？

根据临床表现的不同可进一步将系统性硬皮病分为弥漫皮肤型和局限皮肤型两种类型：前者皮损广泛，包括躯干、肢端和脸，雷诺现象发生到皮损出现间隔较短（<1年），心、肺、肾、胃肠道损害多见，甲床毛细血管扩张少见，抗Scl-70抗体阳性，抗心磷脂抗体（ACA）多阴性，经过较快，常在很短时间内累及多个内脏系统，预后较差；后者的雷诺现象持续时间长，病变主要在手、足、面部，受累部位局限，累及躯干少见，多有甲床毛细血管扩张，ACA阳性，可见典型的CREST综合征（calcinosis：钙质沉着；Raynaud phenomenon：雷诺现象；esophageal dysfunction：食管蠕动障碍；sclerodactyly：指端硬化；telangiectasis：毛细血管扩张症），进展速度较慢，内脏受累较轻，预后较好。

（1）前驱症状　以雷诺现象最为多见，据北京协和医院资料，85%系统性硬皮病以雷诺现象为首发症状，大部分在雷诺现象5年后皮肤开始发硬。雷诺现象为指（趾）端在遇冷、情绪变化后出现麻木感和顺序性颜色变化，苍白→紫色→红色。往往由开始的一个或少数指（趾）端渐渐发展至更多的指（趾）。早期为局部细小动脉痉挛，以后因血管内皮细胞肿胀而发生组织缺血，出现指（趾）溃疡、末节指骨坏死、吸收，最后发生残毁。可伴有不规则发热，倦怠乏力，食欲缺乏，头晕失眠，体重减轻等症状。

（2）皮肤病变　皮肤病变为本病标志，手及面部最易累及。多数由肢体远端（手指、面部）开始，对称发生，逐渐向肢体近端或全身发展。严重者可开始即为全身性，一般按皮肤损害发展情况分为：

1）水肿期：手指、颜面出现实质性肿胀，按之无凹陷。皮肤似蜡状紧张而发亮，皱纹消失，由黄红色渐变为灰黄、黄白色，局部温度降低。病发前常有瘙痒、刺痛、麻木或蚁行感。

2）硬化期：皮肤损害继续发展，肿胀渐消减，呈板样硬化，与皮下组织紧密粘连，皮纹消失，出现黄褐色蜡样光泽，有色素沉着或色素脱失斑和毛细血管扩张。面部表情丧失形成“面具脸”，口唇变薄，周围有放射状裂纹，口缩小，张口困难，指端发绀，屈侧有点状角化，指（趾）可变形、萎缩，甚至脱落。知觉迟钝，毛发脱落。

3）萎缩期：皮肤、皮下组织和肌肉均可相继萎缩，常继发感染，发生溃疡、坏死，不易愈合。由于皮肤腺体萎缩，出现皮肤干燥、脱屑。

上述三期不一定顺序发生，水肿期可不明显或时间短暂，很快进入硬化期，可在身体不同部位，同时发生硬化及萎缩病变。

（3）内脏系统病变　以消化系统、呼吸系统损害多见。

1）消化系统：以食管最为多见和早见，有50%~75%患者累及食管。表现为吞咽困难或食物反流，胸骨后灼痛或上腹部饱胀感。钡餐透视可见食管扩张，食管下2/3区蠕动减少。可有食管裂孔疝及食管溃疡。胃肠道病变较少见，可有十二指肠和小肠受累，表现为上腹部痛、腹胀、便秘与腹泻交替。X线检查可见胃部扩张、蠕动减少，钡餐排空和通过时间延长，幽门、贲门可有狭窄。小肠节段性狭窄，亦可见结肠憩室，憩室破裂可致腹膜炎，也可合并十二指肠溃疡。可有肝脂肪变性、间质性肝炎、肝硬化。此外，口腔黏膜、舌、牙龈、软腭、腭垂及咽喉黏膜均可发生硬化萎缩，使舌运动受限，出现镜面舌、牙根外露、口腔及咽喉干燥。

2）呼吸系统：无症状系统性硬皮病中，40%有X线异常，70%有肺功能异常。X线以非特异性对称性肺间质纤维化最常见，多从下2/3肺野开始。肺功能以弥散功能及限制性通气功能障碍为主。呼吸困难是首发症状，其他少见，有咳嗽、发绀、杵状指、气胸、胸膜炎、肺炎等。并发肺动脉高压时，预后差。

3）循环系统：主要损害心肌，可继发或原发。同时可侵犯心包和心内膜，并常见心血管损害。表现为心悸、呼吸困难、踝部水肿，也可发生心绞痛或晕厥，以至心力衰竭。X线检查见心脏扩大、心搏减弱或心包积液。心电图检查显示有心房颤动，期前收缩、低电压、房室传导阻滞、ST段偏移、T波低平。甲皱微循环检查显示血管袢模糊、血管数目减少，重者血管袢变形、不规则，袢顶呈棒状或环状，血流缓慢，血球凝集不均。

4）泌尿系统：10%~20%的系统性硬皮病患者出现肾衰，多出现在弥漫性皮肤型的早期（起病4年内），是系统性硬皮病死亡的主要原因。临床表现为镜下血尿、蛋白尿、管型、高血压等。如出现急性肾功能衰竭、氮质血症、恶性高血压时称真性硬皮病肾（硬皮病肾危象），常导致患者死亡。

5）神经系统：一般为自主神经及周围神经受累，多为自主神经功能紊乱，迷走神经功能亢进，表现为雷诺征，指趾麻木、感觉异常、多汗、偏头痛、神经衰弱等。

6）代谢与内分泌系统：基础代谢往往升高，月经紊乱、闭经、性欲减退、尿17-羟类固醇（17-OH）排泄量减少。

7）运动系统：多数病者早期有关节痛和关节炎的表现，并有肿胀，以至畸形；后期末节指骨或其他病变骨骼骨质疏松和吸收，致使缩短、变小，甚至骨折，指端可发生溃疡、坏死，甚至手指断离。肌肉方面早期为多发性肌炎、肌萎缩、肌硬化。自觉肢体有僵硬感，四肢活动受限。组织学呈纤维性间质性肌炎，伴结缔组织增生及肌纤维萎缩，真性肌炎伴原发性肌纤维变性和肌坏死。肌酸升高，肌电图不正常。

8）其他系统：眼睑可有外翻、闭合不全，眼球运动障碍，角膜溃疡、干燥性角膜炎，眼底有视网膜出血。淋巴结可有肿大。

424· 系统性硬皮病诊断要点是什么？

系统性硬皮病可侵犯全身，除皮肤外常出现内脏损害。多见于中青年女性。临床分为局限皮肤型和弥漫皮肤型两种，前者占95%左右，后者约占5%。

（1）部位　除皮肤外，可侵犯骨关节、消化道、肺、肾、心脏等。

（2）发病年龄　多数在21~50岁。

（3）皮损特点

1）局部先发生红斑水肿，压之无凹陷，继之皮肤坚实发亮，灰黄色似蜡样，可有色素异常和毛细血管扩张。

2）面部表情丧失呈假面具样。鼻尖似鹰嘴。口唇变薄且周边收缩成放射状沟纹，口裂狭小。

3）指关节活动受限可呈爪状手，肘、膝关节可屈曲挛缩。皮肤、皮下组织、肌肉均可萎缩。肢端硬化者手指逐渐变细，皮肤光亮绷紧，重者指尖溃疡或坏疽。

4）常伴有色素脱失或色素沉着。

（4）分布　呈对称性。

（5）自觉症状

1）肢端型硬皮病往往先有前驱症，如雷诺现象、关节痛、不规则发热、体重减轻等。系统受累多见关节痛、骨质破坏、牙齿脱落等，病情进展迅速，常在两年内全身皮肤和内脏广泛硬化，预后差。

2）消化道受累可有吞咽困难、吸收不良、脂肪泻等。呼吸系统受累可有间质性肺炎及肺间质纤维化、肺气肿等。心脏受累可有心电图异常、心功能不全等。肾脏受累时可有高血压、蛋白尿、血尿、尿毒症。

3）其他：有末梢神经炎、多汗、肌肉疼痛、贫血等。

（6）病程　肢端型硬皮病病程缓慢，预后相对较好；弥漫型硬皮病病变急速发展，预后差。

425 硬皮病需要和哪些疾病鉴别？

（1）雷诺病　系统性硬皮病早期时的雷诺现象应与雷诺病鉴别，雷诺病少有皮肤硬化或骨变化。但部分雷诺病例可能代表硬皮病的最轻型，需随访观察。

（2）成人硬肿病　以皮肤深层、筋膜和肌肉的木质样变为特点。皮肤呈棕黄色弥漫性肿胀发硬，开始于头面及颈部，对称向肩部及躯干上部发展，下肢及手足少累及，不萎缩，无雷诺现象及系统病变。有自愈倾向。

（3）嗜酸性筋膜炎　为皮肤深筋膜炎症所致的具有硬皮病样表现的结缔组织病，皮损好发于四肢，亦可累及躯干。面及指（趾）一般不发病，患处皮肤呈橘皮状，可发生结节，血及骨髓中嗜酸性粒细胞显著增高。

（4）皮肌炎　虽然有雷诺现象、皮肤硬化、皮下钙质沉着，但以上眼睑为中心的紫红色水肿性斑片是其特征，并有 Gottron 征及甲皱襞暗红斑及瘀点。四肢无力，近端肌肉酸痛明显，24 小时尿肌酸或肌酸激酶增高；无皮肤发硬表现；部分患者伴有恶性肿瘤。

（5）新生儿寒冷损伤综合征　是新生儿受寒冷后发生广泛性皮下脂肪凝固硬化。多见于早产儿和体虚的新生儿（出生后 4 ~20 天内发病），皮损为白色或青紫色硬化斑，对称分布，表面光滑，有蜡样光泽。病变多先见于下肢、臀部，特别是腓肠肌部位，再发展至全身。体温、呼吸、脉搏较正常新生儿低。

（6）硬化萎缩性苔藓　初起为多数珍珠样或象牙样光泽白色坚实扁平小丘疹组成的斑块，斑上有毛囊性黑色角栓，大小不一，常聚集分布，但不互相融合，有时发生水疱，后期斑块形成白色萎缩。组织病理变化可与硬皮病鉴别。

(7) 类脂质渐进性坏死　是由红色丘疹扩展成的硬皮病样斑块，中央萎缩呈褐色且有光泽，有毛细血管扩张。有特殊的病理变化。

(8) 萎缩性扁平苔藓　损害是由中央凹陷而边缘高起的多角形小丘疹组成，有时覆有细薄鳞屑，中心可有毛囊性角栓，损害多呈紫红色或黄褐色，萎缩明显时呈淡白色，可有口腔黏膜损害。

(9) Pasini-Pierini 特发性斑状萎缩　呈不规则形，境界清楚，1~10cm 直径的灰色斑，皮肤略凹陷。与硬皮病相反，本病先发生轻度萎缩，后成继发性硬化。周围无淡紫色晕。多见于躯干，尤其是背部。患病多年后始终为浅表性萎缩。组织学上无真皮基质硬化。但也有认为它是局限性硬皮病的一型。

(10) 混合结缔组织病　具有红斑狼疮、硬皮病、皮肌炎的部分症状，但又不能满足其中任何一种疾病的诊断标准，血清中有高效价抗核糖核蛋白（RNP）抗体，抗核抗体阳性，常呈斑点型。

(11) 博来霉素（争光霉素）的皮肤毒性症状　呈硬皮病样变化，且组织变化与硬皮病相似。主要是手部的浸润斑与带状发硬，但有用药史，且为可逆性变化。

426 西医是如何治疗硬皮病的？

本病治疗困难，一般应争取早期诊断、早期治疗，生活力求规律，避免精神刺激及过度紧张。加强营养，给高蛋白、高维生素饮食，注意保暖，去除体内感染病灶。

(1) 局限性硬皮病

1) 对早期小片皮损可选用皮质激素如曲安西龙、泼尼松龙局部封闭，也可选用透明质酸酶 150U 皮损内注射，连续 10 日为一个疗程。

2）维生素E每日300～1200U，有一定疗效。也有主张口服甲状腺素片、苯海索。

3）物理疗法　如音频、蜡疗、推拿、按摩等。

（2）系统性硬皮病

1）糖皮质激素：适用于弥漫型皮肤型硬皮病的早期，对肺纤维化和（或）有肾损害者应限制或不使用。初量每日泼尼松40mg，连用数周，病情好转后逐渐减量，一般维持量每日10～15mg。

2）结缔组织形成抑制剂：①D-青霉胺：可抑制胶原合成，并具有免疫抑制作用，减少循环免疫复合物及改善肺功能等作用，开始每日250mg，每间隔2～4周，日量增加125mg，一般每日不超过1g，6个月左右可改善皮肤症状，注意血、尿改变，主要用于皮肤广泛硬化或具有危及生命的进行性内脏损害的患者；②对氨基苯甲酸钾：可软化已硬化的胶原纤维，至少连服3个月。

3）免疫抑制剂：硫唑嘌呤、环磷酰胺等，可改善皮肤、关节及肾脏病变。秋水仙碱每日0.5～1.5mg，分次服用，一个疗程约2～3个月，对肢端动脉痉挛和皮肤硬化有一定疗效。环孢素可适用于早期严重的进行期系统性硬皮病。

4）维A酸类：13-顺维A酸每日1mg/kg，连续6～14个月，可改善皮肤症状，需注意副作用。

5）作用于血管的药物：①血管扩张药：肼屈嗪25mg，每日3次口服；或低分子右旋糖酐每日静脉滴注，500mg/日，10次为一个疗程；②纤维蛋白溶解剂如司坦唑醇（康力龙）5mg，日2次口服，6个月为一个疗程；③抗血小板凝固药物：阿司匹林300mg，每日2次口服。

此外前列腺素E_1可促进缺血性溃疡愈合；硝苯地平可控制雷诺现象，促进指（趾）溃疡愈合；雌三醇可使皮肤软化并缓解关节症状；皮肤扩张药如烟酰胺100mg，每日3次，妥拉苏林

25mg，每日 3 次，可控制雷诺现象；卡托普利（巯甲丙脯酸）每日 75～300mg，可用于重症高血压，尤其伴恶性高血压的肾危象。

6）局部治疗：①外用扩血管药物：如 1.2% 烟酸苄酯霜、1%～2% 硝酸甘油软膏，改善末端缺血现象；②指部溃疡的治疗：清创、抗感染、止痛；③皮肤钙质沉着如有疼痛可手术切除。

427 中医古籍对硬皮病有何论述？

中医称硬皮病为皮痹，由于本病皮肤肿胀发硬无痛痒，故中医又谓之“皮痹疽”、“痹症”。历代医家对本病早有认识记载：《素问·五藏生成》：“故人卧血归于肝，肝受血而能视，足受血而能步，掌受血而能握，指受血而能摄。卧出而风吹之，血凝于肤者为痹……”；“风寒湿三气杂至，合而为痹也……以秋遇此者为皮痹……皮痹不已，复感于邪，内舍于肺。肺痹者，烦满喘而呕……诸痹不已，亦益内也……其不痛不仁者，病久入深，故为不仁……在于皮则寒。”

《素问·痹论》：“痹在于骨则重，在于脉则血凝而不流，在于筋则屈不伸，在于肉则不仁，在于皮则寒。”

《诸病源候论》曰：“秋遇痹者为皮痹，则皮肤无所知。皮痹不已又遇邪，则移于肺，其状气奔痛。”“痹者……其状肌肉顽厚，或肌肉酸痛……由血气虚则受风湿而成此病，日久不愈，入于经络，搏于阳经，亦可身体手足不随。”

北宋《圣济总录·皮痹》曰：“感于三气则为皮痹。”

宋《传信适用方》记载：“人发寒热不止，经数日后，四肢坚如石……日渐瘦恶。”

清·张璐《张氏医通》卷六曰：“皮痹者，即寒痹也。邪在皮毛，瘾疹风疮，搔之不痛，初起皮中，如虫行状。”

清代《医宗金鉴·杂病心法要诀》曰："久病皮痹，复感于邪，见胸满而烦，喘咳之证，是邪传于肺，则为肺痹也。"

428·硬皮病的中医病因病机要点是什么？

中医认为，硬皮病因卫气营血不足，复受风、寒、湿邪，使血行不畅，血凝于肌肤；或因肺脾肾诸脏虚损，卫外不固，腠理不密，复感风、寒、湿之邪伤于血分，致荣卫行涩，经络阻隔，气血凝滞而发病。

肺主气，合皮毛。由于肺与皮毛紧密联系，所以病理上也常相互影响。如外邪侵入，常由皮毛而犯肺。肺气虚弱，不能宣发卫气、输精于皮毛，可出现皮毛憔悴枯槁。

脾主运化，主肌肉、四肢。如脾失健运，则消化吸收运化功能失调，就会出现腹胀、腹泻或便溏，面色萎黄，皮毛枯槁，肌肤无华等；脾运化水湿的功能失常，就可以导致水湿潴留的各种病变，如水湿溢于肌肤则为水肿。

由于风、寒、湿之邪内侵脏腑，致脏腑不和，则可致肾精受损，表现为皮肤板硬萎缩、干燥无华，头发枯脱，腰膝酸软，夜尿清长，阳痿早泄，月经不调等肾阳虚寒，温煦不足的表现。

久病体弱气血不足，气弱不能运化津血，血少无以运行则表现为面色萎黄、皮肤发硬、紫暗发白、肢体麻木、关节僵硬、疲乏无力等气血瘀滞之证。

总的来说，病机可概括为肺、脾、肾阳虚，致脏腑不和，气血不足，营卫不固，腠理不密，风、寒、湿之邪乘虚内袭，正气为邪所阻，致使寒凝肌腠，日久耗伤精血，脏腑虚损，经络阻隔，气血瘀滞，痹塞不通而成。如《景岳全书》所说："痹者，闭也，以血气为邪所闭，不得通行而病也。"

429 中医如何辨治硬皮病?

局限型硬皮病证见皮肤呈斑块状或条索状，表面光亮，呈蜡黄色，局部变硬，萎缩，呈板样，色素加深或色素脱失，舌质淡，舌体胖嫩，边有齿痕，脉沉或迟，为脾肺不足，外感风寒湿邪，经络阻隔，气血瘀滞，治以健脾益气，温经通络，活血软坚，可以温经通络汤等加减，常用生黄芪、怀山药、茯苓、鸡血藤、鬼箭羽、伸筋草、当归、贝母、刘寄奴、僵蚕、白芥子、丝瓜络等药。其中黄芪、怀山药、茯苓健脾益气；白芥子、伸筋草、丝瓜络温经通络；鸡血藤、鬼箭羽、当归、刘寄奴活血软坚；贝母化痰软坚；僵蚕散风通络。肢冷畏寒、腰膝酸软者加肉桂、附子；血虚者加鹿角胶、紫河车。

系统性硬皮病初起皮损为实质性水肿，以后萎缩、变硬，自觉乏力，畏寒，四肢末梢发凉，关节酸痛，甚而活动受限，口干舌燥，纳食减少，吞咽困难，或腹痛腹泻。严重者舌不能伸，呼吸困难，心悸气促。妇女患者月经涩少或有停经现象。舌质淡，舌体胖嫩或边有齿痕，脉沉细而浮或沉紧，辨证属肺脾肾阴阳两虚，兼感风寒湿邪，气不化水，气血凝滞，治宜健脾肺益肾，温阳化水，活血软坚。方用阳和汤加减，常用肉桂、鹿角胶、附片温经益肾散寒；白芥子、麻黄宣肺散寒行水；白术、黄芪、黄精健脾肺；茯苓、车前子健脾利水；鸡血藤、当归养血活血通络；僵蚕散风软坚。累及肢端者加红花、桂枝、片姜黄；气短乏力明显者加入人参、太子参。

430 治疗硬皮病的单方及成药有哪些?

(1) 中成药　根据病情选择使用。

人参健脾丸：功用健脾益气，和胃止泻。用于硬皮病脾胃虚弱者，表现为饮食不化、脘闷嘈杂、恶心呕吐、腹痛便溏、不思饮食、体弱倦怠等。

人参归脾丸：功用益气补血，健脾养心。用于硬皮病心脾两虚、气血不足者，表现为心悸、怔忡、失眠健忘、食少体倦、面色萎黄等。

大黄䗪虫丸：功用活血破瘀，通经消癥。用于硬皮病瘀血内停者。表现为皮肤硬化、肌肤甲错、面色黯黑、潮热羸瘦、经闭不行等。

济生肾气丸：功用温肾化气，利水消肿。用于硬皮病肾阳不足、水湿内停者，表现为水肿、腰膝酸重、小便不利、痰饮咳喘等。

当归丸（复方当归丸）：功用益气养血，调经止痛。用于硬皮病气血两虚所致的月经先期、月经量多、痛经、肢体乏力、行经腹痛等。

八珍丸（八珍颗粒）：功用补气益血。用于硬皮病气血两虚所致面色萎黄、食欲不振、四肢乏力、月经过多等。

狼疮丸：适用于由热毒壅滞，气滞血瘀所致的硬皮病，症见皮肤点状或带状皮肤水肿、硬化或萎缩，重者伴有心悸、头晕、气短、腹泻等可选用。

（2）丹参注射液10～20ml或复方丹参注射液10～20ml加于低分子右旋糖酐或5%葡萄糖溶液500ml中，静脉滴注，每日或隔日1次，10～15次为一个疗程。也可肌注丹参或口服丹参片。

（3）川芎嗪注射液150～200mg加于5%葡萄糖溶液中，每日或隔日1次静脉滴注，10～15次为一个疗程。

（4）当归或毛冬青注射液2ml肌注，隔日或每日1次，两药可单独或联合使用，或另加当归注射液行双侧合谷穴位注射。

（5）薄芝注射液每日1～2支，肌注。

（6）积雪苷片（每片10mg）本品是积雪草提取物，2～4片/次，每日3～4次口服。

431. 当代名老中医如何认识和治疗硬皮病？

赵炳南认为硬皮病多为脾肾阳虚，腠理不密，风寒之邪乘隙外侵，阻于皮肤肌肉，以致经络阻隔，气血凝滞，营卫不和，而痹塞不通。所以称之为“皮痹疽”。脾主肌肉，主运化水谷之精微，以营养肌肉、四肢；若脾运失职，则肌肉失养，卫外不固，腠理不密，则易感外邪而得病。本病的治疗，多以健脾助阳，温经通络，佐以软坚为法。

临床中可用下述经验验方治疗：怀山药30g、生黄芪30g、茯苓12g、鸡血藤30g、伸筋草30g、全瓜蒌15g、浙贝母9g、白芥子15g、鬼箭羽30g、刘寄奴9g、莪术9g、三棱9g、徐长卿9g。肾阳不足加肉桂3～6g、川附子6g、炮姜9g、鹿角胶9g、淫羊藿6～9g。局部治疗可用浸浴方：伸筋草30～60g、透骨草15～30g、艾叶15～30g、刘寄奴9～15g、自然铜30g，取水2500～5000ml，煎20分钟后浸浴；或用虎骨酒局部按摩，或用脱色拔膏棍加温外贴。

朱仁康认为硬皮病多为风寒湿阻闭肌肤所致，用独活寄生汤加减治疗。药用：桂枝、白术、羌活、独活、桑寄生、防风、防己、伸筋草、丹参、赤芍、牛膝各9g，桑枝15g，干姜、白芥子各3g。加减：肢端紫绀发凉，重用温补肾阳之品，如巴戟天、仙茅、淫羊藿、葫芦巴、菟丝子等；后期病情稳定，或出现萎缩，治宜补气活血，温经通络，前方加用太子参、黄芪、熟地黄、熟附子之类。

徐宜厚认为弥漫性系统硬皮病应属于中医的虚劳及痹证范畴。分析其病机主要在肺脾肾三脏，弥漫性系统性硬皮病先起于皮毛——肺，后病及于骨——肾，这就是上损及下的一种虚损证。故治疗要以调治脾肾为主，活血通痹为辅，药用黄芪、党参、白术、桂枝、当归、制川乌等甘温之品，益气助阳，补脾温肾；佐以丹参、赤芍、炮山甲珠、路路通、川芎等活血通痹。在通痹之中，尤要重视通孙络之痹的迫切性。方中党参若用高丽参、红参代入，另煎兑入，疗效更佳。总之，本病后期无不关系到脾肾，补脾补肾是治疗本病的根本大法。只是在具体应用中，既要不足者补之以温，又要寓驱邪于补正之中，使邪去而正又不伤，这是很重要的一环。

丁济南认为硬皮病属于痹证范畴，见皮肤干槁而发硬，状如制革，张口闭目受阻，合于经文所述之“皮痹”；肌肉消瘦，不能屈伸，合于“筋痹”、“肉痹”；全身骨节酸痛，骨萎缩变形合于“骨痹”。临证以乌头、桂枝为主进行治疗。基本方：制川乌、制草乌、桂枝、汉防己、全当归、桑寄生、川牛膝、玄参各9g，羌活、独活各4.5g，秦艽、炒防风各6g，伸筋草、连翘、生黄芪各12g，白芥子1.5g。加减：雷诺征明显者减玄参，加熟附子、丹参、泽兰、漏芦；肌肉关节酸痛麻木者加泽兰、丹参、白薇、贯众；咳嗽加麻黄、前胡、桔梗；尿蛋白阳性加白术、黑料豆、玉米须、苡仁根；肝脏损害加黄芩、香附、牡丹皮。

禤国维认为肾乃先天之本，内藏元阴、元阳，系水火之源，阴阳之根。肾在内，皮肤在外，在生理上，肾阴肾阳通过脏腑经络供给皮肤营养和能量，使皮肤温暖、柔润而富有光泽，发挥其生理功能。在病理上，因肾阴肾阳的虚衰而使皮肤变得冰凉、萎缩、硬化、干燥、色素沉着等，而且影响其司开合的功能，易遭外邪侵袭。硬皮病属中医“痹证”范畴，基本病机为肾阳虚衰，寒凝血滞，法当温阳补肾，药用金匮肾气丸加减以温补肾阳，阳复则疾病得愈。用药方面强调在补阳时不忘补阴，方中附子、肉桂等温阳，熟地黄、山萸肉、山药等补肾阴，使阴阳和合，微微生火，疾病稳步向愈，疗效较为巩固。否则，温阳而不补阴，疗效不持久。硬皮病除阳虚外，多有血虚，要注意补血养血，酌加当归、阿胶等，以免血少脉涩而不通。

432 硬皮病的中医外治法有哪些？

（1）浸洗法　伸筋草30g，透骨草30g，祁艾15g，乳香、没药各6g，上药布包加水3000ml，煮沸20分钟，用药液浸洗患处，每日1～2次，每次20分钟。本方有温气血，散风寒，活血通络之功。方中祁艾温气血、散风寒，透骨草、伸筋草通络，乳香、没药活血。

（2）熏洗法　威灵仙60g，蜀羊泉40g，石菖蒲30g，艾叶、独活、羌活、千年健各20g，红花15g，食醋500g。上药加水250～300ml，煮沸，将药汁倾于盆或桶内，将患部置于上，外盖毛巾熏洗，待药液不烫手时，用毛巾蘸之擦洗患部，每日1～2次，每剂6～8次。其间可适量加水及醋。本方有舒筋活络，温通破瘀之功。方中威灵仙、蜀羊泉、石菖蒲、独活、羌活、千年健舒筋活络，艾叶、红花、食醋温通破瘀。

（3）湿敷法　制草乌15g、川椒10g、桂枝10g、艾叶15g，上药煎成药液，趁热时，以质地细软之纱布或干净毛巾浸泡其中，待完全浸透后取出，轻拧至不滴药液，覆盖于皮损处，其外再加盖油纸或塑料布等，并以绷带加压固定。30分钟更换1次。本方以温阳逐寒为主。方中草乌、桂枝温经通阳逐寒，川椒除寒湿通血脉，艾叶温气血通经络。

（4）按摩法　丹参60g，党参、制草乌、桃仁各15g。上药共为粗末，用75%乙醇1L浸泡5天后，过滤去滓备用。用时以药酒按摩患处，至局部发热为度，每日3～5次。本方有养血益气，温通活血之功。方中丹参养血，党参益气，制草乌、桃仁温通活血。

（5）浸浴法　伸筋草水剂：伸筋草、透骨草、祁艾、桑枝各30g，刘寄奴、官桂、穿山甲各15g，苏木、红花各10g。上药布包加水5000ml，煮沸30分钟，将药液兑入浴水中，待温后浸浴，隔2～3日一次，每次半小时。本方有温通散寒，通经破瘀之功。方中祁艾、官桂温通散寒，透骨草、伸筋草、刘寄奴、桑枝通经，苏木、穿山甲、草红花破瘀。

（6）热熨法　白附子、黄丹、羌活、独活、蛇床子、轻粉、天花粉、山栀、枯矾、川乌、草乌、木通、甘松各6g，白鲜皮7.5g，狼毒、红花、地骨皮、透骨草、生半夏、木贼、艾叶各9g，花椒15g，皂角60g，料姜石120g。上药共研细末，皮损发生于头面、腰背、腹部及四肢近端等处者，将药粉用开水拌湿，装入布袋内（大小以皮损大小而定），置于患处，布袋上加1个热水袋。每日1～2次，每次30～60分钟，每剂连用3～7天，1个月为一个疗程。本方有温经祛寒，解毒散结，活血通络之功。方中川乌、草乌、艾叶、花椒温经祛寒，白附子、黄丹、轻粉、蛇床子、天花粉、山栀、枯矾、狼毒、生半夏、皂角、白鲜皮、地骨皮、透骨草、甘松、料姜石、木贼解毒散结，羌活、独活、木通、红花活血通络。

（7）敷贴法　硬皮病外敷散：当归、川芎、赤芍、红花、透骨草各30g，川乌、草乌、乳香、没药各15g，肉桂12g、丁香18g。上药共研极细粉，过120目筛后混匀，装瓶备用。取散少许，加凡士林适量，调成20%软膏，外敷患处，每日1次，连用5～10次为一个疗程。本方有养血活血，温通散结之功。方中当归、川芎、赤芍、红花、乳香、没药养血活血，透骨草、川乌、草乌、肉桂、丁香温通散结。

（8）拔膏疗法　将脱色拔膏棍用约80℃水浸软后，捏成大小形状与皮损相同，约5分硬币厚，趁热贴于皮损上，2～3日换药1次，有破瘀软坚之功。

433. 硬皮病的非药物疗法有哪些？

（1）耳针疗法　取肺、内分泌、肾上腺、肝、肾、脾、胃等穴位。留针30分钟，每隔2日1次。

（2）艾灸法　取皮损区或循经邻近穴位。每日用艾条在皮损区悬灸2次，每次15分钟。或用无瘢痕着肤灸法。

（3）熏药法　将回阳熏药卷一端点燃发烟，熏患处，距离以患者觉温热舒适为度，每次熏20分钟，每日2～3次。回阳熏药可回阳益气通络。

（4）黄蜡灸法　上等黄蜡片适量。先将面粉调和成面团，以湿面团沿着患病部位围成一圈，高出皮肤3cm左右，圈外围布数层，防止烘肤燃发，圈内放入上等黄蜡片约1cm厚，随后以铜勺盛灰火在蜡上烘烤，使黄蜡熔化，皮肤有热痛感即可，灸完洒冷水少许于蜡上，冷却后揭去围布、面团及黄蜡。若灸使蜡液沸动，病人感觉施灸处先有痒感，随后痛不可忍，应立即停止治疗。

（5）毫针疗法

1）大椎、肾俞、脾俞、肺俞、阳陵泉。局部皮肤常规消毒，取28号1.5寸长毫针快速刺入，进针角度约45°，进针深度0.8～1寸。进针得气后行提插捻转平补平泻法，留针30分钟，隔日1次，10次为一个疗程。本法适用于阴虚寒凝者。

2）足三里、中脘、血海、膈俞、内关、丰隆。局部皮肤常规消毒，取28号1.5寸长的毫针快速刺入，针身与皮肤约成45°，进针深度0.8～1寸。得气后行提插捻转平补平泻法，留针30分钟，隔日1次，10次为一个疗程。本法适用于气血瘀滞者。

（6）皮内针法　从皮损两侧纵向埋入长4cm的皮内针各1枚，皮损两侧横向埋入长1.5cm的皮内针各1枚，针尖方向均呈向心性，外用胶布固定，每隔3日重新调换埋置皮内针1次，每日用艾条在皮损局部悬灸2次，每次15分钟。

（7）磁穴疗法　将800～1500高斯磁片直接贴敷固定在病变部位，贴3天休息3天为一个疗程，可进行4～6个疗程。

434 硬皮病如何调护?

（1）生活调理

1）适当运动，劳逸适度。

2）注意保暖，避免受寒。特别秋冬季节，气温变化剧烈，及时增减衣物及保暖设施。

3）防止外伤，注意保护受损皮肤，即使较小的外伤，也要引起足够的重视。

4）戒烟。

（2）饮食调理

1）吃高蛋白、高维生素等富有营养、易消化的食物，以增强抵抗力。

2）忌辛辣等刺激性强的食物，忌酒。

3）如有吞咽困难时，应给予半流质或流质饮食，且注意慢咽。

（3）精神调理

1）树立与疾病斗争的信心。

2）注意保持生活规律，保证充足睡眠。

3）防止各种精神刺激和精神过度紧张，保持愉快乐观的情绪。

（4）其他方面

1）注意早期发现，早期诊断，及早治疗，积极治疗体内慢性病灶。

2）稳定期病人应适当活动，防止关节僵硬、变形及肌肉萎缩，适当参加散步、太极拳等健身活动。

435 混合结缔组织病是一种什么样的病?

混合性结缔组织病（MCTD）好发于女性，尤其年龄在30岁左右的常见。临床上具有系统性红斑狼疮（SLE）、系统性硬化病（SS）、皮肌炎（DM）、多发性肌炎（PM）或其他结缔组织病特征，但均不能构成独立诊断，血清学检查有高效价的斑点型抗核抗体（ANA）和高效价抗核糖核蛋白抗体，对糖皮质激素治疗反应好，预后良好。目前较多学者认为，MCTD是某种结缔组织病的中间过程或亚型，有的最终发展为SS或其他结缔组织病。中国古代文献对本病无明确记载，根据本病的发病、症状类似中医“痹证”“皮痹”或“肌痹”。

本病皮损主要表现有雷诺现象，手指皮肤肿胀、硬化、呈腊肠样；面部可有蝶形红斑或眼睑有类似皮肌炎样的水肿性红斑；可有多发性关节痛或关节炎，但少有关节变形；可有四肢近端肌肉轻度肌痛和肌无力；食管受累时蠕动降低；其他的表现有间质性肺炎、浆膜炎、心肌炎等，但肾脏损害罕见。血清中有高效价抗RNP抗体；血清ANA呈斑点型阳性；高丙球蛋白血症；直接免疫荧光检查示表皮棘细胞核有斑点状IgG沉积。

糖皮质激素对本病疗效较好，一般可用小剂量泼尼松（15～30mg/d）口服。雷公藤总苷对发热、皮疹、关节痛等症状疗效尚可，用法20mg，每日3次。还可根据具体情况选用非甾体消炎药、氯喹、免疫抑制剂等。中医可根据患者具体情况参照红斑狼疮、硬皮病、皮肌炎的治疗。患者应注意保温，防止受寒，勿过度劳累。

436. 什么是未分化结缔组织病和重叠结缔组织病？

未分化结缔组织病（UCTD）是指运用目前已有的对结缔组织病诊断、分类标准和检查方法，难以准确归属于某一特定的结缔组织病。临床上患者虽然具有 SLE、RA、SS、PM、DM 等结缔组织病的常见症状，但不存在与之相应的特异性抗体。在诊断 UCTD 之前，一定要做详细的检查，分析临床表现和免疫学检查异常是否为某一种结缔组织病的早期表现或部分表现。有学者展望，随着临床免疫学和分子生物免疫学进展，UCTD 可能是某一独特的结缔组织病的一个亚型，或为一个新型的独立的结缔组织病。

重叠结缔组织病（OCTD）又称重叠综合征，是指同一患者同时或先后患两种或两种以上的结缔组织病，既有诊断某一结缔组织病的足够证据，同时又有诊断另一结缔组织病的足够证据的同一病例。OCTD 可以是 SLE/RA、SLE/SS、RA/PM、SS/PM 等重叠，例如同一患者同时或先后出现红斑狼疮和类风湿性关节炎，或皮肌炎与系统性红斑狼疮重叠表现。

以上两病的中医治疗可根据患者具体情况参照红斑狼疮、硬皮病、皮肌炎等的治疗。

437. 人工皮炎是一种什么病？

人工皮炎又名伪装疹，是指患者有意无意用机械或化学方法伤害自身皮肤而引起的皮肤损伤，属人工疾病的一种。

在癔症、边缘性人格障碍及儿童和青少年发育障碍三种精神疾病时，可表现出明显的人工皮炎表现，其中癔症患者制造皮损时可能并非出于有意，其目的是为了缓解内心的冲突；边缘性人格障碍制造损害的目的亦为缓解其心情紧张；儿童和青少年发育障碍患者的损害来源于亲子关系异常，多由患者自身因素所致，偶可由父母所致。引起皮肤损害的因素很多，如物理因素（手或尖锐的工具等）、化学因素（腐蚀性药品）、生物因素（动、植物）。

皮损部位常在优势手所及部位，最多见于面部、颈部、身体前面、上下肢、掌跖；生殖器等部位少见。皮疹形态根据所用器械、药品而定，一般皮疹界限清楚，并具有特殊形态。损伤多轻微表浅，重者表现为坏疽或溃疡。皮损的轻重与刺激物性质、强度、剂量、作用及局部组织耐受性而定。患者常表现出人格异常的特点，如患者似对损害表现出无动于衷，病史模糊不清，在医生试图诱导其说出皮损发展的详情时，患者常表现出愤怒和违拗的表现等。

治疗包括两个方面：皮损的治疗和精神病的治疗。皮损的治疗一般采用包扎疗法，如有感染时，应全身和局部抗感染。精神病的治疗应进行精神分析，进行心理治疗或药物治疗。癔症患者最好采用心理治疗，一般无需用精神药物；边缘型患者出现严重焦虑或抑郁可用抗焦虑药和三环类抗抑郁药，直至能接受心理咨询。

中医辨证系心经有热，郁于血分，发于皮肤或肝气郁结，气机不利，营血暗耗所致。中医治疗可内服牛黄清心丸或朱砂安神丸以清心安神；亦可用加味逍遥丸、逍遥颗粒、解郁安神丸、泻肝安神丸以疏肝理气，镇肝安神；病久营血暗耗可予枣仁安神颗粒、安神补心口服液、柏子养心丸以养血安神。

甘草泻心汤、百合地黄汤、甘麦大枣汤、温胆汤等都可以适证选用。

438 寄生虫妄想是种什么病?

本病亦称寄生虫恐惧症、螨虫恐惧症。为一种精神性皮肤病。患者多为单身中老年妇女，精神紧张，敏感多疑。临床上妄想和恐惧常可同时存在，难以区分；妄想的病人类似妄想性精神分裂症，坚定不移地相信自己患有某种病，属于思维方面的障碍；而恐惧的病人是畏惧患某种寄生虫病，属于感情方面的障碍。

临床多见于中老年妇女，症状可多种多样，主要为瘙痒，其次有蚁走感、蠕动感、挖掘、烧灼等多种异常感觉。有些患者恐惧被污染，一天常洗手达数十次，并用其他物理、化学、机械的方法刺激皮肤，以企图去除虫害，从而造成表皮剥脱、溃疡等损害。当医务人员否定其有寄生虫病时，因不相信而又另求他医。

有以上症状，皮损刮片镜检，排除真菌和寄生虫感染可作诊断。本病应与人工皮炎相鉴别，后者患者常隐蔽自伤行为，而本病患者则直言不讳。

治疗方面首重精神心理治疗，以求说服患者，可内服安定镇静剂，外用药对症治疗。中药可予泻肝安神丸、朱砂安神丸、甘草泻心汤、甘麦大枣汤等。必要时建议至专科医院进行精神心理治疗。

439 皮肤瘙痒症的临床表现如何？病因病机要点是什么?

瘙痒是一种能引起搔抓的独特不适感觉，是皮肤病和系统性疾病的常见症状。如果临床上患者仅有皮肤瘙痒而没有原发性皮肤损害，就称之为皮肤瘙痒症。根据范围和部位不同，一般分为全身性和局限性两类。

（1）全身性瘙痒症　多见于成人，瘙痒程度轻重不一，多为阵发性，尤以夜间为重，瘙痒剧烈者影响睡眠，无原发皮损。由于反复搔抓刺激可产生抓痕、表皮剥脱、血痂，病程较久者可有色素沉着、苔藓化或湿疹样改变以及皲裂等继发性损害。瘙痒可以开始即为全身泛发性，也可以最初仅局限于身体某处，继而扩展至多处或全身。可细分为老年性瘙痒症、冬季瘙痒症、夏季瘙痒症、水源性瘙痒症等。

（2）局限性瘙痒症　瘙痒局限于某一部位，或同时多处发病，以肛门、阴囊、女阴等处最为多见。

1）肛门瘙痒症：瘙痒一般局限于肛门及其周围皮肤，有时可累及会阴、阴囊皮肤及女性外阴。慢性病程，常为阵发性反复发作。肛门皱襞及肛周皮肤继发浸渍、点状糜烂、放射状皲裂，长期搔抓而继发浸润肥厚、苔藓样改变。

2）阴囊瘙痒症：多局限于阴囊，偶可扩展至阴茎根部及会阴、肛门，多为阵发性剧痒。因为长期剧烈搔抓可致阴囊皮肤水肿、点状糜烂、渗液、结痂、浸润肥厚、苔藓样变。

3）女阴瘙痒症：多见于成年女性，绝大多数为更年期和老年妇女。主要发生在大小阴唇、阴蒂及阴道口，严重者可累及会阴部和肛门。瘙痒为阵发性，夜间尤甚。外阴皮肤黏膜可继发水肿、浸润肥厚及苔藓样变等。

“皮肤瘙痒症”中医称为“风瘙痒”“痒风”，一个“风”字是认识本病的要点。因为“风善动不居，变幻无常”（瘙痒症只有主观症状，没有原发皮损）、“风为阳邪，易袭阳位”（本病病在肌表）、“风善行而数变”（瘙痒症的阵发性、广泛性、变化性）、“风性主动”（瘙痒发作时的坐立不安）、“风为百病之长”（易与寒、热、湿等病邪合而为病），因此，“风瘙痒”“痒风”既反映了本病仅有瘙痒症状而无原发皮疹的特点，又反映了本病的病因病机特点，所谓“无风不作痒”。

中医学的“风”有内外之分。“外风”指外感“风”邪。

因“风者百病之长也”，故常与寒、热、暑、湿、燥合而为病。“内风”通常指“风气内动”，临床上表现为动摇、眩晕、抽搐、震颤等类似风动的一类病理状态，与肝的关系最为密切。这里借用以阐述“瘙痒”，虽与传统的含义有所不同，但同样有其合理性。“风”反映出了“皮肤瘙痒症”有主观症状，无客观皮损的特点。它与从风、湿、虫、热、虚等多个角度来认识“瘙痒”这个症状，虽有着密切联系，但也有所不同。

“皮肤瘙痒症”的原因十分复杂，西医学对本病病因的归类可简单分为内因和外因两方面。内因（这里不包括伴有“瘙痒”的皮肤疾病）指各类系统性疾病：肝胆疾病、内分泌疾病、肾功能不全、血液系统疾病、维生素缺乏、精神神经系统疾病、妇产科疾病、恶性肿瘤、感染性疾病等导致的“瘙痒”。外因主要包括各种理化因素：日光、炎热、潮湿、干燥等物理性刺激，酸碱等化学因素，食物，药物等诱发的“瘙痒”。涉及的炎症介质有组胺和促组胺释放物、激肽、前列腺素、肽酶、神经肽、阿片样物质等。

440. 皮肤瘙痒症的中医治疗要点如何?

如前所述，我们可以把“风”作为辨证论治的关键和核心。

（1）内治方面

1）风邪壅盛证：起病急，周身皮肤瘙痒，走窜不定，恶风，舌红，苔白，脉浮或弦。治宜祛风止痒。方选荆防方加减。若鼻塞、咳嗽，加麻黄、杏仁；关节不舒，加秦艽、全蝎；痒重，加乌梢蛇；病久，加黄芪。

2）风寒外束证：寒冷季节较多，暴露部位为重。症见皮肤瘙痒，遇寒则甚，遇暖或汗出则减，舌淡红，苔薄白，脉浮紧。治宜疏风散寒，调和营卫。选用桂枝麻黄各半汤加减。若腹冷、便溏，加附子、白术；咳喘、气短，加黄芪、杏仁。

3）表里实热证：皮肤瘙痒灼热，憎寒身热目赤，咽干咽痛，舌红，苔黄而燥，脉浮数。治宜清热解表，疏风止痒。选用防风通圣散化裁。若大便干燥，仍用大黄、芒硝；小便短赤，加茅根、滑石；渴甚，加天花粉、生地。

4）风湿蕴阻证：遍身作痒，抓后糜烂渗出，头身困重，舌淡而胖，苔白腻，脉浮或弦滑。治宜祛风胜湿，和中止痒。选用全虫方合清脾除湿饮加减。若腹胀便溏，加茯苓皮；口渴，加桂枝。

5）血热生风证：皮肤瘙痒潮红，遇热加重，得凉而减，抓痕血痂累累，口渴喜饮，烦躁失眠，便干溲赤，舌红或绛，苔黄或少，脉弦数。治宜清热凉血，息风止痒。选用清营汤加减。

6）血瘀生风证：皮肤瘙痒，抓痕累累，夜间为著，面色晦暗，口干不欲饮，舌质紫暗，或有瘀斑，脉涩。治宜活血化瘀，消风止痒。选用润肤丸加减。

7）血虚生风证：皮肤瘙痒而干燥，迭起糠秕样细碎鳞屑，抓痕遍布，伴心悸失眠，面色少华，目眩头晕，舌质淡，苔白，脉细无力。治宜养血润肤，疏风止痒。选用当归饮子加减。

8）阴虚生风证：皮肤瘙痒干燥，扪之有热感，伴口燥咽干，眩晕耳鸣，五心烦热，小便短赤，大便干燥，舌光少津，脉细而数。治宜滋肝补肾，养阴疏风。选用六味地黄丸加减。

9）肝经湿热证：外阴、肛门瘙痒，潮湿多汗，发热，口干口苦，小便短赤，女子带下色黄臭秽，舌红，苔黄腻，脉弦滑或数。治宜清热泻火，除湿止痒。选用龙胆泻肝汤加减。

日本汉方常用桂枝麻黄各半汤、大青龙汤、温清饮、肾气丸、真武汤等治疗本病。

（2）外治方面

1）滑石30g、寒水石9g、冰片2.4g。制成散剂，扑撒患处。

2）松花粉200g、薄荷100g、蛇床子200g、枯矾100g、梅花冰片20g。制成散剂，扑撒患处，每日3次。

3）苦参、土茯苓、生百部各30g、龙胆草、紫荆皮、黄柏、川椒、苍术各15g、地肤子24g。制成散剂，扑撒患处，每日3次。亦可水煎，去渣取汁，待水温后坐浴，主治女阴瘙痒症。

4）土茯苓、地肤子、苍耳子、蛇床子、浮萍、木贼、金银花、野菊花各30g。水煎取汁，水温后浸洗全身。

5）楮桃叶煎水外洗，适用于老年人皮肤干燥瘙痒。

6）牡蛎粉、枯矾各30g、蛇床子15g。制成散剂，扑撒患处。主治阴囊瘙痒。

441. 神经性皮炎的临床表现如何？鉴别诊断要点有哪些？

神经性皮炎是一种以阵发性剧烈瘙痒和皮肤苔藓样改变为临床表现的慢性炎症性皮肤疾病。发病原因可能与神经精神因素有关。其他常见的诱因有过度疲劳、消化不良、便秘、饮酒、辛辣刺激性食物、更年期内分泌失调、局部受毛织品、粗硬衣料的摩擦及其他一些瘙痒性皮肤疾病的促发等。长久的搔抓和摩擦既是造成本病的原因，也是本病容易迁延不愈、发展加重、反复发作的重要因素。

（1）临床表现　本病多见于青壮年，老人和儿童少见。疾病初期为局部皮肤的阵发性瘙痒，可有红斑、丘疹等。经反复摩擦和搔抓，局部皮肤逐渐出现成群苔藓化的扁平小丘疹，以后融合、扩大，形成边界清楚、皮纹加深和皮嵴突起的苔藓化斑块；也可是斑片逐渐苔藓化成为斑块。皮损呈淡红、淡褐或正常肤色，表面干燥或有少许鳞屑，常见抓痕和血痂。好发部位包括患者后颈部和颈部两侧，四肢，特别是肘膝部、踝部，及腰骶尾部、外阴、肛周、眼睑等处。根据皮疹范围的大小，可以分为局限性神经性皮炎和播散性神经性皮炎，后者皮损数量多发、分布广泛。本病病程慢性，反反复复，甚至持久不愈，常因内外刺激而使病情加重。剧烈瘙痒影响睡眠、生活和工作。

（2）鉴别诊断　本病临床特点突出，诊断较为容易。但仍有一些临床表现为丘疹、斑块的皮肤疾病需要与本病鉴别。

1）成年期特应性皮炎：皮疹主要发生在肘窝、颈前及颈侧等屈侧部位，但通常皮疹广泛。患者常常皮肤干燥，具有遗传过敏体质，血清 IgE 和嗜酸性粒细胞升高。

2）慢性湿疹：多由急性、亚急性皮疹演变而来，病史中有水疱、糜烂、渗出等损害。皮疹可发生于身体任何部位。常有明显色素沉着。

3）扁平苔藓：为多角形或圆形、紫红色扁平丘疹或斑丘疹，表面有蜡样光泽，可见 Wickham 纹，常有黏膜损害。组织病理检查有诊断价值。

4）皮肤淀粉样变：损害为粟粒至绿豆大的棕色或褐色硬质角化丘疹，半球形，多对称发生于小腿胫前、上背部等部位，密集成片而不融合或沿皮纹呈念珠状排列。组织病理检查有特征性变化。

5）皮肤瘙痒症：最初无原发皮疹，仅有剧烈瘙痒。如长期搔抓，可以出现苔藓化损害，而发展为本病。

442 前人对神经性皮炎有何论述？

神经性皮炎在中医古籍中的病名有“摄领疮”“牛皮癣”（勿与现阶段通常提到的“牛皮癣”，即“银屑病”混淆）“牛皮风癣”“牛颌马鞍疮”“牛颌”“牛癣”“顽癣”“纽扣风”等。

《诸病源候论·摄领疮候》：“摄领疮，如癣之类，生于颈上痒痛，衣领拂着即剧。云是衣领揩所作，故名摄领疮也。”

《外科正宗·顽癣第七十六》：“顽癣乃风、热、湿、虫四者为患。发之大小斜圆不一，干湿新久之殊。风癣如云朵，皮肤娇嫩，抓之则起白屑。湿癣如虫行，搔之有汁出。顽癣抓之则全然不痛。牛皮癣如牛项之皮，顽硬且坚，抓之如朽木。马皮癣微痒，白点相连。狗皮癣白斑相簇。此等总皆血燥风毒客于脾、肺二经。”

《外科正宗·纽扣风第九十六》曰：“纽扣风，皆原风湿凝聚生疮，久则瘙痒如癣，不治则沿漫项背。”

赵炳南先生认为本病是脾经湿热，肺经风毒客于肌肤腠理，兼感风湿热邪所致。热盛则肌肤起瘰，风盛则明显瘙痒，湿性黏滞故时起时伏，缠绵不愈。湿有内外之分，为重浊有质之邪，其性黏腻，湿邪蕴久可以化热生虫，湿热凝固聚结于肌肤腠理，则皮肤粗糙肥厚，明显瘙痒。神经性皮炎以内湿为主，非常顽固，可谓之“顽湿”，且反复发作，缠绵不愈。

朱仁康认为神经性皮炎应列入中医癣门，辨证论治限局性以外治法为主；泛发者以内治法为主，常分三型论治：①血热型：多见于初发不久泛发性皮损。由于心经有火，血热生风，风胜则痒。症见：成片红色小丘疹，痒甚，舌质红，苔薄白，脉弦滑。治宜凉血清热，消风止痒，方用经验方皮癣汤。药用生地、丹皮、赤芍、苍耳子、白鲜皮、苦参、地肤子、黄芩、生甘草；②风燥型：多见于日久泛发性皮损。由于日久风燥伤血，肌肤失养。症见：瘙痒无度，皮肤浸润肥厚，呈苔藓化，舌淡苔净，脉细滑。治宜养血润燥，消风止痒，以风癣汤治之。药用：熟地、当归、白芍、丹皮、红花、荆芥、苦参、白蒺藜、苍耳子、白鲜皮；③风盛型：多见于弥漫性皮肤湿润肥厚的皮损。证属风邪郁久，未经发散，蕴伏肌腠。症见：几年至几十年顽固之症，周身剧痒，状如牛领之皮，脉弦，舌质红，苔黄。治宜搜风清热，方用乌蛇驱风汤。药用：乌蛇、蝉衣、荆芥、防风、羌活、白芷、川连、黄芩、银花、生甘草。

张志礼教授认为神经性皮炎临床可分为以下三型论治：①肝经郁热型：多见于女性，因情志不遂，闷郁不舒，肝气郁结，失于条达，兼感风邪而致郁久化火，外犯肌肤而成，故见全身瘙痒，皮损色红；肝火上炎故见心烦气急，口苦咽干；肝失疏泄，气机不畅故见月经不调。治宜疏肝理气，清热散风。药用柴胡、枳壳疏肝理气；龙胆草、栀子清泻肝火；生地、丹皮凉血清热；当归、赤白芍、首乌藤、钩藤养血活血，息风止痒；防风散风止痒。平抑肝火之后，再以当归、生地、熟地、赤芍、白芍、丹皮养血柔肝以此为本，配以全虫、乌蛇、刺蒺藜、皂刺养血驱风止痒，并搜血中之余风；②风湿蕴阻型：风湿邪气客于肌肤，瘙痒难忍，皮损粗糙肥厚，久之耗伤阴血，导致肌肤失养而成痼疾。治宜祛风除湿，养血润肤。方选全虫方加减，药用全虫、防风、浮萍、刺蒺藜、苦参、白鲜皮、秦艽、地肤子、当归、首乌藤、生地等；③血虚风燥型：多见于老年患者，或素体虚弱者，心脾两虚，心主神明，心血不足，故血虚风燥，肌肤失养，皮肤干燥肥厚。治宜养血润肤，祛风止痒。方用“止痒合剂”加减，药用当归、川芎、赤白芍养血润肤；首乌藤、珍珠母、炒枣仁养血益心，安神止痒；再以鸡血藤、红花养血活血润燥；防风、白鲜皮、浮萍、全虫驱风除湿止痒；共奏养血润肤、驱风除湿止痒之功。

443 · 神经性皮炎的诊疗要点有哪些？

（1）内治　本病临床一般分三型论治。

1）肝郁化火证：皮损色红，心烦易怒或精神抑郁，失眠多梦，眩晕，心悸，口苦咽干。舌边或尖红苔黄或腻，脉弦滑。治宜疏肝理气泻火，方用丹栀逍遥散加减。

2）风湿蕴阻证：皮疹呈淡褐色，粗糙肥厚，阵发性剧痒，夜间尤甚。舌质淡苔薄或白腻，脉濡缓。治宜祛风利湿止痒，方用全虫方加减。

3）血虚风燥证：皮损色淡或灰白，肥厚粗糙，素体虚弱，心悸怔忡，气短健忘，夜寐不安或月经不调等。舌质淡苔薄白，脉沉细。治宜养血疏风止痒，方用止痒合剂加减。

中成药可以酌选龙胆泻肝丸、丹栀逍遥丸、参苓白术丸、六味地黄丸、当归片等。

（2）外治法

1）龙葵水剂或楮桃叶水剂洗浴。

2）雄黄解毒散，百部酒混匀外搽，或大风子油涂后外扑五倍子粉。

3）止痒药膏、黑豆馏油软膏等外搽。

4）针刺疗法：可根据皮损表现、范围选择穴位行体针、耳针治疗。

5）放血疗法：苔藓化明显者，可用梅花针在患处弹刺，以少量出血为度。

（3）西医治疗原则

1）口服抗组织胺药及镇静剂，重症可静脉或局部封闭疗法。

2）外用润肤溶液、皮质激素霜剂、软膏剂、硬膏及止痒剂。

3）皮损肥厚可行液氮冷冻治疗。

444. 结节性痒疹是一种什么样的病？诊断和鉴别诊断要点如何？

结节性痒疹又称疣状固定性荨麻疹或结节性苔藓，是一种以剧痒为特征的结节样慢性皮肤病。为疣状结节样损害，分布于四肢，以小腿伸侧为多。常见于成年妇女。病因不清，可能与昆虫叮咬、胃肠功能紊乱及内分泌障碍等有关。本病与祖国医学文献中记载的“马疥”相类似。赵炳南先生称本病为“顽湿聚结”。

中医认为本病或由体内脾虚湿蕴，复感外邪风毒，或昆虫叮咬，毒汁内侵，湿邪风毒凝聚，经络阻隔，气血凝滞所致，蚊虫多为蚊、白蛉等昆虫；或由情志内伤所致，忧愁、思虑、忧郁、恼怒过度，均可伤及身体，造成气血失调，营血不足，脉络受阻，气血瘀滞，肌肤失去濡养，造成新陈代谢异常、胃肠功能失调、内分泌功能紊乱而发为本病。

本病应避免蚊虫叮咬；忌食鱼腥发物、辛辣炙煿；贴身衣服以棉织品为宜；切忌热水洗烫；戒除烟酒；避免过度搔抓；睡卧前不宜饮用浓茶、咖啡，以防瘙痒加剧。

本病多见于中老年人，女性多见。好发于四肢伸侧及手足背部，尤以小腿伸侧更为显著。皮损初为淡红色丘疹，渐发展成暗红或灰褐色黄豆至蚕豆大小半球形坚实性结节，呈疣状，散在孤立。可见抓痕、血痂，结节周围皮肤有色素沉着及肥厚、苔藓样变。瘙痒剧烈，夜寐不宁。组织病理：表皮明显角化过度、棘层肥厚，表皮突不规则，伸入真皮，呈假性上皮瘤样增生，真皮内非特异性炎细胞浸润并见神经组织明显增生。

本病应与疣状扁平苔藓、丘疹性荨麻疹、寻常疣、原发性皮肤淀粉样变性相鉴别。疣状扁平苔藓临床表现为疣状增殖肥厚性斑块，并有细薄鳞屑，斑块为圆形或卵圆形，但其周围有散在性扁平丘疹。丘疹性荨麻疹临床表现为风团，中央有丘疹及小水疱形成，病程较短，好发于儿童。寻常疣临床表现为表面角质增殖，呈乳头样，色灰白或污黄，大多无自觉症状，好侵犯儿童及青年。原发性皮肤淀粉样变性，皮损常较密集，呈串珠状排列，必要时可做组织病理检查。

445. 结节性痒疹中医辨证思路如何？内治要点如何？

（1）辨证思路　本病辨证从“湿”论治。

本病病程日久，缠绵难愈，乃湿邪特点之一；阻遏气机，经络受阻，气血运行不畅，聚而形成结节，乃湿邪特点之二；瘙痒剧烈，昼夜不休，乃湿邪特点之三。综上，本病辨证为顽湿聚结。若结节皮色不变者属湿邪凝聚，结节皮色紫红或紫褐者属湿邪凝聚兼有气滞血瘀。

（2）内治要点　本病治疗的总原则是除湿解毒、疏风止痒、活血软坚。病情早期结节较小浸润不深者，以除湿解毒、疏风止痒为主，重用荆芥、防风、苦参、刺蒺藜、白鲜皮、全虫等药。至后期，结节坚硬较大、顽固不愈者，除前法外，宜加用或重用活血软坚之药，如赤白芍、当归、丹参、威灵仙、川军等，或加用丸药如大黄䗪虫丸、散结灵等。若脾胃失和，运化失职者宜加用枳壳、厚朴、陈皮等。

1）湿热聚结证：皮疹呈疣状损害，剧烈瘙痒。舌质淡苔薄白，脉滑缓。治宜除湿解毒，疏风止痒。方用全虫方加减。久不愈者加丹参、红花活血软坚；湿热重者加黄芩、黄柏、苍术清热燥湿；血虚者加阿胶、鸡血藤养血活血；心烦不眠者加夜交藤、合欢皮、酸枣仁养心安神解郁；纳食欠佳者加砂仁、白术、神曲健脾开胃。

2）血瘀风燥证：皮疹呈结节，色紫红或紫褐，局部皮肤肥厚干燥，伴瘙痒。舌质紫暗，苔薄白，脉涩。治宜活血化瘀，疏风止痒。方药：四物消风散加减，当归 10g，川芎 10g，赤芍 15g，生地黄 15g，荆芥 10g，防风 10g，白鲜皮 15g，蝉衣 6g，柴胡 10g，薄荷 10g，独活 10g，大枣 10g，红花 10g，丹参 10g，水煎服。

中成药选用：①复方秦艽丸：散风止痒之力较强，兼有调和气血之功，各证均可配合使用；②内消连翘丸：清热软坚散结之力较强，活血化瘀之力较弱，可用于疾病早期，结节较小浸润不深、证属湿热聚结者配合使用；③活血消炎丸：用于本病后期，结节较大、浸润较深者，或伴有血瘀证配合使用；④大黄䗪虫丸：本病后期，结节较大、浸润较深者，或伴有血瘀证可配合使用；⑤散结灵：适用于本病后期，结节较大、浸润较深者，或伴有血瘀证可配合使用。

446· 前人关于结节性痒疹有何论述？

本病与祖国医学文献中记载的“马疥”相类似。《诸病源候论·疥候》记载：“马疥者，皮肉隐嶙，起作根，搔之不知痛。”明代《证治准绳·疡医》记载：“马疥、水疥、干疥、湿疥种类不一，生于手足，乃至遍体，或痒，或痛，或焮，或肿，或皮肉隐嶙，或抓之凸起，或脓水浸淫。”《外科证治全书》记载：“痒虽属风，亦各有因。凡初起作痒者，风热相搏，搔甚即痛是也。溃后作痒者，脓沤冒风，突起颗瘩是也。将敛作痒者，因初时肌肉结滞，气血不通，至此气血渐和助养新肉，痒若虫行是也。他如皮肤瘙痒，由血燥而风生。疥癣延绵，属风淫而虫蚀。证有不同，治有微别，勿视为一类也。”

赵炳南先生认为本病多由体内蕴湿，外感风毒或昆虫叮咬，湿邪风毒凝聚，经络阻隔，气血凝滞，形成结节。治疗总则为除湿解毒，疏风止痒，活血软坚。常用方药为全虫方加减，配合活血化瘀药物。

朱仁康认为本病多由风湿热内蕴，外受毒虫咬蜇，气血凝滞，结聚成疮，日久未经发泄，皮肤剧痒，历久不愈。治宜搜风除湿、清热解毒，常用方药为乌蛇祛风汤加减，主要药物为乌蛇6g，羌、独活各9g，防风6g，炙僵蚕6g，生地黄15g，丹皮9g，丹参9g，赤芍9g，黄芩9g，金银花15g。

陈可平认为治疗本病应辨证与辨病相结合，本病多由体内蕴湿，蕴久化热，外感毒邪，故治疗重在除湿解毒。根据辨证将本病分为肝胆湿热、脾虚湿蕴、气血亏虚三型。肝胆湿热型多伴口干、口苦，心烦易怒，瘙痒剧烈，舌红，苔白或黄腻，脉弦滑。治宜清热除湿，解毒止痒。方药：龙胆草10g，黄芩10g，苦参10g，生地15g，地肤子15g，白芍15g，赤芍15g，甘草10g，马齿苋30g，全虫6g，猪苓10g，冬瓜皮30g。脾虚湿蕴型多伴纳呆，便溏，舌淡红，边有齿痕，苔白，脉缓。治宜清脾除湿、解毒止痒。方药：生白术10g，生薏苡仁30g，生枳壳10g，扁豆10g，茯苓10g，陈皮10g，苦参10g，生地15g，地肤子15g，白芍15g，赤芍15g，甘草10g，马齿苋30g，全虫6g。气血亏虚型多病程日久，结节较大，色紫红或紫暗，可伴有心慌气短，夜寐不安，舌淡红，苔薄白，脉沉细。治宜养血除湿、解毒止痒。方药：当归10g，鸡血藤10g，首乌藤10g，苦参10g，生地15g，地肤子15g，白芍15g，赤芍15g，甘草10g，马齿苋30g，全虫6g，冬瓜皮30g。伴有气血瘀滞者可加水蛭3g。

447. 结节性痒疹中医外治要点如何？非药物疗法有哪些？

（1）中医外治　以化毒软坚、散结止痒为法。

1）结节较小、浸润不深者，以外涂药粉、酊剂、水洗为主；结节硬大、浸润较深者，以外用硬膏剂为主，促进角质软化、上皮剥脱，保持局部温度，促进炎症吸收。

2）结节较小、浸润不深者，可用鲜芦荟折断取其新鲜汁蘸雄黄解毒散或化毒散（雄黄解毒散、化毒散清热解毒、杀虫止痒）外搽；或用黄瓜尾巴蘸黄药粉外搽；或单独搽黄药粉（黄药粉祛风止痒、剥脱皮损）；或用脱色拔膏棍、稀释拔膏（脱色拔膏棍、稀释拔膏促进局部血液循环，密闭皮损，软化角质，加速剥脱）外敷；或用25%百部酊或复方土槿皮酊外搽，每日数次；蛇床子酊（蛇床子燥湿杀虫止痒）外涂（蛇床子、75%乙醇）。有溃疡疮面者禁用。

3）结节硬大、浸润较深者则宜用黑色拔膏棍（黑色拔膏棍促进局部血液循环、密闭皮损、软化角质、加速剥脱）加温外贴；或将黑色拔膏棍加温融化后，加入10%～20%的紫硇砂粉（紫硇砂粉外用消积软坚兼可腐蚀皮损）外贴于无损伤正常皮肤；个别较大且明显角化的结节可适量外涂巴豆油（巴豆油蚀疮杀虫止痒）。

无论结节大小均可应用：大风子、白鲜皮、荆芥、苦参、三棱、莪术、丹皮，煎水浸洗患处，其中白鲜皮、荆芥祛风除湿止痒；三棱、莪术、丹皮活血软坚；大风子、苦参清热燥湿、杀虫止痒；也可以用苍耳子、土槿皮、蛇床子、苦参、蚕沙、当归、红花、细辛、金毛狗脊，水煎取汁擦洗患处，每日1~2次，每次30分钟，其中苍耳子、土槿皮、蛇床子、苦参、蚕沙燥湿杀虫止痒；当归、红花活血软坚；细辛祛风通经；金毛狗脊祛风除湿；还可以外用祛风止痒酒（苦参、白蒺藜、明矾、百部、樟脑，白酒浸泡1周，去渣备用）涂擦患处，每日2次，其中苦参、百部、明矾、樟脑燥湿杀虫止痒；白蒺藜祛风止痒；白酒通经活血、软坚散结。

（2）非药物疗法

1）围刺法：适用于早期结节。常规消毒后，取毫针从皮损的四周进行斜刺，针尖向中央集聚，留针30分钟，每日1次，7次为一个疗程。

2）埋藏疗法：适用于中期结节。常规消毒后用2%利多卡因做局部麻醉，在无菌操作下取粟粒大之皮损2个，取下后先将其放在生理盐水纱布上，然后在同侧前臂内侧中部做局部麻醉，用11号腰椎穿刺针在距皮肤呈45°角斜行刺入皮下1.5~2.5cm即可，拔出穿刺针后，用眼科虹膜镊将取下的皮损组织顺针眼置入皮下，表面用消毒纱布保护3天。

3）中药烧蚀疗法：取一块胶布，中间剪成与皮损等大的小孔，将此胶布贴于患处，中央暴露出欲被烧蚀的皮损，取冰片适量放在皮损顶部，然后点燃，待药物燃尽，皮损变白为止。利用中药点燃后产生的热量，对皮损进行烧蚀以达到治疗目的。

448 西医如何治疗结节性痒疹？

西医重视寻找可能的致病原因，防止虫咬。若原因不清的，则以对症治疗为主。

（1）局部治疗　常用糖皮质激素制剂和角质剥脱剂，如尿素、水杨酸、维A酸及焦油类制剂等，封包可以增加疗效；局部封闭治疗包括2%苯甲醇溶液或糖皮质激素混悬液皮损内注射。

（2）系统药物治疗　可给予抗组胺药、镇静催眠药、钙剂及多种维生素。可口服反应停，但因该药有致畸作用，故育龄男女禁用。口服雷公藤总苷亦可，服药期间应定期复查血常规和肝功能。也可使用普鲁卡因静脉封闭疗法，该药有可能发生严重变态反应，所以治疗前需要皮试。症状严重者可短期应用糖皮质激素以缓解症状，但应注意患者是否有糖皮质激素禁忌证。

（3）其他疗法　液氮冷冻、激光治疗、放射性核素^{90}Sr敷贴、浅层X线照射均有一定疗效。

449 什么是毛囊角化病？其病因病机如何？

毛囊角化病又称Darier病，为一种遗传性角化不良性疾病。因本病皮损有融合、增殖的倾向，故又曾被称为“增殖性毛囊角化病”和“增殖性毛囊角化不良病”。本病的临床特征是毛囊角化性丘疹、油腻性痂皮及增生性损害。可发生于任何年龄，但5岁以前少见，一般以8～16岁为多，成年期加重。男女发病率几乎相等。夏季病情加重，冬季缓解。本病病程较长，发展缓慢，较难治愈，极少皮损可继发鳞状细胞癌。祖国医学文献中无相应病名记载。

西医认为毛囊角化病的病因是角化毛孔被角栓闭塞，呈毛孔性角化小丘疹，部分病人有甲状腺功能低下，或有库欣综合征。也有一部分的病人是因为注射或服用皮质激素以后，才发生此种皮肤病。常见于异位性或遗传性倾向的病人，多发于同一家族。

患者预后较差，治疗周期常常长达数月甚至数年，应对困难有所估计。可以运用综合疗法，多管齐下以提高疗效。

本病为遗传性疾病，故应绝对禁止近亲结婚。本病与季节相关，夏重冬轻，与阳光强度有关，所以病人应该避免烈日暴晒。外出可打遮阳伞，注意保护皮肤。保持心态平和，切忌忧思恼怒。忌食辛辣、油腻及烧烤食物，多吃水果和青菜。患处不宜用热水洗烫。不可滥用外用药品，必须在医生指导下选用。

本病中医古籍中虽无相应的记载，但根据其皮损特点，多从脾湿论治。①脾虚湿盛：脾虚湿盛，运化失职，津液不布，肌肤失养；②湿热熏蒸：湿邪久郁不化，蕴湿生热，湿热交蒸，熏蒸肌肤，而见油腻性痂皮，增生性损害，并有脓性分泌物，伴恶臭；③气血两虚：湿性黏腻，缠绵不愈，病程日久，耗伤正气，素体脾虚，气血生化不足，病后期出现全身衰弱症状。总之，脾虚湿盛为本病主要病机。

450 毛囊角化病的临床表现如何？诊断要点和鉴别诊断要点是什么？

（1）临床表现

1）初起为针头大小，皮色、暗灰色或褐色较硬的毛囊丘疹，表面覆以油腻性棕色或黑色痂。若将痂剥去，丘疹顶端就露出一漏斗形小凹窝。丘疹逐渐融合成片，产生乳头状增殖，尤以皮肤皱褶部位显著。去痂后基底潮润，常伴恶臭。

2）掌、跖可有广泛性点状角质增厚，伴有小丘疹。可累及唇、舌、牙龈、腭黏膜，常表现为白色小丘疹或白斑样损害。可显示甲下角化过度，甲板脆裂，有纵嵴或纵沟。

3）皮损常对称分布于头皮、颈、面、耳后、前胸、背中部、腋窝、腹股沟等皮脂腺丰富处。偶尔可呈单侧分布。

4）痒较轻，一般对健康无影响，有光敏感史者在夏季皮损加剧。

（2）诊断要点

1）多于青壮年发病，呈慢性经过，可有家族史。

2）好发于头皮、面、前胸后背等皮脂分泌较多的部位。

3）皮损为毛囊性角化性丘疹，密集融合成大斑片状，丘疹的顶端为角化物，中心为漏斗型的小凹陷，皮损表面有灰褐色鳞屑痂，随着病情发展可呈疣状。

4）组织病理示基底细胞层上裂隙，有角化不良细胞即圆体和谷粒。

（3）鉴别诊断　本病需与以下几种疾病相鉴别：

1）扁平疣：皮损多为肤色、褐色扁平状丘疹，表面光滑，好发于面部、手背等处，多见于青年男女。

2）黑棘皮病：皮损为柔软的乳头瘤状损害，呈弥漫黑色，无角化及油腻性痂皮，恶性型患者可伴发内脏肿瘤。良性患者多有形体肥胖，皮损好发于颈项部、双腋下、双股部等。

3）脂溢性角化病：皮损好发于皮脂溢出部位或暴露部位，多见于中年以上成人，表现为褐色扁平丘疹，表面光滑或呈乳头瘤样改变。

451 毛囊角化病的中医辨治、中医外治要点如何？

中医治疗中，具体辨证如前所述，应首辨虚实。然后再对病因、病机、病位做出判断，确定具体证型，指导临床处方用药。

并在治疗过程中进行观察和完善。患者预后较差，治疗周期常常长达数月甚至数年，应对困难有所估计。可以运用综合疗法，多管齐下以提高疗效。

（1）脾虚湿盛型　为本病初期，面部、头皮、颈部、腋下、骶部可见毛囊性丘疹，上覆油腻性痂皮，伴有肢体困重，腹胀，大便溏薄。舌淡红，苔油腻，脉濡缓。治宜健脾祛湿；方用除湿胃苓汤加减。

（2）湿热熏蒸型　为本病的发展期，皮损上油腻性痂皮逐渐增厚，出现增生性皮损，有脓性分泌物并有恶臭，伴有口苦，烦躁，脘腹胀满，不欲饮食。小便短赤，大便不爽。舌红苔黄腻，脉濡数。治宜清利湿热；方用萆薢渗湿汤加减。

（3）气血两虚型　为本病后期，病程日久，皮损全身泛发，多处蕈样斑片增生。伴有周身无力，面色无华，神疲，少气懒言，或有心悸，眩晕。饮食量少，大便溏，小便频数而清。舌淡，苔白，脉沉弱无力。治宜益气养血，健脾除湿；方用参苓白术散加减。

本病主要为湿邪熏蒸于肌肤，皮损特征为毛囊性丘疹，上覆油腻性痂皮，中医外治首先应用甘草油等润滑清洁皮损表面痂皮，避免感染。清除痂皮后可用清热除湿的中药水煎外洗或湿敷，如藿香、佩兰、马齿苋、龙胆草、黄柏、元明粉等，再者可加入一些清洁皮肤和软坚散结的中药，如刺蒺藜、皂角、狗脊、穿山甲等。也可用清热除湿，软坚散结的中药膏外涂，比如用复方化毒软膏和黑布药膏外涂。

452 治疗毛囊角化病的中成药有哪些？如何应用？

（1）健脾丸　方中人参、白术、茯苓、甘草，即四君子汤，补益脾胃；山药补中健脾；神曲、麦芽、山楂消食化滞；木香、砂仁、陈皮行气宽中；肉豆蔻温中涩肠；黄连清热燥湿。诸药相配，补消兼施，并有清化湿热之效。功能健脾消食，泻热导滞；主治脾胃虚弱，食积内停，脘腹痞胀，饮食减少，大便溏薄，苔腻微黄，脉濡弱。用于本病脾虚湿盛型。

（2）龙胆泻肝丸　功能清肝胆，利湿热。用于肝胆湿热，头晕目赤，耳鸣耳聋，耳肿疼痛，胁痛口苦，尿赤涩痛，湿热带下，用于本病湿热熏蒸型。

（3）参苓白术散　功用补气健脾，渗湿和胃。适应证：手足汗疱疹、静脉炎、慢性湿疹以及因脾肺气虚所引起的皮肤病的辅助治疗，用于本病脾虚湿盛型或气血两虚型。

（4）苍术膏　苍术一味，熬制成膏，为赵炳南先生习用方，适用于脾虚血燥的角化性皮肤病。

453. 毛囊角化病的中医非药物疗法有什么？

毛囊角化病中医非药物疗法以针灸治疗为主，辨证取穴。

（1）脾虚湿盛型　以健脾除湿为主，取穴：脾俞、中脘、足三里、丰隆、曲池、风池、血海。补泻兼施，以泻法为主。

（2）湿热熏蒸型　清热除湿为主，取穴：胆俞、阳陵泉、丰隆、解溪、合谷、曲池、血海。用泻法。

（3）气血两虚型　益气养血为法，取穴：脾俞、肾俞、足三里、中脘、三阴交、内关、血海。用平补平泻法。

454. 什么是毛周角化病？其病因病机如何？

毛周角化病又称毛发苔藓或毛发角化病，是一种慢性毛囊角化性皮肤病。其特征为在漏斗状毛孔内有一个小的角栓或大如针尖与毛孔一致的角化性丘疹。祖国医学文献中无相应病名记载。

中医多认为本病的发生与先天禀赋不足，或后天失养所致。禀赋不足，肝肾亏虚，阴精不足，致肝血虚少不能充养肌肤而发病；脾肾阳虚，温煦无力，而致气血不能达四末，肌肤失养而成本病。脾气虚弱，气血生化不足，造成营血亏虚，肌肤失养而成本病。另可由于情志失调，忧思郁怒太过，致使肝气不疏，气机郁结，肝郁化火，耗伤阴血，血虚不能荣养肌肤而成。总以血虚不能荣养肌肤为主要病机。

本病是一独立性皮肤病或为其他疾病的症状之一。因所有种族有50%左右的人发病，故前者可视为生理性的。大都开始于儿童期，至青春期发病率最高，以后随年龄增长皮疹可逐渐消退。青年女性的红绀病患者常伴发本病。在库欣（Cushing）综合征和甲状腺功能减退的病人中，本病的发病率可增高或使病情加重，服用皮质激素的病人常有此种皮损出现，因此，有学者认为内分泌异常或代谢障碍可能与本病的发生有关。本病容易发生于干皮病、鱼鳞病患者中，似与先天性素质有关，或可能是常染色体显性遗传的疾病。

455. 毛周角化病的临床表现如何？诊断和鉴别诊断要点是什么？

（1）临床表现　本病典型皮损为针尖大而顶部尖锐的毛囊性丘疹，呈正常皮色或暗红色，丘疹顶端有一个灰褐色或灰白色的圆锥状角栓，是由浓缩的皮脂分泌物和毛囊的上皮细胞聚集在毛干周围而构成，当中可见一根毳毛穿出或蜷曲其中。剥去角栓后，其顶端留下一个微小的杯形凹窝，但很快又有新的角栓长出。有些病人的皮损角栓不明显，而为多数大如针头的角化性丘疹，皮损发于毛囊口，不相融合，散在分布或簇集成群，类似

"鸡皮"外观。主要分布在两上臂外侧及大腿伸侧、前臂、肩胛和臀等部位，偶见为泛发性分布。常有毛囊周围红斑，当红斑显著时称为毛发红色角化病。有的病例仅见毛囊性红斑而不见角栓，严重受累的毛囊可以出现一个微小的脓疱。本病常冬重夏轻，一般无自觉症状，有时微痒。

(2) 诊断要点　根据上臂外侧和大腿伸侧有散在性毛囊角化性丘疹，可见角栓，去除角栓可见杯形微小凹窝，露出蜷曲的毳毛，一般不难诊断。

(3) 鉴别诊断　本病需与下列疾病鉴别：

1) 毛囊性鱼鳞病：多半幼年期发病，皮损为扁平的点状角化物，分布于四肢伸侧。

2) 维生素 A 缺乏病：本病无季节性变化，干燥而坚实的圆锥形或半球形角化性丘疹，较大，类似蟾皮，分布于四肢伸侧、背部两侧和臀。可并发眼干燥、夜盲及其他内脏器官症状。

3) 毛发红糠疹：掌跖及头皮有较大的鳞屑及角化过度，丘疹可融合成为斑块，上覆糠秕状鳞屑。手指第一、二指节的背侧面常有典型的毛囊角化性丘疹，重者可累及全身，并形成红皮症。

4) 小棘苔藓：皮损主要见于颈和臀部外侧，为针尖大的丘疹，常密集成片，每个丘疹顶端有一根丝状角质小棘。一般无自觉症状。

456. 毛周角化病的治疗要点有哪些？如何调护？

(1) 治疗要点　本病总以血虚不能荣养肌肤而发病，针对症状多使用养血活血润肤止痒之品；而先天禀赋不足，肝肾亏虚，阴精不足；脾肾阳虚，温煦无力；脾气虚弱，营血亏虚；肝郁化火，耗伤阴血均可致血虚，肌肤失养。临床可辨证选择润肤丸、泻肝安神丸、六味地黄丸等治疗。

1）润肤丸：为我院制剂，功能活血润肤，散风止痒。适用应于银屑病、鱼鳞病、脂溢性湿疹、皲裂性湿疹以及其他角化、肥厚性皮肤病。适用于本病血虚风燥者。

2）泻肝安神丸：功能平肝泻火，养心安神。适应于一些瘙痒性皮肤病、因肝热心神不定而头晕、耳鸣、心烦、失眠者。用于本病兼见肝心经热盛之象者。

3）六味地黄丸：功能滋补肝肾。主治色素性皮肤病如黄褐斑、黑变病以及其他皮肤病有肝肾阴虚之证者。用于本病同时伴有肝肾亏虚证患者。

本病慢性经过，预后良好，轻症一般不需治疗。重者内服维生素 A、E，可以减轻症状。局部可用10%~20%尿素霜、2%水杨酸霜、0.1%维A酸软膏、10%~20%鱼肝油软膏、5%水杨酸软膏。行矿泉浴等均能使症状改善。

（2）调护　注意保护，避免过勤洗浴和热水烫洗；避免局部摩擦刺激；浴后使用润肤霜或润肤膏滋养皮肤。注意饮食结构。慎食辛辣刺激性食物。

457. 什么是汗孔角化症？其病因病机如何？中医辨治要点如何？

汗孔角化症是一种少见的、遗传相关的慢性进行性角化性皮肤病。皮损特征为一个或多个离心性环状斑，中央呈轻度萎缩，边缘堤状角质嵴围绕。多见于男性，常自幼年发病，亦有起于成年者，常有家族遗传史。

本病病因尚不完全清楚。除线型汗孔角化症外，其他各型都有家族史，说明遗传因素是本病发病的病因之一。阳光照射对诱发播散性浅表性光化性汗孔角化症（DSAP）起主要作用，播散浅表性光化性汗孔角化症限于光照部位的皮肤，随阳光照射而加重；PUVA 疗法及光疗亦诱发 DSAP，说明照射是 DSAP 主要的病因。免疫抑制诱导本病的发生近年来多有报道。外伤、感染因素诱发 PK 也曾有过报道。

本病具有遗传性，多幼年发病，中医认为其为先天禀赋不足，气血循行痞涩，加之风湿外邪侵袭所致。①先天禀赋不耐，肌肤失养；②外感风湿之邪侵袭皮毛腠理，搏于体表，阻滞荣卫循行，致使肌肤失养而成；③禀赋虚弱，气血循行不畅，肌腠失养而酿成本病。

中医治疗汗孔角化症，应首辨虚实。然后再对病因、病机、病位做出判断，确定具体证型，指导临床处方用药。并在治疗过程中进行观察和完善。

治疗汗孔角化症的中成药有：①六味地黄丸：功效滋补肝肾。主治色素性皮肤病如黄褐斑、黑变病以及其他皮肤病有肝肾阴虚之证者。适用于本病日久，皮损肥厚之瘀血阻滞证；②白花蛇酒：白花蛇 1 条，米酒浸泡 1 周后，焙干研末。白花蛇性温，味甘、咸，有毒。归肝经。功效祛风、通络、攻毒，定惊止痉。适用于本病之风湿外袭证；③复方秦艽丸：功用散风止痒，调和气血。适应证：盘状红斑狼疮、神经性皮炎、慢性湿疹、皮肤瘙痒症、寻常狼疮以及系统性红斑狼疮、硬皮病、皮肌炎恢复期的辅助治疗。适用于本病之风湿外袭证。

本病为慢性遗传性皮肤病，目前尚无特效疗法，不易治愈，一般治疗、饮食疗法、加强护理可改善症状。①风湿外袭证：多见于初发阶段，常发于成年人，皮损多呈孤立角化损害，或边缘纤细，可缓慢向外扩展，中央有褐色斑片。舌淡苔白，脉弦细。治宜祛风除湿，养血润燥；选用当归饮子酌加苍术、茯苓、何首乌等；②瘀血阻滞证：多在幼年发病，有家族史，皮损为黑褐色角化性丘疹，类圆形或不规则形，周边隆起，触之刺手，皮损常长期无变化。舌质暗红或有瘀斑，脉象涩滞。治宜活血化瘀，疏通经络，选用通窍活血汤合大黄䗪虫丸酌加地龙、皂角刺、丹参等。

458. 汗孔角化症的临床表现及分型如何？诊断要点和鉴别诊断要点是什么？

汗孔角化症的皮损多见于四肢、面部、颈、肩部及外阴，也可累及头皮及口腔黏膜。初起为一小的角化性丘疹，缓慢地向周围扩展形成环形、地图形、匐行性或不规则形的边界清楚的斑片，边缘成堤状、有沟槽的角质性隆起，灰色或棕色，中心部分皮肤干燥光滑而轻度萎缩，缺乏毳毛，其间汗孔有时有针头大细小的角质栓。皮损形态不一，长期静止不变，亦可缓慢不规则扩展，消退后可留有永久性萎缩斑，亦可不留痕迹。皮损因部位不同而临床表现各异，位于受压或摩擦部位皮肤增厚处者，堤状角质性隆起的边缘特别显著；位于趾间者类似于鸡眼；位于面部者边缘为一圈黑线而隆起不显；位于皮肤娇嫩处，其角化和萎缩均轻；位于踝部者皮损有时类似疣状痣；位于头皮者产生斑秃；位于口腔黏膜者边缘浸渍，呈乳白色升高的条索。

依其皮损排列及分布情况，可分为斑块型汗孔角化症、播散性汗孔角化症、线型汗孔角化症、掌跖点状汗孔角化症、播散性浅表性光化性汗孔角化症、掌跖合并播散性汗孔角化症等六型。

汗孔角化症的诊断要点包括：①多见于男性，常自幼年发病，有家族遗传史；②好发于头、颈、四肢、口腔及外阴部；③皮损为角化性丘疹，逐渐向外扩展呈环形、地图形或不规则形，中央轻度萎缩凹陷，毳毛脱失，边缘隆起，境界鲜明；④无自觉症状；⑤病程慢性，迁延不愈；⑥组织病理示在充有角蛋白的凹窝部中央，有一不全角化柱，即圆锥形板层，此为本病最有特征的组织相。

汗孔角化症需与以下两种皮肤病相鉴别：①扁平苔藓：本病好发于30～60岁人群，可发于躯干、四肢、口腔黏膜、阴部等处，皮损多为多角形紫红色扁平丘疹，其表面有蜡样光泽，可见

Wickham 纹，皮损常密集成片，伴有瘙痒。②萎缩性硬化性苔藓：本病多发于绝经期前后的妇女，最好发于生殖器部位，常是惟一受累部位。皮损为群集瓷白色或象牙白色的丘疹和斑块，皮肤硬化萎缩，表面有黑头粉刺样毛囊性角质栓。后期皮损呈羊皮纸样萎缩，可融合成界限清楚的白色硬化性斑块。

459 汗孔角化症的中医外治要点如何？非药物治疗有哪些？如何预防？

（1）中医外治要点　本病主要是脾胃运化失司，外感风湿，聚于腠理日久，气血瘀滞而成。中医外治当以活血化瘀，软坚散结为主。

1）红灵酒外搽，3 次/日。组方：生当归 60g，红花 30g，花椒 30g，肉桂 60g，樟脑 15g，细辛 15g，干姜 30g；能活血，通络，止痛，适用于本病瘀血阻滞证。

2）鲜杏仁捣烂外敷患处，1 次/日。杏仁富含油脂，有润泽皮肤、毛发的功效，适用于风湿外袭，肌肤失养证。

3）知母 20g、蛇皮灰 10g，共研细末，米醋调敷患处，1 次/日。其中知母滋阴润燥；蛇皮灰可以疗疔毒、恶疮，又能起到以皮达皮之效，适用于本病各证皮损。

4）复方化毒软膏和黑布药膏外涂，每日 2 次，每次 3 ~ 4 小时。二者协同作用，共奏解毒化腐、软坚散结之效，适用于本病血瘀阻滞证。

（2）非药物疗法　以针灸治疗为主，辨证取穴。

1）体针：主穴：风市、血海、三阴交；备穴：足三里、肾俞、曲池、丰隆；每次选取 3 ~ 5 穴，用平补平泻法，留针 15 ~ 20 分钟，1 次/日。

2）耳针：肾上腺、神门、交感及皮损相应区域；单耳埋针，双耳交替，隔周轮换。

（3）预防　本病虽为遗传性疾病，但通过建立良好的生活习惯，可以延缓疾病的发生或改善症状。在日常生活中患者应保持心态平和，忌忧思恼怒。忌食辛辣、油腻及烧烤食物，多吃水果和青菜，特别是多吃胡萝卜和南瓜等。患处不宜用热水洗烫，不可滥用外用药品。

460．西医如何治疗汗孔角化症？

本病治疗主要是对症治疗，目前尚无满意的方法，主要有以下几种：

（1）物理疗法　包括冷冻、CO_2 激光及皮肤磨削术，尤其对皮损面积小的，可试用 CO_2 激光或液氮治疗。

（2）手术治疗　皮损斑块不大时可采用外科手术切除。

（3）药物治疗　外用 10% 的水杨酸软膏或 0.05%～0.1% 的维 A 酸软膏。

（4）口服药治疗　糖皮质激素能抑制细胞角化的作用。维生素 D_3 及衍生物具有增加谷氨酸酰胺酶的活性而抑制细胞增殖，达到治疗目的，但停药均容易复发。

461．什么是掌跖角化病？其病因病机如何？

掌跖角化病是一组以掌跖部弥漫性或局限性角化过度为特点的遗传性皮肤病。以掌跖部角质蛋白过度形成，产生弥漫性或局限性的掌跖皮肤增厚为特征。本病多在婴儿期开始发病，随着年龄增长而加剧，少数可自青春期发病，可持续终身。男女发病率大致相等，常有家族史。

祖国医学文献中无相应病名记载，有人认为“手足发胝”

与本病相似；也有人认为个别类型相当于中医的“厚皮疮”。

先天性掌跖角化病是遗传性皮肤病，可分为常染色体隐性遗传型和常染色体显性遗传型。常染色体隐性遗传型通常伴有其他外胚层发育不良症状，包括：掌跖角化牙周病综合征、局限性掌跖角化病等。常染色体显性遗传型有弥漫性掌跖角化病、播散性掌跖角化病、斑点状角皮病、进行性掌跖角化病。

获得性掌跖角化病与内分泌紊乱有关，进行性指掌角皮症患者的病情发展大多与用肥皂洗涤有关；另有资料表明与妊娠有关，且多数女性患者血中激素水平明显低下，甲皱微循环检查多数患者有微循环障碍，但发病的直接原因尚不明确。更年期皮肤角皮病与内分泌紊乱有关，有报告在服用一种胆固醇合成抑制剂时可产生与此病相似的掌跖角化增厚现象，但确切的致病原因还有待进一步研究。

中医审证求因，认为掌跖角化病由先天禀赋不足或由后天失调所致。

（1）禀赋不足　禀赋不足，肝肾亏虚，阴精不足，致肝血虚少不能充养肌肤而发病；脾肾阳虚，温煦无力，脏腑生化功能不足，而致气血不能达四末，肌肤失养而成本病。

（2）脾气虚弱　脾为后天之本，脾气虚弱，气血生化不足，造成营血亏虚，肌肤失养而成本病。

（3）情志失调　肝主疏泄，主情志，忧思郁怒太过，致使肝气不疏，气机郁结，肝郁化火，耗伤阴血，血虚不能荣养肌肤而成。

462. 掌跖角化病的临床表现及分型如何？

本病有许多不同的临床类型，常见的有：

（1）弥漫性掌跖角化病　为常染色体显性遗传病。常在婴儿期发病，亦可迟至儿童期。初期病变为局灶性，0.5～1岁后才为掌跖部弥漫性皮损，表现为境界清楚的坚硬角化斑块，呈黄色，蜡样外观，边缘常呈淡红色，掌跖可单独或同时受累，一般不扩展至手足背面。可伴有掌跖多汗，甲板增厚混浊。

（2）斑点状掌跖角化病　为常染色体显性遗传病。可发于任何年龄，以青春期多见。典型皮损为掌跖部角化性丘疹，多呈圆形或卵圆形，黄色，直径 2～10mm，散在分布或排列成片状或线状，角质丘疹脱落后可呈现火山口样小凹陷。少数患者可累及手足背及肘膝部，一般不伴手足多汗。

463. 掌跖角化病的诊断要点和鉴别诊断要点是什么？

（1）诊断要点

1）先天性掌跖角化病多有家族史，多于婴幼儿或青年期发病；获得性掌跖角化病成年发病，女性多见。

2）病变局限于掌跖部，偶尔可累及手背、足背等处，呈对称性分布。

3）损害为皮肤增厚、变硬，光滑、光亮，干燥，呈淡黄色、棕色或黑色，边缘清晰。常于冬季发生皲裂。可伴有掌跖多汗，甲增厚、混浊、弯曲或有纵嵴。

4）一般无自觉症状，偶有瘙痒。

5）弥漫性掌跖角化病表现为角层增厚，角化不良，粒层和棘层增厚，真皮浅层有轻度炎症细胞浸润，汗腺和汗管可萎缩。斑点状掌跖角化病表现为角质层明显增厚，角质栓向下延伸，颗粒层增厚，棘层轻度增厚，钉突延长，真皮乳头水肿，小血管扩张。

（2）鉴别诊断　本病须与下列疾病鉴别：

1）胼胝：好发于手足部，尤其骨突起部位，为境界不清的淡黄色或蜡黄色扁平或丘状隆起的局限性角质肥厚，稍透明，质硬，后天发病，与长期摩擦及受压有关，当机械性刺激去除后可缓慢消失。

2）皲裂性湿疹：身体其他部位常有湿疹损害，掌跖部皮损可时轻时重，伴有明显瘙痒，并伴有红斑、丘疹等多形损害。

3）角化过度型手足癣：皮肤角化过度，粗糙无汗，有时伴有水疱，瘙痒明显。真菌镜检或培养阳性。

464· 掌跖角化病的中医辨治要点如何？

（1）肝肾阴虚型　掌跖角化过度，同时伴有面色萎黄，身体瘦弱或伴有发育迟缓，腰膝酸软，头晕，目涩，口干咽燥，盗汗，五心烦热，心悸气短，舌质红，苔少，脉细数。治宜滋补肝肾，养血润燥；方用滋补肝肾丸加减。

（2）脾肾阳虚型　掌跖角化过度，并伴有面色苍白，形寒肢冷，体倦乏力，腰酸膝软，大便溏，夜尿频，或伴有发育迟缓，舌淡有齿印，苔白滑；脉沉迟。治宜温补脾肾，益气和血；方用金匮肾气丸加减。

（3）心脾两虚型　掌跖角化过度，并伴有面色萎黄，唇色淡白，心悸失眠，手足发麻，腹胀纳呆，四肢倦怠，少气懒言，舌质红，脉细无力。治宜补脾养血，方用归脾汤、当归补血汤加减。

（4）肝郁血虚型　掌跖角化过度，并伴有情志抑郁，易怒，胸闷喜太息，胸胁胀痛，眩晕耳鸣，妇女月经量少或闭经，舌淡红，脉弦细。治宜疏肝解郁，和血润燥；方用加味逍遥丸合当归饮子加减，或一贯煎加减。

465. 治疗掌跖角化病的中成药有什么？本病的非药物治疗有哪些？

（1）治疗掌跖角化病的中成药

1）金匮肾气丸：功能温补肾阳，化气行水。用于肾虚水肿，腰膝酸软，小便不利，畏寒肢冷。用于本病脾肾阳虚型。

2）六味地黄丸：功专滋补肝肾。主治色素性皮肤病如黄褐斑、黑变病以及其他皮肤病有肝肾阴虚之证者。用于本病肝肾阴虚型。

3）附子理中丸：功能温阳祛寒，益气健脾。用于本病脾肾阳虚型。

4）逍遥丸：功能疏肝解郁，健脾和营。适应于色素性皮肤病如黄褐斑，以及慢性炎性皮肤病如结节性红斑、神经性皮炎。用于本病肝郁血虚型。

（2）非药物疗法　以针灸治疗为主。

1）体针：取合谷、曲池、血海、三阴交、绝骨、太溪、脾俞等穴，用补法或平补平泻法，留针 15～20 分钟，每日 1 次，10 次为一个疗程。

2）耳针：选取内分泌、手、足、脾、胃、神门、交感等区域，每次 2～3 穴，单耳埋针，双耳交替。每周轮换 1 次。

（3）中医外治　以软化角质为主。

1）三黄洗剂加白及 10g，透骨草 15g，虎杖 15g，煎水熏洗，每次 30 分钟，每日 2 次。

2）透骨草、地骨皮、王不留行、明矾各适量，煎水后浸泡患处，然后选用风油膏、玉黄膏或独角莲膏，交替外用。

3）复方化毒软膏合黑布药膏，混匀外涂，每次 3～4 小时，每日 2 次。

4）藿黄浸剂，浸泡手足，每次 30 分钟，每日 1～2 次。

466. 掌跖角化病的西医治疗如何？如何预防与调护？

目前该病的发病机制尚不清楚，所以所有的治疗只是对症治疗，目的在于减轻患者的痛苦，而不能根治。

局部治疗：外用维 A 酸软膏、5%～10% 水杨酸软膏、糖皮质激素软膏都有一定的疗效，但在用药前用温水浸泡后，除去角质栓和过度的角化层更有效。

系统治疗：系统的治疗可以取得满意的疗效，但需要长期的治疗，且停药后易复发。口服维 A 酸疗效较理想，但存在价格昂贵和不良反应较大的缺点。

本病虽为遗传性疾病，但通过建立良好的生活习惯，可以延缓疾病的发生或改善症状。在日常生活中注意皮肤护理，避免用碱性肥皂洗涤患处，局部不滥用刺激性或腐蚀性的外用药；避免接触汽油、油漆、乙醇及苯等化学物质，防止皮肤损伤；多食新鲜蔬菜、水果，忌食辛辣等刺激性食物；冬季注意手足保暖，防止皮肤受冻干裂。

467. 什么是剥脱性角质松解症？临床表现如何？诊断和鉴别诊断要点是什么？

剥脱性角质松解症又称层板状出汗不良，是一种发生于掌跖部的表浅的角质剥脱性皮肤病。祖国医学文献中无相应病名记载。

中医认为其为湿阻掌跖，蕴而化毒，侵袭肌表，致使反复出现掌跖脱皮；脾湿内蕴，外感风邪，风湿之邪阻于肌肤而发病；

脾虚日久，气血生化不足，血虚生燥，肌肤失养而发为本病。现代医学对其病因尚不确定，有人认为是由真菌感染引起，但无感染灶。有人认为是一种先天性疾病，多汗可能是其一种诱因。

本病皮损初起呈针头大白点，逐渐向四周扩大，表皮与基底分离，形成类似疱液干涸的疱膜，容易自然破裂，或经撕剥成为薄纸样鳞屑，其下皮肤正常，无炎性表现。皮损不断扩大，互相融合，可累及大片皮肤，局部无瘙痒感。通常仅累及掌跖，偶见手足背侧，对称分布。一般 1 ~2 月后可逐渐好转自愈。但反复发作，有明显季节性，温暖季节如春夏、夏秋季节变换时容易发病。多数病人伴有手足多汗症。

本病诊断需要具备：①掌跖无炎性变化，无水疱性表皮剥脱，易反复发作；②发病有季节性，可自愈。

（2）本病需与下列疾病鉴别：①汗疱症：深在性水疱，水疱一般不自行破裂，经数日后疱液可自行吸收而形成领圈样脱屑，搔抓后表皮剥脱、结痂，有程度不同的瘙痒及烧灼感；②手癣：多为一侧，一般不对称，有水疱、丘疹等皮损，可侵犯指甲引起甲癣，侵犯到手背引起边缘成弧形的皮损，瘙痒明显，真菌检查阳性；③手部湿疹：多发于指背及指端掌面，可蔓延至手背及手腕部，有红斑、丘疹、水疱、皲裂等多形态皮损，瘙痒明显。

468 剥脱性角质松解症的辨治要点如何？适用中成药有什么？如何调护？

（1）风湿郁阻型　手足点滴状脱屑，反复发作，皮屑薄、多，手足多汗，并伴有头重、身体困倦、腹胀、纳呆、大便溏或不爽。舌淡苔白腻，脉濡缓。治宜祛风除湿；方用祛风胜湿汤加减。

（2）脾虚血燥型　手掌皮肤点状脱屑，伴有身体其他部位皮肤干燥，面色无华，唇色淡白，手足发麻，或伴有心悸、失眠、咽干口渴，大便秘结，小便短少。治宜补气健脾，养血润燥；方用归脾汤合当归饮子加减。

常用的治疗剥脱性角质松解症的中成药有：①玉屏风散，适用于本病风湿郁阻型，常表现为手足多汗，应于表虚自汗，恶风，面色㿠白，舌淡苔白，脉浮虚软，或体虚易感风邪者；②润肤丸：为我院制剂，适用于本病脾虚血燥型，常表现为局部干燥、脱屑，皮肤肥厚增生。

本病外用治疗的关键是注意保护。①三黄洗剂：外洗，每日1次，每次30分钟。手足多汗，加浮小麦、明矾、乌梅、葛根等；②复方黄连膏：外涂，每日2次。

防护上要注意：①保持心情舒畅，减少情绪波动；②多食新鲜蔬菜、水果；③形成脱屑后应待其自行脱落，避免人为刺激；④本病多伴有局部多汗，注意局部清洁的同时，要保持局部干燥。

469 什么是萎缩纹？其形成机制如何？如何防护？

萎缩纹又叫膨胀纹、白线、妊娠纹、白纹，是因肥胖、妊娠、水肿等原因使皮肤弹性纤维断裂而形成条索状皮肤萎缩。发生于任何年龄，多见于青春期，青年人体重增加过快及妊娠妇女。本病皮损呈境界清楚的波浪形条纹状萎缩，初起呈淡红或紫红色，微隆出皮面，境界清楚，沿一定皮纹方向排列，逐渐变淡转苍白色，微凹陷，柔软而有光泽，可有细微皱纹，透过表皮可见微血管，长期存在不易消退，无自觉症状。多见于青春期、妊娠、哺乳期身体增长过快，库欣征及长期应用糖皮质激素者。发于青春期的多见于大腿内侧面、肘与膝上方外侧、大腿外侧近髋关节部、臀部及腰骶部，又称青春期萎缩纹；发于妊娠妇女主要见于腹壁或乳房，又称妊娠纹；发于长期外用激素类药膏或口服某些糖皮质激素类药物的多见于大腿内侧面或腹股沟部，又称库欣综合征或内用皮质激素所致萎缩纹。

萎缩纹的发病机制目前已经比较明确，是因真皮层弹性纤维断裂所致。而引起弹性纤维断裂的原因有：①青春期快速发育，弹性纤维的生成小于机体的发育速度，弹性纤维被撕断；②过度肥胖，弹性纤维被撕断；③某些内分泌疾病，糖皮质激素分泌过多，弹性纤维分解而断裂（糖皮质激素可以促使蛋白质纤维分解）；④口服某些糖皮质激素类药物，弹性纤维分解而断裂；⑤长期外用激素类外用药，弹性纤维分解而断裂；⑥其他各种因素导致的弹性纤维断裂分解。

诊断要点包括以下几条：①特殊人群，青春期、妊娠妇女、长期外用或内服皮质激素者；②典型的皮损表现，初起呈淡红或紫红色，微隆出皮面的线条状改变，境界清楚，沿一定皮纹方向排列，以后损害渐变淡白色，微凹陷，柔软萎缩；③皮损分布特点：大腿内侧面或腹股沟部、肘与膝上方外侧、大腿外侧近髋关节部、臀部及腰骶部；腹壁或乳房；④无自觉症状；⑤组织病理：表皮、真皮变薄萎缩、胶原纤维互相分离不成束，损害中心弹力纤维消失边缘处呈卷曲和团块状。陈旧损害可见再生较直的胶原纤维束及纤细弹力纤维，此区域下方无弹力纤维残留。

在调护方面要注意：①注意控制体重，避免短期内增长过快；②多吃富含蛋白质、维生素C的食物，增加皮肤的弹性；③注意锻炼身体，经常做按摩，坚持冷水擦浴，增强皮肤的弹性。

470. 中医是如何论述多形红斑的？

多形红斑为急性自限性炎症性皮肤病。起病急骤，皮疹以红斑为主，兼有丘疹、水疱等多形性皮损。其特征性皮疹为圆形水肿性红斑，中央部位略凹陷，色泽较周围为深，呈暗红或紫红色。根据其皮疹特征光彩闪烁似猫之眼，故中医称之为“猫眼疮”；又因发病时间好发且易复发于春秋季二月、八月，与大雁往来的时间相合，故亦称之为“雁疮”；还因由寒邪凝结所致，故亦称之为“寒疮”。《外科证治全书》曰：“猫眼疮初起形如猫眼，光彩闪烁，无脓无血，但痛痒不常。”《诸病源候论》曰：“雁疮者……常在春秋二月、八月。雁来时则发，雁去时便瘥，故以为名。”《医宗金鉴·外科心法要诀》亦曰：“猫眼疮此证一名寒疮，每生于面及遍身，由脾经久郁湿热，复被外寒凝结而成。”重症型有严重的黏膜和内脏损害。多发于青壮年男女，尤以青年女性多见。

471 · 多形红斑的病因病机是什么？

中医认为素体热盛，阳气旺盛，而生内热，血热内蕴；或恣食肥甘、辛辣厚味，伤及脾胃，脾失健运，积湿生热，湿热内蕴；复感风热或风寒之邪，致营卫不和，气血凝滞，拂郁肌肤，而发本病。血热内盛，故发为红斑；气血凝滞，拂郁肌肤，故其色暗红或紫红色；湿热内蕴故呈水疱、水肿性红斑等改变。

西医对本病多认为是抗原-抗体变态反应。变应原包括各种微生物（细菌、病毒、真菌、支原体、衣原体等的感染）、药物、物理因素（日光、寒冷等）、内分泌因素、饮食（鱼、虾、蟹等）、接触过敏等。某些器官和系统性疾病，如红斑狼疮、皮肌炎、某些恶性肿瘤等，亦可并发多形红斑。其中轻型多形红斑现认为多由单纯疱疹病毒引起。重症型多形红斑（Stevens-Johnson 综合征）主要病因则是药物。

472 多形红斑的主要临床表现是什么？

多形红斑常见于春秋季，任何年龄均可发病，以青年女性为多。发病急骤，起病前大多有头痛、低热、倦怠、关节肌肉疼痛、食欲缺乏等前驱症状。好发于面部及四肢远端，少数累及全身皮肤。皮疹多形性是本病的特点，可出现红斑、丘疹、水疱、大疱、紫癜、风团等不同皮疹。皮疹的虹膜状损害具有特征性。可有黏膜损害，如口腔、鼻、眼、尿道、肛门和呼吸道黏膜广泛累及。自觉瘙痒、疼痛。白细胞增多、血沉增快、蛋白尿、血尿及尿素氮增高。

多形红斑按其临床特点可以分为红斑-丘疹型、水疱-大疱型及重症型。

（1）红斑-丘疹型　此型最轻，也最常见。皮疹好发于四肢远端如手背、足背、指缘、掌跖、前臂及小腿伸侧等处，还常可见于耳郭。皮损以红斑及丘疹为主。初发皮损为扁豆到指盖大小水肿性红斑，颜色鲜红，皮损可向周围扩大，如拇指甲大或钱币大，中央色泽变为暗红色或紫红色，可出现水疱，边缘潮红，形如猫眼，成虹膜状或靶形，具有特征性。黏膜受累轻或不受累。自觉微痒，全身症状轻微，有时可感关节痛。病程 2～4 周，皮疹消退后留有色素沉着，可反复发作。

（2）水疱-大疱型　本型皮损较泛发，除发生于四肢远端外，躯干部皮肤、口腔及生殖器等处黏膜亦可受累。由红斑-丘疹型发展而来，也可直接在红斑的基础上发生水疱和大疱。疱壁较厚，有张力，不易溃破。疱液为浆液性，或在红斑边缘出现环形血疱，疱破后形成糜烂面或浅在性溃疡，自觉疼痛。患者有发热、关节痛、头痛等全身症状。一般在 2～3 周内皮疹消退，水疱干涸结痂，出现大片状的脱皮，尤其在手足，可呈现手套样、袜套样脱落。可并发关节炎、咽喉炎、尿蛋白或血尿。

（3）重症型　发病急骤，有较重的前驱症状。损害广泛，除四肢远端外，躯干部皮肤亦常受累。皮疹迅速出现，大片泛发，呈水肿性鲜红色或紫红色斑，其上很快出现水疱或大疱，常有瘀斑及血疱，常融合成大片。尼氏征可阳性。黏膜损害广泛而严重，如口腔黏膜、鼻黏膜、眼黏膜及外阴黏膜等均可受累，表现为水疱、糜烂甚至溃疡。自觉疼痛，全身中毒症状重，有高热、寒战、气促、腹泻甚至抽搐昏迷等。可并发心、肝、肾、肺等损害，还可并发感染，如肺炎、败血症等，严重者甚至导致死亡。

473. 多形红斑主要需与哪些疾病鉴别？

（1）玫瑰糠疹　皮疹好发于躯干和四肢近端，呈圆形或椭圆形，皮疹长轴与皮纹一致，见细薄糠秕样脱屑，状如领圈，可有母斑，无黏膜损害。

（2）冻疮　发生于冬季。手足、耳郭及面颊出现局限性暗红色肿胀，严重者出现水疱、糜烂，但无虹膜样损害，皮损瘙痒灼痛，遇热尤甚。

（3）疱疹样皮炎　皮疹呈多形性，以簇集性的成群小水疱为主，常排列成环状，皮疹分布于躯干及四肢近端，瘙痒剧烈，黏膜较少累及，病程反复呈慢性过程。

（4）体癣　环形皮疹，可见于身体各部位，边缘部有丘疹、小水疱和鳞屑，真菌镜检阳性。

（5）手足口病　手足口病多发生于学龄前儿童，主要表现为口腔的疼痛性小水疱，手足可见 1～3mm 的小水疱，周围绕以红晕。病程约 1 周，很少复发。

（6）中毒性表皮坏死松解症　表皮大片松解、萎缩、坏死，呈烫伤样外观，尼氏征阳性，有严重的内脏损害。因两者有许多相似之处，故本病有时也被看作重症型多形红斑最严重的一型。

474 多形红斑的中医内治要点如何？

多形红斑主要因其病机不同而分为热证与寒证，热证又根据其病势的缓急、轻重分为血热证及气血两燔证。

青年血气方刚，素体血热，阳气旺盛，易生内热，血热内蕴，外淫肌肤而易发为本病。

（1）血热证　皮损为鲜红色斑或斑丘疹，上有水疱，自觉灼热，常伴有发热、咽痛、口干，大便干，小便黄。舌质红苔白或黄，脉弦滑或微数。治宜清热凉血，解毒利湿。方药：凉血活血汤加减。

（2）气血两燔证　发病急骤，皮疹广泛，鲜红或紫红，见水疱，大疱，甚则出现紫斑，血疱，局部疼痛，甚则口眼红赤、糜烂、渗出、疼痛，常伴有高热、畏寒、头痛、甚者神昏谵语；口唇焦燥，便干尿黄。舌质红绛苔少而干，脉细数。治宜清热解毒，凉血清营。方药：犀角地黄汤加减。

（3）寒湿证　恣食伤及脾胃，脾失健运，湿邪内蕴，复因风寒之邪束于外，则卫阳被遏，气血凝滞，寒邪郁结于肌肤而发为本病。多见于冬季，在气候寒冷或潮湿时发作或加重，皮疹自觉疼痛，好发于四肢末端，颜色较呈暗红或紫红色，或见猫眼状斑疹、水疱、风团等。可伴有恶寒、指趾肿胀，关节疼痛，下肢沉重，手足发凉，大便不干或溏，小便清长。舌质淡舌苔白，脉沉或迟。治宜温阳散寒，温经通络。方药：当归四逆汤加减。

475. 治疗多形红斑的常用中、西医外治疗法及防护是什么?

（1）中医外治疗法　斑疹潮红而不渗液，瘙痒无度者，雄黄解毒散、化毒散直接扑洒患处或将雄黄解毒散、化毒散制成洗剂进行涂抹。局部糜烂渗出较著或倾向渗出者，用马齿苋洗剂、苍肤洗剂外洗或湿敷患处，每日1~2次，消炎收敛。皮肤糜烂者用祛湿散、甘草油制成油调剂拔干收敛。黏膜糜烂者用冰硼散、锡类散吹于黏膜，每日4~5次。

（2）西医外治疗法　红斑性损害可外用炉甘石洗剂或糖皮质激素类软膏。有水疱形成时，小水疱可让其自行吸收，大水疱用聚维酮碘消毒后，用无菌注射器抽干疱内液体，涂上莫匹罗星软膏。破溃渗出较多的皮损可用3%硼酸溶液或1:1000乳酸依沙吖啶（雷佛奴尔溶液）湿敷，湿敷完后，局部外用莫匹罗星软膏。

（3）防护方面　尽可能明确诱因，慎用或停用可疑药物，忌食鱼、虾、蟹、蒜等发物。对风寒型注意保暖，避免冷水、冷风等刺激。追查病原，消除感染病灶，停用可疑药物。对单纯疱疹的抑制性治疗可防止轻型多形红斑的周期性复发。

476. 光泽苔藓的诊治要点是什么?

光泽苔藓是一种慢性炎性发疹性疾病，病程慢性，有时自愈。本病病因未明，有人认为是扁平苔藓的一型；少数病例似与结核病有关，但多数则与结核病无关。

儿童多发。皮损为粟粒大圆形扁平发亮丘疹，肤色、淡白色或淡红色，散在或聚集；好发于外生殖器、乳房下、腹部，少数泛发全身，偶见口腔黏膜受累。皮损可存在数年而无变化，但最终消退，无自觉症状。组织病理具特征性，乳头内局限性球形浸润，浸润细胞主要为淋巴样细胞，亦有少量组织细胞和上皮样细胞；其上表皮变薄、角化不全或基底细胞液化变性，表皮突呈抱球状包围浸润灶。

光泽苔藓一般不需治疗，如有瘙痒可使用糖皮质激素霜剂，内服可试用异烟肼、维生素 A、维生素 C、维生素 D 等。

中医认为光泽苔藓系儿童脾虚肌肤失养，治疗宜健脾利湿、养血润肤。可以服用人参归脾丸、润肤丸、苍术膏、四物汤等药物。

477. 何为毛发苔藓?

毛发苔藓亦名毛周角化病，指成群的毛囊出现微小角栓和不同程度的红斑，是一种常见的常染色体显性遗传皮肤病，外显率变化较大。

毛周角化病极为常见，其应归类为一种疾病抑或一种正常变异尚有争议；44% 正常个体可患有本病。本病可伴发寻常性鱼鳞病、特应性皮炎、Noonan 综合征和 Down 综合征。发病机制未明。

本病常见于青少年，<10 岁、10～20 岁、20～30 岁发病者分别占 51%、35%、12%；皮损常随年龄增长而改善。皮损为针头大小的毛囊性丘疹，不融合，顶端有淡褐色角栓，内含卷曲的毛发；剥去角栓后遗留微小凹陷，角栓很快在此凹陷中重新形成。丘疹的炎症程度不一，可无红斑或有明显红斑，后者可导致炎症后色素沉着。皮损好发于上肢伸侧、大腿外侧和臀部，部分病例可扩展至腹部，受累部位有特殊的粗糙感觉。皮损在冬季加重，夏季减轻。一般无自觉症状，有时伴轻度瘙痒。

本病预后良好，一般无需治疗。在病情严重影响患者社会生活及心理健康时可以适当处理：①全身治疗：病变严重者口服维生素 A、维生素 E 或维 A 酸；②局部治疗：12% 乳酸铵洗剂单用或联用中效糖皮质激素制剂可有一定疗效；5% 水杨酸软膏、10% ~ 20% 尿素软膏等角质剥离剂亦可减轻症状；0.025% ~ 0.1% 维 A 酸软膏也有一定效果；还可联用温和的摩擦性清洁剂。

478. 何为小棘苔藓？

小棘苔藓亦名小棘角化病、小棘毛发苔藓或小棘毛囊角化病等，是一种少见的特发性疾病，以聚集成大斑片的毛囊性角化丘疹为其特征。

发病机制未明，可能与毛周角化病有关。因后天性角化病常有 HIV 感染，且毛周角化病可伴有寻常性鱼鳞病，故有人推测本病可能涉及 HIV 感染。患者常有过敏性体质背景。常在 10 ~ 20 岁发病，无明显性别差异。皮损为淡红色或正常皮色的毛囊性丘疹，针头大小，中央有细丝状角质小棘，群集成圆形至卵圆形片，直径达 2 ~ 5cm。皮损常对称分布，好发于颈、躯干、上臂伸侧、腘窝和臀部。一般无自觉症状，可有轻微瘙痒。发病迅速，常于数月后消退，少数可持续 1 年以上。

虽然本病的皮损具有特征性，但下述疾病亦可产生类似的皮损：扁平苔藓、脂溢性皮炎、瘰疬性苔藓、点状汗孔角化症、毛发红糠疹、多发性骨髓瘤的毛囊性角化过度和癣菌疹，故均需加以鉴别。

479. 离心性环状红斑的诊治要点是什么？

离心性环状红斑表现为一种慢性环状、多环状皮损，缓慢向四周扩展，易复发。本病被认为是一种超敏反应，由多种病因引起，包括感染（真菌、细菌、病毒、寄生虫）、药物（青霉素、抗疟药）、潜在的恶性疾病、食物（发霉乳酪）、激素改变（月经周期）和胆石病。临床表现分为：表浅型：初为粉红色浸润性丘疹，缓慢向周边扩大成多环状、环状或匐形皮损，中央渐消退，边缘隆起如堤状，有鳞屑附着。深部或 Darier 型：条索状皮损，不伴有鳞屑。

本病多见于青壮年，无性别差异。红斑扩展速度不等，在 2 周以内直径可达 6～8cm；扩展可不规则，外观呈弓形。皮损可为单个，通常为多发性，边缘可非常平坦或易触知、平滑或有轻微鳞屑，偶尔发生水疱、紫癜和色素沉着。瘙痒程度不一，但很少为剧烈瘙痒。任何部位均可受累，但最常见的部位为臀部、大腿和上臂，有时损害主要发生于四肢，面部很少受累。单个损害持续数日或数周，或缓慢扩展数月。易反复发作，病程可持续多年。大多数病例最终自行消退。

西医治疗：可口服糖皮质激素、抗组胺药、氨苯砜、氯喹，外用则局部外涂糖皮质激素或温和的止痒剂。

中医辨证：治则清热解毒，凉血消风。方药：凉血消风散加减。

480 离心性环状红斑鉴别要点是什么？

离心性环状红斑皮疹为红色，呈环形分布，故需与体癣、红斑狼疮、环状肉芽肿、玫瑰糠疹、点滴状银屑病和淋巴瘤鉴别。

（1）脂溢性皮炎　红斑表面有油脂性鳞屑，好发于头皮、耳周、胸、背部等。皮疹无离心性扩大形成环状的倾向。

（2）结核样型麻风　红斑发展缓慢，暗红色，边缘有鳞屑和小丘疹，有感觉障碍和浅表神经粗大，病理为结核样肉芽肿变化。

（3）体癣　红斑形态不规则，边缘部有丘疹、小水疱和鳞屑，瘙痒明显，经过慢性，真菌检查阳性。

481. 何为毛发红糠疹？其病因病机要点有哪些？

毛发红糠疹又称毛发糠疹，是一种慢性鳞屑性炎症性皮肤病，临床以特征性毛囊角化性丘疹为主的红斑鳞屑性皮损为特点。在临床上可见遗传性和获得性两种，遗传性为常染色体显性遗传，多在幼儿和儿童期发病，皮损较轻，病程迁延以至终生；获得型可在任何年龄发病，病程急性，可发展为红皮病。

（1）病机　中医认为本病内因为先天禀赋不足或素体积热，外因风热燥邪侵袭，内外合邪，阻于肌肤而发病。热灼肌肤则起红斑丘疹；生风化燥，肌肤失润则瘙痒起屑；血虚有瘀则皮疹坚硬如棘刺。

1）血热风燥：脏腑积热，血热生风，风盛化燥，燥热客于肌肤，肌表失于濡润而致。

2）气虚风热：先天禀赋不足或后天失养，脾胃虚弱，中气不足，精微不化，不能温分肉、肥腠理、司开合，风热之邪伺机袭表，客于肌肤，致营卫不合而发病。

3）血虚夹瘀：热邪久羁，耗伤阴血，脉络闭塞，气血瘀阻，肌肤失养而致。

（2）病因　本病病因至今不明，除遗传因素外，维生素 A 缺乏、内分泌功能障碍、角化障碍和肝功能不良也可能是起病的因素。有的学者分本病为家族性（先天型）和获得型。前者常于儿童期发病，后者常于成人时期出现。Griffiths 将其分为典型成人型、非典型成人型、典型少年型、少年局限型及非典型少年型五种类型。可发生于任何年龄，但以青春期发病为多。有人报道本病有 10 岁以前及 40～60 岁两个高峰的现象。

1）遗传因素：存在家族发病，但大多数病例是后天获得的。通常是伴有不同遗传度的常染色体显性遗传，也有报告为常染色体隐性遗传。

2）维生素 A 的缺乏：在临床和组织学上有许多的特征指示本病与维生素 A 缺乏有关，部分患者试用维生素 A 治疗有效。部分患者显示可能存在维甲醇结合蛋白的合成缺陷。

3）角化障碍：表皮增殖过度，表皮的生成速度明显快于正常皮肤，但一般慢于银屑病。

4）可与自身免疫性疾病同时发生，如重症肌无力、甲状腺功能低下、糖尿病、白癜风及肌炎、关节炎等，及与低丙种球蛋白血症、疖病或 T 淋巴细胞异常相关。

5）内分泌功能障碍：有人认为甲状腺功能低下或下丘脑-垂体-肾上腺轴功能发生障碍时，影响维生素 A 在代谢过程中的转换，从而促使本病的发生。

6）近年来许多毛发红糠疹病例与 HIV 感染有关，其中有些患者伴有结节囊肿性痤疮、化脓性汗腺炎或小棘苔藓样发疹。

7）其他：有的病人可出现肝功能障碍或伴肝脏疾病。另外，结核或扁桃体炎、种痘、注射破伤风血清或抗生素、月经不调、腹泻、感冒、手术及各种化学物质刺激皆可为本病的诱因，甚至有吃某种食物而使病情恶化或加重者。神经功能失调也可诱发本病。

482. 毛发红糠疹临床表现是什么？

本病初起时，头皮常先有较厚的灰白色糠秕样鳞屑，很快累及面部，为潮红而有细薄糠秕脱屑的损害，类似干性脂溢性皮炎。以后可泛发全身。也有半数病例初发部位为掌跖。

特征性的皮疹是毛囊角化性丘疹和散在的鳞屑性淡红色斑块。丘疹为针尖或粟粒大，干燥而坚硬，顶部尖锐或呈现圆锥形，淡红色或棕红色，其顶端中心有一个角质小栓，常贯穿一根失去光泽的细弱的毛发。角质栓深入毛囊较深，故不易剥去，除去角栓遗留凹陷的小坑。毛囊性丘疹多初发于四肢的伸侧、躯干、颈旁和臀部，特别在手指的第一、二指节的背面（占27%~50%）最为清楚，具有诊断意义。多数丘疹聚集成片，呈“鸡皮”样外观，用手指触摸时有刺手的感觉。逐渐发展，丘疹可互相融合成黄红色或淡红色斑块，边界清楚，表面覆盖糠秕状鳞屑，好发于两肘伸侧、髋部和坐骨结节处，也可播散全身。此种皮损酷似银屑病或扁平苔藓，但其边缘仍可见到孤立的新损害发生。偶见头面部出现类似红斑狼疮样瘢痕性红色斑块。

75%~97%的患者有掌跖角化过度，表现为鳞屑性红斑，干燥，可有皲裂，角质增厚，发黄。久病者指（趾）甲常失去光泽，粗糙增厚，发生纵嵴或横纹沟，质脆易碎，但极少有银屑病的特征性指甲点状凹陷。少数病人在口腔黏膜，如硬腭等处可有白色线状或点状斑疹。个别病例可伴有结膜炎、角膜浑浊或形成树枝状角膜溃疡。病情严重时，皮疹可泛发全身，可发展成脱屑性红皮病，此时大部分皮肤呈暗红色或橘黄色，光滑而萎缩，呈糠秕样脱屑，对轻微的温度改变很敏感。严重者口唇可有皲裂，下眼睑外翻，眉毛及头发亦可脱落变稀疏。此时，典型的毛囊角化性丘疹则不明显，常可见到皮损中夹杂着岛屿状的正常皮肤。在红皮病消退过程中，毛囊角化性或非毛囊性丘疹有可能变得明显，呈水落石出外观；骨隆突处皮肤因外伤或摩擦，容易发生溃疡。

本病慢性病程。自觉症状有程度不同的瘙痒、干燥及灼热感。一般全身健康状况不受影响。发展至红皮病时可出现全身倦怠、畏寒、体重下降及精神不安。在夏天或日光暴晒后常加重。

483 毛发红糠疹鉴别诊断要点是什么？

要从毛囊角化性丘疹、鳞屑性淡红色斑块及灰白色糠秕样鳞屑等几方面进行鉴别。

（1）银屑病与毛发红糠疹鉴别　二者均可有黄红色或淡红色斑块，表面覆盖鳞屑；多伴有掌跖角化过度。但银屑病为浸润性丘疹、斑片，上覆盖银白色云母样多层鳞屑，剥去鳞屑后基底有点状出血；累及头皮时，头发呈束状，伴黏着性鳞屑。毛发红糠疹多具有毛囊角化性丘疹，可呈“鸡皮”样外观，鳞屑为糠秕样；在发展为红皮病时，典型的毛囊角化性丘疹不明显，常可见到皮损中夹杂着岛屿状的正常皮肤。

（2）扁平苔藓与毛发红糠疹鉴别　扁平苔藓丘疹为紫色或暗红色，顶部扁平，多角形，发亮，表面可见白点或白色纹，很少累及头、面和掌跖部。无明显毛囊角化性丘疹。病理改变有特征性。

（3）脂溢性皮炎与毛发红糠疹鉴别　毛发红糠疹早期发生于面部者与脂溢性皮炎不易区别。但脂溢性皮炎为面部具有油腻性鳞屑的黄色斑片，无毛囊角化性丘疹。

（4）毛发苔藓与毛发红糠疹鉴别　毛发苔藓损害为非炎症性多发性毛囊性小丘疹；长期存在，不进一步发展融合成黄红色或淡红色斑块；好发于上臂外侧和大腿伸侧；有一定的遗传因素。

（5）毛发红糠疹还需与掌跖角化病、维生素 A 缺乏症、砷角化、进行性对称性红斑角化症及维生素 B 缺乏症鉴别。当发生红皮病时，需与由其他原因引起的红皮病相鉴别。

484. 中医如何治疗毛发红糠疹？

本病主要是由于素体血燥，复感风热之邪，气血不和，阻于肌肤；或脾胃虚弱，中气不足，气血生化失职，精微难以敷布；或久病伤阴，虚火内生，肌肤失养而成。

（1）中医辨证论治　主要分为以下三型：

1）风热搏结：发病较急，皮疹较泛发，见红色较密集丘疹或红斑，上覆有细小鳞屑，瘙痒明显，伴恶风畏寒，舌红苔薄，脉浮数。治法：疏风清热，调和气血。方药：消风散加减。

2）血虚风燥：病程较长，皮疹为暗红色丘疹或斑块，鳞屑不断脱落，伴瘙痒，指（趾）甲增厚不平，舌质红，苔薄或少，脉细数。治法：养血祛风润燥。方药：养血润肤汤加减。

3）阴虚内热：发病日久，皮色淡红，皮肤肥厚，掌跖角化过度，唇干口燥，手足心热，并口渴欲饮，苔剥舌红，脉细数。治法：养阴清热，凉血润肤。方药：滋阴润肤汤（生地黄18g，玄参15g，牡丹皮12g，知母12g，丹参18g，白鲜皮15g，石斛12g，威灵仙12g，紫草12g，甘草6g）加减。

（2）中医外治　皮疹泛发干燥粗糙或者肥厚，外用大风子油、蛋黄油、甘草油各等量混匀外涂。

（3）中医非药物疗法　针刺取风池、血海、三阴交、脾俞、太溪，用泻法。每天1次，10次为一个疗程。

（4）中医预防与调理　忌用肥皂擦洗或热水烫洗，不宜过勤浴洗；平时多食胡萝卜之类富含维生素A类食物，有利于皮损的康复；保持乐观的情绪。

485　西医如何治疗毛发红糠疹？

（1）维A酸类药物　常用的为异维A酸、阿维A酯、阿维A酸等，是目前治疗毛发红糠疹疗效较好的药物，但注意其不良反应。维A酸类药物可能导致高血脂或肝功能异常、致畸和骨变化（如骨肥大），在治疗中应定期监测肝功能、血清三酰甘油和胆固醇水平。

（2）甲氨蝶呤（MTX）　是治疗顽固性毛发红糠疹的替代方法。由于MTX有很多的副作用，因此，必须对患者仔细随访，包括肝毒性、骨髓抑制、致畸性和精子生成缺陷。

（3）口服维A酸类药物和MTX联合治疗严重的或顽固性毛发红糠疹患者。尽管联合疗法能良好耐受，但因有发生中毒性肝炎的危险而应谨慎使用。需将剂量减至最小，且常进行临床和实验室检查评价，包括在前6～8周内每周进行肝功能检查。

（4）一般来说，毛发红糠疹对系统应用糖皮质激素治疗不敏感。

（5）外用卡泊三醇、焦油类药物、糖皮质激素和角质剥脱剂、维A酸乳膏，可以在一定程度上改善局部症状体征。

（6）光疗　效果不佳，UVB能加重毛发红糠疹。PUVA疗法治疗效果不稳定。

486·古人关于毛发红糠疹有何论述？

本病属中医“狐尿刺”范畴，此病名出自唐·孙思邈《千金翼方》卷二十，又名“狐狸刺”，《外台秘要》及《圣济总录》二书均记载为“狐尿刺”。

《千金翼方》：“凡诸螳螂之类，盛暑之时多有孕育，着诸物上，必有精汁，其汁干久则有毒，人手触之，则成其疾，名曰狐尿刺，日夜碜痛，不识眠睡，百方治之不瘥，但取蒲公英茎叶根中断之，取白汁涂之，令浓一分，涂即瘥，神验。”

《圣济总录》：“狐尿刺者，狐狸尿草棘上，人有误犯，则发肿痛热，多在于手足指节，然亦有端居不出而被此毒者，盖毒有相类之证，亦不必狐尿乃尔也。治狐尿刺，久不差，白蔹膏方：白蔹、羊粪、栝蒌根（各半两），上三味，捣如膏，封裹疮上，一复时，其刺自出。治狐尿刺，发肿痛热，牛蒡根敷方：牛蒡根、薤根（各二两），上二味，同捣烂敷肿上，其刺立出。治狐尿刺棘人肿痛，蜡滴方：黄蜡（半两），上一味，熔汁，看冷热得所，滴肿痛处，即愈。治狐尿刺，日夜躁痛，不得眠睡，蒲公草涂方：蒲公草（连根茎叶四两），上一味，捣烂绞取白汁，频涂之妙。治狐尿刺，疼痛不可忍，栝蒌敷方：生栝蒌根、豉（等分），上二味捣作饼敷之，干即易。治狐尿刺，在手足指节间肿痛，豉敷方：豉（一两），上一味，熟嚼敷之，少顷看豉中当有毛，不见更嚼敷之，以毛出尽为度。治狐尿刺人，热肿痛，杏仁洗方：杏仁（二七粒），上一味，细研，煮一两沸，乘热以浸刺处，数易之良。治恶刺入肉，桂蜡丸方：桂（去粗皮），上一味，捣为末，熔黄蜡为丸，看疮大小，置疮内，湿纸三五重搭盖，以火候药丸熔入肉，其刺自出，如无刺，即所伤者亦平也。”

487. 当代医家如何对毛发红糠疹进行辨证分型治疗？

（1）血分蕴热，外感毒邪　王萍教授认为急性发作期患者临床表现为红皮病、脱屑较多。症见全身弥漫潮红、脱屑，烦躁、口干渴、大便秘结；舌质红，苔黄厚或少苔，脉细数。故治疗初期宜清热解毒、凉血护阴。方药以解毒清营汤加减。

杨岚等用汗法治疗毛发红糠疹中医辨证属血分蕴热、外感毒邪型者。认为本病在发展过程中会出现全身皮肤潮红、干燥、糠秕样脱屑，自觉皮肤发紧、少汗或无汗的症状，故可应用汗法予以治疗。方药组成：桂枝6g，浮萍6g，麻黄6g，防风10g，当归6g，鸡血藤10g，赤芍10g，白花蛇舌草15g。水煎服，1剂/日。另加丹皮10g、白茅根30g、板蓝根30g以增加凉血解毒之功。

（2）血虚风燥，肌肤失养　王萍教授治疗皮损局限者及毒热炽盛型治疗后期，属肌肤失养证。此期患者的病情随着红皮病的好转，多转化为血虚风燥、肌肤失养证。症见鳞屑性斑块，毛囊角化性丘疹，掌跖角化过度、皲裂，伴乏力、纳差；舌质淡，苔薄白，脉沉缓。治宜：健脾益气、养血润肤，方药以健脾润肤汤加减，疗效较著。

（3）肺气失宣，气血瘀滞　于荣认为本病的病因病机主要是肺气失宣，气血瘀滞，肌肤失养。采用宣肺活血法治疗毛发红糠疹，肺气得宣，则可祛邪于体外；血行气行，肌肤得养，则病能愈。基本方：当归、赤芍、桔梗各10g，桃仁、前胡、黄芪、路路通、荆芥各12g，黄芩18g，白芷10g，大黄6g。血虚风燥，肌肤失养，伴头晕失眠、舌淡苔白、脉沉细者，加生地黄、白芍、枸杞；风热侵表，皮肤干燥，伴口干、心烦、便秘、舌红、脉浮数者，加玄参、知母、白茅根等。

（4）气阴亏虚，湿毒阻络　陈明岭等认为本病为本虚标实之证，气阴亏虚为本，湿毒阻络为标。故在治疗上急则治其标，治以清热解毒、除湿通络，方选化斑解毒汤、萆薢化毒汤、龙胆泻肝汤、桃红四物汤加减；缓则治其本，治以健脾益气，佐以解毒通络，方选参苓白术散合桃红四物汤。同时辅以黄芪注射液、生脉注射液静脉滴注。

488. 西医认为银屑病是什么原因引起的？

银屑病是遗传因素影响下，T淋巴细胞介导，多种细胞因子异常引起的免疫性皮肤病。血管内皮细胞增生、新血管生成以及炎性细胞向管腔外的移行在银屑病发病机制中起着重要作用；表皮过度增殖、异常凋亡和分化障碍；感染因素，如链球菌、金黄色葡萄球菌、肠道细菌、真菌（如糠秕马拉色菌、白色念珠菌）及病毒感染等可诱发银屑病；精神心理因素（如紧张、焦虑、抑郁、心理压力和精神创伤）等情绪刺激可引起和加重银屑病。银屑病患者个性多偏内向，部分患者情绪不稳定，有神经质倾向，心理健康较差；银屑病患者吸烟、嗜酒的数量和疾病的严重程度明显相关，吸烟、酗酒的数量愈多，发病的程度愈重；对于一些妇女，月经、妊娠、分娩、哺乳可与皮损的变化相关，这与妇女的内分泌改变有一定的关系。

489 中医认为银屑病的病因病机要点是什么?

“内有蕴热，郁于血分”是银屑病的主要病机。因外感六淫；或心绪烦扰，内伤七情；或进食辛辣炙煿，鱼虾酒酪，饮食失节，致脾胃受伤，郁久化热等多种因素，使气机壅滞，郁久化火。热壅血络则发为鲜红斑片或鲜红色丘疹，血热生风化燥则干燥白色鳞屑迭出。

病程日久，血热耗液伤津，营血亏耗，生风化燥，毒热未尽，而阴血已伤则出现血燥证。血燥证多见于寻常型银屑病静止期。皮损淡红，原有皮损部分消退，很少有新发皮疹出现。皮疹明显浸润，鳞屑较多，可以覆盖住红斑，皮损干燥脱屑。伴口干咽燥，舌质淡红，舌苔少，脉缓或沉细。

热入营血，血热互结，血液黏滞而运行不畅，或热灼脉络，血行不畅，瘀热不化，风、热之邪结聚，致“热结血瘀”，气血不畅则皮肤失于濡养；或由于营血亏耗，生风生燥，更兼风寒外袭，六淫、七情及饮食等诸多因素使气机壅滞营血失调，导致经络阻隔、气血凝滞而成血瘀证。血瘀证多见于寻常型银屑病静止期。一般病程日久，皮损肥厚浸润呈皮革状，鳞屑较厚遮盖红斑，颜色暗红，经久不退。可伴心情郁闷，腹胀，女性有痛经。舌质紫暗或有瘀点、瘀斑，脉涩或细缓。此时血液瘀结，无以养皮肤、肌肉，则肌肤干燥、甲错。

若血热炽盛，毒邪外袭，蒸灼皮肤，气血两燔，则郁火流窜，瘀滞肌肤，形成红皮病型银屑病。

若湿热蕴久，兼感毒邪，则见密集脓疱，形成脓疱型银屑病。

若风湿毒热或寒邪痹阻经络，则手足甚至脊椎大关节肿痛变形，形成关节型银屑病。

490. 古人关于银屑病有何论述?

祖国医学文献中有许多类似银屑病的记载，如“白疕”“蛇虱”“松皮癣”“干癣”“疕风”等。

早在公元前14世纪，殷墟甲骨文中就有“疕”字的记载，当时泛指一般皮肤病，从其字形结构上看，是病字头加上一个匕首的匕，如同匕首刺入皮肤一样，以形容其病情的顽固性。《周礼·天官·医师》曰：“凡邦之有疾病者，疕疡者造焉。”我国现存最早的医方《五十二病方》中也有“身疕”的记载。《诸病源候论》曰“干癣但有匡郭，皮枯索痒，搔之白屑出是也。”《外科证治全书》记载“白疕皮肤燥痒，起如疹疥而色白，搔之屑起，渐至肢体枯燥坼裂，血出痛楚，十指间皮厚而莫能搔痒。因岁金太过，至秋深燥金用事，乃得此证。多患于血虚体瘦之人，生血润肤饮主之，用生猪脂搽之。”《医宗金鉴·外科心法要诀》白疕项下云：“此证俗名蛇虱。生于皮肤，形如疹疥，色白而痒，搔起白皮。由风邪客于皮肤，血燥不能荣养所致。初服防风通圣散，次服搜风顺气丸，以猪脂、苦杏仁等分共捣，绢包擦之俱效。”又云：“松皮癣，状如苍松之皮，红白斑点相连，时时作痒。”

其名虽异，症状亦有所差别，但都从不同角度较为形象地说出本病的特征为皮肤干燥，搔抓后有白屑，且其病因为风邪侵袭肌肤或阴血枯燥不能荣润于外所致。

491. 当代名老中医关于银屑病有何论述?

（1）赵炳南先生认为“白疕”之名最符合银屑病的特征，“疕”者，如匕首刺入皮肤，表示病程缠绵日久，病难速愈之意。并认为银屑病病因病机系“内有蕴热，郁于血分”。赵老认为银屑病主要辨证分型为：

1）血热型：皮疹发生及发展比较迅速，泛发潮红，新出皮疹不断增多，鳞屑较多，表层易于剥离，底层附着较紧，剥离后有筛状出血点，基底浸润较浅，自觉瘙痒明显，常伴有口干舌燥、大便秘结、心烦易怒、小溲短赤等全身症状。舌质红绛，舌苔薄白或微黄，脉弦滑或数。法宜清热凉血活血。经验方白疕1号：方中生槐花、白茅根、生地黄清热凉血，其中槐花苦微寒，入肝、大肠经，明·贾所学《药品化义》中说“此凉血之功独在大肠也。大肠与肺为表里，能疏皮肤风热，是泄肺金之气也”；赤芍、紫草、丹参、鸡血藤凉血活血。若风盛者，可加白鲜皮、刺蒺藜、防风、秦艽、乌梢蛇；若夹杂湿邪者，可加薏苡仁、土茯苓、茵陈、防已、泽泻；若热盛者，可加龙胆草、大黄、栀子、黄芩、牡丹皮；血瘀者可加红花。

2）血燥型：病程日久，皮疹呈硬币状或大片融合，有明显浸润，表面鳞屑少，附着较紧，强行剥离后基底出血点不明显，很少有新鲜皮疹出现。全身症状多不明显，舌质淡，舌苔薄白，脉沉缓或沉细。法宜养血润肤，活血散风。经验方白疕2号：方中当归、鸡血藤养血活血润肤；地黄、山药养阴清热；土茯苓、蜂房清解深入营血之毒热；威灵仙性急善走，通十二经，宣通五脏，搜逐诸风。若兼脾虚内湿者，加白术、茯苓、薏苡仁、猪苓、扁豆皮；阴虚血热者，加知母、黄柏、天冬、麦冬、槐花；痒感明显者，加白鲜皮、地肤子；血虚明显者，加熟地、白芍、丹参。

（2）朱仁康认为“血分有热”为本病的主因。素体蕴热，或性情急躁，心火内生；或恣食鱼腥、辛辣；或外感风热，而致血热内蕴，郁久化毒，外壅肌肤而发病，风盛则燥，故皮损潮红，脱屑。或因素体羸弱，气血不足；或久病伤阴耗血，血虚生风化燥，肌肤失养所致，故皮肤干燥，叠起白屑。或因风热之邪结聚，气血运化失畅；或因久病营血亏耗，气血运行无力；更兼风寒外袭，寒凝血脉而致，皮疹浸润较著，粗糙肥厚。辨证论治分为：

1）血热型：多见于进行期。治法凉血清热解毒。方用土茯苓汤化裁，生地黄、紫草、生槐花、土茯苓、蚤休、白鲜皮、大青叶、山豆根、忍冬藤、生甘草。外用药物，进行期皮疹宜安抚，可用性质温和、刺激性小的单软膏、凡士林软膏、玉黄膏等治疗，切忌使用刺激性强的角质剥脱剂或用热水烫洗。若无明显干燥瘙痒等不适，可不涂外用药物，仅以内服为主。

2）血燥型：多见于静止期。治法养血活血，滋阴润燥。方用克银方化裁，生熟地、当归、丹参、桃仁、红花、元参、天麦冬、麻仁、甘草。外用配合红粉膏外涂以润肤止痒。

3）风湿型：多见于关节病型。治法通络活血，祛风除湿。方药桂枝芍药知母汤化裁，桂枝、当归、赤芍、知母、桑寄生、防风、桑枝、怀牛膝、忍冬藤、络石藤、鸡血藤、甘草。

4）毒热型：多见于脓疱型。治法利湿清热，搜风解毒。方药秦艽丸化裁，乌蛇、秦艽、漏芦、大黄、黄连、防风、生槐花、土茯苓、苦参、苍白术、白鲜皮。宜以清热解毒及安抚之品外用：脓多湿烂时以生大黄、黄柏、贯众煎水湿敷；脓少结痂时以四黄膏外涂。

5）燔灼营血型：多见于红皮病型。治法清营凉血，解毒消斑。方用皮炎汤化裁，生地黄、牡丹皮、赤芍、生石膏、知母、金银花、连翘、竹叶、鲜白茅根等。可适当选用香油、紫草油外涂以保护皮肤，防止干燥皲裂。

（3）禤国维认为，银屑病的病机不外湿、热、毒、瘀四方面，患者或因起居不慎，外感热邪，或因饮食失节，过食肥甘厚味，以致湿热内生，或七情悖逆，五志化火，火热之邪入血，遂成血热血燥之势。病久不解而生瘀生毒，病久便有血虚风燥之变。素有脾虚或迭经中西医治疗损伤脾胃者，则成脾虚毒瘀型。这里的毒泛指一切令人致病，来势较快，症状较重，顽固难去之病邪。辨证论治分为：

1）血热毒瘀型：多见于男性患者进行期。治法凉血解毒。方药乌紫解毒汤合犀角地黄汤：乌梅20g、土茯苓20g、紫草15g、莪术10g、水牛角30g（先煎）、生地黄15g、牡丹皮15g、赤芍15g、泽兰15g、九节茶15g、白花蛇舌草15g、石上柏15g、甘草10g。随症加减：瘙痒重加鱼腥草15g、白鲜皮15g；红皮病型加沙参20g、元参15g，关节炎型加入地金牛15g、威灵仙15g。

2）血虚毒瘀型：多见于女性。治法养血调经，解毒化瘀。方药乌紫解毒汤合四物汤：乌梅20g、土茯苓20g、紫草15g、莪术10g、当归10g、川芎6g、生地黄15g、熟地黄15g、白芍15g、赤芍15g、泽兰15g、九节茶15g、甘草10g。

3）脾虚毒瘀型：多见于银屑病静止期，体质较差者。治法扶正祛邪。方药乌紫解毒汤合参苓白术散加减：乌梅15g、土茯苓20g、紫草10g、莪术10g、太子参20g、茯苓5g、白术15g、山药15g、薏苡仁20g、白扁豆20g、泽兰15g、九节茶15g、甘草10g。

（4）欧阳恒治脓疱型银屑病，按正邪消长，分高热危笃期、发热缓解期、稳定康复期三期论治。

1）高热危笃期：病人体温多在40～42℃之间，全身泛发红斑，密集针尖状或粟粒状脓疱，脓疱溃破、糜烂、渗出、结痂，呈现蛎壳样改变。嗜睡或烦躁不安，口渴引饮，口苦，便秘，尿赤。舌质红绛，舌苔黄厚或起芒刺，脉弦滑数。辨证：热入气营，热毒炽盛，邪盛正实。治法：清热泻火。方药：凉血解毒汤：当归、生地黄、紫草、牡丹皮、红花、连翘、白芷、黄连、甘草、桔梗。并选用西洋参、元参等扶正护阴之品；遇有神昏、间有全身抖动者，及时投服安宫牛黄丸、紫雪丹之类，以清宫豁痰、息风镇痉。

2）发热缓解期：病人体温在39℃以下，红斑、脓疱停止发展，并见少许脱屑，精神疲惫，不欲食，口干但不喜饮。舌质红，少苔，脉细数。辨证：热毒未尽，气阴耗伤，邪盛正虚。治法：清解余毒，益气养阴。方药：竹叶石膏汤、黄连解毒汤合吴鞠通玉女煎加减：竹叶、石膏、半夏、党参、炙甘草、粳米、黄连、黄柏、黄芩、栀子、石膏、麦冬、知母、生地黄、元参、细辛。

3）稳定康复期：患者体温降至正常，皮肤红斑脓疱渐次消失，大量脱屑后，皮肤呈现柔润细嫩外观；患者精神极度疲惫，纳少，口干唇燥。舌质红，舌苔少或无苔，脉细数无力。辨证：气阴两虚。治法：助养胃阴。方药：益胃汤合增液汤加减：沙参、麦冬、生地黄、玉竹、冰糖、元参、麦冬、生地黄、西洋参。

（5）房定亚教授认为银屑病病机多为风燥热瘀，蓄而不散，"燥久生热，热久生毒"；而关节型银屑病病因多由机体阴阳失调，复感外邪，或因素体阳盛，内有蕴热，内外相合，闭阻经络，窜入关节，腐蚀筋骨，由此造成皮肤关节等损害。银屑病关节炎急性期多为热毒之邪胶着关节，使气机阻滞，导致关节热痛如锥刺，且起病急骤，病情发展迅速。治法清热解毒，活血通痹。方用四妙勇安汤加减：金银花、元参、生地黄、生甘草、虎杖、白花蛇舌草、山慈菇、鹿衔草、当归、白芍。若关节疼痛明显，关节僵硬，可加蜈蚣、全蝎等虫类药穿筋透骨，逐瘀止痛；关节红肿明显，皮疹色红，脱屑多可加苦参、龙胆草；瘙痒明显可加白蒺藜、白鲜皮。

492 银屑病诊断要点是什么？

（1）部位　可散在、多发或密集，限局或广泛发生于所有皮肤部位。好发于肘膝关节伸侧、头皮、耳道、耳后等处，并可累及指（趾）甲。

（2）发病年龄　可发生于任何年龄，但多数患者在青年时期发病。发病较早者，有家族遗传史的可能性较大。15岁以前发病者，预示病情较重和治疗效果较差。

(3) 皮损特点　寻常型银屑病的基本损害为红色斑疹、斑丘疹、丘疹或斑片、斑块。特征包括：边界清楚；表面覆有多层银白色鳞屑；鳞屑容易刮除，在其下方可见一层发亮的淡红色薄膜；轻轻刮除薄膜，红斑表面出现小出血点。

银屑病的甲损害包括点状凹陷、油滴样改变、分离、增厚、浑浊、破损等。可见束状发。

关节病型银屑病为在寻常型银屑病的基础上，出现了关节损害。

红皮病型银屑病是因为各种原因，导致寻常型银屑病病情发展，出现全身性的皮肤潮红、水肿、浸润和脱屑。即寻常型银屑病进行发展为红皮病。

脓疱型银屑病为在银屑病的基本损害上出现密集的针头至粟粒大小的浅在性无菌性脓疱，表面可覆盖有不典型的银屑病鳞屑，大量脓疱可融合成“脓湖”，脓疱破裂后可出现糜烂、渗出和脓痂。

(4) 自觉症状　皮疹可有瘙痒、肿胀、疼痛、干燥等自觉症状，但一般不明显。

(5) 病程　本病一旦发生，可反复发作，持续数年、数十年，直至终身。但部分患者亦可长期缓解。

493 银屑病鉴别诊断要点是什么？

(1) 脂溢性银屑病与脂溢性皮炎鉴别　二者均好发于皮脂溢出旺盛部位，如鼻翼沟、眉部、头皮等处，为红斑基础上的油腻性鳞屑，边界不清。脂溢性银屑病多为点滴状或指盖大小丘疹或斑片，散在或蝶形分布，具有浸润性；伴或不伴典型的寻常型银屑病损害。脂溢性皮炎皮损无浸润性，无薄膜现象及点状出血。无束状发，常合并脱发，银屑病则无脱发现象。

（2）发于躯干的银屑病与玫瑰糠疹鉴别　二者均为红斑鳞屑性皮肤病。银屑病泛发于头面、躯干、四肢，为颜色鲜红的浸润性斑片、丘疹，上覆多层白色云母样鳞屑，剥去鳞屑后基底有点状出血；可有束状发、顶针甲等改变，皮疹迁延难愈，易于复发；玫瑰糠疹皮损多发于躯干及四肢近端，为较多椭圆形斑片，颜色呈淡红色，长轴沿肋骨及皮纹方向排列，上覆细小而薄的糠秕样鳞屑，边界清，时感瘙痒，一般具有自限性，病程仅数周，消退后不易复发。

（3）银屑病与点滴型副银屑病鉴别　点滴型副银屑病为多数淡红或红褐色针头至米粒大小丘疹、斑丘疹或红斑，鳞屑较薄，无薄膜现象及点状出血，基底炎症轻微，好发于躯干两侧、大腿和上臂等处，尤以屈侧为著，病程缓慢，无季节性。

（4）银屑病与痘疮样型副银屑病鉴别　痘疮样型副银屑病为淡红或红褐色针头至豆大圆形丘疹、丘疱疹或脓疱，并易坏死、出血及结痂，表面覆盖鳞屑，有的可发生水痘样水疱。皮疹大多突然出现于躯干、上肢屈侧及腋窝，而不累及掌跖和黏膜，病程长短不一，预后良好。

（5）银屑病与二期梅毒鉴别　二期梅毒发生于感染梅毒2～4个月后，皮疹广泛分布于躯干、四肢、掌跖及面部，呈孤立或群集的斑丘疹及丘疹，铜红色，丘疹顶端为扁平或尖顶状，大小不一，表面光滑或有鳞屑。皮疹基本无瘙痒等感觉。

（6）斑块型银屑病与湿疹鉴别　二者均肥厚、浸润较著。湿疹多瘙痒剧烈，皮损肥厚浸润与苔藓样变及色素沉着等同时存在。急性发作时可出现红斑、丘疹、水疱等多形皮疹，慢性湿疹苔藓化皮损边缘有丘疹、小水疱、糜烂渗出倾向。

（7）发于皱襞的银屑病与间擦疹及体股癣鉴别　反向银屑病或反常型银屑病，又称屈侧银屑病，可发于2.8%～6%的患者，皮疹位于腋窝、乳房下、腹股沟及会阴等皮肤皱襞处，呈界限明显的炎性红斑。因以上部位潮湿出汗，易受摩擦，致浸渍、皲裂而表现为湿疹样。间擦疹亦好发于腋窝、乳房下、腹股沟及会阴等皮肤皱襞处，但无明显浸润性；体股癣为体股皱襞部境界清楚的红斑、丘疹，上有少许脱屑，皮疹逐渐向外扩大，皮疹中心消退，边缘活跃。真菌镜检阳性。

（8）发于掌跖的银屑病与砷角化病鉴别　掌跖银屑病为点滴状或斑片状境界清楚的角化过度性皮疹，上有点状白色鳞屑或点状凹陷，有时可表现为弥漫性掌跖红斑角化症。砷角化病有接触砷及砷化合物史，临床表现为掌跖角化及躯干、四肢色素异常，尿、发和皮肤组织内含砷量增高。

（9）银屑病甲损害与甲癣鉴别　30%~50%银屑病患者指（趾）甲受累。指（趾）甲呈点状凹陷、甲纵嵴、甲横沟、甲板混浊、甲板畸形、甲增厚、甲板下积屑、甲剥离、甲破损、甲变色等。甲癣也可出现纵嵴、横沟、混浊、甲剥离或整个甲板畸形等病理变化，多自游离缘或侧缘发病，甲屑内可查见真菌，同时多伴有手足癣。

（10）发于龟头黏膜的银屑病与Reiter综合征鉴别　黏膜损害占银屑病患者的10.4%。多发于龟头、口唇和颊黏膜，亦可见于包皮内侧、眼结合膜、尿道、膀胱、关节滑膜等处。发生于龟头及包皮内侧的银屑病为境界清楚的光滑干燥性红色斑片，上无鳞屑。Reiter综合征主要表现为尿道炎、结膜炎、关节炎和皮肤黏膜病变，常伴发于尿道感染或腹泻之后。龟头黏膜可见干燥性环状龟头炎，亦可累及包皮、冠状沟。初为直径2~3mm水疱，后局部破溃形成无痛性浅表糜烂面，表面结痂，互相融合成多环形。

494．红皮病型银屑病需与哪些疾病鉴别？

（1）毛发红糠疹所致红皮病　皮损有特征性毛囊角质栓，弥漫潮红浸润脱屑损害，间可出现片状正常皮岛。

（2）湿疹所致红皮病　皮疹粗糙肥厚，抓痕、血痂，呈苔藓样变，瘙痒较著，倾向渗出，色素沉着明显，组织病理有其特异性。

（3）药疹所致红皮病　多有明显的服药史及潜伏期，皮疹鲜红，瘙痒较著，可伴发热、恶寒等全身症状。

（4）蕈样肉芽肿所致红皮病　蕈样肉芽肿为原发于皮肤低度恶性的T淋巴细胞淋巴瘤。可有红斑、丘疹、苔藓化、鱼鳞病样或皮肤异色样损害，可泛发全身。瘙痒较著。病理有单核细胞亲表皮现象、Pautrier微脓肿等。

（5）鱼鳞病所致红皮病　表现为躯干、四肢泛发大的灰棕色菱形或多角形鳞屑，紧紧贴在皮肤上，其边缘呈游离状。

495. 脓疱型银屑病需与哪些疾病鉴别？

（1）角层下脓疱性皮病　好发于中年女性。脓疱疱壁松弛，上部澄清，下部浑浊，呈弦月状。脓疱散在或群集，亦可呈环形或匐行性。可有轻度瘙痒，无发热等全身症状。口腔黏膜较少受累。病程慢性，良性经过。病理可见表皮角层下脓疱，疱内较多中性粒细胞。患者无银屑病病史和家族史，全身没有银屑病损害。

（2）脓疱性细菌疹　常有感染病灶，去除病灶或用抗生素后脓疱消失，痊愈。

（3）嗜酸性脓疱性毛囊炎　好发于男性青壮年，为脂溢部位的毛囊性丘疹、脓疱，轻度瘙痒，无全身症状。血嗜酸性粒细胞升高，病理为毛囊内脓肿，内含较多嗜酸性粒细胞。

（4）急性泛发性发疹性脓疱性皮病　患者无银屑病病史或银屑病家族史，由药物或感染因素诱发。初起多从头面部及皱襞部位开始，数小时内扩散至全身。皱襞部位如颈项、腋下、双胁、肘窝处较著，黏膜较少受累。皮损特点为弥漫性水肿性红斑的基础上密布粟粒大、非毛囊性、浅表性、无菌性的小脓疱，脓疱可相互融合，尼氏征阳性。常伴高热（T > 38℃），寒战，皮疹局部灼热、疼痛、瘙痒及小腿紫癜。实验室检查：血白细胞总数增加，中性粒细胞增加，嗜酸性粒细胞轻、中度升高；部分患者呈肾前性氮质血症；常伴低钙血症。发病急骤，病程 1 ~ 2 周，具有自限性。病理表现为表皮内或角质层下海绵形成性脓疱，真皮浅层水肿，血管周围炎性细胞浸润，可伴白细胞碎裂性血管炎。

496. 关节型银屑病需与哪些疾病鉴别？

（1）Reiter 综合征　典型病例以非特异性尿道炎、眼结合膜炎、关节炎（特别是下肢持重关节）三联症为特征，它们可同时或依次发生。若兼见口腔溃疡、溢脂性皮肤角化过度和环状龟头炎，则扩大为六联症。X 线检查见有“纤毛状”骨膜炎，特别在跟腱附着处，跟骨骨刺或跳跃性脊椎炎伴非边缘性骨赘。

（2）强直性脊椎炎　本病表现为隐袭起病的血清学阴性周围关节炎与背痛，持续 3 个月以上，脊椎强直，胸腰椎变直或后凸畸形。X 线检查见椎体变方，对称性脊突关节硬化，对称性、边缘型韧带骨赘，影像呈竹节状。

（3）类风湿性关节炎　为远端小关节对称性、毁损性的多关节炎。常累及近端指骨间关节、掌指关节、腕、肩、肘关节与下肢关节。持续性关节梭形肿胀、疼痛、变形。关节尺侧偏斜与类风湿结节具特征性。无银屑病症状体征。血沉显著加快，血清类风湿因子阳性。

（4）慢性痛风性关节炎　有家族史。早期急性发作，关节持续疼痛僵硬，痛风石多见于第一跖趾关节、鹰嘴突以及手部关节的滑膜和腱鞘。痛风石穿刺液（牙膏状）或关节液内发现尿酸盐结晶可诊断本病。

497. 西医如何治疗红皮病型银屑病？

（1）MTX　MTX特别有助于本病的治疗，通常每周单用7.5～15mg以控制或促进本病消退，对既往未经MTX治疗的患者，应小心给予MTX，以免引起白细胞减少、肝功异常乃其他副作用，如患者以往对MTX有较好的耐受，可以开始就给予治疗量。

（2）阿维A酯　阿维A酯有助于红皮病型银屑病的治疗，出现明显疗效常在用药3～4周后。

（3）因患者皮肤屏障受损，易导致金黄色葡萄球菌感染，因此在治疗早期应做皮肤培养，若分离出金黄色葡萄球菌或A组β溶血性链球菌时应给予适当的抗生素。

（4）光疗　当红皮病处于急性期时，应用光疗通常无效，当炎症开始消退时，UVB或PUVA有助于加速红皮病皮损消退，要注意红皮病患者通常为不稳定银屑病，这类银屑病常有光敏。如给予红斑剂量易发生同形反应，通常对于亚红斑量的紫外线有较好的疗效。

（5）环孢素　传统方法治疗不好的患者环孢素治疗有效，建议短期应用该药（2～4个月），可使严重性银屑病得以控制，之后再用其他药物维持治疗。

498. 西医如何治疗脓疱型银屑病？

（1）卧床休息，湿敷及抗生素　泛发性脓疱型银屑病为急性病，大多情况下应卧床休息。温和性局部湿敷、盐水或燕麦浴，有助于安抚及清洗受损皮肤。虽然脓疱型银屑病的脓疱为无菌性，但在严重病例或发热、白细胞增高时，应进行血培养及无疱顶脓疱及剥蚀区域的棉拭子培养以除外金黄色葡萄球菌、β溶血性链球菌及其他病原菌感染，培养期间，可给予系统抗生素治疗以免引起 G^+ 球菌感染。

（2）阿维 A 酯　该药已成功地用于脓疱型银屑病，对于泛发型、局限性及掌跖脓疱型银屑病均有效。

（3）MTX　MTX 有助于脓疱型银屑病的治疗，泛发性脓疱型银屑病疗效更好，但能引起肝纤维化和肝硬化，应慎重选择治疗患者，严格禁酒，治疗前进行肝组织检查，可降低这一危险性。治疗期间常规进行血液及生化检查。进行肝活检是评价该药长期肝毒性最好的方法。

（4）羟基脲　每天 1.5～2.0g，该药治疗期间常见巨细胞性贫血，此外也可见白细胞及血小板减少。

（5）磺胺吡啶　该药治疗局限性银屑病及泛发性脓疱型银屑病有疗效。

（6）局部或系统应用糖皮质激素　对于脓疱型银屑病患者应小心应用皮质激素，通常用于对其他疗法抵抗的患者，要特别记住的是无论外用或系统使用皮质激素都应逐渐撤药以免反跳，可以同时合用其他药物，如阿维 A 酯、MTX 或环孢素。

（7）光疗　对于初发为斑块型银屑病患者，其皮损表面仅有少许脓疱可给予亚红斑量的 UVB，最好与阿维 A 酯合用，有很高的疗效。对于泛发性脓疱型银屑病或掌跖脓疱型银屑病，在大多情况下，光疗可能会加重疾病。

（8）钙泊三醇　该药已成功用于脓疱型银屑病，当小面积用于体表时（通常少于 15%），并不需要监测血、尿钙水平。但当该药广泛用于体表时，应监测血清钙水平。

（9）环孢素　也有少数作者用环孢素治疗脓疱型银屑病，取得了明显的改善。

（10）联合治疗　对于泛发或局限性脓疱型银屑病，因很多系统性用药具有毒性，因此常用的方法是联合治疗或轮替治疗。对于掌跖脓疱型银屑病，患者常对外用强效皮质激素有效，但一段时间后可出现皮肤萎缩，特别是足底。有效的联合治疗方法是用低中效皮质激素结合 0.025%的维 A 酸乳膏，其后再给予保护性包扎。该疗法可恢复皮质激素性萎缩，使用 6～12 个月后，患者可改用低效的皮质激素外用（2.5%的氢化可的松油膏），同时合用抗真菌药以预防真菌感染，可能也有助于银屑病的治疗。

499 西医如何治疗关节型银屑病？

（1）对于轻、中度关节炎和肌腱在骨起止点处的病变　治疗目的是控制炎症，必要时用非甾体消炎药（NSAID）。用物理治疗以维持关节活动范围和功能，避免对关节强烈的创伤性的极度压迫。

（2）中、重度关节炎　可以选用柳氮磺胺吡啶和金盐。金盐的效力仅相当于 NSAID，且有可能加重皮肤损害。柳氮磺胺吡啶为慢作用药物，开放性研究表明，每日 2g 的维持量有助于 1/3 患者缓解外周疾病的活动性。约 1/5 患者不能耐受柳氮磺胺吡啶，维 A 酸对此类患者可能有效。严重毁坏性关节炎，免疫抑制剂如甲氨蝶呤小剂量口服，2.5～5.0mg 每 12 小时 1 次，共 3 次。环孢素 1.5～6mg/（kg·d），应用 8 周或 8 周以上，皮肤和关节症状可明显改善，但停止治疗，4 周内疾病活动性恢复至治疗前的水平。

500 寻常型银屑病证候鉴别要点如何？

寻常型银屑病多从“血”的异常，进行证候分型及辨证论治。

（1）银屑病进行期　多为血热证。“内有蕴热，郁于血分”是银屑病的主要原因。血热内盛，热扰心神，则心烦易怒；热盛生风则瘙痒难耐；血分热炽，津血同源，热盛而耗液伤津，津不能上承，故口渴咽干，津不能下输大肠及膀胱，故大便秘结、小便短赤。舌质红或绛，舌苔白或黄，脉弦滑或数。

（2）银屑病静止期　多为血瘀证。热入营血，血热互结，血液黏滞而运行不畅，或热灼脉络，血行不畅，瘀热不化，风、热之邪结聚于机体，致“热结血瘀”，气血不畅则皮肤失于濡养；或由于营血亏耗，生风生燥，更兼风寒外袭，六淫、七情及饮食等诸多因素使气机壅滞、营血失调，形成“气滞血瘀”，导致经络阻隔、气血凝滞而成。

（3）银屑病消退期　多为血燥证。《医宗金鉴·外科心法要诀》论白疕时指出：“固由风邪客皮肤，亦由血燥难荣外”，《外科正宗》认为本病的发生与血燥风毒克于脾肺二经有关。病程日久，血热盛，耗液伤津，营血亏耗，生风化燥，毒热未尽，而阴血却已耗伤。肌肤失于滋养，干燥白色鳞屑迭出。皮损淡红，干燥鳞屑较多，可以覆盖住红斑；伴口干咽燥；舌质淡红，舌苔少，脉缓或沉细。

若皮损的出现与妇女经期、妊娠、分娩有密切关系，并伴神疲乏力、心烦失眠、口干舌燥、潮热盗汗等症状，则属冲任不调证。“冲为精血钟聚之所，任为阴经之承任”。若五脏阴精不足，十二经脉气血无盈余，冲任二脉空虚；或经期、胎产受风，邪袭血室；或胎产损伤，奇经受损，冲任气血蓄溢失常，则引起阴阳不和，冲任不调。见于银屑病内分泌失调女性患者。

501 红皮病型银屑病证候鉴别要点如何？

由于病程进展或治疗不当等因素刺激，皮疹面积扩大到全身，发展成红皮病型银屑病，在病情急剧进展时表现为毒热入营证，病情日久表现为阴虚血瘀证。

毒热入营证系外感温热邪气；或风、寒、湿、燥诸邪郁久化火，或情志过极久郁，“五志化火”所致。热为阳邪，热为火之渐，火为热之极。火性燔灼，火性炎上，易耗气伤津，生风动血。火热之邪入于血分，聚于络脉，热迫肌肤，全身弥漫性潮红肿胀、浸润或水肿，大量脱屑，毛发爪甲也可脱落。火性燔灼，故临床上表现出高热、脉洪数等热盛之证。火性炎上，故其病多表现于上部，可见舌尖红赤疼痛，口舌糜烂、生疮，头痛，目赤肿痛，齿龈肿痛等。其性易伤津耗气灼阴，故受邪者往往伴有口渴喜饮、咽干舌燥、大便秘结、小便短赤等津伤液耗之证。热扰心神，则出现心烦失眠，狂躁妄动，甚至神昏谵语。

若病程日久，伤人正气，或津伤而致阴虚血瘀证，皮损色暗红或淡红，水肿或渗出已消退，浸润及脱屑明显减轻，体温已基本正常。可伴有口渴咽干，全身乏力。舌质暗红或淡红，舌苔薄白或见剥苔，脉沉缓或沉细。

502· 脓疱型银屑病证候鉴别要点如何？

（1）脓毒证　相当于泛发性脓疱型银屑病急性进展期，毒热炽盛，兼感湿邪，肉腐为脓。在水肿、灼热的潮红斑片上可见密集的粟粒大小脓疱，可致泛发全身的密集、针尖大小、表浅、无菌性小脓疱，部分融合成片，呈“脓湖”状。皮疹表面糜烂，脱屑，有烧灼感，多呈周期性复发，伴发热、乏力、关节痛等前驱症状，身热恶寒，心烦口渴，大便秘结，小便短赤，舌红苔黄，脉弦滑而数。

（2）阴虚血热证　相当于泛发性脓疱型银屑病迁延期，皮疹散发，舌质红，少苔，有裂纹，脉沉细。

（3）湿毒蕴结证　相当于局限性脓疱型银屑病。湿久生毒，湿邪日久郁积化热成毒，或兼感毒邪，为手掌、足跖部红斑基础上周期性发生深在无菌性小脓疱，伴角化、鳞屑，舌质淡红，舌苔白腻，脉弦滑。湿邪留滞于脏腑经络，最易阻滞气机，从而使气机升降失常。湿困清阳，则头昏沉重，状如裹束，四肢酸楚沉重；湿阻胸膈，气机不畅则胸闷；湿困脾胃，则纳食不香，不思饮食，脘痞腹胀，呕恶；湿滞大肠，则大便溏泻；湿滞小肠，则小便浑浊短涩。

503. 关节型银屑病证候鉴别要点如何？

关节型银屑病主要分为三型：热毒炽盛证、寒湿痹阻证、肝肾不足证。

（1）热毒炽盛证　血热炽盛，风湿毒热外袭，痹阻筋络、关节。初期关节红肿热痛，后期畸形弯曲，多侵犯远端指趾关节。皮疹或轻或重，但病情变化与关节症状的轻重相平行。皮损鲜红，关节红肿热痛。伴有发热、乏力、口干等症状。舌质红，舌苔黄腻或白腻，脉弦滑。

（2）寒湿痹阻证　寒为阴邪，易伤阳气，寒性凝滞，寒性收引。寒邪痹阻于经络关节，气血凝结，瘀滞不畅，涩滞不通，则筋脉收缩拘急，以致拘挛作痛、屈伸不利或厥冷不仁。其痛逢寒增剧，得温则减。多见于病程日久之银屑病或关节型银屑病，皮疹色暗、浸润、肥厚明显，呈斑块状，关节肿胀、疼痛、痛有定处，遇冷加重。伴畏寒，面色萎黄。舌质淡，舌苔白，脉沉缓。

（3）肝肾不足证　“肾者，作强之官。”肾藏精，主骨生髓，为先天之本，主纳气，主水，其华在发，开窍于耳，通于二阴，在液为唾，在志为恐。肾主闭藏，通于冬气，为封藏之本。肾精不足，髓无化源，则骨失其养，可致关节僵硬、肿大、畸形，活动受限，多见于关节型银屑病日久不愈者。除有寻常型银屑病的红斑、丘疹、银白色鳞屑等皮损外；关节肿胀、疼痛、畸形僵硬、活动受限。伴有形瘦神疲，畏寒肢冷，腰膝酸痛。舌质红，少苔，脉沉细。

504 银屑病中医内治要点如何？

（1）辨证方药

银屑病最常见下列几种证型：

1）血热证：皮损鲜红、新疹不断出现，鳞屑不能覆盖红斑，刮去鳞屑可见发亮薄膜、点状出血，有同形反应，伴有瘙痒，心烦易怒，口干舌燥，大便干、小便黄。舌质红苔黄腻，脉弦滑数。治宜清热凉血，方用凉血活血汤加减。

2）血燥证：皮损色淡、部分消退，鳞屑较多，可以覆盖红斑，伴口干、便干，舌质淡红，苔少或薄白，脉细缓。治宜养血润燥，方用养血解毒汤加减。

3）血瘀证：皮损肥厚浸润、颜色暗红，经久不退。舌质淡暗或紫暗或有瘀斑、瘀点，脉涩或细缓。治宜活血化瘀，方用活血散瘀汤加减。

4）湿毒蕴阻证：潮红斑片上密集针尖大小脓疱，可融合成脓湖，表面糜烂、脱屑，有烧灼感，脓疱可反复出现。舌质红苔黄，脉滑。治宜解毒除湿，方用解毒凉血汤加减。

5）寒湿阻络证：除皮肤基本损害外，伴有关节酸痛、肿胀色红，渐至关节畸形，活动障碍，亦可见指（趾）甲损害。舌质淡苔薄，脉弦细。治宜祛湿散寒通络，方用独活寄生汤加减。

6）毒热入营证：全身皮肤弥漫潮红、肿胀，灼热痒痛，大量脱皮，伴壮热口渴、头痛畏寒，大便干燥，小便黄赤。舌质红绛苔黄腻，脉弦滑。治宜清营解毒，方用解毒清营汤加减。

（2）中成药　酌选凉血活血胶囊、润肤丸、银乐丸、复方青黛胶囊、湿毒清胶囊等。

505. 陈凯教授分期分季节论治银屑病有何经验？

陈凯教授在系统继承赵炳南先生学术思想基础上，结合自己多年临床经验，总结了银屑病的因期、因时论治经验。

（1）银屑病的因期论治

1）进行期银屑病：宜采用清热凉血解毒大法。此期毒热炽盛，以清瘟败毒饮与温清饮合方常可收效较著。因清瘟败毒饮从卫气营血论治，温清饮从三焦论治，二方合用一纵一横涵盖了热性病所有可能发生的情况，既堵截热邪之退路，又悉数荡涤之。临证应用包括：卫气营血一步走（皮炎汤）；凉血、活血、养血三步并作一步走（犀角地黄汤+芩连四物汤）；辛开苦降一步走（半夏泻心汤）；清热除湿一步走（龙胆泻肝汤+温清饮）；清热养阴一步走（清热解毒软胶囊）。总之以清热凉血解毒之大法贯穿始终。对于湿热极盛之银屑病，则需以温清饮加皮炎汤以收奇效。对于银屑病伴有咽喉肿痛者可加用桔梗、元参、射干、北山豆根。

2）静止期银屑病：在治疗上需采用阶梯式治疗。久不消退者，当用活血通络之大法。“久病多瘀”“久病入络”，先以活血化瘀方如养血解毒汤、解毒活血汤加减，药用三棱、莪术、鬼箭羽等以活血化瘀促进皮疹消退；不效加用三七粉或羚羊粉等血肉有情之品；银屑病久治不愈时，宜益气补肾活血化瘀，在上述活血药物基础上鼓动机体正气，宜用五子衍宗丸合二仙汤加肉苁蓉以益气补虚。

（2）按照季节因时论治

1）夏季型银屑病：夏季炎热，适此时而发病，多为不耐夏季炎热。由此推知，其必为内热过盛，大多为血热。临床症状多见皮损潮红或鲜红，鳞屑较多且易剥离，常伴有口舌干燥、心烦易怒，舌质红或绛，舌苔黄腻，脉滑数。治疗往往以凉血活血为主，方选凉血活血汤加减。其中生槐花、白茅根、生地黄、牡丹皮、赤芍取犀角地黄汤之意，以清热凉血为主；火性炎上，故以银花、连翘以解散浮游之火，以竹叶清热，且载药上行，以达皮肤。重用生槐花者，旨在取其清热凉血、清泻大肠之功，一方面大肠经属阳明，多气多血，阳明热则血热，阳明热去则血热大半去；另一方面肺与大肠相为表里，且肺主皮毛，大肠热壅则肺失宣降，大肠热泻则肺气通，可以正常发挥主皮毛的功能，促进疾病的恢复。中医有“暑必挟湿”之说。夏季型银屑病在使用凉血活血治则的同时，也应酌加利湿之品。龙胆泻肝汤及石蓝草合剂、泻肝安神丸、清热解毒软胶囊、抗敏合剂等不失为良剂。对夏季型银屑病而言，不宜服用光敏的药物（抗组胺药，磺胺药，光敏的中药如苍术、白芷、补骨脂等）及食物（如野菜、灰菜、紫云英）。紫外线治疗（如 NB-UVB）也应在观察下控制使用。

2）冬季型银屑病：冬与寒气相通，主凝滞与收敛，适此时而发病者，多不耐冬之寒气，患者多为阳气不足或者气血亏虚。见皮损淡红或暗红，鳞屑较薄且易剥离；常伴有神疲乏力；舌质淡红，舌苔白或黄，脉细缓或沉濡等。冬季多燥，增液方可行舟。治疗时应在补气、温阳及活血化瘀药物的基础上酌加养阴润燥之品。

3）季节区分不明显型银屑病：其主要病机应归结为阴虚湿热。临床多见皮损暗红，鳞屑厚薄不一，但较黏腻，部分不易剥离，皮损经久不退，伴口干、口渴，舌质红或暗红、舌苔白厚腻或黄厚腻，脉细或沉。治疗多采用养阴除湿之品。方选清瘟败毒饮加减。根据证候特点，酌配除湿胃苓汤、甘露消毒丹、龙胆泻肝汤。对湿重于热者，选用除湿胃苓汤加减；热重于湿者，选用龙胆泻肝汤加减；湿热并重者选用甘露消毒丹加减。养阴与除湿并用，达到利湿而不伤阴，扶正又不恋邪的目的。

506 陈凯教授分型论治银屑病有何经验?

（1）红皮病型银屑病　多采用卫气营血辨证和三焦辨证。临床可主要分为二个证型论治：毒热入营证，治宜清营凉血，解毒护阴；阴虚血瘀证，治宜滋阴养血，解毒润肤。但实际出现的证型并不属于单纯的卫、气分病或营、血分病。大多是卫气营血同病。或虽属营血，却伴气分之高热或皮毛、肌腠的病变，从而形成卫营同病、气血同病，甚则卫气营血皆病的证候。很多红皮病患者在大量脱屑的同时常伴有发热，畏寒，心悸气短，下肢水肿，舌质淡，边有齿痕，脉数。此证属脾虚失摄。脾主运化水湿与水谷精微，主化生气血与统摄血脉。若脾气亏虚则水湿无以运，水谷气血无以化，血无以摄，故皮肤潮红脱屑，可伴周身肿胀、下肢水肿。在治疗此类银屑病时，需以归脾汤为基础方，配合五苓散或五皮饮辨证施治。归脾汤重在补气健脾、摄血，但利水力量小，故合五苓散或五皮饮以利水。二方合用可达到健脾利湿强心利水之功效，临床辨证用之常可有效缓解红皮病反应（发热，恶寒，心悸气短，皮损潮红脱屑，下肢水肿，腋下、腹股沟淋巴结增大）。

（2）关节型银屑病　因涉及关节和皮肤且关节症状与皮损同步消长，故要两病同治。需注意到银屑病病机多为血热之证，关节炎病机多为寒湿之证，这一热一凉在治疗上需要统筹兼顾。注意一方面清热泻火解毒，另一方面则温化寒湿，在用药上不可过于寒凉，要寒热并用，攻补兼施，以养阴清热除湿丸加减，亦可以当归拈痛汤加减，猪苓和黄芪必不可少，两药现代药理研究均有调节免疫的作用。治疗关节型银屑病时分四步走：清热解毒，益气养阴，健脾益气，温阳通络。乌蛇、全蝎等虫类药对缓解关节疼痛有效，但热证明显时不宜使用。在调护中要注意到此型患者多饮水促进毒热排泄。

（3）脓疱型银屑病　泛发性脓疱型银屑病属银屑病的不稳定期。沟纹舌或镜面舌等口腔损害可能是易发脓疱型银屑病的潜在体质表现。当患者处于高敏状态时，一遇激惹，继而发生强烈的无菌性脓疱性炎症反应。故脓疱表现为标，超敏状态、强烈炎症反应是本。高敏的无菌性脓疱性炎症反应犹如一场地震。开始是强震，以后是弱震，再以后可以不震。面对如火如荼、愈演愈烈的强劲病势，医者要稳住阵脚，沉着应对，因势利导，千万不要过多人工干预，火上浇油。乱用药物，反而贻误病机。治疗要简单，思路要明确，首先要停止可疑致敏的药物和食物，在严密观察下酌情使用抗生素及维 A 酸类药物。慎用或不用糖皮质激素和免疫抑制剂。中医治疗要紧扣毒热环节，按正邪消长不同，分期论治：高热期证属热入气营，治宜清营泻火；缓解期证属毒热未尽，耗气伤阴，治宜清解余毒，益气养阴；康复期证属余毒热灼，胃阴失养，治宜养阴清热，益胃生津。在使用养阴益气润燥药物的同时，要始终把握住清热、凉血、解毒的大方向，贯彻其治疗的全过程。要紧扣“发热”环节，将热度高低作为辨证分型的依据。

507. 陈凯教授提出的银屑病五点治疗纲要是什么？

一个原则：银屑病是一种无害于生命的疾病，千万不要用有害的方法治疗。

二个对待：要像对待过敏一样对待银屑病，要像对待药物过敏一样对待银屑病。

三好三不好：不治比乱治好，慢治比快治好，中药治比西药治好。

四难四不难：病程长且无季节规律者难治；男性患者较女性患者难治；既往使用免疫抑制剂者较既往治疗简单者难治；发于

多皮、多筋、多骨、少气、少血部位，如头皮、胫前、骶尾部、胸胁部、手背等处，较肌肉丰满，气血充足的部位难治。

五要五不要：要简单不要复杂；要安全不要风险；要缓和不要对抗；要留有余地，不要斩尽杀绝；要治人不要治病。

508 何为银屑病的同形反应现象？

同形反应是指由创伤或其他有害刺激因素诱发并产生了与原有疾病特征相同形式的病变。著名皮肤病学家 Kŏbner 于 1877 年首次报告，他发现银屑病患者无病变处皮肤经各种类型的创伤后也会产生银屑病的病变，此种现象后被命名为 Kŏbner 现象(KP)。这一现象也可见于其他皮肤病，如扁平苔藓、光泽苔藓、白癜风。

全或无现象：有学者发现如果银屑病患者因一种刺激诱发 KP，那么对其他刺激也为阳性；如果对一种刺激为阴性，则对其他刺激也为阴性。这种现象为全或无现象。

反 Kŏbner 现象：有学者曾观察到皮肤损伤后可引起原有病变的消退，称为反“Kŏbner 现象”。临床上亦观察到长期发热后，皮损缓解的病例。

银屑病 KP 的不同变化：银屑病患者外观正常皮肤受损后可能发生以下变化：①最大的 KP，即银屑病将发生在整个创伤部位；②最小的 KP，即银屑病仅发生在某个点；③顿挫的 KP，病变似银屑病，经历 10 ~ 20 天自行消退；④无 KP。

目前对于 KP 的发生机制还不清楚。一般认为可能与免疫因素、血管因素、皮肤脱氢酶活性增强、抑制因子、生长因子等有关，损伤处肥大细胞数量增加，肥大细胞脱颗粒促进新血管的形成是 KP 发生的重要环节。

为防止银屑病的 KP，原则上应在进行期禁止施行一般手术，避免针灸、注射、冷冻等治疗。

509 银屑病中医外治及针刺疗法要点如何?

（1）外用药应用原则　应按照进行期、静止期、消退期的不同阶段用药，药物功效由缓和到增效再缓和；浓度由低至高再降低的循环模式，避免激惹刺激新发皮疹。银屑病的进行期及消退期以及银屑病各型之间的移行，可能均属银屑病的不稳定前期或不稳定期。在外用药剂型的选择上，应尽量选择无刺激性的单软膏（凡士林、羊毛脂各半）或香蜡膏（香油炸群药，按比例兑入黄蜡），有的甚至仅用些粉剂、洗剂或不擦外用药。

银屑病急性进行期禁用紫外线照射或用强烈的外用药物。外用药治疗浓度应从低至高，逐渐增加。皮损颜色较红，处于敏感期时宜用清凉膏、普连膏、黄连膏、香蜡膏等安抚无刺激的外用药物，洗浴要适量适度，水温不宜太高，禁用热水烫洗，不要过多搓擦、剥除鳞屑。皮损局限者可单用外用药物治疗，皮损广泛者宜同时给予正规系统治疗。

（2）药浴疗法　药浴既可去除鳞屑、清洁皮肤，又可改善血液循环和新陈代谢，增强治疗作用，适用于各型银屑病。主要适用于静止期或消退期。

1）白鲜皮、地肤子、首乌藤、当归、透骨草、侧柏叶各100g，苏叶、大皂角各50g，苦参50~100g。养血祛风，润肤止痒。适用于银屑病静止期或消退期，皮疹粗糙肥厚、浸润较著者。

2）楮桃叶、侧柏叶各250g，加水适量，煮沸20分钟，待温洗浴。具有温通经络，畅达气血，疏启汗孔的作用。

3）徐长卿、千里光、地肤子各30g，黄柏、蛇床子、苍耳子、狼毒、白鲜皮各10g，土槿皮、槐花各15g，煎水外洗。

（3）针刺疗法

1）体针：取大椎、曲池、合谷、血海、三阴交、陶道、肝俞、脾俞。用泻法。留针20～30分钟，每日或隔日1次。以取清热凉血解毒之功。

2）耳针：取神门、脾、肺、皮质下、内分泌、交感。每日1次埋针，两耳交替，10次为一个疗程。以取调节脏腑平衡之功。

510 治疗银屑病的中成药有哪些？如何应用？注意事项是什么？

血热证可使用复方青黛胶囊、消银片；血燥证可使用润肤丸；血瘀证可使用银乐丸；湿热证可使用除湿丸。

（1）复方青黛胶囊　方中青黛、紫草为君，清热凉血消斑；土茯苓、萆薢、蒲公英、马齿苋、贯众清热解毒利湿，丹参活血化瘀，配以白鲜皮、白芷、乌梅、五味子散风除湿止痒，生津润肤以为臣；建曲、山楂醒脾开胃，既可健脾开胃，又可防止苦寒伤正，用为佐药。诸药共奏清热凉血，解毒消斑之功。适应于银屑病血热证瘙痒明显；伴有心烦，口渴，咽痛，便干。但本品含有青黛，可引起肝功能异常、月经紊乱、便血、剧烈腹泻及药疹等，故连服4周以上应定期检查血象及肝功能，如异常应停用，脾胃虚寒者不宜服用，孕妇禁用，老年体弱者、哺乳期妇女、过敏体质者应慎用，儿童药量不宜过大。

（2）消银片　功能清热凉血，养血润燥，祛风止痒。用于银屑病血热、血虚风燥证，皮疹点滴状，基底鲜红色，表面覆有银白色鳞屑，或鳞屑较厚，干燥，瘙痒。

（3）润肤丸　为北京中医医院制剂。功能养血润肤，散风止痒。用于银屑病血燥证，皮疹干燥脱屑较著，瘙痒难耐者。

（4）银乐丸　为北京中医医院制剂。功能解毒润肤，活血化瘀。用于银屑病血瘀证，皮损角化肥厚、浸润较著时。

（5）除湿丸　为北京中医医院制剂。功能清热凉血，除湿利水，祛风止痒。适用于银屑病湿热证，皮损慢性肥厚色暗者。

注意：必须在中医理论指导下辨证应用中成药，切忌按病选药，盲目长期服药。

511 银屑病如何预防、调护？

（1）预防感冒　部分银屑病发病及复发加重与上呼吸道感染、咽炎、扁桃体炎有关。因此预防感染成为银屑病患者首先要注意的问题。宜注意随气候变化加减衣物，避风寒邪气，多饮水，多吃富含维生素 C 的食物，在季节交替时，注意加强体育锻炼，增强体质。北方地区干燥少雨，家庭居室注意保持一定的温度和湿度，以减少上呼吸道感染的可能性。如果银屑病患者因扁桃体炎而导致疾病反复发作，可预防性选用金银花、野菊花、板蓝根、麦冬等抗感染、利咽喉的中药煎服或代茶饮；或可考虑做扁桃体切除术，消灭感染灶。但在行手术治疗前要慎重选择，因为一方面扁桃体是人体重要的防卫屏障，许多感染源可以被扁桃体消灭，切除扁桃体会使人体更易罹患各种疾病；另一方面，虽然部分银屑病患者可因切除扁桃体而症状减轻，减少复发，临床痊愈，但有些人术后无明显变化。

（2）保持良好的精神状态　人生活在社会大环境中，保持社会、心理、生理三方面的健康，才会身心协调发展。良好的精神状态是战胜银屑病的重要武器。银屑病患者要正确了解疾病，克服无助情绪，与病友、亲属、朋友多进行交流，树立战胜疾病的信心。既要重视，又要避免盲从，听说有“根治”的地方就去治疗。治疗太积极，选择不合适的医院，反而不利于疾病的康复。

（3）保持规律的生活　消除精神紧张，避免过于疲劳，注意休息。现代人生活节奏加快，身心压力都很大，日常生活不注意，工作加班加点，熬夜增多，身体疲劳，心理紧张，长时间处于亚健康状况，违背了人的正常生理规律，有损身体健康，是银屑病的重要诱因。

（4）合理饮食　过食腥发动风之品而致脾胃失和，气机不畅，日久生湿、化热、成毒，易引发银屑病或使病情加重，所以要慎食辛辣油腻食物，忌烟酒。但银屑病患者不能盲目忌口，饮食对于银屑病的影响尚无定论。有些银屑病患者是过敏体质，食用鱼、虾等腥发动风之品会出现过敏反应或原有皮损加重，这些患者需避免摄入可疑致敏食物，必要时行过敏原检测，以明确诱因。除了少数对某种食物过敏的病人之外，银屑病患者需根据病情变化，适当忌口，或不忌口，必要时还应鼓励食物多样化。注意饮食卫生及保持患者正常的胃肠功能，忌食生冷、油腻及不洁饮食。对情绪不佳、心烦焦躁的患者可内服百合、莲子等安神食品，以养血安神，促进皮损康复。以莲子心、麦冬、金银花、胖大海等代茶饮，泻火解毒，可治疗咽喉红、肿、疼痛不适等症状。

（5）戒除不良嗜好　吸烟、酗酒等不良嗜好要坚决戒除。银屑病的加重或发作与吸烟和饮酒密切相关。近年多项研究发现，银屑病患者的平均饮酒量较正常人群高，且饮酒量和该病严重程度呈正相关，尤其难治型银屑病可能与饮酒过多有关。吸烟同样会增加银屑病发作，且与吸入量呈现显著正相关。

（6）环境适宜　居住环境要干爽、通风。据全国银屑病调查组统计，受潮在银屑病的诱发因素中占首位，为32.9%，如有的人长期生活在潮湿阴暗的地方而发病，有的因洗浴或汗出后受风而发病。北方人患病率高，与北方寒冷、日照时间短有一定相关，所以需注意避免风寒、潮湿等恶劣环境也很重要。

（7）日常调护　对一般身体状况好无全身症状的患者，需适当活动，与病友交流治疗经验与体会，调整心态，配合医生用药，有利于疾病的早日康复。若瘙痒严重，影响日常生活及睡眠时，应尽量避免搔抓、热水烫洗，保护皮肤，避免外伤。及时修剪指（趾）甲，防止搔抓和强烈刺激产生新的皮疹。此时使用角质剥脱剂只能导致皮损更加严重。可拍打皮损振荡止痒，并向主管医生反映，给予药物治疗。宜穿舒适纯棉白色内衣，多准备几套，及时更换，保持清洁。每日或隔日用温水洗浴，但禁用热水烫洗，禁用碱性强的洗浴液，以免产生刺激，沐浴后再涂外用润肤药效果更好。外治期间，注意皮损的变化，如发现皮损扩大、增多、发红时应停止涂药，及时告知主管医生，进行相应处理。

512 玫瑰糠疹是一种什么样的皮肤病?

玫瑰糠疹是一种常见的病因不明的具有自限性的急性炎症性皮肤病。其临床特征为圆形、椭圆形玫瑰红色斑疹，覆有糠秕状鳞屑，好发于躯干及四肢近端。多见于中青年，春秋季节多见。本病相当于中医的风热疮，又称“风癣”“血疳”。

中医认为本病或因嗜食辛温炙煿、肥甘之品，或因七情内伤，五志化火，导致血热内蕴，复感风邪，外束于肌肤，阻遏于皮毛腠理，郁久化热，致气血不和，肌肤失养而成；日久风热化燥，灼伤津液，则肌肤失养。风热疮以实证阳证者居多，但亦有少数迁延数月而表现为虚证者。其发病血热内蕴为其本，风热邪毒外侵为其标。

《外科启玄》中记载“风热疮，此疮初则疙瘩痒之难忍，爬之而成疮，似疥非疥。宜防风通圣散数剂治之，三五日即愈。”《外科正宗》中记载“风癣如云朵，皮肤娇嫩，抓之则起白屑，不知痛痒。”《疡医大全》中记载“血疳乃脏中虚弱，邪气相侵，真气衰少，风毒闭塞腠理，发于肌肤。初如紫疥，破时出血，疮生遍身，行处成疮，损伤皮肉，痒痛难禁。治法先宜养血清热，次宜清肌渗湿。”

西医尚未阐明玫瑰糠疹病因和发病机制。以往一般认为与感染（尤其是病毒性感染）有关，证据包括好发于春秋季，患者近期常有上呼吸道感染史，可先有前驱症状，皮肤上先出现母斑。发病集中在家庭、学校、军营或公共浴室等现象均说明可能是一种弱传染病，很可能与病毒感染有关，病情可自然缓解也与病毒感染的规律相符合，而母斑偶可出现在外伤部位（如虫咬部)，可认为是病毒的入侵处。亦可与过敏因素等有关。目前认为本病与感染后导致细胞免疫和（或）体液免疫失衡有关。研究显示玫瑰糠疹发病主要涉及细胞免疫，与体液免疫关系不大；在机体免疫功能改变的情况下，例如妊娠或骨髓移植后，玫瑰糠疹的发病率明显增高。

513. 玫瑰糠疹的诊断要点是什么?

（1）部分病人有前驱症状，如全身不适、头痛、咽痛、关节及肌肉酸痛等，持续1～2周。

（2）发病年龄　多见于青中年，10～35岁患者约占总病例数的3/4，女性略多于男性。

（3）发病季节　春秋季节多见。

（4）部位　皮疹好发于躯干及四肢近端，少见于颈部，罕见于颜面和小腿。

（5）皮损特点　病初在躯干或四肢某部出现一母斑，亦名先驱斑，一般单发，是玫瑰糠疹的最初体征，见于多数患者，但如无瘙痒，可被忽略。母斑初为一个孤立丘疹，短时间内迅速扩大，呈直径2～5cm圆形或椭圆形玫瑰红色或黄褐色斑片，上覆糠秕样鳞屑。母斑出现1～3周后，渐在躯干及四肢近端成批陆续出现与母斑相似，但直径小于母斑的斑疹，称为子斑或继发斑，为玫瑰红色或黄红色，圆形或椭圆形，表面有少量细碎糠状鳞屑。继发斑中央首先愈合，使皮疹边缘，鳞屑更为明显，呈边缘覆细小鳞屑的领圈样脱屑。皮疹境界清楚，散在或密集，但不融合。斑疹之间可有细小的红色丘疹。躯干部皮疹的长轴与皮纹走行一致。

（6）自觉症状　自觉不同程度的瘙痒。

（7）病程　有自限性，一般4~6周可自然消退，少数可迁延数月或更长时间，一般愈后不复发。

514. 玫瑰糠疹主要需与哪些疾病进行鉴别？

需要鉴别的疾病主要有以下几种：

（1）体癣　母斑需与体癣鉴别。母斑与体癣初均为丘疹，且皮疹中间逐渐消退，皮疹边缘逐渐向外扩展，呈环形。但体癣面积可较母斑为大，边缘有丘疹、鳞屑或小水疱，呈环形或多环形，而非领圈状糠秕样脱屑；母斑瘙痒较轻，体癣瘙痒较重。必要时进行真菌镜检和培养，体癣真菌检查阳性。

（2）花斑癣　继发斑需与花斑癣鉴别。花斑癣发疹部位亦多见于躯干部，但一般皮损为着色斑或脱色斑，继发斑有特征性的领圈样脱屑；花斑癣真菌检查阳性。

（3）银屑病　银屑病与玫瑰糠疹皮疹均可见红色丘疹，但银屑病皮疹呈浸润性，上覆有多层银白色鳞屑，刮除鳞屑可见薄膜现象及点状出血，病程长，易复发。可见于全身各处，以身体伸侧明显，亦多见于头皮、肘部及甲损害，均非玫瑰糠疹的好发部位及特点。

（4）脂溢性皮炎　头皮和面部多见，有油腻性鳞屑，位于躯干的皮疹在排列上无特殊性。

（5）多形红斑　多形红斑与玫瑰糠疹皮疹均可见红色丘疹，亦多发于青壮年男女，尤以青年女性多见，亦好发于春秋季，但多形红斑发病急骤，可见红斑、丘疹、水疱等形态各异的多形皮疹，且常累及口腔、二阴，重症有严重的黏膜和内脏损害为临床特征。易复发。

（6）二期梅毒疹　临床易与继发斑混淆。二期梅毒疹临床上分布散在，无明显对称性，皮损为铜红色，上覆少许鳞屑，掌跖常见相同皮损。无瘙痒症状。梅毒血清学检查呈阳性。

515. 玫瑰糠疹的中医内治要点如何？

玫瑰糠疹多由过食辛辣烤炙或情志抑郁化火，导致血分蕴热，热伤阴液而化燥生风，复感风热外邪，内外合邪，风热凝滞，郁闭肌肤腠理而发病。治疗时重点在于掌握本病的血热这一特点，以凉血为主，并根据外因条件的差异，也就是区别风、热的轻重而加减。

（1）血热风燥证　发病急骤，皮疹红斑明显，呈圆形或椭圆形鲜红斑片，中心有细微皱纹，表面少量细糠状鳞屑，瘙痒较剧，可有烧灼感；伴有抓痕、血痂；伴心烦口渴，大便干，尿微黄；舌质红，苔白或薄黄，脉滑数。治宜：清热凉血，疏风止痒。方药：凉血活血汤加减。

（2）血虚风燥证　皮肤干燥，皮疹淡红，鳞屑较多，瘙痒较重。舌质淡红，苔白，脉沉细。治宜：养血疏风。方药：当归饮子加减。

516. 治疗玫瑰糠疹的常用中成药及外治疗法是什么？

（1）常用中成药　可应用消银片及复方青黛胶囊。

1）消银片：主要成分有生地黄、牡丹皮、赤芍、当归、苦参、金银花、玄参、红花、防风、白鲜皮等。赤芍清热凉血，活血化瘀，血热得清，斑疹得消；用生地以滋阴养血润燥；用金银花以清热解毒，疏散风热，凉血消斑；用苦参以祛风止痒。经研究证明消银片可以推迟Ⅰ型变态反应的发生率，有抗组胺、明显抑制毛细血管通透性及抗炎作用。

2）复方青黛胶囊：玫瑰糠疹多由血热复感风邪，风热凝滞，郁于肌肤所致，治疗以清热凉血，散风止痒为主。复方青黛胶囊有清热解毒、祛风止痒、消斑化瘀之功能，为常用药物。

（2）外治疗法

1）雄黄解毒散、化毒散等直接扑撒患处；亦可将雄黄解毒散、化毒散制成洗剂进行涂抹。

2）复方黄连膏、芩柏软膏、清凉膏等涂抹患处。

3）龙葵50g，浓煎200ml外涂，每日1~2次。

4）马齿苋15g，苦参15g，侧柏叶15g，煎水外洗，每日1次。

5）中药熏蒸：以清热凉血、散风止痒为主，常用药物有归尾、白芍、侧柏叶、百部、地肤子、杏仁、甘草等。

517. 慢性游走性红斑诊断要点是什么？

慢性游走性红斑是莱姆病第一期的临床表现，一般出现在硬蜱咬伤后3~32天，多在7天以内发生。系感染伯氏疏螺旋体引起。

初起时通常为一红色斑疹或丘疹，逐渐扩展形成一个大环形损害，外周常呈鲜红色而部分中心区正常。红斑直径由几厘米到数十厘米，平均约15cm。由于硬蜱很小，故多数病人不记得曾被叮咬。病变的中心有时可变为暗红色，并可发生硬结、水疱或坏死。部分扩展的病损仍保持平坦，呈绯红色，在外围的红环内出现数个小红环；或中心区先变成蓝色，然后转为正常。皮疹以大腿、腹股沟及腋下最为常见，亦可见于其他任何部位。一般无痛感，有时伴有轻微的全身症状。部分患者螺旋体局限于病损皮肤和局部淋巴结，而在其他患者螺旋体可经血流扩散至其他许多部位，这些患者往往在出现游走性红斑数小时内在远隔部位发生与初发病损相似的继发性环状皮肤损害。其他皮肤表现包括面颊部皮疹、弥漫性红斑、荨麻疹。

早期可伴有流感样中毒症状，有发热，多为 38 ~39℃，伴头痛、肌肉痛，半数病人有游走性大关节痛。不太常见的表现有全身性淋巴结增大或脾大、肝炎、咽炎、干咳、结膜炎、虹膜炎或睾丸肿胀。

518 副银屑病的诊断要点是什么？

副银屑病又称类银屑病，是一种以红斑、丘疹、浸润、脱屑伴有轻微瘙痒为特征的、较为少见的皮肤病。

一般根据临床表现可分为点滴型、斑块型、苔藓样型及痘疮样型副银屑病四种类型。其中的斑块型和苔藓样型副银屑病实际上是一个类型，因两者可互相转化并均可演变为蕈样肉芽肿。

（1）点滴型副银屑病　此型较为常见。皮疹为多数淡红或红褐色针尖至米粒大小的丘疹、斑丘疹或红斑，浸润较显著，互不融合，上覆少量不易剥脱的细薄鳞屑，刮除鳞屑后无点状出血现象。损害主要发生于躯干两侧、大腿和臀等处，尤以屈侧为多，一般不发生于头、面、掌跖及黏膜。经数周或数月皮疹可消退，留有暂时性色素脱失斑，但新皮损还可陆续出现，因此，常可见到新旧皮损同时存在。病程缓慢，一年左右可自愈，但亦有数年不愈者。常在青春期开始发病，男性患者较多，男女之比为 3∶2。发病无季节性。一般不引起自觉症状，也不影响健康。

（2）斑块型副银屑病　此型较少见。主要表现为界限清楚的肥厚性斑块，通常分散存在，有时可互相融合成大片，并可呈带状排列，与肋骨走向一致，数目不定，大小不一，可为硬币至手掌大小，呈圆形、椭圆形或不规则形，有轻度浸润，色淡红或紫褐，上覆细薄鳞屑，无点状出血。好发于躯干及四肢近端，头、面、手足偶可受累，黏膜不受侵犯。可无或有轻度瘙痒。常冬季加重，夏季好转。病程缓慢，一般不会出现自然消退，久病之后可出现苔藓样肥厚，或出现萎缩现象，可有皮肤异色症样的外观。本病好发于中年，主要见于男性，少数可演变为蕈样肉芽肿。

（3）苔藓样型副银屑病　此型较少见。损害主要表现为类似扁平苔藓的粟粒大扁平丘疹，表面覆有细薄鳞屑，从集成网状斑片，可有萎缩性皮肤异色症样改变。好发于颈部两侧、躯干、四肢及乳房处，有时甚至可泛发全身，但颜面、掌跖及黏膜极少侵犯。无自觉症状或轻度瘙痒。病程慢性，不易自愈。如经数年或更长时间后有剧痒发生，可能是将要演变为蕈样肉芽肿的先兆，一旦变为蕈样肉芽肿，则痒又减轻或消失。也有发生剧痒，而若干年后不演变为蕈样肉芽肿者。

（4）痘疮样型副银屑病　又称急性痘疮样苔藓样糠疹，此型少见。皮损为淡红色或红褐色针尖至豌豆大之圆形丘疹、丘疱疹或脓疱，并易坏死、出血及结痂，需与丘疹坏死性结核疹鉴别。皮疹大都突然出现于躯干、上肢屈侧及腋部，而不累及掌跖和黏膜。可呈急性、亚急性或慢性经过，病程长短不一，经4周至半年而自然消退，有的长达数年而不愈。愈后留有光滑而微凹陷的瘢痕。预后良好，无恶变倾向。病人自觉症状不明显，有的可伴有乏力、发热、关节痛及淋巴结增大等症状，一般不影响全身健康。多见于青年，婴儿及老年人罕见。有人认为本型是点滴型副银屑病的一种急性型，亦有人报道此两型可互相转化，近来还有人将此型归属于血管炎一类疾病。

副银屑病尤其是斑块型副银屑病及苔藓样型副银屑病，与淋巴瘤有一定的关系。有些病例开始诊断为副银屑病，以后发现患有淋巴瘤，这类病例可能由副银屑病演变而成，或开始就是淋巴瘤的早期。临床上应高度警惕副银屑病发展或演变成淋巴瘤的征兆：损害成为连环状、马蹄状或不规则形；浸润增厚，潮红显著，脱屑增多；剧烈瘙痒；发生皮肤异色症样改变等。但要判断患者是否最终演变为淋巴瘤，尚需通过组织病理检查来证实。

519·副银屑病的鉴别要点是什么？

由于本病形态不一，病理又无标志性改变，故有时诊断较为困难。若为慢性病程，有丘疹、红斑，伴有脱屑，而无自觉症状的中青年患者，难以诊断为其他皮肤病时，应考虑为本病之可能。本病需与下列疾病相鉴别：

（1）银屑病　为多层银白色鳞屑，较厚，刮除鳞屑可见点状出血，有痒感，虽可治愈，但易复发。

（2）玫瑰糠疹　好发于躯干及四肢近心端，皮疹长轴方向与肋骨及皮纹一致，有不同程度瘙痒，病程一般短，不易复发。

（3）扁平苔藓　损害为紫红色的多角形扁平丘疹，鳞屑少而紧贴，剧烈瘙痒，黏膜亦可受累。

（4）蕈样肉芽肿浸润期　常为大的斑块状损害，浸润较著，自觉剧痒，常伴有消瘦、乏力及内脏损害。组织病理有特异性改变。

（5）血管萎缩性皮肤异色症　好发于颈、胸及四肢，为较局限性损害，皮肤有明显萎缩、毛细血管扩张和散在的色素沉着或色素减退的斑片。

（6）丘疹坏死性结核疹　皮损好发于四肢伸侧，为绿豆至豌豆大丘疹、脓疱，鲜红或暗红色，部分中心坏死，覆暗褐色痂皮，痂下为浅溃疡，愈后留有瘢痕。好侵犯青年人。结核菌素试验阳性。

此外，尚需与脂溢性皮炎、结核样型麻风、药疹、水痘、夏令水疱病等相鉴别。

520 副银屑病有效的中药治疗是什么？

（1）辨证治疗

1）风热血热证：皮损初起，躯干或四肢见点滴状或片状红色丘疹或斑丘疹，其上有鳞屑，小便黄赤，大便干结，舌质红，苔薄黄，脉浮数。常见于点滴型副银屑病。治法：祛风清热，凉血解毒。方药：祛风解毒方：金银花12g，大青叶9g，紫草20g，白鲜皮12g，防风9g，生地15g，牡丹皮12g，黄芩12g，生薏苡仁20g，蝉衣6g，甘草3g。

2）气阴两虚证：初起出现扁平丘疹、部分渐渐融合成网状，色红或棕红，日久则成浸润斑块，伴头昏、口干欲饮，苔剥，脉细略数。常见于斑块型副银屑病及苔藓样型副银屑病。治法：益气养阴，佐以清热。方药：益气养阴方：太子参25g，黄芪15g，五味子9g，麦冬12g，玉竹12g，玄参12g，蒲公英30g，白花蛇舌草15g，炙甘草3g。

3）瘀热内阻证：皮损为扁平丘疹、斑块，或有结节，易坏死、出血，日久不愈或愈后留有瘢痕，舌质紫暗、舌尖红、苔黄、脉弦滑。常见于痘疮样型副银屑病。治法：活血化瘀，清热解毒。方药：活血解毒方：桃仁10g，红花10g，丹皮10g，赤芍12g，玄参12g，栀子10g，金银花12g，丹参10g，全蝎3g，甘草3g。

（2）外治法　可选用中药大风子油、清凉膏、芩柏软膏等外涂。

521 何为单纯糠疹？其诊断治疗要点是什么？

单纯糠疹即白色糠疹，为好发于儿童或青少年的一种非特异性皮炎，呈表浅性干燥鳞屑性浅色斑。本病相当于中医桃花癣、吹花癣、虫斑。

西医认为营养不良、维生素缺乏、皮肤干燥、物理和化学刺激及感染因素等是可能的诱发因素。中医认为本病多因风热郁肺，上行头面而发；或饮食失节，虫积内生，脾失健运，气血不足而成。

（1）诊断要点

1）部位：好发于颜面，尤以面颊部多见，偶见于颈、肩部和上臂。

2）发病年龄：好发于儿童，青壮年亦可发病。

3）皮损特点：主要为色素减退性圆形或椭圆形斑片，可逐渐扩大或增多，直径一至数厘米，淡白或淡红色，边界清楚，边缘可有红斑或稍隆起，上覆少量灰白色细小鳞屑。皮损可相互融合，炎症反应轻微。

4）自觉症状：不明显，或有轻度瘙痒。

5）病程：病程较长，可达数月或更长。预后良好，可自愈。但也可复发。

（2）鉴别诊断　单纯糠疹需与下列皮肤病进行鉴别：

1）白癜风：皮损颜色瓷白或乳白，边界清楚，边缘有色素加深带，形状常不规则，好发于腔口周围。其他部位也常有皮疹发生。

2）花斑癣：皮损为淡褐或淡黄色斑片，覆有糠状鳞屑，真菌检查阳性。常见于躯干。常于夏季加重或复发。

（3）治疗

1）风热证：皮疹初发，病程较短。舌质红苔黄，脉浮数。治宜清热疏风。方用银翘散加减。

2）血燥证：病程较长，鳞屑较多，可伴纳差、神疲。舌质淡红苔白，脉弦滑，治宜健脾养血疏风，方用健脾润肤汤加减。

中成药可以辨证选择保和丸、健脾丸、消风止痒颗粒、肤痒颗粒等。

522. 硬化性萎缩性苔藓临床表现如何?

硬化性萎缩性苔藓亦称白点病、白色苔藓、硬斑病性扁平苔藓。是一种原因不明的皮肤慢性萎缩性病变。可发生于任何年龄，多发于绝经期妇女，亦可见于男性患者。

硬化性萎缩性苔藓的皮损为群集瓷白色或象牙白色的丘疹和斑块，皮肤硬化萎缩，表面有小的黑头粉刺样毛囊性角质栓，四周绕以红晕。丘疹开始为绿豆大或更大，圆形、卵圆形或不规则形，境界清楚，有光泽，紧密排列而不融合，部分损害中心轻度凹陷，触诊时较硬。后期，皮损出现羊皮纸样萎缩，且可融合成界限清楚的白色硬化性斑块，其表面皱缩，毛囊口和汗孔扩张伴有棕黄色角质栓，白斑中央可起大疱或血疱，剧痒或无自觉症状。晚期，皮损萎缩成为略微凹陷的色素减退斑，也有皮损自行消失后不留痕迹。大疱性损害消失后可形成较多的粟丘疹。少数患者有时可见鲜红色丘疹、毛细血管扩张、瘀斑、溃疡或肥厚增殖性损害。损害可累及躯干的任何部位，但好发于外阴部，其次为肛门、颈背、锁骨上窝、胸、肩、脐周、腋窝、手腕屈侧、胫前、髋部及乳房，也可见于口腔黏膜及手掌。偶尔可见泛发者。

本病最好发于男女生殖器部位，且常是惟一受累部位。

女阴硬化性萎缩性苔藓常称为女阴干枯症，好发部位为大小阴唇、阴蒂，可延伸至会阴、肛周及腹股沟。女阴部皮损为境界清楚的白色斑片，周围有浅色水肿区，继则出现象牙色萎缩性丘疹或斑块。损害常有剧痒。由于局部不断搔抓、磨擦和潮湿，损害类似浸渍擦烂，偶见水疱、大疱及出血性损害，常有疼痛或烧灼感。有些患者肛周和女阴部的白色萎缩斑可共同构成特殊的“8”字形、“葫芦”形或“哑铃”形外观，其女阴及肛门则构成此“哑铃”的球部。有些患者大、小阴唇，阴蒂及系带可完全萎缩，阴道口变狭。女阴硬化性萎缩性苔藓可继发癌变，女阴部位的鳞状细胞癌发生率为3%～6%，甚至高达25%。因此，对本病患者应进行长期追踪观察。

龟头和包皮的硬化性萎缩性苔藓表现为闭塞性干燥性龟头炎，多见于患有包茎或龟头炎而未行包皮环切术者，多发于包皮内侧、龟头、尿道口、冠状沟，偶尔累及阴茎，呈象牙白色扁平丘疹或白色萎缩性轻度水肿斑，表面干燥皱缩伴少量鳞屑，重者引起尿道口狭窄。本病可伴发鳞状细胞癌。

本病可累及颊黏膜、舌、牙龈及硬腭等口腔黏膜，表现为白色斑块，呈网状外观或形成表浅性溃疡，一般无自觉症状，与口腔外的皮损伴发或先后出现。

本病与局限性硬皮病偶尔共存。

523·硬化性萎缩性苔藓鉴别要点是什么？

根据皮损为瓷白色萎缩性斑片、黑头粉刺和中央轻度凹陷的形态特征、好发部位，结合病理变化可以确定诊断。但需要与下列疾病鉴别：

（1）萎缩性扁平苔藓　初起损害多为紫红色扁平丘疹，以后萎缩发白，其外围可查见紫红色扁平小丘疹。无羊皮纸样皱纹。

（2）斑块状硬皮病与点滴状硬皮病　皮损为境界清楚的斑状或点滴状水肿、硬化斑块，边缘有紫红斑、中心呈象牙光泽或黄白色硬肿斑，本病不难诊断，但硬化性萎缩性苔藓可在其某些损害上重叠。此时毛囊性角栓的存在是最好的识别方法。

（3）斑状萎缩　本病多为躯干上部的萎缩性斑片，其上皮肤变薄呈淡蓝白色，稍隆起，触之有疝孔的感觉。组织病理检查可帮助诊断。

此外，若本病发生于肛门、生殖器部位时，应与Bowen病和乳房外Paget病鉴别。

524. 硬化性萎缩性苔藓有效的中药治疗是什么？

（1）内治法　早期多属于肝郁气滞。宜用疏肝活血法。晚期可有严重的皮肤黏膜萎缩，甚至外阴干枯症，一般宜采用滋阴、助阳、益肾法治疗。

1）肝郁气滞：初发为白色扁平丘疹，边界清楚，有光泽，表面有黑头粉刺样毛囊性角质栓，触之较硬，伴口苦咽干，心烦，溲赤，舌质红，苔薄黄，脉弦数。治法：疏肝清热，凉血活血。方药：舒肝活血汤加减：柴胡 15g，陈皮 6g，赤芍 12g，连翘 12g，紫草 12g，丹皮 12g，生地黄 12g，生石膏 15g，川芎 9g，香附 10g，板蓝根 30g，蒲公英 30g，生甘草 6g。

2）肝肾不足：发病日久，皮损出现羊皮纸样萎缩，融合成界限清楚的白色斑片或萎缩为略微凹陷的瘢痕，女性外阴干枯，剧痒，男性龟头和包皮干燥皱缩，伴头昏目眩，手足心热，并口渴欲饮，失眠健忘，苔剥舌红，脉细数。治法：补益肝肾，滋阴降火。方药：滋补肝肾丸、知柏地黄丸加减。

（2）外洗药　苦参、雄黄、蛇床子、白鲜皮、苍耳子各 10g，煎汤熏洗局部，每天 1 ~ 2 次。淫羊藿、鹿衔草、蝉衣各 9g，水煎熏洗，每天 1 ~ 2 次。

（3）外涂药　皮肤干燥时，可用紫草油、白凡士林等外搽。瘙痒剧烈，可用黄连膏外搽。

525. 红皮病的诊断要点是什么？

红皮病指累及体表面积大于 90% 的皮肤疾病。因大多数病例伴有弥漫性潮红、明显脱屑，故亦称为剥脱性皮炎。本病相当于中医“红皮”“溻皮疮”。本病可发生于任何年龄，但以中年和老年多见，男多于女。

（1）部位　全身皮肤，累及体表面积大于90%。

（2）发病年龄　见于任何年龄，但大多数病例属中老年。

（3）皮损特点　弥漫性的皮肤潮红、水肿、浸润和脱屑。屈侧皮肤可有渗出、糜烂、结痂，易继发感染。随着病情的改善，皮损色泽变暗，水肿消退。病程较长的病例，可出现色素沉着、大量脱屑或皮肤异色病样改变。同时可伴有口、眼、外生殖器部位的黏膜损害及毛发脱落、甲板的增厚或脱落等。

（4）自觉症状　皮肤肿胀、疼痛、瘙痒，在急性期可有发热、寒战等全身症状。

（5）病程　药物诱发者预后较好，停用致敏药物并经及时治疗，皮疹可于数周内消退。其他疾病所致者多为慢性病程，常反复发作，可迁延数月甚至数年。

红皮病诊断并不困难，重要的是寻找致病原因，各种不同原因引起的红皮病既有其相同的临床表现，也有其特殊性，因此要认真加以分析、鉴别。要详细询问病史，全面系统地进行体格检查，往往从中可以找到原发疾病的线索。对部分原因不明者要长期随访观察。

526 红皮病的主要临床表现是什么？

根据发病情况及临床经过，本病可分为急性及慢性两型。

（1）急性红皮病　发病前常伴有发热及寒战等全身症状。初为猩红热样或麻疹样皮疹，很快发展为全身皮肤弥漫性潮红、肿胀、糜烂、渗液，以腋窝、肘窝、腘窝等皱褶处为著。皮损于数日后逐渐由潮红变为暗红，水肿减轻，出现大量片状或糠秕状脱屑，手足皮肤可呈套式剥脱。黏膜损害明显，发生口腔糜烂或溃疡，可引起唇炎、角膜炎、眼结膜炎等，外阴及肛门部常糜烂。病程1~2个月。

（2）慢性红皮病　全身皮肤呈暗红色，浸润较重，大量脱屑或因迁延日久，皮肤色素沉着而呈暗棕色。躯干较四肢明显，肢体屈侧较伸侧明显。肿胀、渗液、脱屑较轻。黏膜症状轻或无黏膜损害。常见抓痕、结痂。头发稀疏、脱落，指（趾）甲可增厚变形或脱落。自觉瘙痒剧烈。病程慢性，可迁延数月至数年。日久可伴有淋巴结增大、肝脾大等。由于大量脱屑，蛋白质丢失常导致营养不良、体质下降，可继发肺炎、败血症及心衰等。

527. 红皮病的病因病机、治疗要点是什么？

西医认为红皮病主要发病原因可能有四种：①药物过敏：主要有磺胺类、解热镇痛类、巴比妥类、抗生素类、抗疟药类及重金属类等；②继发于其他皮肤病，如银屑病、湿疹、接触性皮炎、毛发红糠疹、结节病、脂溢性皮炎等；③继发于恶性肿瘤，其中淋巴网状系统肿瘤最常见，如蕈样肉芽肿、淋巴瘤、白血病等；④特发性：原因未明者。

中医认为红皮病系心火炽盛，兼感毒邪，毒热入于营血，气血两燔，煎灼肌肤所致；或禀赋不耐，素体血热，外感毒邪，邪毒内侵，毒热互结，内攻脏腑，外郁肌肤而致；或饮食失节，食入禁忌，毒邪入于脏腑，脏腑积热，复感湿热毒邪，毒热炽盛郁于肌腠而成；或气血两燔，灼伤津液，肌肤失养而成。

红皮病的内治一般分为三型：①毒热炽盛证：皮肤红赤水肿，大量脱屑，伴高热、口渴思饮，大便燥结，小便黄赤。舌质红绛苔黄燥，脉滑数。治宜清热解毒，凉血清营。方药：金银花10g，连翘10g，生石膏30g，知母10g，丹皮10g，生地15g，白茅根30g，板蓝根15g，水牛角15g；②湿热毒盛证：皮肤潮红水肿，渗出糜烂，伴有发热、烦躁，瘙痒剧烈，大便干，小便黄。舌质红，苔黄腻，脉弦滑或滑数。治宜清热解毒除湿。方药：龙胆草 10g，黄芩 10g，六一散 30g，马齿苋 30g，茵陈 15g，黄连 10g，生地 15g，板蓝根 15g，泽泻 15g；③热盛伤阴证：病变后期，皮疹颜色淡红，皮肤干燥、脱屑，伴倦怠、乏力，心烦、口渴。舌质红苔黄或少苔、无苔，脉细数。治宜养阴清热。方药：白茅根 30g，生地 15g，玄参 15g，麦冬 15g，天花粉 15g，石斛 10g，生薏苡仁 15g，知母 10g，丹皮 10g，甘草 6g。

红皮病的外治方面：①皮损潮红肿胀而无渗出者，可选用以马齿苋、苦参、黄柏等中药煎水外洗，水温不宜过高；②皮损表现为潮红肿胀、渗液、糜烂者，可选用马齿苋、苦参、黄连、黄柏等中药煎水冷湿敷，亦可用甘草油调祛湿散外用；③皮损以脓疱、糜烂为主者，可选用甘草油调祛湿散外涂收敛；④脱屑较多时，可以用白凡士林、甘草油混合外涂，或清爽膏、硅霜外用以滋润皮肤、保护皮肤；如结成厚痂，需用甘草油反复滋润，待痂皮软化之后清除，不可强行剥除。

528. 什么是扁平苔藓？

扁平苔藓是一种丘疹鳞屑性皮肤病，近年来发病率有增高趋势。本病的皮疹特点为扁平发亮的多角形丘疹，颜色紫红，与祖国文献中记载的“紫癜风”相类似，《证治准绳》紫癜风记载：“夫紫癜风者，由皮肤生紫点，搔之皮起”。本病好发于青年及成人，男女性别无明显差异。临床以紫红色扁平多角形丘疹、发亮的蜡样薄膜（可见 Wickham 纹）为特点，可见于任何部位，但四肢多于躯干，四肢屈侧多于伸侧，尤以腕部屈侧、踝周围和股内侧最易受累。自觉症状不一，可有瘙痒，程度因人而异。

中医认为本病可由素体阴血不足，脾失健运，湿蕴不化，复感风热，湿热凝滞，发于肌肤而成；或因肝肾不足，阴虚内热，虚火上炎而致。素体阴血、肝肾不足，可视为病本，在此基础上的风、热、湿邪合而为病，其中又有虚实之异，当需明辨。七情失调，五志化火，则血热生风，蕴于肌肤；或饮食失调，脾胃失和，湿热内生，外受风邪侵扰，则风湿热邪，阻于肌腠，壅滞经络，外发肌肤而致病。

本病有时可自然消退，目前尚无满意疗法，一般要注意消除精神紧张，治疗体内慢性感染灶，限制烟酒及刺激性食物，切勿用热水烫洗或过度搔抓，以免发生同形反应而加重病情。有药物因素者，停用可疑致敏药物。急性发作时应避免搔抓及刺激性强的外用药。发于口腔黏膜部位者，要注意口腔卫生，并要注意癌变的可能。

529 西医认为扁平苔藓的发病机制是什么？

目前认为本病与神经精神因素、内分泌、感染、慢性病灶、药物、自身免疫和遗传等因素有关。

（1）免疫学说　本病可能是一种自身免疫性疾病。细胞免疫在本病发病中起重要作用，T淋巴细胞、郎格汉斯细胞、角朊细胞及一些细胞因子参与发病。在扁平苔藓浸润细胞中，一致认为T淋巴细胞占优势，有少许巨噬细胞，B淋巴细胞极少。直接免疫荧光检查显示皮损部位表皮真皮交界处有免疫球蛋白、补体、纤维蛋白及纤维蛋白原沉积；在颗粒层和棘层有扁平苔藓特异性抗原（LPSA），并在患者血清中检出相应抗体。扁平苔藓常并发于慢性活动性肝炎、多发性肌炎、红斑狼疮、糖尿病、恶性淋巴瘤及慢性移植物抗宿主病，这也提示本病与免疫相关。

（2）遗传因素　10.7%的扁平苔藓有阳性家族史，患者的HLA-A3、A5、BW35、B8频度增高。

（3）精神因素　扁平苔藓通常在精神紧张1~2周后发病或

恶化。

（4）感染因素　有病毒感染的假说，亦有人认为白色念珠菌感染与扁平苔藓有一定关系，还有研究发现在电镜下扁平苔藓组织中有 G^- 菌样棒状结构。

（5）吸烟　在口腔扁平苔藓患者中，吸烟者占较高比例。

（6）药物　某些药物如噻嗪类、吩噻嗪类、金制剂、奎尼丁、抗疟药、青霉胺、非甾体消炎药、口腔矫形修复材料等可引起弥漫性扁平苔藓样皮疹。药物诱发者多对称分布于躯干和四肢，以暴露部位为多；临床和组织学上极似原发性扁平苔藓，但鳞屑较多，伴有湿疹样变，愈后色素沉着明显，黏膜损害较扁平苔藓少见。

（7）缺氧　缺氧可能导致基底细胞的损伤，血管性疾病（如高血压、糖尿病）能导致组织缺氧和基底细胞损伤，受损的血管可能释放某种物质引起角朊细胞异常角化。

530 前人关于扁平苔藓有何论述？

祖国医学文献记载的"紫癜风"与扁平苔藓类似。《证治准绳》紫癜风记载："夫紫癜风者，由皮肤生紫点，搔之皮起而不痒痛者是也。此皆风湿邪气客于腠理，与血气相搏，致营卫痞涩，风冷在于肌肉之间，故令色紫也"。指出了该病的临床特点和发病机制。《圣济总录·紫癜风》："紫癜风之状，皮肤生紫点，搔之皮起而不痒痛也，此由风邪挟湿，客在腠理，荣卫壅滞，不得宣疏，蕴瘀皮肤，致令色紫，故名紫癜风"。清·孙震元《疡科荟粹·紫癜风》："夫紫癜风者……此皆风湿邪气客于腠理，与气血相搏，致营卫痞涩，风泛于肌肤之间，故令色紫也"。清·王清任《医林改错·通窍活血汤所治症目》："紫癜风，血瘀于肤里，治法照白癜风，无不应手取效"。

朱仁康认为本病属中医"乌癞风"或"紫癜风"范畴。其发生机制，由于风湿蕴聚，郁久化毒，阻于肌腠，气滞血瘀所致。治疗原则以搜风燥湿、清热解毒为主。以乌蛇、蝉衣搜风化毒为主药，佐以荆芥、防风、羌活、白芷祛风止痒，并以黄连、黄芩、银花、连翘、甘草清热解毒为辅，亦可加用桃仁、红花、茜草等药以活血消风。

徐宜厚等认为，本病因七情失调，五志化火，血热生风，蕴于肌肤；或饮食失调，脾胃失和，湿热内生，外受风邪侵扰，风湿热邪，阻于肌腠，壅滞经络，外发体肤而致病。辨为风热搏结、风湿蕴结、脾虚湿热、血瘀经脉、肝肾阴虚五证，分别以消风散、大防风汤、参苓白术散、通经逐瘀汤和麦味地黄汤加减治疗。

许履和认为本病“皮肤上丘疹密集，粗糙增厚，犹如霉苔状，断其为血燥生风，用祛风换肌丸（汤）以润燥祛风，局部用苦楝皮膏、杏脂膏交替外搽，一取苦楝皮之苦寒清热，一取杏仁之宣壅润燥”。

531 扁平苔藓的典型临床表现有哪些？

扁平苔藓的病变主要表现在皮肤和黏膜上，少数病例可有指（趾）甲和毛发病变。本病的典型损害为微高起皮面的扁平丘疹，粟粒至绿豆大，多角形，亦可为圆形或类圆形，边界清楚。多为紫红色，亦可为暗红、红褐或污灰色，还可有色素减退、色素沉着或呈正常皮色。有的丘疹中央微有凹陷，表面有一层光滑发亮的蜡样薄膜，亦可见白色小斑点或细浅的网状白色条纹，称为 Wickham 纹。损害可发生于任何部位，但四肢多于躯干，四肢屈侧多于伸侧，尤以腕屈侧、踝周围和大腿内侧最易受累。头皮发疹可引起永久性脱发，多呈斑片状，偶可引起弥漫性脱发。脱发处头皮萎缩或有瘢痕形成。本病可有瘙痒，程度因人而异。溃疡性损害可有疼痛。黏膜损害多见于口腔，尤多见于颊黏膜。

还可累及生殖器黏膜。指（趾）甲常见症状是甲部增厚，亦可变薄，甲板有纵沟或嵴，重者可有甲裂缝。此外还可见有甲进行性萎缩，甲翼状胬肉。

532 扁平苔藓的诊断要点是什么?

（1）典型皮损　为红色或紫红色扁平多角形、圆形丘疹或斑丘疹。边界清楚，表面有蜡样光泽。以放大镜观察，上有灰白色斑点或网状白色条纹，称 Wickham 纹。可见同形反应。

（2）皮疹分布　可散发全身，但以腕屈侧、前臂、大腿内侧、胫前及腰臀部为多见，常对称分布。

（3）皮肤外损害　还可累及黏膜、毛发及指（趾）甲。指（趾）甲特征性损害为甲胬肉样改变。黏膜损害以口腔黏膜较常受累，表现为树枝状或网状的白色细纹。病变累及毛发时可引起永久性脱发。

（4）自觉症状　瘙痒或无明显自觉症状。

（5）病理改变　表皮角化过度，颗粒层呈楔形增厚，棘层变薄或不规则增厚，皮突呈锯齿状，基底细胞液化变性。真皮上部单一核细胞带状浸润，可见噬黑素细胞及嗜酸性胶样小体。

533 扁平苔藓有哪些特殊类型?

扁平苔藓症状表现不一，据其发病情况、皮疹特点，可分多种类型，表现各异。

（1）急性泛发性扁平苔藓　初为红色扁平丘疹，多见于前臂内侧，发展很快，数日内可扩展至大部或全部皮面，尤多见于腹部、背部、股部及前臂。丘疹可互相融合成斑片，形如玫瑰糠疹。随后斑片颜色加深，炎症加重，水肿明显，甚至有水疱发生。此型常伴有剧烈瘙痒。

（2）慢性局限性扁平苔藓　此型最多见，通常可见到典型扁平丘疹，密集分布，范围局限，慢性病程。在发病过程中，有时症状增重，损害增多，有时自行缓解。经数月或数年后症状消退，或转为肥厚性扁平苔藓。

（3）肥厚性扁平苔藓　又称疣状扁平苔藓。皮疹为疣状增殖之肥厚性斑块，有薄的鳞屑。斑块多呈圆形或卵圆形，周围有散在性扁平丘疹。好发于胫部前方。病程很长，常数年甚至十多年不愈。损害消退后，留有色素沉着及皮肤萎缩。

（4）线状扁平苔藓　为扁平丘疹排列成线条状，有时可在抓痕或受外伤处的皮面上发生扁平丘疹，形成同形反应。损害多分布在一侧肢体上，尤以下肢后侧多见，也可见于胸部。本病应与线状痣、线状苔藓和线状银屑病相鉴别。

（5）环状扁平苔藓　丘疹排列成环状，或仅有一个丘疹，中心退行，呈离心性向外扩展。环状损害的边缘略高起，中央轻度凹陷或萎缩。好发阴茎，尤以龟头部多见，四肢亦可发生，躯干少见。发生于四肢者易误诊为环状肉芽肿。

（6）萎缩性扁平苔藓　损害特点是出现萎缩性斑片，由边缘高起，中央凹陷的多角形小丘疹组成，有时覆有细薄鳞屑。丘疹中央有毛囊性小角质栓。损害多呈紫红色或黄褐色，萎缩明显的丘疹呈淡白色。本病应与硬化性萎缩性苔藓鉴别。

（7）毛囊性扁平苔藓　又名毛发扁平苔藓，成年女性多见，在发病过程中出现毛囊性圆顶或尖顶丘疹，丘疹中央可有棘刺状角质栓。好发颈、肩胛、胸部及四肢外侧。发于头皮者可形成萎缩性瘢痕，出现永久性脱发。应与毛囊角化病及结核性苔藓鉴别。

（8）钝头性扁平苔藓　皮疹大，数量少，为圆形或卵圆形微高起皮面的斑片，亦可呈半球形结节，红色或淡紫色，表面光滑，无鳞屑。好发于手背、前臂及股部。

（9）大疱性扁平苔藓　在扁平丘疹处或正常皮面上，发生水疱或大疱，尼氏征阳性，又称天疱疮样扁平苔藓。口腔黏膜亦可有水疱或大疱。此型多在急性泛发性扁平苔藓的基础上发病。

（10）点滴状扁平苔藓　为扁平小丘疹组成绿豆至蚕豆大小斑片，散在或密集分布，与早期点滴状银屑病的损害有些相似。起病急，消退较快，不易转为慢性。

（11）红斑性扁平苔藓　此型少见。多位于前臂、踝部及躯干部。初为弥漫性潮红，进而出现深红色软性扁平丘疹，压之褪色。黏膜和指（趾）甲多不受累。

（12）掌跖扁平苔藓　掌跖部发生扁平苔藓时见不到典型的多角形扁平丘疹，主要表现为黄色角质增厚的斑块或结节。

（13）热带性扁平苔藓　也称亚热带扁平苔藓，多见于热带或亚热带野外工作的青壮年，发病部位仅限于日光经常照射处，如面部、胸部上方、手背及前臂等处。多为紫红色环状损害，亦可见红褐色或色素减退的扁平丘疹。

（14）孤立性扁平苔藓　好发于四肢近端，临床症状似色素痣，但有扁平苔藓的组织病理变化。

（15）念珠状红苔藓　为半球形丘疹，绿豆大，暗红、鲜红或黄褐色，呈半透明状，质较硬，排列成串珠状。面部、躯干及四肢均可发疹，如累及四肢，串珠状丘疹往往沿肢体纵向排列。有瘙痒感，天气炎热时瘙痒加重。黏膜、毛发及指（趾）甲都不罹患。

（16）Graham-Little 综合征　头皮出现瘢痕性脱发，常呈斑片状，腋窝和耻骨部也可出现斑状脱毛，但无瘢痕形成。躯干、上臂、大腿及小腿的上 1/3 处有毛囊性棘状丘疹，无自觉症状。

（17）扁平苔藓-红斑狼疮重叠综合征　此型罕见。既有扁平苔藓的典型皮疹，又有慢性红斑狼疮的皮疹。四肢远端常为皮疹的好发部位。有瘙痒感。病理变化虽符合红斑狼疮，但多偏向扁平苔藓。

534 扁平苔藓应与哪些疾病鉴别？

本病应与皮肤淀粉样变、神经性皮炎、扁平疣、结节性痒疹、银屑病、药疹、结核性苔藓、硬化性萎缩性苔藓、线状苔藓、黏膜白斑病鉴别。口腔扁平苔藓还需与盘状红斑狼疮、二期梅毒、红斑增生症鉴别。

（1）皮肤淀粉样变　皮疹多对称分布于两小腿伸侧及两小臂伸侧，为半球形或略显扁平的丘疹，皮面粗糙而无光泽，互不融合。刚果红试验阳性。皮肤组织病理检查有助于鉴别。

（2）神经性皮炎　皮疹多位于颈项、肘部及腘窝等处，常呈典型的苔藓样硬化性斑片，无 Wickham 纹及口腔病损。

（3）扁平疣　扁平丘疹常位于面部及手背等暴露部位，散在或密集分布，有的皮疹可呈条状排列。皮疹可为圆形、椭圆形或多角形，表面光滑，浅褐或正常皮色，无明显自觉症状或偶有微痒。

（4）结节性痒疹　肥厚性扁平苔藓与钝头性扁平苔藓的皮疹有时和结节性痒疹的皮疹相似，但在该两型扁平苔藓的斑片与斑块周围，往往有典型的扁平苔藓的扁平丘疹，结合组织病理检查进行鉴别。

（5）银屑病　银屑病应与皮损泛发全身，累及头皮，并有甲改变的急性泛发性扁平苔藓相鉴别。点滴状银屑病可与点滴状扁平苔藓相似，有的寻常型银屑病可与红斑性扁平苔藓相似，当银屑病出现慢性肥厚性皮疹时可与慢性局限性扁平苔藓相似，但银屑病鳞屑多，往往层层堆积，刮去鳞屑可见到薄膜现象，刮去薄膜可见到点状出血。

（6）药疹　有明确的用药史和潜伏期，多在用药数日至数周后发疹，起病急，皮疹对称分布，停药后多会逐渐消退。

（7）结核性苔藓　为半球形丘疹，粟粒大，多见于躯干部，散在分布或密集成片，无自觉症状。

（8）硬化性萎缩性苔藓　好犯外阴及肛门，为淡白色扁平丘疹，周围微有红晕，丘疹表面有黑头粉刺样角质栓。晚期皮疹表面出现羊皮纸样皱纹。

（9）线状苔藓　皮损呈线状损害应与线状苔藓、线状表皮痣鉴别。线状苔藓为苔藓样小丘疹排列成条状，可仅有一条，亦可为数条平行排列。不痒。好发于一侧上肢或下肢。皮肤病理检查有助于鉴别。线状表皮痣常出生后即有，损害为密集的淡褐色至褐黑色丘疹，排列成条形，表面呈乳头状瘤样，角质增厚。

（10）白斑病　白斑病仅与发生于口腔及女阴黏膜而无皮损的扁平苔藓鉴别。白斑病多为微隆起的白色小斑块，触之质地较硬；扁平苔藓则为白色小丘疹排列成细网状或树枝状。

（11）糜烂性或大疱性口腔扁平苔藓可与寻常型天疱疮和多形红斑鉴别。寻常型天疱疮为正常皮肤上出现松弛性水疱，尼氏征阳性。多形红斑为累及皮肤、黏膜的过敏性皮肤病，可有红斑、丘疹、水疱等多形损害。

此外，环形损害应与环状肉芽肿、基底细胞癌、肉样瘤、盘状红斑狼疮鉴别。龟头的皮损应与银屑病、疥疮、固定性药疹鉴别。

535・扁平苔藓的辨证思路如何？

本病辨证，以八纲辨，首重虚实。素体阴血、肝肾不足为虚，临床可见口干不欲饮，头昏，记忆力差，腰膝酸软等症状，当养血滋阴，补益肝肾为法。而因虚致实，虚实夹杂之证，又当明辨风、湿、热、虚、瘀。本病辨证涉及气血、脏腑、病因辨证，而皮肤黏膜症状是疾病最直观的表现，故皮损辨证尤为重要。斑疹色红为热，色紫暗为瘀，糜烂、水疱则为湿盛。以自觉症状来辨，本病可伴有瘙痒，而痒又有风、湿、热、虫、血虚痒的区别，需分别论治。本病临床可分以下证型：

（1）风热搏结证　发表较急，皮疹泛发全身，为紫红色丘疹或斑丘疹或起大疱，自觉痒重，舌质红，苔少，脉浮数。

（2）风湿蕴结证　皮疹以斑丘疹，相互融合成带状或斑块为主，色泽紫红，表面光滑，如蜡所涂，女性患者伴带下淋漓，自觉瘙痒，舌质淡红胖嫩，苔薄白或微腻，脉濡缓。

（3）脾虚湿热证　病程缓慢，在口腔黏膜或外阴部位，发生灰白色斑丘疹或大疱，或者糜烂、破溃，时轻时重，时愈时发，舌质淡红，苔薄白，脉虚细。

（4）血瘀经脉证　病程日久，皮损增厚、粗糙，上覆少量鳞屑，状似苔藓，色泽灰暗或暗红或红褐，自觉剧痒不止，舌质暗或有瘀斑，苔少，脉沉涩。

（5）肝肾阴虚证　损害主要发生在口腔、唇部、颊黏膜、舌和齿龈处，可见乳白色网状条纹，或者斑丘疹，严重时会出现糜烂；兼有头昏目涩，视物不明，周身软弱无力；舌质红，苔少或无苔，脉沉细。

以上诸证，以脏腑论，病变涉及肝、脾、肾；病机变化又有风、湿、热、虚、瘀的差异，应详辨之。

536. 扁平苔藓中医内治要点如何？

（1）根据我科经验，一般将本病辨为风湿蕴肤、虚火上炎两型。

1）风湿蕴肤：皮疹融合成斑块，或呈条状，肥厚浸润，色紫红，剧痒难忍，夜寐欠安。舌淡胖，苔薄白或微腻，脉缓。治宜祛风利湿，活血通络，止痒合剂加减，药用苦参、白鲜皮、防风、僵蚕、蝉衣、鸡血藤、丹参、赤芍、首乌藤、当归、刺蒺藜，或用秦艽丸、除湿丸。

2）虚火上炎：黏膜发疹呈乳白色，或糜烂，有网状条纹。常有头昏，多梦，记忆力差，口干不欲饮。舌边尖红，苔薄白，脉沉细数。治宜补益肝肾，滋阴降火。药用知柏地黄丸加沙参、麦冬、元参、女贞子等药。口腔糜烂重者加金莲花、金果榄，或可服用养阴清肺丸。

(2) 徐宜厚将本病辨为五型。

1）风热搏结证：治宜疏风清热，佐以通络。方用消风散加减：生石膏、生地、荆芥、苦参、蝉衣、牛蒡子、当归、防风、地肤子、生薏苡仁、丹参、丝瓜络、苍耳子、乌蛇。

2）风湿蕴结证：治宜祛风利湿，活血通络。方用大防风汤加减：防风、羌活、僵蚕、赤芍、党参、苦参、白术、白鲜皮、丹参、路路通、川芎、炮附子。

3）脾虚湿热证：治宜扶脾化湿，清热解毒。方用参苓白术散加减：党参、白术、茯苓、陈皮、炒扁豆、丹参、忍冬藤、山药、赤小豆、炒黄柏、升麻、砂仁、胆草。

4）血瘀经脉证：治宜活血通络，软坚止痒。方用通经逐瘀汤加减：生地、桃仁、红花、莪术、乌蛇、白芷、连翘、防风、川牛膝、地龙、当归、何首乌、丹参、白蒺藜、桔梗。

5）肝肾阴虚证：治宜养肝滋肾，滋阴降火。方用麦味地黄汤加减：干地黄、山茱萸、茯苓、丹皮、麦冬、天冬、石斛、枸杞子、玄参、沙参、黄柏、黄芪、升麻。

(3) 加减法　口腔黏膜偏重时加金莲花、金雀花、金果榄；痒重时加蝉衣、乌蛇；损害在外阴部位为主加炒杜仲、胆草；皮疹为大疱者加紫草、汉防己、苍术皮、红花。

537 · 扁平苔藓中医外治要点如何？

本病外治，重在缓解症状，减轻瘙痒。皮损泛发，瘙痒明显者，可给予中药浸浴疗法，选择清热解毒，祛风止痒的药物，如马齿苋、白鲜皮、公英、苦参等，做全身药浴；或外涂苦参酊、百部酊或土槿皮酊，还可用用三黄洗剂外涂。皮损局限肥厚者，可给予复方黄连膏、黑豆馏油软膏，解毒止痒，剥脱角质。损害发于口腔伴糜烂者，宜选用养阴生肌散、锡类散、西瓜霜、喉风散，喷涂患处。或以甘草、金银花、菊花、肉桂煎水含漱。损害发生在外阴兼有糜烂，先用路路通水剂洗涤患处，然后外扑珠香散，每日 1~2 次。

根据体表辨证的理论，外治法可以祛风除湿，解毒活血，润肤止痒立法，用法选择涂药法、撒药法、口噙法、熏洗法、含漱法。

（1）涂药法　大风子油祛风除湿、润肤止痒，冰片蛋黄油滋润肌肤止痒，二者混匀，用棉签蘸药涂患处，每日 2~3 次。百部膏有解毒杀虫、养血润肤之功。每日外涂 1 次。粉霜神丹有收敛解毒，止痒润肤之功，用时以白酒调药如糊状，用棉签蘸药涂于患处，每日 2~3 次。此方适用于日久不愈，瘙痒剧烈者。汞过敏者禁用。

（2）撒药法　新青黛散外涂于疮面，每日 2~3 次，有清热燥湿，解毒搜风之功，适合于口腔扁平苔藓。

（3）口噙法　穿心莲片，将药片含于口中，待其自然化开，每日 4~6 次，每次 1 片。适用于口腔扁平苔藓，有清热解毒之功。

（4）熏洗法　生石膏、生地、当归、防风、蝉衣、苦参、白鲜皮、鸡血藤水煎趁热先熏再擦洗患处，每次 30 分钟，每日 2 次。本方有活血润肤，祛风除湿之功。

（5）含漱法　甘草、金银花、菊花煎汁含漱，每日 5~6 次。本方具有清热解毒、祛风化瘀之功。

538 扁平苔藓的中医非药物疗法有什么？常用中成药有哪些？

（1）非药物疗法　主要是针灸疗法。

1）针灸疗法：①毫针法：损害在上肢，取太渊、列缺、合谷、手三里、曲池；下肢，取风市、委中、足三里、承山、太溪。施平补平泻法，2 日 1 次；②耳针法：取脾、心、肾、内分泌。方法：针刺后留针 15～30 分钟，2 日 1 次。

2）艾灸：小块肥厚性皮损，可用艾卷灸患处，每次 15～30 分钟，每日 1～2 次。

3）梅花针：皮损肥厚者亦可用梅花针在患处来回击刺，以少量出血为宜，每日 1 次。

4）食疗法：多食含维生素 A 的饮食，如胡萝卜、蛋黄、动物肝脏等。

（2）常用中成药　根据扁平苔藓的临床表现，结合舌脉情况，可选用不同中成药治疗。大黄䗪虫丸具有活血破瘀、缓中补虚的功效，可用于扁平苔藓之病程日久，皮损肥厚难以速愈者。对于扁平苔藓皮损色红、瘙痒，并兼阴虚火旺等其他症状者，可选用知柏地黄丸治疗，具有滋阴降火之功效，常用量为每次 1 丸，每日 2 次。养阴清肺丸在益阴的基础上，兼具凉血解毒的功效，因此扁平苔藓的后期，余毒未清，阴液耗损的患者，可选用之。常用量为每次 2 丸，每日 2 次。

539 唇炎是一种什么样的病？

中医称唇炎为唇风，是唇部黏膜慢性炎症性疾病。临床上以局部红肿痒痛、干燥开裂、溃烂流黄水、反复脱屑为特征，多发生于下唇部。中医文献中有“舔唇风”“唇湿”“驴嘴风”“紧唇”“沈唇”等名。《诸病源候论·紧唇候》记载“脾胃有热，气发于唇，则唇生疮，而重被风邪，寒湿之气搏于疮，则微肿湿烂，或冷或热，乍瘥乍发，积年累月，谓之紧唇，亦名沈唇。”唇风病名出自《外科正宗》，认为唇风为：“阳明胃火上攻”。《医宗金鉴·外科心法要诀》认为“此证多生于下唇，由阳明胃经风火凝结而成。初起发痒，色红作肿，日久破裂流水，疼如火燎，又似无皮，如风盛则不时瞤动。”

临床上将唇炎分为不同的类型。

（1）接触性唇炎　临床上最多见，为接触刺激性或致敏性化学物质引起，主要为口唇化妆品如口红和护唇膏，其次是刺激性食物如薄荷、柠檬、菠萝和辣椒油，口腔制剂如漱口剂、牙膏、牙粉等。常见于女性，损害大小与接触面积大体一致，于接触刺激物质之后数小时，或接触致病物质之后数日之内发病，停用后症状减轻，再用时症状加重。急性唇炎表现为口唇红肿、水疱、糜烂、结痂。慢性唇炎口唇肿胀、肥厚、干燥、脱屑和皲裂。斑贴试验有助于接触性唇炎的诊断和防治。

（2）光线性唇炎　与长期日光照射有关。多见于农民、船（渔）民及户外工作者，夏季症状明显，症状加重与日光照射长短有关，避光后症状减轻。急性型在强烈日光照射后唇部红肿、糜烂，血痂，痂下有分泌物，多位于下唇，有灼痛感；慢性光线性唇炎较急性多见，口唇干燥、脱屑，鳞屑易去除，唇部可肥厚、变硬、皲裂。少数患者可出现口唇白斑，呈半透明象牙色，表面有光泽，有可能发展成癌前期病变。

（3）剥脱性唇炎　病因不明，多见于青少年女性，常有神经质。皮疹先发于下唇的中部，而后扩展到整个下唇或上唇，表现为结痂、皲裂、干燥和疼痛，多数局部有针刺感或烧灼感。经过缓慢，可持续数月到数年不等。

（4）人工性唇炎　为咬唇和舔唇习惯造成。唇部常见有血痂、表皮剥脱与增厚。

（5）腺性唇炎　由先天因素或因吸烟、日光损伤、感染、口腔卫生不良引起，部分病例与 Crohn 病有关。多见于中、青年女性，最常见的损害为唇部黄色小结节，2～4mm 大小，中央下凹，管口扩张，数量几个到十几个，挤压时有黏液样物质从管口排出。晨起时上下唇可粘连，黏膜潮湿、结痂，唇部有显著浸润肥厚。腺性唇炎加重时唇部肿胀疼痛，质较硬，可出现浅表性溃疡，表面结痂，晚期有白斑样损害。

（6）肉芽肿性唇炎　可能与自身免疫和遗传有关，好发于中年，口唇水肿肥厚、粗糙、脱皮、干燥、皲裂，多数局部有疼痛感。有时口周、鼻部和颊部出现无痛性肿胀，病程可长达数月。

光线性唇炎和剥脱性唇炎应与慢性盘状红斑狼疮鉴别：唇部慢性盘状红斑狼疮为局限性病变，境界清楚，边界浸润，中央萎缩有鳞屑附着，毛细血管扩张，唇部之外的面部常有典型皮疹。光线性唇炎应与扁平苔藓鉴别：扁平苔藓以颊黏膜损害为主，为多角形扁平丘疹，可相互融合成斑块。

西医治疗唇炎强调首先去除病因，避免日晒和接触刺激性化学物质和食物，戒烟酒；其次根据唇炎类型和病情选择性应用维生素、羟氯喹、皮质激素、抗组胺药、抗生素、维 A 酸类等药物进行治疗。

540. 唇炎的辨证论治要点是什么？

（1）辨证论治　中医认为唇炎主要是由于脾胃湿热内蕴，郁久化火，火邪熏蒸，日久精伤血燥而成。中医治疗本病的总法则是：除湿清热，凉血润燥。在治疗方法上应内外合治，标本兼顾。

1）胃经风热：足阳明胃经挟口环唇，下交承浆，故唇部疾患与胃经关系密切。此型多因偏食辛辣厚味，胃腑积热化火，复受风热外袭，风火相搏，熏灼唇部，气血凝滞而成。一般起病迅速，初发时唇部发痒，色红肿痛，继而干裂流滋，如无皮之状，唇瞤动。伴口渴口臭，喜冷饮，大便秘结。舌质红，苔薄黄，脉滑数。治宜清热泻火，凉血疏风。方用双解通圣散加减。

2）脾胃湿热：脾胃湿热内蕴，郁久化火，复感外邪，风火相搏，上蒸于唇而为病。证见唇部肿胀稍红、糜烂、渗液、结痂，自觉痒痛、灼热。不思饮食，脘腹胀满，尿黄，舌红，苔薄黄或黄腻，脉滑数。治宜健脾和胃，清热除湿，方用清脾除湿饮加减。

3）阴虚血燥：外感风寒、风热、风邪化燥入里化热，日久灼津伤阴，阴虚血燥风盛、唇失所养。证见口唇干燥、破裂、脱屑、痂皮，伴心烦急躁，手足心热，舌红少苔，脉弦细。治宜滋阴清热，养血润燥。方用玉女煎合六味地黄丸加减。

4）气虚风盛：素体虚弱，脾湿蕴郁，复感风邪，风湿上扰，则口唇红肿、破裂。证见唇风日久，淡红肿胀，破裂流水。伴气短乏力，食少腹胀，大便溏泻，肌肉消瘦。舌质淡红、苔薄白，脉细数。治宜健脾益气疏风。方用参苓白术散加减。

此外本病发于黏膜部位，多与水饮内停有关，故常出现小柴胡汤方证、五苓散之类方证，若方证相应，用之必效。

（2）常用外治法

1）外用药物：①橄榄散、青吹口散，香油调涂，每天1～2次；②黄连膏、甘草油、紫归油等外涂，每天1～2次；③蛋黄油外涂，每天2～3次；④冰硼散，局部吹撒，每天2～4次。

2）针刺疗法：常取合谷、足三里、阴陵泉；配穴取曲池、解溪。平补平泻，留针30分钟，每天1次。地仓透颊车，留针30分钟。

3）耳针则取口、唇、神门、肾上腺。两耳交替，每周1次。5天取下耳针。耳部埋豆则取耳针穴或敏感穴埋豆。

4）也可以局部放血，每天1次。

541. 当代名老中医关于唇炎有何论述？

赵炳南认为唇风系脾胃湿热内蕴，郁久化火，火邪熏蒸而成。治宜健脾和胃，除湿清热，用健脾除湿汤加减：其中茯苓、白术、芡实、山药健脾益气，枳壳醒脾和胃，生薏苡仁、生扁豆、大豆黄卷、萆薢清脾除湿，黄柏、金莲花清热解毒。若口干渴者加沙参、石斛。

朱仁康认为脾开窍于口，其华在唇，脾气健运则口唇红润光泽，若脾经湿热内蕴，郁久化火，伤阴化燥，则唇干皲裂、迭起皮屑，治宜滋阴养胃、清热利湿，用甘露消毒饮加减治疗：生地、熟地各9g，黄芩9g，枇杷叶9g，枳壳9g，石斛9g，桑叶6g，玄参9g，茵陈6g，甘草6g。

李博鑑认为，凡初起肿胀湿烂，脂水浸渍，脘腹胀闷，大便不调，小便黄赤，舌红苔腻，脉象滑数者，为湿热内蕴，上蒸口唇。治宜清热利湿，调和脾胃法，用芩连平胃散加减：黄芩10g、黄连6g、苍术10g、陈皮10g、丹皮10g、茵陈15g、六一散10g（包）、防风10g、升麻10g。若病久反复，唇干皲裂，结痂脱屑，痛如火灼，口干欲饮，小便短赤，大便干结，舌红少津，脉象细数者，为燥热伤阴，虚火上扰。治宜养阴润燥，清降虚火法，方选益胃汤化裁：生地30g、麦冬10g、沙参12g、玉竹10g、石斛10g、玄参12g、赤芍10g、生甘草6g。

542. 唇炎如何防护？其预后与转归如何？

唇炎的预防与调护措施包括戒除吸烟、舔唇、咬唇和揭唇部皮屑等不良习惯。忌食辛辣醇酒、膏粱厚味，多食新鲜蔬菜、水果。多风季节口唇常以油脂润之。避免烈日暴晒。保持口腔卫生。保持排便通畅。食疗可用薏苡仁、芡实、荸荠、赤小豆煲汤服之。

接触性唇炎和光线性唇炎去除病因后大多数能痊愈。但慢性光线性唇炎和腺性唇炎可出现白斑样损害，是一种癌前期病变，可能会发展成鳞癌，而40岁以上的腺性唇炎患者，病情经久不愈时，有8%~35%可发生恶变。

需要注意：唇炎是一种较为常见的口腔黏膜疾病，大多病程长，缠绵难愈，有损面部的美观，不同程度影响患者进食和生活质量。

由于唇炎病因复杂、种类繁多，应对不同类型唇炎采用个体化治疗方案。对轻中度者一般单纯中医中药治疗即可；对重症者在中医治疗的同时可配合西医治疗手段，如化脓性腺性唇炎可短暂局部或系统使用抗生素，肉芽肿性唇炎可短暂口服氯法齐明或皮质激素，待症状好转后，停用西药继续用中药调理，巩固疗效，这样可以减少长期服用抗生素、皮质激素带来的副作用。需要注意的是，唇炎经久不愈时，部分可发生恶变，因此对慢性唇炎要积极治疗，密切随访。

543· 黏膜白斑是一种什么样的病？

黏膜白斑病又称为白斑角化病，是口腔或阴部黏膜发生过度角化而形成的白斑，发生于口腔者为口腔黏膜白斑，发生于女阴者称为女阴白斑病。据其症状表现可属于中医“口疮”“阴痒”“阴疮”的范畴。

口腔黏膜白斑与不良的口腔卫生习惯、牙位不正、长期大量吸烟等局部慢性刺激因素有关，与全身性因素包括糖尿病、内分泌紊乱、维生素缺乏等也有关系。多发生于中年以上的男性，其好发部位为颊黏膜、舌和唇黏膜。主要损害为浅白色、乳白色或灰白色斑片，边界不清，表面可有光泽，或间有点状色素沉着而呈网状外观。进一步发展可出现角化过度、浸润、肥厚或有小裂口和小溃疡。一般无自觉症状，或有轻度针刺感和疼痛。

外阴白斑确切病因尚不清楚，除了全身因素外，外阴局部潮湿、热刺激等也可导致病变。40 岁左右的妇女，尤其是绝经后的妇女好发。女阴、肛门和生殖器部位均可发病，但主要发生于阴蒂、小阴唇和大阴唇的内侧。损害为白色或灰白色角化性斑点或肥厚性斑块，表面可杂见淡红色、紫红色。皮损长期不退可萎缩变薄，也有一开始就表现为萎缩性损害，外阴皮肤黏膜变薄、干燥和细微皲裂者，严重者小阴唇变平、阴蒂萎缩、阴道狭窄。多有不同程度的瘙痒。

西医认为口腔黏膜白斑的治疗主要是祛除局部刺激因素及治疗伴发的全身疾病。外阴白斑治疗可局部应用皮质激素软膏，他克莫司、吡美莫司软膏，角化增生病变可局部应用 0.05% 维 A 酸软膏。因本病有恶变的可能，对长期不愈的患者，应做活检，有癌前期病变或已恶变者，应做手术切除。

黏膜白斑患者应注意休息，调畅情志。忌食辛辣炙煿鱼腥等发物；忌烟酒；房事不宜过多；注意个人卫生，忌用手搔抓和用热水烫洗等。

本病的症状程度和病程长短有较大关系。病变范围小、症状轻者，短期治疗即可完全恢复；病变范围大、症状重者，经久不愈，持续数十年甚至十几年。绝大多数的黏膜白斑为良性过程，癌变率并不很高，口腔黏膜白斑癌变率为 3%~6%，外阴白斑的癌变率为 3%~5%。

544. 黏膜白斑需与哪些疾病鉴别?

（1）口腔黏膜白斑应与扁平苔藓和慢性唇炎鉴别：

1）扁平苔藓为多角形扁平角化性丘疹，多见于牙齿咬合线的颊黏膜，其病理改变为基底细胞层液化变性，真皮上部可见以淋巴细胞为主的致密带状浸润。

2）慢性唇炎一般弥漫均匀分布，反复糜烂、溃破和结痂，黏膜腺的炎症明显，局部分泌物增加。

（2）外阴白斑应与硬化萎缩性苔藓、神经性皮炎和白癜风鉴别：

1）硬化萎缩性苔藓与女阴白斑在临床上很难区别，但病理上两者有明显的不同。

2）神经性皮炎瘙痒特别明显，外阴部病变主要为搔抓之后引起的继发性改变，部位长在外阴的外侧、股内侧及肛门附近，病理为一般慢性皮炎改变，表皮细胞一般无异形性。

3）白癜风无自觉症状，皮损表面光滑，病理上一般无角化过度和炎症细胞浸润。

545. 黏膜白斑的辨证论治要点是什么？

本病虽生于口腔和前阴，实为脏腑、经络失调在局部的表现。脾开窍于口，舌为心之苗，肝脉绕阴器，肾开窍于二阴，故本病发生与脾、心、肝、肾等脏及其经脉关系密切。本病中医治疗总的法则是：益肝肾，清虚热，解郁滞。在治疗方法上应内外结合，标本兼顾，以提高疗效。根据黏膜白斑的皮损形态、发病时间的长短以及伴随症状等可分为心脾虚火、肝郁脾湿、肝肾阴虚、气血两亏、脾肾阳虚等五个证型进行治疗。

（1）心脾虚火　思虑过度，脾阴暗耗，或食辛辣炙煿之品，致使脾胃积热，日久化火，火毒循经上炎或者下趋，导致发病。病变之初唇黏膜、颊黏膜、舌背和上腭等处先发现乳白色小点，继而扩大融合成网状斑片，日久增厚变硬，遇冷、热及辛辣刺激食物则感疼痛；伴有口干、心情烦躁、夜寐欠安，舌红少苔，脉细数。治宜养阴清热，解毒安神。方用增液汤加减。方中玄参清热解毒，养阴生津；麦冬、沙参、石斛益胃生津，清心除烦；生地清热凉血，养阴生津；炒黄柏入肾退虚热、泻相火；山豆根清热解毒，消肿止痛；白芍养血敛阴；茯苓健脾肾；柏子仁养心安神；生甘草调和诸药。

（2）肝郁脾湿　情志所伤，或郁闷不乐，使肝失条达，郁而化火，横逆犯脾，脾失健运，积湿生热，阻于阴户，或熏蒸口腔，诸证迭见。证见口腔或外阴损害中心发白，边缘稍红，入夜外阴区域奇痒，抓破则红肿灼痛；兼见胸肋胀痛，口苦，胸闷太息，经前乳胀，食少腹胀，带下色黄；舌质红，苔黄腻，脉弦数。治宜疏肝理脾，清热利湿。方用逍遥散加减。

（3）肝肾阴虚　肝肾阴津亏虚，精气不充，阴液不足，上不能滋润口腔，下不能容养阴器而发为白斑。证见外阴白斑干燥、皲裂，分泌物少，自觉干涩，时痒不痛，口干且感刺痛；兼见腰酸眩晕，目涩耳鸣，颧红咽干，多梦不眠；舌质红，少苔，脉弦细数。治宜滋补肝肾。方用六味地黄丸合二至丸加减。

（4）气血两亏　气主煦之，血主濡之，气血不足，皮肤黏膜失其濡养，故见干涩、粗糙，乃至粗厚或干枯等症。证见外阴皮损色淡枯萎，痒轻；兼见无力，自汗，倦怠食少，大便不实，小便清长，月经后期，量少色淡，脉沉细无力。治宜补气养血。方用八珍汤加减。

（5）脾肾阳虚　病程日久或迁延不愈，导致肾阳虚不能温煦脏腑；脾阳虚则寒湿凝滞，阻于经络而发病。证见黏膜损害色泽枯白，或粗厚或枯萎，瘙痒或灼痛并不严重；兼见面色白或晦暗，四肢不温、腰膝酸痛，或腰以下冷感，带下清稀，月经后期，色淡质稀，尿频数或遗尿，性欲淡漠；舌质淡且胖，苔薄白或滑，脉细或沉缓无力。治宜温肾健脾，活血散坚。方用二仙汤合理中汤加减。方中仙茅、仙灵脾温肾壮阳，祛寒除湿；干姜温中焦脾胃而祛里寒；党参补中益气助运化；白术健脾燥湿；熟地、山萸肉、山药滋阴益肾，白芍养血敛阴，此谓“阴中求阳”；陈皮理气调中；桃仁、皂刺活血散结；甘草调和诸药；于诸补阳药中加苦寒之黄柏，意在反佐，并为肾经之引经药。

546 黏膜白斑的外治法有哪些?

（1）药物外治法

1）口腔黏膜白斑：①用野菊花15g、连翘15g、金银花15g、大青叶15g、栀子10g、丹皮12g，水煎过滤后冷却，漱口，每天3次；②外用青吹口散，每天2次。

2）阴部白斑：可用地肤子、蛇床子、白鲜皮、苦参、蒲公英、枯矾、黄精、月石，煎汤熏洗，每天1~2次。

3）阴部萎缩瘙痒：用仙灵脾、鹿衔草、覆盆子各等份研细末，凡士林调涂。

（2）非药物外治法

1）针灸疗法：主要用于治疗女阴白斑。主穴取肾俞、曲骨、三阴交；肝肾阴虚配太溪、蠡沟；湿热下注，配曲池、血海，痒甚再加阴廉、坐骨点；心脾两虚，加脾俞、膈俞、心俞。局部取阿是穴（一般于阴阜及大阴唇取2~3个穴，斜刺，补泻交替使用）。中等刺激，虚证多用补法，湿热下注用泻法。每天针刺1次，留针半小时，10次为一个疗程。

2）耳针疗法：主穴取肾（双）、内分泌（双）；精神负担较重加肝、皮质下区。用5分毫针针刺，留针20分钟，隔日1次，10次为一个疗程。或耳穴埋针或耳穴压豆法。

3）灸疗法：用艾条温和灸患处，以局部有温热感为度，每次10分钟。亦可针刺肾俞，留针时加艾灸，每日1次，10次为一个疗程。

547 当代名老中医关于黏膜白斑有何论述？

欧阳恒等认为女阴白斑病多因肝失条达，郁而化火，脾失健运，积湿生热，肝脾湿热下注于阴器，湿热蕴蒸肌肤而发；或肾阳虚损，失于温煦功能，寒凝血瘀，阻于前阴而致。辨证分为二型。湿热下注证：外阴白色皮损，粗糙皲裂，时或潮红肿胀，瘙痒甚；可伴白带量多色黄或小便频短，心烦口干；舌红苔黄腻，脉弦或数。治宜清热利湿止痒，方选龙胆泻肝汤酌加土茯苓、萆薢、薏苡仁、苍术等。肾阳虚损，寒凝血瘀证：阴痒或阴痛，外阴色白，粗糙增厚或萎缩；伴腰膝酸冷，小便频数清长；舌淡苔白，脉沉细无力。治宜温补肾阳，散寒化瘀，选用二仙汤酌加鸡血藤、丹参、三棱、莪术、丹皮等。

干祖望采用辨证八法治疗口腔黏膜白斑。①活血化瘀法：适合于各种白斑类型，尤其是局部僵硬、粗糙者。症状轻或体质弱者方选红花桃仁方（《症因脉治》），病情顽固体质较强者方选下瘀血汤或抵当汤；②芳香化浊法：适用于白斑处皲裂、糜烂、溃疡者。方选藿香正气散；③健脾利湿法：适用于白斑有轻浅溃疡或溃疡逐渐收敛时。方选参苓白术散；④清心泻火法：适用于白斑在舌上，且黏膜充血，或兼有心烦、失眠、小便短赤等症。方选导赤散；⑤清热凉血法：适用于口腔黏膜红白相兼，红色艳于正常，甚则为绛红色者。方选犀角地黄汤；⑥滋阴养血法：适用于白斑黏膜干燥，无溃疡，口干而不欲饮，或者饮而不多，大便较干者。方选沙参麦冬汤；⑦温阳散寒法：适用于白斑僵硬，周围黏膜色淡，口淡不渴，或形寒怕冷，四肢不温者。方选桂附八味丸；⑧益气扶正法：适用于白斑周围不充血，体质虚弱，或白斑手术切除后恢复期，或免疫功能低下者。方选四君子汤或补中益气汤。

对于不同类型的黏膜白斑，治疗法则各不相同：皱褶型白斑治疗宜以活血化瘀法为主，兼见阴血不足者，配合滋阴养血；兼见阳虚者，配合温阳散寒法。疣状型白斑治宜活血化瘀，口腔干燥明显者，配合滋阴养血；白斑位于舌上者，配合清心泻火法。颗粒型白斑治宜清热凉血，配合活血化瘀法，此时应选用偏于寒凉或平性的活血药物，如三棱、莪术、蔷薇根、落得打、赤芍、丹皮、益母草、制大黄等。糜烂型白斑治疗以芳香化浊法为主，配合健脾利湿及活血化瘀法。白斑手术切除之后，一般宜采用益气扶正和滋阴养血法，同时适当用一些养血活血药物，以利于患者恢复。患者口臭甚者，往往配合白虎汤、清胃散之类以清胃泻火。局部充血黏液较多者，又可用萆薢渗湿汤、四妙丸之类清热利湿。痰多苔腻者用清气化痰丸之类清其痰热。

548· 包皮龟头炎是一种什么样的病?

包皮龟头炎主要表现为龟头及包皮潮湿、发红、肿胀、瘙痒、疼痛或烧灼感，并可见充血、糜烂，甚者可有浅表性溃疡，有臭味及脓性分泌物，伴有淋巴结肿大压痛，严重可伴有发热等症。因其创面在包皮内侧，如袖口包手而不得见，故名“袖口疳”。中医文献中又有“臊疳”之称。明代《外科启玄·袖口疳》认为“此疳是龟头及颈上有疮，肿焮于内，而外则包裹，不见其疮，如袖之包手，故名之。似龟头之缩，最难治之。”清代《洞天奥旨·卷十二》认为“袖口疳者，生龟头之颈上，皮包于内，而外不显也。凡龟头生疳疮，多为淫毒所感，因嫖妓而得也。然而因嫖而生者，不止生于龟之颈，今只生于龟头，而外有皮裹之，乃肿于皮肉之内也。非淫疮，实热疮也。”

赵炳南认为本病多因肝胆湿热下注，染毒所致，治宜清热利湿，佐以解毒，方选龙胆泻肝汤加减。李博鑑认为，凡起病急，患处肿胀刺痛，摩擦后尤甚，龟头红肿，尚未溃烂，排尿涩痛，伴发热恶寒，心烦口渴，乏力倦怠，臖核肿痛，舌红苔腻，脉象滑数者，为湿热下注，外染毒邪，治宜清热利湿，解毒驱邪，用龙胆泻肝汤加减。若龟头已溃烂成疮，脓汁臊臭，伴肿胀灼痛，臖核肿大，行走不便，小便淋漓不畅，舌红苔黄，脉象弦数者，为湿热蕴毒，蚀烂前阴，治宜清热利湿，解毒凉血，方选银花解毒汤化裁：金银花 30g、连翘 10g、地丁 10g、丹皮 10g，赤芍 10g、黄柏 10g、瞿麦 12g、萹蓄 10g、生薏苡仁 60g、车前子 10g（包）、白茅根 15g、栀子 10g 水煎服。

西医认为包皮龟头炎可由各种不同原因所引起，如包皮过长、包皮垢刺激、局部物理因素刺激、各种感染因素等。分泌物直接涂片或培养确定病原微生物对感染引起的包皮龟头炎有诊断价值。

由刺激因素和一般细菌感染引起的龟头炎表现为局部水肿性红斑、糜烂、渗液或有脓性分泌物和出血，伴有局部疼痛，引起腹股沟淋巴结肿大。念珠菌性龟头炎表现为界限清楚的红斑，边缘轻度脱屑，表面或四周有丘疱疹和小脓疱，表面糜烂后形成白色乳酪状分泌物，有时渗出较少，可为单纯红斑或红斑脱屑性损害。滴虫性龟头炎为红斑和糜烂，境界清楚，红斑上见针头大至粟粒大小水疱。

西医治疗总的原则是保持局部清洁，避免刺激；感染明显者可系统应用抗生素；凡病因明确者应针对致病因素进行特殊处理，如念珠菌性包皮龟头炎局部应用抗真菌药物，阿米巴性包皮龟头炎给予依米丁（emetin）注射，滴虫性包皮龟头炎可给予甲硝唑或替硝唑口服。

龟头炎的预防与调护措施：加强性病防治知识的教育，避免不洁性交；患病后避免房事，尽快治疗；患者的生活用品应彻底消毒；注意个人卫生，经常清洗龟头，免除污垢存积。

多数病例的损害易治疗，极少数反复发作的龟头炎可引起包皮干裂、纤维化和龟头硬化。

549. 包皮龟头炎的辨证论治要点是什么？

（1）辨证论治　中医认为包皮龟头炎主要是由于肝胆湿热下注，或局部不洁，蕴久成毒而致。本病中医治疗总的法则是：清热利湿，泻火解毒，在治疗方法上应内治与外治相结合，方可取得较好的疗效。根据龟头炎起病的缓急、皮损形态及伴随症状，一般可分为湿热下注、湿热蕴毒和肝肾阴虚三个证型进行治疗。其中湿热下注是本病的基本证型。

1）湿热下注：素体忧思多虑，肝气郁结，肝气郁久化火；或肝火横逆犯脾，脾失健运，湿邪内生，蕴而化热，肝经湿热下注，必致阴器受病，而出现龟头及包皮部潮红、糜烂、灼热疼痛等。证见发病急，龟头及包皮红肿，排尿刺痛或涩痛，摩擦后尤为明显；伴有发热恶寒，心烦口干，乏力倦怠，臀核肿痛；脉滑数，舌质红，苔薄黄微腻，治宜清热利湿，泻火解毒，方用龙胆泻肝汤加减。

2）湿热蕴毒：湿热内蕴，下注于阴茎，致使局部气血瘀滞；包皮过长、包皮垢刺激，或不洁性交，致使局部不洁，蕴久成毒，故可导致阴茎及龟头肿痛和糜烂。证见龟头溃烂成疮，脓液外溢，气味臊臭，局部肿胀灼痛，附近臀核肿大，影响正常步履，小便淋漓不畅，舌质红，苔黄，脉弦数，治宜清热利湿解毒，凉血化瘀，方用银花解毒汤加减。方中金银花、连翘、紫花地丁清热解毒；白花蛇舌草清热解毒，利湿消肿；黄柏清热燥湿，泻火解毒；山栀清热利湿；车前子利水通淋；丹皮、赤芍清热凉血，活血散瘀；生甘草清热解毒，调和诸药。

3）肝肾阴虚：素体肝肾不足，或久病不愈，肝肾阴虚，复感毒邪，聚结阴器，气血壅滞，阻滞经络，而致阴茎龟头溃烂，难以愈合。证见阴茎肿痛，色暗红，溃烂少脓，久不愈合，兼有五心烦热，或有盗汗，舌红少苔，脉弦滑数，治宜滋阴清热解毒，方用知柏地黄丸加减，方中熟地滋肾阴、益精髓，山茱萸滋肾益肝，山药滋肾补脾，三药相配寓“壮水之主以制阳光”之义；泽泻配熟地泻肾降浊；丹皮配山茱萸以泻肝火；茯苓配山药以渗脾湿；知母清热降火、滋阴润燥，黄柏退虚热、泻相火，二者相须为用；金银花、连翘、白花蛇舌草清热解毒，消痛。诸药相配，标本兼治，共奏滋阴清热解毒之功。

（2）中医外治

1）红肿未溃时，用马齿苋水剂、龙胆草水剂湿敷、外洗后涂黄连软膏或甘草油调敷祛湿散，每天3～4次。

2）红肿、渗液较多时，选用马齿苋水洗剂、龙胆草水洗剂；或用黄柏30g、生甘草15g；或用黄柏15g，金银花、紫花地丁各12g，水煎取汁，冷敷患处或洗涤脓垢，然后选用月白珍珠散、青吹口散、青黛散，外撒或植物油调成糊状外涂患处，每天1～2次，直至伤愈。

3）形成溃疡时，用生肌散或珍珠散局部撒布或油调后再涂敷。

550 天疱疮是一种什么样的病？

天疱疮是一种慢性、复发性、严重性，以表皮棘层细胞间抗体沉积引起棘层细胞松解、表皮内水疱形成为共同特征的自身免疫性皮肤黏膜大疱病。以皮肤起燎浆水疱，小如芡实，大如棋子，易于溃破流滋，缠绵不愈为临床特征。患者血清中有天疱疮抗体，在正常皮肤或黏膜上出现松弛性水疱，Nikolsky征（尼氏征）阳性。根据临床及病理学特点，可以分为寻常型、增殖型、落叶型及红斑型。天疱疮是一种少见的皮肤病，30～50岁发病者占半数。男性和女性发病率相等。

本病相当于中医“天疱疮”“火赤疮”“蜘蛛疮”等。在《外科理例》《外科秘录》中都有记载。《外科启玄·天疱疮》

记载："遍身燎浆白疱，疼之难忍，皮破赤沾。"《医宗金鉴·外科心法要诀》记载："初起小如芡实，大如棋子，燎浆水疱，色赤者为火赤疮；若顶白根赤，名天疱疮。俱延及遍身，焮热疼痛，未破不坚，疱破毒水津烂不臭。"《洞天奥旨》记载："蜘蛛疮，生于皮肤之上，如水巢仿佛，其色淡红微疼，三三两两，或群掺聚，宛如蜘蛛，故以蜘蛛名之。"

551·天疱疮的临床表现是什么？

根据病理学上棘细胞松解的部位及临床特点，可以分为寻常型、增殖型、落叶型和红斑型。

（1）寻常型天疱疮　在外观正常的皮肤上，少数在红斑的基础上，突然发生自豌豆到蚕豆大小水疱，有时也可达鸡蛋到鹅蛋大，水疱圆形或不规则，疱壁薄、松弛、易破，疱破后显露糜烂。皮损泛发，但常见于头面、躯干部。半数以上患者在皮损出现之前，先在口腔黏膜发生水疱和糜烂，经久不愈。尼氏征阳性是本病的主要特征，表现为：以手指轻轻推压疱壁，可使疱壁扩展、水疱加大；或牵拉破疱之残壁，引起周围表皮进一步剥脱；或稍用力推擦水疱间正常皮肤，亦可使表皮脱落或于搓后不久出现水疱。本病皮损处常自觉疼痛。全身症状视面积大小及有无继发感染而异。常有不同程度发热、畏寒、厌食、乏力等症状。本病一般起病突然，病程缓慢。新的皮疹不断出现，旧的皮疹不易痊愈。若不及时治疗，水疱及糜烂面不断向周围扩大，大量体液丢失，体质日渐衰弱，常可因肺部感染、败血症及恶病质而死亡。

（2）增殖型天疱疮　较少见，是寻常型天疱疮的良性型，多发于年轻人。常侵犯口腔、鼻腔、阴唇、龟头、肛门等处黏膜。黏膜上水疱极易破裂形成糜烂面，常引起剧痛，在口腔处可影响进食。皮损好发于腋窝、腹股沟、肛门、乳房下及外阴等皱襞部位。初起是松弛水疱，极易破裂形成糜烂面和蕈样、乳头状增生，在摩擦部位尤为明显。旧皮损边缘常有新生水疱，使损害面积逐渐扩大，表面结污垢厚痂，散发腥臭气味。皮肤损害可发生在黏膜损害之前或以后，自觉症状轻微，病程缓慢，预后较好。

(3) 落叶型天疱疮　多发于老年人。初起多在头、面、上胸或背部，而后泛发全身。皮损初起是在正常皮肤或红斑上，发生小而松弛的水疱，尼氏征阳性，疱壁极薄，易于破裂，形成浅在红色、湿润微肿的糜烂面，浆液渗出形成黄褐色、油腻性叶状薄痂，痂皮中心附着，边缘游离，痂下湿润，有腥臭，患处皮肤潮红肿胀伴叶状痂皮，类似剥脱性皮炎。初期皮损局限、对称分布，逐渐扩大，约71%病例最后泛发全身。皮损处自觉瘙痒或灼痛，病程慢性，患者可因衰竭或继发感染而死亡。

(4) 红斑型天疱疮　本型较常见，是落叶型天疱疮的良性型。患者健康情况一般良好。皮损主要发生于头部、前额、鼻、两颊、耳壳，有时胸背部、腋窝、腹股沟也可累及，但四肢很少波及，一般无黏膜损害。面部损害为蝶形红斑，类似红斑狼疮，表面附有薄痂，痂下可见表浅糜烂。头皮及胸背部散在小片状红斑及松弛薄壁水疱，尼氏征阳性，疱壁极薄，易破裂，结成鳞屑痂皮，外观类似脂溢性皮炎。自觉局部瘙痒。病程缓慢。能自然缓解，但常复发。

552 天疱疮的诊断要点是什么？

(1) 在正常皮肤或红斑基础上出现大疱，疱壁松弛，容易破溃，不易愈合，常伴有黏膜损害，尼氏征阳性，皮损愈合后不留瘢痕。水疱基底涂片可见天疱疮细胞。

(2) 可累及全身各部位，以躯干、头面部与四肢近端为突出，可以累及口、鼻、眼、外生殖器、肛门等部位。

（3）病情迁延，反复发作，长期不愈。

（4）自觉皮损部位瘙痒、灼痛，可伴有发热、不适等全身症状。

（5）组织病理学检查　表皮内棘细胞间水肿，棘层松解并形成裂隙或水疱，疱腔内有棘层松解细胞。

（6）直接免疫荧光检查　见棘细胞之间有补体 C3 和免疫球蛋白 IgG 沉积。

（7）间接免疫荧光检查　大部分活动期患者血液循环中可检测到天疱疮抗体，抗体的效价与病情活动的严重程度常成正比。

553. 天疱疮需要和哪些疾病进行鉴别？

（1）大疱性类天疱疮　多见于老年人。皮损好发于躯干四肢，为表皮下疱，基底膜带有 IgG 和 C3 线状沉积，多数患者血清中有抗表皮基底膜带自身抗体。15%～30%患者皮损可局限性分布。水疱樱桃至核桃大小，呈半球状，水疱紧张，不易破裂，破后创面易于愈合，极少伴有黏膜损害，尼氏征阴性。组织病理示水疱位于表皮下。病程较长，一般预后较好。

（2）重症多形红斑　发病急剧，伴高热、头痛、关节痛等全身症状。皮损常为水肿性红斑、水疱、大疱等，尼氏征阴性。黏膜损害广泛而严重，口腔、鼻、咽、眼、尿道、肛门及呼吸道黏膜可广泛受累，发生大片糜烂及坏死。病理检查表皮内和（或）表皮下水疱，棘层松解阴性，直接及间接免疫荧光检查阴性。

（3）疱疹样皮炎　多形性皮疹，除水疱外尚有红斑、丘疹、风团等多种损害，往往聚集成群。水疱较小，往往排列呈环状。黏膜症状罕见，血中嗜酸性粒细胞增高。病理检查无棘层松解，水疱位于表皮下。直接免疫荧光检查真皮乳头有 IgA 和 C3 呈颗粒状沉积。

（4）大疱性表皮松解症　为遗传性疾病，多于出生后1岁内发病。其水疱多发生在撞击或摩擦部位，如手、肘、足、膝关节等处。水疱松弛，疱液清或呈血性，水疱破后可留瘢痕。尼氏征阴性或阳性。

（5）中毒性表皮坏死松解症　发病急剧，全身症状严重。皮损为大面积深红或暗红斑片上迅速出现松弛性大疱及大片表皮剥脱，类似大面积烧伤，预后严重。尼氏征阳性。成人大多由药物过敏引起，婴幼儿常由金黄色葡萄球菌感染导致。

（6）疱疹样天疱疮　多数学者认为本病是天疱疮的变型。其临床特点表现类似疱疹样皮炎，为环状或多环状红斑，有针头至绿豆大水疱，疱壁紧张，尼氏征阴性，偶见大疱。病理检查为表皮内水疱，海绵形成和嗜酸性粒细胞浸润，可形成嗜酸性粒细胞脓肿，胞腔内偶见棘刺松解。直接免疫荧光检查，表皮细胞间IgG沉着，间接免疫荧光检查，血清中有表皮细胞间质自身抗体，但效价较低。

554. 西医如何治疗天疱疮？

（1）外用药物治疗　治疗原则为保护、清洁、消炎、镇痛，防止皮损继发感染和促进皮损愈合。

1）以1∶（8000～10000）高锰酸钾液或1∶2000小檗碱（黄连素）液清洁皮肤疮面。

2）糜烂处清洁后以1∶2000黄连素液纱布或庆大霉素生理盐水纱布行邮票贴敷法，外涂新霉素等抗生素油膏，以防止皮肤继发感染。

3）口腔内大片糜烂时可以用肉桂煎水漱口，或者用3%过氧化氢、洗必泰溶液漱口。

4）腔口易发生念珠菌感染，应做相应处理。保护口腔、眼睛、外阴等黏膜，防治感染。口腔出现白色念珠菌感染迹象时可以内服氟康唑，含服制霉菌素，苏打水漱口、肉桂煎水漱口。

（2）系统药物治疗　应遵循早期诊断、早期治疗、规律服药、长期随访的原则。

1）糖皮质激素：是目前治疗天疱疮的最有效药物，应尽量做到及时应用，足量控制，正确减量，继用最小维持量。常用的药物包括泼尼松、泼尼松龙、甲泼尼龙等口服或静脉注射。根据病情的严重程度选择剂量，起始剂量以泼尼松为参照，一般对于皮损面积占体表面积 < 10% 的轻症病例或损害仅限于口腔黏膜的患者，以 30 ~ 40mg/d 为宜；占体表面积 30% 左右的中症病例，40 ~ 60mg/d；占体表面积 50% 以上的重症病例，则首剂量 60 ~ 80mg/d。若病情控制不理想，都应及时调整用量，增加剂量应为原剂量的 30% ~ 50%。皮疹完全控制后可以减量，开始减量的速度可快些，如最初 3 ~ 4 周，可每周减总药量 10%，以后每 2 ~ 4 周减一次。维持剂量可为隔日晨起顿服 15 ~ 20mg/d，常需服药数年。若治疗规律，多数患者可逐渐停药达到痊愈，一般需要 4 ~ 5 年的服药治疗时间。在使用激素治疗期间，应注意其副作用，如感染、高血压、糖尿病、消化道出血、骨质疏松及精神神经症状等。

2）免疫抑制剂：可选用甲氨蝶呤（MTX），每周肌注或静脉滴注 10 ~ 25mg；环磷酰胺（CTX）1 ~ 2mg/（kg · d）口服或 200mg 静脉注射，隔日一次；硫唑嘌呤（AZA）100 ~ 150mg/d；环孢素 5 ~ 8mg（kg · d）；麦考酚吗乙酯 1g，每日 2 次；雷公藤总苷 40 ~ 60mg/d。用药期间特别注意各种药物不良反应，定期复查血尿常规及肝肾功能。长期连续使用免疫抑制剂者，可以将几种免疫抑制剂交替使用，以减少副作用。

使用免疫抑制剂的指征：单独使用较大剂量的糖皮质激素不能够控制病情，增加剂量受限；存在长时间大剂量使用激素的禁忌证，如无法控制的严重感染、严重的糖尿病、高血压等；使用激素病情得到控制，但是需要维持很高剂量方可以控制病情，减量困难。

3）抗感染治疗：对中、重症患者，由于有大片糜烂面，常伴有继发感染。细菌感染是加重病情、导致死亡的主要原因之一，应及时足量给予有效抗生素，有条件根据细菌培养及药物敏感试验选择抗生素。

4）氨苯砜：主要用于较轻的寻常型或红斑型天疱疮的治疗，可先服用氨苯砜100～150mg/d，若服用2～4周无效，仍应采用糖皮质激素或其他疗法。服药期间应查血象。

（3）支持疗法　包括高蛋白高热量的饮食，注意纠正水、电解质紊乱，补充钙、钾等电解质，补充蛋白质、维生素及热量，严重时静脉给予血浆或白蛋白等。

555· 天疱疮的病因病机要点是什么？

《素问·至真要大论》云："……诸湿肿满，皆属于脾……诸痛痒疮，皆属于心……""心、脾"两脏及"毒、热、湿"在天疱疮的发病及病理机转中有重要作用。

具体说来，本病多因心火脾湿蕴蒸，复感风热暑湿之邪，不得疏泄，熏蒸不解，外越皮肤或因湿热内蕴，日久化燥，耗气灼津，致使气阴两伤而致病发。

患者心火妄动，复感风热湿毒，内外火毒相煽，发于肌肤，则表现为热毒炽盛证；若心火妄动，脾湿内蕴，心火与脾湿交阻，湿热熏蒸肌肤，则表现为心火脾湿证；热毒或湿热日久，流滋无度，耗气伤阴，肌肤失养，则出现气阴两虚证。

西医认为，本病系自身免疫性疾病，由抗复层鳞状细胞间自身抗体即天疱疮抗体导致表皮棘细胞松解而形成水疱所致。棘细胞松解的机制为：天疱疮抗体与角质形成细胞表面的自身抗原结合，诱发角质形成细胞分泌、释放或活化一些蛋白水解酶，使角质形成细胞间质或糖被膜溶解、分离，继而桥粒破坏，最后导致棘层细胞松解，形成表皮内裂隙和水疱。也有人认为，本病可能与遗传因素有关，即具有遗传素质的个体，由于某些药物等诱发因素而发病。

556·当代名老中医关于天疱疮有何论述？

张志礼认为本病多因心火脾湿，兼感风热暑湿之邪，以至火邪侵肺，不得疏泄，熏蒸不解，外越皮肤而发。湿蕴久化热，可郁于血分：热灼津耗气，故后期可出现气阴两伤。治疗上急性期应清热除湿、清热解毒、凉血解毒，同时又注意健脾益气；后期应以养阴益气为主，佐以除湿解毒或清热解毒。临床上可分为四型治疗：①湿毒化热、郁于血分型：治宜清热除湿，凉血解毒。方药可用羚羊角粉、白茅根、天花粉、生石膏、莲子心、生栀子、黄连、生地炭、大青叶、紫花地丁、重楼、白花蛇舌草、车前子、冬瓜皮、白鲜皮；②心火炽盛、脾湿内蕴型：治宜泻心凉血，清脾除湿。方药可用赤苓皮、生白术、黄芩、生栀子、泽泻、茵陈、枳壳、生地、竹叶、灯心草、莲子心、黄连；③脾虚湿盛兼感毒邪型：多见于亚急性发作或有继发感染者，治宜健脾益气，除湿解毒。方药可用生白术、生枳壳、生薏苡仁、生芡实、萆薢、扁豆、茵陈、银花、黄柏、茯苓皮、冬瓜皮、马齿苋、车前子、泽泻；④毒热伤津、气阴两伤型：治宜益气养阴，清解余热。方药可用南北沙参、石斛、麦冬、元参、黄芪、干生地、银花、蒲公英、丹皮、黄连。

袁兆庄认为天疱疮类似中医浸淫疮，多由湿热侵肤，脾肺受邪所致。临床上分二型治疗：①湿热炽盛型：多为红斑型及落叶型天疱疮，治宜清利湿热。用白鲜皮 15g、大豆卷 12g、生薏苡仁 12g、土茯苓 15g、山栀子 8g、粉丹皮 6g、银花 15g、连翘 12g、紫花地丁 10g、滑石块 15g、木通 6g、生甘草 6g；②脾虚湿盛型：多为寻常型及增殖型天疱疮，或经治疗的慢性天疱疮。

治宜健脾除湿。方用除湿胃苓汤加减；或用二术汤：苍术10g、白术10g、赤苓皮12g、茯苓12g、薏苡仁15g、扁豆10g、生地12g、黄精10g、地骨皮12g。

周鸣歧等认为天疱疮多由素体心火亢盛，脾胃湿热蕴蒸，复因外感风热、湿热之邪，内外合邪，搏结肌肤，内不得疏泄，外不得透达，而发天疱疮。初期治以清热利湿、疏风解毒，以求表里双解，邪去病痊。药用白鲜皮、苦参、大黄、黄柏、地肤子清热燥湿；银花、蒲公英清热解毒；蛇蜕、蜈蚣祛风解毒，既达皮腠，又入经络，搜剔邪毒；赤芍凉血化瘀；薏苡仁、生甘草渗湿化浊解毒。风毒渐去，则可减方中蜈蚣，加土茯苓、威灵仙，以增利湿化浊之力。病久因见气阴受损之象，则改用扶正祛邪之法，增生黄芪、山药、生地、石斛等补气益阴之品，去大黄、蒲公英、苦参、黄柏等苦燥寒凉之药，邪毒得去，正气得复，令顽疾痊愈。

557. 天疱疮的辨治思路如何？如何调护？

（1）辨证论治　基于对天疱疮病因病机的认识，本病的内治辨证多从“心、脾”两脏及“毒、热、湿”入手来辨证施治。

1）毒热炽盛，气营两燔证：患者发病急骤，水疱迅速扩展或增多，糜烂面鲜红或上覆脓液，伴身热口渴，烦躁不安，便干溲赤。舌质红绛苔少或黄，脉弦滑或数。治宜清热解毒、凉血清营。方用解毒凉血汤加减。大便秘结者，加生大黄；高热者，加生石膏；高热烦躁者，加紫雪散；红斑面积大者，加紫草、大青叶。

2）心火炽盛，脾湿内蕴证：患者口舌糜烂或疮面色红，皮损结痂较厚而不易脱落，或疱壁紧张，潮红不著，伴见倦怠乏力，腹胀便溏，或心烦口渴，小便短赤。舌质红苔黄，脉数或沉缓。治宜泻心凉血、清脾除湿。方用清脾除湿饮加减。高热者加生石膏、知母；纳呆胸闷者，加陈皮、鸡内金；心火炽盛者，加黄连；口腔糜烂者，加金莲花、藏青果、金果榄。

3）湿热内蕴，熏蒸肌肤证：糜烂面大或湿烂成片，伴口渴不欲饮，或恶心欲吐，舌质红苔黄腻，脉滑数，治宜清热解毒、健脾除湿，方用茵陈五苓散加减。纳呆者，可加砂仁、草豆蔻；大便黏滞不爽者，加苍术。

4）毒热未清，气阴两伤证：病程日久，已无水疱出现，可见少量结痂，伴口干咽燥，倦怠无力，气短懒言，或五心烦热，舌质淡红苔少或苔剥，脉沉细，治宜益气养阴、清解余毒，方药：解毒养阴汤加减。心烦失眠者，加夜交藤、远志、柏子仁；大便不通者，加火麻仁；唇燥咽干者，加天花粉、葛根。

目前尚无专门用于治疗天疱疮的中成药，可根据病情辨证选择参苓白术丸、除湿丸、二妙丸、四妙丸、人参健脾丸、六味地黄丸、龙胆泻肝丸、生脉饮等。

中医外治要点：①红斑皮损外用化毒散膏；②水疱大时宜消毒后抽干疱液，糜烂皮损可外用消毒纱条浸双黄连粉针溶液、黄柏溶液行邮票贴敷法或外用祛毒油膏；③干燥脱屑者，可用甘草油或紫草油外涂；④口腔黏膜损害可选用锡类散、西瓜霜或喉风散喷撒患部，或用金银花30g、藏青果15g含漱。

（2）调护

1）锻炼身体，增强体质，保持良好心态。

2）预防全身和局部感染，尤其应注意眼、口、生殖器等损害的护理。衣服、被单每日消毒。皮损广泛者，按烧伤病人护理。

3）衣被柔软，防止皮肤的受压和摩擦，重症患者常翻动身体，防止压疮发生。

4）注意补充高蛋白、富含维生素、高热量、低盐饮食，禁食辛辣、鱼腥及酒类。

5）注意保暖，防止感冒。

558. 什么是遗传性大疱性表皮松解症？

大疱性表皮松解症（epidermolysis bullosa，EB）是一组典型的机械性大疱病。它们的共同特点包括：皮肤脆性增加；自发性或轻微创伤后即发生水疱及糜烂；具有遗传性。本病分三类：单纯型 EB、交界型 EB、营养不良型 EB。

各型 EB 原发损害均为大小不等的紧张性水疱，继发性损害包括糜烂、结痂、炎症后色素沉着、粟丘疹、萎缩、瘢痕、瘀斑和甲营养不良。

（1）单纯型大疱性表皮松解症　是最常见、病情最轻的一型；属常染色体显性遗传；本病多 2 岁以内发病；常见手、足、肘、膝等摩擦部位轻微外伤或摩擦后出现尼氏征阴性的水疱、大疱或糜烂；黏膜及指（趾）甲损害虽少见，但成年后常出现指（趾）甲脱落；皮损一般愈后不留瘢痕或萎缩。组织病理可见表皮下疱，有时可见基底细胞液化，如无继发感染，疱内及真皮浅层炎症细胞很少或无。

（2）交界型大疱性表皮松解症　罕见，属常染色体隐性遗传，多在 2 岁以内死亡。本病生后即可出现广泛水疱、大疱及糜烂；口腔黏膜常有糜烂、溃疡，愈后瘢痕形成，以致张口困难；患儿一般情况差，生长发育迟缓，常有严重贫血。组织病理可见表皮下疱，真皮内少许炎症细胞浸润。

（3）营养不良型大疱性表皮松解症　又称真皮型大疱性表皮松解症，多发于四肢及关节伸侧，尤其手、足、肘、膝多发水疱、糜烂及溃疡，尼氏征阴性。由于愈合后瘢痕形成、挛缩，而影响肢体活动。病变常侵犯口腔、咽喉乃至食管黏膜，在进食后可出现糜烂、溃疡，愈后瘢痕形成。可伴有指（趾）甲脱落，皮疹愈后留下粟丘疹及萎缩。本型经久不愈的皮损处可诱发皮肤肿瘤，如鳞状细胞癌及基底细胞癌。

559. 大疱性类天疱疮是一种什么样的病?

大疱性类天疱疮（bullous penphigoid，BP）是一种自身免疫性表皮下大疱性皮肤病。其特征为在炎性皮肤上发生疱壁较厚、不易破溃的张力性大疱。本病相当于中医的“天疱疮”“火赤疮”。

本病全身皮肤均可出现，以腹股沟、腋窝、下腹、前臂屈侧、大腿内侧等处多见。多见于50 岁以上中老年人。大疱发生于红斑基底上或正常皮肤上，呈半球形，紧张丰满，内含浆液，偶有血液，尼氏征一般阴性。疱壁较厚，不易破裂。疱破后糜烂面一般不向周围扩大，且易愈合，愈合后遗留色素沉着。除大疱外，也可见到外形不规则、中心有消退的红斑。25% 左右的患者有口腔损害，出现水疱及糜烂。患者可有不同程度的瘙痒。病程迁延，预后较好，可自行缓解，但易复发。

实验室检查：①直接免疫荧光检查：示基底膜带 IgG 和 C3 沉积，直接免疫荧光检查对本病的诊断很可靠，几乎100% 的患者为阳性；②间接免疫荧光检查：部分患者可检测到抗基底膜 IgG 抗体，少数出现 IgA 和 IgM 抗体，抗体效价与病情不一定平行；③组织病理：为表皮下水疱。

560. 大疱性类天疱疮需要和哪些皮肤病进行鉴别?

（1）寻常型天疱疮　其特点为在外观正常的皮肤和黏膜上发生松弛性大疱，尼氏征阳性，性质严重。组织病理为表皮内水疱，直接免疫荧光几乎所有患者表皮细胞间有 IgG 和 C3 沉积，天疱疮抗体阳性。

（2）大疱性多形红斑　发病突然，常伴有高热等全身症状。除大疱外常有靶样红斑等损害，病程短，黏膜常受侵犯。直接免疫荧光检查，基底膜带不显示免疫荧光。间接免疫荧光检查，血清中无抗基底膜带抗体。

（3）疱疹样皮炎　多见于中年人，皮损主要为成群的丘疹及水疱，水疱较小，多呈环状排列。主要发生于四肢伸侧、肩胛、臀部等处，不侵犯黏膜。早期损害的组织病变显示乳头顶端水肿，有以中性粒细胞为主的小脓肿。直接免疫荧光检查，真皮乳头有 IgA 及 C3 呈颗粒状沉积。

（4）线状 IgA 大疱性皮病　临床表现和组织病理表现类似疱疹样皮炎或大疱性类天疱疮，但直接免疫荧光检查发现沿基底膜带有均质型线状 IgA 沉积，少数患者有 IgA 循环抗基底膜抗体。

561 大疱性类天疱疮治疗要点如何？

（1）中医治疗　参照天疱疮。

（2）西医治疗外用药物　治疗、支持疗法：防护参照天疱疮。系统治疗药物有：

1）糖皮质激素：为首选药物，一般比天疱疮用量要小，但也有应用较大剂量者。以泼尼松为例，一般对于皮损面积占体表面积 < 10% 的轻症病例，以 20 ~ 30mg/d 为宜；对皮损占体表面积 30% 左右的中症病例，以 40 ~ 50mg/d 为宜；占 50% 以上的重症病例，则剂量以 60mg/d 为宜。从开始服药至完全停药，一般需要 2 ~ 3 年的时间。减药原则参照天疱疮。

2）免疫抑制剂：可以选择糖皮质激素联合免疫抑制剂，如甲氨蝶呤、环磷酰胺、硫唑嘌呤、环孢素、雷公藤总苷。一般在应用 2 ~ 3 周后才能发挥作用，期间密切注意不良反应。

3）抗生素治疗：四环素 1g/d 或米诺环素 100mg/d。常配合烟酰胺（0.3～1.8g/d）。

4）氨苯砜：对轻症及皮损局限的病例可首先服用氨苯砜，其剂量为100mg/d。

562. 副肿瘤性天疱疮是一种什么样的病？

副肿瘤性天疱疮（paraneoplastic pemphigus，PNP）是1990年由Anhalt首先描述的一个特殊类型天疱疮，它与肿瘤伴发，无论在临床、病理上均有特征性的表现。

目前认为PNP属于自身免疫性大疱病。当机体产生对肿瘤的免疫抗体时，就会与存在于表皮内的桥粒芯蛋白等发生结合，使表皮棘细胞松解，产生临床上见到的表皮内水疱。

本病好发于躯干、四肢，也可泛发并累及多处黏膜，多见于中、老年人。本病皮损广泛，呈多形性，可出现红斑、丘疹、水疱、糜烂和结痂等，也可有丘疹鳞屑性损害及多形红斑样的靶形损害。最常见症状为难治性口腔炎，口唇及口唇黏膜糜烂、溃疡、出血。可累及支气管、食管、肠道和外阴等黏膜，另一突出表现为疼痛性、糜烂性眼结合膜炎。

约2/3病例在皮疹出现时已知有新生肿瘤，另外1/3病例在皮损出现后才探查到。与PNP有关的肿瘤依次为非霍奇金淋巴瘤、慢性淋巴细胞白血病、Castleman病、胸腺瘤、分化不良的肉瘤、Waldenstrom巨球蛋白血症、炎性纤维肉瘤、支气管鳞状细胞癌、霍奇金病和T细胞淋巴瘤等。本病可有不同程度的瘙痒，口腔溃疡疼痛。良性肿瘤完全切除后6～18个月皮疹可以完全消退。恶性肿瘤患者预后不佳。

免疫荧光检查：直接免疫荧光检查可见典型的天疱疮改变，但有的病人可以同时见到基底膜带有IgG和C3的沉积。间接免疫荧光检查显示患者血清能与正常人皮肤、猴食管及大鼠膀胱细胞间质结合。

组织病理：表皮内疱、基底细胞液化和表皮内可见散在角化不良细胞。真皮中层以淋巴细胞浸润为主。

中医辨证及疗法：参照天疱疮。

西医治疗：应首先治疗原发的肿瘤，手术切除或化疗、放疗。肿瘤切除后皮损可自行消退。

563. 妊娠疱疹是一种什么样的病？

妊娠疱疹多发生于妊娠中期或晚期，亦可发生于产褥期和产后不久，是以水疱为主的瘙痒性大疱性自身免疫性皮肤病，分娩后自行缓解，再次妊娠复发。

本病病因尚不明了，目前多倾向为大疱性类天疱疮的一种变型。直接免疫荧光检查，沿基底膜带常有 C3 沉积。约半数有免疫球蛋白（常为 IgG，偶为 IgA 和 IgM）沉积。免疫电镜观察可见 C3 和 IgG 位于基底膜的透明板内，与大疱性类天疱疮所见相同。

本病发生于育龄妇女。皮损通常发生在腹部，但常扩展累及掌、胸部或颜面部，黏膜损害少见。皮损呈多形性，常在红斑基础上出现簇集性水疱，往往呈环状排列，类似疱疹样皮炎。水疱融合后形成紧张丰满的大疱，颇似大疱性类天疱疮。水疱破裂后形成痂皮，治愈后遗留色素沉着。自觉剧烈瘙痒。本病呈自限性，常在分娩后缓解，大部分于分娩 3 个月后痊愈。

中医认为本病多因表虚里实，兼感外邪，毒热入于营血，热气熏蒸，疮自内生，遍及全身，而发为本病。辨证多为毒热内盛证：腹部环状群集水疱、丘疹，瘙痒明显，可有抓痕、结痂，伴心烦急，小便黄，大便干。舌质红苔薄黄略腻，脉弦滑。内服中药可酌情使用清热解毒、凉血止痒之品。皮损处可予马齿苋洗剂外洗；糜烂皮损外用双黄连液、黄柏液贴敷；干燥痂皮可外用黄连膏。

西医多对症外用止痒剂；可选用较安全的抗组胺药和镇静药；严重者可考虑使用小剂量泼尼松。注意局部忌烫洗、搔抓刺激。

564 掌跖脓疱病是一种什么样的病？

掌跖脓疱病是一种慢性复发性疾病，以红斑基础上周期性发生皮内无菌性小脓疱，伴角化、脱屑、中度或严重瘙痒为特征。多数学者认为本病属于局限性脓疱性银屑病，也有人认为是一种脓疱性细菌疹。

掌跖脓疱病好发于中年人，皮损好发部位在手掌拇指、小鱼际掌面和跖部足弓处，严重时发生到整个掌跖，甚至发展到足背、小腿膝、肘等部位，经常对称发病。初始角质增厚，呈暗红色，伴有糠状鳞屑。皮损扩大，局部充血，常成批出现数量不等、针尖至针头大深在水疱或黄色脓疱，逐渐增多，范围扩大，伴有中等或严重瘙痒，烧灼或疼痛感。本病易反复发作，缓解期长短不一，常因肥皂或药物刺激、月经及自主神经功能紊乱等因素而加重。

脓液细菌检查阴性。病理检查示表皮内单房脓疱，脓液内有中性粒细胞，少数单核细胞。脓疱下方真皮内有类似的炎性细胞浸润。

本病需与下列皮肤病鉴别诊断：

（1）局限性连续性肢端皮炎　脓疱常初发于指（趾）甲末端或甲周，常伴有沟纹舌，表皮内 Kogoj 海绵状脓疱。

（2）脓疱型细菌疹　常有感染病灶，祛除病灶或用抗生素后脓疱消失。

（3）手足癣和湿疹　手足癣不对称发病，皮损周边可见丘疱疹，脱屑，真菌镜检阳性；湿疹皮损干燥皲裂，不形成脓疱，病程慢，瘙痒明显，常与接触化学品有关。

（4）接触性皮炎　皮损主要为红斑、脱屑等，自觉瘙痒。询问病史可找到致敏原或刺激源。

565. 掌跖脓疱病中西医诊治要点有哪些？

中医认为本病乃禀赋不足，肺脾失调，运化失职，水液代谢障碍，湿邪内蕴，复感风热毒邪，内外搏结，毒热蕴聚肌肤，外发于四肢末端所致。血热外发则为红斑，热毒炽盛则化腐成脓。分二型辨证治疗：①毒热炽盛：外感暑热之邪，蕴蒸成毒，客于肌肤，泛于肌表，两热相搏，化火生毒而发病。皮疹见掌跖部脓疱，反复发作，甚则皮疹可泛发肘、膝等其他部位，伴发热口渴，舌质红绛。治法：清热解毒，凉血清营。方药：清瘟败毒饮加减；②脾虚湿盛：脾经有湿，湿热蕴结肌肤而发病。皮疹以糜烂渗出为主，脓疱少见，有痂皮脱落，以足跖部为主，舌红苔黄腻，脉滑数。治法：清热解毒，健脾除湿。方药：除湿解毒汤加减。

外治方面：局部有红斑、脓疱者，外涂黄连膏，并可配合神灯（TDP）照射；水疱、脓疱较多或有糜烂者，可以用麻黄30g、紫花地丁30g、生甘草30g，水煎温洗或湿敷；脓疱较多者，可以用大黄、黄芩、黄柏、苦参各30g，水煎外洗。

西医治疗重在查找病因，祛除感染灶、过敏原。常用抗生素治疗：如四环素0.25g，每日2次，连续4周。也可以内服氨苯砜（DDS）：100～150mg/d，分2～3次口服；或雷公藤总苷口服。常外用糖皮质激素软膏、煤焦油软膏、维A酸软膏。严重病例或病情顽固者可试用浅部X线照射治疗或PUVA治疗。

本病病程慢性，易于反复发作，对健康无严重伤害。个别患者可转变成脓疱性银屑病。预防与调护方面要注意：①积极根除感染病灶；②局部忌用热水洗烫，以免皮疹加重；③怀疑对金属过敏者，应去除金属牙料，避免食入含有某些金属元素的食物。

566. 角层下脓疱病是一种什么病？

角层下脓疱病病因尚不明确，可能与感染、精神创伤、代谢紊乱、内分泌异常等有关，多见于中年妇女。皮损为针头大小或绿豆大小的脓疱，周围有红晕，向外周环状扩大；数日后水疱吸收干燥，形成浅表结痂与鳞屑，消退后留色素沉着。反复成批发生。好发于腹股沟、腋下、躯干与四肢屈侧。一般无全身症状，皮损部位可有瘙痒或灼热感。血液、脓疱液细菌检查无菌。组织病理示表皮角层下水疱，疱内主要为中性粒细胞。

（1）鉴别诊断　本病病程长，反复迁延发作，但是对全身健康无严重影响。需与下列皮肤病鉴别诊断：

1）脓疱型银屑病：脓疱广泛，全身症状严重，可有银屑病皮损。

2）IgA 天疱疮：可表现为角层下脓疱病，但是此病患者皮损中可检出棘细胞间抗体及血液循环中存在抗棘细胞间抗体。

3）疱疹样皮炎：皮损瘙痒严重，表现为红斑上丘疹、丘疱疹和水疱。直接免疫荧光可检出抗基底膜带抗体。

（2）辨证论治　中医认为本病因心火脾湿，蕴结不解，遂化为毒，毒窜肌肤而成。常分两型治疗：

1）心火偏亢：情志急躁，或者五志化火，火扰血脉，致使血热化毒，流窜肌表而成。皮疹泛发全身，疱液混浊，四周绕以红晕，原有皮疹向外扩展，或呈弧状，或呈环状，伴有轻度瘙痒，舌质红，苔少，脉细数，治宜苦寒泻火，方用黄连解毒汤、五味消毒饮合用化裁，或导赤散等加减治疗。

2）脾虚湿阻：脾阳虚弱，进食辛味或腥浊之物，均可导致湿困中焦，湿郁日久则化毒，或随经络而流注肌肤，或上壅，或下注，或横行四肢，遂生脓疱等皮疹。脓疱损害顶部液体澄清，基底混浊，可互相融合密集成片，结痂或鳞屑呈湿疹状；反复发作，其间隔时间可数天、数周或数月不等；舌质淡红且胖嫩，苔薄白，脉濡细，治宜清化湿热，扶脾固本，方用泻黄散加减或参苓白术散加减。

（3）西医治疗　①氨苯砜（DDS）：100～150mg/d，分2～3次口服；②磺胺类药物：长效磺胺或磺胺吡啶口服；③皮质激素：仅限于对上述治疗无效且复发频繁者，每日口服30～60mg，病情控制后减量。也可以用雷公藤总苷。

本病病程长，迁延反复，无全身症状，对全身健康无严重影响。需注意积极预防外伤感染，保持精神愉快，定期进行体格检查，除外甲状腺功能亢进、骨髓瘤等内分泌系统性疾病。

567 变应性皮肤血管炎是种什么病？

变应性皮肤血管炎可归属于中医学“梅核丹”“瓜藤缠”“黄鳅痈”“脉痹”等范畴，本病多发于青壮年，皮疹好发于下肢和踝部，多对称性，一般认为本病病因包括：①细菌感染：如溶血性链球菌等；②病毒感染：如流感病毒等；③异性蛋白吸收；④药物：如磺胺、碘、青霉素、氯噻嗪等；⑤化学品：如杀虫剂、除草剂及石油产品；⑥恶性肿瘤和自身免疫性疾病。除爆发型及严重内脏损害外，一般预后良好，可于数周内恢复。中医认为本病初期多为实证，以血热或湿热者居多，治以祛邪为主；日久由实转虚，或虚中夹实，可见气虚血瘀或阳虚寒凝之证，治以扶正祛邪并重；后期多为虚证，可表现为气血阴阳之不足，治以扶正为主。由于本病是血管本身的病变，且属于免疫复合物沉积于血管壁所致，因此活血化瘀的治疗应贯穿于病程的始终，可根据体质之强弱、病机之虚实、邪气之类型以及疾病的不同阶段，选择相应的药物随症加减。另外，由于本病的病因涉及内因和外因两个方面，待病情缓解后，又宜积极治疗原发疾病，并注意患者阴阳气血的偏盛偏衰，补偏救弊；注意避免风寒风热之侵袭、调整饮食、慎用某些药物，对预防本病复发有所助益。

568 变应性皮肤血管炎的临床表现有哪些？

变应性皮肤血管炎分为皮肤型与系统型：皮肤型仅表现为皮肤症状；系统型除表现有皮肤症状外，常伴有明显的系统症状。临床为急性发作、慢性经过，常反复发作，病程迁延。

皮肤黏膜表现：皮疹好发于下肢和踝部，但亦可发生于全身各个部位，特别是背、臀部，常呈对称分布。皮疹多种多样，包括红斑、丘疹、风团、紫癜、血疱、浅表小结节、溃疡；紫癜及紫癜性斑丘疹上可以发生血疱、坏死及溃疡。有的发展为真皮结节。皮疹吸收后留有色素沉着或萎缩性瘢痕。自觉瘙痒或灼痛。但特征性表现为紫癜性斑丘疹，鲜红色至紫红色，压之不褪色。本病侵犯黏膜时，可引起鼻出血、咯血、便血。

自觉症状：自觉瘙痒或烧灼感，少数有疼痛感，极少无自觉症状。

系统症状：2/3 的病例可有关节痛、发热及关节肿胀。1/3 的病例有肾脏受累。侵犯胃肠道可引起腹痛及便血。部分患者可有肺部弥漫性或结节样浸润性损害。侵犯中枢或周围神经系统时，表现为头痛、复视、出血性视网膜炎、咽下困难、感觉或运动功能障碍等。亦可侵及心、脾、肝脏而表现为多脏器损害。

569 中医如何治疗变应性皮肤血管炎？

（1）辨证诊治

1）湿热阻络证：以皮肤损害为主，表现为紫癜性丘疹、血疱、溃疡，伴有关节疼痛，大便溏薄，小便短赤，舌质红，苔薄黄，脉滑数。治宜清热利湿，解毒通络，方选四妙散、四妙勇安汤加减。若皮疹色紫红、热象明显者加紫草、茜草凉血清热；下肢肿胀明显者加车前子、泽泻、泽兰利水消肿。

2）热毒聚结证：发病急骤，下肢、躯干泛发紫癜样丘疹、坏死性溃疡，色紫红、灼热疼痛，伴有发热、乏力、咯血、便血，舌质红绛，苔黄燥，脉数，治宜清热解毒，凉血化瘀，方选犀角地黄汤加减。若下肢肿胀加土茯苓、生薏苡仁除湿利水；关节疼痛者加海风藤、秦艽祛风清热利湿；腹痛明显者加延胡索、川楝子行气止痛；溃疡脓多者加黄连、蒲公英、白花蛇舌草、天花粉清热排脓。

3）气虚血瘀证：皮疹反复发作，留有色素沉着、萎缩性瘢痕，或溃疡经久不愈，腐肉不脱，新肉难生，伴有气短、纳少、倦怠、头晕，舌淡或有瘀斑，脉细涩无力。治宜益气化瘀，清解余毒。方选补阳还五汤合四妙勇安汤加减。伴有结节久不消退，加川贝母、夏枯草、白僵蚕化痰散结；若溃疡痛甚者加乳香、没药活血止痛。

4）阳虚寒凝证：病程日久，反复发作，畏寒肢冷，面色苍白，皮疹颜色灰暗，结节日久难消，脓液稀薄，新肉不生，下肢浮肿，腰膝酸软，舌质淡胖，苔白滑，脉沉细，治宜温阳散寒，利湿化瘀，方选阳和汤合参苓白术散加减。若溃疡脓液稀薄日久难敛，肉色灰暗，宜加鹿角霜、阿胶、龟甲胶温阳和血生肌；若脓液秽暗而腥臭者加忍冬藤、土茯苓以解毒利湿。

（2）外治疗法　红斑、风团、丘疹、紫癜者用三黄洗剂外搽；溃疡面可涂以生肌玉红膏或外敷朱红纱条（朱砂、红粉）；结节用紫色消肿膏或黑布药膏敷患处。

570. 奚九一教授治疗变应性皮肤血管炎有哪些经验？

奚老在周围血管病方面提出了“因邪致瘀，祛邪为先”的观点，在变应性皮肤血管炎治疗上采取缓急三期分治的原则，即急性活动期治以祛邪法，好转缓解期治以活血生新法，恢复稳定期治以扶正康复法。奚老认为，皮肤变应性血管炎的发病与邪有着密不可分的联系，在治疗上不能单纯从血瘀的表象出发，而应穷本溯源，明辨治疗上的关键“邪”。本病大多为风热、血热、湿热之邪入络为患，邪盛致瘀，最终导致血络受损，脉络痹阻，气血瘀滞而引发各种血管炎症状。证属风热者多兼夹关节肿痛；血热者以紫斑、血瘀为主；湿热者多表现为肢体肿胀、渗液。三邪可单独致病亦可相互兼夹为患。进而总结指出了变应性血管炎“因虚招邪，因邪致瘀，因瘀致损”的病理演变规律。

奚老认为在急性进展期，紫红斑块、水疱、血疱、溃烂、渗液、烧灼痛、风团等皮损呈急性进行性加重，甚至发生出血性水疱、大疱、坏死性皮炎，并伴有发热、关节痛、头痛等全身症状，证属“邪盛”为主，宜辨邪的性质为主。好转缓解期，血管炎变化趋向好转缓解，水疱、血疱逐渐吸收，渗液减少，溃疡、坏死局限稳定，发热、关节痛等全身症状明显减轻或消失，此期为邪退生新、正虚邪留阶段，宜辨虚、邪的性质为主。恢复稳定期，血管炎变化大部消退仅遗留瘀斑、结节、溃疡，经久不愈，并伴形体消瘦、四肢乏力等全身症状，本期为邪去正虚，旧病未净阶段，宜辨虚与瘀的性质为主。

审因论治，祛邪为先，急性期以祛邪为先，邪不去则瘀不止，而损愈甚，符合中医学“急则治标”的原则。风热重者，宜祛风清热，药选青风藤、徐长卿、青蒿、金雀根、僵蚕、蝉蜕等。热毒重者，用清热解毒、具有抗肿瘤作用的中药，如白英、白花蛇舌草、蛇蜕等，以抑制变态反应。血热蕴毒所致者，宜用凉血清络法，用凉血解毒类药物为主，如生石膏、水牛角片、生地黄、赤芍、牡丹皮、槐花、紫草等。奚九一认为清血热必须先清气分热，故常用大量生石膏，使热从气分解。他还常用咸寒的水牛角片凉血、清热、散瘀。另外，大剂量的生甘草有清热解毒的功效，实验表明，其有类似激素样作用，能增强机体免疫功能。湿热盛者，宜用清热利湿解毒法，药选茵陈、胡黄连、垂盆草、黄柏、苍术、紫花地丁、七叶一枝花等。

对急性期所表现的虚证及瘀证，他强调不必骤补，活血止痛更应慎用，否则会加重病情。急性期是治疗成败的关键，祛邪务尽，以遏其病势，尽快控制病情，减少皮损。

好转缓解期大多为正虚病留，余邪未清，治疗以化瘀与扶正为主，兼清余邪。若邪已渐去，祛邪药中病即减，不可长期使用，以免伐伤正气。此期主张应用偏凉性的活血化瘀通络药，如丹参、桃仁、益母草、土鳖虫、水蛭、穿山甲等；扶正以补阴药为主，耗伤气阴者，药选太子参、党参、石斛、玄参、生地黄、麦冬等。

恢复稳定期多为正虚而旧病未净，治疗以扶正固本为主，兼以化瘀活血。邪退病缓仍有旧瘀，治疗宜温、宜补，补其化瘀之力，以助陈瘀之通消，剂量不宜过大，应依据各类活血与化瘀之药性偏差选用。药物多选偏温性活血化瘀药，如当归、赤芍、鸡血藤、红花、三棱、五灵脂、三七等。扶正药根据个体的不同，如气虚者选加黄芪、党参、白术、刺五加、仙鹤草等健脾益气之品；阳虚者选加淫羊藿、补骨脂、肉桂等；血虚者选加紫河车、阿胶、鹿角胶等血肉有情之品及四物汤；阴虚者可选六味地黄丸、知柏地黄丸长期服用。

奚老认为外治疗法在本病急性期的合理应用，对疾病的转归有着重要作用。方选云南白药酒精调糊外涂，疮周红肿感染者围敷将军散（大黄、玄明粉等）以清热消肿止痛，能有效减轻血管炎所致的组织损害，使坏死局限，促其干敛。好转缓解期可根据创面的不同情况选用外用油膏，如脓腐较多或有黑痂者选用捞底膏（当归、生地黄、川乌、木鳖子等）掺提毒粉外盖创面以化腐提脓；待创面腐去新生时选用新生肌玉红膏外敷；创面干净选用疮疡膏（郁金、苍术、黄柏、泽兰等）以生肌长皮。

571. 西医如何治疗变应性皮肤血管炎？

急性期一般应卧床休息，抬高患肢，以减轻静脉压力对病变的影响，改善微循环。多饮水、进食高维生素及易消化食物。去除或停用可疑的致敏药物或食物，治疗感染病灶，如牙髓炎、牙周炎、咽喉炎、鼻窦炎或呼吸道、胃肠道的感染等。

药物治疗，糖皮质激素仍为首选，特别是对皮损严重和脏器受累者，能较好地控制症状，稳定病情，且能迅速地缓解发热和关节痛。常用量泼尼松 30～60mg/d；病情控制后，逐渐减至5～15mg维持量。轻型病例也可以应用雷公藤总苷片20mg，每日3次口服。氨苯砜能使皮疹迅速消退，但长期应用要经常查血象、定期查肝功，注意有无骨髓受抑制或药物性肝炎的发生。局部并发感染或体内有感染灶者，加用红霉素、青霉素或头孢菌素类。如果关节疼痛和发热明显，可以用吲哚美辛、阿司匹林等非甾体消炎药物。伴有肾脏损害、对糖皮质激素反应差的病例，可加用或单用免疫抑制剂，如环磷酰胺 50～150mg，分2次口服。

572. 什么是坏疽性脓皮病？

坏疽性脓皮病由 Brusting 在 1930 年首先报道，当时考虑为感染性疾病，所以采用此名，一直延续至今。本病主要表现为慢性、复发性、破坏性、潜行性皮肤溃疡，疼痛剧烈。常伴有发热、关节痛、呼吸困难等全身症状。

本病病因尚不完全清楚。约 50% 的坏疽性脓皮病合并自身免疫性疾病、单克隆球蛋白病及血液系统疾病，最常见的是克罗恩病、溃疡性结肠炎等炎症性肠病。1.5%～5% 的炎症肠病患者合并坏疽性脓皮病，经糖皮质激素和免疫抑制剂治疗有效，所以一般认为本病是一种自身免疫性疾病。

坏疽性脓皮病分为四型：

（1）溃疡型　最初为脓疱（偶尔可出现丘疹、脓疱、血疱、结节、毛囊炎），周围有红晕，几天后变成溃疡。也可在外伤部位直接出现溃疡，而不出现脓疱。溃疡周围有卫星脓疱，逐渐破溃并与中心溃疡融合形成大的溃疡，边缘卷曲，边界清，紫红色，有潜行性。愈后呈萎缩性瘢痕，可呈筛状，易复发，疼痛重。

（2）化脓型　原发性化脓性损害可能不发展成溃疡，为顿挫型坏疽性脓皮病。

（3）大疱（表浅）型　好发于躯干部，皮损初为红色炎症性斑块，逐渐变黑变暗，出现浅表性糜烂，基底干净，周围有大疱，边缘增殖，无潜行性，进展缓慢，疼痛轻。对治疗反应较好。

（4）增殖型　常表现为胸部筛状浅表性溃疡，皮损渐扩大增高，边缘呈肉芽肿样，不痛。

本病病理检查无特异性。根据临床表现，排除其他疾病才能诊断本病。

573. 如何治疗坏疽性脓皮病？

坏疽性脓皮病皮损严重、疼痛剧烈，常合并系统损害所以往往需要中西医结合治疗。

西医治疗本病首选糖皮质激素，初始剂量为泼尼松 1mg/(kg · d)（急性进展期用量≥80mg/d），无效则应迅速加量，不宜采用小剂量逐渐加量法。坏疽性脓皮病对糖皮质激素的治疗常反应迅速，全身症状如疼痛、发热等可在用药后 24 小时内消失。原有皮损停止进展，不再有新皮损，红斑减轻，溃疡基底出现肉芽常常提示病情被控制。皮损活动控制后，可缓慢减量，如果减量过快，容易引起疾病的复发。如果常规剂量无效，病人条件允许时，可用甲泼尼龙冲击。

免疫抑制剂可单独应用，也可配合糖皮质激素应用。常用药物有硫唑嘌呤、环磷酰胺、环孢素、苯丁酸氮芥、他克莫司、霉酚酸酯等。环磷酰胺是目前应用较多的免疫抑制剂之一，用于坏疽性脓皮病的治疗有一定疗效。环孢素对85%的病人有效，包括多数应用糖皮质激素无效者，开始剂量5mg/（kg·d），如果无效可加至10mg/（kg·d），疗效出现时间为1～3周，一般能在1～7个月内痊愈，停药后较少复发。本品对手术后出现的坏疽性脓皮病具有同样疗效，也可以皮损内注射。

本病局部治疗的目的主要是减轻炎症和疼痛，防治继发细菌感染、瘢痕形成，促进溃疡愈合。单用局部治疗对早期及轻症病例有效；在严重患者也能减轻症状，但在重症患者只能作为系统治疗的辅助手段。通常用生理盐水、呋喃西林液、2.5%醋酸液或1:10000高锰酸钾液湿敷清创，2～4次/天，每次1小时，然后外用抗生素制剂。溃疡较大者，待病情控制、创面新鲜后，可考虑植皮，以缩短愈合时间。溃疡边缘可以用曲安西龙10～40mg局部封闭。

高压氧具有抗菌、干扰机体免疫系统的作用，可以很快减轻疼痛，加快愈合。也可试用血小板源生长因子凝胶。中药外用可使用蛋黄油清创，红纱条换药。需要注意，本病主要与免疫有关，应避免无针对性的扩大清疮，否则创面受刺激后，反倒更加难以愈合。

中医治疗本病常需要扶正祛邪同步进行。针对患者疼痛剧烈，创面不断扩大，急则治其标，可以选用七厘散、复元活血汤等散瘀，解毒清热汤、仙方活命饮解毒。针对患者久病难愈，可以养阴扶正，应用解毒养阴汤，或者益气扶正，应用薏苡附子败酱散、赤小豆当归散。也可以考虑应用托里透浓汤，用大剂量生黄芪托毒外出。

574. 坏疽性脓皮病如何护理？预后如何？

坏疽性脓皮病若未并发系统损害，经有效治疗，预后多较好。由于疼痛剧烈、病程缓长且反复发作患者焦虑，情绪不稳定，精神紧张抑郁，沉默寡言，表现烦躁甚至大喊大叫。患者有时因为痛苦的折磨对是否能康复、是否留有功能障碍、是否留有瘢痕缺乏足够的认识，甚至失去信心，因而医护人员应做好解释和安慰工作，主动介绍坏疽性脓皮病的相关知识。患者住院期间，根据皮肤损伤的不同时期，针对性地介绍本病皮肤损伤治疗原则、方法以及注意事项，使患者减轻焦虑、恐惧，稳定情绪，对于患者提出的问题给予耐心解答，与患者多交流，多沟通，从而增进护患感情，帮助患者树立战胜疾病的信心，积极配合治疗和护理。

出院指导：坏疽性脓皮病皮肤损伤愈合后，受损轻的皮肤色素沉着，受损重的皮肤可有瘢痕，愈后皮肤较易过敏瘙痒。要防止外伤和蚊虫叮咬等以免引起同形反应。护理人员应积极向患者及家属进行有关知识的宣传教育，加强营养摄入，注意多休息，避免劳累，洗浴时避免用化学香皂，有皮肤瘙痒等过敏现象时可适当用抗过敏药物，必要时到医院就诊。本病易反复发作，所以最好与患者及家属建立通讯联系，进行必要的随访。

575. 什么是急性发热性嗜中性皮病？

急性发热性嗜中性皮病又称 Sweet 病或 Sweet 综合征，以四肢、面颈部突然出现疼痛性红色结节或斑块伴发热为特征，组织病理表现为真皮大量中性粒细胞浸润。

本病与感染有密切关联，多数患者发病前有上呼吸道感染史，部分患者与肿瘤（特别是白血病）有关。此外本病发生可能与Ⅲ型变态反应有关，是机体对细菌等抗原产生的一种超敏反应。

本病多见于中年女性，夏季好发；好发于四肢和面颈部，躯干及口腔黏膜亦可累及，可两侧分布，但不对称。皮损初起为红色浸润性斑块或结节，渐扩大增多，颜色变深，隆起呈边缘清楚的环状，表面可因呈粗颗粒或乳头状而表现为“假水疱”，部分患者可出现散在的针尖大小或更大的水疱或脓疱，有自发性疼痛和触痛，针刺反应也可阳性。口腔黏膜损害表现为浅糜烂和溃疡。皮损经1~2个月后可自行消退，但易复发。

本病皮肤外表现主要是发热为主，以中度热为多，常伴有关节痛、眼结合膜炎及蛋白尿、血尿、氮质血症等肾损害的表现，但一般可随皮肤表现消失而消失。外周血白细胞数增多，中性粒细胞比例升高或白细胞总数不增多而仅有中性粒细胞比例升高，血沉增快。部分患者血清中可检测到抗中性粒细胞胞质抗体。

576. 急性发热性嗜中性皮病的中医治疗要点有哪些？

急性发热性嗜中性皮病属中医“丹”的范畴。其发病多是由于风热毒邪侵袭肺卫，壅阻经络，蕴阻肌腠关节而成。治宜清热解毒，通络止痛。

本病出现高热是患者最焦虑的症状，也是疾病的主要矛盾，需要首先解决。此时用药不可一味重浊，苦寒清热，而要注意按照温病学的思路，清里透表，透热外出。药物不但要清热解毒，还要散邪，这样才能及时退热。可以选用升降散、栀子豉汤，以栀子清里，豆豉宣散，加用大青叶、芦根、白茅根清气凉血，金银花、连翘、白花蛇舌草、栀子清热解毒；元胡、茜草通络止痛；夏枯草散结肿。这样不论外感发热，还是内伤发热，以及原因不明之低热均可斟酌使用。

本病伴疼痛多因脾运失职，湿热内生，蕴久生毒，湿毒热邪蕴结，经络阻隔，气血凝滞，不能通达，不通则痛。若病情以疼痛为主，治疗以清热解毒，活血止痛为法。药用金银花、公英、地丁、木瓜、赤芍、鸡血藤、鬼箭羽、乳香、没药、黄柏等。

外敷膏药直接作用于患处，具有消肿止痛之功，常用的如黄连膏、芙蓉膏等。

577. 什么是荨麻疹性血管炎？

荨麻疹性血管炎是一种皮损类似荨麻疹，但组织病理为血管炎改变的临床病理综合征，易误诊为慢性荨麻疹。本病多见于中年女性，病程慢性，反复发作。皮疹可泛发全身，以风团最常见，其次为环状红斑、丘疹、坏死，偶见网状青斑、多形红斑、大疱。风团可持续 24 小时以上，甚至三五天不消退，消退后常留下色素沉着斑或瘀斑，且多伴有疼痛。实验室检查多见血沉加快和低补体血症，其次为高免疫球蛋白血症、ANA 低效价阳性、ENA 多肽抗体和抗 dsDNA 抗体阳性，也可见 RF 阳性、循环免疫复合物（CIC）升高、蛋白尿、脓尿、血尿等异常。

根据是否伴有低补体血症，荨麻疹性血管炎分为正常补体血症型荨麻疹性血管炎和低补体血症型荨麻疹性血管炎，前者症状轻而少有系统受累，后者症状重而多伴有系统损害。对于反复或持续性荨麻疹患者来说，首先要确定皮损是真正的荨麻疹抑或荨麻疹性血管炎。易消退的瘙痒性皮损多为荨麻疹，而无瘙痒的疼痛性红斑超过 24 小时不消退者极可能是荨麻疹性血管炎。

578 哪些情况下皮肤病看似疑难，治疗却相对容易？

临床中发现皮肤病常常处于四种状态：①皮损处于变动之中，同时有典型的全身症状，此是调整整体状态，往往能收到一箭双雕的效果，并且往往有速效；②皮损在变动而全身症状不典型，此时应用针对皮损的、有皮肤科特色的辨证体系较易取效；③皮损相对静止而有典型的全身症状，这时应用经方，可能在治疗整体的同时使皮肤受益，也可能整体获益而皮损不见改善；④皮损静止，且无典型全身症状，恰如一潭死水，这是真正的难点，此时必须激发矛盾，争取创造焦点，使机体动起来，努力使阴证转阳，才有治愈的希望。

许多外观疑难复杂的皮肤病，治疗成功，多属于以下两种情况：

（1）病情虽重，但机体处于敏感状态，能对治疗做出反应。

皮肤病往往经历动静不断转化的过程：最初皮损处于活动期；经过治疗，部分皮损消退，另一部分皮损进入静止期；之后由于某种刺激，疾病开始泛发或复发；经过治疗，泛发的皮损再次减轻，又进入新的静止状态。

从临床表现看：动是疾病加重、邪热亢盛的表现；而静是疾病缓解的表现。但从治疗难易看：前者属于阳证，易治；而后者属于阴证，难治。部分患者均经历了漫长的静止状态，其间虽也应用了各种治疗，却乏效可陈；而疾病加重的变动过程既可能是局部皮肤问题日久影响到整体的表现，也可能是潜在的整体问题被激发后的表露，但不管哪种情况，此时身体不再沉默，开始对病症做出反应，这就为我们创造了治疗的机会。

（2）皮损与整体状况互相关联，同步变化。

许多患者均有多种多样的不适症状，这些症状实际是机体反应状态的具体表现，为治疗提供了重要的线索；更重要的是皮损的加重与上述症状的出现同步，在治疗过程中皮损又与诸多症状同步消退，说明此时内外表里都已处于相同的反应状态，皮损与其他症状、体征性质相似，皮损与整体反应状态正相关，表里一致，故调整整体反应状态，能达到治愈皮损的效果。

需要说明的是：当机体对疾病做出反应，表现出种种繁杂症状，看似棘手之时，伤寒杂病论方常能大显身手；而皮损顽固不消，却无任何不适，正邪相安，机体默认了与皮损共存的状态之时，经方往往难以获效，赵炳南先生的经验正可信赖。

579. 中医对贝赫切特综合征是如何认识的？

贝赫切特综合征，又称眼-口-生殖器综合征，是口、外生殖器溃疡和虹膜炎三联综合征。其表现与祖国医学文献中记载的“狐惑”症相类似，中医称之为“狐惑病”。狐惑病名，出自《伤寒杂病论》，因本病有“默默欲眠”，“卧起不安”等表现，如狐之所迷，狐之所惑，故得其名。《金匮要略·百合狐惑阴阳毒病脉证治》记载“狐惑之为病，状如伤寒，默默欲眠，目不得闭，卧起不安，蚀于喉为惑，蚀于阴为狐，不欲饮食……”本病以青壮年患者为多，主要侵犯口腔、皮肤、阴部黏膜。

中医认为，本病病因病机较为复杂，湿、热、毒、瘀的病理变化均可与发病有关。急性期多以湿、热、毒等邪实为主，缓解期可见气虚、阴虚和阳虚，虚中夹实，为本虚标实之证。在病情的发生、发展过程中湿热、阴虚、气虚、阳虚等均能造成血瘀的病理变化。

前人对本病病因的认识大致有两种观点，一是认为虫蚀所致，如元·赵以德在《金匮玉函经二注》中说：“狐惑病，谓虫蚀上下也……盖因湿热久停，蒸腐气血而成瘀浊，于是风化所腐为虫也”；一是认为由湿热毒邪所发，如隋·巢元方《诸病源候论·伤寒病诸候》云：“皆湿毒所为也，初得状如伤寒，或因伤寒变斯病”。探究毒邪产生的原因，大致可归纳如下：

（1）饮食不节　脾主升清，胃主降浊。脾胃具有消化饮食，化生、吸收和转输水谷精微的生理功能。水谷精微是人体生命活动所需营养物质，也是生成气血的主要物质基础。但若饮食失度，或偏嗜膏粱厚味、辛辣肥甘，或进醇酒滋腻之品，则会滞脾碍胃。《素问·痹论》说：“饮食自倍，脾胃乃伤。”脾胃受损，清阳不升，浊阴不降，阻滞中焦，酿生湿浊而为生毒之源。

（2）情志失调　《素问·阴阳应象大论》云：“人有五脏化五气，以生喜怒悲忧恐”。七情过极，伤及脏腑气血，导致气机郁阻，郁久化热，即“五志过极，皆从火化”“气有余便是火”，从而导致热毒内生，正如《临证指南医案》云“郁则气滞，气滞久必化热”。

脏腑失调，毒邪内蕴是贝赫切特综合征的发病基础，毒邪内伏，加之外邪引动，则流窜他处，或上攻于咽喉，或下注于外阴，或流注于关节，或浸淫于肌肉皮肤。毒邪日久，耗气伤阴，正气不足，无力抗邪，则病情反复，缠绵不愈。

总之，脏腑功能失调，毒邪（湿毒、火毒）内生，循经攻注，从而导致贝赫切特综合征的发生。

580. 西医认为贝赫切特综合征的病因和发病机制是什么？

（1）自身免疫学说　病人血清 α_1、α_2、β 和 γ 球蛋白增加，血中 C3 补体明显升高；病人有多种自身抗体如抗口腔黏膜抗体，特别是在病情活动期，抗口腔黏膜抗体效价往往升高；患者血清中存在免疫复合物，其阳性率可达60%，并与病情活动有关；免疫荧光研究证实血管壁有 IgM、IgA、IgG 沉积以及应用糖皮质激素可缓解病情等，都说明本病与自身免疫相关。

（2）感染因素　早期认为病毒为其发病原因。Behcet 发现溃疡的渗出物涂片中有包涵体，因而首先提出病毒病因学说。有学者先后从病人眼部前房的积脓、口腔黏膜和生殖器溃疡发现病毒包涵体。细菌也是人们研究较早的致病因素之一，我国学者曾认为与结核杆菌感染有关，有人报道贝赫切特综合征患者 OT 试验的阳性率可达 60% 以上，并且部分患者抗结核治疗有效。以链球菌抗原做皮肤试验及巨噬细胞游走抑制试验，结果为阳性，故认为其发病亦与链球菌感染的慢性病灶有关。因此，感染因素在本病发病机制中的重要性是不可忽视的。

（3）遗传因素　近几年，遗传因素在贝赫切特综合征发病中的作用日益受到重视。有人通过家系调查认为本病是一种表型可变动的常染色体显性遗传病，亦有人认为是一种常染色体隐性遗传病。HLA 分子与贝赫切特综合征的关系是目前研究最多的，其中 B51 与贝赫切特综合征的关系最密切。眼型和 HLA-B5，关节型和 HLA-B27，皮肤黏膜型和 HLA-B12 正相关。有文献报道某些微生物热休克蛋白可能存在贝赫切特综合征相对特异的表位，但是否引发本病，尚待证实。

581. 古人关于贝赫切特综合征有何论述？

本病与祖国医学文献中记载的“狐惑”相类似，首载于《金匮要略》：“狐惑之为病，状如伤寒，默默欲眠，目不得闭，卧起不安，蚀于喉为惑，蚀于阴为狐，不欲饮食，恶闻食臭，其面目乍赤、乍黑、乍白。蚀于上部则声喝，甘草泻心汤主之”。“蚀于下部则咽干，苦参汤洗之”。“蚀于肛者，雄黄熏之”。“病者脉数，无热，微烦，默默但欲卧，汗出，初得之三四日，目赤如鸠眼，七八日，目四眥黑。若能食者，脓已成也，赤小豆当归散主之”。

以上所述，记载了狐惑病的临床表现，狐与惑的概念，以及治疗方剂等。张仲景虽然没有明确指出本病的病因病机，但从“目四眥黑，若能食者，脓已成也”以及所采用的方剂来看，本病是感受湿热或热毒之气所致。《诸病源候论·伤寒病诸候》明确地指出本病“皆湿毒所为也”；“初得状如伤寒，或因伤寒而变斯病。”对本病的病因病机进行了初步的探讨。晋·王叔和《脉经》云“病人或从呼吸上蚀其咽，或从下焦蚀其肛阴。蚀上则为惑，蚀下为狐，狐惑病者，猪苓散主之”丰富了本病的治疗方药。《金匮玉函经二注》认为本病的发生“非独伤寒变是证，凡热病者得生虫也”。后代《金匮要略》注家如徐忠可、魏念庭、尤在泾等均宗赵以德湿热生虫的理论。只有魏念庭稍有革新，提出“虚热”的病因，在其所著《金匮要略方论本义》中云“狐惑者，阴虚血热之病也”，“直冲者，治其标也；治虚热者，治其本也”。

《金匮要略论注》中徐忠可云“然狐惑但欲眠，此言欲卧，则昏然欲睡，乃邪独乘阴而更甚矣。药用赤小豆当归者，赤小豆善去湿而解毒清热，当归辛散，主下焦阴分之病，故以此引豆入血分，而去其湿热毒，非补之也”。通过对《金匮要略》的方解，阐明了张仲景未述之病机。

《医宗金鉴》认为狐惑即是牙疮、下疮，载有“狐惑，牙疮、下疮等疮之古名也。近时唯以疮呼之。下疮即狐也，蚀烂肛阴；牙疮即惑也，蚀咽、腐龈、脱牙、穿腮、破唇。”“每因伤寒病后余毒之为害也；或生斑疹之后，或生痢疾下痢之后，其为患亦同也”是对本病病因的阐述。在治疗方面，《医宗金鉴》认为《金匮要略》的外治法是合理的，然而由于甘草泻心汤治疗本病与证不符，认为“必传写之误”。而唐容川《金匮要略浅注补正》中则认为甘草泻心汤用于治疗本病却有卓效，载有“余亲见狐惑证胸腹痞满者，投此立效”。

总体来说，古代医家认为狐惑之为病多因湿热之邪久积，郁久化火成毒，侵犯相应脏器而变生本病。

582 当代名老中医关于贝赫切特综合征有何论述？

（1）朱仁康认为本病相当于《金匮要略》所载的狐惑病，方用甘草泻心汤。病起不久，如及早认证明确，此方多应；若旷日时久，反复发作，则根治较难。本方以黄连、黄芩苦寒清化湿热，干姜、半夏辛温开通散结，并以甘草、大枣补脾和中，苦降辛通，寒热并用，上下得治。

（2）徐宜厚将本病分为五型：

1）肝脾湿热证：起病急，病期短，症见头痛，羞明，口腔黏膜及外阴溃疡，小如挤，大如豆，自觉灼热疼痛；或有下肢红斑结节，潮红灼热而痛。急性期可见发热畏寒，少数有高热、心烦、汗出、关节酸楚，胸胁闷胀，纳呆不思食，咽干口苦，妇女带下黄稠，舌质淡红，苔黄腻，脉濡数或弦数，治宜清热解毒，安中化湿，方选甘草泻心汤加味，药用：甘草、人参、姜半夏各10g，藿香、佩兰、白术、茯苓各12g，黄芩6g，黄连3g，赤小豆30g，大枣7枚。

2）肝郁气滞证：反复发生口腔及外阴溃疡，皮肤出现红斑结节，胁肋胀满，双目干涩，视物不清；月经前或行经期病症加重，经色暗红，或夹血块，舌质紫暗，或夹瘀斑，苔少，脉细涩。治宜疏肝理气，清热化湿。方选柴胡清肝散合赤小豆当归散加减。药用：柴胡、焦山栀、当归各6g，生地、白芍、茯苓、制香附、玫瑰花、川楝子各10g，车前子、车前草各15g，赤小豆、白花蛇舌草各30g。

3）肝经积热证：除口腔、外阴溃疡外，可见皮肤红斑结节，局部灼热疼痛；伴有发热，疼痛，目赤，畏光羞明，视物模糊，大便燥结，小便黄赤；舌质红，苔黄腻，脉弦数。治宜清肝泻火，渗湿解毒。方选泻青丸或龙胆泻肝丸加减。药用：柴胡、焦山栀、木通、炒胆草各6g，炒白术、青葙子、杭菊花、生地、赤茯苓、青黛各10g，车前子12g，白茅根15g。

4）肝肾阴亏证：病程旷久，口腔及外阴溃疡时轻时重，头目眩晕，女子月经不调，男子遗精，口干口苦，手足心热，舌质红或红绛，少苔或无苔，脉细数。治宜滋补肝肾，养阴清热，方选六味地黄丸加减。药用：干地黄12g，山药、山茱肉、茯苓、泽泻、玄参、地骨皮、枸杞子、麦冬、沙苑子各10g，炒丹皮、五味子各6g。

5）脾肾阳虚证：病程较长，全身乏力，少气懒言，手足不温，纳差，五更泻，下肢浮肿，月经不调，遗精阳萎，长期反复出现口腔溃疡及外阴溃疡，伴有结节性红斑，病情有遇寒加重、冬季尤甚的倾向，多种合并症相继发生，舌质淡红，苔薄白或少苔，脉细弱。治宜扶脾补肾，益气温阳。方选四君子汤合金匮肾气丸加减。药用：党参、茯苓、白术、陈皮、甘草各10g，制附片、白芍、补骨脂、益智仁各12g，砂仁8g（后下），山药、炒薏苡仁各15g。

加减法：口糜较重加灯笼草、挂金灯、金莲花、马蔺子；溃疡难愈加天花粉、芦根、大黄、豆卷；溃疡反复加沙参、石斛、玄参、西洋参；外阴溃疡并见黄白带下加赤石脂、禹余粮、乌贼骨、金樱子、莲须、煅龙牡；外阴溃疡日久不愈加黄芪、白蔹、白术、黑大豆、蜂房；目赤多泪加蔓荆子、密蒙花、刺蒺藜；眼痛较剧加细辛、延胡索；目赤翳肿加杭菊花、青葙子、旱莲草；前房积脓加黄芩、地丁、浙贝母、茵陈、木通、穿心莲；结膜炎加谷精草、蝉蜕、木通、蛇蜕；视力减弱加草决明、枸杞子，还可加服石斛夜光丸；小腿结节加川牛膝、桃仁、青皮、槟榔、夏枯草；足踝湿肿，加川萆薢、猪苓、茵陈、五加皮、苍术皮；结节顽固难消加桃仁、皂刺、三棱、莪术、乳香、没药、络石藤、丝瓜络、青皮；脓疱或疖肿加蒲公英、地丁、连翘；关节疼痛加秦艽、独活、千年健、乌梢蛇、寄生；腰膝酸软乏力加枸杞子、菟丝子、川续断、杜仲；体虚畏寒，夜间多尿加巴戟天、党参、黄芪、淡肉苁蓉、补骨脂；月经不调或经前病情加重加益母草、茺蔚子、月季花、仙茅、仙灵脾、乌药、香附。

本病外治：口腔溃疡，选用西瓜霜、锡类散、珠黄散、绿袍散、养阴生肌散，任选一方，吹于患处；眼痛流泪或者羞明，选用黄菊花、薄荷、青茶适量，煎汁，外敷或冲洗之；外阴溃疡，先用苦参汤，或蛇床子汤，或雄黄散，任选一方，煎汁外洗，然后用月白珍珠散、黄连粉、铁箍粉，外掺之；若溃疡日久不愈，可用珍珠粉0.3~0.6g，加入凡士林10g，外敷；还可用青蛤散，麻油调成糊状外涂。此外，青黛油膏、黄连膏均外敷之。

（3）刘瓦利认为本病是因忧思、郁怒、劳累过度或房事不节等，致肝肾脾不足，湿热蕴结，肝脾失于条达、运化，毒邪窜络，上扰眼口、下注阴器而发。故临床表现复杂，易被诊为单独孤立的口腔、皮肤、眼、妇科等疾患而误诊，故须掌握特征，细察病位。本病在急性期多表现为湿热蕴结，毒热内攻之证，久病则耗伤阴血，导致肝肾阴虚之证。中医治疗本病应抓主要矛盾，急则治其标，缓则治其本，故早期以清热利湿，泻火解毒为主，病情稳定后则以益气养阴为主，使正气渐复，气血调和，病邪自退。

（4）岳美中云："狐惑病是温毒热性病治疗不得法，邪毒无从发泄而自寻出路的转变重症。"并认为甘草泻心汤原方治疗本病"仍有一定的价值"。吴越人认为"本病不难在缓解症状，而难在根治；欲求根治，以甘草泻心汤为佳，因其湿毒上冲而复下注，上下交病，须治其中，故治以甘草泻心汤。甘草用量需大，使其中气运而湿毒自化。"王子和通过临床观察指出：久卧湿地，饱经风霜，产后郁热，均可引起狐惑病的发生。他认为狐惑病皆与湿热有关，其证候表现皆是毒热所致，而咽干等症状则是由于肝肾二经虚热在内，阴液不能上潮所致。松本克彦认为狐惑病表现为肝热炽盛者多，仅少部分病人表现为典型的脾虚型，然而在很多情况下此二因素混合存在。脾湿肝热互结而成为湿热。并指出，如将肾阴不足另作别论，则肝热和脾湿即为本病的两大主要因素。

综上所述，当代医家对本病的认识，总与“湿、热、虚、瘀、毒”相关，治法上以清热、解毒、除湿、化瘀、补虚为要，临证加减，以获良效。

583·贝赫切特综合征的临床表现有哪些?

贝赫切特综合征是一种以血管炎为病理基础的多系统病变，病人可有多发性口腔溃疡、外生殖器溃疡、眼虹膜睫状体炎或视网膜炎的三联征。但有的病人仅有三联征中的两种损害，也可以诊断本病。本病多见于青壮年，可急性或慢性起病，病程呈慢性、复发性、进行性加重等特征。眼部病变常见虹膜睫状体炎、前房积脓、结膜炎、角膜炎或视网膜炎等，并可影响视力。生殖器溃疡大小不一，经常复发。皮肤可有感染性疾病，如脓疱疮、毛囊炎、疖、蜂窝织炎、溃疡；亦可为结节性红斑样皮疹；针刺皮肤，会出现小丘疹或脓疱，此同形反应是本病的特点。此外还可出现心血管、胃肠道、神经系统的病变或有发热、头晕、头痛、乏力等全身症状。病情缓解与恶化周期性交替。

本病具有多种临床表现：

（1）复发性口腔溃疡　发生率高达95%以上，始终无口腔病变者极少，表现为圆形或椭圆形疼痛性溃疡，直径2～10mm，深浅不一，覆盖黄白色假膜，周围有红晕。反复发作的口腔黏膜溃疡常是本病的最早症状，单个或多个，红肿灼痛。

（2）复发性外生殖器溃疡　常见于阴囊、阴茎、龟头、大小阴唇，其次为阴道、宫颈、会阴及肛门等处。一般发生在口腔黏膜或皮肤病变以后，少数可为初发症状。男性发生率低，症状也较轻；女性患者绝大多数都有生殖器溃疡，发生时间较早，症状较明显。

（3）眼部症状　一般发生较晚，多表现为虹膜睫状体炎、前房积脓及脉络膜视网膜炎，其次可见结合膜炎、角膜炎。球后病变常导致青光眼、白内障和失明，女性患者眼部病变发生率低且症状轻，男性则发病率高且症状重。

(4) 皮肤损害　绝大多数均有皮肤病变，往往早期出现，可作为早期诊断的主要条件之一。通常以毛囊性脓疱、结节性红斑、针刺反应阳性最为常见。次之是结节性血管炎、血栓性静脉炎、疖肿及多形红斑样皮疹。

(5) 关节炎　表现为多发性游走性关节炎，红肿热痛和关节积液均可发生。以膝、踝、肘等大关节受累机会多。不引起化脓，也不发生永久性强直和畸形。多为一过性，可反复发作。

(6) 血管炎　大小血管均可受累，静脉多于动脉。一般为复发性浅表或深在性血栓性静脉炎，有时可累及上下腔静脉及大小动脉。

(7) 神经系统病变　中枢神经系统与周围神经系统均可受累，前者多些，男性发病率高。中枢神经系统病变是由于血管炎致脑组织灶性软化所致，根据受累部位出现相应症状，表现为脑膜炎、脑干受损症状以及精神错乱等。

此外还可并发附睾炎、尿道炎、消化道炎症或溃疡、心肌炎、间质性肺炎等。全身症状常有低热、乏力、关节痛、头痛、食欲下降等。

584·贝赫切特综合征的诊断要点是什么？

(1) 发病部位　口腔、外生殖器、眼、皮肤、关节及神经系统等均可受累。

(2) 发病年龄　青壮年为主，20~30岁患者占74%。

(3) 皮损特点

1) 口腔溃疡反复发作，常为多发，溃疡呈圆形或椭圆形，直径2~10mm，主要在颊黏膜、舌部，亦可累及咽、硬腭、扁桃体、喉、鼻腔和食管。

2）男性生殖器溃疡主要发生于阴囊、阴茎和龟头，也可发生于尿道；女性主要发生于大小阴唇、阴道和宫颈；两性均可发生于会阴、肛门或直肠内。

3）眼部病变一般发生较晚，分为眼球前段病变和眼球后段病变。

4）皮肤病变包括丘疹、水疱、脓疱、脓皮病、毛囊炎、痤疮、疖、结节性红斑和多形红斑样损害。

（4）皮肤针刺反应　无菌针刺入皮内或生理盐水皮内注射，24～48 小时局部出现毛囊炎和脓疱为阳性。对本病有诊断意义。

（5）组织病理　表现为血管炎，大小血管均可受累。不同部位和病期的皮肤活检显示血管炎的病变差异较大。

（6）自觉症状　轻者无全身症状，或偶感疲劳无力，关节酸痛、头痛头晕、食欲下降、体重减轻，重者可有低热、乏力、头痛、关节痛。溃疡初疼痛明显，眼部病变可导致失明，关节受累可出现红、肿、热、痛。

（7）慢性病程。

（8）实验室检查　白细胞增多，血沉增快，血清 α_2 和 γ 球蛋白增加，类风湿因子阳性，血液流变学检查血液黏滞性增加。部分病人血清中可检出口腔黏膜自身抗体。

585. 贝赫切特综合征应与哪些皮肤病鉴别？

本病早期只有口腔溃疡或仅有女阴溃疡者，需和阿弗他口炎、女阴溃疡进行鉴别。以关节症状为主者，需和类风湿性关节炎进行鉴别。

（1）急性女阴溃疡　本病主要发生于青年女性，起病突然，开始为外阴部溃疡，好发于大、小阴唇的内侧和前庭的黏膜，有的口腔也可发生溃疡。轻者病变浅表，面积小，数目少，病程相对较短，重者溃疡面积大，病变深，发展较快。

(2) 阿弗他口炎　与不全型贝赫切特综合征鉴别困难。当合并眼部病变、皮肤毛囊性丘疹、结节性红斑样损害和针刺同形反应试验阳性时，容易鉴别。

(3) 口腔外伤性溃疡　多为局部牙齿所引起的创伤，溃疡外形不规则、单发，很少反复发作。

(4) 药疹　常有明确的服用药物史，停药后可恢复，一般不会复发。

(5) 红斑狼疮和大疱性疾病　尚伴其他症状，通过组织病理、免疫荧光检测、免疫学指标检查可以鉴别。

(6) 类风湿性关节炎　类风湿性关节炎的受累关节常左右对称，有梭形肿胀及关节固定，不伴有口腔及外阴溃疡表现和结节性红斑的皮肤损害。

586. 贝赫切特综合征中医内治要点如何?

本病主要与“湿、热、毒”有关，湿、热、毒邪循经走窜，上攻下注，病程日久则有变证发生，病变涉及脏腑，致气血失和，阴阳失调。中医内治分以下几型：

(1) 肝肾阴虚，湿热内蕴证　口腔、外阴部反复发作溃疡，时轻时重，双眼发红，视力减退，下肢出现红斑结节，头昏目眩，手足心热，口干咽燥，遗精盗汗，月经不调，腰膝酸软，舌质红，苔白，脉沉弦细，治宜滋补肝肾，清热除湿，方药：解毒养阴汤加减。方中南北沙参、元参、枸杞子、丹皮、石斛、菟丝子滋补肝肾；生地炭入于血分，滋阴凉血解毒；丹皮凉血活血；天花粉清热；泽泻、黄柏、苦参清热除湿。

(2) 湿热下注，外感毒邪证　口腔溃疡及眼部疾患已愈，惟阴部有数块大小不等的溃疡，表面颜色暗，有少量脓性分泌物，外阴红肿疼痛，行走困难；咽干、口苦。舌红，苔白略腻，脉滑数。治宜除湿清热解毒。常用生黄柏、土茯苓、茵陈利湿清热解毒；女贞子、当归、白芍滋补肝肾，养血和营；茯苓、白术、泽泻、车前子、生薏苡仁健脾除湿；陈皮、厚朴理气和胃；双花、连翘清热解毒。

（3）脾虚湿盛，兼感毒邪证　体质消瘦，气短懒言，食谷不化，纳少，便溏。舌质淡、舌体胖有齿痕，苔白或腻，脉沉细。治宜健脾除湿解毒。常用黄芪、党参、白术、茯苓、健脾益气；薏苡仁、扁豆、陈皮、车前子除湿；双花、连翘解毒。

对于病情稳定者，可选择内服六味地黄丸、知柏地黄丸、滋补肝肾丸、除湿丸等，或当归120g、赤小豆30g共为细末，每服10g，每日2次。

587. 贝赫切特综合征中医外治要点如何？常用哪些非药物疗法？

（1）中医外治　口腔溃疡者可外用西瓜霜、锡类散、珠黄散，或冰片0.6g、人工牛黄粉0.6g、珍珠粉0.3g共研细末外用。亦可用银花、菊花冲水，一日多次含漱。金莲花片含服，每次一片，每日3～5次。眼痛流泪或羞明者，选用黄菊花、薄荷、青茶适量，煎汁，外敷或冲洗之。

外阴溃疡可用阴蚀黄连膏外敷；蛇床子水剂外洗；或先用苦参汤、蛇床子汤、雄黄散任选一方，煎汁外洗，然后用月白珍珠散、黄连粉、铁箍粉，外掺之。若溃疡日久不愈，可用珍珠粉0.3～0.6g，加入凡士林膏10g外敷；还可用青蛤散、麻油调成糊状外涂；青黛油膏、黄连膏均可外敷之。

（2）非药物疗法　贝赫切特综合征可试用针灸及其他疗法。

1）毫针法：合谷、肺俞、内关、少冲、风池、足三里。方法：平补平泻法，留针10～15分钟，每日1次。

2）粗针法：神道透至阳，中枢透悬枢。方法：针后得气留针4小时，两日1次。

3）穴位注射法：大椎、肾俞、血海。方法：维生素 B_{12} 500μg，维生素 B_1 100mg 混合液，针后得气，每穴推注0.5～1.0ml，两日1次。

588. 贝赫切特综合征如何调护？

本病患者多表现为孤僻忧郁，因此，精神调护至关重要，要善于开导，使之心情舒畅，性格豁达，遇事不怒、不悲、不忧、不躁。

注意口腔清洁，可常用玄麦甘桔汤煎汁含于口腔内或漱口；刷牙时不宜太猛，以防损伤黏膜；外阴区域也应经常清洗且保持洁净。

宜食清淡易于消化的食物，忌食辛辣、油煎之品；口腔反复溃疡者，不宜食鸡血及蛋白。日本汉方医学界曾有人强调：本病的发作与食用动物脂肪、饮用酒类有关，应加以限制。

589. 环状肉芽肿是一种什么病？

环状肉芽肿是一种以环状丘疹或结节性损害为特征的慢性皮肤病，目前病因和发病机制尚不明确。一般认为是机体在病毒感染、外伤、日晒或糖尿病、甲状腺炎等相关免疫性疾病、疫苗接种、恶性肿瘤等异常免疫状态下发生的肉芽肿反应。

环状肉芽肿是一种良性的炎症性皮肤病，临床上表现为丘疹或环状斑块，分为局限型环状肉芽肿、播散型环状肉芽肿、皮下结节型环状肉芽肿等，组织病理检查显示灶性胶原变性的环状肉芽肿。本病应与离心性环状红斑、游走性红斑、体癣等相鉴别。

损害范围小者可采用冷冻、外用强效糖皮质激素、损害内注射激素或手术切除，也可外用他克莫司、咪喹莫特；损害泛发者可内服维A酸、糖皮质激素、抗疟药物、氨苯砜、己酮可可碱、烟酰胺、延胡索酸酯、碘化钾、维生素E或肌注干扰素、口服补骨脂素联合长波紫外线的光化学疗法等。

目前，中药内服临床报道较少，各家均以个人经验进行辨证治疗。如使用健脾除湿软坚散结法，常用白术、茯苓、陈皮、枳壳、鬼箭羽、猪苓、泽泻、鸡血藤、红花、夏枯草等药物。

590 红斑性肢痛症是一种什么病？

红斑性肢痛症是一种阵发性血管扩张性疾病。多发于四肢末端，有灼热，剧痛、皮色潮红、灼热，活动后疼痛加重等特征。本病可持续多年不愈，男女均可发生，发病年龄多在中年以上。发病部位主要侵犯手足，尤以双足部位最常见，大多数双侧同时发病，发作时患处红肿，痛如汤泼火燃，入睡时常因足部温暖而疼痛加剧，因此喜欢将足部暴露于被外。若在冷水中浸泡或将患肢抬高，疼痛和灼热感可暂时缓解，但局部皮色改变不大。阵发性烧灼样疼痛发作时间长短不一，可持续几分钟、数小时或数日。本病病程较长，可持续数年，可导致患肢溃疡等病变。如口服阿司匹林后疼痛缓解，可作为辅助诊断的参考条件。

本病需与雷诺病鉴别，后者遇冷指端呈发白→发绀→发红的时序性变化过程，并伴有厥冷、麻木等典型症状。本病还要和手足发绀症鉴别，后者是一种小动脉功能紊乱所致的疾病，手足皮肤青紫，触之冰冷，遇冷则加重，呈一时性发作或持续整个冬季，有时夏季也可出现。患者伴有手足多汗。

本病一般分两型治疗：

（1）湿热下注证　患肢皮肤红肿，灼热剧痛，遇热加重，遇凉则舒，舌苔黄腻，脉数，当清热利湿佐以解毒，方用萆薢渗湿汤加减。

（2）脏腑积热证　患肢皮肤色红明显，痛如汤泼火燃，放入凉水中浸泡则舒，舌质红苔黄，脉弦数，当清火解毒，方用黄连解毒汤合五味消毒饮加减。

也有人介绍本病有属于虚火、阴火的类型，有应用大剂量干姜、桂枝、附子等温阳药物治疗成功的案例。

本病虽然痛苦，但预后良好。患者应尽量避免肢体暴露于暖和环境，减少使皮肤温度升高的诱发因素。最好穿透气良好的鞋或凉鞋，以使足部能接触流通的空气，睡眠时足部可外露。发作时使用冰袋等可使烧灼痛缓解，但不宜反复使用，平时应多做适应性锻炼，即温水脱敏法：先将两足放入冷水中以暂时缓解疼痛，然后逐渐提高浸足的水温，以增加皮肤对温热的适应能力。

591 网状青斑临床表现有哪些？

本病皮损表现为下肢紫红色、青色或青紫色网状或树枝状斑纹，宛如大理石的花纹，弥漫性或局限性分布，一般无自觉不适，触诊病变部位皮肤温度稍低于正常，遇冷时症状加重，可有麻木、隐痛或刺痛感，肢体动脉搏动正常。前臂、躯干、颜面也可发生，临床上一般分为 4 种类型：

（1）大理石状皮肤　又称间歇性网状青斑，多见于下肢，斑纹为大理石花纹样，呈弥漫性，程度很轻，多在阴寒天气时出现，遇温热后消失，有伴发冻疮、肢端青紫症或红绀病的倾向。

（2）特发性网状青斑　又称为持续性网状青斑，症状较上一型略重，斑纹明显，范围较广，在温热环境中皮损常不易完全消失，少数可伴有复发性疼痛性踝旁及小腿溃疡。

（3）先天性网状青斑　本型皮损类似于大理石状皮肤，又称毛细血管扩张大理石皮肤，出生时即有，可有表浅静脉扩张及蜘蛛痣状毛细血管扩张，以及皮肤浅溃疡，并可伴有其他先天性缺陷，皮损随年龄的增长而逐步减退，直至消失。

（4）继发性网状青斑　又称为症状性网状青斑，继发于多种免疫系统疾病、血液黏滞性增高性疾病等，皮损多呈斑片状或不对称，多与原发病的皮损同时存在，故往往不似前三型那样典型，且不易消失。

继发性网状青斑患者临床辅助检查出现异常，均反映的是原发病的存在，其他类型的网状青斑，实验室检查一般无异常。一般原发性网状青斑相对于继发性网状青斑，其皮损更为典型，弥漫分布，但程度轻，遇温热环境皮损会减轻或消退；继发性网状青斑皮损不十分典型，一般不易消失，且伴有其他原发疾病的特点；先天性网状青斑根据其皮损特点以及出生时即有的特点，即可诊断，并应注意确定有无其他先天性发育缺陷。

本病需与雷诺病、手足发绀症鉴别。

592. 网状青斑治疗要点有哪些？

对于症状较轻的大理石状皮肤，一般无需特殊治疗，注意局部保暖即可。继发性网状青斑除按原发性网状青斑治疗外，应注意原发病的治疗，有助于网状青斑的改善。先天性网状青斑无需特殊处理，但应注意检查有无先天性发育缺陷，以便及时治疗。主要治疗的是特发性网状青斑。

（1）寒凝血瘀证　皮肤呈现青色大理石样斑纹，严重者呈青紫色，遇寒尤重，遇暖缓解，伴麻木、隐痛，畏寒肢冷，骨节痹痛，舌质淡暗，苔白，脉紧。当治以温经散寒，活血调营，方用阳和汤加减。

（2）气虚血瘀证　皮肤出现淡紫色斑纹，呈网状或树枝状，四末不温，气短乏力，面色少华，舌体胖大，舌质淡暗，或有瘀斑、瘀点，苔白，脉濡弱。当治以益气通阳，活血祛瘀，方用补阳还五汤加减。

（3）肝肾阴亏证　皮损为紫红色网状或树枝状斑纹，伴腰膝酸软，五心烦热，失眠多梦，盗汗，口干舌燥，舌质嫩红，苔薄，脉细数。当治以滋补肝肾，活血益气，方用二至丸合知柏地黄丸加减。

未破溃者可用红灵酒外搽，已经破溃者可外用紫色疽疮膏、朱红纱条。

593 手足发绀的诊疗要点如何？

手足发绀多由寒凝、气郁、气血亏虚等导致局部血液瘀阻而发病，表现为手足部皮肤颜色呈持续性均匀的青紫色，伴手足皮肤温度下降、潮湿等，且这些症状不受周围环境温度的影响，即无论冬夏总是存在，在寒冷时更为显著。多见于青春期女性，至中年以后可自然缓解，男性患者较少，精神异常的患者中发病率较高。

本病是一种手足末梢血管调节功能障碍性疾病，病因尚不十分明确，常有家族史。只要治疗得当，注意保暖和避免四肢外伤，一般预后较好。

临床表现为手足皮肤，即双侧手套区或鞋袜区皮肤呈持续、均匀、对称性暗红色或青紫色，有时指（趾）呈苍白色，温暖时可转为红色，局部皮温明显降低，多汗，有湿冷感，以手部为重，偶可发生于唇、颊、颏、鼻或耳部。患区可有限局性疼痛及触痛，遇冷或肢体下垂时症状加重，遇暖或肢体上举时可减轻，但通常不会完全消失。连续按摩手足皮肤，皮色可变浅或短时间恢复正常。手指经常肿胀、发僵，或有短暂麻木或感觉异常，还可伴指（趾）甲的改变，如指（趾）甲色素沉着、分离及脱落等，患肢动脉搏动往往正常或稍有减弱，一般无缺血改变的倾向，更不致发生营养障碍、溃疡或坏死。

根据本病多发于青春期女性，手足皮肤外露部分呈持续均匀的青紫色，皮肤温度低、多汗，患肢动脉搏动正常，无其他缺血性营养改变即可诊断。

中医辨证分三型：

（1）寒凝瘀阻证　患肢发冷，自觉麻木或感觉异常，皮肤呈持续均匀之青紫色，舌质暗紫或有瘀斑、瘀点，苔白，脉沉细涩。当治以温经散寒，活血通络，方用阳和汤加减。

（2）肝郁气滞证　情绪易激动，烦躁易怒，每于情绪激动时手足发绀加重，怒则四肢肿胀刺痛而厥冷，舌质暗红，苔薄白，脉弦。当治以疏肝解郁，活血通脉，方用柴胡舒肝散合四物汤加减。

（3）气血俱虚证　畏寒肢冷，倦怠乏力，面色无华，手足皮肤呈青紫色，感觉异常，冬季或遇寒尤甚，舌质暗淡，苔薄，脉沉弱无力。当治以益气养血，温经通络，方用八珍汤加减。

594. 手足发绀需要和哪些皮肤病鉴别？

手足发绀需要和下列皮肤病进行鉴别：

（1）雷诺病（雷诺综合征）　手足发绀与雷诺病均多发于青年女性，但两者皮色改变不同，雷诺病患者发作时双手皮肤呈典型的皮色间歇性三相变化，即苍白、青紫、潮红，无湿冷汗出，恢复时除手足发凉外，无其他症状，与体位变化无关，故两者可以鉴别。

（2）红斑性肢痛症　红斑性肢痛症的肢体颜色可为发红青紫，颜色与手足发绀并不完全相同，且前者伴有皮肤温度升高，并喜凉畏热，而后者却肢冷，皮温降低。

（3）慢性冻疮综合征　慢性冻疮综合征先有慢性冻疮的病史和临床表现，而后出现弥漫性皮色发绀。相反，如果先有手足皮肤持续均匀的发绀，而后发生冻疮的，则属于手足发绀。

（4）慢性心肺疾病　也可以出现手足发绀，但多见于老年患者，先有多年的慢性心肺疾患，后出现发绀，并伴有胸部畸形或肺部听诊可闻及干湿性啰音、杵状指等。

595. 结节性多动脉炎需要与哪些皮肤病进行鉴别？

结节性多动脉炎主要侵犯中小动脉，虽亦表现为有压痛的下肢皮下结节，但皮损常发生于网状青斑之上，并且结节性多动脉炎大多有系统损害，以心、肾、胃肠多见，肺、脾少见，预后较差。皮损以皮下结节为主，单发或簇发，可沿血管走行分布。

结节性多动脉炎需要与下列几种皮肤病鉴别：

（1）变应性皮肤血管炎　本病是一种以皮肤损害表现为主的白细胞碎裂性血管炎，全部病例均有皮肤损害，紫癜性斑丘疹为其特征性损害，可以急性发作，累及黏膜及内脏的相对较少，多发生在肺、脾、肾三脏，预后尚佳。两者的皮损特点不同，且组织病理也有明显的差异，变应性皮肤血管炎主要病理改变在真皮毛细血管及小血管，而结节性多动脉炎的病变部位在皮下组织中的中小动脉。

（2）血栓闭塞性脉管炎　本病患者多为青壮年男性，多有长期大量的吸烟史，主要表现为肢体发凉、畏寒、疼痛、间歇性跛行等，肢端可发生溃疡和坏疽，常有游走性血栓性浅静脉炎病史，病变部位在肢体的中小动脉，一般无皮下结节等皮损表现，极少累及内脏各系统。

（3）结节性红斑　本病多见于青年女性，春秋季好发，是一种好发于小腿的急性炎症性皮下结节性疾病，皮损多为对称的鲜红色皮下结节，直径 1~5cm，疼痛明显，颜色逐渐变为暗红、黄褐，可此伏彼起，不易溃破，可伴发热、头痛、乏力等症。本病起病较急，结节一般比结节性多动脉炎大，不易破溃，一般不累及内脏器官。

596·色素性紫癜性皮肤病是一种什么病?

色素性紫癜性皮肤病是一组以下肢多发性紫癜及色素沉着斑疹为主要表现的皮肤病，其成因主要是真皮浅层的毛细血管炎。由于本病有色素沉着和紫癜样损害，久之耗伤阴血，故中医谓之“血疳”。本病以下肢密集的棕褐色斑疹或斑块，周围有胡椒粉样出血点或细小铁锈色紫癜样丘疹为特征，常伴有不同程度的瘙痒。本病包括进行性色素性紫癜性皮肤病、色素性紫癜性苔藓样皮炎以及毛细血管扩张性环状紫癜。

古人对本病论述不多:《外科大全·胫部》:“血疳，形如紫疥，痒痛多血，由风热闭塞腠理也，宜清肌渗湿汤。”《外科集验方》曰：“血疳者，乃脏中虚怯，邪热相侵，外乘分肉之间，发于肌肤之上。初如紫芥，破时血出，遍身行处成疮，气血损伤，破肉虚痒，久不愈或成疳瘘。”《普济方》：“射香轻粉散治血疳疮、阴蚀疳疮、耳疳疮。一切恶疮皆治。”《医宗金鉴·外科心法要诀》:“血疳，此证由风热闭塞腠理而成。形如紫疥，痒痛时作。”

紫癜乃血出于脉管之外，积于腠理之间的表现。中医认为色素性紫癜性皮肤病主要是由于内有血热，复感风、热邪气所致。或因热邪伤络，血溢脉外；或因肺脾气虚，失于统摄，血溢脉外而成。若患病日久，离经之血阻滞络脉，则又耗伤阴血，导致肌肤失养，血燥生风。瘙痒或因风盛血燥，或因日久血燥伤阴，肌肤失养。

西医认为本病为发生于真皮浅层毛细血管壁的病变。血管损伤导致血管内红细胞出于其外，积于真皮，形成紫癜，日久为组织细胞吞噬形成含铁血黄素的色素沉着；血管周围的淋巴细胞浸润导致皮肤苔藓样改变，发生瘙痒。长期负重、站立、行走导致下肢静脉压升高是常见的诱发因素；部分患者有家族性遗传倾向；部分患者有心血管系统或肾脏疾病，但二者的关系及本病的具体机制尚不明确。

597. 色素性紫癜性皮肤病的临床表现如何？

色素性紫癜性皮肤病发病前可以有长期站立或静脉曲张史。好发于下肢，尤以小腿伸侧多见，偶可累及躯干下部及上肢，常对称发生。新生皮损为针头大小瘀点或紫癜样丘疹，密集成片，部分皮损互相融合呈苔藓样；也可见到毛细血管扩张，互相连接成环状、半环状。陈旧皮损表现为棕褐色色素沉着以及细小的铁锈色丘疹，表面可有少许鳞屑，皮损可融合成苔藓样斑块。部分患者自觉瘙痒，但痒感程度不一，多较轻。无全身症状。病程多较缓慢，可反复发作，迁延数月，病程长者可达数十年，有自愈倾向。

本病无特异的实验室检查，主要参考组织病理：表皮呈亚急性皮炎改变。真皮乳头层可见轻度水肿和毛细血管内皮细胞肿胀、增生，红细胞外渗，含铁血黄素沉积。真皮浅层血管周围致密的淋巴细胞浸润，也可见到组织细胞、少量中性粒细胞、嗜酸性粒细胞。

598. 色素性紫癜性皮肤病的诊断和鉴别诊断要点有哪些？

（1）诊断要点　根据皮疹主要发生于下肢，以密集成片的针尖大小暗褐色斑疹、丘疹、紫癜、色素沉着或苔藓样斑片为主要表现，皮损不断发生，反复出现，可融合成片即可诊断。

1）进行性色素性紫癜性皮肤病：初起为群集的针尖大小红

色瘀点，逐渐扩展融合形成不规则的斑片，同时色泽渐变暗。在陈旧皮损周围不断有新的瘀点出现，如撒胡椒粉。一般无明显自觉症状，或仅有轻度瘙痒。

2）毛细血管扩张性环状紫癜：青年女性多见。初为对称性发生于小腿伸侧环状、半环状毛细血管扩张，中央见针尖大小出血点。单个皮损持续数月或数年不变，远心性扩展形成同心圆样、多环状或弧形，日久皮损消退，留下色素沉着。有时旧皮损消失，周边又出现新皮损。一般无自觉症状，偶有痒感。

3）色素性紫癜性苔藓样皮炎：好发于小腿，亦可累及大腿、上肢及躯干下部。皮损为细小铁锈色苔藓样丘疹，伴有紫癜样损害，可融合成片，斑块内有红斑、鳞屑及色泽不同的丘疹。常伴有明显的瘙痒。

（2）鉴别诊断　本病需与下列皮肤病鉴别：

1）郁积性皮炎：小腿皮肤黯黑，轻度肿胀，硬韧无弹性。局部可见有丘疹、脱屑或苔藓样变；受刺激后可见渗液、糜烂；日久皮肤营养障碍可出现溃疡，常伴有明显的下肢静脉曲张。主要鉴别点为明显的下肢皮肤营养障碍。

2）过敏性紫癜：多见于儿童和青少年，皮损主要为小腿的瘀点或瘀斑，常成批出现，对称分布，血液检查血小板数目正常，毛细血管脆性试验阳性。肾型可伴有蛋白尿、血尿及管型尿；关节型可伴有发热、关节疼痛；腹型可伴有腹痛、腹泻、消化道出血。主要鉴别点为过敏性紫癜皮损形态单一，多发于儿童、青少年。

3）慢性湿疹：患部皮肤肥厚粗糙、多有暗黑色色素沉着、少量脱屑。可因刺激而急性发病，而出现糜烂、渗出。主要鉴别点为湿疹有明显渗出倾向，瘙痒剧烈。

599. 色素性紫癜性皮肤病的中医内治要点如何?

本病一般可以分为血热生风、气不摄血、阴虚血瘀三个证型进行治疗，治法分别是凉血散风、益气摄血、养阴活血。

(1) 血热生风证　平素体质壮实，起病迅速，皮疹为针头至粟米大小的密集出血性斑疹、丘疹，连接成片，颜色鲜红，瘙痒明显；舌质红，苔薄黄，脉浮数。治宜清热凉血疏风。方药可选用凉血五根汤加减。瘙痒明显者加白鲜皮、荆芥炭、防风以增强疏风止痒之力；皮疹鲜红，热象明显者，加丹皮、赤芍以凉血解毒。

(2) 气不摄血证　多见于体虚之人，时轻时重，反复不愈，常于劳累后加重。皮损淡红，伴见色素沉着，面色萎黄，倦怠无力。气短懒言，纳呆乏力、口干唇燥；舌质淡，舌体胖大或有齿痕，苔白，脉细弱或沉缓。治宜益气摄血，活血化瘀。可以补中益气汤加减。若斑色瘀紫，舌质紫暗加三七粉或琥珀粉；色沉明显者加桃仁、地龙以加强活血化瘀之功。皮肤干燥脱屑，加何首乌、火麻仁；疲乏无力可加仙鹤草。

(3) 阴虚血瘀证　多见于久病之人，病程较长，皮肤干燥脱屑，皮疹以暗红色丘疹和融合成片的暗褐色苔藓样斑块为主，伴有瘙痒；舌质淡红，边尖可见瘀点、瘀斑，苔白，脉弦紧或弦细。治宜养血润肤，活血化瘀，可用养血润肤饮加减。热象明显者加丹皮、赤芍以凉血解毒；皮损色紫，舌质暗红者加丹参、琥珀粉散瘀；皮损肥厚者可加秦艽、乌蛇以疏风除湿；色素沉着明显，加地龙、全蝎活血通络；瘙痒明显者加苦参、防风以疏风除湿。

600 色素性紫癜性皮肤病治疗中需要注意哪些问题？

赵炳南认为本病一般多属实证。当治以凉血散风、活血化斑；若日久灼阴耗血，又当佐以养阴补血。因其血溢脉外，离经之血阻隔，故当辅以活血通络，使气血复循常道，脉络得通，紫癜得以消退。张志礼认为本病多因内有蕴热，外受风邪，风热闭塞腠理，热伤血络，迫血妄行，溢于脉外，而见发斑。故治疗本病多以凉血活血消斑为主。欧阳恒治疗本病在理血之外善用风药，如血热生风证用荆芥、防风、银花、蝉蜕，血虚生风证用白蒺藜、僵蚕、威灵仙。

应该强调三点：

（1）本病以紫癜、瘙痒为主要表现，自当从血论治，重视祛风，更须深究紫癜产生的原因，要注意到还有气不摄血的情形。简单地说，本病发生于体质壮实之人与体弱之人表现是不同的，有虚有实。

（2）离经之血，既是本病过程中的病理结果，又是导致进一步出血、出现紫癜的原因，因此不能忘记化瘀。

（3）本病多迁延难愈，因而在急性期与迁延阶段治疗重点不同，前者重视止血、祛邪，后者重视化瘀通络。

601 结节性红斑是一种什么病？

结节性红斑是一种以下肢红斑结节为主要表现的血管炎性皮肤病，中医称为“瓜藤缠”。本病好发于小腿伸侧，临床上因结节多发，缠绕小腿，状若瓜藤缠绕而得名，中医又名“梅核火丹”“梅核丹”“室火丹”“湿毒流注”。本病的特点是：小腿伸侧散在的疼痛性皮下结节，小如蚕豆，大如核桃，色泽鲜红或暗红。本病好发于青年女性，常反复发作，以春秋季发病为多。历代中医对此病均有描述，但均未能将本病和易破溃的硬红斑等区别开来，如：《诸病源候论》曰："室火丹初发时必在腓肠如指大……色赤而热。"《证治准绳》曰："瓜藤缠……足股生核数枚，肿痛久之溃烂不已。"《外科证治全书》："绕胫结核数枚，不红微痛或不痛，初起以子龙丸，每服三分，淡姜汤每日服三次，至消乃止，或小金丹亦可。若日久肿痛腐溃不已者，则必服犀黄丸，兼服温补祛痰之剂，外贴阳和解凝膏，渐冀收功。"《医宗金鉴·外科心法要诀》中说："此证生于腿胫，流行不定，或发一二处，疮顶形似牛眼，根脚漫肿……若绕胫而发即名瓜藤缠，结核数枚，日久肿痛。"

临床上本病以红斑、结节为主要表现，证属气血瘀滞，脉络血瘀；皮损多发于下肢、小腿，常有肿胀表现，证属湿邪侵袭。比较而言，湿邪侵袭是诱发因素，而气血瘀滞是病之结局。

患病之人各有不同体质：血热者，外感湿邪，湿与热结导致气滞血瘀，瘀阻经络而发。湿盛者，湿邪郁久化热，湿热下注，壅结于血脉肌肤，致使经络阻隔，气血凝滞而发病；复有阳虚者，腠理不固，以致风寒湿邪乘虚而入，流注经络，致使气血运行不畅，阻滞血脉而成。

发病之后，依据体质之不同，感受邪气之不同，又有从阳、从阴转变传化之别，常见两证：①湿热血瘀证：多见于壮实之人，常出现于发病初期。因素体血分蕴热，外感湿邪，湿与热结；或脾虚失运，水湿内生，湿郁化热，湿热下注，阻滞经络，导致局部气血瘀滞而发病，症状突出，疼痛明显。②痰瘀阻络证：多见于素体正气不足之人，常在疾病迁延不愈阶段出现。多因体虚之人，气血不足，卫外不固，寒湿之邪乘虚外袭，客于肌肤腠理，流于经络，运化失司，痰浊内生，阻碍气机之运行，导致气血凝结而发，疼痛不剧，但病情缠绵难愈。

西医认为本病病因复杂，其发生可由病毒、真菌或细菌

(如链球菌、结核杆菌）等感染及药物（如溴剂、碘剂、避孕药等）引起。某些自身免疫性疾病，如结节病、溃疡性结肠炎、贝赫切特综合征、恶性肿瘤、白血病等疾病亦可有类似的表现。

602 结节性红斑的临床表现如何？

结节性红斑皮损常突然发生，发病前常有低热、倦怠、咽痛、骨节酸痛等症状，春秋季节好发。皮损好发于小腿伸侧，严重时也可见于大腿、上肢伸侧，多为对称性。结节多发，触痛明显，蚕豆至核桃大小，局部皮肤鲜红、肿胀、灼热。结节对称性分布，可融合，不破溃。病情控制后颜色变为暗红色、黄褐色，直至消退。自觉疼痛，压之更甚。实验室检查血沉可增快，白细胞增高，抗链“O”升高。组织病理特点为间隔性脂膜炎表现：真皮浅层、深层血管周围炎症细胞浸润；脂肪小叶纤维间隔增宽；炎症细胞浸润。本病一般预后良好。病程6周左右，愈后不留瘢痕。可反复发作。慢性结节性红斑病程可持续数年。

603 结节性红斑的诊断要点有哪些？需要与哪些皮肤病鉴别？

（1）诊断要点　根据小腿多发黄豆至核桃大的疼痛性结节，不化脓、不破溃，除外可以引起本病的结节病、溃疡性结肠炎、贝赫切特综合征、恶性肿瘤、白血病等即可诊断。

（2）鉴别诊断　本病主要需与硬红斑和变应性血管炎鉴别：

1）硬红斑：起病缓慢，结节多发生于小腿屈侧，数目较少，轻微疼痛，可相互融合成斑块，可破溃；组织病理有结核样结构，表现为皮下组织的小叶性脂膜炎。主要鉴别点为皮损破溃后可留下瘢痕。

2）变应性血管炎：皮损可以表现为结节，但会破溃，形成溃疡；皮损常表现为多形性，主要为出血性斑丘疹，伴有瘙痒、疼痛，可同时见到血疱、坏死、结节、紫癜、溃疡等损害。痊愈后可留有色素沉着或浅表瘢痕。重症有内脏受累。主要鉴别点为本病皮损可破溃，多形态。

604·结节性红斑治疗要点如何？

湿热血瘀证多发病急，结节鲜红，高出皮面，灼热红肿，胫踝肿胀，疼痛明显。可以伴有发热、咽痛、肌肉关节疼痛、口渴、小便黄等症，舌红，苔白腻或黄腻，脉滑数或浮数，治宜清热利湿，凉血祛瘀，方用萆薢渗湿汤合凉血五根汤加减。关节疼痛者加防己、秦艽疏风通络止痛；咽痛者加牛蒡子、金银花、玄参以清利咽喉；皮损疼痛明显者加土茯苓、草河车、忍冬藤除湿解毒。下肢浮肿、关节痛者加防己、木瓜消肿通络。

痰瘀阻络证多属病程日久未愈，结节逐渐成紫红色或暗红色甚至皮色，下肢沉重，畏寒肢冷、肤色紫暗，疼痛或压痛较轻，时作时休，可伴口干、纳呆、乏力、大便不畅；舌淡胖而暗或紫，可有瘀点，苔滑或腻，脉沉细弦或涩或滑，治宜行气活血，化痰散结，方用二陈汤合桃红四物汤加减。气虚明显加黄芪、党参、白术；阳虚明显加附片、肉桂；血瘀明显加地龙、水蛭、土鳖虫。结节明显，坚实不散者加三棱、昆布、山慈菇活血化瘀，软坚散结。

局部红肿热痛、有结块者可以服用活血消炎丸以活血解毒，消肿止痛。结节迁延日久，皮色暗红或呈现皮色，闷痛微肿者可服二陈丸，以燥湿化痰，理气和胃。

结节较大，红肿灼热疼痛者，以茶水调敷金黄散，赛金化毒散或鲜牛肉片外敷，或外用芙蓉膏。鲜草药煎水冷敷或捣烂外敷也有效，常用的有蒲公英、车前草、紫草、地丁等。结节色暗红，红肿灼热不明显者，外敷冲和膏或外用紫色消肿膏。

605 结节性红斑治疗中需要注意哪些问题？

本病论治首先应辨明虚实。以疾病演变过程论，初期以邪实表现之湿热、瘀热、毒热、湿毒炽盛为主，疼痛明显、手不可近，红肿灼热、多伴发热、咽痛等全身症状；病程迁延日久，皮损颜色暗、淡，疼痛不太剧烈，但反反复复，缠绵不休，则多属虚证或虚实夹杂。

以患病之人论，发病初期虽均表现为湿热血瘀，但体质壮实之人，经过恰当治疗往往能较快好转；而体质虚弱者多会迁延而成慢性过程，表现为痰瘀阻络。反过来讲，迁延难愈者在治疗过程中要注意祛邪扶正兼施。同时要注意：湿热与血瘀、痰与瘀虽常同时并见，但往往程度不同，须有针对性地调整用药。

朱仁康认为治疗本病应多从血分来考虑用药，他强调本病由于湿热下注于血脉经络之中，致气血运行不畅，气滞则血瘀，瘀阻经络，不通则痛，瘀乃有形之物，因此结节如梅核。结节新起鲜红，热甚则灼热而肿，湿甚则足踝浮肿，瘀久则结节趋于暗紫。治宜通络祛瘀、行气活血为主，常用其自拟通络活血方（归尾、赤芍、桃仁、红花、泽兰、茜草、青皮、香附、王不留行、地龙、牛膝）治疗。

606 雷诺病是一种什么病？

雷诺病是一种血管功能障碍性皮肤病，又称肢端动脉痉挛症。本病多因情绪紧张、暴露于潮冷环境或接触低温物体而引起，以阵发性、时序性肢端皮肤苍白、发绀、潮红，伴刺痛和麻木感为特征，属中医“手足厥寒”的范畴。本病发生可能与免疫功能异常及遗传因素有关。可分为原发性与继发性两种类型，前者称为雷诺病，后者称为雷诺现象。

本病临床上多见于20~30岁的女性，当病人受到寒冷刺激或精神紧张、情绪激动时，可突然出现两侧对称的手指（足趾）苍白，然后青紫，继而潮红，可伴有刺痛或烧灼感，持续数分钟至1小时以上不等，以后逐渐恢复正常，发作常自小指与环指尖开始，随着病变进展逐渐扩展至整个手指甚至掌部，但拇指较少发病。若在发作时局部加温，揉擦患肢、挥动肢体等，可使发作中止。病情进展时症状加重，发作频繁，每次发作可持续1小时以上，有时需将手足浸入温水中才能中止发作。一般病人在寒冷季节发作频繁而在温暖季节发病相对较少；但也有严重者即使在温暖季节症状也不消失。本病日久还可出现指（趾）端及指（趾）甲畸形变脆，指（趾）腹萎缩，皮肤变薄或硬皮样改变，以及浅表溃疡等。

西医认为本病是由于血管神经功能紊乱，交感神经功能亢进所引起的阵发性肢端小动脉痉挛，患者应戒烟、减少寒冷刺激，冬季应穿戴宽松柔软的棉手套，不宜戴有弹性的分指手套，并从夏季开始进行低温适应性锻炼。

607. 哪些疾病会出现雷诺现象?

（1）职业性的肢端动脉痉挛现象　如长期使用震动工具所致的气锤症以及钢琴演奏家长期用手指叩击琴键，均可引起肢端动脉血管痉挛而出现雷诺现象。

（2）挤压性肢端动脉痉挛现象　颈肋、前斜角肌综合征可引起雷诺现象。但颈肋是一种先天变异，多数无症状，可在颈部或锁骨上窝触及硬块；前斜角肌综合征则是以肢痛为主，当病人头部向对侧旋转时，可使疼痛加剧及桡动脉搏动消失。腕管综合征可有雷诺现象，但其主要表现为肢体持续性疼痛、麻木、感觉迟钝，劳累后加重，可有发绀但多无明显间歇。

（3）结缔组织疾病　尤其是系统性红斑狼疮患者，硬皮病、皮肌炎、类风湿关节炎、结节性动脉周围炎等均可出现雷诺现象。动脉阻塞性疾病如血栓闭塞性脉管炎、动脉硬化性闭塞症等，均可能并发雷诺现象。

反应性充血试验可以区别雷诺病或雷诺现象。其方法是在受检的手指基部缠绕一指血压带，在指尖部置一光电体积描记的探头做手指的波形描记，将血压带充气至200mmHg，维持3～5分钟，放气后如手指的波形较充气前增高，大于1∶1.6为正常，说明指动脉无器质性病变，可诊断为雷诺病。

608 雷诺病的临床表现如何？

雷诺病发病前常有精神紧张、情绪激动或受冷史。皮损多见于手足，尤其常见于手部。以食指和小指最常受累，拇指一般不受累，双侧对称性发作。典型发作可分三期：第一期：皮肤突然变苍白，始于指（趾）端，渐向根部发展，局部皮温降低，皮肤湿冷，可出现运动障碍；第二期：数分钟后，皮肤发绀，此期可长达数小时或数日；第三期：局部潮红充血，可伴肿胀。在发作间歇期皮肤无异常，若小血管痉挛时间过长可能出现指（趾）硬皮病样改变或关节强直和畸形，指端可发生溃疡和坏死等改变。第一期常自觉凉麻、刺痛或酸胀感，第二期自觉症状轻微，第三期可出现烧灼感、刺痛感。无典型全身症状。将手指浸入4℃左右冷水中1分钟，或两手握拳1分钟，在弯曲状态下松开手指，可诱发雷诺现象。

冷刺激试验：将手指浸入4℃左右冷水中20秒钟，如指动脉收缩压降低20%以上为阳性，该试验敏感性及特异性均为90%左右。血液流变学检查：血浆黏度升高，红细胞聚集性增高，变形性降低。

本病病程长短不一，一般4～6周。容易治愈，但常复发，可缠绵数月或1～2年。若无严重并发症，一般预后良好。

609. 雷诺病的诊断要点有哪些？需要与哪些皮肤病鉴别？

（1）诊断要点　由寒冷、紧张或情绪激动诱发；阵发性、时序性出现肢端皮肤苍白、发绀、潮红，对称发病；动脉搏动正常；排除继发于其他疾病的情况。

（2）鉴别诊断　本病需要与下列三种情况鉴别：

1）雷诺现象：雷诺现象可查及病因，伴有原发病如红斑狼疮、硬皮病等的症状；发病急，发生溃疡和坏死早；发病年龄多在50岁以上，尤为男性；病变不对称；在温暖环境中也有血管痉挛的发作；一个或几个部位脉搏减弱或消失。主要鉴别点为可发现原发病。

2）手足发绀症：无手足皮肤持续性均匀的发绀，没有苍白的阶段，范围广，可涉及整个肢体；在温热环境中不能减轻，不出现溃疡、坏疽。主要鉴别点为无时序性皮肤颜色变化。

3）网状青斑：女性多见，皮肤持续性网状或斑状青紫，无时序性颜色变化，抬高患肢后症状可以减轻或消失。主要鉴别点为一年四季均可发作，无时序性皮肤颜色变化。

610. 雷诺病治疗要点有哪些？

（1）阴寒证　多为疾病的初期或恢复期。证见畏寒喜暖，肢端发凉，轻者伴有麻木，重则疼痛，遇冷则皮色迅速苍白、青紫，继而潮红，得温则症状缓解。本证要点是畏寒肢冷，舌淡苔白。当治以温经散寒，养血通脉，方用当归四逆汤、阳和汤或黄芪桂枝五物汤加减。

（2）气滞证　主要表现为患指（趾）肤色变白，继而青紫，最后潮红缓解。以情绪改变可频繁发病、平素胸胁闷胀且疼痛为本证要点。当治以疏肝解郁，理气通脉。方用四逆散或逍遥散加减。

（3）血瘀证　主要表现为遇冷则发病，其青紫阶段持续时间较长，以平素患指（趾）轻度青紫肿胀且疼痛，舌质淡紫或有瘀点、瘀斑，脉沉细涩及舌脉为辨证要点。当治以活血化瘀，通脉止痛。方用桃红四物汤加减。

（4）化热证　多见于疾病后期，久治不愈，患肢皮色常呈青紫，微肿疼痛，指（趾）端可有浅表溃疡，极重者亦见坏疽发生，雷诺病见以上表现为重症，出现溃疡为本证要点。当治以养阴清热，活血止痛。方用四妙勇安汤加减。

气虚明显者加党参、白术、黄芪；血虚加鸡血藤、何首乌；寒凝明显，加附片、干姜、细辛；气滞加柴胡、香附、陈皮；疼痛明显加元胡、乳香、没药；血瘀明显者，加丹参、川芎；发于上肢加姜黄，发于下肢加牛膝；阳虚疼痛明显加桂枝、细辛；痛如针刺、固定不移，加全蝎、蜈蚣；血瘀明显，加五灵脂、乳香、没药；病久肢端营养障碍，加何首乌、川芎、透骨草。

本病无溃疡或坏疽者，外治以熏洗为主，煎汤先熏洗患部，待水温适宜后（40℃左右），再用药水泡洗，每日1～2次，每次30分钟。具有活血止痛、散寒通络的作用。常用处方有：①透骨草、川楝子、姜黄、海桐皮、威灵仙、川牛膝、羌活、白芷、苏木、五加皮、红花、虎杖、川椒、乳香、没药、葱白各适量；②甘遂、甘草各等量；③生姜120g，甘草60g，葱根7个。

已有溃疡和坏疽者，则需注意清创换药。每1～2日换药1次，可用生肌玉红膏、养阴生肌散。

611 哪些中成药可用于治疗雷诺病？

复方丹参片：每日2次，每次3片，适于各个证型，但阴寒较重者不宜多服久服。复方丹参片由丹参、三七、冰片组成（《中华人民共和国药典》）。功能活血化瘀，理气止痛。适用于气滞血瘀所致的胸痹，症见胸闷、心前区刺痛；冠心病心绞痛见上述证候者。

人参鹿茸丸：每日2次，每次1丸，适用于血虚寒厥证。人参鹿茸丸由人参、鹿茸、黄芪、当归、龙眼肉、五味子、补骨脂、菟丝子、杜仲、巴戟天、牛膝、茯苓、香附、黄柏、冬虫夏草组成（《圣济总录纂要》）。功专补气壮阳，益血生精。适应证：肾精不足，气血两亏，目暗耳聋，腰腿酸软。可以用于阴阳两虚，气血双亏之皮肤病。

612 雷诺病治疗过程中需要注意哪些问题？

素体阳气不足，气血亏虚是本病发病的根本，寒邪侵袭是本病的主要诱发因素；气血运行迟滞是本病的主要病理变化；血瘀阻络既是本病的病理结果，又是本病继发加重的关键。

本病多发生于阳虚之人，有阳虚与气虚并存者，更多见阳虚与血虚并存者。对于前者，可以应用附子、干姜、细辛等宣散寒邪的药物，对于后者须选择能温经理血的药物，如当归、川芎、桂枝。血气二者互相依赖，血赖气温养，而气之存在、传输则以血为本，血虚则气无所依，虚寒内生，更易招致外寒来犯。故知本病治疗既须散寒邪，更当温血脉。发病早期当以散寒通络为主，病情迁延日久，寒凝血脉，血行迟滞，可致脉络瘀阻，治疗需注意化瘀通络；用药当注意结合病情，量材适用，轻者活血散瘀，如当归、川芎；中者活血破瘀，如桃仁、红花；重者当活血逐瘀，如全蝎、水蛭。其要者，既须重视药之五味，辛以散之，还要注意药之四气，温经通脉。此外，随着疾病过程的进展，还要注意处理好祛邪与扶正的关系，不可攻伐太过。

雷诺病患者应戒烟，保暖、避免各种精神刺激和局部创伤，忌用血管收缩药，可少量饮酒。发作时可将患肢浸泡于32～40℃的温水中，冬季应戴柔软宽松的棉手套，不宜戴有弹性的分指手套。可以从夏季开始进行适应性训练，即在夏季开始逐渐接触凉水并同时揉搓患肢远端。

613 • 过敏性紫癜的临床表现如何？

过敏性紫癜的特征主要是四肢伸侧出现可触及的瘀斑、瘀点，常间歇反复发作。皮损多在出现后5天左右开始消退，数周后又可出现新发皮疹。在发病的某些阶段可能出现风团、水疱、坏死或血管瘤样损害。本病好发于儿童，主要见于男孩，但成人也可发病。

部分病例在皮肤损害发生前2周内有前驱症状，如轻度发热、头痛、不适及食欲缺乏、关节肿痛和腹痛，偶以腹绞痛或关节痛为主要表现。在疾病的任何阶段都可发生腹痛和/或胃肠出血，也可发生麻痹性肠梗阻，出现呕吐，腹部压痛、反跳痛和胀气。还可能因为肾损害而出现腰痛、肾区叩击痛，血尿甚至肉眼血尿。

过敏性紫癜的几种特殊类型常在皮损之外具有各自独特的表现：

关节型紫癜：最常见的表现是关节痛，呈固定性或游走性，肿痛在皮疹发展时最为剧烈，以致关节变形，功能受到严重影响，少数有关节积液。膝关节最易受累，其次为肘、踝及腕关节等，常伴小腿下1/3肿胀。或伴有四肢肌肉尤其是腓肠肌疼痛、肿胀与触痛。

胃肠型紫癜：脐周或下腹部隐痛或绞痛。伴有食欲减退、恶心、呕吐、呕血、便秘、腹泻、便血。

肾型紫癜：12%~49%的过敏性紫癜患者伴有肾损害，小儿发病率尤其高。血尿是最常见症状，有时肉眼可见，持续数周至数个月，易转为慢性。

614. 中医怎么用类比法认识过敏性紫癜？

过敏性紫癜是一种以皮下出血为特点的皮肤病，其表现是血液出于脉外，积于皮下。

中医认为：脉是奇恒之腑之一，它的作用是壅遏营气，也就是使血液能够循行于正常的道路，以达到传输营养于四肢百骸的目的。那么什么因素可以使血液冲破脉的束缚，出于脉外，积于皮下呢？

中医采用传统的取象比类的方法来探讨这一过程。脉就如河道，血液就像河水。正常情况下，河水在河道中正常运行，最终汇入大海。但是有几种情况，河水会决堤而出，造成灾害：其一：洪峰骤至，流速迅猛，超过了河道所能容纳承载的量，河水奔逸而出；其二：河道大堤不牢，堤防不固，河水稍有冲击，堤防即破，河水漫堤或溃堤而出；其三，河水与河堤相互依存，无堤则水不循常道，无水则河堤失于滋润，崩塌干裂，水亦能循隙渗出；其四，河道淤塞，河水不能循于河道，故决堤而出。此为河水出于河道之外的主要情形。

针对于此，治水有多种方法：其一，洪峰骤至，当疏导之；其二，堤防不固，当修葺之；其三，堤坝干裂，当滋润之；其四，河道淤塞，当决之。在治水过程中有一个故事具有指导意义：上古之时，洪水泛滥，鲧湮塞之而有过，禹疏导之而成功。

同理可知：本病直接表现是血液出于脉外，积于皮下，但简单的见血止血不是治本之法，针对出血的成因进行对因治疗才是治本之道。

615. 过敏性紫癜病因有哪些？

过敏性紫癜是一种侵犯皮肤或其他内脏器官的毛细血管和细小血管的血管炎。中医认为本病的发生可分为内因、外因、不内外因三种。

（1）内因　不同的体质是内因的最主要部分，本病的易感体质包括下列几种：脾虚气弱，不能约束脉道，壅遏营气；肝胆火盛，疏泄过度，导致血流薄疾；阴虚失养，虚火灼伤，脉道破损；血瘀体质，气血运行不畅，间接导致出血。

（2）不内外因　因于房事不节，以致伤守；精血煎熬，导致或瘀或虚，造成进一步的出血现象。本病也可以继发于恶性肿瘤、肝肾疾病、自身免疫性疾病。这些因素可以导致机体阴阳失衡，气血失常，为发病准备了条件，同样属于不内外因。

（3）外因　主要包括风、火阳邪，侵袭血脉，导致血热；毒热邪气、湿热邪气直接损伤脉络，导致络破血溢。本病的外因往往难以确定，但发病前多有上呼吸道感染等症状，尤其与链球菌感染有关，其中链球菌性咽峡炎最为常见。本病可能与细菌、病毒、寄生虫及其代谢产物有关，近来研究认为还与药物（如水杨酸、青霉素、链霉素、氯霉素、阿托品、非那西丁、酚噻嗪、磺胺、灰黄霉素、四环素、红霉素、奎尼丁和抗癫痫药等）、食物（包括牛奶、蛋、鱼、蛤、虾等异性蛋白）、病毒感染、蚊虫叮咬或化学中毒（包括除草剂、杀虫剂），以及吸入花粉、注射疫苗等多种因素有关。物理因素如寒冷等亦可引起本病。中医认为上述致病因素可以归纳于风、寒、湿、燥、火、毒等六淫邪气的范畴。一般而言，抗生素多属于寒凉之品，而异性蛋白、花粉等多属于风热邪气。但具体而言，各种因素属于哪种邪气，需要结合病人体质进行分析。如牛奶，对于健康人属于补气养血之品，对于脾胃虚寒者则属于寒湿之品，对于禀赋异常、不能耐受者，饮用牛奶之后则会出现感受风邪、热邪、湿邪等不同的表现。

总的来说，中医认为本病内因为主，外因是条件。但内因绝不止于九种体质，还有特殊之处。

616 过敏性紫癜的病机要点如何?

过敏性紫癜的发生是在一定的内因基础上，又感受外邪，内外合邪发生的。但也有看上去单单由于邪气炽盛，导致发病的。其实是邪气炽盛，直中脏腑经络，在短时间内迅速造成某一脏腑、经络、皮部范围内的阴阳失衡而发病，也是内外合邪。再者，还有正气虚弱、不能摄血者，看上去似乎无外来因素干扰，独自由内因导致发病，其实不然，正气虽弱，但仍需要外邪才能破坏其脆弱的平衡。

紫癜类皮肤病属于中医“血风疮”和“葡萄疫”范围。赵炳南先生认为依据临床特点可将紫癜分为阳斑和阴斑两大类，过敏性紫癜偏于血热妄行，属于阳斑。而血小板减少性紫癜多由于脾不统血、血不归经，属于阴斑。但过敏性紫癜属于脾不统血，血不归经者也不少见。

中医认为本病表现为血不循经，出于脉络之外，留着腠理之间，而成瘀斑、瘀点。其原因可分虚实二端。实证：一由热迫血行，血流薄疾，溢于脉外，凝滞成斑；二由湿热浸淫，熏灼营血，损伤脉络，血液不循常道，溢于脉外；三由风热或热毒邪气从口鼻入，迅速侵入血分，毒热逼血溢出脉外。虚证：一由气不摄血，脉道失约，统摄无权，血不归经，外溢脉外成斑；二由阴虚火旺，煎熬营血，损伤脉络，血随火动，络破血出。在整个发病过程中，瘀血既是虚实寒热病理改变的结果，是疾病的外在表现，又是新生的致病因素，可以导致疾病进一步的发展。

对于特殊类型的过敏性紫癜，如腹型紫癜多与肠道湿热积滞有关，肾型紫癜多与虚、瘀、毒三者有关；关节型紫癜则多与风湿热邪侵袭有关。

西医认为本病是由抗原抗体反应，免疫复合物在血管壁沉积，激活补体，导致毛细血管和小血管壁及其周围产生炎症，使血管壁通透性增高，从而产生紫癜和各种局部及全身症状。同样也是在阐述内外合邪是本病的基本病理机制。

617. 古人关于过敏性紫癜有何论述？

古人对于过敏性紫癜没有专著论及，也没有统一的病名。因而有“血风疮”“葡萄疫”“斑毒”“阳斑”“阴斑”等多种名称。

《灵枢·百病始生》曰：“阳络伤则血外溢，阴络伤则血内溢。”过敏性紫癜皮肤型当属于前者，其他三型则属于后者。

《诸病源候论·斑毒候》记载：“斑毒之病，是热气入胃。而胃主肌肉，其热挟毒，蕴积于胃，毒气熏发于肌肉。状如蚊蚤所啮，赤斑起，周匝遍体。此病或是伤寒，或时气，或温病，皆由热不时歇，故热入胃，变成毒，乃发斑也。强调了热邪的作用，强调了发斑与胃火的关系，即所谓斑发于阳明。”

《景岳全书·血证门》同样重视热的作用：“动者多由于火，火盛则逼血妄行。”

《冯氏锦囊秘录》云：斑疹不可妄为发表。对本病的治疗禁忌做出提示。清·余霖《疫疹一得》也指出：“斑疹肆行，发表攻里，多致不救。”故当以理血为法。

明清医家对本病的认识逐步深入，描述也更具有特异性，而将本病从一般的血热发斑性皮肤病及传染性疾病发斑证中区别出来。如《外科正宗》记载："葡萄疫，其患多生小儿，感受四时不正之气，郁于皮肤不散，结成大小青紫斑点，色若葡萄。"又如：《医宗金鉴·外科心法要诀》记载："大小青紫斑点，色状若葡萄，发于遍身，惟腿胫居多。"

本病虽见症多端，名目众多，但总归属于出血证，需要注意活血化瘀，如《血证论》所说："血止之后，其离经而未吐出者，是为瘀……此血（离经之血）在身不能加于好血，而反阻新血之化机，故凡血证，总以祛瘀为要。"

618. 当代医家关于过敏性紫癜有何论述？

赵炳南提出过敏性紫癜多由血热妄行引起，治疗当以清热、凉血、活血、解毒为主。赵氏特别指出过敏性紫癜是由于血热蕴盛，兼感风邪，风热与血热相搏，迫血妄行以致血溢脉外，出现瘀斑。临床常用经验方"凉血五根汤"加减治疗：紫草、茜草、板蓝根、白茅根、天花粉。兼见脾虚者，则兼用健脾养血，益气摄血的归脾汤类药物。

潘澄濂认为：本病以皮肤型表现为多，属热毒入营，络脉损伤证。治宜清营解毒，活血消瘀。如果兼见蛋白尿、血尿等肾脏损害表现，则属于营血耗伤，肾阴亏损证。治宜清营凉血，益肾滋阴。潘氏认为茜草是治疗本病的主药。

吴康衡强调湿热是本病最主要的病因。四型紫癜均由其所致。血溢与瘀滞是本病的两个主要环节，脾胃湿热、血溢瘀滞乃是本病主要的病机。临床重视虚实之辨，认为肾型紫癜多属虚证，皮肤型、关节型、腹型多属实证。临床善用理气消瘀，多用泻黄散为主加减治疗。根据不同病型、不同表现可以合用四妙丸、玉女煎、丹参饮、少腹逐瘀汤、血府逐瘀汤、半夏泻心汤等药加减，而最多应用凉血解毒汤治疗本病：连翘15g，大青叶15g，丹皮15g，赤芍12g，紫草15g，槐花15g，仙鹤草15g。其使用指征为：紫癜密集，颜色深红，关节肿胀、酸痛较甚，或腹痛如针刺，便血，尿血鲜红。

对于肾型紫癜，儿科医生所论最多。宋祚民认为小儿之紫癜当分虚实论治。虚不摄血只需扶正摄血；热迫血行则当清热凉血。热毒去则血自调，正气旺则血自止。宋氏认为本病缠绵难愈，多因小儿内有饮食积滞，临床起病急骤者多为实证，所谓实，非火毒，而是湿热；病势和缓者多为虚证，虚为脾胃虚弱。故扶正多采用调中益气健脾之法。

周霭祥认为紫癜早期多属血热实证，治当清热解毒，凉血止血；在慢性迁延过程，则多为阴虚火旺，治当滋阴降火止血；经久不愈的慢性患者，多因脾虚不能摄血，治当补虚。周氏认为过敏性紫癜发病多与风热有关，常用祛风清热、凉血止血法，以麻黄连翘赤小豆汤加味。慢性型者多用归脾汤稍加祛风药以祛余邪。临证常用活血化瘀药。并常在汤药中加大剂甘草，从20g开始，逐渐加量，最多用100g。取其解毒扶正、类激素样作用。

赵健雄认为本病虚为本，邪为标，瘀为变，血瘀为病变的中心环节。紫癜、关节痛、腹痛、血尿为临床表现。初发与脾胃湿热有关，久病多虚。治疗以祛邪为主，滋阴降火次之。其中外邪以风邪夹热、夹湿、夹毒最为多见。内邪以瘀为首，瘀既为病理产物，又为致病因素，活血化瘀当贯穿始终。

焦中华善用生地凉血治疗紫癜：凡阴虚内热型重症过敏性紫癜，生地用量可逐渐加大，甚至达90g，一般出血可止。临床常用紫癜消散汤：生地30g，丹皮30g，仙鹤草30g，白茅根30g，茜草20g，藕节30g，女贞子30g，旱莲草30g，生黄芪30g，炒白术15g，茯苓15g，金银花30g，陈皮12g，甘草6g，三七粉（冲）2g。

段富津用凉血消斑汤（生地40g，当归15g，赤芍15g，川芎10g，牛蒡子15g，荆芥15g，大青叶20g，玄参20g，苦参15g，丹皮15g，甘草15g）加减治疗本病：阴虚血热型此方重用生地，同时易赤芍为白芍，酌加何首乌、龟甲等养阴之品；风湿血热者，在原方基础上酌加茯苓、苍术、白薇、薏苡仁、防己；气虚血热者，酌加黄芪以补气；腹痛者酌加白芍以缓急止痛；便血者酌加炒槐花、侧柏叶；尿血（或尿检见红细胞者）加白茅根；皮肤瘙痒较重者，酌加白鲜皮、刺蒺藜。

619 过敏性紫癜诊断要点如何？

过敏性紫癜的特征为非血小板减少性紫癜，皮损好发于下肢，皮肤和黏膜均可出现瘀点，并可伴有关节、消化道或肾脏的改变。本病多见于儿童和青少年，男性多于女性。

根据皮疹以瘀点、瘀斑为主，对称分布，以小腿伸侧为多及血液检查正常，即可诊断。有关节症状者应考虑为关节型，有腹部症状者应考虑为腹型，肾脏症状明显时应考虑肾型紫癜。

（1）起病情况　发病前1～3周常有头痛、咽痛、低热、咳嗽、纳呆、乏力、身痛等前驱症状，继而皮肤和黏膜出现散在瘀点，部分融合形成瘀斑。

（2）发病部位　皮损多见于下肢、臀部，以小腿伸侧为主。重者可波及上肢、躯干，一般对称分布。

（3）皮损特点　以针尖到黄豆大小的瘀点、瘀斑为主，可稍隆起呈斑丘疹状，部分有融合倾向。非单纯型患者，除瘀点、瘀斑外，可并发风团、丘疹、血疱等多形性损害。

（4）自觉症状　偶有痒、痛。

（5）全身症状　除单纯皮肤型以外，几种特殊类型各有独特表现。关节型：可见关节酸痛、肿胀、活动受限，以膝、踝关节为多，也可波及肘、腕、指关节。腹型：可见脐周和下腹部绞痛，伴恶心、呕吐、便血等，甚者腹痛剧烈，伴发肠套叠或肠穿孔。肾型：多表现为腰痛，可出现蛋白尿、血尿、管型尿，重者可反复发作演变成慢性肾炎。几型同时出现称为混合型。

（6）毛细血管脆性试验阳性。血沉加快。可有蛋白尿、血尿和管型尿。血小板计数，出、凝血时间，凝血因子等均在正常范围内。

620. 过敏性紫癜需与哪些疾病鉴别？鉴别要点是什么？

（1）特发性血小板减少性紫癜　皮肤、黏膜发生广泛严重的出血，可见瘀点、大片瘀斑，甚至血疱，血肿。常伴口腔、鼻腔、胃肠道、泌尿生殖道出血；严重者颅内出血。实验室检查：血小板减少，出血时间延长，凝血时间正常，血块回缩不良，毛细血管脆性试验阳性；骨髓巨核细胞数增多，但血小板生成型巨核细胞减少。

（2）进行性色素性紫癜样皮肤病　新发皮疹为胡椒粉样瘀点，陈旧的皮疹为淡棕黄褐色；多见于成年男性，好发部位为小腿及踝部周围；病程缓慢，进行性发展，亦可自行消退。

（3）变应性皮肤血管炎　皮疹多型，有红斑、丘疹、风团、紫癜、血疱、浅表小结节或溃疡、坏死，皮疹鲜红至紫红色，大者可达数厘米，好发在下肢、踝部，亦可发生在其他部位，常对称分布，皮疹消退后可遗留萎缩性瘢痕。

（4）腹型紫癜应与急腹症鉴别；肾脏症状明显而皮疹不突出时，应与其他肾病鉴别；有关节症状并伴低热者，应与系统性红斑狼疮鉴别。

（5）持久性隆起性红斑　皮损主要发生在四肢伸侧受压部位，病程长，持续不消退。初发的皮损为小丘疹与结节，逐渐扩大、融合，形成紫红色或褐红色的斑块，边界清楚，质地坚实，表面光滑。皮损持续数月、数年不消退。仅有个别患者皮损可以发生水疱与破溃。皮损部位有疼痛、压痛、灼热感，或瘙痒。一般无全身症状。

（6）急性发热性嗜中性皮病　急性发病，皮肤损害为水肿性隆起的斑块与结节，颜色鲜红或紫红，边界清楚。皮损很快增大，周边形成假性水疱或大疱、脓疱。皮损部位自觉疼痛、灼热感，不痒。部分患者伴有发热、不适、关节痛、肌肉痛等症状。小剂量激素即可见效。

621 过敏性紫癜辨证思路如何？

本病论治首先应辨明虚实。实证属血热损络，为数较多，但不能一见本病即按血热论治。少数病例属脾虚、气虚、阳虚之证，治法迥异，同病异治，不可不辨。属血热而单纯凉血止血效果不佳者应考虑血瘀的问题。本病腹痛，痛有定处而不移者，属湿热蕴阻，兼有瘀血在肠胃。用桃核承气汤去瘀血有效。腹痛较重而属实证者，适当加大大黄用量，实证不明显者，加芍药、甘草以缓急止痛。脾不统血者宜健脾益气，方选归脾汤加减；气不摄血者宜益气摄血，方选补中益气汤加减；气血两虚者合芎归胶艾汤化裁。若有慢性反复，病程日久，斑色淡紫，触之欠温，遇寒加重，并见面色苍白或紫暗，头晕，耳鸣，身寒肢冷，腰膝酸软，纳少便溏，腹痛喜按，舌淡或偏紫，脉细弱或沉迟者，证属脾肾阳虚，当补肾健脾，温阳摄血，方用黄土汤加菟丝子、仙鹤草治之。

622 过敏性紫癜中医内治要点如何？

以皮肤为主要表现的过敏性紫癜最常见四大证型：血热、湿热、阴虚火旺，脾虚失摄。

（1）血热发斑证　多见起病突然，皮疹稍高出皮面，有时融合成片，甚至发生血疱。自觉瘙痒，常有疲乏、身热，口干、咽痛，亦可有关节疼痛或腹痛、血尿，舌质红，苔薄黄，脉细数或弦细数。治宜清热凉血，活血散风，典型方剂如凉血五根汤加减，或凉血地黄汤加减。咽喉疼痛加北豆根、锦灯笼、元参；关节痛加豨莶草、络石藤、汉防己；腹痛加元胡、五灵脂、木香；血尿加小蓟、蒲黄炭、藕节；高热加石膏、水牛角。

（2）湿热血瘀证　多伴有腹型紫癜的特点，皮疹以下肢为重，间见黑紫血疱，有时糜烂。常伴有足踝肿胀，关节疼痛，屈伸不利，四肢沉重；或伴有腹胀微痛，纳呆，恶心呕吐，甚则剧烈腹痛，便血或黑便。可见口干不欲饮、小便短赤等表现。舌红，苔黄腻，脉滑数。治宜清热祛湿，疏风通络，代表方剂如宣痹汤合凉血五根汤加减，临症见关节痛酌加木瓜、秦艽、桑枝、忍冬藤；血尿酌加白茅根、生地炭；腹痛加炒延胡索、川楝子、木香、乳香、没药。

（3）脾虚失摄证　多见病程较久者，常反复发作，皮疹紫暗，面色萎黄，倦怠无力。舌淡或有齿痕，苔白，脉细弱或沉缓。治宜健脾益气，养血止血。代表方剂如归脾汤加减，若有便血加地榆、槐花、三七；尿血加小蓟、白茅根、旱莲草；气虚甚加党参、黄芪、升麻以益气升提；斑色瘀紫，舌暗紫加三七粉或云南白药。

（4）阴虚火旺证　多见紫红瘀斑，色不鲜明，分布稀疏，反复发作。并见形体消瘦，烦热盗汗，唇绛口干，低热，颧红，眠差，盗汗，或兼见便血、尿血诸症。舌红无苔或光剥，脉细数。治宜滋阴降火，凉血散瘀。方用犀角地黄汤加减，若有尿血者，加大蓟、小蓟、制军；出血日久，瘀斑血肿久不消退者加丹参、三七粉；五心烦热、面色潮红者加龟甲、鳖甲、知母；口干渴，加石斛。

日本人大塚敬节指出单纯为止血而止血，而应用芎归胶艾汤、黄土汤、温清饮等方剂有时疗效不佳，而辨证选用柴胡桂枝汤常有良效。这提示我们：中医不是对症治疗学，而是辨证论治学。

623. 过敏性紫癜中医外治及非药物疗法要点如何？

（1）外治要点

1）保护创面，防止破损，避免感染，减轻瘙痒症状。常用药如甘草油外涂皮损处。局部外涂雄黄解毒散洗剂或三黄洗剂，每日 2 次。紫草 30g、地榆 30g、荆芥 20g、生地 30g、丹皮 20g、仙鹤草 30g，煎水 2000ml 外洗患处。局部外用雄黄解毒散洗剂。

2）促进瘀点、瘀斑消散。透骨草 30g、鸡血藤 30g、丹参 30g、白及 30g 煎水熏洗，每日 1 次。

（2）中医常用的非药物疗法

1）针灸治疗：取秩边、委中、照海、合谷、丰隆、膝眼、足三里、手三里、三阴交等，可交替使用。

2）耳针：主穴：脾、肝、胃、肾。配穴：肺、口、皮质下、三焦、内分泌。耳内埋针或埋压中药王不留行，两耳交替进行，每日 1 次，7 天为一个疗程。

3）穴位注射法：取血海、膈俞，用注射器抽取维生素 $B_1$200～300mg，加入辅酶 A 50U 混合液，针刺得气后，缓慢推注 0.5～1.0ml。每日 1 次，10 天为一个疗程。

624. 过敏性紫癜中医治疗中有哪些关键问题？

过敏性紫癜病情变化多端，临证时应注意以下几点：

（1）本病初起以邪气实为主，多属风热搏结，热毒迫血，湿热蕴结之证，邪热是矛盾的主要方面。病起于细菌所致的上呼吸道感染者，多属风热为患；若因进食鱼、虾、牛奶等食物所诱发，多属湿热所致，治疗以清热凉血解毒为原则。热清血凉，血自归经，则皮肤紫癜可除。风热所致者宜配伍祛风解毒之品，如防风、蝉衣、地肤子、白鲜皮等。湿热为患者，应配伍化湿解毒之品，如苦参、黄柏等。要注意的是清热不可过于苦寒，以防寒凉伤脾败胃。

（2）病程日久，紫癜反复出现者，多属虚证或虚实夹杂。扶正祛邪是其治则，阴虚火旺者，重在养阴清热，配以凉血止血之品；气虚不摄者，重在补气摄血，但务必辨证准确方可使用，否则虚虚实实必致加重。

（3）恢复期治疗目的主要在于调整脏腑功能，疏利气机，补益气血，使正气恢复而余邪清除。

（4）瘀血是本病的重要病理因素，因此经常需要配伍应用活血化瘀法，特别是紫癜经久不退或血尿持续不消者。当选化瘀不破血，止血不留瘀之品，如茜草、蒲黄、三七等，而破血逐瘀之品当谨慎使用，以免出血不止。

（5）对于病情急重，不得不使用激素的患者，根据证候表现配伍滋阴降火或补脾益肾药物，以减缓激素副作用。

（6）病情急性期时要卧床休息和减少活动，寻找并去除过敏因素，防治上感、扁桃体炎、龋齿等，避免摄入可疑致敏食物及药物。患病期间注意间断抬高下肢，避免长时间站立、行走。

625. 能治疗过敏性紫癜的中成药有哪些？如何应用？

（1）复方青黛胶囊　方中青黛、紫草为君药，清热凉血消斑；土茯苓、萆薢、蒲公英、马齿苋、贯众清热解毒利湿，丹参活血化瘀，配以白鲜皮、白芷、乌梅、五味子散风除湿止痒，生津润肤，以为臣药；建曲、山楂醒脾开胃，二药相伍既可健脾开胃，又可防止苦寒伤正，用为佐药；诸药共奏清热凉血，解毒消斑之功。注意本品含青黛，连服4周以上应定期检查血象及肝功。如血象、肝功异常应停用。

（2）二妙丸　方中苍术苦温香燥，燥湿健脾，使湿无由生，湿去则热无所附，热易消除，此治本之途；黄柏苦寒，寒能清热，苦以燥湿，且偏走下焦，清下部之热，除足膝之湿，为治湿热下注之要药。二药配伍，清热燥湿，标本兼顾，使热祛湿除，诸证自愈。适用于过敏性紫癜湿热血瘀证。

（3）补中益气丸　方中炙黄芪甘温，能健脾益气，升阳举陷，为君药；党参、白术补中益气，健脾和胃；升麻、柴胡辅助君药升举下陷之清阳，共为臣药；陈皮理气和胃，使补而不滞；当归补血和血，防升阳之品燥烈伤阴，共为佐药；炙甘草补中益气，调和诸药，有佐使之功。全方合用，共奏补中益气，升阳举陷之功。适用于过敏性紫癜脾虚失摄证。

（4）活血消炎丸　方中牛黄清热解毒为君药。乳香、没药理气活血，消肿止痛；石菖蒲芳香行散，行气止痛，合为臣药。黄米健脾益气，除湿消肿，为佐药。诸药合用共奏活血解毒，消肿止痛之功效。用于热毒瘀滞所致，症见紫癜伴有局部红肿热痛者。注意本品须用温黄酒或温开水送服。

（5）大黄䗪虫丸　方中熟大黄苦寒，性沉不降，专于下瘀血，破癥瘕积聚，推陈致新，善行血分，走而不守；土鳖虫味咸性寒，入肝经血分，逐瘀通经，消癥，二者共为君药。水蛭、虻虫破血逐瘀消癥，蛴螬、干漆、桃仁破血逐瘀，祛积消癥，通经止痛，为臣药。地黄、白芍养血凉血，敛阴生津；黄芩清热解毒，苦杏仁破壅降逆，润燥结，共为佐药。甘草益气补中，调和药性，为使药。诸药配伍，共奏破血逐瘀，通经消癥，达到祛瘀不伤正，扶正不留瘀之效。有活血破瘀，通经消癥之能。用于瘀血内停所致皮肤出血、过敏性紫癜久病留瘀、瘀血导致病情进一步加重者。气虚体弱者不宜。孕妇禁用。

（6）人参归脾丸　方中人参大补元气，炙黄芪健脾补中，二者共为君药，突出健脾益气，以气生血，气旺统血的功用特点；当归甘温质润，为补血之圣药，龙眼肉能补脾益气养血以安神，共为臣药；白术、茯苓健脾益气以助生血之源；远志能上开心气，下通肾气，交通心肾，安神益智；酸枣仁养心益肝，宁心安神；木香理气醒脾，防滋补太过，可使全方补而不滞，以上共为佐药。炙甘草为使药。诸药合用，共奏益气补血，健脾养心之效。可用于脾不统血所致的过敏性紫癜。

626 过敏性紫癜的预后如何？

本病常呈反复发作，多数数周至数月治愈，但也有持续1年以上者。本病通常呈自限性，大多于1~2个月内自行缓解，但少数患者可转为慢性。约半数以上缓解患者，于2年后出现一次或多次复发。本病的病程长短与急性期的严重程度、重要脏器有否受累、是否反复发作等因素有关。单纯皮肤型和关节型病程较短，1~2周。腹型病程3~5周，肾型病程最长，最长达5年以上。

腹型紫癜常因肠壁出血致局部蠕动亢进或麻痹而发生肠套叠，或因肠出血导致肠穿孔。约1/10病例可无皮疹表现，故临床上有时误诊为阑尾炎、肠套叠而施行手术。

关节损害往往可在几周内消退，不遗留畸形。

肾病变的有无直接影响本病的预后，一般说来紫癜性肾病预后多数是好的。但超过2年者治愈可能性小。约10%的病例发生无尿、水肿、高血压等进行性肾功能衰竭。这种倾向随年龄增大而增加，故成年人有肾脏损害者预后较差。

紫癜皮损的范围与内脏受累的程度往往不一致。除肠穿孔、急性肾功能不全、脑出血外，95%以上的患者预后良好。病死率很低，一般低于5%。皮肤型、关节型预后均良好，腹型若无肠套叠、肠梗阻等并发症者预后较好。肾脏有病变者大多数经治疗后可以恢复，儿童伴有肉眼血尿者远期预后不好。小部分人会发展为进行性肾小球疾病和肾衰竭，所以对血尿的患者仔细追踪观察是必要的。肾脏有严重病变或中枢神经系统有并发症者预后严重，吉兰-巴雷（Guillain-Barre）综合征和单发性神经炎并不常见，但却为少数过敏性紫癜患者的严重并发症。但经积极治疗大多数可恢复。预后差及死亡的患者大多为慢性紫癜肾的患者。

627·过敏性紫癜西医治疗要点如何？

单纯皮肤型及关节型紫癜应用中药即可获得满意而持久的疗效。合并腹型者选用皮质激素，合并肾型者选用免疫抑制剂。

本病治疗主要为支持疗法并尽可能设法除去致敏因素。单纯者可用芦丁、钙剂、维生素C、抗组胺制剂。5%～10%患者的病情呈持续性或复发性。解痉药、抗生素、抗炎药、包括全身皮质激素均有帮助，绝大多数病例可最终完全恢复。血浆置换疗法可用于严重患者。皮质激素或麻黄碱可减轻腹痛，比麻醉性镇痛剂更有效。对于腹痛，可以皮下注射阿托品、山莨菪碱、东莨菪碱等解痉剂，也可用肾上腺素皮下注射。

糖皮质激素可抑制发热及关节痛，持续用药2～3周后不见缓解，需更换品种或调整剂量。糖皮质激素能减轻急性期肠道和皮肤出血及水肿，缓解腹痛及关节痛，预防儿童肠套叠。一旦发生肠套叠，大多需做紧急外科处理。但糖皮质激素并不能阻止肾脏损害，不能预防新紫癜，亦不能治疗与预防肾脏损害及改善其预后，故出现肾脏损害及瘀点、瘀斑不是激素的首选应用指征。

对顽固的紫癜肾可加免疫抑制剂，免疫抑制剂可改变进行性病例的病程，疗效以环磷酰胺、硫唑嘌呤和甲砜霉素较明显。雷公藤对肾型过敏性紫癜疗效颇佳，复发率较低，复发后再用雷公藤仍然有效。一般采用雷公藤总苷片20mg，每日3次口服，疗程3个月。病情严重者可适当延长疗程。

也有大剂量免疫球蛋白输注后获得长时间缓解的报道。

628 痤疮的病因病机要点是什么？

本病发生涉及先天、后天两方面的因素。一是先天禀赋特殊，素体的肾阴不足，肾之阴阳平衡失调，一旦到了青春期，肾气开始充盈，女子天癸至，男子相火旺，循经上蒸头面而致病发，此种情况较难控制。二是多因肺胃蕴热、熏蒸肌肤或过食辛辣油腻之品，以致体内生湿生热；或肺热下移大肠，结于肠内，不能下达，反而上逆，阻于肌肤而致；或忧思伤脾，水湿内停成痰，郁久化热，湿热痰邪凝滞肌肤而致；或情志内伤，肝失疏泄，冲任失调而致。先天体质、禀赋在发病中，乃至病情轻重程度上占主要位置。总之，素体血热偏盛，是发病的根本；饮食不节、外邪侵袭是致病的条件；血瘀痰结使病情复杂深重。

（1）血热偏盛　青年人或个别中年人素体阳热偏盛，营血日渐偏热，血热外壅，体表络脉充盈，气血郁滞，因而发病。

（2）肺胃积热　手太阴肺经起于中焦而上行过胸，足阳明胃经起于颜面而下行过胸，故肺胃积热，则循经上熏，血随热行，上壅于胸面，故胸、面生粟疹且色红。偏嗜辛辣之品，助阳化热，或多食鱼腥油腻肥甘之品，或酗酒，使中焦运化不周，均可化生火热，使肺胃积热上壅，诱发或加重疾病。

（3）外感风热　感受风热之邪可诱发或加重病情。

（4）气血凝塞　尘埃或粉脂附着肌腠，使玄府不通，气血凝塞；或冷水洗面，气血遇寒凉而郁塞，以致粟疹累累。

（5）血瘀痰结　疾病旷日持久不愈，使气血郁滞，经脉失畅，或肺胃积热，久蕴不解，化湿生痰，痰血瘀结，可致粟疹日渐扩大，或局部出现结节，累累相连。

现代医学认为痤疮是毛囊皮脂腺的慢性炎症，是一种多因素疾病，到目前为止，其发病机制尚未完全清楚。多数认为主要与雄激素、皮脂腺和毛囊内微生物密切相关。青春发育期雄激素分泌增加，使皮脂腺合成和排泄皮脂增多，并使毛囊漏斗部角化增殖，造成毛孔堵塞，致使皮脂淤积形成脂栓即粉刺。毛囊内存在的痤疮丙酸杆菌等分解皮脂，产生的游离脂肪酸刺激局部产生炎症，使毛囊壁损伤、破裂，皮脂腺内容物移入真皮，引起炎症性丘疹或脓疱、结节、囊肿等。导致痤疮发生的诱因主要有：①遗传因素；②饮食：过多的摄入糖类、油脂类以及辛辣刺激的食物可改变面脂成分并使皮脂的分泌显著增加；③胃肠功能紊乱：如便秘等；④神经、精神因素：如紧张、焦虑、睡眠不佳等；⑤某些药物：如碘化物、溴化物、卤化物、糖皮质激素、苯妥英钠、异烟肼等也可产生或加剧痤疮；⑥化妆品：如粉饼、油脂类护肤乳膏等可产生粉刺（闭合性粉刺）；⑦体内微量元素（如锌）缺乏；⑧湿热环境。

629 古代医家关于痤疮有何论述？

古人对本病早有记载，多称之为“肺风粉刺”。

晋·葛洪《肘后备急方》曰：“年少气充，面生皰疮”，提出了年轻人因血气方刚，气血充盈，乃生此病。

《诸病源候论》：“面皰者，谓面上有风热气生皰，头如米大，亦如谷大，白色者也。”

《外科正宗》：“肺风属肺热，粉刺、酒皶鼻、酒刺属脾经。此四名同类，皆由血热郁滞不散。又有好饮者，胃中糟粕之味，熏蒸肺脏而成。经所谓有诸内形诸外，当分受于何经以治之。”

《外科启玄》：“粉刺属肺……总皆血热郁滞不散。宜真君妙贴散加白附子敷之，内服枇杷叶丸，黄芩清肺饮。”

《冯氏锦囊秘录》：“肺风，是肺生紫赤刺，隐疹。”

《外科大成》：“肺风酒刺……由肺经血热郁滞不行而生酒刺也，宜枇杷清肺饮，或由荷叶煮糊为丸，白滚水服；外用白矾末酒化涂之。”

《医宗金鉴·外科心法要诀》:“肺风粉刺，此证由肺经血热而成，每发于面鼻，起碎疙瘩，形如黍屑，色赤肿痛，破出白粉汁，日久皆成白屑，形如黍米白屑。宜内服枇杷清肺饮，外敷颠倒散，缓缓自收功也。”

《外科证治全书》:“肺风粉刺，面鼻起碎红疙瘩，形如黍屑，破后出白粉汁，宜用硫磺膏，洗面后涂之，数日愈。”

纵观古代医家的观点，多从肺经论治，认为本病的发生与五脏中的肺关系密切，并与六腑中的胃、大肠功能异常有关。病因病机方面与热、瘀及血分证有关，认为病性多为实证。辨证多为肺风肺热、血热瘀滞。立法总以清肺胃热为主。方以枇杷清肺饮加减。

630 当代医家关于痤疮有何论述?

近年有作者提出痤疮的发病与肾气旺盛、阳气有余、心火炽盛、感风伤湿有关。也有人提出相火旺盛说，认为相火旺则三焦之火上炎，使营气壅遏、卫气瘀滞、血结气聚于头面肌腠而成痤疮。

赵炳南先生认为本病多因饮食不节，过食肥甘厚味，致肺胃湿热，复感风邪而发病。赵老指出痤疮的诊断须具备丘疹、粉刺或结节；中医辨证与肺胃蕴热或湿热有关，方多以栀子金花汤为主或用桃红二陈汤加减。张志礼除遵循古代医家的经验外，亦根据自己多年临床经验总结，加以发扬、创新，认为冲任失调也是痤疮的致病的因素之一。将痤疮分型增加了冲任不调和阴虚火旺，湿热黏滞两型，前者使用自拟金香菊方治疗，主要药物有：益母草、香附、黄芩、栀子、熟军（制大黄）各10g，金银花、野菊花、桑白皮、地骨皮、生地、丹皮各15g。后者采用滋阴泻火的名方知柏地黄丸为主方加减治疗。

陈彤云则将痤疮分为：①肺胃热盛证：以枇杷清肺饮加减治

疗，常用桑白皮、炙杷叶、黄芩、黄连、栀子、双花、连翘等；②脾湿内蕴证：以健脾除湿汤加减治疗，多用生薏苡仁、生扁豆、茯苓、白术、芡实、萆薢、枳壳、黄柏等；③痰湿聚结证：以内消瘰疬丸加减治疗，多用活血软坚散结药味，如当归、海藻、玄参、贝母、夏枯草、大黄等。

朱仁康将痤疮辨证分型为肺风型、痰瘀型。肺风型证属过食油腻，脾胃积热，上熏于肺，外受于风；治以清理肺胃积热；方用枇杷清肺饮加减；主要药有生地、丹皮、赤芍、枇杷叶、桑白皮、知母、黄芩、生石膏、生甘草等。痰瘀型证属痰瘀交结；治以活血化瘀，消痰软坚；方用化瘀散结丸，主要药有归尾、赤芍、桃仁、红花、昆布、海藻、炒三棱、炒莪术、夏枯草、陈皮、制半夏等。

朱文元根据行医多年经验认为痤疮的发生与肺热血热、肠胃湿热、脾虚痰湿、瘀血阻滞、肾阴不足、情志不节，肝火上炎等有关，并提出女性患者除上述原因外，尚与肝失疏泄、冲任失调关系密切。在辨证方面认为应首辨热、郁、痰。其中热又分血热、湿热、风热；郁包括毒郁、血瘀；痰则指病久脾胃失调，运化失健，酿生湿浊，湿聚成痰，凝滞肌肤而致。临床分型论治分为肺经风热、胃肠湿热、肝经郁热、痰热瘀结、肝肾阴虚、冲任失调六型。肺经风热治以宣肺清热，方用枇杷清肺饮加减；胃肠湿热治以清热利湿通腑，方用黄连解毒汤加减；肝经郁热治以疏肝解毒，方用丹栀逍遥散加减；痰热瘀结治以化痰祛瘀散结，方用六君子汤加减；肝肾阴虚、冲任失调治以滋养肝肾。调摄冲任，方用二至丸加减。

631. 痤疮的诊断与鉴别诊断要点是什么？

（1）诊断要点　包括以下几个方面：

1）发病年龄：多发于青春期，青春期过后，多数可自然减轻；亦有青中年持续或迟发者。

2）发病部位：以面部及胸背部等皮脂腺分布密集部位多发，常伴有皮脂溢出。

3）基本损害：为红色炎性丘疹，亦可演变为脓疱，并见白头粉刺或黑头粉刺。严重病例可形成硬结、囊肿，少见的有窦道、瘘管、瘢痕疙瘩等。

4）自觉症状：多较轻微，偶有痒感，继发感染时可伴疼痛。

（2）鉴别诊断　临床需与酒渣鼻、职业性痤疮、药源性痤疮以及颜面播散性粟粒性狼疮相鉴别。

1）酒渣鼻：多发生于中年，妇女多见。好发于颜面中部，以鼻尖、前额、下颏及双颊部多见，对称分布。患处皮肤潮红，伴有毛细血管扩张，但无粉刺。

2）职业性痤疮：有长期接触煤焦油、石蜡、机油史。损害除颜面外常侵犯手背、前臂、肘膝附近等接触部位。多数皮疹密集，伴毛囊口角化。

3）药源性痤疮：多发生于大剂量使用皮质激素、溴、碘等药物的患者，皮损多为全身性，发病年龄不定，无典型的黑头粉刺。

4）颜面播散性粟粒性狼疮：好发于成年人，损害多为暗红色或略带棕黄色丘疹及小结节，与毛囊并不一致，在眼睑下缘皮损呈堤状排列的特征。玻片压诊可见苹果酱色改变。主要分布在下眼睑、鼻唇沟处。

632 痤疮的辨证思路如何？

基于对病因病机的认识，本病的内治辨证仍多从肺胃入手来辨证施治。手太阴肺经起于中焦而上行过胸，足阳明胃经起于颜面而下行过胸，故肺胃积热，则循经上熏，血随热行，上壅于胸面，故胸、面生粟疹且色红。肺主皮毛，肺与大肠相表里，大肠承胃之气，故从肺胃辨证。另情志所伤，致肝气不舒，气机不畅，郁久化热，反侮于肺，也会导致病发。肺胃、肝胆之湿热，日久均可致气机郁滞，进而造成气滞血瘀，复感风热邪气，而出现痰湿瘀结。临证见面部或兼前胸、后背多数炎性丘疹，色红，或有脓头，局部脂溢明显，可见黑白头粉刺，或有痒痛，心烦，口干口苦，大便秘结。舌质红，苔薄黄，脉浮数者当辨肺胃蕴热证，治以清泻肺经风热，如枇杷清肺饮；若兼见皮疹红肿疼痛，或有脓疱，伴口臭，便秘，尿黄，舌质红，苔黄腻，脉滑数者当辨湿热蕴毒证，治以清利湿热，如清脾除湿饮；若兼见胁肋胀痛，夜寐多梦，易怒，舌尖红，脉弦者当辨肝郁气滞证，治以疏肝健脾，如加味逍遥散；若兼见皮疹结成囊肿，或有纳呆，便溏，舌淡胖，苔薄，脉滑者当辨痰湿瘀结证，治以活血化痰软坚，如海藻玉壶汤。

633. 痤疮的证候鉴别要点如何？

临床大致分为肺胃蕴热、湿热蕴毒、痰湿瘀结、冲任不调四型。

（1）肺胃蕴热证　面部或兼前胸、后背多脂部位红斑、炎性丘疹，色红，局部脂溢明显，可见黑白头粉刺，或有痒痛，心烦，口干口苦，大便秘结。舌质红，苔薄黄，脉浮数。

（2）湿热蕴毒证　皮疹红肿疼痛，或有脓疱，伴口臭，便秘，尿黄。舌红，苔黄腻，脉滑数。

（3）痰湿瘀结证　皮疹色暗红，以结节、囊肿为主，或有纳呆，便溏。舌淡胖，苔薄，脉滑。

（4）冲任不调证　见于女性患者。月经前皮疹明显增多加重，月经后皮疹减少或减轻，可伴有月经不调，月经量少，经前心烦易怒，乳房胀痛不止。舌红苔薄黄，脉弦细数。

面部脂溢性皮炎、酒渣鼻以及光敏性皮肤病的辨证思路可以借鉴。

634• 痤疮的中医内治要点如何？

（1）肺胃蕴热证　治以清肺胃热。方用枇杷清肺饮加减。枇杷叶10g，桑白皮10g，黄芩10g，栀子10g，野菊花10g，白茅根30g，黄连10g，赤芍10g，生槐米15g，金银花20g，当归10g，苦参10g。大便不畅、干燥者可加生大黄泻热通腑；油脂分泌旺盛者可加生侧柏、生山楂。

（2）湿热蕴毒证　治以清热解毒。方用清脾除湿饮合五味消毒饮加减。生白术10g，茯苓10g，生枳壳10g，泽泻10g，黄芩10g，黄柏10g，生地30g，栀子10g，连翘15g，苦参10g，双花15g，野菊花15g。感染重者加败酱草、公英、紫花地丁。

（3）痰湿瘀结证　治以祛痰化湿，化瘀散结。方用化瘀散结丸加减。桃仁6g，红花6g，益母草12g，夏枯草10g，当归6g，海藻10g，炒三棱10g，赤芍6g，银花12g，昆布10g，制半夏10g，陈皮10g。囊肿、结节重者加制乳香、没药、浙贝母。

（4）冲任不调证　治以调理冲任。方用柴胡舒肝汤加减。柴胡10g，郁金10g，白芍15g，女贞子10g，旱莲草10g，鱼腥草10g，蒲公英15g，丹参10g，山楂10g，甘草9g。舌有瘀点、瘀斑者可加水蛭、桃仁。

日本汉方应用柴胡类方剂，桂枝茯苓丸、当归芍药散等治疗本病有效。

635• 痤疮的中医外治要点如何？

（1）颠倒散（《医宗金鉴》）　大黄、硫磺等份研末，用凉开水或茶水调敷，每日1~2次；或配成30%的洗剂外搽。适用于鼻头部毛孔粗大，油脂溢出明显，局部炎性红斑、丘疹、丘疱疹、脓头及黑头粉刺皮损。每日晚上涂搽，次晨洗掉。

（2）牵牛、白及、甘松、海金砂等份为末，用鸡蛋清调搽。适用于轻型痤疮患者以及新生皮损不多、色素沉着为主患者的辅助治疗。每晚涂面，次晨洗掉。

（3）加味颠倒散中药面膜　大黄、硫磺、丹参、冰片各等量，研极细末，与适量大豆粉混合，加基质调成稀膏。适用于颜面部油脂溢出明显，可见炎性丘疹、结节皮损。先行美容常规步骤，净面、蒸面、针清粉刺，经络按摩，然后涂上药膏，以超声波导入10~15分钟，强度0.5W/cm^2，由轻逐渐加重，连续波。之后药膏留面上，以硬膜粉或优质医用石膏调成糊，敷于面上，15~20分钟后揭去，清洗面部，涂收缩水。7~10天一次，3次为一个疗程。一般应配合内服中药或针灸方法。

（4）黑布化毒膏　将黑布药膏与化毒散软膏（化毒散20g，祛湿药膏或凡士林80g混匀）等量混匀即成黑布化毒膏。适用于重症痤疮，皮损多以囊肿、结节为主。将药膏直接敷于患处，有解毒、消炎、促进消散的作用。

（5）活血化瘀倒膜粉　倒膜配方：细辛250g，白芷500g，白扁豆200g，白芍500g，白附子500g，当归500g，五味子200g，红花100g，乌梅250g（烘干）。上药粉研成细末，以医用石膏为基质，约200g，加中药粉约20g，用30~40℃温水，搅拌成糊状。适用于重症痤疮囊肿、结节的辅助治疗。净面、离子喷雾机熏蒸后，涂加味颠倒散稀膏，行点穴按摩5~10分钟，再薄涂一层稀膏，超声波导入10~15分钟，先用强度0.5W/cm^{2}连续波，由轻逐渐加重按摩全脸皮损处5~10分钟后，再选用强度1~1.25W/cm^{2}脉冲波，在每个囊肿、结节或瘢痕处停留1~2分钟。全部过程不超过15分钟。然后洗净药膏，将活血化瘀倒膜粉调成的药糊敷于面上，眉毛、眼、鼻、口外露。30分钟后揭掉。每周1次，4次为一个疗程。

636. 痤疮的中医非药物疗法有什么？

（1）毫针　主穴：百会，尺泽、曲池、大椎、合谷、肺俞、委中。配穴：四白、颧髎、下关、颊车等病变局部四周穴。便秘配天枢、支沟。针刺方法：泻法，中等刺激，留针半小时，每日针1次，10次为一个疗程，症状好转后改为隔日1次。穴位多为手太阴肺经、手阳明大肠经、足阳明胃经之穴，适用于肺胃热盛证的Ⅰ、Ⅱ级痤疮的辅助治疗。

（2）耳针　主穴：耳尖、肺、皮质下、丘脑、神门、内分泌、肾上腺、局部穴。配穴：脾、大肠、小肠、肝。便秘加大肠、直肠下段；脓疱加心；月经不调加内生殖器、卵巢。方法：每次均耳尖放血，甚者可局部穴刺血，其余主穴选2~3个，配穴选2~3个。毫针刺，留针15~20分钟，隔日1次，10次为一个疗程。或耳针埋针或耳穴压豆（王不留行子），二耳轮换，3日1次，5次1疗程。适用于肺胃热盛证的Ⅰ、Ⅱ级痤疮的辅助治疗。

（3）刺络拔罐　取大椎穴。常规消毒后，三棱针或梅花针点刺出血，然后拔火罐，10~15min，出血1~3ml。3日1次，10次为一个疗程。适用于肺胃热盛证新生皮损多且感染重，较多脓头的皮损；或病久入络，皮损多为囊肿、结节及增生瘢痕的辅助治疗。

（4）推拿法　如无脓疱且丘疹散在不多，可行全套面部美容经穴按摩常规手法。若丘疹密集有脓疱，仅点按面部穴位，叩击头部并点按百会穴。耳穴加揉心、肺、内分泌、肝、交感、面颊等局部穴。体部点按合谷穴、阳陵泉、足三里；由指端到上臂，逆向叩击手太阴肺经3遍；由下而上拿足阳明胃经3次，叩击3次。

637 · 痤疮的中医治疗中有哪些关键问题？

本病临床分型较多，临证治疗时需辨清证候分型，方能准确用药。

（1）年轻患者多为阳盛体质，体内热盛、湿盛，致油脂分泌旺盛，治疗以清肺胃湿热为主，然清热药多为苦寒之品，服用日久恐伤及中焦脾胃，致脾虚湿滞，见舌质淡，苔白，此时宜加用健脾利湿药味，不能再一味使用苦寒。

（2）女性患者要注意月经周期。服药期间若正值经期，应嘱患者减量服用或暂时停服，以免寒凉之品，乘虚直中下焦，引起月经不调，宫寒血凝，造成女子月经经量异常、痛经甚至闭经。

（3）成人患者多有情志因素，往往欲望过多或将目标设置过高，导致疲于奔命，又往往所求不遂，情志抑郁、焦躁，治疗时适当加入疏肝理气之品，可使肝气条达，气机通畅，促使痤疮较快好转。

（4）痤疮与生活状态密切相关。城市白领，尤其是年轻女性，多劳心、劳力，寒温不调，饮食饥饱不节，贪凉熬夜，常导致血虚水盛，上热下寒证，临床需要注意兼顾整体状态进行调理，改善生活习惯，才能取得满意疗效。

（5）重症患者，如囊肿、结节型，可以中西医结合治疗，加服抗生素或维 A 酸类药物，配合中药共奏奇效。当然，临床应诊时亦有许多兼夹证出现的情况，需根据皮损特点、症状、舌苔、脉象详辨其实，对证用药。

638. 能治疗痤疮的中成药有哪些？如何应用？

（1）当归苦参丸　方中当归养血活血；苦参燥湿清热。专治湿瘀互结，以结节、囊肿为主要表现的湿瘀互阻型痤疮。

（2）复方珍珠暗疮片　方中羚羊粉、水牛角粉、珍珠粉、生地、赤芍、元参凉血解毒；生地、元参、北沙参养阴生津；大黄、黄芩、黄柏、金银花、蒲公英清热解毒。解毒凉血之力甚猛，兼有养阴作用，适用于年轻患者，体质壮实，心火炽盛，面部见潮红充血油腻斑片及较多炎性丘疹、脓疱者，多见于Ⅲ度痤疮患者。

（3）金花消痤丸　源自栀子金花丸，三黄清三焦毒热；加桔梗、甘草、薄荷清利上焦，酒大黄引热下行；栀子利水清心。功在解气分热邪。三焦兼顾而主治在上焦。清肺胃热，通利二便。主治肺胃热盛，以丘疹、粉刺、少量脓疱为主，伴有便秘尿黄，口感咽痛等症，多见于Ⅱ度痤疮患者。

（4）清热暗疮片　方中穿心莲、牛黄、山豆根、金银花、蒲公英解毒；大黄、栀子通利二便，引热下行；珍珠粉凉血解毒。功效：清热解毒，与复方珍珠暗疮片功效近似，善清上焦热毒，但解毒之力胜于凉血，主治以脓疱为主要表现的Ⅲ度痤疮患者。

（5）通便消痤胶囊　方中大黄、芒硝、枳实攻下热结；肉苁蓉润下燥结；辅以荷叶和胃；青羊参利湿；小红参活血；西洋参益气阴。功效：通腑泻热，逐有形实邪以清肺胃实热，佐以平调之品。主治以大便不通为主，兼见少许暗红丘疹的Ⅰ、Ⅱ度痤疮。

（6）消痤丸　龙胆草、柴胡、野菊花、夏枯草泻肝火；石膏、黄芩清肺热；玄参、麦冬、石斛养阴；金银花、蒲公英、紫草、大青叶凉血解毒；竹叶、竹茹引热下行；升麻、柴胡引药力上达面部。功效：清热养阴凉血解毒。主治性情急躁、皮脂较多、丘疹脓疱密集的实证，多为Ⅱ、Ⅲ度痤疮患者。

（7）银翘解毒丸　即银翘散制成蜜丸。方中薄荷、荆芥、豆豉、牛蒡子疏风清热；金银花、连翘解毒；竹叶清心；桔梗、甘草解毒利咽。功效：疏风解表，清热解毒。用于肺经风热，皮损以粉刺为主。

（8）功劳去火片　方中黄芩、黄柏、栀子清热泻火解毒；功劳叶解毒清热养阴。主治中年女性痤疮，以丘疹为主者，多属Ⅰ、Ⅱ度痤疮。若有轰热、自汗、心烦、失眠等更年期症状者更为适宜。

（9）一清胶囊　方用大黄、黄芩、黄连，即泻心汤。功效：清胃解毒。药力较为平和，它的特点为主治在胃火，主要适用于胃火炽盛，口周多起红疹、脓疱的痤疮患者。但与当归苦参丸一样，药力单薄，须和其他药物配合使用。

（10）防风通圣丸　方中重在用大黄、芒硝通腑以泻胃火；滑石、甘草、栀子利尿以泻心火；辅以麻黄、荆芥、防风、薄荷、石膏、黄芩、桔梗、甘草发汗清热以泻肺；当归、赤芍、生地养血和营。驱邪之力最强，汗、下、清、利四法并用，体质壮实之人适用，虚人不宜。但是清热之力尚可，解毒力量较弱，疗效出现较慢，适用于Ⅰ、Ⅱ度痤疮。治疗过程中必须注意顾护脾胃。

（11）大黄䗪虫丸　方中重用多种活血破瘀之品，如土鳖虫、虻虫、蛴螬、水蛭、干漆，配合大黄、桃仁以活血破瘀。药力峻猛而制蜜丸，为峻药缓服。主治紫红、紫暗增生性皮损，久不消退，或者上述类型痤疮炎症消退后遗留暗红萎缩性瘢痕者。以结节、囊肿型痤疮为主。

（12）血府逐瘀胶囊　方以桃红四物加牛膝养血活血；气行则血行故配合柴胡、枳壳、桔梗、甘草理气。功效：行气活血化瘀。适用于Ⅰ～Ⅳ度痤疮，表现为疹色紫暗者。尤其适用于性情内向、多思虑、善忧伤的患者，月经不调、乳腺增生等气滞血瘀表现的患者，或者处于更年期的女性患者。但临床多需要配合清热解毒凉血除湿等药，方堪重任。

639. 痤疮能否预防？如何调护？

近年来随着人民生活水平的提高，人们对自身生活质量的要求也日渐增高，因此以痤疮为代表的皮肤损容性疾病越来越受到重视，患者治疗的迫切性也呈上升趋势。

除药物治疗外，加强对患者的健康教育和生活指导是非常重要的。要树立积极、正确的治疗态度，及早治疗才能预后良好。首先要注意生活、饮食、起居的规律。工作注意劳逸结合，避免长期精神紧张。保证每天8小时的睡眠，放松面部肌肉和给予皮肤自我修复的时间。

其次在饮食上要忌食辛辣、油腻、油炸、高糖分食物，如可乐、茶、咖啡和含酒精饮料，多食青菜、水果，多饮水，保持排便通畅。

再有是面部的清洁。常用温水和硼酸皂或硫磺皂洗患处和面部油脂分泌多的部位。根据面部出油脂的多少，一日洗2~3次。同时不可用手挤捏粉刺，对非炎症性、闭合性的粉刺可以使用痤疮针压出。

夏季，气温高，空气湿度大，患者还需要注意面部的避光，汗出过多时要及时擦拭，以免高温、汗液造成对皮损的刺激。

除上述预防、调护方面的问题，病情轻者仅需在面部清洁、饮食结构的调控以及生活规律上加以注意，病情较重的患者，如Ⅲ、Ⅳ级痤疮患者则需要接受正规医院的专科治疗，在治疗上不要擅自使用外用药物，尤其是不要用皮质激素等药物。治疗期间，不要用油性化妆品及含有粉质的化妆品，如粉底霜等，以免堵塞毛孔加重病情。面部护肤品选择油少水多的“水包油”型的霜膏，有助于本病的康复。另外要注意情志对本病的影响，因为痤疮患者多为年轻人，处于青春期，情绪不稳定、烦躁易怒会加重病情，并使治疗疗程延长。

640·痤疮如何进行食疗？

本着中医“药食同源”之理，本病亦可以通过食膳来辅助治疗。

（1）凉拌三苋　鲜苋菜100g，鲜冬苋菜100g，鲜马齿苋100g，调料适量，将三物分别用开水焯至八成熟，捞出后浸入冷水中5～10分钟，取出控去水，切段，入调料后拌匀即可。适用于青年患者，颜面皮脂分泌旺盛，皮疹色红，新生皮损较多时的辅助治疗。

（2）桃仁山楂粥　桃仁9g，山楂9g，贝母9g，荷叶半张，粳米60g，先把前四味药煎成汤液，去渣后入粳米煮粥。每日1剂，日服3次，共服30天。适用于痰湿瘀结证患者，皮损多数为结节、囊肿。其中山楂、荷叶更有去脂、利水之减肥功效。

（3）黑豆坤草粥　黑豆150g，坤草30g，桃仁10g，苏木15g，粳米250g，红糖适量。将坤草、苏木、桃仁用水煎煮30分钟，滤出药汁，再将黑豆加药汁和水煮至八成熟，下粳米煮粥，粥烂加糖即可食用。早晚各服用1小碗。适用于冲任不调证的女性患者的辅助治疗。其中坤草、桃仁、红糖有调经之功效。

641·酒渣鼻的病因病机要点是什么？

本病总因热毒蕴积于上而发。多因肺经、脾胃经风热湿热所致；或过食辛辣炙煿、油腻酒酿；或素体热盛的体质因素；或外邪引动，风、寒、湿、热袭于肌腠，迫扰脉络；或触冒风寒凝滞于肌肤，血瘀凝结而发为本病。

肺胃积热，又因嗜酒、过食或喜食辛辣腥发肥甘之物，助升胃火，肺胃积热上蒸，熏蒸颜面，故生红斑、丘疹、脓疱。或湿热搏结，兼感毒邪，湿热毒邪迫阻脉络，血瘀凝结而发。再因风寒外束，气血瘀滞，故成鼻赘。情志失常，喜怒于形，挟气于上，鼓动血脉。内外合邪，迫阻脉络，血壅于上而见红斑、血丝；肺胃积热而见红斑、丘疹；内热感毒则见脓疱；湿热搏结，邪阻脉络，日久血瘀痰凝而见鼻头肥大、结节、增生。

本病病因未明，一般认为是在皮脂溢出的基础上出现。本病具有家族遗传素质。内因主要包括胃肠功能障碍（如便秘等）、病灶感染（如扁桃体发炎等）、内分泌失调、情志激动、嗜酒、喜辛辣刺激性食物（如茶、咖啡等饮料和巧克力等），部分女性可因口服避孕药、妊娠及月经等，诱发此病。外因包括冷热刺激、日光、外用皮质激素等。另外，毛孔内毛囊虫的寄生、蠕形螨感染可能是其诱发因素。近年来研究发现幽门螺杆菌和与本病的发生有一定关系，患者中幽门螺杆菌的感染率达 88%，且患者多数有不同程度的胃炎及十二指肠异常改变。

642 古人及当代名老中医关于酒渣鼻有何论述?

《素问·刺热病论》：“脾热病者，鼻先赤。”

《诸病源候论》：“鼻皻，此由饮酒，热势冲面，而遇风冷之气相搏所生，故令皮面生皻，赤疱匝匝然也。”

《外科启玄》：“肺风疮鼻疮，鼻乃肺之窍，因肺气不清，受风而生，或冷水洗面，以致血热凝结于面所致，宜清肺消风活血药治之，外上搽药消之。”

《医宗金鉴·外科心法要诀》：“酒渣鼻，此证生于鼻准头及鼻两边，由胃火熏肺，更因风寒外束，血瘀凝结，故先红后紫，久变为黑，最为缠绵。治宜宣中郁气，化滞血，如麻黄宣肺酒，凉血四物汤俱可选用，使荣卫流通，以滋新血，再以颠倒散敷于患处，若日久不愈，以栀子仁丸服之，缓缓取愈。”

《景岳全书》：“酒渣鼻由肺经血热内蒸，次遇风寒外束，血瘀凝滞而成。”

现代医家多认为本病的发生与脾胃湿热，中焦运化失司有关；亦关注到本病与消化系统疾病，尤其是幽门螺旋杆菌的感染有关。

赵炳南认为本病多因肺胃积热，复感风热之邪，血瘀凝结而致。并将本病分为红斑期、毛细血管扩张期、肥大期三期，红斑期治以清宣肺热，凉血活血为法，局部配合外用颠倒散；毛细血管扩张期则以清热凉血，活血化瘀为法，重用凉血药味；后期肥大期则以活血化瘀，通络散结为主，方用大黄䗪虫丸加减。

朱仁康将本病分为二型：一是肺火型，多见于本病初期，治以清理肺胃积热，方用枇杷清肺饮加减；一是血瘀型，多见于本病中后期。治疗上先以凉血、活血、清热为法，方用凉血四物汤；后用活血化瘀为主，方以通窍活血汤加减。

张志礼根据自己多年经验，并结合西医前沿研究总结其发病与内分泌紊乱、消化功能障碍有关，常与毛囊虫感染有关，故外用治疗中常使用肤螨灵霜、甲硝唑霜等抑制螨虫；认为其发病以毛细血管扩张、毛囊口扩张、皮损于面部呈五点分布为特点；而辨证上则以血热血瘀为主，方用枇杷清肺饮、凉血五花汤加减。

陈彤云在本病的治疗上更重视中西医结合，除按皮损、症状、舌脉辨证论治外，采纳近代西医先进的研究成果，注意并发症的问题，多让病人完善消化系统的相关化验检查，对合并有幽门螺杆菌感染的患者，多加用抗生素、抑酸或铋剂以增强疗效；而在中医辨证论治方面更加注重活血化瘀药的使用。

643. 酒渣鼻的诊断要点及鉴别诊断要点是什么?

（1）诊断要点　本病诊断需从病程、皮损分布、好发人群几方面入手。其病程经过慢性，好发于中年人。皮损好发鼻、颊、额、颏部，以鼻为中心。各期皮损表现不同，诊断要点亦不同。红斑期多发于面中部，红斑初为暂时性，饮食及精神兴奋时红斑显著，日久红斑持续不退，并有毛细血管扩张。丘疹脓疱期是在红斑基础上出现痤疮样丘疹，有的变为脓疱，此期毛细血管扩张明显。鼻赘期为本病晚期，表现为鼻尖部结缔组织增生呈结节状肥大。

（2）鉴别诊断　本病需与痤疮、脂溢性皮炎、口周皮炎等相鉴别。

1）脂溢性皮炎：多发于青春期男女，皮脂分泌旺盛，鼻部尤为明显，毛囊口常扩大，极易挤出白色线状皮脂。在进食热饮或冷风刺激后，鼻端部常出现充血性红斑，但为暂时性。没有毛细血管扩张及丘疹、脓疱等。除面部外，头皮、前胸、后背、双腋下等其他脂溢部位也可见皮损，且多为炎性红斑，上覆油性或干性鳞屑。

2）痤疮：多见于青春期男女。除发生于面部外，胸背部也常受侵犯。鼻部常不受侵犯。可见典型粉刺，无弥漫性充血及毛细血管扩张是最主要的鉴别要点。

3）口周皮炎：顾名思义，以口周为主，多发于青年或中年妇女，于口的周围皮肤包括鼻唇沟、颊、颏等处反复发生淡红色小丘疹、丘疱疹、脓疱等，但口唇周围有一狭窄皮肤带不受侵犯，红斑不显著，丘疹形态更小，常群集存在，不以毛细血管扩张为基本表现。

4）糖皮质激素所致毛细血管扩张：见于面部长期使用强效

糖皮质激素霜膏的患者。面部有毛细血管扩张、表皮萎缩、弥漫性红斑及多毛等。

5）酒渣鼻样结核疹：皮疹为淡红或黄褐色丘疹，米粒大小。好发于颊、颏、前额及下颌部，集簇存在，而鼻部少有损害。玻片压诊，显示为苹果酱色。组织病理为结核结构。

644· 酒渣鼻的证候鉴别要点如何？

本病各中医证候大约可与西医各分期间相对应，但各证各期之间无明显界限，病程经过缓慢。刺激性饮食、外界温度突变及精神兴奋紧张常能诱发皮肤红斑或加重症状。

（1）肺胃热盛证　红斑多发于鼻尖或鼻翼两侧，压之退色。患者常嗜酒，伴有饮食不节、口干口渴、便秘等症状。舌质红，苔薄黄，脉弦滑。大约相对应西医之红斑期。先于鼻部发红，眉间、两颊、前额、下颏等部位逐渐出现红斑，开始时可为暂时性、一过性潮红，次数渐增多，时间延长，在精神兴奋、温度升高或进食刺激性食物时，红斑更为明显。日久红斑持续不退，并有毛细血管扩张，呈细丝状如树枝，以鼻尖和鼻翼双侧最为明显，最终成为具有多数毛细血管扩张的红斑持久性。

（2）热毒蕴肤证　在红斑上出现痤疮样丘疹、脓疱。毛细血管扩张明显，局部灼热，口干，便秘。舌质红绛，苔黄，脉弦滑。大约相对应西医之丘疹脓疱期。在红斑基础上，病情继续发展，成批出现丘疹和脓疱，针头至绿豆大小，损害较重时可形成疖肿或囊肿性皮疹，无粉刺形成。毛细血管扩张更明显呈蜘蛛网样分布。

（3）气滞血瘀证　鼻部组织增生，呈结节状，毛孔扩大。舌质略红，脉沉缓。大约相对应西医之鼻赘期。病期长久，在前两期基础上，鼻部结缔组织增生，皮脂腺异常增大，致使鼻头部增大，形成大小不等的结节状隆起，表面高低不平。称为鼻赘。

由于皮脂腺口大，压挤后有白色黏稠分泌物溢出，毛细血管扩张显著。鼻赘期男性多见。

痤疮、脂溢性皮炎可以借鉴本病的辨证论治思路。

645 酒渣鼻的中医内治要点如何？

本病辨证思路可从不同的辨证方法上分析，运用八纲辨证则以表、热、实、阳证为主。病因辨证与六淫中的风、湿、火，七情中的肝郁，饮食劳伤中的饮食不节、劳逸失调有关。气血津液辨证与气滞、血瘀、水湿停聚化生痰瘀有关；脏腑辨证上则与肺、脾、胃相关；经络辨证中则与手太阴肺经、足太阴脾经、足阳明胃经以及足厥阴肝经密切相关。

本病内治需要抓住热、毒两点。

（1）肺胃蕴热、郁结血分证（红斑期）　面红阵作，继而不退，血丝缕缕，红斑丘疹多发于鼻尖或鼻翼两侧、两颊、前额、下颏等部位（五点分布），压之退色。常嗜酒，伴见口干口渴，喜冷饮，消谷善饥，口臭，便秘。舌质微红，苔白或薄黄，脉象滑数或弦滑。治宜清肺胃热、凉血疏风。方以枇杷清肺饮、白虎汤合方加减。

（2）肺胃热盛、外感毒邪证（丘疹脓疱期）　在红斑上出现痤疮样丘疹、脓疱，但没有粉刺，毛细血管扩张明显，局部灼热，伴见口干口苦，便秘或不爽。舌质红或红绛，苔黄，脉象弦滑或弦细。治宜清热解毒、凉血化瘀。方以枇杷清肺饮合凉血五花汤加减。

（3）气血瘀滞、痰浊阻络证（鼻赘期）　病期长久，鼻尖部结缔组织增殖，皮脂腺异常增大，致使鼻头部增大，形成大小不等的结节状隆起，皮脂腺口大，压挤后有白色黏稠分泌物溢出，此期男性较女性为多。舌质紫暗或略红，苔白，脉沉数或沉缓或涩。治宜活血化瘀、软坚散结。方以内消连翘丸合通窍活血汤加减。

《医宗金鉴·外科心法要诀》有麻黄宣肺酒配合凉血地黄汤的治法，部分病人应用有效。

646. 酒渣鼻的中医外治要点如何？

局部脱脂、解毒、散结是外治的宗旨。根据不同的皮损表现选择对症的外用药物治疗。红斑期、丘疹脓疱期可外敷水调颠倒散，每日2次，可晚上涂搽，次日晨洗掉；或用大风子油调珍珠散外敷；或水调化毒散、颠倒散各半，每日2次；或化毒散软膏每日薄涂1次；或可选择5%硫软膏、复方硫磺洗剂等脱脂抗炎；鼻赘初期，可选三棱针点刺放血后外用化毒散软膏、黑布药膏等量混匀加入适量梅花点舌丹（研碎），隔日1次；或用脱色拔膏棍贴敷；或取白蔹、白石脂、杏仁、雷丸、鹤虱、川椒、蛇床子、甘松、白牵牛、狼毒、硫磺，煎水外洗或浸泡患处，适用于各期酒渣鼻。

647. 酒渣鼻的中医非药物疗法有什么？

（1）针灸

1）毫针法：主穴：印堂、素髎、迎香、地仓、承浆、颧髎。配穴：禾髎、大迎、合谷、曲池。手法：取坐位，轻度捻转，留针20～30分钟，每2～3日针刺1次。穴位多为手太阴肺经、手阳明大肠经、足阳明胃经之穴，适用于肺胃热盛证的Ⅰ、Ⅱ级痤疮的辅助治疗。

2）耳针法：取穴：外鼻、肺、内分泌、肾上腺。用耳穴压豆法，每日1次，每次取2～3穴，留针20～30分钟。适用于肺胃热盛证的Ⅰ、Ⅱ级痤疮患者。

3）水针法：取穴：迎香。方法：取0.25%~0.5%普鲁卡因注射液，在双侧迎香分别注药0.5~1.0ml，每周2~3次，10次为一个疗程。效果不显时加印堂穴。迎香穴是手阳明大肠经的终结穴，与胃经相衔接。取此穴位治疗可以泻肺火，适用于肺胃蕴热证患者。

4）梅花针法：患处可用七星针轻刺，每日1次。

此疗法是通过刺激人体某一部位，达到调整机体，治疗疾病的目的。虽然所刺部位不一定是经穴，但通过皮部经脉、经络与内脏互相联系的关系来体现其疗效，临床可用于治疗多种皮肤病，尤其是热证，故适用于本病的治疗。

5）三棱针法：取穴：大椎、脊柱两侧反应点。方法：局部常规消毒，用三棱针在大椎穴及周围皮肤上点刺放血，然后用闪火法拔罐，10~15分钟起罐后用干棉球擦净血迹，再用酒精棉球局部消毒，不需包扎，隔日1次，或每周2次。也可在第1~12胸椎两侧旁开5分~1.5寸处寻找反应点，用三棱针挑刺后，挤出血1~2滴，隔日1次，5次为一个疗程。有效可继续治疗。大椎穴，又名百劳穴，为手足阳脉与督脉之会穴，主泻胸中之热，全身之热及消炎，对肺功能有明显的改善与调整作用。适用于肺胃蕴热证患者。

（2）推拿按摩　适用于病情恢复，治疗后期或巩固治疗。

1）穴位按摩法：以一手食指或中指轻揉素髎穴约1分钟，然后以两手拇指背部在两鼻翼上下摩擦。按揉合谷、外关、列缺各2~3分钟，以有酸胀感为佳。沿足阳明胃经在下肢循经部位进行推擦，并按揉足三里2~3分钟。

2）推抹法：患者仰卧，术者立于其头后，用两大拇指指腹从睛明穴开始，沿鼻梁向下推抹至迎香穴，反复推抹10次左右。以拇指点按印堂约1分钟。

（3）其他　对于毛细血管扩张明显者，可用液氮冷冻、电解法、脉冲染料激光治疗，鼻赘期可做整形手术。

648 能治疗酒渣鼻的中成药有哪些？如何应用？

可选择辨证连翘败毒丸、栀子金花丸、当归苦参丸、丹参酮胶囊、大黄䗪虫丸、梅花点舌丹、西黄丸等。

（1）连翘败毒丸　功用为清热解毒，消肿止痛。适用于热盛感毒，热毒蕴结见丘疹、脓疱，局部红赤、肿胀、触痛，舌尖红，脉浮数者。

（2）栀子金花丸　功用为清热泻火，凉血解毒。适用于肺胃积热见红斑、丘疹，伴口舌生疮、便秘尿黄、舌红苔黄、脉弦洪数者。

（3）梅花点舌丹　功用为清热解毒，消肿止痛。适用于热毒蕴肤证，在红斑上出现痤疮样丘疹、脓疱，毛细血管扩张明显，局部灼热，伴见口干口苦、便秘或不爽，舌质红或红绛，苔黄，脉象弦滑或弦细者。

（4）当归苦参丸　功用为活血化瘀，燥湿清热。适用于湿热瘀阻所致颜面、胸背，皮肤红赤发热，或伴脓头、硬结、酒糟鼻赤；常伴有疼痛；或见鼻、颊、额、下颌部先出现红斑，日久不退，继之起炎性丘疹、脓疱，久而鼻头增大，高突不平，其形如赘者。

（5）丹参酮胶囊　丹参提取有效成分丹参酮。功用为抗炎、活血化瘀。适用于肺胃积热见红斑、丘疹，有脓头，伴压痛者。

（6）大黄䗪虫丸　功用为活血破瘀，通经消癥。适用于血瘀凝结见鼻头肥大、凹凸不平者；或湿热挟瘀见红斑、丘疹，白色黏稠皮脂溢出者。

（7）西黄丸　牛黄、乳香（醋制）、没药（醋制）、麝香。功用为清热解毒，消肿散结。适用于气滞血瘀证，鼻部组织增生，呈结节状，毛孔扩大，血丝纵横交错者。

649 酒渣鼻能否预防？如何调护？

（1）注意生活、饮食、起居要规律。保持稳定情绪。

（2）忌食辛辣食物。不饮酒、咖啡，少饮浓茶。少食甜食及油腻煎炸食品。

（3）进食富含维生素 B 族及维生素 E 类的蔬菜、水果等有益。

（4）调理脾胃，保持排便通畅。

（5）温水洗脸，以非刺激性皂类清洗为宜。

（6）避免过冷过热的刺激，避免长时间日光照射。

（7）注意治疗其他系统慢性疾病（高血压、胃肠及胆囊疾病等）。

650 脂溢性皮炎的病因病机要点是什么？

本病总因风湿热互结而发。多因内蕴湿热，外感风邪，湿热上蒸所致；或因湿热耗伤阴血，血虚风燥肌肤失养而成。既有先天禀赋的异常，又有后天饮食失节、情志内伤的原因。禀赋不耐，素体内热或后天饮食失节，嗜食肥甘炙煿、膏粱厚味，致脾失健运，湿热内生或脾为湿困，湿热内蕴，兼感风邪，郁于肌肤，湿热上蒸，头面起疹，发黄红斑、丘疹且见厚腻屑痂（油性脂溢）；或情志内伤，思虑无度，起居无常，日久生郁，脾气不足，耗伤阴血，血虚风燥，风燥热邪蕴阻肌肤，肌肤失养，皮肤干燥、粗糙，毛发干燥、细软、无华、脱落（干性脂溢）。

本病西医病因及发病机制虽然有多种学说，但是尚不十分明确。可能与皮脂溢出增多、微生物（真菌、细菌）感染、遗传因素、神经精神障碍、内分泌失调、代谢异常、药物的作用、饮食习惯等有关。也有认为本病可能与性激素平衡失调，雄激素增高，致使皮脂腺分泌增多，在此基础上发生皮肤炎症改变。也有认为本病与卵圆形糠秕孢子菌、棒状杆菌等分解皮脂产生较多游离脂肪酸，刺激皮肤产生炎症有关。此外，精神紧张可促使皮脂增加和出汗增多，使病情加重。

651· 古人及当代名老中医关于脂溢性皮炎有何论述？

脂溢性皮炎与中医文献记载的“面游风”“白屑风”“纽扣风”相类似。

《医宗金鉴·外科心法要诀》：“此证生于面上，初发面目浮肿，痒若虫行，肌肤干燥，时起白屑。次后极痒，抓破，热湿盛者津黄水，风燥盛者津血，痛楚难堪。由平素血燥，过食辛辣厚味，以致阳明胃经湿热受风而成。痒甚者，宜服消风散；痛甚者，宜服黄连消毒饮，外抹摩风膏缓缓取效。”

《外科正宗》：“白屑风，多生于头、面、耳、项、发中，初起微痒，久则渐生白屑，叠叠飞起，脱之又生，此皆起于热体当风，风热所化。治当消风散，面以玉肌散擦洗；次以当归膏润之。发中作痒有脂水者，宜翠云散搽之自愈。”

《外科证治全书》：“面游风，初起面目浮肿，燥痒起皮，如白屑风状，次渐痒极，延及耳项，有时痛如针刺。湿热盛者浸黄水，风燥甚者干裂、或浸血水，日夜难堪。治宜养血润肤饮，兼六味地黄丸，早晚轮服，十余日取效；外用生猪脂频润抹之，或用鳗鲡鱼汁取油涂之。”

《外科真诠》：“白屑风初生发病，延及面目、耳项燥痒，日久飞起白屑，脱去又生。由肌热当风，风邪侵入毛孔，郁久燥血，肌肤失养，化成燥症也。”

《外科大成》：“面游风，初发微痒，次如蚁行，面目俱浮，更兼痛楚，由阳明壅热所致。宜凉膈散加升麻、葛根、羌活、防风、白芷、牛蒡子之类，外敷祛风换肌之药。”

当代医家对本病论述也很多：

陈彤云认为本病多因素体血燥，又嗜食辛辣、甜腻及厚味，饮酒贪杯，致胃肠积热或又感受风邪，风邪郁久不散，以致耗伤阴血，肌肤失于濡养而致。目前中医治疗面游风多以清肺胃湿热、凉血散风、养血滋阴的治则治疗。陈老治疗上分为湿热内蕴、外感风邪型与湿热阴伤、血虚风燥型两型。治以清热利湿凉血疏风、养阴润燥清利湿热为法。

张志礼认为本病多因湿热内蕴，外感风邪，蕴阻肌肤，湿热上蒸；或湿热蕴久，耗伤阴血，血虚风燥，肌肤失养所致。辨证上多湿重于热；皮损以红色炎性斑片、油性脱屑为主；治疗上以清脾除湿汤加减，外用药以溶解油性分泌物为原则。对于皮损淡红，皮肤油腻，鳞屑较多，舌淡，舌体胖嫩有齿痕，苔白脉滑，属于湿热内蕴、兼感风邪的，采用清脾除湿、散风止痒的健脾除湿饮加减治疗：生白术、生枳壳、生芡实各10g，生薏苡仁、生槐花各30g，萆薢、防风、野菊花各10g，桑白皮、地骨皮、车前子、泽泻、苦参各15g，白鲜皮30g。对于皮损红肿、渗液，瘙痒剧烈，心烦口渴，口苦咽干，大便秘结，小溲黄赤，舌红，苔黄或白，脉滑数，属于湿热上蒸、兼感毒邪的，以龙胆泻肝汤加减：龙胆草、生栀子、龙葵各10g，生地、败酱草、蒲公英、大青叶、车前草、六一散、生石膏、生槐花、白鲜皮各30g，桑白皮、地骨皮、苦参各15g。对于皮肤干燥，毛发纤细干枯脱落，伴细碎糠状脱屑，舌质，淡苔白，脉弦滑，属于脾虚湿盛，阴虚血燥的，以八珍汤加减治疗：生地15g，当归10g，赤、白芍各10g，川芎10g，白术10g，茯苓15g，泽泻10g，薏苡仁30g，女贞子15g，菟丝子15g，首乌10g，黑芝麻10g，天麻10g。这种以除湿为本、养血祛风的治疗方法，值得借鉴。

652 脂溢性皮炎的诊断要点是什么？

本病诊断需从好发部位、年龄段、典型皮损表现、自觉症状等几方面入手。

（1）发病部位　本病多侵犯皮脂腺分布较多、密集的部位，如头面、鼻唇沟、耳后、腋窝、上胸部、肩胛部、脐窝及腹股沟、会阴等处。

（2）发病年龄　本病多发生在成年人，也可以发生于婴儿。在人群中有两个发病高峰：一是生后数月的婴儿期，一是40～70岁的成年期。

（3）典型皮损　表现为毛囊周围红色斑疹、小丘疹，随病情发展，互相融合成大小不等的黄红色斑片或斑块，境界清楚，表面覆油腻性鳞屑，严重时可有渗液，重者可发展成红皮症；或干性红斑上有灰白色糠秕样鳞屑。且因发病部位、年龄不同表现各异。

头皮的脂溢性皮炎表现为片状灰白色糠秕样鳞屑，蔓延整个头皮，严重者表面有油腻性鳞屑，其下见淡红色斑，头发干燥、细软、稀疏或脱落。细分有鳞屑型和结痂型两种：鳞屑型常呈小片糠秕状脱屑，较干燥，头皮可有轻度红斑，或有散在针头大小红色毛囊丘疹；结痂型多见于肥胖者，头皮厚积片状油腻性黄色或棕色结痂，痂下炎症明显，间有不同程度的糜烂、渗出。

若发于乳房下、两腋、腹股沟等皱褶处，皮损边缘可呈环形。婴儿期皮损多发于额及头顶部、眉间及双颊部，表现为油性、渗出性红色斑片，覆盖有油性、厚且有裂隙的痂屑，称之为“乳痂”，受累部位通常无毛发脱落，表现为红色斑片，若间擦部位受累可同时伴发念珠菌、金黄色葡萄球菌等机会感染。成人期好发于头皮、颞部、眼眉及眉间、鼻唇沟和耳后、外耳道，也可发生于胸骨和肩胛骨等部位，基本损害是轻度至中度浸润的红斑，有黄色油性鳞屑及痂皮。轻者表现为轻度的鳞屑性红斑，重者可发展成红皮症。

（4）自觉症状　表现为不同程度瘙痒。以头皮和外耳道部瘙痒较为剧烈，且症状在温暖的季节缓解，在寒冷的冬季加重，一般不伴有全身症状。多有精神易兴奋，皮脂分泌异常或有偏食习惯。

（5）病程及预后转归　头皮损害可引起头发细软、稀疏脱落；面部皮损常与痤疮、酒渣鼻并发。婴儿期脂溢性皮炎的病程多迁延数周至数月，婴儿无并发异位性皮炎或细菌、真菌感染者，病程多于 4 周内痊愈，预后通常较好。成年期脂溢性皮炎可以持续数年至十数年。

653 脂溢性皮炎的鉴别诊断要点有哪些？

本病因发病年龄、部位不同而表现各异，故不同年龄，不同部位的皮损需与不同疾病相鉴别，如婴儿期脂溢性皮炎应与头癣、异位性皮炎等鉴别。成人期脂溢性皮炎的鉴别视皮损的不同部位而异，头皮部的脂溢性皮炎应与银屑病、异位性皮炎等鉴别；外耳道的脂溢性皮炎应与银屑病、接触性皮炎等鉴别；面部的脂溢性皮炎应与酒渣鼻、银屑病、痤疮、接触性皮炎等鉴别；躯干、胸背部脂溢性皮炎应与花斑癣、玫瑰糠疹、体癣、湿疹等鉴别；眼睑部的脂溢性皮炎应与异位性皮炎、银屑病等鉴别；间擦部位的脂溢性皮炎应与银屑病、念珠菌病相鉴别。上述相关疾病分述于下：

（1）头癣　白癣很少见于成年人；黑点癣颇似发于头皮的鳞屑型脂溢性皮炎，但有断发点；黄癣与发于头皮的结痂型脂溢性皮炎相类似，但有特征性黄痂和鼠臭味，且愈合后有瘢痕形成。病发真菌学检查有助诊断。

（2）异位性皮炎　多自幼发病，伴发过敏性哮喘等病史，多有家族过敏史。皮损分布广泛，无脂溢部位多见的特点，以干燥、粗糙斑片为主，脱屑干燥、细碎，少见油腻性痂皮。有皮肤白色划痕征。

（3）银屑病　发于头面部的银屑病，损害颜色较鲜红，表面覆有多层银白色鳞屑，无油腻性结痂，边界清楚，剥除鳞屑可见薄膜现象和点状出血，头皮典型皮损处毛发呈束状，无脱发，身体其他部位有相同皮损。

（4）接触性皮炎　有明确的接触史，皮损多局限于接触部位，边界清楚，疹形相对单一。

（5）酒渣鼻　皮损局限于面部，以前额、鼻、双颊、下颏为主呈五点分布，表现为毛囊性炎性丘疹，部分脓头，可见毛细血管扩张。

（6）痤疮　好发于青春期，发病部位局限于面部、前胸、后背等处，典型皮损为毛囊性炎性丘疹、脓疱，无鳞屑，可见粉刺，可伴有明显脂溢。

（7）花斑癣　属真菌感染性皮肤病。季节性明显，夏季、汗出多时多发。皮损为淡褐色圆形或椭圆形斑片，少许鳞屑，多无瘙痒感。皮损局部真菌学检查有助鉴别诊断。

（8）玫瑰糠疹　一般不发生于头面部，以颈、躯干、四肢近端为主，常先有母斑，疹形多为椭圆形，鳞屑细薄不油腻，皮损长轴与肋骨或皮纹走向一致。瘙痒症轻。往往能自愈。

（9）体癣　皮损多单发，边界清楚，为中心倾向自愈，边缘活跃的环状炎性斑片，真菌镜检阳性。

（10）湿疹　病史久，反复发作，皮疹多形态，境界不清楚，无油腻性鳞屑及痂皮，瘙痒剧烈。

（11）红斑型天疱疮　主要分布于面、颈、胸背正中部，开始在面部出现蝶形红斑，上覆鳞屑及脂溢性痂，在颈、胸背处红斑基础上有水疱形成，破裂后结痂，尼氏征阳性。

654. 脂溢性皮炎的辨证思路如何？

本病辨证思路多从湿、燥入手。

湿性重浊黏滞。浊即秽浊，指分泌物、排泄物有秽浊不清的特点，表现在本病则出现油脂溢出多；黏滞除表现在症状上，还指病程长，缠绵难愈。湿为阴邪，易伤阳气，阻碍气机，湿与水同类且有重浊、黏滞的特点，所以湿邪的性质属阴，人体运化水湿的功能主要在脾，因此脾阳气不足，常是导致水湿停聚的主要原因，反之，湿为阴邪，又能耗伤脾之阳气，所以有“湿困脾”、“脾恶湿”之说，脾既为湿困或耗伤，更会使水湿不运，溢于皮肤，发为肿胀、湿烂等症。本病之湿又有湿热之实和湿困之虚两种，前者多为肺胃热盛证，急性病程，皮损色红，并有渗出、糜烂，结黄厚痂，瘙痒较明显，可伴见心烦口渴、大便秘结等实热湿热之象；湿困之虚则为脾虚湿困证，发病较缓，病史较久，皮损色淡红或黄，有灰白色鳞屑，瘙痒时作，伴有便溏等脾阳不足、湿邪内生之象。

本病中燥有风燥、血燥之分。燥为六气之一，有内外之分，外燥多因感受四时之气而致，表现为皮肤干燥、脱屑、瘙痒。内燥则与脏腑功能的异常有关，除表现出皮肤干燥外会出现相应脏腑对应的症状。血本源于先天之精，再源于后天水谷精微，是维持人体正常生理功能的营养物质。慢性顽固性皮肤病常见有血虚、血燥之象。临床表现为病程多呈慢性，且迁延难愈，皮损表现为红斑基础上干性灰白色糠秕状鳞屑，瘙痒，患者皮肤、头发干燥无光泽，常伴有脱发等症状。

综上所述，本病辨证当首辨虚实，再辨湿燥。

655 脂溢性皮炎的中医辨治要点如何？

本病临床辨证分型为肺胃热盛证、脾虚湿困证、血虚风燥证三型。证候鉴别需从病史、皮损表现、舌苔脉象几方面入手。

（1）肺胃热盛证　在病程上是急性发病，皮损色红，并有渗出、糜烂，结黄厚痂，瘙痒较明显，伴心烦口渴、大便秘结等热盛于内，湿热搏结症状。舌质红，舌苔黄，脉象滑数。此证若反复迁延，则可逐渐发展至血虚风燥证。

（2）脾虚湿困证　发病较缓，皮损色淡红或黄，有灰白色鳞屑，瘙痒时作，伴有便溏等脾阳不振症状。舌质淡红，舌苔白腻，脉象滑。此证本就慢性发病，病史长，迁延不愈则最终亦出现血虚风燥之象。

（3）血虚风燥证　病程多呈慢性，迁延难愈，皮损表现为红斑基础上干性灰白色糠秕状鳞屑，瘙痒，患者皮肤、头发干燥无光泽，常伴有脱发等血虚精亏症。舌质红，舌苔薄白，脉象沉弦或弦细。

目前中医治疗面游风多以清肺胃湿热、凉血散风、养血滋阴为治则治疗。本病治疗的关键在于辨清病情的虚和实。实证总以湿热内盛为主要表现，治疗上以清利湿热为法，常以龙胆泻肝汤加减，或消风散加减。虚证又有湿困和血虚两方面，湿困责之于脾，重在健脾以燥湿，常使用除湿胃苓汤加减，或除湿止痒汤加减。血虚重在养血滋阴祛风，常使用当归饮子以养血润肤，祛风止痒；或凉血清风散加减以凉血、清热、祛风。

本病治疗中关键在于辨清虚实，清热的同时注意护阴，健脾、养血的同时不能敛邪。本病的发生与患者的体质、禀赋密切相关，即所谓皮肤性质决定其发病。因此，即使是急性发病期，湿热内盛，苦寒清热药运用的同时，也要注意顾护阴液，以防过于寒凉耗伤阴血，使皮肤干燥、瘙痒加重。若病程迁延，日久皮损不消，周身皮肤干燥无光泽、粗糙，伴有少气懒言、腹胀、便溏等脾虚之象，为虚实夹杂，治疗中在健脾燥湿药味使用的同时，不能助湿邪留滞，从而加重脂溢，使病情反复。

本病辨证从脏腑辨证上责之于肺、脾、胃；气血辨证归于血虚；六淫辨证为湿热。治疗上总以清热利湿、健脾燥湿、养血滋阴祛风为法。痤疮、酒渣鼻、异位性皮炎等病的辨证论治可以借鉴本病。

656. 脂溢性皮炎的中医外治要点如何？

根据皮损的表现不同分别处置，皮损湿润、渗出者可予洗剂、油调剂外用以收敛；皮损干燥、脱屑者，可用软膏剂型外用滋润保护。根据不同皮损表现，选择不同的外治方法。

（1）外治药物　包括洗剂、粉剂、糊膏和软膏类。

1）洗剂：①皮脂溢出或皮屑较多可选透骨草 30g、生侧柏 30g、皂角 15g 煎水 1500ml，适温洗头，每次 20 分钟，每周 2～3 次；②苍耳子 30g，苦参 15g，王不留行 30g，明矾 9g 煎水反复洗头皮，每次洗 15 分钟；③红肿瘙痒剧烈，伴有黏腻渗液者，可用马齿苋 60g 煎水 2000ml，待温凉后以毛巾或纱布垫蘸药液湿敷局部，每日 1 次；④皮损色红，渗出或油腻性鳞屑、痂皮可以马齿苋 30g、黄芩 10g、黄柏 10g 煎水 1000ml，待凉后湿敷患处，每次 20～30 分钟，每日 1～2 次；⑤百部 30g，蛇床子 60g，60% 乙醇 360ml，浸泡 5～7 天，滤渣外涂。

2）粉剂、糊膏类：①大黄面 30g、黄芩面 30g、寒水石面 30g、青黛面 10g 混合，取适量植物油调匀外搽糜烂、渗出油腻痂皮处，每日 1～2 次；②皮损湿润、渗液者，用三黄洗剂外洗后，再扑三石散或青黛粉以收敛；③有糜烂渗出者可用祛湿散（或新三妙散），植物油调匀外用；④油腻性鳞屑可用透骨草 60g、龙葵 30g 煎水外洗；有糜烂渗出者可用祛湿散（或新三妙散），植物油调匀外用。

3）软膏剂型：①润肌膏（当归15g，紫草3g，麻油120ml，黄蜡15g，前二药与麻油同熬至药枯，滤清将油再熬，入黄蜡化尽后倒入碗中，待冷后使用。用时涂搽面部，可润肤止痒）外涂滋润保护；②用青黛散调麻油外涂；③玉肌散：绿豆粉200g，滑石、白芷、白附子各6g研成细末，每次1匙，早、晚调水洗面；④大风子油外搽，每日1~2次，可润肤祛风止痒；⑤复方黄连膏、冰黄肤乐乳膏外用，每日2~3次。

（2）常用的外治方法　包括浸洗法、浸泡法、湿敷法、熏洗法等。浸洗法可使用透骨草方（透骨草120g、侧柏叶120g、皂角60g、白矾10g煎水适量）、脂溢洗方（苍耳子30g、苦参15g、王不留行30g、白矾9g煎水适量）除湿清热燥湿，活血通经生发，对于脂溢多且脱发者效佳；浸泡法用于渗出、结痂类皮损，多选择水剂，如蛇床子30g、五倍子30g、苦参30g、透骨草30g、龙胆草30g、川椒15g、黄柏15g煎水外洗；湿敷法适用于湿性皮损，常使用上述各种洗剂；熏洗法常用于病程久，皮损干燥脱屑者，可使用当归、何首乌各30g，黑芝麻、僵蚕各15g配制水剂，趁热熏洗患处以养血润肤、息风止痒。

657. 脂溢性皮炎的中医非药物疗法有什么？

包括针灸、耳针等治疗方法，根据不同的辨证选择不同的穴位，调节脏腑功能，以期达到治疗效果。

（1）毫针法　肺胃热盛证常取风池、百会、四神聪、完骨穴，风池、完骨穴针感放射至前额；百会、四神聪针感向邻近处扩散。留针10~20分钟，每日1次。脾虚湿困证常选取风池、百会、四神聪，配穴为血海、足三里、大肠俞。捻转泻法，留针20~30分钟，每日或隔日1次，10次为一个疗程。血虚风燥证主穴足三里、合谷、血海、曲池，配穴为风池、迎香。快速进针，小幅度提插捻转，得气后留针30分钟。隔日1次，10次为一个疗程。

（2）耳针法　取穴：神门、交感、肝、肾、肺、大肠、三焦、肾上腺、皮质下、内分泌、枕。用耳针或耳穴压王不留行籽法，每日或隔日1次，用压豆法嘱患者每日自行按压3～4次，每次选择6～7穴治疗。

（3）梅花针法　取穴：沿头部督脉、足太阳、足少阳经循行路线叩刺。用梅花针由中向外叩刺，每次取1～2条经，使叩刺部位出血点均匀。每日或隔日1次。

658· 能治疗脂溢性皮炎的中成药有哪些？如何应用？

可辨证选择龙胆泻肝丸、防风通圣丸、栀子金花丸、茵陈五苓丸、三黄丸、清解片、复方青黛胶囊、二妙丸、除湿丸、润肤丸、参苓白术丸等。

（1）龙胆泻肝丸　功用为清肝胆，利湿热。用于本病急性发作期，湿热盛，皮损红肿，有渗出；伴见口苦咽干，小便黄赤，大便秘结，舌红苔黄，脉弦数者。

（2）防风通圣丸　功用为解表通里，清热解毒。用于本病急性期皮损色红，并有渗出、糜烂，结黄厚痂，瘙痒较明显；伴心烦口渴，大便秘结，舌红苔黄，脉弦数者。

（3）栀子金花丸　功用为清热泻火，凉血解毒。适用于肺胃热盛见皮损发于面部色红者。本病急性期皮损新生较多；伴口热口干，口舌生疮，便秘尿黄，舌红苔黄，脉弦洪数。

（4）茵陈五苓丸　功用为清湿热，利小便。用于本病皮损色红，瘙痒；伴见脘腹胀满、小便不利等症。

（5）三黄片　功用为清热解毒，泻火通便。用于本病急性期皮损色红，并有渗出、糜烂，结黄厚痂，瘙痒较明显；伴心烦口渴，小便短赤，大便秘结，舌红苔黄，脉弦数者。

(6) 复方青黛胶囊　功用为清热凉血，解毒消斑。用于本病皮疹色鲜红，鳞屑多，瘙痒明显者。

(7) 二妙丸　功用为燥湿清热。用于皮损色黄红或油腻性鳞屑者。

(8) 参苓白术丸　功用为补脾胃，益肺气。用于本病皮肤干燥无光泽或有轻肿，脱屑多，瘙痒；伴乏力，食少纳呆，脘腹胀闷，便溏，舌淡胖有齿痕，苔薄白或白腻，脉弱者。

(9) 除湿丸　为我院制剂，功用为清热凉血，除湿利水，祛风止痒。用于本病发病较缓，皮损色淡红或黄，有灰白色鳞屑，瘙痒时作；伴有便溏，舌质淡红，舌苔白腻，脉象滑者。

(10) 润肤丸　为我院制剂，功用为活血润肤，散风止痒。用于本病血虚风燥证，病程多呈慢性，迁延难愈，皮损表现为红斑基础上干性灰白色糠秕状鳞屑，瘙痒；患者皮肤、头发干燥无光泽，常伴有脱发；舌质红，舌苔薄白，脉象沉弦或弦细者。

659. 胫前黏液水肿如何治疗?

胫前黏液水肿是黏蛋白沉积而引起的胫前黏液性斑块。发病与垂体分泌的长效甲状腺刺激因子或其他甲状腺刺激因素有关。常伴有甲状腺功能亢进。

皮损表现为圆形或不规则形状坚实湿润性斑块或结节，压之无凹陷，边界清楚，呈正常皮肤色、淡红色或棕色，有时呈蜡样。表面凹凸不平，毛囊口扩大，形成橘皮样外观。皮损处常多汗，毫毛粗。好发在胫前，开始常单侧，逐渐扩展至双侧，也可累及足背及大腿，重者可累及整个下肢。

本病的局部治疗：小面积、局限性皮损用曲安西龙混悬液局部注射。也可用曲安西龙加透明质酸酶混合溶于生理盐水中皮损内注射。或用皮质激素制剂局部皮损封包。全身治疗首先治疗原发的甲状腺疾病，同时配合皮质激素，如泼尼松 10mg，每日 3～4 次口服。有效后逐渐减量，但停药可复发。

中医治疗本病一般从温通阳气、化痰散饮入手，根据不同体质状态可以应用二陈汤、防己黄芪汤、五苓散、木防己汤、海藻玉壶汤、阳和汤等方剂。

660. 迟发性皮肤卟啉症是种什么病？

卟啉症亦称血紫质病，分红细胞生成性卟啉症和肝性卟啉症两大类。迟发性皮肤卟啉症是肝性卟啉症的一种，又称获得性卟啉症、症状性皮肤卟啉症。本病以皮肤光敏感性和脆性增加为特征，可以由酒精和其他化学因素直接作用于肝所致，也与遗传有关。本病常见于四十岁左右的中年人。可伴有肝大、肝硬化及糖尿病。急性发病前常有服用巴比妥、磺胺类药物及避孕药或酒精中毒史。有的患者有长期酗酒史或接触含氯的农药史。

诊断要点包括：外露部位皮肤对光敏感，日晒后出现红斑，久之表现为多毛和色素沉着。以后皮肤脆性增加，稍受摩擦或外伤就出现水疱、糜烂、结痂。逐渐形成色素沉着和浅表瘢痕，上有粟丘疹。有的表现为面容苍老起皱，暴露部位皮肤像硬皮病样。尿液卟啉明显增加，置于 Wood 灯下显示珊瑚样荧光。血清铁水平增高，可伴肝功能异常。

本病需与大疱性表皮松解症鉴别，后者婴幼儿发病，皮损在易摩擦部位，如四肢末端及关节伸侧。不伴有内脏损害，尿卟啉正常。还需要与多形性日光疹鉴别，后者皮损为多形性，有明显季节性，剧痒。组织病理可以鉴别。

661 皮肤淀粉样变的诊断要点有哪些？

皮肤淀粉样变病因不清，根据是否有内脏损害可分为系统性淀粉样变及限局性皮肤淀粉样变。系统性淀粉样变指淀粉样蛋白广泛沉积于内脏、肌肉、黏膜和皮肤。限局性皮肤淀粉样变是指淀粉样蛋白仅沉积在皮肤组织，并无内脏损害。根据皮肤表现分为四型。

（1）苔藓样淀粉样变　皮损出现前先局部瘙痒，随后出现芝麻粒大小至绿豆大小的半球形、多角形、圆锥形的丘疹，质坚硬。正常皮肤颜色，淡红色或褐色。表面粗糙，有少许脱屑。丘疹密集而不融合，呈大片状苔藓样改变，伴色素沉着或色素减退。常见于小腿伸侧，其次为上背部、前臂外侧。自觉瘙痒，有时剧烈难忍。多发生于中青年。慢性病程。

（2）斑状淀粉样变　皮损表现为褐色或棕褐色点状色素沉着斑，典型为波纹状，表面粗糙，可出现角化性小丘疹。好发于上背部肩胛区，少数累及躯干四肢。多发生于中年妇女。常无自觉症状或轻度瘙痒。

（3）结节型淀粉样变　结节型淀粉样变亦称淀粉瘤，罕见。皮损表现为单发或多发的黄色结节。好发于头面、躯干和四肢。

（4）皮肤异色病样淀粉样变　皮损表现为皮肤萎缩、毛细血管扩张、网状色素沉着或色素减退并有苔藓样丘疹。好发于腰背、四肢，也可见于全身。男性多见，本型可能与遗传有关。患者身材矮小，对光敏感，故夏季加重。

限局性皮肤淀粉样变应与神经性皮炎相鉴别。神经性皮炎皮损多为扁平或多角形丘疹，相互融合成苔藓样斑块。好发于颈侧、项部、背部及骶尾部。组织病理可资鉴别。

本病应用中药治疗常常有效。可能出现全虫方方证、真武汤方证、大柴胡汤合桂枝茯苓丸方证等各种表现，只要辨明方证，往往能较快止痒。

662. 肠病性肢端皮炎是种什么病?

肠病性肢端皮炎是常染色体显性遗传性疾病，目前多认为发病与胃肠道锌吸收障碍有关，蛋白质及脂肪代谢障碍、胰腺分泌不足等也可诱发本病。患者大多为婴幼儿及儿童，断乳前后发病率较高。常伴有郁闷、反应迟钝等精神症状。本病的典型表现包括皮炎、脱发和腹泻。但三者不一定同时出现，一般皮损出现较早，表现为与银屑病相似的片状暗红色的鳞屑斑，有时在鳞屑边缘出现小水疱或脓疱。皮损好发于四肢远端，肘、膝伸侧，臀部，肛周及口周。患者常伴有口腔黏膜的白念珠菌的感染，甲沟炎、甲萎缩及变形，眼部的睑缘炎。头发弥漫性稀少，细软无光泽。90%患者伴有消化道症状，如厌食、腹胀、呕吐、水样便或泡沫状便，酸臭味。血清锌值降低。本病应与皮肤黏膜念珠菌病相鉴别，后者好发于皱褶部位，如腋下、乳房下、腹股沟、口腔及外阴黏膜，真菌镜检阳性。

663. 黑棘皮病的诊治要点是什么?

(1) 诊断要点　黑棘皮病特征是颈、腋窝、外生殖器、腹股沟、大腿内侧、肘膝屈侧、脐和肛门等部位对称性的色素沉着和乳头状肥大。当损害广泛时，可累及乳晕、脐、眼睑、结膜和口唇与颊部的黏膜。极少数情况下可累及全身。

斑片颜色为灰色、棕色或褐色。掌跖可显示角化过度。口腔、咽部和阴道的黏膜偶可发现小的乳头瘤状无色素性损害和色素斑。皮损干燥，表面粗糙，逐渐增厚，形成细小的乳头瘤样丘疹，如绒毛状，触之柔软。病情进展时，损害可呈疣状或伴大的疣状赘生物形成，皮肤纹理增深增宽。病程缓慢，无明显自觉症状，或有轻度瘙痒。

恶性型病人伴有内脏的恶性肿瘤，皮损广泛而严重，色素沉着更明显，常伴有全身症状或发展为恶病质。

(2) 鉴别诊断　本病需与下列疾病鉴别：

1) 肾上腺皮质功能减退症：皮肤、黏膜只有色素沉着而无乳头瘤样增殖，伴有全身乏力，食欲减退、畏寒、头晕及血压过低等。

2) 融合性网状乳头瘤病：常青年发病，损害好发于躯干上部，为粗糙的黄棕色扁平丘疹，可融合成网状斑片，部分表面呈乳头状，病程慢性，无自愈倾向。

3) 毛囊角化病：初起时为毛囊性丘疹及痂皮，逐渐扩大和增多，成为增殖性斑块状损害，有油腻性痂皮伴恶臭。

(3) 辨证论治

1) 寒湿凝滞证：患处皮肤颜色加深，或呈棕褐色，表面粗糙、增厚，或散在乳头瘤样丘疹，如绒毛状，治宜温化寒湿、活血化瘀，阳和汤酌加桃仁、红花、赤芍、附子、干姜等。当归四逆汤、真武汤、甘草干姜茯苓白术汤都是常用的方剂。

2) 气滞血瘀证：患处皮肤呈棕褐色或黑褐色，皮损增厚、干燥，或有疣状突起，触之柔软，皮肤麻木，治宜疏肝理气化瘀，选用血府逐瘀汤、复元活血汤加减。

3) 肝肾亏虚证：皮肤呈灰褐色或黑色，损害广泛而严重，或有较大的疣状赘生物形成，指（趾）甲脆裂，面色萎黄，形体消瘦，治宜滋肾阴养肝血，选用六味地黄汤酌加黄芪、西洋参、赤芍、丹参、红花等。若有畏寒、肢冷、尿频等肾气不足表现的，则宜选用金匮肾气丸、二仙汤、二至丸、左归丸、右归丸加减。

(4) 中医外治　皮损广泛，损害以色素沉着为主者，可选用地骨皮、皂角刺、白僵蚕、白附子、郁李仁、白及、甘松，煎水外洗；皮损局限，损害以乳头瘤样或疣状增生为主者，可选用紫色消肿膏及稀释拔膏外敷，或取生半夏、白芥子等量研细，以香油调成糊状外涂。

针刺常取太冲、足三里、三阴交、阴陵泉、肝俞、肾俞、命门，平补平泻。耳针取内分泌、交感、皮质腺、肝、肾上腺。七星针疗法适用于皮损泛发、色素沉着明显者，先自上而下叩刺督脉或任脉及其两侧，上肢从肘部到指尖，下肢从腰部到趾端，配合邻近有关部位取穴进行叩打。

欧阳恒认为黑棘皮病多与气血不和、气滞血瘀、气血虚衰有关，临床多分三证论治：肝郁气滞、气血不和证，治宜疏肝理气、调和气血；肝肾阴虚，气滞血瘀证，治宜滋肾养肝，活血化瘀；肾阳亏损，气血虚衰，治宜温补肾阳，补气养血。马绍尧在辨证论治的基础上，将本病分为良性型和恶性型治疗：良性型，治宜健脾补肾润燥；恶性型，治宜理气活血，化瘀软坚。均有一定参考意义。

664 黄瘤病是种什么病?

黄瘤病是一种脂质代谢障碍性皮肤病，临床常表现为皮肤或肌腱上发生黄色结节，可以伴有高脂蛋白血症，并可伴部分脏器受累。根据临床特点可分为原发性及继发性两类，其中原发性黄瘤病又可分为家族性和非家族性。家族性多具有遗传倾向，并有不同程度的血脂异常。本病临床少见，病因尚不十分明确，各型黄瘤病血中胆固醇及三酰甘油都有不同程度的增高，尤其以结节性黄色瘤显著。先天性脂质代谢异常、糖皮质激素的应用、肝脏疾病、内分泌代谢紊乱等均可能与黄瘤病的发病有关。

原发性黄瘤病，可分为家族性和非家族性，前者常有不同程度的血脂代谢障碍及系统表现，后者常为散发，一般无血脂代谢障碍及系统表现。结节性黄瘤病多为家族性，此型患者血清胆固醇及（或）三酰甘油的含量均高于正常。原发性黄瘤的另一类是播散性黄瘤。此型临床特点为黄色或橘黄色的丘疹及小结节数量较多，主要分布于肢体屈侧及皱褶处，血脂基本正常，一部分患者有黏膜损害，部分患者可出现尿崩症。继发性黄瘤病，常由于甲状腺或性腺功能低下、肾病综合征、糖尿病、多发性骨髓瘤、肝脏疾病、内分泌代谢紊乱等影响脂质代谢而引起。临床特点为皮疹发生于颜面、躯干、四肢、手足，常为突然发生，表现为大小不等的丘疹伴散在的皮肤损害，皮损周围炎症比较明显，易于融合成片状。此型患者血中胆固醇及血脂总量明显增高。根据典型皮损、组织病理检查、血脂检查可诊断。

赵炳南先生曾经应用黑色拔膏棍外贴治疗睑黄瘤取得满意效果。单纯内服中草药治疗黄瘤病尚缺乏成熟经验，但对于继发性黄瘤，按照辨证论治的原则治疗原发疾病往往能促使黄瘤缩小甚至消散。从中医角度看，本病属于痰湿凝滞，一般发生于脾虚、肾虚，阳虚、气虚之人，所以往往需要针对体质用药，并且取法李东垣，药量宜轻，疗程宜长。

黄瘤病需要低脂饮食，戒酒，限制碳水化合物摄入；降低血中胆固醇含量，皮肤损害必要时可联合整形外科，采取电灼、液氮冷冻、二氧化碳激光、外科手术等治疗；出现颈部结节时，可行手术、放疗、化疗、气管切开等。早期单发、局限性结节性黄瘤病治疗以手术彻底切除病变组织，或辅加小剂量局部放射治疗效果较好，若无全身其他器官受累治愈率较高，可达90%。继发性黄瘤要积极治疗糖尿病，播散性黄瘤伴发尿崩症者可用垂体后叶素控制。

黄瘤病有三种预后：其一持久存在（最常见和最稳定）；其二自愈（罕见）；其三：进行性发展，出现皮肤局部毁形、器官功能障碍等。

665. 什么是硬肿病？

硬肿病是一种病因未明的罕见皮肤病，其特点是皮肤非凹陷性肿胀，触之硬韧。本病女性发病率较高，50%发生在20岁前，至今病因未明。临床发现：本病发病前可有发热感染病史，因而推测可能与变态反应或自身免疫反应有关。本病常突然发生，皮损具有明显的对称性，为非凹陷性皮肤硬肿。受累皮肤厚实、紧张、光亮，质硬如木，边缘弥散，无明显界限，无痛感或触痛，表面无萎缩及色素变化。最初发生在面部皮肤及颈后两侧，逐渐向肩、臂、上胸发展，最后波及腹、臀、下肢，也可局限于大腿，可伴红斑，手足及外生殖器较少受累，可因皮肤硬肿及肌肉活动受限而出现张口、咀嚼困难。累及舌，可导致构音不全，常在1~2周达高峰，并持续3~4个月，消退后不留痕迹。部分患者数年后复发。在发作初期可以尝试应用大剂清热解毒中药。

666. 白癜风的病因病机要点是什么？

白癜风的中医病名繁多，历代医书记载有“白处”“白毋奏”“白癞”“龙舐”“白定”“白驳”“白癜”“白驳风”“白癜风”“驳白”“斑白”“斑驳”等。《诸病源候论》：“白癜者，面及颈项、身体、皮肉色变白，与肉色不同，亦不痒痛，谓之白癜。此亦是风邪搏于皮肤，血气不和所生也。”《医宗金鉴·外科心法要诀》：“此证自面及颈项，肉色忽然变白，状类斑点，并不痛痒，由风邪相搏于皮肤，致令气血失和。施治宜早，若因循日久，甚者延及遍身。初服浮萍丸，次服苍耳膏；外以穿山甲片先刮患处，至燥痛，取鳗鲡鱼脂，日三涂之。”《医林改错》认为本病由于血瘀皮里而成，并首创通窍活血汤，主张用活血祛瘀法治疗本病，为后世研究本病开拓了新途径。

本病病因较为复杂，内因为七情内伤，五志不遂，气机逆乱，气血不和或久病失养，损精伤血，伤及肝肾，以致精血不能化生，皮毛失其所养而发病。或者跌仆损伤，皆可导致气血失和，瘀血阻络，肌肤失之濡煦或滋养，酿成皮肤色素脱失而现白斑。六淫外袭，六淫中的风、热、寒、湿之邪侵袭于肌表，使之肺气不宣，进而影响卫气的周流，闭塞毛窍而成。凡七情内伤、五志不遂均可使气机紊乱，气血失和，失其濡煦，复遭风邪外袭，阻滞经脉，形成白斑。诚如《诸病源候论》所说："此亦是风邪搏于皮肤，血气不和所生也。"瘀血阻滞，凡跌仆损伤，积而为瘀，怒伤肝而致气滞血瘀，经脉阻滞则新血不生，或久病失治，以致血瘀皮里膜外，肤失濡养而成。肝肾不足，肾之不足，影响脏腑的功能，如肾阳不足，导致脾阳不足，脾失健运；肾阴不足，必致心火偏亢，水火失济，气血不和；或者久病失养，气血失和，导致荣卫无畅达之机，皮毛腠理失其营养而致病。

667. 当代名老中医对白癜风有何论述？

（1）顾伯华将白癜风的治法概括为六法：

1）祛风为先，辛散入肺达皮毛。治宜祛风宣肺，调和气血。药用浮萍草、红花、川芎各9g，苍耳子、赤芍各12g，白芷4.5g，川桂枝3g。

2）养血活血，善治风者先治血。治当补益心脾，取归脾汤加减。药用全当归、川芎、丹参、生熟地黄、赤白芍各9g，川桂枝、炙甘草各4.5g，黄芪15g，党参、白术各9g，煅自然铜12g。

3）疏肝理气，开达毛窍解郁闭。取小柴胡汤合逍遥散加减。药用白芍、合欢皮、益母草各12g，柴胡、当归、女贞子、旱莲草、广郁金、香附、菖蒲各9g，佛手4.5g。将开窍法加于行血、活血药中治疗白癜风，两者相得益彰，效果更好。

4）益气固表，辨病寓于辨证中。治当用益气固表合祛风之品，取玉屏风散加减。药用生黄芪20g，桂枝、川芎各4.5g，白蒺藜、防风各15g，白术、制香附各9g。

5）补肾益肺，金水同源治病根。药用黄精、黄芪各15g，北沙参、熟地黄、黑元参、制何首乌、菟丝子各12g，杜仲、当归、制香附各9g，炙甘草4.5g。顾老认为，本病的产生，无论是由外风而发，或因内风而得，都与禀体肾气亏虚、肺气不足密切相关。

6）浸渍外治，直达病所取捷径。用药：黄芪15g，太子参、煅自然铜、红枣各12g，白术、防风、浮萍、苍耳子、白蒺藜、当归、菖蒲各9g，桂枝4.5g，甘草3g。

（2）张志礼教授治疗白癜风抓住“气滞”和“风邪”这两个主症，在用药上首选柴胡、枳壳、白芍疏肝柔肝，理气解郁；其次以白术、茯苓健脾益气，再合用白附子、防风扶正祛邪。此外，依据中医理论“气为血之帅，血为气之母”，气滞则血瘀，血凝则气更滞，行气通络还需活血散瘀，故用当归、香附、郁金、川芎、丹参、红花、益母草。具体分三型论治：

1）肝肾阴虚：此型多与现代医学所谓自身免疫功能紊乱有关。患者多素体虚弱，常有头痛头晕，口舌生疮，手足不温，脉象沉细，舌质淡等上热下寒、上实下虚、水火不济、阴阳不调的症状。皮损多发无定处，可发生于任何年龄、任何部位，病程较长，且不断有新皮损出现。实验室检查多有细胞免疫功能低下的情况。有些患者还可能兼有甲状腺炎、糖尿病、慢性肾上腺皮质功能不全、类风湿关节炎、系统性红斑狼疮、硬皮病、局灶性结肠炎、重症肌无力、恶性贫血、自身免疫性溶血性贫血等异常。有的患者外周血的NK细胞、T淋巴细胞及其亚群明显低于正常人。辨证属肝肾阴虚，气血失和，气滞血瘀。治宜滋补肝肾，养血益气，中和气血。处方：当归10g，生、熟地黄各10g，女贞子15g，菟丝子15g，枸杞子15g，首乌藤30g，白术10g，赤、白芍各10g，红花10g，川芎10g，丹参15g，补骨脂15g，黑桑椹30g，桂枝10g。

2）心肾不交，心脾两虚：此型与神经精神因素有关。白斑常沿一定神经分布区域发生，皮损多按皮节分布，多发生于青壮年。发病常突然，病程较短，而发展快，活动期往往仅1年左右。发病前常有一定的神经精神诱因，患者易激动，常有惊惕失眠，心悸，盗汗，倦怠乏力，妇女多伴有月经失调，脉象多弦滑或沉细，舌质多红或边有齿痕。实验室检查常无明显异常。辨证属心肾不交，心脾两虚，气血失调。治法为补益心脾，交通心肾，调和气血。处方：黄芪10g、党参10g、当归10g、川芎10g、白术10g、茯神10g、钩藤10g、石菖蒲10g、丹参15g、红花10g、补骨脂15g、白蒺藜30g、木香10g、黑桑椹30g。

3）肝郁气滞，气血失和：皮肤白斑，发病前常有郁闷不舒，心情不畅等精神因素，胸闷气短，女性多伴有月经不调，舌质红，苔白，脉弦滑或弦细。辨证属肝郁气滞，气血失和。治宜疏肝理气，调和气血。处方：当归10g、白芍15g、柴胡10g、枳壳10g、香附10g、郁金10g、白术10g、白芷10g、丹参15g、益母草10g、浮萍10g。外用药常用者如20%补骨脂酊，用补骨脂15g、白芷10g、墨旱莲15g、生栀子10g、红花10g共研粗末，用10%百部酒浸泡后外搽。

668 白癜风的诊断要点及鉴别诊断要点是什么？

白癜风是一种原发性的局限性或泛发性皮肤色素脱失症。本病可发生于任何年龄，男女发病率大致相等，但以青年人多见。易于诊断而难于治疗，影响容貌。皮损为大小不一、形状不规则的白色斑片，周围色素常较深，边界清楚，表面平滑，斑内毛发变白或正常。数目不定，单发或多发，可互相融合成大片。全身各处均可发生，但以面部、颈部、手背等局限性发病者为多。可对称、亦可单侧发生，有时可呈节段性或带状分布。一般无自觉症状。少数在病情进展期局部可有微痒。露出部位经日晒后发红，并可有灼痛或瘙痒感。白斑有时扩展快，有时历久静止不变。病程缓慢，少数患者可逐渐自愈。在进行期，皮损可渐扩大，境界欠清，有时机械性刺激，如磨擦或过紧的腰带亦可促使白斑的出现（同形反应）。在稳定期，皮损停止发展，边缘色素增加，或中央出现岛状褐色斑点。病情慢性，有持续终身者，亦有自行消失者。本病可并发甲状腺疾患、恶性贫血、糖尿病、支气管哮喘、异位性皮炎及斑秃等。

白癜风的鉴别诊断包括：①花斑癣：损害发生于颈、躯干、上肢，白斑淡白色圆形或椭圆形，表面往往有细鳞屑，容易找到真菌；②黏膜白斑：多呈网状、条纹状或片状，为白色角化性损害，伴剧痒；③单纯糠疹：皮损淡白色或灰白，上覆少量灰白色糠状鳞屑，多发生于面部，其他部位很少累及；④贫血痣：自幼发病，多见于面颈部，皮损为浅色斑，斑周色素不深。摩擦局部，斑内不红而周围皮肤发红。

669 白癜风的证候鉴别要点如何？

白癜风在证候鉴别时要首先抓住舌苔、脉象的不同，舌淡，苔薄、脉细弱为气血不和之征，治宜调和气血，疏散风邪；舌紫暗或见瘀斑，舌苔薄，脉沉涩为经络阻滞、气血瘀阻之征，治宜活血化瘀，祛风通络；舌淡或红，苔少，脉细弱为肝肾不足之征，治宜滋补肝肾、养血祛风。

其次，要辨皮损，白斑色淡或粉红，大小不等，边缘不规则，与正常皮肤的界限不清，周围无色素沉着，分布常无规律，有发展趋势，可伴有瘙痒，多为气血不和证；白斑境界清楚，边缘有明显色素沉着，多呈节段性或带状分布，多发于单侧，发展缓慢，多为经络阻滞证；白斑较小，境界清楚，边缘色素较深，斑内毛发多变白，多见于眼睑周围及四肢远端，对称分布，发展缓慢，病程较长，或有遗传倾向，可兼有头昏、耳鸣、腰膝酸软，多为肝肾不足证。

670. 白癜风中医内治要点如何？

（1）气血不和型　白斑色淡或粉红，大小不等，边缘不规则，与正常皮肤的界限不清，周围无色素沉着，分布常无规律，有发展趋势，可伴有瘙痒，舌淡，苔薄，脉细等。治宜调和气血、疏散风邪，内服白驳丸加减白斑粉红者，酌加紫草、黄芩。或选用祛斑汤酌加黑芝麻、黑豆皮、鸡血藤。

（2）经络阻滞型　白斑境界清楚，边缘有明显色素沉着，多呈节段性或带状分布，多发于单侧，发展缓慢，舌紫暗或见瘀斑、苔薄、脉涩等。治宜活血化瘀、祛风通络，内服通窍活血汤加减：浮萍 30g，桃仁、红花、川芎、赤芍、白芷、鸡血藤、威灵仙、鲜姜、老葱白各 9g，红枣 7 枚，黄酒 50ml。需要注意：前人早已明言“通窍全凭好麝香”，所以应用该方之时，必须加上麝香否则无效。现在已能人工养麝，不必杀麝取香，所以已有市售麝香仁可供选用，1 克约数百元。

（3）肝肾不足型　白斑较小，境界清楚，边缘色素沉着较深，斑内毛发多变白，多见于眼睑周围及四肢远端，对称分布，发展缓慢，病程较长，或有遗传倾向，可兼有头昏、耳鸣、腰膝酸软、舌淡或红、苔少、脉细弱等。治宜滋补肝肾、养血祛风，内服滋补肝肾丸、神应养真丹加减：白蒺藜 30g，沙苑子、炙何首乌、菟丝子、女贞子、生地、熟地各 15g，补骨脂、当归、红花、防风各 10g。

此外，还可以用白蒺藜 60g，研细末，鲜猪肝爆炒，蘸药末食之。紫背浮萍，晒干研细末，炼蜜为丸，每日 2 次，1 次

4.5g，温开水送下。苍耳茎、叶、子各等量，晒干研末，炼蜜为丸，每日3次，1次3g，温开水送下。功劳叶、槟榔各15g，刺蒺藜、补骨脂各12g，生甘草4.5g煎服。

671 白癜风中医外治要点如何？

各型白癜风均可配合外治法，分别选用黄灵粉、增色散、补骨脂酊、密陀散或用蛇黄散、白斑酊等。此外，还可用：①白附子、硫黄各9g，研细末，姜汁调匀，搽患处；②细辛、雄黄、白芷各3g，研细末，醋调搽；③荆芥穗、防风、羌活、归尾、透骨草、枯矾各3g，地肤子9g，研细末，猪大肠打烂和匀药粉，纱布包裹搽患处；④密陀僧、雄黄各6g，雌黄、白附子（晒干）各15g，麝香0.9g，硫磺、朱砂各4.5g，研细末，醋调或用鲜茄子把蘸药粉，外搽患处；⑤亦可酌情选用25%菟丝子酊或25%山栀酊；⑥30%补骨脂酊搽患处，每日2~3次；⑦雄黄、硫磺、白附子各5g，密陀僧2g，蛇床子15g，轻粉0.6g，共研细末，醋调，用鲜姜新鲜切片蘸药末搽患处，每日2次，连用3个月以上；⑧当归、白芷、防风、白矾、连翘、地丁草、土茯苓各15g，地骨皮、荆芥、杏仁、薄荷各10g，煎汤趁热洗患处，每日2次；⑨消白酊外搽，每日3次。

外用药注意事项：①外用药物范围应比白斑范围小一点，否则周围正常皮肤颜色会很快加深，使白斑更为明显；②可以使用雀啄搽，即用钝头的牙签蘸药，以一定的力度往皮损处一点一点搽药，以不觉明显疼痛为度，雀啄搽可以给皮损一定的刺激，并促进药物吸收；③部分患者使用后感觉皮损局部灼热疼痛，但皮损无明显皮炎表现，可嘱其将用药由一日2次改为一日1次，甚至2日一次。多数患者能慢慢接受并取得良好疗效。

672. 白癜风中医非药物疗法有哪些？

(1) 毫针法　气血不和证，取血海、三阴交、足三里、曲池、风池；肝肾不足证，取肝俞、肾俞、命门、太冲、太溪、三阴交；瘀血阻滞证，取三阴交、血海、风市、膈俞。

方法：肝肾不足证施补法，气血不和证施平补平泻法，瘀血阻滞证施泻法，一般留针15～30分钟，1～2日一次。

邻近取穴：病变在头面部取合谷、风池；在腹部取中脘；在胸部取膻中；在上肢取曲池；在下肢取血海、三阴交。亦可取穴肝俞、肾俞、血海、三阴交，备穴合谷、足三里、中脘，用平补平泻法。

(2) 灸法　取穴：侠下穴（肱二头肌外侧缘中1/3与下1/3交界稍上方陷中）、癜风穴（中指鱼腹下缘正中指间关节横纹稍上方陷中）。方法：先用三棱针点刺出血，然后灸单侧穴3壮，每日1次，但不要发泡（注：灸药处方：五倍子、桑叶、灵仙、当归、川芎各10g，石菖蒲、白芥子各30g，全蝎10g，共研细末，备用）。

(3) 耳针法　耳穴取肺、枕、内分泌、肾上腺、皮疹相应耳部区域；方法：每次选2～3穴，点刺出血，交替进行，每周轮换1次。

(4) 七星针疗法　皮疹区常规消毒后，采用从外向内，以同心圆方式，手法要轻巧，以不出血或少许出血为度，2日一次。

(5) 刺络拔罐法　采用三棱针在皮疹中心点刺，呈梅花状，然后以火罐拔出污血，每周1～2次。适用于瘀血阻络证。

673. 治疗白癜风的中成药有哪些？如何应用？

（1）白癜风胶囊　由当归、桃仁、红花、丹参、紫草、川芎、香附、补骨脂、干姜、山药、黄芪、蒺藜、白鲜皮、乌梢蛇、龙胆组成，具有活血行滞、祛风解毒的作用。用于经络阻隔、气血不畅所致的白癜风，症见皮色变白，边界清楚，不痒不痛，发无定处，形态各异而多见于头面、颈项、手足等暴露部位，甚或遍及全身，可伴精神抑郁或心烦急躁。

（2）白蚀丸　由补骨脂、何首乌、灵芝、白蒺藜、紫草、丹参、降香、红花、牡丹皮、黄药子、苍术、龙胆草、海螵蛸、甘草组成。具有补益肝肾、活血祛瘀、养血祛风功用。用于肝肾不足、血虚风盛所致的白癜风，症见白斑色乳白、多有对称、边界清楚，病程较久，伴有头晕目眩、腰膝痠痛。

鉴于白蚀丸所含黄药子可引起肝损害，建议患者必须在医师指导下使用，严格掌握适应证和禁忌证。使用过程中，严格控制药物剂量和疗程，避免超剂量、长期服用；同时，在治疗过程中注意肝功能监测。儿童、老年人及哺乳期妇女慎用；孕妇、肝功能不全患者禁用。

（3）白灵片　由当归、赤芍、牡丹皮、三七、桃仁、红花、防风、白芷、苍术、黄芪、马齿苋组成，具有活血化瘀、祛风通络的作用。用于经络阻隔、气血不和所致白癜风，症见皮色变白，不痒不痛，发无定处，形态各异，多见于头面、颈项、手足等暴露部位，甚或遍及全身；常伴精神抑郁或心烦急躁、健忘、失眠等；白斑散在不对称，边界较清楚，皮色苍白者。

（4）外搽白灵酊　由当归尾、没药、红花、苏木、红花夹竹桃（叶）、白芷、白矾、马齿苋组成。具有通经活血作用。用于经络阻隔、气血凝滞所致的白癜风，症见皮色变白，不痒不痛，发无定处，形态各异，多见于头面、颈项、手足等暴露部位，甚或遍及全身，白斑不对称、色泽苍白、边缘清楚。

（5）复方卡力孜然酊　主要成分为驱虫斑鸠菊。具有燥湿祛风、舒经活络、活血化瘀的功用。注意：①若患者对该药敏感性高，出现过敏或皮炎表现，可延长搽药间隔，隔日或隔数日一次；或兑入适量白酒稀释后应用；②用药后不必专门进行日晒。复方卡力孜然酊中含有较多光敏性药物，搽药后日晒容易引起光敏性皮炎。据观察，搽药后不日晒对疗效并无明显影响。用棉签或牙签蘸药液雀啄般上药，将药液浸入皮损。每日不超过两次。

此外，从补肾角度考虑：滋补肝肾丸、二至丸、六味地黄丸、金匮肾气丸等均可辨证选用；从活血化瘀角度考虑：血府逐瘀胶囊、桂枝茯苓胶囊、小金丹等均可供选择。

674 白癜风如何调护？

（1）皮肤护理　注意皮肤护理，避免滥用外用药物，防止皮肤损伤，尤其颜面部更需慎用刺激性药物。

（2）饮食宜忌

1）注意调整饮食结构，合理搭配，营养全面。疾病进展期忌食辛辣刺激性食物，稳定期可进行正常饮食。

2）处于生长发育期的儿童及青少年一般不必限制饮食，以免影响生长发育。

3）以黑治白：中医认为可进食黑米、黑豆、黑木耳、黑芝麻等黑色食品。

（3）防晒　部分患者日晒后皮损进展加速或皮损周围色素沉着明显，可嘱其注意避免直接暴露于日光下。夏季尤其要注意防晒。

（4）补骨脂作为治疗白癜风的经典药物使用已久，但近年有吸光诱发白内障的报道，所以要注意避免长期、大面积使用。

此外要注意保持心情舒畅，劳逸结合。积极配合治疗，愈后巩固一段时期治疗有助于防止复发。

675. 什么是色素性毛表皮痣？

色素性毛表皮痣，亦称 Becker 痣，多见于青少年。本病男性多见，但女性亦不少。发病年龄多在 12 岁左右，即青春发育初期发病，出生或生后几个月亦可发病。无任何自觉症状。随年龄增长，经日晒后逐渐明显，为一不规则的斑状色素沉着。皮损好发于肩部、肩胛骨区及前胸。一般为单侧局限性分布，双侧对称或泛发性分布甚少。初为淡褐色及褐色斑片，为手掌大小或更大，界限清楚，边界不规则。皮损发生数年后出现多数粗毛，痣的中心部皮肤纹理稍粗厚，而边缘无变化。皮损随年龄逐渐发展，至成年后稳定不变。在皮损部位可合并其他皮内痣或表皮痣。本病需与伊藤痣鉴别。

676. 什么是黑变病？

黑变病属于色素障碍性皮肤病，主要包括 Riehl 黑变病、焦油黑变病、炎症后黑变病、摩擦黑变病。

（1）瑞尔（Riehl）黑变病　与多种致病因素有关，可能由于外用粗制化妆品或由于食物不合适及维生素的缺乏而使体内产生某些毒性物质，从而使皮肤对光线及机械性刺激发生敏感而产生的。

（2）焦油黑变病　又名中毒性苔藓样黑素皮炎，是由于长期暴露焦油及其衍生物引起的局部皮肤炎症性和色素过多性疾病。中年女性发病者也可能与神经内分泌功能障碍有关。

（3）炎症后黑变病　继皮肤急性或慢性炎症过程之后出现

的皮肤色素沉着。

（4）摩擦黑变病　由于长期反复机械性刺激所致局部皮肤的网状色素沉着性损害。最常见的外界刺激物是以尼龙、人造丝和棉花等为原料的健康巾，使用者由于强力反复地摩擦和压迫，加之紧贴骨面的皮肤皮下脂肪稀少，日久易损伤表皮基底层黑素细胞而发病。

677. 黑变病的诊断要点及鉴别诊断要点是什么？

（1）诊断要点　本病一般为慢性病程，女性多发，常有长期与石油类或润滑油等的接触史。皮损好发于面部，尤以前额、颞部、颧部为明显，也可扩展到颈侧、上胸、腋窝、脐及前臂等处，远远望去肤色黧黑。近看皮损为边界不清的淡灰褐色或灰蓝色色素斑，呈弥漫性分布，周围常有围绕毛囊口的点状色素斑，间有局限性毛细血管扩张和暂时充血，此外，尚可见弥漫性毛囊角化过度和鳞屑，使皮肤呈尘样外观。患部开始瘙痒，皮损发展到一定程度后即无自觉症状。偶有头痛，食欲减退，消瘦及衰弱等轻微全身性症状。

（2）鉴别诊断　本病需与以下皮肤病鉴别：

1）艾迪生病：为均一性的皮肤色泽加深，尤其在皮肤黏膜交界处明显，常累及黏膜如牙龈等处，有肾上腺皮质功能降低的症状。

2）血管萎缩性皮肤异色病：皮损为红褐色至青铜色网状色素斑，杂有淡白色点状萎缩和毛细血管扩张。

678 黑变病的治疗要点如何?

本病与祖国医学记载的黧黑斑相类似。皮损多为淡褐、深褐、灰黑色色素沉着斑，时有局部瘙痒或某些脏腑症状。黧黑斑病名出自《外科正宗》，《医宗金鉴·外科心法要诀》也记载："此证一名黧黑斑，初起色如尘垢，日久黑似煤形，枯暗不泽，大小不一，小者如粟粒赤豆，大者似莲子，芡实或长或斜或圆，与皮肤相平。"多因脾虚不能化生精微，气血亏虚，肌肤失养；或肝肾阴亏，水不制火，加之思虑抑郁，血弱不华于肤，以致火燥结成黑斑。

（1）本病辨证分为肝郁证、脾虚证、肾虚证、痰湿证四型。

1）肝郁证：黑色或黑褐色斑片，分布于前额、耳后、颜面、四肢等处；伴有胸胁满闷，烦躁易怒，舌红，苔薄白，脉弦滑。治法：疏肝理气，活血消斑。方药用逍遥散、四逆散或血府逐瘀汤加减。

2）脾虚证：面及四肢有褐色斑片，伴食少纳差，食后腹胀，全身无力，倦怠，便溏，舌质淡，舌边有齿痕，苔白，脉沉细。治法：健脾益气，调和气血。方用四君子汤、保元汤、人参归脾汤加减。

3）肾虚证：黑色或黑褐色斑片，分布于前额、颈侧、手背、前臂、脐等处，伴眩晕耳鸣，失眠健忘，腰膝酸软，遗精早泄，五心烦热，舌红少苔，脉细数。治法：滋阴补肾，降火清斑。方用六味地黄丸加减。若见夜尿频数、小便清长、畏寒肢冷、形寒体倦、精力不足者，则用金匮肾气丸加减。

4）痰湿证：色泽灰暗少华，形态大小不一，但主要集中在鼻梁部，兼有食少腹胀，痰多，形体胖硕，舌质胖有齿痕，苔薄白，脉濡数。治宜扶脾化湿，涤痰悦色。方用苓桂术甘汤、二陈汤加减。

（2）中医外治

1）白术醋剂：生白术 40g，陈醋浸泡 5～7 日后，局部涂擦，2 次/日。白薇 10g，白芷 10g，白蔹 10g，白附子 10g，白鲜皮10g，日 1 剂，煎汤洗涤局部，2 次/日。

云苓粉擦患处，2 次/日。或用白石脂 180g，白蔹 360g，研末，鸡蛋清调成糊，晚上临睡外涂，第二天早上洗去。或用千金白面方：牡蛎 150 克，土瓜根 30 克，研细末，白蜜调之。晚上洗脸后上药，清晨洗净。

2）本病还可以选用针灸治疗：肝郁气滞常用穴：三阴交、足三里。备用穴：阴陵泉、行间、肝俞、脾俞，每次选取 2～5 穴，用平补平泻法，或用泻法留针 10～20 分钟，1 日 1 次，连续 10 日为一个疗程。劳伤脾土常用穴：三阴交、中脘、足三里。备用穴：脾俞、上脘、下脘。每次选取 3～4 穴，用补法，留针 20 分钟。肾水不足常用穴：太溪、三阴交。

3）耳针法也是一种选择，主穴：肝、肾、脾、面；配穴：痛经配卵巢、内分泌；体倦乏力配神门。方法：针后留针 30 分钟，2 日 1 次，10 次为一个疗程。

4）穴位注射法：肺俞、心俞、肝俞、肾俞。方法：分别采用注射液，如血虚用当归注射液；血瘀用川芎注射液；肝郁用丹参注射液；偏虚用胎盘组织液。每穴推注 2ml，2 日 1 次，10 次为一个疗程。

679 什么是太田痣？

太田痣又称眼上腭部褐青色痣，是一种波及巩膜及同侧三叉神经分布区的蓝褐色斑状损害，以颜面一侧或双侧上下眼睑、颧部及颞部皮肤的褐色、青灰、蓝、黑、紫色的色素性斑片，巩膜呈蓝色，结膜褐色等为临床特征。太田痣可以分为轻型、中型、重型和双侧型。轻型太田痣包括：①轻眼眶型：淡褐色斑，仅限于上下眼睑；②还包括轻颧骨型：淡褐色斑，仅限于颧骨部。中型太田痣为深蓝色至紫褐色，分布于眼睑、颧骨及鼻根部。重型太田痣为深蓝色至褐色，分布于三叉神经的第一、二支支配区。双侧型太田痣约占本病的5%。本病的传统治疗方法多为手术、冷冻、CO_2 激光照射治疗，目前常采用激光治疗的方法，如调Q开关紫翠宝石激光、Q开关Nd：YAG美肤激光等。

680. 太田痣的诊断要点、鉴别诊断要点有哪些？

（1）诊断要点

1）部位：好发于三叉神经第一、第二支支配区域，即上下眼睑、颧部和颞部，偶然发生于颜面两侧。

2）发病年龄：1～20岁或以上。

3）皮损特点：淡青色、灰蓝色、褐青色至蓝黑色或褐黄色的斑片或斑点，斑片中央色深，边缘渐变淡，偶尔色素斑的某些区域可隆起甚至发生粟粒到绿豆大小的小结节。斑点呈群集状分布，疏密不一，或中央为斑片，边缘为斑点。巩膜呈蓝色，结膜褐色。病灶边界不清。皮损的颜色因日晒、劳累、月经期、妊娠而加重。有的患者青春期太田痣的皮损颜色可变深、扩大。

4）自觉症状：不明显。

5）病程：多持续存在。

（2）鉴别诊断　太田痣需与下列几种皮肤病鉴别：

1）蒙古斑：出生时即现于腰骶部、臀部或背部等处蓝或蓝灰色斑，4岁左右自行消退，不波及眼和黏膜。组织像中真皮内黑素细胞数量较少，位置较深。

2）蓝痣：好发于手足、背、面及臀部的蓝色丘疹或小结节。组织像中黑色素细胞聚集成团。

3）黄褐斑：淡褐色或淡褐色斑，形状不规则，对称分布于额、眉、颊、鼻、上唇等颜面皮肤。

4）伊藤痣：皮肤损害表现及病理与太田痣相似，但伊藤痣是发生于一侧肩颈、锁骨上区及上臂部等后锁骨上神经和臂外侧皮神经分布区的一种色素性病变。病损区皮肤以褐青色斑块或斑片为特征，故又称肩峰三角肌褐青色痣。本病以黄种人及黑皮肤者多见，少有家族史。病程迁延，无自愈倾向。

681 什么是咖啡斑？

咖啡斑又称咖啡牛奶斑，是出生时即可发现的淡棕色斑片，色泽自淡棕至深棕色不等，大小不一，圆形、卵圆形或形状不规则，但每一片的颜色相同且十分均匀，深浅不受日晒的影响，大小自数毫米至数十厘米不等，边界清晰，表面皮肤质地完全正常。此斑可持续至儿童期，并可随年龄增长而增多。本病为遗传性皮肤病，多见于躯干部，不会自行消退。可为多系统疾病的一种标志，如神经纤维瘤病、Albright 综合征、Waston 综合征、多发性黑子综合征及共济失调毛细血管扩张症等。多数学者认为，青春期前儿童出现 6 个以上的咖啡牛奶斑，且直径大于 5mm，是 I 型神经纤维瘤病的重要线索，应加以重视。

根据患者的发病年龄，边缘清楚的圆形、卵圆形或形状不规则的棕色斑片即可诊断。

由于临床均属局限性色素沉着的改变，因此需与以下疾病鉴别：①雀斑：好发于颜面部，尤以鼻梁部及眶下为多，与季节和日晒相关。学龄前开始发病，青春期达到高峰。斑点小，无大的片状损害；②单纯性雀斑样痣：多为单侧分布，可发生于任何年龄。

本病可应用调 Q 开关 532nm 激光、强脉冲光治疗，但应注意对皮肤的刺激和治疗后的皮肤护理。

682 老年性白斑的诊断和鉴别诊断要点有哪些？

老年性白斑又称老年性白点病，常被误认为白癜风。本病以点状白斑，中央稍凹陷，周边色素正常，无鳞屑为特点；胸背和四肢近端多发；多发生于50岁以上老年人，男多于女；皮损表现为米粒至绿豆大小的白斑或白点，大多为圆形、椭圆形或不规则形状，中央稍凹陷，周边色素正常，无鳞屑；自觉症状不明显；多持续存在，不能自愈。

本病需与白癜风和花斑癣鉴别；白癜风为局限性或多发性的皮肤色素脱失，皮损呈白色或乳白色斑点或斑片，大小不等，形态不一，数目不定，边界清楚，边缘正常皮肤可加深呈深褐色，患处皮肤光滑，无萎缩及脱屑；花斑癣为圆形或卵圆形斑，色淡褐或灰白，表面少许鳞屑，好发于颈、胸、背部；皮损鳞屑直接镜检可查到真菌；外用抗真菌药有效。

本病无需治疗，必要时可使用遮盖剂。

683 什么是蒙古斑？

蒙古斑指位于腰骶部的蓝色斑片，一般为新生儿最常见的胎记，属先天性，主要为斑状损害，呈圆形、椭圆形或方形者居多，呈浅灰蓝、暗蓝或褐色，限界不是很明显，边缘渐移行为正常皮肤色。大多数人在3~4岁时皮损会消失而不留痕迹。无主观症状。损害处皮肤与正常皮肤一样柔软。常在腰骶部，但也可发生在臀部或其他部位。本病一般见于黄种或黑种人儿童，白种人少见。蒙古斑的发生是由于一些黑素细胞向表皮移动时未能穿过真皮与表皮之交界，停留在真皮，延迟消退所致。

本病应与蓝痣鉴别。蓝痣的颜色更深，界限清楚，而且高出皮面。

本病未见有恶变报道，无需治疗。

684 什么是贫血痣？

贫血痣是一种局限性皮肤血管功能异常引起的色素减退斑，为局限性皮肤浅色斑，该处血管组织发育缺陷，但不是结构异常而是功能异常。多于出生后或儿童时期发生，也可晚发。为单个或多个圆形、卵圆形或不规则形状的浅色斑。以玻片压之，则与周围变白的皮肤不易区分；或以手掌摩擦局部，则周围的皮肤发红，而浅色斑不红。本病可发生在任何部位，但以躯干为多见。终生不消退。冬季重，夏季轻。

贫血痣需与白癜风、无色素痣相鉴别。白癜风是继发性的皮肤色素脱失症，皮损一般呈纯白色，皮损区血管功能正常，经摩擦或拍打后会引起局部充血而使皮损发红。无色素痣是神经痣的一种类型，其损害往往沿神经节段分布，表现为局限性或泛发性色素减退斑，界限模糊，边缘呈锯齿状。

贫血痣一般无需特殊治疗。

685 什么是雀斑？

雀斑为发生在日晒部位皮肤上的黄褐色色素斑点，为常染色体显性遗传。本病始发于学龄前儿童，随年龄的增长而数目增多，至青春期达顶峰，少数至青春期发病，女多于男，多伴有家族病史。皮肤白皙的女子易于罹患。

中医文献对此病早有记载。如晋《肘后备急方》、隋《诸病源候论》等均有论述，到明《外科正宗》才正式命名为“雀斑"，沿用至今。中医认为本病多因禀赋素弱、肾水不足以荣华于上，以致火滞结为斑；或触犯风邪，卫气失固，侵于皮毛腠理之间，血气与风邪相搏，不能荣润肌肤，则生雀斑。

686 · 雀斑的诊断及鉴别诊断要点是什么？

（1）诊断要点

1）多见于女性。夏季或日晒后颜色加深，数目增多，冬季色淡，数目减少。

2）部位：好发于颜面部，尤以鼻梁部及眶下为多。重者可累及颈肩部、背上部及手背等部位。

3）发病年龄：5~6岁开始发病，青春期达到高峰。

4）皮疹为黄褐色或暗褐色圆形或椭圆形斑点，针尖至绿豆大小，数目多少不定，散在或密集，分布对称，互不融合。

5）无自觉症状。

6）病程：慢性进展，持续多年。

（2）鉴别诊断　雀斑应与下列皮肤病相鉴别：

1）黑子：又名雀斑样痣，与光线照射无关。本病发病较雀斑早，常在1~2岁开始发生，分布多不对称，无一定好发部位，呈黑褐色或黑色色素沉着斑点，较雀斑明显深。与季节无关。病理显示黑色素细胞数目增加。

2）着色性干皮病：雀斑样色素斑点周围有毛细血管扩张，色素斑点大小不等，深浅不匀，分布不均。可见有萎缩性斑点。对光线敏感，有家族史，父母多为近亲结婚。

3）色素沉着-息肉综合征：黑色斑，皮肤、口唇、颊等黏膜同时出现，常伴肠道息肉，与日照无关。

4）黄褐斑：淡褐色到深褐色的色素斑，边缘清楚或呈弥漫性，有时呈蝶翼状，对称分布面部，不累及眼睑和口腔。育龄期女性多见。

687 中医如何治疗雀斑？

本病中医辨证一般可分为肾水不足和火郁孙络两型。

肾水不足证：多有家族史，自幼发病，皮损色泽淡黑，枯暗无华，以鼻为中心，对称分布于鼻额面，无自觉症状。舌脉如常。治法：滋阴补肾。方药：六味地黄丸酌加枣仁、当归、麦冬等。

火郁孙络证：患者以青年女性为主，皮损呈针尖、粟粒大小黄褐色或咖啡色斑点，以颜面、前臂、手背等暴露部位为多，夏季或日晒后加剧，无自觉症状。舌脉如常。治法：祛风散火，凉血活血。方用《医宗金鉴》犀角升麻汤加减。

中成药可选择六味地黄丸、滋补肝肾丸、益母草膏及加味逍遥丸等。

本病中医外治：现代一般皮损不多时，用五妙水仙膏点治；或用麦冬、白及、白芷、白蒺藜、牵牛子等份研末，加水调匀外敷面部，每晚 1 次，每次 30 分钟；白茯苓适量研细末，白蜜调膏外搽，每日 1 次；桃花消斑方：桃花、冬瓜仁各等份，研细末，蜜调成糊状，每晚搽患处，晨起洗去。

本病可选用针刺治疗，体针可取阴陵泉、足三里、绝骨、风池、血海、肾俞等穴位；耳针可取内分泌、面颊、交感、肾上腺、肺、肾等区域。

688 什么是色素沉着-息肉综合征？

色素沉着-息肉综合征亦称 Peutz-Jeghers 综合征或口周黑子病，是以特定部位的皮肤及黏膜色素沉着、胃肠道多发性息肉及遗传倾向为特征的一种少见疾病。多数患者有家族史，为常染色体显性遗传。本病可自幼发病，与日晒无关，多在唇部，尤其是下唇，口腔黏膜有褐黑色斑点，也可发生在面部、手足部。可以伴有肠道息肉，可引起痉挛、腹痛、腹泻，伴发溃疡可有出血。少数病人可发生癌变，还可伴有斑秃、甲营养不良、杵状指、鼻息肉等。

本病需与雀斑鉴别，后者常见于肤色较白之患者，和日光照射有关，分布不在口周且不波及黏膜。本病还需与Cronkhite综合征鉴别，后者为原因不明的少见病，手掌及手指腹侧呈弥漫性色素沉着，手背可有色素斑，伴胃肠道息肉；成人发病，有体重减轻、腹痛、腹泻症状，数月后可发生斑秃，并发展为全秃；指甲可萎缩。色素沉着不侵犯黏膜。

根据症状对息肉可采取外科手术切除。

689· 古人关于黄褐斑有何论述?

古人对本病早有记载，如《灵枢·经脉》曰："血不流则髦色不泽，故其面黑如漆柴者。"提示面部色泽的加深与血瘀有关。

《素问·至真要大论》:"燥淫所胜，民病面尘，身无膏泽。"

《难经·二十四难》云："手少阴气绝，则脉不通，脉不通，则血不流，血不流，是色泽去，故面黑如黧，此血先死"。

《诸病源候论》："面黑奸者，或脏腑有痰饮，或皮肤受风邪，皆令血气不调，致生黑奸。五脏六腑，十二经血，皆上于面。夫血之行，俱荣表里，人或痰饮渍脏，或腠理受风，致血气不和，或涩或浊，不能荣于皮肤，故变生黑奸。"

《太平圣惠方》谓之"夫面皯黯者，由脏腑有痰饮，或皮肤受风邪，致气血不调，则生黑皯。"

《外科正宗》："黎黑斑者，水亏不能制火，血弱不能华肉，以致火燥结成斑黑，色枯不泽。朝服肾气丸以滋化源，早晚以玉容丸洗面斑上，日久渐退，兼戒忧思动火劳伤等件。”

《外科大成》：“黧黑斑多生女子之面，由血弱不华，火燥结成，疑事不决所致，宜服肾气丸以滋化源，洗玉容散，兼戒忧思方可。一云风邪入皮肤，痰饮渍脏腑，则面䵟，又当随其因而调之也。一用密陀僧为细末，人乳调敷，鹿角尖用酒摩涂之。”

《医宗金鉴·外科心法要诀》：“此证一名黧黑斑，初起色如尘垢，日久黑似煤形，枯暗不泽，大小不一，小者如粟粒赤豆，大者似莲子、芡实，或长或斜或圆，与皮肤平。由忧思抑郁，血弱不华，火燥结滞而生于面上，妇女多有之。宜以玉容散早晚洗之，常用美玉摩之，久久渐退而愈。”

《外科证治全书》：“面尘，又名黧黑斑……面色如尘垢，日久煤黑……。外用玉容散，内宜疏胆气兼清肺，加味归脾汤送六味地黄丸主之。”“有好食斑鸠而致者，初生黑斑数点，日久面俱黑。盖斑鸠常食半夏苗，以中其毒故也。”

《医林改错》认为本病是“血瘀皮里”而成。

690. 什么是黄褐斑？黄褐斑的病因病机要点是什么？

黄褐斑是一种常见的获得性色素沉着性皮肤病，好发于面部，表现为面积大小不等的黄褐或淡黑色斑片，中医称为“肝斑”“黧黑斑”或“蝴蝶斑”。多见于孕妇或经血不调的妇女，男子及未婚女子亦可罹患，部分患者可伴有其他慢性病。

中医对本病病因病机的认识目前比较一致，认为本病的发生与人体脏腑、气血、冲任失调有关，与肝、脾、肾三脏功能失调关系最为密切。在肝多因情志失调，忧思抑郁，肝失条达，郁久化热，灼伤阴血致使颜面气血失和而发病。在脾多因饮食不节，劳倦过度，嗜肥甘厚味，劳伤脾土，使脾失健运，水湿内停上泛，气血不能荣于颜面而见色如尘垢，萎暗不华；或因房劳过度，伤及阴精，则水亏不能制火，虚火上炎，以致肌肤失养，酿成褐斑；或因肾阴不足，肾之本色泛于颜面而发病。在气血多源于忧思抑郁，血弱不华，火燥结滞而生于面上，妇女多有之；或因抑郁、愤怒、思虑，惊恐等情志失节致使气机紊乱，气血运行不畅，逆悖不能上荣于面，则生褐斑。

现代研究认为本病的发生与内分泌有关，由于体内性激素分泌紊乱，黄体酮和雌性激素增加时促进局部色素沉着，或由于脑垂体分泌较多黑色素刺激引发。另外，患者血液流变学研究的报告指出，其全血黏度、血浆黏度、血沉、血细胞压积、红细胞电泳、纤维蛋白原测定均明显高于正常人，紫外线过敏、自然衰老或由一些长期慢性病引起体内代谢失衡亦是造成本病的原因。

691·黄褐斑的治疗中有哪些关键问题？

本病治疗多采用健脾疏肝、理气活血、滋补肝肾、养血活血、调和冲任、活血消斑的内治法则。根据“无瘀不成斑”“治斑不离血”“有斑必有瘀”“久病必瘀”的理论，活血化瘀贯穿始终。从脏腑来说，多是从肝肾入手，也有兼顾脾胃的；从气血来说，要注重活血行气。

（1）本病治疗中最关键的问题是要辨证准确，抓住各证型的精髓，只有准确的辨证，才能正确的治疗。比如肝气郁结证要抓住皮损对称分布于两颧，斑色发青；常伴见胁胀胸痞，烦躁易怒，纳谷不香；女子月经不调，或经前斑色加深，乳房作胀等症。心脾两虚证临床多见鼻翼、前额、口周灰暗、灰黑或淡褐色斑片，斑色偏淡；伴有气短乏力，神疲，腹胀闷；女性或见带下清稀。肾阴亏损证皮损多以鼻为中心，对称分布于颜面，斑色偏深偏黑，为灰黑色或灰暗色，如蒙灰尘，常伴有形寒肢冷，腰膝软弱无力，五心烦热，夜尿频清，男子遗精，女子不孕等症。临床上三型间常可相互转化，或有并见的症状，需抓住主要矛盾，对症治疗，才可收到疗效。

（2）其次在治疗中要处理好虚与瘀的关系。黄褐斑的病机关键在血瘀，活血化瘀之法虽为正治，但要分清致瘀的原因而分治之。对肾虚肝瘀型，重在补肾化瘀，以期精血旺而血行畅；对脾湿肝瘀型，重在健脾化湿与疏肝化瘀并举，以求痰湿消而瘀血散。如肝肾阴虚证本在虚，瘀是标。瘀是因虚所致，即“欲能通，必先充之”，只有肝肾精血充沛，血道得养，血行才畅，故补虚即是化瘀。应重用滋肝补肾，佐以疏肝化瘀。若一味滥用活血化瘀之品则阴血更伤，犯虚虚之戒。

（3）在治疗中注意补阴的用药问题。黄褐斑患者多有心肾不交阴血不足之象，如心烦、多梦等，夜难安眠，阴有形而难生，因此，阴虚之症难以速效，如何用药非常关键。应根据患者的脾胃情况选用不同的养阴之品。一般可选用二至丸、四物汤之类草木清淡之品，滋而不腻。若患者脾胃强健，则可用阿胶、龟胶、鹿角胶等血肉有情之品，填精化血。还要注意阳中求阴，阴阳互根，阳长则阴生。对伴有肾阳虚的患者可在养阴的同时加入补阳之品如仙茅、仙灵脾等，以达到阳生阴长的目的。人体阴阳有其消长不息的规律，昼属阳，夜属阴，即人体白天是阳主事，阳升而阴落；夜间是阴主事，阴长而阳潜。利用人体这一规律用药可做到事半功倍的效果。故明代薛己有朝服“四君”、晚服“六味”之举。

（4）治疗中要注意顾护脾胃。脾胃为后天之本，气血生化之源，故凡一切虚证，皆宜首先健脾开胃，所谓求本之法。只有脾胃健运，才能使精血生化之源不断；同时滋阴养血之品性多滋腻，有滞脾碍胃之弊，因此要注意健脾开胃，如用山药、茯苓、太子参等甘淡之品。治疗用药上还应注意补泻药味、养血与理气药味上的配伍使用，以防滋腻太过。

692. 当代医家关于黄褐斑有何论述？

赵炳南先生认为本病多因肾气不足，肾水不能上承；或因肝郁气结，肝失调达，郁久化热，灼伤阴血致颜面气血失和而发病。

张志礼在本病的治疗中更加强调治肾，认为水在体内的升清降浊靠肾阳温煦、蒸化和推动，故曰肾主水；黑色主肾病，肾水上泛或水衰火盛，皆可致颜面黧黑，认为色素性皮肤病均与肾脏功能盛衰密切相关，不只肾阴不足且肾阳亦不足，故治疗多从肾入手，常可获效。

陈彤云认为本病与肝、脾、肾三脏，尤与肝脏关系密切，三脏的功能失常，均会导致气血悖逆，气血瘀滞，颜面失于荣养。因此无论病由何因，病在何脏，其最终的病理变化是气血的瘀滞，面失荣养，因此在治疗上无论所辨何证，所用何法，所处何方，均离不开活血化瘀，养血荣面。临床最常使用的基本方药是桃红四物汤，以熟地、白芍、丹参、川芎养血荣面，桃仁、红花活血化瘀以消斑。同时注重滋补肝肾，认为肝肾同源。肝藏血，主疏泄条达，若肝郁不舒，或血不养肝，则气血郁结；肾为先天之本，精、血、津之源，若肾阴不足，则虚火上炎；若肾阳不能温煦，则气血凝滞。临床常用枸杞、山药、女贞子、菟丝子、山萸肉或二仙汤、鹿角霜、桂枝、细辛等温阳化斑。

朱光斗根据女子多肝郁、以血为本的理论，以疏肝解郁、活血化瘀的方法治疗黧黑斑。

边天羽认为黄褐斑多与肝郁血瘀、肝肾阳虚有关。临床分三证论治。肝郁型：治宜疏肝活血、清肝泄热，选用舒肝汤治疗，后用化瘀丸善后。肝郁血瘀脾虚型：在疏肝活血中加白术、茯苓、党参治疗，或用化瘀丸加健脾丸。肾阳虚型：宜长期服金匮肾气丸或桂附地黄丸治疗，才有明显效果，也可加用化瘀丸同用。

693 黄褐斑的诊断要点及鉴别诊断要点是什么？

黄褐斑是一种面部皮肤出现局限性淡褐色色素沉着的皮肤病。以皮损对称分布、形状大小不定、无自觉症状为临床特征。各种年龄皆可发病，多见于中青年女性。临床表现为面部出现面积大小不等的斑片，小的如钱币大小，或蝴蝶状，大的如地图布满颜面。颜色呈黄褐色或淡黑色，多对称分布于颧、颊、额、鼻、口周、眼眶周围，界限明显，压之不退色，表面光滑，无鳞屑，无痒痛感。

临床需与以下几种皮肤病相鉴别：

（1）雀斑　色素斑点较小，分布散在而不融合，多发于青少年女性，有家族史。

（2）艾迪生病　弥漫性青黑或红褐色斑片，在面、手、乳晕、外生殖器等处以及口腔黏膜，均可见色素增加；有体重减轻、血压降低、食欲减退等症状。

（3）黑变病　初起局部发红，可自觉瘙痒，以后逐渐变为点状蓝褐色斑，有似细网状。诊断依据为多见于女性，与妊娠、长期口服避孕药和月经紊乱等有关，也见于一些女性生殖系统疾患、结核、癌症、慢性酒精中毒或肝病等患者中。日光也可诱发本病。好发于颜面部，尤以颧骨、前额、眼周部最为明显。皮损为黄褐或深褐色斑片，呈对称分布，可散发，亦可融合。无主观感觉。色素斑可随季节、日晒及内分泌变化等因素稍有变化，但往往经久不退，若因妊娠或服用某些药物如避孕药引起的褐色斑块，一般在分娩后或停药后逐渐消失，但也有不退者，颜色稍淡。

（4）慢性肝病、结核病、肿瘤、妇女月经不调、附件炎等，均可出现黄褐斑，可随着病情的加重而色素加深，当疾病痊愈，黄褐斑可自行消失。

694. 黄褐斑的辨治思路如何？

本病辨证不外乎肝、脾、肾三脏的虚实以及气滞血瘀两方面。肾藏精，精生血，脾统血，肝藏血，肾、脾、肝三脏的功能失调必然导致气血运行的障碍，从而出现气滞血瘀的发生。中医五色归五脏的脏象理论中，脾主黄，肾主黑，肝主青，因此皮损颜色黄褐，比较浅淡的多病在脾；斑色发青的多责之于肝；斑色较深、呈黑褐色的多病在肾。

黄褐斑辨证中若因情志抑郁，导致肝气郁结，肝失条达，郁久化热，灼伤阴血，致使颜面气血不和，气滞血瘀，络脉瘀滞而引起则辨证为气滞血瘀证；若因情志抑郁，导致肝气郁结，木不疏土，又过劳伤脾，脾失健运，气血不能上荣于面，则辨证为肝郁脾虚证；若肾水不足，阴液不能上荣，虚火上熏于面，燥结成斑或肾阳不足，不能温养经脉，寒凝血滞而致发病者，斑色黯黑，多与肝肾亏虚有关，辨证为肝肾亏虚证。临床各证型间亦有相互重叠或相互转化的情况，需根据患者症状、体征明辨。

本病临床常分为三型：

（1）气滞血瘀证　常见颜面出现黄褐色斑片，斑色发青，尤以面颊、目周为著，界限清楚。或急躁易怒，胸胁胀痛；或女子月经不调、经前斑色加深、乳房作胀、烦躁易怒；或伴有胸胁痞胀、纳谷不香。舌苔薄白，脉弦滑。舌质暗，苔薄白，脉沉细。常用血府逐瘀汤加减，或桃红四物汤合逍遥散加减。

（2）肝郁脾虚证　面部淡黄褐色斑片，以颧部、前额、口周明显。伴纳呆倦怠，或急躁易怒，或便溏，白带量多，舌红或淡红、或体胖有齿痕、苔白，脉弦或濡。常用逍遥散合参苓白术丸加减。

（3）肝肾阴虚证　常见斑色黯黑，伴腰膝酸软，倦怠无力，身体羸瘦；或头晕耳鸣，五心烦热；舌红苔少，脉沉细。常用滋补肝肾丸加减，或六味地黄丸合逍遥散加减。

695 黄褐斑如何调护？

本病最重要的是避免日光暴晒。

要保持精神舒畅，避免恼怒、忧虑等不良刺激，保证足够的睡眠。

慎用口服避孕药物，因为此类药物可诱发黄褐斑的发生。

积极治疗内分泌系统疾患，如肢端肥大症、肾上腺性征异常综合征、甲亢等可继发地引起皮肤色素沉着的疾病；积极治疗慢性病如结核病、肝病、胃肠疾病、慢性酒精中毒等。

忌滥用化妆品及刺激性药物。选择优质的化妆品，避免重金属物质如汞、砷、铋等对皮肤的损害；面部切忌涂卤素激素类的外用药。

黄褐斑患者要多食蔬菜和水果以补充维生素 C，忌食辛辣刺激物，少食油腻食物。

696 黄褐斑的中医外治药物有哪些？

本病的外治不宜使用刺激性强的药物，以免发生局部炎症而加重色素沉着。可使用祛斑药物外涂或制成面膜外敷治疗。临床常用药物如下：

（1）八白散　白及、白丁香、白僵蚕、白丑、白蒺藜、新升麻、山柰子、白蔹、白芷、白茯苓、白附子。制散剂涂擦患处有中和气血、增白消斑、散风化瘀的功效。方中白芷、白僵蚕、白及、白蔹、白附子、天花粉、绿豆粉中和气血，增白消斑；山柰子散风化瘀。

（2）玉容散　甘松、天花粉、绿豆、皂荚，粉碎成细粉加水浸泡后，用纱布蘸此药液洁肤可增白美颜。《医宗金鉴·外科心法要诀》的玉容散也可以选用。

（3）七白膏面膜　白芷、白蔹、白茯苓、白及、白附子、细辛、川芎。制膜外敷有疏通气血、增白美颜之效。方中川芎、细辛疏通气血；白芷、白蔹、白茯苓、白及、白附子增白；甘松、天花粉、绿豆、皂荚养颜。

（4）祛斑灵霜　白芷、白附子、僵蚕、密陀僧、雪花膏。配制成膏剂涂擦患处，有中和气血、解毒消斑之功效。方中白芷、白及、白附子、僵蚕中和气血；密陀僧解毒消斑。

（5）荆芷玉容膏　荆芥、白芷、白及、木瓜、菊花、苦参、土茯苓、生晒参。配制成膏剂涂擦患处有除湿解毒、益气理血、散风消斑之功效。方中木瓜、苦参、土茯苓除湿解毒；生晒参、白芷、白及益气理血；荆芥、菊花散风消斑。

（6）退斑散　乳香、没药、穿山甲、葛根、山楂、厚朴、鸡血藤、桂枝、甘草、细辛、冰片、白芍。配制散剂敷脐有调和气血、温通消斑的功效。方中乳香、没药、鸡血藤、穿山甲活血；厚朴、山楂理气；桂枝、白芍、甘草调和营卫；佐以细辛温通；葛根解肌；冰片走窜疏通。

（7）亦可局部用云苓粉、茉莉花籽粉外搽。

697·黄褐斑的中医非药物疗法有什么？

（1）针刺疗法

1）肝气郁结证：取穴：三阴交，太冲。备穴：阴陵泉、行间、肝俞、脾俞。方法：选取2～5穴，用平补平泻法，留针30分，每日1次，连续10次为一个疗程。

2）脾虚湿盛证：取穴：中脘、足三里、三阴交。备穴：脾俞、上脘、下脘。每次选 2～4 穴，用补法，留针 20 分钟，连续 1 周为一个疗程。

3）肾虚证：取穴：太溪、三阴交。备穴：肾俞、阴陵泉。每次 2～3 穴，用补法日 1 次，连续 1 周为一个疗程。亦可鱼腰、太阳、颧髎。方法：施平补平泻法，针刺得气后留针 30 分钟。1 周 2 次。4 周为一个疗程。

4）经验取穴：主穴：迎香、太冲。脾虚气弱配足三里。

（2）灸法

1）主穴：肾俞、肝俞、脾俞。

2）配穴：病变在前额配上星、阳白；颧颊区配颊车、四白、下关；鼻区配迎香、印堂；上唇区配地仓；下唇区配承浆。

3）方法：直接灸，每穴灸 5～10 分钟，日 2 次。

（3）刺血拔罐法

1）取耳穴之热穴、疖肿穴、皮质下、内分泌、脾。局部严格消毒后，三棱针点刺出血少许，3 日 1 次，5 次为一个疗程。

2）取耳穴降压沟、热穴、胃穴；背部大椎、身柱、神道。方法：耳穴采用小号三棱针点刺出血少许；背部点刺出血后立即用闪罐法 5～20 分钟后拔除，3 日 1 次，10 次为一个疗程。注意：有出血倾向及妇女慎用本法。

3）督脉拔火罐，取大椎穴和足太阳膀胱经的俞穴，如肺俞、肝俞、脾俞、胃俞。第 1 次取大椎配肺俞、胃俞，第 2 次配肝俞、脾俞，交替拔火罐，10 分钟起罐。1～3 个疗程。

（4）耳穴疗法　通过刺激有关穴位，起到改善微循环、调整内分泌等作用。

1）主穴：面颊、心、肺（上、下）、交感、皮质下、内分泌。

2）配穴：月经不调、痛经配子宫、附件、腹；重症失眠配神经衰弱点、神门、皮质下、枕；心脾两虚配脾、小肠；心肾不交配肾；肝火上扰配三焦、肝、胆；胃气不和配胃、脾；慢性肝胆病配肝、胰、胆、脾；气滞血瘀配肝、膈；肝肾阴虚配肾、脾、肝。血瘀可加用耳尖放血方法；血虚配心、脾；合并盆腔炎者配盆腔；合并子宫肌瘤加轮4～轮6。

3）方法：皮肤常规消毒，取小块胶布将王不留行籽固定于选准的穴位上。5～6天贴换1次，5次为一个疗程，连续2～3个疗程。治疗期间每天按压耳穴3～4次，每次10分钟。

698· 治疗黄褐斑的中成药有哪些？如何应用？

（1）六味地黄丸　本方为滋补肝肾之著名方剂。用治肾阴亏损、虚火上炎引发的诸证。方中熟地滋阴补肾、填精益髓为君药；山茱萸滋养肝肾而涩精；淮山药补益脾阴而固精，共为臣药；三药相配滋补肝、脾、肾之力较全，但以补肾阴为主。配伍泽泻泄肾利湿，并防熟地之滋腻；丹皮清泻肝火，并制山茱萸之酸收；茯苓淡渗脾湿，以助淮山药之健运。上三药为三泻，泻湿浊平其偏胜以治标，均为佐药。全方配合三补三泻，以补为主，肝脾肾三阴并补，以补肾阴为主，相辅相成，构成通补开合之剂。适用于本病肝肾阴虚证。

（2）舒肝散　方中当归、白芍养血活血柔肝；柴胡、香附疏肝解郁；白术、茯苓健脾利湿；丹皮、栀子善清血中伏火；薄荷与柴胡、白芍、当归合用能疏肝解郁；甘草调和诸药。适用于肝郁气滞所致的面部黄褐斑，伴见肝气不疏所致的两胁疼痛，胸腹胀闷，月经不调，头痛目眩，心烦意乱，口苦咽干等症。

（3）柴胡舒肝散　方中陈皮理气和中；柴胡、香附疏肝解郁；川芎活血行气，为血中气药；枳壳行气宽中；芍药养血活血；甘草调和诸药。适用于本病肝气郁滞证，面部褐青色斑片，伴见胁肋疼痛，或寒热往来，嗳气太息，脘腹胀满，脉弦者。

（4）逍遥丸　为调和肝脾之名方。方中当归、白芍养血柔肝；柴胡疏肝解郁；白术、茯苓、炙甘草健脾助运。柴胡合归、芍养肝体而和肝用，疏肝而不伤阴血；白术、茯苓、炙甘草配柴胡，疏肝升阳而复脾运，使脾健而不为木乘；煎加煨生姜及薄荷少许，既助解郁和中，又疏肝郁所生之热。适用于本病肝郁脾虚气滞证。

(5) 加味逍遥丸　逍遥散基础上加丹皮、栀子。丹皮善泻血中伏火，栀子降泻三焦火热，肝郁血虚，化火生热，有火郁之象者适用。

(6) 化瘀丸　功效：活血化瘀，散结止痛。方中重用莪术、桃仁、虻虫、水蛭活血逐瘀；臣以黄芪益气扶正；佐以白芷、草河车疏风止痛；使以砂仁行气、化湿、醒脾。适用于本病血瘀气滞证兼见肌肤甲错，或女子并发乳腺增生、疼痛等症。

(7) 滋补肝肾丸　方中沙参、麦冬滋阴生津；女贞子、旱莲草滋补肝肾之阴；续断补肝肾、强筋骨且能行血脉；当归、熟地养血活血、滋阴补肾；五味子滋肾阴而益精，浮小麦益气养心，二药酸甘收涩，防补阴药味太过滋腻；首乌藤补益精血，且能润肠燥通便；陈皮理气调中。适用于本病肝肾阴虚证患者。

(8) 血府逐瘀胶囊　功能活血祛瘀、行气止痛。本方为治疗血瘀证的重要方剂。方中桃仁、红花、当归、赤芍、川芎、牛膝活血祛瘀为方中主要成分，其中当归配生地养阴血，祛瘀而不伤新血；生地配赤芍解血分瘀热；配柴胡疏肝解郁，升达清阳；伍枳壳、桔梗开胸行气，因血之运行有赖于肺气的输布、肝气的疏泄，即所谓气行则血行，以加强活血祛瘀之力，与桔梗同用，一升一降，加之柴胡、枳壳宣畅，从而达到疏泄气机，使气血更易于运行的目的。甘草调和诸药。本方不仅行血分瘀滞，又解气分之郁结，活血而不耗血，祛瘀而又生新。适用于本病兼有肝郁、血瘀之象者。

(9) 健脾舒肝丸　功能疏肝理气，健脾开胃。方中党参、山药、炒薏苡仁健脾利湿，培土荣木；陈皮、苍术、砂仁行气开胃；当归、赤芍养血柔肝，合党参益气血；香附、郁金、香橼疏肝理气，合陈皮行气和胃。本方重在调和肝脾。适用于本病兼有肝郁脾虚引起的胃脘胀痛，胸胁满闷，大便溏软等症。

699 什么是结节性硬化症？

结节性硬化症是一种几乎可累及所有器官的常染色体显性遗传病，以脑、眼、皮肤、肾、心和肺受累最常见，癫痫发作、智力障碍和多种不同的皮肤损害（包括桉树叶斑、面部血管纤维瘤、甲周纤维瘤和鲨鱼皮样斑）为其临床特征。

本病诊断依赖临床特点、组织病理和特殊检查。

（1）主要皮肤损害

1）色素减退斑：呈灰白色，一般出生时即有，但直到皮肤暴露于紫外线后才能识别。有三种类型，即多角形斑、矛状卵圆形斑、五彩纸屑样斑。边界清楚，不规则分布于躯干、臀部和下肢。面部、掌跖常不受累。

2）多发性面部血管纤维瘤：常在5岁前出现，婴儿期或青春期后发病者罕见。初期位于鼻唇沟和颏部，以后越过中线到达鼻背、颊，一般对称性分布，但一侧可能较明显；开始为红色小斑点，逐渐发展为大小不等的坚硬丘疹或斑块，外形不规则，可有轻微色素沉着。

3）甲周纤维瘤：10岁后出现，青春期后持续缓慢生长，常位于近端或侧甲皱下，为光滑、坚韧的红色赘生物，亦可表现为甲板纵沟，女性多见，好发于趾。

4）鲨革样斑：常在青春期后出现，为无症状不规则斑块，略隆起，质软，数目不等，皮肤色或黄褐色，腰骶部多见，单独出现时无诊断意义。

5）纤维性斑块：呈皮色或黄褐色，表面光滑、隆起，硬如橡皮，位于额和头皮处，常在2~3岁内出现。

（2）皮肤外损害　中枢神经系统、眼、肾、心和肺受累。

（3）组织病理　血管纤维瘤在组织学上难与散发性血管纤维瘤鉴别。色素减退斑出现黑素体减少、变小和黑素化减弱。鲨革样斑块是一种结缔组织痣。甲周纤维瘤的组织像类似于后天性指（趾）纤维角质瘤。

（4）特殊检查　做全身 Wood 灯皮肤检查以寻找色素减退斑，眼科检查寻找视网膜错构瘤，摄 X 线片显示掌跖骨囊性损害，蜂窝状肺，颅骨、骨盆及长骨的骨质增厚，B 超检查示肾囊肿和血管肌脂瘤。

700· 什么是着色性干皮病？

着色性干皮病是一种罕见的常染色体隐性遗传病，皮肤对 280～310nm 的光线极为敏感，易发生光损伤和日光诱发的皮肤癌为其特征。

主要临床表现包括皮肤、眼、神经的病变和光敏感。

（1）皮肤病变　出生时皮肤正常，一般在 6 个月至 3 岁时首次见到皮肤损害。初期为曝光部位皮肤雀斑和干燥，随病程进展而发生毛细血管扩张、血管瘤、脱色性萎缩斑、结痂、溃疡、疣状物和光化性角化病，有时可出现水疱大疱性损害。严重的慢性光化性损伤使皮肤呈异色病样外观，可引起各类型的皮肤癌，如基底细胞癌、鳞状细胞癌、恶性黑素瘤、纤维肉瘤和血管肉瘤。

（2）光敏性　对日光暴露的异常急性反应常为本病患者的最早期皮肤异常，包括加重的晒斑反应、延迟的红斑表现和高峰、过度持久的红斑、持续数月的毛细血管扩张和色素沉着等。

（3）眼病变　日光诱发的病变主要位于眼睑、结膜和角膜，畏光可能是最早期症状，睑痉挛和非感染性结膜炎常见。

（4）神经异常　神经病变是本病重要并发症，包括小头、智力障碍、手足徐动症、小脑性共济失调和感觉神经性耳聋等。

本病诊断主要依据患者临床表现。诊断确立后，可用下列实验室检查证实，包括 UV 敏感性的确定；DNA 修复缺陷的测定；UV 辐射后 RNA 延迟恢复（DNA 修复正常）的测定。

701. 什么是神经纤维瘤病?

神经纤维瘤病是由显性基因畸变而引起的神经外胚叶异常，是一种多系统性疾病，咖啡斑、神经纤维瘤、Lisch 小结、视神经胶质瘤、骨骼发育不良和间擦性雀斑为其特征。

皮肤损害主要包括：

（1）神经纤维瘤　分皮肤型、皮下型和丛状型。

1）皮肤型：为粉红色、质软的有蒂或无蒂肿瘤，数个至1000 个以上，直径数毫米至数厘米或更大；身体各部均可受累，但龟头罕见，女性的乳晕和乳头神经纤维瘤对诊断有意义；肿块轻压可缩入真皮内，放开手指后恢复原状。

2）皮下型：可硬如橡皮。皮肤和皮下型在儿童期开始发生，青春期和妊娠时数量增多，在整个成年期持续缓慢变大和增多。

3）丛状型：为先天性，出生时可能不明显，仅有发涡或色素减退斑，以后则沿周围神经群集，形成不规则的串珠样大肿块，累及表层皮肤和较深层皮下结构。

（2）咖啡斑　是一种均一的淡褐至深褐色斑，表面光滑，边界清楚，直径数毫米至数厘米不等，除头皮、眉、掌、跖外，其余部位均可发生。一般出生时即有，常在 10 岁内增多和变大。

（3）间擦性雀斑　由 1 ~ 3mm 大小的深褐色斑组成，亦称 Crowe 征。在儿童晚期出现，整个成年期中持续发生，特别是摩擦部位，如腰带处、乳房下等。

皮肤外损害包括神经病变、眼病变、骨损害、内分泌异常等。

702 神经纤维瘤病的诊断要点有哪些？

（1）软纤维瘤　为淡红色叶状或圆顶的肿块，以后发展成有蒂的损害。大小从数毫米到数厘米不等，主要散布于躯干、四肢。常在儿童期出现，成年后增加。

（2）橡皮样多发性纤维瘤　常沿神经干分布，弥散性，可伴皮肤及皮下组织增生，严重时因皱褶和松垂而引起畸形。10%患者发生恶变。

（3）咖啡斑　界限清楚的淡棕色斑，2～5cm大小，卵圆形，多发，多见于躯干，特别是腰背部。20%患者在腋窝及会阴部有小雀斑样色素斑。

（4）黏膜损害　5%～10%患者口腔内出现乳头状瘤或巨舌症，单侧分布。

（5）中枢神经系统病变　60%患者伴发智力障碍。40%患者出现颅内肿瘤，如神经胶质瘤，部分患者因此发生癫痫。

（6）组织病理　神经纤维瘤为真皮内肿瘤细胞团块，间质疏松，瘤细胞主要为神经纤维细胞，核细长，有时呈S形。

（7）病程发展不一，发病早而发展快者预后不良。

703 神经纤维瘤需与哪些疾病鉴别？

无论是临床表现还是病理，神经纤维瘤都与以下病变可能交叉或共存，好在它们具有明显不同的发展过程，故也易于区分。这些病变包括：同属于外周神经病变的神经纤维瘤病、神经鞘瘤、神经瘤，以及瘤样纤维组织增生、平滑肌瘤、血管瘤、蓝痣、色素痣等。

（1）神经纤维瘤病（NF）　早期可以表现为孤立性神经纤

维瘤，凡多发者一般都为神经纤维瘤病，确诊需检出 NFI 基因。

(2) 神经鞘瘤　几乎总是单发。其最常见的部位是在肢体的屈侧、颈部、纵隔、腹膜后、脊神经后根和小脑脑桥角。临床鉴别困难，但病理表现颇具特色。与神经纤维瘤相比，神经鞘瘤的恶变是极为罕见的。

(3) 胃肠道的神经纤维瘤有时需与胃肠道间质源性的平滑肌瘤进行病理鉴别。纤维瘤及瘤样纤维组织增生需与体表的神经纤维瘤鉴别。色素性的神经纤维瘤应与色素痣和恶性黑色素瘤相区别。有时肿瘤的营养血管丰富、粗大，瘤体巨大时有大的血窦，还可有搏动，因此需与血管性病变如血管瘤、动静脉畸形相鉴别。

神经纤维瘤病的治疗方法多样，包括手术治疗、放射治疗、化学治疗、激光治疗、基因治疗等。到目前为止，手术治疗仍为治疗神经纤维瘤病的首选方式。

704. 什么是色素失禁症？

色素失禁症亦名 Bloch-Sulzberger 综合征、Bloch-Siemens 综合征，是一种主要累及女性的 X 连锁显性遗传病，皮肤表现以水疱、大疱、疣状增生、色素沉着为主，并有较多的皮肤外病变。水疱大疱期外周血嗜酸性粒细胞增多为其特征。主要见于女性，但男性患者往往病变严重，多于胎儿期即死亡。

本病皮肤损害分三期，呈进行性发展。

Ⅰ期（水疱大疱期）：90% 病例在生后 2 周内出现水疱、大疱；水疱常呈线状排列，四肢多见，可伴有光滑的红色结节或斑块，持续 2 ~ 6 周；外周血嗜酸性粒细胞常 >50% 。

Ⅱ期（疣样增生期）：在水疱损害处发生线状疣样或乳头瘤样损害，持续约 2 个月，由于水疱大疱期偶可发生在宫内，因而患儿可能在出生时即见本期损害。

Ⅲ期（色素沉着期）：可见奇异的纹状或涡轮状褐色、暗蓝灰色色素沉着斑，主要位于躯干，并在16周龄后逐渐消退；偶尔色素沉着消退后局部遗留色素减退，持续时间不等。

患者一般健康状况良好，33%患者可出现瘢痕性秃发，类似于假性斑秃；可发生甲营养不良或甲小于正常，出现甲横纹或匙状甲。典型的牙畸形包括部分牙缺、圆锥形牙。13%病例有抽搐性疾病，智力障碍、痉挛性轻瘫。亦可出现白内障、视神经盘炎、视神经萎缩。

新生女婴有线状大疱和随后出现的线状疣样损害即可诊断本病。本病需与新生儿单纯疱疹、婴儿肢端脓皮病、大疱性表皮松解症、无色素性色素失禁症等鉴别。

705·脱色性色素失禁症的诊疗要点如何?

本病是一种较少见的显性遗传性色素性疾病。最早发现于日本，由伊藤报告，故又称为Ito色素减退症。因其可能伴发一些系统损害，故有人称之为Ito综合征。本病在各种族中患病情况相似。患病率为1/8000～1/10000。

本病常早年起病或生后不久发病，可持续存在多年。中医认为本病属于先天不足，肝肾精血亏虚所致。

主要表现：面、躯干及四肢奇特的线状或涡轮状脱色斑，有如色素失禁症的表现。但不伴有色素沉着。本病有时可伴有斜视、眼小、眼色素层萎缩、弥漫性秃发等表现。中枢神经系统病变如智力低下、抽搐、小头、大脑萎缩、语言和听力障碍等最常见，其次为肌肉和骨骼病变（胸廓畸形、指畸形以及上颚高耸）、牙畸形、肝大、肾积水等。

病理表现：在脱色素处，基底层的黑素颗粒不规则地减少，有些部位黑素颗粒完全缺失，黑素细胞较附近正常皮肤中所看见的更小且其突更短，多巴染色更弱。真皮内无炎性细胞和载黑素细胞。

中医治疗可以从补益肝肾，养血填精入手。根据具体患者的寒热虚实可以选用左归饮、左归丸、杞菊地黄丸、桂附地黄丸等药物加减治疗。西医目前尚无有效治法。

706 鱼鳞病是一种什么病？

鱼鳞病是一组以非炎症性鳞屑为特征的疾病。

（1）寻常型鱼鳞病　为常染色体显性遗传，出生时并无症状，常在婴幼儿期发病。皮损特征为四肢伸侧面有黏着的大鳞屑，其他部位的较小；常有毛周角化及线状皲裂；掌跖角化过度。组织病理检查示颗粒层减少或缺乏，轻至中度角化过度。

（2）性联鱼鳞病　为 X 连锁隐性遗传，是一种累及男性的较严重的鳞屑性疾病。患者在 1 岁前发病，皮损特征为粗大褐色鳞屑；掌跖常不受累；可见角膜混浊。组织病理检查示角化过度。

（3）板层状鱼鳞病　为常染色体隐性遗传，出生即发病，皮损为粗大黑色板样鳞屑；掌跖受累；严重睑、唇外翻；火棉胶婴儿。组织病理检查示明显角化过度，无角化不全。

（4）非大疱性先天性鱼鳞病样红皮病　常染色体隐性遗传，出生时即患病，皮损为细小白色鳞屑；掌跖受累；明显红色皮肤；睑外翻；火棉胶婴儿。组织病理：角层轻度增厚；灶性角化不全。

（5）表皮松解性角化过度型鱼鳞病　常染色体显性遗传，出生时即有，皮损为棕色疣状厚鳞屑；弥漫性红斑；水疱和大疱见于儿童和 20% 的成年人；掌跖角化。组织病理：致密的角化过度；表皮上部网状间隙；透明角质颗粒增多。

（6）可变性红斑角化性皮病　常染色体显性或隐性遗传，婴儿期发病，皮损红斑区域不定，为持久性角化过度斑。组织病理：角化过度；轻度乳头瘤样增生；棘层肥厚。

（7）丑胎　常染色体隐性遗传，出生时有奇异外貌，角质厚似铠甲包被，可见深达真皮的皲裂，严重睑、唇外翻。组织病理：致密角化过度。

707·表皮松解性角化过度型鱼鳞病的诊疗要点如何？

本病是一种常染色体显性遗传病，过去又称大疱性鱼鳞病样红皮症。

临床表现：本病出生时即有，表现为皮肤增厚，鳞屑覆盖于整个身体上，如角质铠甲。出生后不久鳞屑即脱落，留下粗糙的潮湿面，可显现松弛性大疱，其上可再度形成鳞屑。在四肢屈侧和皱襞部如腹股沟、腕、腋和肘窝部有棕色鳞屑厚积，甚至成疣状。

本病可随年龄增长减轻，但有时因皮损糜烂继发感染可能引起败血症导致死亡。本病可以断断续续出现大疱，有的局限于屈侧，有的波及全身，或呈线状疣状损害。

组织病理：本病可有明显的角化过度、细胞内水肿，致表皮细胞松解，可见网状空泡化。颗粒层增厚，棘层常见双核细胞。

中医认为本病属于先天精血不足，脾虚血弱，肌肤失养而成。治疗选用人参健脾丸、人参归脾丸、四物汤、人参养荣汤、归脾汤等补益气血药物治疗。同时还必须佐以健脾之品，如参苓白术丸等。

西医治疗：有报道系统应用甲氨蝶呤、局部外用0.1%维A酸软膏收效者。对湿润的皮肤可用10%甘油、3%乳酸水溶液。有些患者用盐水洗浴继以外用10%食盐羊毛脂软膏也可有效。有感染者则应加用抗生素。

708 层板状鱼鳞病的诊疗要点如何？

本病是一种常染色体隐性遗传性疾病。以往曾称为非大疱性先天性鱼鳞病样红皮症。

本病出生时即有或生后不久发生，表现为为大块的棕灰色鳞屑，四方形，中央黏着，边缘游离翘起，轻症者仅见于肘窝、腘窝及颈部；严重者皮损遍及全身，鳞屑厚积，彼此重叠，状如铠甲。常伴掌跖中度角化过度。并可有臭汗症。1/3 出现眼睑外翻。大多数患者的毛囊口边缘隆起，中央凹陷，状如火山口。

病理表现有明显的角化过度，可有颗粒层增厚，棘层增厚，表皮突延长。毛囊角栓形成。真皮浅层血管周围有轻度炎症浸润。

中医认为本病属于先天精血不足，血虚肌肤失养而成。治疗选用人参健脾丸、人参归脾丸、四物汤、人参养荣汤、归脾汤等补益气血药物治疗。同时还必须佐以补肾填精之品，如五子衍宗丸等。

西医治疗本病常用 0.1% 维 A 酸软膏，近期疗效佳，治疗 3 周左右即有显效。亦可口服异维 A 酸。但停药后即会反复。

709 斑秃的临床表现如何？病因病机要点是什么？

斑秃表现为突然发生的局限性大小不等、圆形或椭圆形（特殊类型可为带状）斑片状秃发，单发或多发。病程较长，有自愈倾向，但可复发。病变处头皮外观正常，无炎症，多无自觉症状，部分可有局部的瘙痒、灼热、刺痛感。皮损多发于头皮，但也可见于眉毛、胡须、阴毛等处。若整个头皮头发全部脱落称为全秃。若伴有眉毛、腋毛，阴毛和全身毳毛等脱落，则称为普秃。本病除脱发外，可伴有甲损害、遗传过敏性疾病、自身免疫性疾病等。

中医对脱发病机的认识可以简单地用一句话来概括，即“发失所养”，斑秃亦不例外。中医认为精血是营养头发的精微物质。因此，无论何种原因，只要其影响了精血的产生和对头发的濡养，即可导致脱发。我们可以把“虚实”作为主线，结合脏腑经络、六淫七情等因素，来进行考虑。

（1）虚证

1）肝肾不足：“肾者，……精之处也，其华在发”“肝藏血”“发为血之余”，精血同源，故肝血、肾精不足，导致毛发失养，风气内生，毛发猝然而脱。

2）气血两虚：“心主血”“脾主运化”，故心脾两虚可导致气血的产生和输布异常，致发失所养而脱发。

3）脾肾阳虚：脾主升清，肾主温煦，脾肾阳气虚衰，则不能推动阴血上荣或阴血凝滞而脱发。

4）脾肺气虚：“脾主运化”“肺朝百脉，输精于皮毛”，故当脾肺之气虚衰时，影响荣养毛发的精微物质正常的生成和转输而致头发脱落。

（2）实证

1）血热生风：素体热盛，情志不舒，心肝火旺，热扰营血，风气内生，风动发落。

2）气滞血瘀：肝气郁结，气血瘀滞，瘀血阻络不能荣养而致脱发。

3）湿热内蕴：嗜食辛甘肥腻，湿热内蕴，上蒸头面，致营血不能荣养毛发而致发落。

710. 前人对斑秃有何论述？

《外科大成》："油风则毛发成片脱落，皮肤光秃，痒如虫行是也，由风热乘虚攻注，血不能荣养所致。"

《外科正宗·油风》："油风乃血虚不能随气荣养肌肤，故毛发根空，脱落成片，皮肤光亮，痒如虫行，此皆风热乘虚攻注而然。"

《医宗金鉴·外科心法》："油风毛发干焦枯，皮红光亮痒难堪，毛孔风袭致伤血。"

《血证论·瘀血》："瘀血在上焦，或发脱不生。"

《医林改错·通窍活血汤所治之症目》："头发脱落，各医书皆言伤血，不知皮里肉外血瘀阻塞血路，新血不能养发，故发脱落。"

《冯氏锦囊秘录》："发乃血之余，焦枯者，血不足也，忽然脱落，头皮作痒，须眉并落者，乃血热生风，风木摇动之象也"。

赵炳南认为本病多因肝肾亏虚，阴血不足，血亏气虚，腠理不固，风邪乘虚而入，风盛血燥，致发失所养而落。治以滋补肝肾，养血祛风之剂。方用神应养真丹加减。若兼见心悸失眠者，加酸枣仁、远志、合欢花；兼见心烦起急者，加菊花、钩藤、柴胡、黄芩，去羌活。局部治疗，可用鲜姜块外搽，或用梅花针敲打，并嘱患者注意精神情志的调摄，劳逸结合。

朱仁康认为斑秃的临床辨证治疗包括：①血热生风：多见于青少年。由于年轻人血气方刚，血热偏重，或平素心情急躁，心经有火；或肝火内动，致血热生风；或突受惊吓，均能导致头发脱落，伴头皮略有痒感。舌红苔净，脉弦细而带数。治拟凉血消风为主。药用生地、丹参、侧柏叶、女贞子、桑叶、黑芝麻、旱莲草、白蒺藜等。或用当归、侧柏叶等分研末，炼蜜为丸，每丸

10g，早晚各服一丸；②气血两虚：常见于大病之后，或妇女产后。气血虚弱，发失所养而落。治拟大补气血。成药可选用十全大补丸，妇女服八珍益母丸，日进两丸，长期服用；③肝肾不足：多见于中年人。由于长期精神紧张，或郁怒伤肝，或房劳过度，阴精耗伤而致肝肾不足。治拟滋补肝肾。可长期服用七宝美髯丹或神应养真丹等；④血瘀于里：由于瘀血不去，新血不生，瘀阻发根，发无所养；见发落后，日久不长或形成全秃，甚至须眉俱落。治宜活血化瘀，方用通窍活血汤。外治法：可用骨碎补泡酒擦脱发处，或以生姜切成小片，烤热后擦患处，或用梅花针击患处，促使毛发生长。

秦万章在临床上将本病分为三型辨证论治：①肝肾不足型：脱发常伴有面色苍白，腰酸肢软，遗精滑泄，精神萎靡等症。用滋补肝肾，养血祛风，填精益髓法治疗，方用七宝美髯丹、右归丸、左归丸、知柏地黄丸等化裁；②气血两虚型：脱发常伴有头晕目眩，失寐多梦，舌胖苔薄，脉细软。用益气健脾，养血祛风之法，方用人参养荣汤、神应养真丸加减；③肝郁血瘀型：肝气郁结，气滞血瘀，发失涵养而干枯脱落。治宜疏肝理气，活血化瘀，祛风通络。方用通络活血汤、四物汤、化瘀丸、逍遥散等化裁。除以上三型外，脱发的发生和精神因素密切相关，如暴喜伤心，致气血运行失常，或情绪突然激动紧张，长时间失眠，引起心血失荣，气虚血少，血不养心，不能上荣于发，而致干枯脱落。治宜补益心脾，养血安神。方用归脾汤、养心汤合桃红四物汤等化裁，常用药有：党参、丹参、天麻、酸枣仁、白术、龙眼肉、茯神、黄精、桑椹子、五味子、熟地、生地等。

禤国维认为脱发总因七情失调、饮食不节、劳倦过度、久病、重病、产后，或先天不足等，造成脏腑虚损，气血失调，毛根空虚，毛发失养所致。病机不外乎虚与实。虚，一指气血之虚，一指肝肾之虚；实多因过食肥甘厚味，或情志内伤，抑郁化火，血热生风，风盛血燥，或血瘀毛窍。不论虚实，均可导致头发脱落。肝肾不足是本病的内在基础，临床上可将重型斑秃分为两型诊治：①肝肾不足型：多见于中年以上，或久病后，头发焦黄，或花白，片状，或弥漫性脱落，或有脱发家族史，常伴有腰膝酸软，头昏耳鸣，舌淡苔少，脉沉细。治法：滋补肝肾，填精生发。药用何首乌15g，黄精12g，女贞子、枸杞子各20g，菟丝子、炙甘草各10g，山药30g，茯苓25g，山茱萸9g。偏阳虚者加巴戟天、补骨脂；偏阴虚者加知母、旱莲草；兼有血瘀者加侧柏叶、丹参等；失眠多梦者加五味子、酸枣仁等；②气血两虚型：病后或久病脱发，伴有神疲乏力，面色苍白，头晕眼花，心悸气短，夜梦多，失眠，舌淡、苔少，脉细无力。治法：益气养血，健脾补肾。药用党参15g，黄芪25g，白术、白芍、茯苓、大枣、何首乌、黄精、当归、五味子、熟地黄各15g。

711· 斑秃的鉴别诊断要点是什么？

需要与本病鉴别的具有片状脱发临床表现的疾病主要包括：

（1）假性斑秃　脱发区域头皮萎缩，边缘欠规则，毛囊口消失，脱发区边缘头发不松动。进展缓慢，常继发于红斑狼疮、硬斑病、扁平苔藓等炎症性皮肤病，形成永久性秃发。

（2）白癣　好发于儿童，脱发区仍有残留的断发，伴鳞屑，真菌检查阳性。

（3）拔毛癖　脱发区域见高低不一、参差不齐的残留断发，脱发区边缘头发牵拉试验阴性。患者精神、行为异常。

（4）秃发性毛囊炎　局部先发生毛囊的化脓性炎症，随后导致萎缩性瘢痕，致毛发不能长出。

712· 斑秃的中医治疗中有哪些关键问题？

确定斑秃的诊断后，需要积极寻找可能的原因，并进行纠正。还应对疾病的严重程度作出判断，一处或几处的片状脱发，且病程较短者，通常病情较轻，预后良好。如脱发面积超过头皮面积1/3及全秃、普秃，病程超过1年，和斑秃的一些特殊类型，如匐行性秃发等，常常病情较重，治疗困难。与此同时还应该对疾病是处于进展期、静止期还是恢复期作出评估。

中医治疗中，具体辨证如前所述，应首辨虚实。然后再对病因、病机、病位作出判断，确定具体证型，指导临床处方用药。并在治疗过程中进行观察和完善。

本病轻症的治疗疗程通常较短，约需数周。重症治疗困难，部分患者预后较差，治疗周期常常长达数月甚至数年，应对困难有所估计。可以运用综合疗法，多管齐下以提高疗效。

713. 治疗斑秃的中成药有哪些？

（1）斑秃丸　成分：地黄、熟地黄、制何首乌、当归、丹参、白芍、五味子、羌活、木瓜。功能滋补肝肾，益精养血，祛风生发。用于肝肾不足所致的脱发。

（2）人参养荣丸　功能益气补血。用于斑秃属气血虚损所致者，常伴有心悸、怔忡、失眠健忘、食少体倦、面色萎黄等症。

（3）七宝美髯丹　功能补益肝肾，乌发壮骨。用于斑秃属阴血亏虚，伴遗精早泄，头眩耳鸣，腰酸背痛者。

（4）神应养真丹　功能养血补肾生发。用于斑秃属肾虚血亏者。

（5）健肾生发丸　成分：制何首乌、熟地黄、枸杞子、黄精、五味子、大枣、女贞子（酒制）、菟丝子、苣胜子、桑椹、当归、柏子仁、山药、山茱萸（酒蒸）、茯苓、泽泻（盐水炒）、桑叶、地黄、牡丹皮、黄连、黄柏、杜仲（盐水炒）、牛膝、续断、木瓜、羌活、川芎、白芍、甘草。功能补益肝肾。用于斑秃属肝肾不足者。

（6）泻肝安神丸　功能清肝泻火，重镇安神。用于情志因素所致的斑秃。常有失眠多梦，心烦易怒等兼症。

714. 雄激素性脱发的诊治要点如何？

本病又名早秃、男性脱发、脂溢性脱发。指成人在老年前头发提前逐步脱落。遗传因素在发病过程中起决定性的作用。

本病始于青春期后任何时期，典型临床表现为前额发际退缩，面积逐渐扩大。以后头顶部头发也逐渐减少。重者额部和顶部头发可完全脱去。脱发区毛发稀疏、细软，毛囊萎缩皮肤光滑。无鳞屑或伴有鳞屑。可伴有轻度瘙痒。男性发病率较高，有家族倾向。治疗可予2%~5%米诺地尔溶液每日2次外用，可减少头发的脱落及刺激新发生长。若伴有皮脂溢出、鳞屑，可选用2.5%二硫化硒或2%酮康唑外洗。男性患者可口服非那雄胺1mg/d，一般半年起效，一年达到最佳疗效。但停药后会再次逐渐脱落。

中医治疗本病可分为两型：

湿热上蒸型：脱发的同时伴有皮脂分泌旺盛，舌红苔黄腻，脉弦滑。治宜清热除湿，护发生发。方用龙胆泻肝汤加减。

阴虚血燥型：脱发的同时伴头发干燥，头屑多而干燥，头皮瘙痒，舌红苔少或燥，脉虚弱。治宜养阴补血，生发健发。方用苣胜子方加减。

成药可选用除湿丸、二妙丸、泻肝安神丸、七宝美髯丹、神应养真丹等。

本病治疗困难，应强调治疗的连续性和长期性。

715· 多毛症的诊治要点如何?

多毛症指任何体表部位的毛发增粗、变长、变黑、密度增加，或毳毛部位出现过多的终毛生长。原因复杂，可从不同的角度分为先天性或后天获得性、全身性或局限性等。

先天性多毛症包括：①先天性胎毛增多症；②先天性局限性多毛症：见于先天性黑素细胞痣、线状表皮痣、Becker 痣、Fauntail 痣、肘部多毛症、耳郭多毛症、中节指骨多毛症等。

后天性多毛症包括：①后天性胎毛增多症；②后天性局限性多毛症：常在皮肤炎症或慢性刺激如局部创伤、石膏固定、注射等之后发生；③“症状性”多毛症：见于外伤、多发性硬化症、儿童皮肌炎、卟啉病。多毛症还见于许多综合征，如 Lawrence-Seip 综合征、Rubenstnin-Taylor 综合征、颅面骨发育不全和动脉导管未闭、Cornella de Lange 综合征、Hurler 综合征、Hunter 综合征、Morquio 综合征、Schynzel-Giedier 综合征、Stein-Leventhal 综合征、Leprechaumism 综合征、Winchester 综合征、Achard-Thiers 综合征、牙龈纤维瘤病和多毛症、牙龈增生和多毛症、胎儿性二醋吗啡反应、胎儿性乙醇反应等。

妇女多毛症的特点是妇女在雄激素依赖部位，如上唇、颏、鬓角、颈、耳前、胸腹、大腿内侧、胫前等处毛发增粗、变黑。与前述的非内分泌因素的“多毛症”不应混淆。

多毛症治疗的关键是明确诊断、寻找原因，然后给予相应的治疗和处理。局部治疗包括石蜡脱毛、化学脱毛、拔毛、电解法脱毛、激光或强光脱毛等。

716 甲营养不良的诊治要点如何？

甲营养不良是甲板的病理性改变。其原因复杂多样，它是一种临床表现，而不是一种具体的疾病。当原因明确时，我们则称为某某病所致的甲损害更为恰当。

甲营养不良的临床表现有甲增厚、甲萎缩、甲纵裂、甲分离、甲脱失、甲脆裂等等。

甲营养不良的原因既可以是先天性的，如先天性厚甲症、Darier 病、先天性示指甲营养不良、掌跖角化症、早老症、先天性大疱性表皮松解症；也可以是后天性的。其中又包括全身性因素，如营养不良、肺心病、内分泌疾病、肿瘤恶病质、雷诺病、偏瘫等，也包括局部性因素，如外伤、水浸、多汗、化学物质的侵蚀等。当然，最常见的原因还是各类皮肤病表现在甲板的损害，如银屑病、湿疹、毛发红糠疹、斑秃、扁平苔藓、甲真菌病、梅毒、麻风等。

甲营养不良诊治的关键是寻找原因，然后才可能给予有针对性的处理。

717 甲沟炎的诊治要点如何？

甲皱襞的炎症称为甲沟炎。往往是由于潮湿、外伤、挤压、甲修剪不当、吸吮手指、接触化学物质、脚趾发育异常、糖尿病等因素诱发的局部感染。急性甲沟炎致病菌通常为葡萄球菌和链球菌，但也可在急性和慢性皮损中发现其他细菌和念珠菌。

典型的甲沟炎表现为甲皱襞的红、肿、热、痛、溢脓（念珠菌性甲沟炎不常见），并可以有发热、寒战等全身症状。可见于任何年龄。

治疗除了去除各种诱发因素外，细菌导致的应给予口服及外用抗生素如红霉素，必要时脓肿应切开引流，脓肿累及甲下时，应拔除病甲。念珠菌引起的，可局部外用抗真菌药物，必要时还可口服氟康唑、伊曲康唑等。

中医认为本病为火毒郁结、气血凝滞所致。治宜清热解毒，活血散结为法。可与解毒清热汤化裁。外用芙蓉膏、复方化毒膏等。成药可选用连翘败毒丸、梅花点舌丸、活血消炎丸、大黄䗪虫丸等。

718. 表皮囊肿、皮样囊肿、粟丘疹的诊治要点如何?

（1）表皮囊肿　可发生于任何部位，但常发生于头皮、面颈部、躯干及臀部。为半球形隆起的肿物，生长缓慢，到一定程度即不再长大。正常皮色，质硬，有弹性，可移动，直径0.5cm至数厘米，无自觉症状。皮损常单发，但在Gardner综合征和基底细胞痣综合征中可多发。

（2）皮样囊肿　属先天性疾患，出生即有或儿童早期发病，囊肿所在部位较深，为位于真皮或皮下的结节，不与表层的皮肤相粘连，质较硬而韧。最常见于眼周、面中部，其他部位还有头皮、口腔底部、颈部、胸骨部、阴囊、会阴、骶部。一般增长缓慢，大多单发，直径1~4cm或更大。活动度尚可，如与其基底部和深部组织如筋膜或骨膜等粘连则不可移动。

二者治疗主要为手术切除。

（3）粟丘疹　皮损为白色或黄白色针头或粟粒大丘疹，数目较多，散在分布，质坚实，无自觉症状。可发生于任何年龄，但多见于女性。原发性好发于面部的眼睑、颊、额及颧部；而继发性多弥散分布于受累区域。

本病为良性病变又无自觉症状，故不需治疗。若因美容需要，可用消毒针头挑除囊内白色颗粒即可，但常复发。

719· 表皮痣的诊治要点如何？

本病又称疣状痣，是一种表皮及其附属器结构过度发育导致的表皮局限性发育异常，可能为显性遗传。

本病可分三型：

（1）局限型　位于头皮、躯干或四肢，通常单发，单侧分布，常排列成连续或断续的线状、带状角化过度性损害。

（2）炎症型　常见于一侧下肢，幼年发病，由红色角化性丘疹融合成线状或带状损害，自觉瘙痒，损害表面常因搔抓附有痂皮和鳞屑。

（3）泛发型　皮损多发，单侧或双侧分布。若并发其他先天性畸形，如牙齿发育异常、弯曲足、多指症、屈指症、骨骼畸形和中枢神经系统疾病，则称为表皮痣综合征。

目前尚无理想的治疗方法，维 A 酸软膏可使部分疣状皮损减轻；小面积者可试用液氮冷冻治疗或 CO_2 激光等治疗。必要时，外科手术切除。

720· 脂溢性角化病的诊治要点如何？

本病俗称老年疣，是一种极为常见的皮肤肿瘤。病因不明，可能与常染色体显性遗传或长期日晒有关。

早期皮损为扁平斑疹或丘疹，呈淡褐色或深褐色，表面光滑，直径一般小于 1cm。以后逐渐增大隆起，表面可呈轻度乳头瘤样增生，常附有油腻鳞屑。皮损常为多发性，好发于面部，特别是颞部，其次是手背、躯干和上肢，不累及掌跖。主要见于中老年，尤其是 50 岁以上者，但青壮年期亦可发病。病程缓慢，逐渐发展，一般无自觉症状，无自愈倾向，但极少发生癌变。少数患者在短期内突然出现多发性脂溢性角化样皮损，称为 Leser-Trélat 征，是并发内脏恶性肿瘤的表现，应引起注意。

本病一般不需治疗。如有碍形象，可采用冷冻、刮除、激光、手术切除的治疗方法。

721 先天性血管瘤的诊治要点如何?

先天性血管瘤是指一组因先天性血管增生而形成的良性肿瘤。临床上可分为四型：

（1）鲜红斑痣　多发生于枕部、颈项部或面部及四肢的一侧。出生即有或出生后不久发生，随发育而扩大，到成年期可停止。皮损为一片或数片大小不等的紫红色斑片，表面光滑，边界清楚，压之退色。有时其表面有小结节状增生。无自觉症状。发生于枕部、额中部、鼻梁部者有的可在 3 岁以前自然消退。

（2）草莓状血管瘤　可见于任何部位，好发于头颈部，其次为躯干、四肢、生殖器。通常在生后 1 ~ 3 个月出现，3 ~ 6 个月内迅速生长，一般持续至 1 岁。皮损表现为 1 个或数个高出皮肤表面的鲜红色柔软而分叶的肿瘤，形似草莓，压之不退色。1 岁以内可长到最大限度，2 ~ 3 岁后停止发展，以后开始消退，至 9 ~ 10 岁时，90% 以上可完全消退，余者至 10 ~ 12 岁仍可有改善。

（3）海绵状血管瘤　多见于头面部、颈部、四肢，生后不久即出现，位于皮肤和黏膜下，呈大而不规则的结节状或斑块状肿物，柔软而有弹性，表面皮肤可以正常、淡紫色或紫蓝色，挤压后可以缩小，如海绵状。此型血管瘤有持续存在和不断增大的倾向，因而可影响和压迫所在重要器官，但大部分瘤体扩大到一定程度后可停止发展，少数可自行消退。

（4）混合性血管瘤　由两种类型血管瘤混合存在，而以一型为主。

鲜红斑痣可用染料激光治疗，效果较好；不消退的草莓状血管瘤患者也可用染料激光治疗；瘤体较小的海绵状血管瘤可手术切除，或用硬化剂局部注射；深而大的瘤体可使用放射治疗。

722. 皮脂腺痣、老年性皮脂腺增生、多发性脂囊瘤、脂肪瘤的诊治要点如何？

（1）皮脂腺痣　在出生时即有或儿童早期发病，表现为限局性表面无毛的淡黄色斑块，表面光滑，有蜡样光泽；在青春期因皮脂腺显著发育而增厚，呈结节状、花瓣状或疣状；老年患者的皮损多呈疣状，质地坚硬，并可呈棕褐色。最常见于头皮，常伴有秃发。偶见于面颈、躯干。多单发。一般无自觉症状，但终身存在，良性过程。但青春期后或老年皮脂腺痣可呈肿瘤样增生，有的能演变为基底细胞癌。

早期皮损小、部位浅时可用 CO_2 激光或电干燥术治疗。青春期后的皮损，为防止并发基底细胞癌应及时彻底手术切除。

（2）老年性皮脂腺增生　为单个或数个散在半球形小结节，直径 2～4mm，质软，淡黄色或黄色，表面呈分叶状或顶部中央见脐状凹陷。多见于 50 岁以上男性患者的面部，尤其是额部和颊部。通常无需治疗。必要时可予刮除、冷冻、电灼、CO_2 激光治疗或手术切除。

（3）多发性脂囊瘤　常有家族史，属常染色体显性遗传。皮损多为浅黄色、皮色，绿豆至黄豆大小，表面光滑的半球形丘疹、结节，橡皮样硬度，可以移动。数量不等，可多达数百个。好发于躯干和四肢近端。多见于青少年。一般无自觉症状，如有继发感染，则可有疼痛。

一般不需治疗。单个较大皮损可手术切除。

（4）脂肪瘤　可发生于任何年龄，但以中年人多见。女性多见，部分病例可有家族史。好发于颈部和躯干的皮下组织。肿瘤多为单发，亦可多发。通常边界清楚，质软，可以移动，圆形或分叶状，大小不一，与表皮不粘连，表面皮肤正常。一般无自觉症状，如压迫神经可致疼痛。治疗需手术完整切除。

723 汗管瘤的诊治要点如何？

好发于女性，常青春期发病，并在妊娠期、月经前期或使用女性激素时皮损增大肿胀，故考虑与内分泌有关。部分患者有家族史。

皮损好发于眼睑（尤其是下眼睑），也可见于颊部、颈部、前胸、腰部和女阴部等处。皮损为小而有光泽的半球形丘疹，呈皮色或淡褐色，皮损数目可从几个到数百个不等，密集分布，但不融合。一般无自觉症状，女阴受累者可有瘙痒。皮损逐渐增大到一定程度，不再长大，很少有自行消退者。

一般无需治疗，若因美容需要，可试行冷冻、电解或 CO_2 激光治疗。

724 皮肤纤维瘤、软纤维瘤的诊治要点如何？

（1）皮肤纤维瘤　是一种常见的纤维组织细胞肿瘤。病因尚不明确，少数可能与局部外伤、昆虫叮咬、感染有关，一般认为可能是反应性增生性炎症。

皮损为稍隆起质地坚实的圆形或卵圆形结节，直径 0.3 ~ 1.5cm，呈正常皮色、淡红、黄褐色或黑褐色，与皮肤粘连而与深部组织不粘连，可推动；侧向压迫可使损害中心产生“小凹”。好发于四肢伸侧，特别是下肢，常单发，偶可见多发性损害。一般无自觉症状，偶可有轻度痒感压痛等不适。皮损生长缓慢，见于任何年龄，青壮年多见。男女均可发生，女性较多。本病为良性病变，一般不需要治疗。必要时可手术切除。

（2）软纤维瘤　又名皮赘，常见于中老年，女性多见，可能与结肠息肉有关。

临床上分为单发袋状型与多发丝状型两型。单发袋状型：可发生于面部、躯干，多见于躯干下部、腹股沟。为单个息肉样突起，根部较细成蒂状，触之柔软无弹性，正常皮色，表面光滑，直径 1cm 或更大。多发丝状型：好发于颈部或腋窝，为针头至绿豆大的肿物或柔软丝状突起，呈正常皮色或淡褐色。

较小的皮损剪除，也可用电烧、冷冻、CO_2 激光或三氯醋酸灼烧；对较大有蒂的皮损，可用手术切除或手术线结扎治疗。

725. 瘢痕疙瘩的诊治要点怎样？

本病可继发于各种皮肤损伤（如外伤、烧烫伤、感染、注射、手术、穿耳、文身等），系纤维组织过度增生而形成。部分患者有家族史。

损害初起为境界清楚的小结节，以后逐渐扩大超过原损害范围，形成坚实的红色大结节或斑块，并可持续向外扩展。表面光滑或不平，无毛，表面及周围可见扩张的毛细血管。无自觉症状或有不同程度的瘙痒、疼痛。好发于胸部、肩背。

皮损较小者可用皮质激素皮损内注射；皮损较大者，可用手术切除配合放射治疗。

中医认为本病为气滞血瘀，凝滞肌肤。故治疗以活血化瘀，软坚散结为原则。可内服大黄䗪虫丸、内消连翘丸、活血消炎丸等，并外用黑布药膏、积雪苷软膏等。

726. 日光性角化病的诊治要点怎样？

本病与日光长期暴晒有关，是一种癌前期损害，主要发生于老年人。

常见于面部、耳部和手背等暴露部位。皮疹随年龄增长而增多。为肤色或淡红褐色斑疹、扁平丘疹或角化过度性斑块；米粒至数厘米大小，圆形或不规则；表面疣状增殖，质硬，光亮或有轻微黏着性鳞屑。以后皮疹转变为黄褐色或黑褐色，表面干燥，角化显著，有固着于基底的硬痂，不易剥离。若强行除去，可见轻度出血。少数病例炎症显著，或形成糜烂、溃疡而继发皮角或鳞癌。本病慢性经过，无自觉症状或轻度瘙痒，有皲裂时疼痛。

组织病理特点为表皮角质形成细胞排列紊乱，有异形性，基底膜带完整，真皮浅层胶原明显的日光弹力变性及明显的慢性炎症。

可手术切除、CO_2 激光或冷冻去除。也可外用 5-FU 软膏或咪喹莫特。

727. 蕈样肉芽肿的病因和临床表现如何？鉴别诊断要点如何？

蕈样肉芽肿（mycosis fungoides，MF），原称蕈样霉菌病，是一种低度恶性的皮肤 T 细胞淋巴瘤。

本病病因未明，除遗传因素外，环境因素（化学制剂如空气污染物、杀虫剂、溶剂、吸入剂、去污剂、消毒剂；药物如镇痛药、镇静催眠药、噻嗪类；某些职业如石油化学工业、纺织工业、金属制造业和机器制造业等）可能与本病的发生发展有关，推测是这些环境中的某些致癌物质导致 MF。另外，研究发现，本病与 E-B 病毒感染可能相关。并且，E-B 病毒感染者死亡率较高，E-B 病毒感染可能是加速 MF 发展的因素之一。

（1）临床表现 典型的 MF 一般分为三期，即红斑期、斑块期、肿瘤期。

1）红斑期：可以有前驱症状，如发热、关节痛等。皮损临床表现复杂，最常见为散在的红斑鳞屑性斑片，边缘清楚而不规则，伴有或不伴有萎缩，皮损颜色多变，红色、紫色、棕色或棕褐色以及异色斑，亦可见风团、水疱或紫癜样皮疹，多数患者伴有明显瘙痒。此期通常持续 2～5 年，少数病例可长达 30 年。

2）斑块期：呈现暗红色不规则形浸润斑块，边缘清楚，表面紧张、光亮、高低不平，甚至呈疣状或表面反复渗出结痂而呈蛎壳状；不同斑块甚至同一斑块的不同部位，其浸润程度往往不同。其中央或边缘可自行消退，形成环状或弧形皮损，消退时常呈皮肤异色病的表现。

3）肿瘤期：通常在浸润斑块的基础上出现肿瘤，为圆形或不规则形隆起肿物，像蘑菇状，褐红色，可破溃，伴有疼痛，肿瘤常见于面、背及四肢近端。通常瘙痒明显。

本病常见于中老年人。皮疹典型分布部位包括臀部，躯干下部，大腿上部，上臂屈侧，腋窝周围，乳房下区域。其次可分布于四肢末端、头部、躯干上部。疾病中后期常见淋巴结增大。

红斑期皮损病理变化缺乏特征性，诊断较为困难；斑块期的组织象出现浸润细胞亲表皮现象、Pautrier 微脓疡和 MF 细胞时才有诊断价值；肿瘤期由于真皮大量异型性 MF 细胞浸润，诊断相对容易。

MF 还具有多种变异类型，与经典型差异很大，被称为非典型性 MF。包括：红皮病型、毛囊型、汗腺型、水疱/大疱型、肉芽肿型、皮肤异色型、色素沉着和色素减退型、单一损害型、掌跖型、角化过度/疣状型、增殖/乳头瘤型、鱼鳞病样型、色素性紫癜样型、脓疱型和黏膜型。

（2）鉴别诊断 本病临床表现复杂多样，因此容易误诊，特别是早期。有文献报道早期误诊率超过60%，可能被误诊为湿疹、银屑病、玫瑰糠疹、扁平苔藓、慢性单纯性苔藓、脂溢性皮炎、毛发红糠疹、药疹、剥脱性皮炎、结节性红斑、离心性环状红斑、持久隆起性红斑、坏疽性脓皮病、体癣、孢子丝菌病、丘疹坏死性结核疹、寻常狼疮、增殖性天疱疮、网状细胞增生症及色素性荨麻疹等。通常，不典型的、顽固难治的“银屑病”“湿疹”和“皮肤异色症”要高度怀疑本病。

728. 当代名家辨治蕈样肉芽肿有何经验？

（1）秦万章分期辨证论治分为：

1）红斑期：用疏风止痒、除湿解瘀法，方选全蝎6g，皂刺12g，猪牙皂角6g，刺蒺藜15g，炒槐花15g，炒枳壳10g，苦参10g，荆芥10g，蝉蜕3g，威灵仙15g；或除湿胃苓汤：苍术6g，厚朴6g，陈皮10g，滑石块12g，炒白术10g，猪苓12g、炒黄柏12g，肉桂3g，炙甘草10g。

2）斑块期：用除湿活血散瘀法，方选活血除湿汤：茯苓30g，白术10g，车前子10g，丹参12g，桃仁10g，红花10g，当归10g，甘草10g；或活血化瘀丸：川芎10g，当归15g，桃仁10g，红花10g，桔梗10g，五灵脂15g，共研细末炼蜜为丸，每丸9g，日服2次，每次1~2丸。

3）肿瘤期：用软坚消肿法，服小金丹：白胶香45g，草乌（甘草、银花水炙）45g，五灵脂（醋炙）45g，地龙45g，木鳖子（去皮）45g，乳香（醋炙）22.5g，没药（醋炙）22.5g，当归22.5g，香墨2g，以上各味共为细末过箩，每300g细粉兑研麝香10g，研细和面粉100g打糊为丸，每丸0.6g，每服3丸，日1~2次。

（2）马绍尧、赵尚华辨证论治分型为：

1）风热血热证：多见于红斑期及斑块期。全身瘙痒剧烈，躯干部红斑、丘疹、水疱，伴有心烦、口渴，苔黄，舌红，脉数。治宜疏风止痒，凉血清热，方用消风散加减。

2）痰瘀凝结证：多见于肿瘤期。肿瘤斑块，形状各异，滋水破溃臭秽，状如烂番茄，常伴面色萎黄，倦怠乏力，情绪抑郁，苔黄腻，舌边尖有瘀点，脉涩。治宜化痰软坚，活血消肿。党参15g，黄芪15g，银花9g，连翘9g，白花蛇舌草30g，夏枯草30g，山慈菇9g，海藻30g，昆布30g，三棱9g，莪术9g，穿山甲9g，生甘草3g。加减法：关节痛者，加独活、桑寄生；便秘者，加土大黄。

文献中尚有大量中成药治疗本病的论述，如内消瘰疬丸、西黄丸、大黄䗪虫丸、活血消炎丸、散结灵等。

729·鲍温病诊治要点如何？

鲍温（Bowen）病是一种较少见的皮肤原位癌，又称表皮内鳞癌，一般认为于暴露部位发病者多与日光暴晒有关；于非暴露部位发病者多有反复接触或摄入砷剂史。

本病在暴露和非暴露部位皮肤均可发生，但多见于躯干。口腔、女阴、肛周等处亦可累及。皮损常单发，少数多发，初为小片红斑，渐扩大呈圆形、多环形或不规则形稍隆起暗红色斑片，表面可有鳞屑，边界清楚。一般无自觉症状。病程缓慢，自数年至数十年不等。20%~30%可侵入真皮内，即形成鳞状上皮细胞癌。组织病理特点：棘层肥厚，表皮突延长增宽，整个表皮细胞排列完全紊乱，许多棘细胞呈高度不典型性，即核的大小、形态和染色深浅不匀，可见角化不良细胞，基底层细胞完整。

鲍温病需与下列皮肤病鉴别：

（1）乳房外湿疹样癌　组织病理示表皮内有Paget细胞，其中含有PAS阳性且耐淀粉酶的物质。无角化不良细胞。基底细胞往往被Paget细胞压扁。

（2）浅表型基底细胞癌　皮损边缘隆起，有细丝样珍珠色边缘围绕。组织病理见表皮底部基底样细胞呈芽状或不规则增生至真皮乳头层，瘤组织周围细胞层常呈栅状排列。

（3）浅表扩展性黑素瘤　组织病理见表皮棘层肥厚，整个表皮杂乱，散布着大而圆的黑色素细胞，单个或成巢位于表皮下部，大多数黑色素细胞的核不典型，染色深，胞质丰富，并含黑色素。

本病应早期诊断，早期行手术切除、CO_2 激光去除或放射治疗。

730・什么是基底细胞癌？

本病病因不明。是一种来源于表皮与附件，特别是毛囊外根鞘的低度恶性皮肤肿瘤，少数基底细胞癌可转移。

本病与祖国医学文献《卫济宝书》记载的“癌疮”相类似。《卫济宝书》记载：“凹凸不平，边缘不齐，坚硬不移，形如岩石；若溃破则血水淋漓，臭秽难闻。”《外科真诠》说：“癌疮上高下深，累乘如瞽眼，其中带青头，上露一舌，毒孔透里，用生井蛙皮煅存性，蜜水调敷。”这段描述显示其与现代医学的基底细胞癌相似。

本病多因喜怒忧思过度，导致肝脾两伤，复遭风、湿、热邪侵袭人体，以致气郁痰浊交凝，结滞肌肤腠理，湿热相互裹结，日久化毒，毒蚀肌肤、浸淫不休而致病。

731・基底细胞癌的诊断要点如何？

本病多见于中年以后，好发颜面、头皮等暴露部位，通常单发，偶有多发，临床分为四型：①结节溃疡型：初为蜡样小结节，缓慢扩大，溃疡周围绕以珍珠样边缘；②色素型：表现同结节溃疡型，但有明显色素沉着；③硬斑病样或纤维化型：呈淡黄色扁平斑片，表面光滑、发亮、边缘不清楚；④浅表型：为红斑鳞屑性，略有浸润斑片，缓慢扩大，表面可见结痂，部分损害有细线样珍珠边缘。

组织病理特点：真皮内可见基底样细胞组成的瘤细胞团块，瘤细胞核大，卵圆形，胞质少，界限不清，无细胞间桥，瘤块与周围的间质之间常见收缩间隙。组织病理学上分为九型：实体型、角化型、囊肿型、腺样型、色素型，硬斑病样或纤维化型、浅表型、纤维上皮型及痣样基底细胞瘤型。

本病病程较长，对中老年面部有珍珠样边缘的黑色皮损，尤其伴有顽固的溃疡患者，应考虑有基底细胞癌的可能，需及时行病理检查以确诊，早期手术切除以免转移。约50%基底细胞癌最后转移至胃部淋巴结，而肺、骨骼亦是常见转移部位。

732·基底细胞癌的鉴别诊断要点如何？

本病需与下列皮肤病鉴别：

（1）鳞状细胞癌　肿瘤易发生溃疡，易出血；常继发于其他皮肤病；组织病理见真皮内有异形性鳞状细胞肿瘤团块。

（2）角化棘皮瘤　发展快，一般不发生溃疡，可以自愈。组织病理见表皮中心大的角化栓塞，似火山口状，火山口周围表皮呈唇样突出，有嗜酸性淡染大胞质的鳞状细胞伸向真皮，但未脱落入真皮。

（3）结节型基底细胞癌要与毛发上皮瘤鉴别　毛发上皮瘤皮损为面部出现多个小的圆形坚实丘疹和小结节，中心性分布，少数为单发丘疹。组织病理示：真皮内见嗜碱性上皮细胞实性条索和角质囊肿，但无导管结构。

（4）硬斑病样基底细胞癌要与乳腺转移癌鉴别　乳腺转移

癌真皮胶原纤维束间常有单个瘤细胞排列成排，瘤细胞索不分支，淋巴管内常有瘤细胞；有乳腺癌的原发病灶。

733 西医如何治疗基底细胞癌？

本病治疗以手术切除为首选，也可结合肿瘤的类型、大小、部位及患者全身情况选用电干燥术、二氧化碳激光、冷冻及放射、光动力治疗。

（1）手术治疗　手术切除应包括肿瘤边缘以外0.2～0.5cm大小的正常皮肤，深度应达皮下脂肪层；或做Mohs显微外科手术。硬斑病样型只能采用手术切除法，应注意切除范围，否则容易复发。切除后的组织要做病理检查，以确定切除是否彻底。

（2）电干燥术　适用于较浅、较小的皮损。但术后修复时间长，易产生瘢痕。

（3）激光治疗　二氧化碳激光破坏肿瘤组织。适用于表浅而小的肿瘤。此法不易掌握破坏的范围和深度，时常发生瘢痕或肿瘤复发。

（4）冷冻治疗　常用液氮或二氧化碳冷冻以破坏肿瘤，冻融周期越长，越容易破坏肿瘤，效果越大。适用于小而浅的皮损。但术后局部水肿明显，创面愈合慢。

（5）放射治疗　适用于口唇、眼睑、鼻翼、耳等手术困难的部位。本法疗效高，无痛苦。但不能用于硬斑病样型。如果照射剂量过大亦可出现放射性皮炎或溃疡，甚至继发恶性肿瘤。

（6）光动力治疗　适用于不宜手术、放射治疗者。一般需要2～6次可完全缓解，但应定期随访。

本病调护方面要注意：平时要讲究卫生，凡年过50岁的人，在面部发现珍珠样的斑块或结节，略有隆起，稍有痛痒时，应早期诊断，尽快采取中西医结合的方法治疗。手术、放疗后，可持续服用中药，以巩固疗效，补益正气；定期复查，以防转移或旧病复发；避免外伤，避免长时间在烈日下暴晒，否则容易诱发本病。本病虽为恶性肿瘤，但生长缓慢，极少转移，且手术和放射治疗效果满意，故一般预后较好。

734·基底细胞癌的辨治要点如何？

中药治疗可以帮助扶正祛邪，增加机体的抵抗力。尤其在疾病后期，可以补益正气，提高机体的自我修复、调节功能。

（1）痰热互结感毒证　皮疹初发，结节范围较小，表面轻度溃疡，周围绕以红晕，根盘收束，轻微痒痛，伴口干或口苦。舌质红苔少，脉滑数。治宜清热解毒，化痰软坚。方药：银花30g，白花蛇舌草30g，半枝莲30g，紫花地丁10g，浙贝母10g，野菊花10g，公英10g，丹参10g，赤芍10g，乳香10g，没药10g，山慈菇6g，升麻6g，黄芪6g，天花粉6g。每日2次，水煎服。

（2）气虚痰瘀感毒证　病程日久，疮面溃烂不收，脓水淋漓不尽，旧的皮损边缘又起新的珍珠样斑块或丘疹。舌质淡红少苔，脉细弱。治宜益气解毒，祛腐生肌。方药：黄芪15g，麦冬12g，白芍12g，茯苓12g，党参12g，升麻6g，甘草6g，地骨皮10g，白薇10g，白蔹10g，熟地黄10g，白花蛇舌草30g，水煎服。

外用药：未破溃者，用芙蓉膏、消化膏外敷；破溃久不愈合者用紫色疽疮膏、白降丹外用；黑布化毒膏对小面积皮损有一定疗效。

痰热互结感毒证可选用加味逍遥丸、内消连翘丸；气虚痰瘀感毒证可选用补中益气丸、大补阴丸。

735. 徐宜厚教授关于基底细胞癌有何论述？

徐宜厚教授认为本病由气郁与痰浊相互交凝，凝滞肌腠，日久化毒而致。

疾病初期，皮疹初发，结节范围较小，表面轻度溃疡，周围绕以红晕，根盘收束；伴有口干或口苦，轻微痒痛偶有发生；舌质红，苔少，脉滑数。治宜清热解毒，活血祛腐，化痰软坚。方选金银地丁散。银花、白花蛇舌草、半枝莲各30g，地丁、浙贝母、野菊花、蒲公英、丹参各15g，赤芍、乳香、没药各10g，山慈菇、黄芪、升麻、天花粉各6g。

疾病后期，病程旷久，疮面溃烂不收，脓水淋漓不尽，旧的皮损边缘又新起珍珠样斑块或丘疹，舌质淡红，苔少，脉细弱。治宜益气扶正，化痰散结，祛腐生肌。方选黄芪散加减。黄芪15g，麦冬、白芍、茯苓、党参各12g，桂心、升麻、甘草各6g，地骨皮、白薇、白蔹、熟地各10g，白花蛇舌草80g。

加减法：毒气内攻，呕逆不止，药食不下加绿豆、姜汁炒竹茹、伏龙肝；低热，气短，乏力加沙参、银柴胡、青蒿；口干，大便秘结加火麻仁、郁李仁、炒枳壳、熟大黄、天花粉；根盘浸润较深，结毒不化加山慈菇、皂刺、金头蜈蚣、全蝎等。

外治法：疮面似溃非溃时可选用万宝代针膏；疮面已经破溃选用千金散或取碧霞梃子插入疮内，外盖膏药；癌疮腐肉除去之后，可选用桃花散、乳香散、海浮散、熊胆膏等。

736. 鳞状细胞癌是一种什么病？

鳞状细胞癌是发生于表皮角质形成细胞或附属器角质形成细

胞的一种恶性肿瘤，位居皮肤癌的第二位。本病与《诸病源候论》中“反花疮”的记载相类似。其别名有“岩疮”“翻花疮”“顽疮”“恶疮”等。如《诸病源候论·反花疮候》记载：“反花疮者，由风毒相搏所为。初生如饭粒，其头破则血出，便生恶肉，渐大有根，脓汁出，肉反散如花状，因名反花疮。凡诸恶疮，久不瘥者，亦恶肉反出，如反花形。”又如《外科正宗》记载：“翻花者，乃头大而蒂小，小者如豆，大者如菌，无苦无疼，揩损每流鲜血，久亦虚人。”《疡医大全》亦记载：“初生如饭粒，渐大而有根，头破血流，脓出肉反，如花开之状，故名翻花疮。”

本病多因脾失健运，湿痰内生，与风毒相搏，而致气血凝结，阻隔经络而发病；或因肝郁气滞，七情不调，郁久化火，耗伤阴血，阴虚血燥肌肤失养致病发。常在紫外线损伤的皮肤或光化性角化病、慢性溃疡、银屑病、盘状红斑狼疮皮损处发生。好发于头、颈部，其次为上肢、下肢、躯干。皮损为中央出现溃疡的皮肤结节，边缘宽、硬而隆起，基底有痂覆盖，呈红色，溃疡面高低不平，易出血，有时损害表面明显增生如乳头状或菜花状。

组织病理：真皮内可见鳞状上皮细胞组成的肿瘤团块，团块中有正常鳞状细胞，亦有异形性鳞状细胞，后者的数目越多，肿瘤的恶性程度越大。鳞癌的分化程度主要根据异形性鳞状细胞与分化好的鳞状细胞的比例多少以及肿瘤组织侵入深度而定为四级。异型细胞占25%以下为Ⅰ级，占25%~50%为Ⅱ级，占50%~75%为Ⅲ级，占75%以上为Ⅳ级。一般Ⅰ~Ⅱ级不转移，Ⅲ~Ⅳ级可转移。转移规律：鳞癌发展较快时，向深部浸润可达肌肉和骨骼，以后可引起区域性淋巴结转移。

凡是慢性溃疡长期不愈或发生质地较硬之结节、斑块、肿物，边缘隆起增长迅速，易出血、疼痛，应提高警惕，行组织病理检查以排除本病。

本病在临床上应与慢性溃疡、巨型尖锐湿疣及基底细胞癌等鉴别，活检有助于早期诊断。Ⅱ～Ⅲ级鳞癌易于诊断，但Ⅰ级鳞癌需与假癌性增生及角化棘皮瘤等区别；Ⅳ级鳞癌应与梭形细胞肉瘤及无黑色素性恶性黑色素瘤区别。

角化棘皮瘤：为质硬圆顶性结节，中央有结痂，呈脐窝状，生长快，有的数月后能自然消退。组织病理为棘层肥厚，中心角化团块开口于表面，似火山口，火山口周围表皮边界呈唇样突出，有嗜酸性淡染大胞质的鳞状细胞伸向真皮，但未脱落入真皮。

737. 鳞状细胞癌的辨治要点如何？

（1）疮感风毒证　原患疮疡，日久不敛，翻出胬肉，形状如菌，头大蒂小。腐蚀治疗后，胬肉反而更翻，范围扩大，形如菜花，色泽晦暗，时流腥臭脓水。舌质淡红苔白，脉沉。治宜疏肝清热，祛风解毒。方用丹栀逍遥散加减。

（2）肝火血燥证　疮形干涸，似有痂皮固着难脱，疮面高低不平，形如堆粟，稍有触动则渗血不止，其色鲜红，若遇情志不调，病情便加重或恶化。舌质红苔薄白，脉弦。治宜清肝胆热，凉血止血。方用龙胆泻肝汤加减。

（3）元气虚弱证　疮面板滞少生机，色泽晦暗，疮顶腐溃似岩石，常流腥臭稀薄脓水，伴周身疲倦，面目浮肿。舌质淡暗苔白，脉沉。治宜补中益气，扶正固本。方用补中益气汤加减。

（4）肝肾亏损证　疮色灰暗或灰黑，疮顶腐溃，恶肉难脱，稍有触动，则污血外溢，自觉疼痛，伴形体消瘦。舌质暗淡苔少，脉沉。治宜调补肝肾，消散毒邪。方用大补阴丸加减。

（5）痰热互结感毒证　可选用加味逍遥丸（具体见基底细胞癌）、内消连翘丸（具体见结节性痒疹）、西黄丸（具体见瘰疬性皮肤结核）、散结灵（具体见结节性痒疹）口服。

（6）气虚痰瘀感毒证　可选用补中益气丸、大补阴丸口服

（具体见基底细胞癌）。

本病宜静心调养，切忌忧愁恼怒；戒除辛辣饮食及烟酒；保持疮面清洁，不可随意触破。本病若及早发现，当尽快手术、放疗。手术、放疗后，可持续服用中药，以巩固疗效，补益正气。定期复查，以防转移或复发，加强饮食调养，多吃鲜嫩多汁的蔬菜水果，忌食无鳞鱼、螃蟹。本病如果分化良好，早期手术治疗预后较好，分化不好或已出现转移，则预后不佳。

738. 现代医学如何治疗鳞状细胞癌？

本病治疗方法较多，但以早期手术切除效果最佳。

手术切除：对于尚未发生转移，且分化较好的肿瘤应首选手术切除。切除范围应根据肿瘤的大小和浸润深度包括其周边0.5～1.0cm的正常皮肤，深度应达皮下脂肪层或筋膜层。切除的组织应做病理检查，如切除不完全，应尽早做扩大切除手术。

Mohs外科手术治疗：适用于大而深的肿瘤，治愈率很高。但手术过程复杂，时间长。

电干燥术：适用于肿瘤面积不大且分化较好者。如继发于日光角化之鳞癌。

放射治疗：主要用X线治疗。适用于头面部，特别是分化较差者。

冷冻治疗：反复几个周期，可使肿瘤破坏。但冷冻治疗的深度有限，故不适用于浸润较深者。

激光治疗：用二氧化碳激光使瘤组织炭化而达到治疗目的。

光动力治疗：适用于不宜手术切除且肿瘤深度不超过1.5cm者。

739· 当代医家对鳞状细胞癌有何认识?

李博鑑认为本病由于肝郁气滞，七情不调，日久化火，伤阴耗血，阴虚血燥，肌肤失养；或疮疡溃后，气血虚弱，不能托恶外泄，复受风毒乘袭，凝聚体肤，酿成恶疮。凡起病较急，恶肉增长迅速，伴烦躁易怒，胸闷胁胀，舌红脉弦者，为肝郁化火，阴虚血燥。治宜清泻肝火，养血润燥，方选泻青丸化裁。药用：羌活10g，防风10g，熟军（制大黄）6g，栀子10g，当归15g，川芎10g，川楝子10g，白芍10g，柴胡10g，制香附10g，水煎服。中成药可服西黄丸、散结灵。若病久失治，恶肉胬出，溃烂出血，伴食少纳呆，神疲乏力，舌淡脉细者，为气血已虚，疮毒内陷。治宜补气养血，托毒外出，方选托里排毒汤化裁。药用：黄芪30g，党参15g，当归12g，赤、白芍各10g，连翘10g，白芷10g，郁金10g，白术10g，熟地30g，水煎服。外用恶疮散（乌梅炭15g，轻粉3g，白砒0.1g，红粉0.1g，冰片1g，研细和匀），撒于疮面。

徐宜厚认为本病发病原因，在外为触犯风邪；在里为气血虚损。就脏腑而言，主要与肝、脾、肾三脏关系较为密切。临床辨证论治可分为四型：疮感风毒证，治宜清肝解郁，息风化毒，方选逍遥散加减；肝火血燥证，治宜清肝热，养肝血，方选栀子清肝散加减；元气虚弱证，治宜扶正固本，益气托毒，方选补中益气汤加减；肝肾亏损证，治宜养肝滋肾，固本托毒，方选大补阴丸加减。

外治法：初期选用藜芦膏外敷患处，日换1次，可缩小范围，有移毒由深出浅的功效。疮面腐溃如菜花状，时流污秽脓血，可酌情选用皮癌净、五虎丹、消癌散，既可直接外撒在疮面上，又可用植物油调成糊状，涂在疮面上，1~2日换1次，待其癌瘤组织脱落后，再用生肌长肉药以收功。与此同时，在病变的附近区域，若发现臀核肿大，选用消瘤膏敷贴，4 日换 1 次，以防止扩散。

740 卡波西肉瘤诊治要点有哪些？

卡波西（kaposi）肉瘤又称特发性出血性肉瘤，是一种少见的多中心性血管性肿瘤，经典型主要发生在犹太人种，在我国主要是维吾尔族等少数民族。近年来随着艾滋病的传播，卡波西肉瘤明显增多。有研究发现与人类疱疹病毒 8 型（HHV8）感染有关。

Kaposi 肉瘤临床主要分二型：经典型和艾滋病型。

（1）经典型　主要发生于 50 岁以上男性，皮损好发于下肢，其次为上肢，逐渐发展至躯干。皮损为多发性暗红色结节或斑块，表面光滑，境界清楚，疼痛。有时四肢伴有水肿。病情严重者内脏亦可受累，一般病情发展缓慢。

（2）艾滋病型　以青壮年艾滋病患者或男性同性恋者为多。HIV 阳性。本型肿瘤较小，数毫米至 1cm 大，极少单发，常为多发。皮损可广泛累及头面、躯干、四肢，口腔、眼结膜、龟头等处。淋巴结受累约占 10%，内脏受累亦约占 10%，依次为胃肠道、肝、肺、腹部淋巴结，小肠最常受累。本型进展快往往因内脏受损而死亡。

本病应与化脓性肉芽肿、纤维肉瘤等相鉴别。①化脓性肉芽肿：早期病变为肉芽肿组织组成，成纤维细胞无一定排列方式，血管腔扩张，内有红细胞，间质内有灶性红细胞渗出及含铁血黄素，整个间质内有中度混合性炎症细胞浸润；②纤维肉瘤：生长迅速，病理示瘤细胞异形性明显，常伴转移。

经典型可采用手术切除，干扰素注射，放射治疗。对泛发性合并内脏损害者常采用化疗，皮损相对较轻者先试用单一化疗，严重者则采用联合化疗。艾滋病型则需抗艾滋病治疗。

741 · 什么是恶性黑素瘤？

恶性黑素瘤为一种黑素细胞的恶性肿瘤，恶性度高，且易发生血行及淋巴转移，预后不良。发病可能与种族、遗传、创伤、病毒、日光、免疫等因素有关。

根据肿瘤的浸润深度常分为原位恶性黑素瘤和恶性黑素瘤，前者指瘤组织只限于表皮内，尚未突破基底膜，而后者则已侵入真皮及皮下脂肪层。皮损多发生于皮肤，也见于黏膜，还可发生于眼脉络膜和软脑膜处。高峰发病年龄为40～69岁。

(1) 原位恶性黑素瘤　分为恶性雀斑样痣、浅表扩散性原位恶性黑素瘤、肢端原位黑素瘤三个主要类型。

恶性雀斑样痣：多发生于老年人的皮肤暴露处，初起为一境界不清的黑褐色斑，皮损缓慢增大，色素不均一，约1/3皮损10年以后才发生浸润性生长。

浅表扩散性原位恶性黑素瘤：主要见于中年人非暴露部位。肿瘤初为不规则斑或斑块，直径多在2.5cm以下，黄褐色或黑褐色，色调不均，常在1～2年内出现浸润，表现为结节、溃疡。

肢端原位黑素瘤：以黄种人和黑色人种为多，皮损以足部最为多见，手掌及甲床次之。早期为褐色或黑色斑，境界清楚，不规则，可在短期内发生侵袭性生长。

(2) 恶性黑素瘤　分为恶性雀斑样黑素瘤、浅表扩散性恶性黑素瘤、结节性恶性黑素瘤三个主要类型。

恶性雀斑样黑素瘤：由恶性雀斑样痣发展而来。在原有皮损之上出现蓝黑色结节，生长缓慢。晚期可出现淋巴结转移。

浅表扩散性恶性黑素瘤：又称类湿疹样癌恶性黑素瘤。由帕哲样原位黑素瘤发展而来。局部出现结节、溃疡等。

结节性恶性黑素瘤：好发于足底、外阴、头颈、下肢，为隆起结节，一般为黑色、蓝黑色、褐色、黄褐色或黄白色，表面光滑，息肉样，蕈样，直径 0.2 ~ 12cm 或更大，常迅速增大并发生溃疡，很早就转移至肝、肺和脑。

742. 恶性黑素瘤的组织病理改变如何？需与哪些疾病鉴别？

原位恶性黑素瘤：黑素瘤细胞可成巢或散在于表皮内，细胞大小不一，有核异形性，并可见核分裂象。若瘤细胞大，胞质丰富而淡染，则称为帕哲样原位黑素瘤。

恶性黑素瘤：黑素瘤细胞已侵入真皮，核的非典型性和分裂象更明显。如瘤体中无黑素存在，则称无色素性恶黑，此时不易诊断，可借助免疫组化技术，如 HMB-45 阳性，则可确诊。

本病应与良性幼年性黑素瘤、交界痣等相鉴别。良性幼年性黑素瘤：主要发生于儿童，常见于面部和四肢，皮损为圆顶状，无毛的大结节，通常小于 1cm；组织病理常见表皮内色素细胞巢与角质形成细胞分界清楚，常有裂隙。真皮痣细胞巢呈梭形细胞及上皮样细胞两型。交界痣：瘤细胞的核无异形性，真皮上部无明显的炎性浸润，病变两侧境界清楚。

743. 西医如何治疗恶性黑素瘤？

本病恶性程度高，预后与肿瘤深度相关。确诊本病时多数患者已经发生转移。早期诊断与早期治疗是影响预后的关键。但治疗方法多，疗效不理想。

（1）外科手术切除　是早期的最佳治疗方案。切除范围根据肿瘤的类型和部位而定，应包括肿瘤周围 0.5cm 以上的正常皮肤，深度包括皮下组织甚至筋膜。对肢端恶黑Ⅰ ~ Ⅲ级可局部切除，Ⅳ ~ Ⅴ级应采用截肢手术。一般认为截肢前如已转移，即使用化疗也难免死亡；如截肢前未转移，不行化疗亦不致死亡。

（2）化疗　适合于已经发生转移的患者，以联合化疗为主，可采用卡莫司汀（BCNU）、长春新碱、咪唑甲酰胺。但是远期疗效不理想。

（3）免疫疗法　如系统应用干扰素、注射卡介苗（BCG）等。但远期疗效不肯定。

（4）放射治疗　可以减轻转移肿瘤造成的压迫症状与体征。

（5）综合治疗　以外科切除为基础，结合放射、化疗、免疫治疗等方法，可以有效地提高治疗效果，延长生命。

744. 尖锐湿疣鉴别诊断、诊治要点有哪些？

尖锐湿疣是由人类乳头瘤病毒（HPV）感染引起的上皮增生性疾病，多发生在皮肤与黏膜交界处，如外生殖器、肛门、会阴部，初发时为米粒大小的淡红色丘疹；之后逐渐增大、数量增多，变为多发或单发的乳头瘤状、鸡冠状、菜花状赘生物。有的有蒂，有的互相融合，一般无自觉症状。醋酸白试验阳性。

尖锐湿疣作为性传播疾病之一，发病率在我国居第二位，仅次于淋病，大多数患者由性接触被感染。由于引起尖锐湿疣的某些 HPV 亚型与生殖器癌的发生有关，因此格外需要重视。

本病应与下列皮肤病鉴别：

（1）扁平湿疣　是二期梅毒的特征性临床表现，为肛周或外阴部扁平的丘疹，表面湿润，约 0.5cm 大小，无蒂，表面也不呈乳头状或颗粒状。患者的躯干部及掌跖部可见皮疹。梅毒血清实验呈阳性。将扁平湿疣表面的分泌物印片置于暗视野显微镜下检查，可见多数活动的梅毒螺旋体。

（2）阴茎珍珠样丘疹　发生在龟头冠状沟处，为皮色或淡红色针帽大柔软的小丘疹，表面光滑，沿冠状沟排列成一行或两行，无需治疗。醋白试验阴性。并且形态不会发生变化，不会增大。有些成年男性的包皮系带两侧可见一、两个如针帽大的白色丘疹，稍隆起皮面，表面光滑，这也是正常的，无需治疗。

（3）女阴假性湿疣　发生在小阴唇的内侧面，为多数淡红色丘疹，均匀分布，有的可呈鱼子状。组织病理学检查无挖空细胞，可资鉴别。

（4）发生在外阴部的寻常疣　如果在耻部、阴茎根部、股内侧出现单发的绿豆至黄豆大小丘疹，表面粗糙，一般可认为是发生在外阴的寻常疣。如果发生在尖锐湿疣的好发部位，则判断较为困难。若患者否认不洁性交史，并在手部、足部或面部有寻常疣，则可考虑是自身接种所致的寻常疣。

目前西医治疗尖锐湿疣多采用冷冻、激光、电烧灼、高频电刀、局部涂药及肌注聚肌胞、干扰素、转移因子，口服阿昔洛韦、抗生素等方法。

中医内治：常用野菊花、金银花、山豆根、连翘、黄柏清热解毒，有明显抗菌消炎、抗病毒作用，并能增强白细胞的吞噬功能；栀子、板蓝根清热解毒泻火，凉血消疮；射干清火解毒，散血消痰；土茯苓清热解毒疗疮，是治疗杨梅疮毒之要药；山慈菇消结解毒，攻坚止痛，杀虫消疣；苍术健脾燥湿。

中医外治主要是熏洗法，常用药物包括：①苦参、黄柏：为苦寒之品，寒能清热，苦能燥湿，共奏清热燥湿祛风杀虫之效；②大青叶、板蓝根：为清热解毒之要药，现代医学认为此二者可增强白细胞的吞噬能力，提高机体免疫力，具有良好的抗病毒能力；③赤石脂：外用可收涩生肌、敛疮；④鸦胆子：外用可腐蚀赘疣；⑤蛇床子、地肤子、百部：清热除湿，祛风杀虫止痒，祛肿消炎。

745 梅毒需与哪些皮肤病鉴别诊断？

梅毒被称为万能模仿者，因而可能出现多种类型的皮损，需要与多种皮肤病鉴别。

一期梅毒应与软下疳、固定性药疹、生殖器疱疹相鉴别。二期梅毒在临床与多种皮肤病相似，易发生误诊。其中梅毒性斑疹应与药疹、病毒疹、玫瑰糠疹、花斑癣、脂溢性皮炎、多形红斑、麻风等鉴别；梅毒性丘疹应与药疹、扁平苔藓、银屑病、泛发体癣、毛发红糠疹等鉴别。扁平湿疣应与尖锐湿疣相鉴别。梅毒性脓疱需与脓疱性痤疮、脓疱疮鉴别。黏膜梅毒应与单纯疱疹、阿弗他口腔溃疡、贝赫切特综合征等鉴别。全身淋巴结增大需与 EB 病毒感染、传染性单核细胞增多症及淋巴瘤相鉴别。三期梅毒应与寻常狼疮、瘤形麻风相鉴别。

一般二期梅毒最易误诊，其特点包括：①皮损可以泛发，但无明显自觉症状；②掌跖部位出现典型的铜红色脱屑性斑疹；③梅毒特异性血清学试验阳性。

746 梅毒的辨证分型有哪些？中医如何治疗？

梅毒的治疗主要依靠合理、规范、足量、及时使用敏感抗生素，配合中药治疗则能缓解相关症状。

（1）湿热下注证　发病急，或兼恶寒。患处发红肿胀，小便黄赤；舌红苔黄腻，脉滑。宜清热解毒利湿，选用龙胆泻肝汤去柴胡、生地、当归，酌加黄柏、地丁、白花蛇舌草，便秘者加大黄通腑泄热。

（2）毒热内蕴证　患处糜烂成疮，疮面有分泌物，小便淋涩，大便秘结；舌红苔黄，脉数。治宜清热解毒，利湿泻火，选用黄连解毒汤合五味消毒饮酌加滑石、茯苓。

（3）疫毒发斑证　全身各部位特别是手掌出现皮疹，形态各异，无痛痒。发疹前可发热，全身不适等。舌红苔薄黄，脉数。治宜解毒、凉血、化斑，选用化斑解毒汤加减。

（4）脾肺蕴毒证　杨梅结毒，舌红、苔白腻，脉细。治宜解毒化斑，扶正固本，选用五宝丹加减。

（5）心阳虚证　心悸，心胸痹痛，气促、浮肿、脉结代。治宜温补心阳，回阳固脱，选用四逆汤合生脉散酌加当归、红花。

747. 淋病的诊治要点有哪些？

淋病是由淋病双球菌引起的泌尿生殖系统化脓性炎症。以尿频尿急，排尿疼痛，尿道口溢脓，脓液之中可以查到革兰阳性双球菌为特点。本病为世界范围内流行的性传播疾病，在我国性病发病率中居首位，主要由性器官的直接接触而感染，但也可间接接触而感染，可发生于任何年龄，但以活跃的中青年为多见，男女感染的机会均等，但男性发病率高于女性。本病可以感染尿道、子宫颈内膜，也可侵犯直肠、眼结膜和咽部。女性可发生前庭大腺炎、子宫内膜炎、输卵管炎、盆腔炎；男性可发生附睾炎和前列腺炎，造成不孕或不育。并可经血行播散，引起菌血症、关节炎、心内膜炎、脑膜炎、肝炎等。

（1）鉴别诊断　淋病需与下列皮肤病鉴别：

1）非淋菌性尿道炎：潜伏期较长，为1~3周。症状较轻，表现为尿道刺痒或不适感，有少量黏液样分泌物排出，很少为脓性。分泌物培养为衣原体或支原体，而无淋球菌。

2）非特异性尿道炎：无婚外性生活史，临床症状与淋病相似，但有明显的诱因，如导尿管和尿道探子刺激等，以及泌尿生殖系统或邻近脏器炎症的蔓延。分泌物镜检无白细胞及革兰阴性双球菌，可找到其他革兰阳性球菌。

3）念珠菌性阴道炎：外阴及阴道瘙痒，大小阴唇肿胀和烧灼感，白带增多，有黏稠奶酪样或伴有豆渣样白色小块从阴道排出，阴道黏膜充血水肿，阴道壁黏膜有白色假膜和假膜脱落后见红斑。分泌物镜检可见菌丝和孢子。

（2）中医治疗淋病可以有效消除临床症状，降低耐药菌株的产生，减少后遗症的发生。常分下列证型治疗：

1）湿热下注证：表现为男性尿频、尿急、尿痛、尿道口溢出脓性或脓血性分泌物；女性外阴潮红、瘙痒，白带增多呈脓性；治宜清热利湿，化浊通淋，选用八正散去大黄酌加土茯苓、公英、鱼腥草、黄柏。尿痛者加芍药以缓急止痛；尿血者加小蓟、白茅根以凉血止血。

2）湿热阴伤证：尿道口时有清稀分泌物流出，或晨起尿道口被少许分泌物黏着。伴尿道口灼热，轻度刺痛，排尿时尤甚；或会阴、少腹重坠胀痛，治宜清热利湿，解毒养阴，选用程氏萆薢分清饮酌加旱莲草、知母、茵陈、白花蛇舌草等。

3）脾肾亏损证：淋病日久，遇劳发作，分泌物清稀量少，尿后余沥不尽；会阴少腹重坠不适，腰酸背痛，膝软无力。治宜健脾补肾，清解余毒，选用无比山药丸酌加白花蛇舌草、旱莲草、公英。如脾虚气陷，尿后余沥不尽，会阴少腹重坠不适，配合补中益气汤以益气升陷；肾阴亏虚，面色潮红，五心烦热，可配合知柏地黄丸以滋阴降火；肾阳虚衰，可配合右归丸以温补肾阳。

（3）中成药可以用穿心莲片清热解毒利湿，知柏地黄丸补肾清虚热，复方石淋通片清热利湿通淋。

748. 非淋菌性尿道炎是一种什么病？

非淋菌性尿道炎是由性接触传染的一种疾病，临床有尿道炎的表现，而尿道分泌物中却找不到淋球菌。临床多表现为泌尿生殖系统的炎症，倾向上行性扩展，如男性尿道炎、精囊炎及附睾炎，女性尿道炎、阴道炎、宫颈炎、盆腔炎及输卵管炎等。极少数可继发出现 Reiter 综合征。本病主要由沙眼衣原体及解脲支原体引起。少数由阴道滴虫、疱疹病毒引起。好发于青年期，男女均可发病。属于中医“淋证”“尿浊”等范畴。

本病需与淋菌性尿道炎相鉴别，后者尿痛和尿道分泌物同时存在，分泌物多为脓性，量多，稍挤压尿道就有脓液流出，甚至有的会自动流出，涂片或培养可检出革兰阴性双球菌。而本病尿痛没有淋病剧烈，有时仅有尿道分泌物而无尿痛，分泌物多为浆液性或浆液脓性，较稀薄，量亦少，甚至近 1/5 的病人可没有分泌物。涂片不能检出革兰阴性双球菌，培养可检出衣原体或支原体。

现代医学主要应用抗生素治疗本病，本病对四环素族及大环内酯类抗生素敏感，对青霉素、头孢菌素耐药。阿奇霉素、米诺环素、多西环素、四环素、红霉素对沙眼衣原体和支原体同时有效。多西环素、氧氟沙星、左旋氧氟沙星疗效类似阿奇霉素。妊娠期沙眼衣原体感染禁用多西环素及其他四环素族药物，红霉素因肝毒性亦应慎重使用。患者的性伴侣或配偶应同时接受治疗。在治疗期间应停止性生活。治疗期间及治愈后 3 个月应忌酒。治疗结束 1 周应随访复查。治愈标准是症状消失，无尿道分泌物，尿拭子涂片或尿常规检查无或仅偶见白细胞。

只有症状，没有体征和实验室检查证据，并不是重新治疗的足够依据。只查到病原体，而无症状及体征，尿常规及尿道宫颈拭子涂片正常，亦不是重新治疗的足够证据。本病的预防：应避免婚外性行为并提倡使用避孕套。

目前治疗非淋菌性尿道炎难度较大，随着耐药菌株的增加，部分患者应用抗生素的疗效不甚满意，且往往久治不愈，而中药复方不易产生耐药菌株，副作用小，简便安全。中医治疗本病常分为以下四型：

（1）湿热下注证　尿道口微红肿，有少许分泌物，或晨起尿道口少许分泌物黏着，小便频数、短赤，灼热刺痛感；舌红苔腻，脉滑数。药用八正散加减。

（2）肝郁气滞证　小便涩痛，排尿不畅，小腹或胁肋胀满，情志抑郁，或多烦善怒，苔薄；舌红，脉弦。药用柴胡舒肝散加减。

（3）肾阴亏虚证　排尿不畅，尿道刺痒不适，反复发作，腰酸膝软，失眠多梦，舌红少苔，脉细数。药用一贯煎加减。

（4）脾肾阳虚证　小便淋沥不已，时作时止，遇劳即发，尿道口常有清稀分泌物，或自觉排尿不适，腰膝酸软，便溏纳呆，面色少华，精神困惫；舌质淡、苔白，脉细弱。药用金匮肾气丸加减。

附录　北京中医医院皮肤科常用方剂

一、内服方剂

1. 疏风解表止痒

麻黄方

组成：麻黄 3g、杏仁 4.5g、干姜皮 3g、浮萍 3g、白鲜皮 15g、陈皮 9g、丹皮 9g、白僵蚕 9g、丹参 15g。

功用：祛风散寒，活血止痒。

适应证：荨麻疹、皮肤瘙痒症、神经性皮炎、丹毒等偏于风寒者。

用法：水煎服，每日一剂，分二次服。

来源：北京中医医院皮科

桑菊饮

组成：桑叶 9g、菊花 9g、杏仁 9g、桔梗 9g、甘草 3g、薄荷 3g、连翘 9g、芦根 12g。

功用：疏风清热，宣肺止咳。

适应证：荨麻疹以及皮肤疮疡初起，兼有表证，偏于风热者。

用法：水煎服，每日一剂，分二次服。

来源：《温病条辨》

荆防方

组成：荆芥穗 6g、防风 6g、僵蚕 6g、金银花 12g、蝉衣 3g、牛蒡子 9g、丹皮 9g、浮萍 6g、生地 9g、薄荷 4.5g、黄芩 9g、甘草 6g。

功用：疏风解表，清热止痒。

适应证：荨麻疹、皮肤瘙痒症、泛发性神经性皮炎、丹毒等偏于风热者，也可用于血管神经性水肿。

用法：水煎服，每日一剂，分二次服。

来源：北京中医医院皮科

全虫方

组成：全蝎6g、皂刺12g、猪牙皂角6g、刺蒺藜15g、炒槐花15g、威灵仙12g、苦参9g、白鲜皮15g、黄柏15g。

功用：息风止痒，除湿解毒。

适应证：慢性顽固瘙痒性皮肤病，如慢性湿疹、慢性阴囊湿疹、神经性皮炎、结节性痒疹、皮肤瘙痒症等。

用法：水煎服，每日一剂，分二次服。

来源：北京中医医院皮科

浮萍丸

组成：紫背浮萍500g。

制法：研细末，炼蜜为丸，如梧桐子大。

功用：散风祛湿，清热解毒，调和气血。

适应证：斑秃、皮肤瘙痒症、白癜风、荨麻疹等。

用法：每服6g，日服二次，温开水送下。

来源：《医宗金鉴·外科心法要诀》

防风通圣丸

组成：防风、荆芥、连翘、麻黄、薄荷、川芎、当归、白芍、白术、栀子、大黄、芒硝各15g，石膏、黄芩、桔梗各30g，甘草60g，滑石90g。

制法：共为细粉，水泛小丸，滑石为衣。

功用：疏风解表，清热泻火。

适应证：荨麻疹、神经性皮炎、湿疹、过敏性皮炎、药疹以及其他一些瘙痒性皮肤病，证见表里俱实之象者。

用法：每次6～9g，日服二次，温开水送服。

来源：《宣明论方》

2．养血润肤止痒

养血润肤饮

组成：生地9g、熟地9g、当归9g、黄芪9g、天冬6g、麦冬6g、桃仁6g、红花6g、天花粉9g、黄芩6g、升麻3g。

功用：养血润肤，滋阴生津。

适应证：银屑病（血燥型）以及慢性瘙痒性、角化性皮肤病。

用法：水煎服，每日一剂，分二次服。

来源：《外科证治》

养血解毒汤（白疕二号）

组成：鸡血藤30g、当归15g、土茯苓30g、生地15g、山药15g、威灵仙15g、蜂房15g。

功用：养血润肤，除湿解毒。

适应证：银屑病（血燥型）、神经性皮炎、慢性湿疹、扁平苔藓等。

用法：水煎服，每日一剂，分二次服。

来源：北京中医医院皮科

当归饮子

组成：当归15g、生地12g、白芍9g、川芎9g、何首乌15g、荆芥6g、防风6g、刺蒺藜12g、黄芪12g、甘草9g。

功用：养血润肤，祛风止痒。

适应证：慢性荨麻疹、玫瑰糠疹、银屑病、慢性湿疹、皮肤瘙痒症等。对于老年慢性瘙痒性皮肤病效果尤著。

用法：水煎服，每日一剂，分二次服。

来源：《医宗金鉴·外科心法要诀》

止痒合剂

组成：防风9g、当归9g、首乌藤30g、苦参15g、白鲜皮30g、刺蒺藜30g。

功用：养血散风止痒。

适应证：瘙痒性皮肤病，以慢性荨麻疹、慢性湿疹、玫瑰糠疹、皮肤瘙痒症最为适宜。

用法：水煎服，每日一剂，分二次服。

来源：北京中医医院皮科

润肤丸

组成：桃仁、红花、熟地、独活、防风、防己各30g，川芎、当归、丹皮各45g，羌活、生地、白鲜皮各60g。

制法：共为细粉，水泛小丸。

功用：活血润肤，散风止痒。

适应证：银屑病、鱼鳞病、脂溢性湿疹、皲裂性湿疹等，其他角化、肥厚性皮肤病。

用法：每服3~6g，日服二次，温开水送服。

来源：北京中医医院皮科

3．清热凉血泻火

解毒清营汤

组成：金银花30g、连翘15g、公英15g、干生地15g、白茅根30g、生玳瑁9g、丹皮9g、赤芍9g、川黄连6g、绿豆衣15g、茜草9g、生栀子9g。

功用：清营解毒，凉血护心。

适应证：急性皮炎、药疹等，证见气营两燔、毒热偏盛者。皮肤化脓性感染所致的毒血症早期。

用法：水煎服，每日一剂，分二次服。

来源：北京中医医院皮科

解毒凉血汤

组成：水牛角15~30g、生地炭15g、双花炭15g、莲子心9g、白茅根30g、天花粉15g、紫花地丁9g、生栀仁6g、蚤休15g、生甘草6g、川黄连9g、生石膏60g。

功用：清营、凉血、解毒。

适应证：剥脱性皮炎、药疹、重症多形性红斑等见气血两燔、毒热炽盛者或合并有感染所致毒血症。

用法：先用生石膏煎水再煮群药，每日一剂，分二次服。

来源：北京中医医院皮科

凉血五花汤

组成：红花9g、鸡冠花9g、凌霄花9g、玫瑰花9g、野菊花15g。

功用：凉血活血、清热解毒。

适应证：盘状红斑狼疮初期、日光性皮炎、玫瑰糠疹、酒渣鼻、多形性红斑等一切红斑性皮肤病。病变位于身体上部者为宜。

用法：水煎服，每日一剂，分二次服。

来源：北京中医医院皮科

凉血五根汤

组成：白茅根30g、天花粉15g、茜草15g、紫草30g、板蓝根15g。

功用：凉血活血，解毒化斑。

适应证：多形性红斑、结节性红斑、过敏性紫癜、下肢急性丹毒初起等。病变位于身体下部者为宜。

用法：水煎服，每日一剂，分二次服。

来源：北京中医医院皮科

凉血活血汤（白疕一号）

组成：生槐花 30g、紫草 15g、赤芍 15g、白茅根 30g、生地 30g、丹参 15g、鸡血藤 30g。

功用：清热凉血活血。

适应证：银屑病（血热型）、急性过敏性紫癜、过敏性皮炎、多形性红斑等。

用法：水煎服，每日一剂或一剂半，分 2~3 次服。

来源：北京中医医院皮科

枇杷清肺饮

组成：枇杷叶 9g、桑白皮 9g、黄连 6g、黄柏 9g、生甘草 6g、人参 6g。

功用：清肺经热。

适应证：因肺胃湿热互结所致的酒渣鼻、痤疮及面部脂溢性皮炎。

用法：水煎服，每日一剂，分二次服。

来源：《医宗金鉴·外科心法要诀》

黄连解毒汤

组成：黄连 9g、黄芩 9g、黄柏 9g、栀子 9g。

功用：清热解毒泻火。

适应证：疖、痈、过敏性紫癜及一切感染性疾患。

用法：水煎服，每日一剂，分二次服。

来源：《外台秘要》

龙胆泻肝汤（丸）

组成：龙胆草 9g、黄芩 9g、栀子 6g、泽泻 9g、木通 6g、车前子 9g、当归 6g、柴胡 6g、甘草 3g、生地 9g。

功用：清利肝胆湿热。

适应证：带状疱疹、急性湿疹、亚急性湿疹、药疹、传染性湿疹样皮炎、接触性皮炎、脂溢性皮炎等，证属肝胆实热或肝胆湿热者。

用法：水煎服，每日一剂，分二次服。

来源：《古今医方集成》

泻肝安神丸

组成：生石决明、珍珠母、生地各30g，生龙骨、生牡蛎、炒枣仁各15g，龙胆草、栀子、黄芩、白蒺藜、当归、麦冬、朱茯苓、泽泻、柏子仁、远志、车前子各9g，甘草3g。

功用：平肝泻火，养心安神。

适应证：一些瘙痒性皮肤病，因肝热心神不定而致头晕、耳鸣、心烦、失眠者。

用法：水丸，每晚服9g，温开水送服。

来源：北京中医医院皮科

枇杷叶膏

组成：鲜枇杷叶一味5kg去毛洗净。

制法：上药加水40kg，煎煮3小时后，过滤去渣，浓缩至1500g成膏，兑入蜂蜜适量混匀，贮存备用。

功用：清解肺热，化痰止咳。

适应证：酒渣鼻、痤疮、脂溢性皮炎等。

用法：每次9~15g，日服二次，温开水冲服。

来源：《医学大辞典》

4．活血破瘀软坚内消

活血散瘀汤（白疕三号）

组成：苏木9g、赤芍9g、白芍9g、红花9g、桃仁9g、鬼箭羽15g、三棱9g、莪术9g、木香6g、陈皮9g。

功用：活血散瘀止痛。

适应证：因气滞血瘀而引起的血管炎、浅层静脉炎、雷诺病、硬皮病等，也可用于结节性皮肤病。

用法：水煎服，每日一剂，分二次服。

来源：北京中医医院皮科

活血逐瘀汤

组成：丹参15g、乌药6g、白僵蚕9g、三棱9g、莪术9g、白芥子9g、厚朴9g、橘红9g、土贝母9g、沉香1.5g。

功用：活血逐瘀，软坚内消。

适应证：局限性硬皮病、瘢痕疙瘩或结节性皮肤病等。

用法：水煎服，每日一剂，分二次服。

来源：北京中医医院皮科

银乐丸

组成：当归15g、丹参30g、鸡血藤30g、首乌藤30g、丹皮15g、大青叶30g、二芍各15g、三棱9g、莪术9g、白花蛇舌草30g、土茯苓30g、蜂房15g、白鲜皮30g、苦参15g。

制法：共为细末，水泛为丸如绿豆大。

功用：解毒润肤，活血化瘀。

适应证。银屑病以及其他角化肥厚性皮肤病。

用法。每服6g~9g，日服2~3次。

来源：北京中医医院皮科

活血消炎丸

组成：乳香（醋炙）、没药（醋炙）各180g，菖蒲膏（干）22.5g，黄米（蒸熟）90g，兑研牛黄4.5g。

功用：解毒散痛，消坚化结。

适应证：急性淋巴管炎、蜂窝织炎、丹毒等体表感染以及深部脓肿等。临床上配合汤剂服用，效果更好。

用法：每服3g，日服二次，温黄酒或温开水送下。

来源：北京市药材公司

大黄䗪虫丸

组成：土鳖虫30g、干漆30g、生地30g、甘草90g、水蛭60g、赤芍120g、杏仁60g、黄芩60g、桃仁60g、虻虫60g、蛴螬虫60g、大黄75g。

制法：共为细粉，炼蜜为丸，每丸重3g。

功用：破血化瘀，通络散结。

适应证：结节性红斑、瘢痕疙瘩、血栓闭塞性脉管炎、盘状红斑狼疮、酒渣鼻后期、结节性痒疹等慢性炎症性皮肤病等。

用法：每服3g，日服1～2次，温开水送服。

来源：《金匮要略》

内消瘰疬丸

组成：玄参150g、天花粉30g、甘草30g、青盐150g、白蔹30g、当归30g、海藻30g、枳壳30g、桔梗30g、贝母30g、制大黄30g、薄荷30g、连翘30g、蛤粉30g、生地30g、夏枯草240g、硝石30g。

制法：共研细粉，水泛为丸。

功用：软坚散结，活血止痛。

适应证：淋巴结核、皮肤结核、结节性红斑、硬红斑、结节性痒疹等。

用法：每服6～9g，日服二次，温开水送下。

来源：《疡医大全》

内消连翘丸

组成：连翘、夏枯草各500g，射干、泽兰、天花粉、白及、沙参、漏芦、核桃仁各240g。

制法：共研细面，水泛为丸，滑石为衣。

功用：化痰软坚。

适应证：皮肤结核、淋巴结核、硬红斑以及其他慢性炎症性皮肤病等。

用法：每服6g，日服二次，温开水送下。

来源：北京中医医院

醒消丸

组成：乳香30g、没药30g、明雄黄15g、麝香4.5g。

制法：研细面用黄米面打糊为丸。

功用：解毒消肿，活血止痛。

适应证：淋巴结核、硬红斑、结节性红斑以及慢性炎症性肿块等。

用法：每服3g，日服二次，黄酒或温开水送下。

来源：《外科正宗》

软皮丸

组成：川芎、炮姜、桂枝、丹参、桃仁、木香、当归各等份。

制法：共研细末，炼蜜为丸，每丸重9g。

功用：通阳理气，活血化瘀。

适应证：硬皮病、瘢痕疙瘩、血栓闭塞性脉管炎、皮肤淀粉样变以及其他结节性皮肤损害等。

用法：每次一丸，日服二次，温开水送下。

来源：北京中医医院皮科

活血止痛散

组成：土鳖虫300g、当归600g、乳香120g、自然铜180g、三七120g、冰片30g。

功用：活血散瘀，消肿止痛。

适应证：皮肤血管炎类疾患如静脉炎、结节性多动脉炎等，皮肤结节性疾病的辅助治疗。

用法：每服1.5g，日服二次，温黄酒或温开水冲服。

来源：北京市药材公司

夏枯草膏

组成：夏枯草一味熬膏。

功用：解郁化结，消肿止痛。

适应证：皮肤结节肿物如淋巴结核、结节性红斑等。

用法：每服15g，日服1～2次，温开水冲服。

来源：《六科证治准绳》

小金丹

组成：白胶香、草乌、五灵脂、地龙、木鳖各45g，乳香、没药、当归各22.5g，麝香9g，墨炭3.6g。

制法：共研细末，糯米粉打糊为丸。

功用：软坚散结，活血化瘀。

适应证：皮肤结节肿物，瘿疽瘰疬以及皮肤癌早期等。

用法：每服3g～6g，黄酒或温开水送服。

来源：《外科全生集》

散结灵

组成：白胶香、炙草乌、五灵脂、地龙、木鳖各2740g，乳香、没药、当归各1360g，香墨211.2g，菖蒲膏（干）548g。

制法：上药压成片剂，每片重0.25g。

功用：活血止痛，消结散毒。

适应证：因气血凝结引起的坚硬疼痛性皮肤病如皮肤结核、淋巴结核、结节性红斑、硬红斑、瘢痕疙瘩、结节性痒疹、硬皮病以及酒渣鼻（丘疹期、肥大期）等。

用法：每服1g，日服二次，温开水送服。

来源：北京市药材公司

5. 温经散寒养血通络

阳和汤

组成：熟地 30g、鹿角胶 9g、白芥子 6g、肉桂 3g、炮姜 1.5g、麻黄 1.5g、甘草 3g。

功用：温阳补血，散寒通滞。

适应证：血栓闭塞性脉管炎、手足发绀症、雷诺病、肢端硬化症、系统性红斑狼疮、硬皮病等，证属阴寒痰湿凝结者。

用法：水煎服，每日一剂，分二次服。

来源：《外科全生集》

当归四逆汤

组成：当归 9g、桂枝 9g、芍药 9g、细辛 3g、炙甘草 6g、木通 6g、大枣五枚。

功用：温经散寒，养血通脉。

适应证：雷诺病、血栓闭塞性脉管炎、冻疮、肢端硬化症、手足发绀症以及系统性红斑狼疮、硬皮病等。

用法：水煎服，每日一剂，分二次服。

来源：《伤寒论》

温经通络汤

组成：鸡血藤 15g、海风藤 15g、全丝瓜 15g、鬼见愁 9g、鬼箭羽 15g、路路通 9g、桂枝 9g、艾叶 9g、全当归 9g、赤白芍各 9g。

功用：温经通络，活血止痛。

适应证：血栓闭塞性脉管炎初期、雷诺病初期、静脉曲张、象皮腿等。

用法：水煎服，每日一剂，分二次服。

来源：北京中医医院皮科

回阳通络丸

组成：肉桂、附子、干姜、桂枝、归尾、赤芍、牛膝、元参、茯苓、白术、寄生、独活、木瓜、续断、生黄芪、苏木、川芎。

功用：温经通络，活血祛寒。

适应证：静脉炎、血栓闭塞性脉管炎、硬皮病、雷诺病、硬红斑等症属寒湿凝结者。

用法：每服1~2丸，日服二次。

来源：北京中医医院

养血荣筋丸

组成：潞党参15g、麸炒白术12g、当归9g、首乌30g、续断15g、寄生15g、补骨脂12g、木香9g、伸筋草15g、威灵仙9g、陈皮9g、鸡血藤15g、赤小豆15g、透骨草15g、松节9g、赤芍15g。

制法：研细面，炼蜜为丸，每丸重9g。

功用：养血、荣筋、通络。

适应证：下肢结节性及血管炎类疾患，也可作为系统性红斑狼疮、硬皮病、皮肌炎等病出现筋络不舒、关节疼痛的辅助治疗。

用法：每服1~2丸，日服二次，温开水送服。

来源：北京中医医院

脱疽酒

组成：大风子、木鳖子、大黄、山甲、甘草、苏木、黑附子、赤芍、干姜、白酒。

功用：温经散寒，活血通络。

适应证：血栓闭塞性脉管炎、雷诺病以及其他慢性皮肤病属于寒湿者。

用法：每次15ml，每晚一次。

来源：北京中医医院

6. 健脾除湿利水

除湿胃苓汤（加减）

组成：苍术6g、厚朴6g、陈皮9g、滑石块12g、炒白术12g、猪苓12g、炒黄柏12g、炒枳壳9g、泽泻9g、赤茯苓12g、炙甘草9g。

功用：健脾燥湿，和中利水。

适应证：带状疱疹、慢性及亚急性湿疹、神经性皮炎、皮肤瘙痒症、银屑病以及其他疱疹性和渗出性皮肤病等。

用法：水煎服，每日一剂，分二次服。

来源：北京中医医院皮科

除湿止痒汤（湿疹二号）

组成：白鲜皮30g、地肤子15g、炒薏苡仁15g、干生地15g、茯苓皮15g、苦参9g、白术10g、陈皮9g、焦槟榔9g。

功用：健脾除湿止痒。

适应证：亚急性或慢性湿疹、皮肤瘙痒症、色素性紫癜性苔藓样皮炎等。

用法：水煎服，每日一剂，分二次服。

来源：北京中医医院皮科

健脾除湿汤

组成：生薏苡仁15g、生扁豆15g、山药15g、芡实9g、枳壳9g、萆薢9g、黄柏9g、白术9g、茯苓15g、大豆黄卷9g。

功用：健脾除湿利水。

适应证：亚急性及慢性湿疹、盘状湿疹、阴囊湿疹、下肢溃疡、女阴溃疡、糜烂性龟头炎以及脂溢性脱发等。

用法：水煎服，每日一剂，分二次服。

来源：北京中医医院皮科

健脾润肤汤（湿疹三号）

组成：党参10g，茯苓10g，苍、白术各10g，当归10g，生地15g，丹参10g，鸡血藤15g，赤、白芍各10g，陈皮6g。

功用：健脾燥湿，养血润肤。

适应证：慢性湿疹以及一切慢性肥厚角化性皮肤病，如银屑病、神经性皮炎、扁平苔藓等。

用法：水煎服，每日一剂，分二次服。

来源：北京中医医院皮科

清热除湿汤（湿疹一号）

组成：龙胆草9g、白茅根30g、生地15g、大青叶15g、车前草15g、生石膏30g、黄芩9g、六一散15g。

功用：清热除湿凉血。

适应证：湿热所致的急性皮肤病，如急性湿疹、过敏性皮炎、药疹、带状疱疹、疱疹样皮炎、丹毒、玫瑰糠疹等。

用法：水煎服，每日一剂，分二次服。

来源：北京中医医院皮科

清脾除湿饮

组成：赤苓9g、白术9g、苍术9g、黄芩9g、生地30g、麦冬9g、栀子9g、泽泻9g、生甘草6g、连翘15g、茵陈12g、元明粉9g、灯心3g、竹叶3g、枳壳9g。

功用：清脾利湿，清热解毒。

适应证：疱疹样皮炎、天疱疮、亚急性湿疹、脂溢性皮炎、接触性皮炎、脓疱疮等。

用法：水煎服，每日一剂，分二次服。

来源：《医宗金鉴·外科心法要诀》

祛湿健发汤

组成：炒白术15g、泽泻9g、猪苓15g、川芎9g、车前子

9g、萆薢15g、赤石脂12g、白鲜皮15g、桑椹9g、干生地12g、熟地12g、首乌藤15g。

功用：健脾祛湿，滋阴固肾，乌须健发。

适应证：脂溢性脱发、斑秃、症状性脱发等。

用法：水煎服，每日一剂，分二次服。

来源：北京中医医院皮科

多皮饮

组成：地骨皮9g、五加皮9g、桑白皮15g、干姜皮6g、大腹皮9g、白鲜皮15g、粉丹皮9g、赤苓皮15g、鲜冬瓜皮15g、扁豆皮15g、川槿皮9g。

功用：健脾除湿，疏风和血。

适应证：慢性荨麻疹、慢性湿疹、皮肤瘙痒症等。

用法：水煎服，每日一剂，分二次服。

来源：北京中医医院皮科

二妙丸

组成：苍术、黄柏等量。

制法：共研细粉，水泛小丸。

功用：清热燥湿。

适应证：慢性湿疹、脂溢性皮炎、脓疱病、下肢溃疡、手足汗疱疹等。

用法：每次6g~9g，日服二次，温开水送服。

来源：《丹溪心法》

除湿丸

组成：威灵仙、猪苓、栀仁、黄芩、黄连、连翘、当归尾、泽泻、粉丹皮各30g，紫草、茜草、赤苓皮各45g，白鲜皮、干生地各60g。

制法：共研细末，水泛为丸如绿豆大。

功用：清热凉血，除湿利水，祛风止痒。

适应证：湿疹、脂溢性皮炎、神经性皮炎、单纯糠疹、多形红斑、银屑病、下肢溃疡、慢性丹毒等。

用法：每次6g，日服二次，温开水送服。

来源：北京中医医院皮科

参苓白术丸

组成：白扁豆180g，人参、茯苓、白术、甘草、山药各240g，莲子90g，桔梗、砂仁、薏苡仁各120g。

制法：共为细粉，水泛为丸。

功用：补气健脾，渗湿和胃。

适应证：手足汗疱疹、静脉炎、慢性湿疹以及因脾肺气虚所引起皮肤病的辅助治疗。

用法：每服6g～9g，日服二次，温开水送服。

来源：《和剂局方》

启脾丸

组成；人参、白术、茯苓、莲子肉、泽泻。

功用：和胃、健脾、止泻。

适应证：小儿丘疹性荨麻疹、慢性湿疹、异位性皮炎，证属脾虚湿盛者。

用法：每服一丸，日服二次，周岁以内小儿酌减。

来源：《寿世保元》

苍耳膏

组成：鲜苍耳全草一味5kg洗净。

制法：将苍耳全草加水40kg煮汁3小时去渣，浓缩成膏，每300g苍耳草药液浓缩成90g，再加入等量蜂蜜，混匀贮存备用。

功用：驱风、除湿。

适应证：白癜风、银屑病、荨麻疹、急慢性湿疹等。

用法：每次6～15g，日服二次，开水冲服。

来源：《医宗金鉴·外科心法要诀》

小儿香橘丹

组成：茯苓、苍术、白术、陈皮、香附各90g，山药、法半夏、白扁豆、炒薏苡仁、莲子肉、枳实、姜厚朴、焦山楂、焦麦芽、焦神曲各60g，砂仁、泽泻、甘草各30g，木香15g

制法：共研细面，炼蜜为丸，每丸重3g。

功用：调理脾胃，消食止泻。

适应证：小儿湿疹、荨麻疹、丘疹性荨麻疹、单纯疱疹等的辅助治疗。

用法：每服一丸，日服二次，温开水送下；周岁以内小儿酌减。

来源：《景岳全书》

至宝锭

组成：牛黄、胆南星、朱砂、茯苓、紫苏叶、陈皮。

功用：清热导滞，祛风化痰。

适应证：小儿丘疹性荨麻疹、慢性湿疹、异位性皮炎等做辅助治疗。

用法：每服一丸，日服二次，周岁以内小儿酌减。

来源：《婴童百问》

7．清热解毒杀虫

解毒清热汤

组成：公英30g、野菊花30g、大青叶30g、紫花地丁15g、蚤休15g、天花粉15g、赤芍9g。

功用：清热解毒。

适应证：感染性皮肤疾患，如毛囊炎、脓疱病、疖肿、丹毒等。

用法：水煎服，每日一剂，分二次服。

来源：北京中医医院皮科

消痈汤

组成：金银花30g、连翘15g、公英15g、赤芍9g、天花粉15g、白芷9g、川贝母9g、陈皮9g、蚤休9g、龙葵9g、鲜生地15g。

功用：清热解毒，散瘀消肿，活血止痛。

适应证：痈症初起、蜂窝织炎、深部脓肿等以及其他感染性皮肤病。

用法：水煎服，每日一剂，分二次服。

来源：北京中医医院皮科

紫蓝方

组成：紫草15g、板蓝根15g、马齿苋30g、生薏苡仁15g、红花10g、赤芍10g、大青叶15g。

功用：解毒消疣。

适应证：扁平疣、寻常疣及其他疣病。

用法：水煎服，每日一剂，分二次服，同时可局部涂搽或外洗。

来源：北京中医医院皮科

清肺抑火丸

组成：黄芩210g、黄柏、前胡各60g，栀子、桔梗、天花粉各120g，知母、苦参各90g，大黄180g、贝母135g。

制法：共为细粉，水泛小丸。

功用：清热通便，止咳化痰。

适应证：因肺经实热引起的酒渣鼻、痤疮等。

用法：每服6g，日服二次，温开水送下。

来源：《寿世保元》

栀子金花丸

组成：栀子、黄芩、大黄各180g，黄柏、天花粉各90g，知母60g、黄连7.5g。

制法：共为细粉，水泛小丸。

功用：泻热润燥，生津止渴。

适应证：因肺胃湿热上蒸而引起的酒渣鼻、痤疮、脂溢性皮炎以及疖、毛囊炎等化脓性皮肤病。

用法：每服6g，日服二次，温开水送下。

来源：《医学大辞典》

连翘败毒丸

组成：连翘、防风、白芷、黄连、苦参、薄荷、当归、芥穗、天花粉、甘草、黄芩、赤芍各120g，柴胡、羌活、麻黄、黄柏各240g，地丁、大黄各1800g，金银花1200g。

制法：共为细粉，水泛小丸。

功用：清热解毒，散风消肿。

适应证：皮肤感染性疾患如毛囊炎、汗腺炎、疖、脓疱病、丹毒以及足癣继发感染等。

用法：每服6g，日服1～2次，温开水送下。

来源：《六科证治准绳》

当归苦参丸

组成：当归、苦参各等份。

制法：共为细粉，炼蜜为丸，每丸重9g。

功用：清热凉血，散风祛湿。

适应证：痤疮、酒渣鼻、脂溢性皮炎、脂溢性脱发等。

用法：每服一丸，日服二次，温开水送下。

来源：北京市药材公司

牛黄解毒丸

组成：黄连、黄柏、黄芩、大黄、菊花各120g，桔梗、生石膏、蚕砂、旋覆花、栀子各90g，金银花、连翘各180g，蔓荆子、防风各45g，白芷75g、甘草、川芎、薄荷、荆芥穗各60g。每960g细粉兑研牛黄18g、冰片60g、朱砂粉87g、雄黄粉18g。

功用：清热解毒，散风止痛。

适应证：感染性皮肤病，亦可用于荨麻疹、丘疹性荨麻疹、虫咬皮炎的辅助治疗。

用法：每丸重3g，每服二丸，日服二次，温开水送下。

来源：《六科证治准绳》

牛黄清心丸

组成：当归、川芎、甘草、黄芩、山药、杭白芍、麦冬、白术、六神曲、蒲黄、胶枣肉、生阿胶、茯苓、人参、防风、干姜、柴胡、肉桂、白蔹、桔梗、大豆黄卷、苦杏仁、牛黄、麝香、犀角粉、冰片、朱砂、雄黄、羚羊粉。

功用：镇惊安神，化痰息风。

适应证：毒热炽盛、热扰营血的急、重症皮肤病，如结缔组织病所出现的头晕、心烦、心火亢盛等症的辅助治疗。

用法：每服一丸（每丸重3g），日服二次，温开水送服。

来源：《和剂局方》

化毒丸

组成：桔梗、生地黄、赤芍、牛蒡子各150g，玄参、连翘、甘草各180g，青黛60g、芒硝、黄连各15g，兑研水牛角粉30g。

功用：清热化毒。

适应证：小儿皮肤感染性疾患，如脓疱病、小儿多发性粟粒性脓肿、婴儿湿疹、丘疹性荨麻疹伴有感染者。

用法：每服一丸（每丸重3g），日服二次，薄荷汤或温开水送下，周岁以内小儿酌减。

来源：《寿世保元》

六神丸

组成：牛黄、麝香、雄黄、珍珠、蟾酥、冰片。

制法：各取细粉，用烧酒化蟾酥，打和为丸，如芥子大，百草霜为薄衣（100 粒约重 0.3g）。

功用：清热解毒，消肿止痛。

适应证：疖病、毛囊炎、咽炎、扁桃体炎以及一切无名肿毒。

用法：每服十粒，日服二次，将药放在舌上噙化后，徐徐咽下，或温开水送下。

来源：《雷氏方》

犀黄丸

组成：牛黄 0.9g，炙乳香、炙没药各 30g，麝香 4.5g。

制法：将牛黄、麝香共研至极细，乳香、没药共研细粉，过箩，与上列药粉混合均匀，每料用黄米面 21g，打糊为小水丸，阴干。

功用：解毒止痛，清热软坚，活血散瘀。

适应证：常用于重症感染性疾患如败血症，亦可用于淋巴结核、疖、痈以及湿疹样癌等皮肤恶性肿瘤。

用法：每次 3 ~6g，日服二次，温黄酒或温开水送下。

来源：《外科全生集》

珠黄散

组成：大黄、槟榔各 30g，橘红 15g，黄连 9g，黑白牵牛子（炒）6g，上药共研细粉，每 90g 细粉兑研琥珀粉 6g、朱砂粉 45g、珍珠粉 0.21g、牛黄 0.6g、冰片 3g。

功用：清热导滞、镇惊安神。

适应证：因内热壅滞、外感毒邪所致的婴儿皮肤感染性疾患及丘疹性荨麻疹、湿疹等。

用法：每服0.6g，日服二次，温开水冲服，周岁以内小儿酌减。

来源：北京市药材公司

小败毒膏

组成：大黄、黄柏、赤芍各150g，公英300g，陈皮120g，木鳖子、银花、乳香、甘草、当归各30g，白芷、天花粉各90g。

功用：散瘟清热，消肿止痛。

适应证：疖、痈、痤疮、酒渣鼻以及其他感染性皮肤病等。

用法：每服15g，日服二次，热开水冲服。

来源：《寿世新编》

导赤丹

组成：黄连、大黄、连翘、滑石。

功用；清热利水，导滞通便。

适应证：口腔溃疡、滤泡性口炎、婴儿湿疹、丘疹性荨麻疹等。

用法；每丸重3g，每服一丸，日服二次，温开水送下。

来源：北京市药材公司

梅花点舌丹

组成：乳香、沉香、没药、血竭、白梅花、葶苈子、生硼砂、生石决明、雄黄粉、蟾酥粉、牛黄、珍珠粉、冰片、麝香、朱砂、熊胆（熬汤打丸用）。

功用：清热解毒，消肿止痛。

适应证：急性淋巴管炎、蜂窝织炎、多发性疖病、毛囊炎等感染性疾患以及“疔毒走黄”出现败血症时可配合汤剂服用。

用法：每服2~3粒，日服二次，先饮水一口，将药放在舌上，以口麻为度，再用温黄酒或温开水送下。

来源：北京市药材公司

8．补益肝肾强筋壮骨

解毒养阴汤

组成：西洋参6g（另煎兑服）、南北沙参各15g、耳环石斛15g、黑元参15g、佛手参15g、生黄芪15g、干生地30g、紫丹参15g、银花30g、公英15g、二冬各9g、玉竹9g。

功用：益气养阴，清热解毒。

适应证：系统性红斑狼疮、剥脱性皮炎、药疹、天疱疮等病后期。

用法：水煎服，每日一剂。

来源：北京中医医院皮科

养阴清肺汤（丸、膏）

组成：生地12g、麦冬9g、甘草6g、玄参9g、川贝6g、丹皮9g、薄荷3g、白芍9g。

功用：养阴清肺，凉血解毒。

适应证：咽痛、咳嗽、贝赫切特综合征、系统性红斑狼疮等病后期阴分亏损、津液不足时的辅助治疗。

用法：水煎服，每日一剂，分二次服。膏：每服15g，日服二次。丸：每次二丸，日服二次。

来源：《重楼玉钥》

独活寄生汤

组成：独活9g、桑寄生30g、秦艽9g、防风6g、细辛3g、当归12g、芍药9g、川芎6g、干生地15g、杜仲15g、牛膝6g、党参12g、茯苓12g、甘草3g、桂心6g。

功用：益肝肾、补气血、祛风湿、止痹痛。

适应证：风寒湿痹、关节疼痛、腰膝酸痛或冷痛、肢体麻木等。常用于关节型银屑病的对症治疗以及结缔组织病出现上述症候者。

用法、水煎服，每日一剂，分二次服。

来源：《千金方》

六味地黄丸

组成：熟地黄 240g，山药、山萸肉各 120g，茯苓、泽泻、丹皮各 90g。

功用：滋补肝肾。

适应证：色素性皮肤病如黄褐斑、黑变病以及其他皮肤病见有肝肾阴虚之证者。

用法：每服一丸（9g），日服二次，温开水或淡盐水送服。也可水煎服，用量按原方酌减。

来源：《小儿药证直诀》

清热养阴丸

组成：生地 30g，玄参 24g，麦冬、浙贝、山豆根各 15g，白芍、丹皮、栀子、生石膏各 12g，薄荷、黄连、甘草各 9g。

功用：养阴清热，消肿止痛。

适应证：因严重皮肤病日久伤津耗阴而引起的阴虚内热诸症；也可用于肺胃积热、肺胃津伤所致的痤疮、酒渣鼻等症。

用法：每服二丸（每丸重 6g），日服二次，温开水送下。

来源：《医学大辞典》

滋补肝肾丸

组成：北沙参、麦冬各 12g，当归、熟地、陈皮丝、五味子各 9g，首乌藤、续断、女贞子、旱莲草、浮小麦各 15g。

制法：共为细面，炼蜜为丸，每丸重 9g。

功用；滋补肝肾。

适应证：结缔组织病，如系统性红斑狼疮等出现肝、肾损害者，亦可作为慢性皮肤病后期扶正的治疗。

用法：每服一丸，日服二次，温开水送下。

来源：北京中医医院

木瓜丸

组成：木瓜、怀牛膝、威灵仙、当归、草乌。

功用：舒筋活血，散风止痛。

适应证：静脉炎、结节性红斑、过敏性紫癜等，亦可用于结缔组织病出现手足麻木、腿脚拘挛、筋骨无力的辅助治疗。

用法：每服 20 粒，日服二次。温开水送下。

来源：北京市药材公司

七宝美髯丹

组成：何首乌 240g，菟丝子、怀牛膝、枸杞子、茯苓各 60g，补骨脂 30g。

功用：滋阴补肾。

适应证：斑秃、脂溢性脱发以及白发等。

用法：每服一丸（9g），日服二次，淡盐汤或温开水送下。

来源：北京市药材公司

9. 调和阴阳补益气血扶正

苣胜子方

组成：苣胜子 9g、黑芝麻 9g、桑椹 9g、川芎 9g、菟丝子 12g、首乌 12g、酒当归 9g、炒白术 15g、木瓜 6g、白芍 12g、甘草 9g。

功用：养阴补血，乌须生发。

适用：因肝肾阴血虚亏所致的脱发。

用法：水煎服，每日一剂，分二次服。

来源：北京中医医院皮科

托里透脓汤

组成：党参12g、黄芪15g、生白术10g、当归10g、穿山甲10g、皂角刺10g、白芷6g、升麻6g、青皮10g、甘草6g。

功用：益气内托，透脓止痛。

适应证：痈疽以及一切肿毒，脓成未溃者。

用法：水煎服，每日一剂，分二次服。

来源：《医宗金鉴·外科心法要诀》

托里排脓汤

组成：当归10g、白芍10g、党参10g、白术10g、茯苓10g、连翘10g、银花15g、浙贝10g、黄芪10g、陈皮10g、肉桂3g、桔梗6g、牛膝10g、白芷6g、甘草6g。

功用：益气排脓，解毒内托。

适应证：痈疽以及一切肿毒，脓成已溃，脓出不畅，余毒未尽者。

用法：水煎服，每日一剂，分二次服。

来源：《医宗金鉴·外科心法要诀》

八珍汤

组成：当归9g、川芎6g、白芍9g、熟地15g、党参15g、白术9g、茯苓9g、炙甘草4.5g。

功用：补益气血。

适应证：皮肤病久病或重病后气血两虚的病证，如下肢溃疡久不收口，系统性红斑狼疮、皮肌炎恢复期等。

用法：汤剂：加生姜二片、大枣二枚，水煎服，每日一剂，日服二次。丸剂：每次一丸（每丸重9g），日服二次，温开水送下。

来源：《正类体要》

补中益气丸（汤）

组成：黄芪 15g、党参 12g、白术 12g、炙甘草 6g、当归 9g、陈皮 3g、升麻 3g、柴胡 3g。

制法：研细末，水泛小丸。

功用：升阳益气，调补脾胃。

适应证：慢性皮肤病表现有气虚、中气不足之象者，为皮肤病的后期治疗辅助用药。

用法：每服 6g，日服二次，温开水送下；或水煎服，每日一剂，分二次服。

来源：《脾胃论》

人参健脾丸

组成：人参、砂仁、枳壳、甘草各 120g，山药 360g，木香 90g，薏苡仁 480g，山楂、白术、谷芽、白扁豆、芡实、莲子肉、陈皮、青皮、当归、六神曲各 240g。

制法：共研细末，炼蜜为丸，每丸重 6g。

功用：健脾、和胃、止呕。

适应证：皮肤病久病或重病后，出现脾胃虚弱之症者，如硬皮病，皮肌炎。也常用于角化性肥厚性皮肤病的治疗。

用法：每服二丸，日服二次，温开水送下。

来源：《景岳全书》

人参归脾丸

组成：人参、黄芪、茯苓各 45g，酸枣仁、白术、桂圆肉各 60g，当归、远志肉各 30g，木香、甘草各 15g。

功用：补养气血，健脾安神。

适应证：皮肤病久病或重病后，表现心脾两虚、气血不足之证者，如系统性红斑狼疮、皮肌炎、硬皮病、贝赫切特综合征、脱发等。

用法：每服一丸（每丸重 9g），日服二次，温开水送下。

来源：《景岳全书》

人参养荣丸

组成：人参、肉桂、五味子各60g，白芍、黄芪、白术、茯苓、当归各240g，熟地黄280g，陈皮、甘草、远志各168g。

功用：补中益气，调和荣卫。

适应证：斑秃等以及皮肤病久病或重病后，气血两亏、五脏失养而出现惊悸健忘等症者，如系统性红斑狼疮缓解期。

用法：每服一丸（每丸重9g），日服二次，温开水送下。

来源：《和剂局方》

乌鸡白凤丸

组成：人参、鹿角胶、白芍、牡蛎、当归、甘草、鹿角霜、鳖甲、香附、丹参、天门冬、桑螵蛸、熟地黄、乌鸡、川芎、生地黄、炙黄芪、炒芡实、银柴胡、山药。

功用：补气养血，调经止带。

适应证：气血双亏的各种虚劳之证，如系统性红斑狼疮、皮肌炎等有肝脏损害者或经血失调者。

用法：每服一丸（每丸重9g），日服二次，温开水送下。

来源：《六科证治准绳》

秦艽丸

组成：秦艽、苦参、大黄各30g，黄芪60g，防风、漏芦、黄连各45g，乌蛇肉15g。

制法：共为细粉，炼蜜为丸，每丸重9g。

功用：散风止痒，调和气血。

适应证：盘状红斑狼疮、神经性皮炎、慢性湿疹、皮肤瘙痒症、寻常狼疮以及系统红斑狼疮、硬皮病、皮肌炎恢复期的辅助治疗。

用法：每服一丸，日服二次，温开水送服。

来源：《医宗金鉴·外科心法要诀》

白驳丸

组成：鸡血藤、首乌藤、当归、赤芍、红花、黑豆皮、防风各30g，白蒺藜60g，陈皮、补骨脂各15g。

制法：共为细末，炼蜜为丸，每丸重9g。

功用：养血活血，通经络，退白斑。

适应证：白癜风。

用法：每服一丸，日服二次，温开水送下。

来源：北京中医医院皮科

当归丸

组成：当归。

功用：补血调经，活血止痛。

适应证：慢性皮肤病、结缔组织病，补血扶正的辅助药物。

用法：每服5~8片，日服二次。

来源：北京市药材公司

黄精丸（丹）

组成：黄精、当归等量。

功用：补气养血。

适应证：皮肤病久病或重病后虚证的辅助治疗，也可用于黄褐斑、黑变病等。

用法：每服二丸（每丸重3g），日服二次，温开水送服。

来源：北京市药材公司

定坤丹

组成：鹿茸、西洋参、当归、延胡索、砂仁、阿胶、琥珀。

功用：补气养血，舒郁调经。

适应证：结缔组织病后期及某些慢性皮肤病，由于气虚血亏、肝郁气滞引起的腰酸腿软、崩漏不止、赤白带下、午后发热等，为扶正的辅助治疗药物。

用法：每服一丸，日服二次。

来源：《竹林寺女科》

神应养真丹

组成：羌活、木瓜、天麻、白芍、当归、菟丝子、熟地、川芎各60g。

功用：养血生发，驱风益阴。

适应证：一切脱发证，如斑秃、全秃、早秃、脂溢性脱发及症状性脱发等。

用法：每服6～9g，日服二次，温开水送下。

来源：《宣明论方》

10. 和解疏肝理气

舒肝丸

组成：厚朴、枳实、柴胡、川芎、沉香、陈皮、砂仁、香附、丹皮、延胡索、紫豆蔻、白芍、木香各500g，甘草360g，片姜黄180g。

制法：共为细粉，炼蜜为丸，每丸重9g，朱砂为衣，蜡皮封固。

功用：解郁疏肝，和胃止痛。

适应证：肝气郁结所致的两胁胀满、胃脘刺痛、呕逆嘈杂、嗳气吞酸、饮食无味、头晕耳鸣、周身气串、四肢抽痛、睡眠不安等症，为皮科辅助治疗用药。

用法：每服一丸，日服二次，温开水送下。

来源：《全国中药成药处方集》

逍遥丸（散）

组成：柴胡9g、当归9g、白芍9g、白术9g、茯苓9g、甘草

3g、生姜3g、薄荷3g。

功用：疏肝解郁，健脾和营。

适应证：色素性皮肤病如黄褐斑等以及慢性炎性皮肤病，如结节性红斑、神经性皮炎。

用法：水煎服，每日一剂，分二次服。

来源：《和剂局方》

二、外用方剂

1. 水剂（洗方）

马齿苋水剂

组成：马齿苋30g，水1000ml。

制法：煮沸20分钟，滤过冷却后备用。

功用：清热消肿，止痒收敛。

适应证：急性湿疹、皮炎等渗出性皮肤疾病。

用法：湿敷、外搽、浸浴、洗涤。

龙葵水剂

组成：龙葵30g，水1000ml。

制法：煮沸20分钟或浓缩后滤过取汁。

功用：清热解毒，杀虫止痒。

适应证：瘙痒性、化脓性皮肤病等。

用法：可外洗，浓缩后直接外搽。

楮桃叶水剂

组成：楮桃叶0.5kg，水5000ml。

制法：煮沸30分钟后滤过备用。

功用：止痒、润肤。

适应证：皮肤瘙痒症、慢性荨麻疹等瘙痒性疾患。

用法：先以药液溻洗，以后加以浸浴。

龙胆草水剂

组成：龙胆草 30g，水 1000ml。

制法：煮沸 20 分钟，滤过冷却备用。

功用：清热解毒，收敛止痒。

适应证：急性湿疹、皮炎等渗出性皮肤病湿敷。

脱脂水剂

组成：透骨草 30g，皂角（打碎）30g，水 2000ml。

制法：以上二药加水煮沸 20 分钟，滤过冷却备用。

功用：止痒脱屑，去油护发。

适应证：脂溢性脱发（油性）等。

用法：外洗。

干葛水剂

组成：干葛（葛根）30g，明矾 15g，水 1000ml。

制法：煮沸 20 分钟，待温后备用。

功用：祛湿收干，止汗止痒。

适应证：手足多汗症及腋部多汗等。

用法：浸泡手足或搽患处。

苍肤水剂

组成：苍耳子 15g，地肤子 15g，土槿皮 15g，蛇床子 15g，苦参 15g，百部 15g，枯矾 6g，水 3000ml。

制法：以上群药共碾成粗末备用。

功用：燥湿润肤，杀虫止痒。

适应证：慢性湿疹、手足癣、掌跖角化以及其他肥厚性、角化性皮肤病等。

用法：取药一包，用布袋装好，加水 3000ml，煮沸 20 分钟后待温浸泡，或湿敷患处。每次 20 ~ 30 分钟，日敷 1 ~ 2 次。

蛇床子水剂

组成：威灵仙、蛇床子、当归尾、土大黄、苦参各15g，缩砂壳9g，老葱头7个。

制法：将上药碾碎装纱布袋内，蒸后用或煮水外用。

功用：消风祛湿，杀虫止痒。

适应证：阴囊湿疹、女阴溃疡以及外阴瘙痒等。

用法：蒸后热溻或浸泡坐浴。

注意事项：有抓破出津水者慎用。

芫花水剂

组成：芫花15g，川椒15g，黄柏30g，苦参30g，水3000ml。

制法：共碾粗末备用。

功用：解毒消肿，杀虫止痒。

适应证：多发性毛囊炎、疖初起、脂溢性皮炎。

用法：取药一包用纱布袋装好，加水3000ml，煮沸20分钟，温洗或布袋敷患处，亦可外搽。

2. 粉剂（散）

止痒粉

组成：滑石30g，寒水石9g，冰片2.4g。

功用：清凉、止痒、除湿。

适应证：痱子、湿疹、皮炎以及其他瘙痒性皮肤病等均可应用。

用法：外扑。

止痒药粉

组成：老松香30g，铅粉30g，轻粉15g，冰片6g，密陀僧15g，枯矾30g，乳香60g，炉甘石30g。

功用：去湿收敛，杀虫止痒。

适应证：湿疹、神经性皮炎、皮肤瘙痒症等瘙痒性皮肤病。

用法：装入布袋外扑或用油调外敷，也可配成5%～20%软膏外用。

注意事项：本药有一定刺激性，对于急性炎症性皮肤病、黏膜病损慎用，对汞过敏者禁用。

古月粉

组成：胡椒适量研粉。

功用：杀虫、止痒。

适应证：皮肤瘙痒症、神经性皮炎、慢性湿疹等。

用法：外扑或以5%～10%的比例加入其他药粉混匀外扑。

松花粉

组成：即松树花粉。

制法：松树花呈红黄色，盛开时将花穗摘下，晾干后，在室内搓下天花粉，摊开晾干，用细箩过筛，除去杂质即可。

功用：燥湿收敛，散风止痒。

适应证：间擦疹、尿布皮炎、痱子及红斑丘疹期的湿疹皮炎等皮肤病。

用法：直接外扑。

三黄粉

组成：雄黄6g，硫磺6g，雌黄1.5g，白附子15g，密陀僧6g，白及9g，麝香0.9g，冰片0.9g，朱砂6g。

功用：和营血、生毛发、消斑痣。

适应证：白癜风、圆形脱发、面部色素沉着等。

用法：黄瓜把、茄蒂或生姜蘸药外用，亦可用蜂蜜水调匀外用。

注意事项：对汞过敏者禁用，此药慎勿入口。

搽黄药粉

组成：栀子10g，雄黄、朱砂、轻粉各4g。

功用：驱风止痒，剥脱上皮。

适应证：神经性皮炎、慢性湿疹等肥厚性皮损。

用法：用黄瓜把、茄子皮或生姜片蘸药外搽，或配成10%软膏。

注意事项：溃疡面勿用。

生皮粉

组成：煅研珍珠粉3g，凤凰衣、象皮粉、生芪、川连、党参、琥珀、儿茶、白及、乳香各15g。

制法：以上群药共研极细末，经紫外线消毒后备用。

功用：生肌固皮，活血止痛。

适应证：慢性溃疡、烧伤、疮疡溃后腐肉脱净、肉芽新鲜、分泌物不多者。

用法：撒布疮面。

五白粉

组成：五倍子、白及各等份。

制法：共研极细末，经紫外线消毒备用。

功用：解毒收敛，生皮长肉。

适应证：深Ⅱ度烧伤腐肉脱尽后。

用法：直接撒布于疮面。

粉色干燥药粉

组成：樟丹6g，五倍子8g，枯矾4g，官粉4g，轻粉4g。

功用：祛湿收敛，固皮止痒。

适应证：慢性湿疹、神经性皮炎、头癣等。

用法：常以5%~20%比例与其他药粉合用撒扑或油调外用。

注意事项：本药粉有一定刺激性，凡渗出糜烂性皮肤病、溃疡面及黏膜损害慎用，对汞过敏者禁用。

紫色消肿粉

组成：紫草15g，赤芍30g，当归60g，贯仲6g，升麻30g，白芷60g，荆芥穗15g，紫荆皮15g，草红花15g，儿茶15g，红曲15g，羌活15g，防风15g，荆芥15g。

功用：散风活血，化瘀消肿。

适应证：结节性红斑、硬红斑、慢性丹毒伴有肿胀者及睾丸鞘膜积液等疾患。

用法：单独或与其他药粉混合，以蜂蜜或荷叶煎水调和外用。

注意事项：疖、痈、疽初起，毒热盛者勿用。

化毒散

组成：川黄连、乳香、没药、贝母各60g，天花粉、大黄、赤芍各120g，雄黄60g，甘草45g，牛黄12g，冰片15g。

功用：清热解毒，杀虫止痒。

适应证：脓疱病，有继发感染的皮炎、湿疹类。

用法：可以用10%~20%的药粉直接渗入其他粉剂内扑撒，亦可和其他粉剂混合配成油膏或软膏外用。亦可内服。

雄黄解毒散

组成：雄黄30g、寒水石30g、生白矾120g。

制法：共研细末备用。

功用：清热解毒，杀虫止痒。

适应证：慢性湿疹、多发性毛囊炎、脂溢性湿疹等。

用法：可直接外用，亦可配成洗剂或加入酒剂或其他软膏中外用。

如意金黄散

组成：天花粉 48g，黄柏 48g，大黄 48g，姜黄 48g，白芷 30g，厚朴 18g，橘皮 18g，甘草 18g，苍术 18g，生南星 18g。

制法：共研为极细面备用。

功用：清热解毒，消肿止痛。

适应证：疮疡初起，伴有红肿热痛等急性炎症性皮肤损害，均可应用。

用法：可直接外扑，亦可用茶水或醋调后外用，亦可用鲜马齿苋或鲜白菜、鲜豆芽菜捣烂取汁调敷患处，亦可配 10% 的软膏外用。

颠倒散

组成：大黄 120g，硫磺 120g。

功用：破瘀活血，脱脂除垢。

适应证：脂溢性皮炎、痤疮、酒渣鼻等。

用法：用凉开水调敷，或配成 30% 的洗剂外搽，亦可用百部酒加入颠倒散外用。

新三妙散

组成：黄柏面 300g，青黛面 30g，寒水石面 150g。

功用：清热解毒，收敛止痒。

适应证：湿疹、脓痂疹等有糜烂或轻度渗出者。

用法：直接撒布或植物油调敷，或用鲜芦荟蘸药外搽。

祛湿散

组成：大黄面 30g，黄芩面 30g，寒水石面 30g，青黛 3g。

功用：清热解毒，收敛止痒。

适应证：有轻度渗出糜烂的急性或亚急性皮炎、湿疹类均可应用。

用法：直接撒布或用植物油调敷，亦可用作油膏基础剂。

鹅口散

组成：生寒水石 3g，青黛粉 2g，川黄连 3g，净硼砂 0.1g，冰片 0.5g。

功用：清热解毒，收敛疮面。

适应证：鹅口疮、滤泡性口炎、贝赫切特综合征、扁平苔藓所致口腔糜烂者。

用法：直接外吹患处。

锡类散

组成：西瓜霜 6g，生硼砂 6g，生寒水石 9g，青黛 18g，冰片 1.5g，珍珠（豆腐制）9g，硇砂（炙）6g，牛黄 2.4g。

功用：清热利咽，治肿止痛。

适应证：滤泡性口炎、鹅口疮、贝赫切特综合征、口腔黏膜溃疡以及其他性质的口舌生疮等。

用法：用药少许吹患处。

冰硼散（齿疼冰硼散）

组成：生硼砂 96g，火硝 144g，冰片 6g。

功用：清火止痛。

适应证：肝脾胃火亢盛所引起的牙龈肿痛，口舌生疮。

用法：用药少许，吹患处。

银粉散

组成：黑锡 36g，水银 60g，淀粉 60g，朱砂 12g，轻粉 30g；每 30g 药粉加冰片 1.2g。

制法：先将锡熔化后，加入朱砂 12g，搅拌炒至枯，去砂留锡再熔化，投入水银 60g，待匀倾出，加入淀粉共研细末，再另以草纸卷药，点燃一端，使药与灰皆滴入一器皿内，去灰，再于药内加入轻粉，冰片共研成极细末。

功用：去瘀收干，固皮生肌。

适应证：将愈合的表浅疮面；有水肿及增生不良的肉芽疮面。

用法：直接外用或配成膏剂，或制成药线外用。

注意事项：阴疮慎用，汞过敏者禁用。

密陀僧散

组成：雄黄6g，硫磺6g，密陀僧3g，蛇床子6g，轻粉1.5g，石硫黄3g。

功用：散风杀虫，中和气血。

适应证：汗斑、白癜风等。

用法：蜜水调擦，或鲜芦荟蘸药外搽。

注意事项：对肉芽疮面及汞过敏者禁用，慎勿入口。

珍珠散

组成：白石脂90g，龙骨（煅）150g，石膏（煅）60g，石决明（煅）750g，麝香7.5g，冰片30g，珍珠粉7.5g。

制法：共研极细末。

功用：解毒消肿，生肌长肉。

适应证：疮疡溃烂或有轻度炎症及糜烂渗出的皮肤病均可应用。

用法：直接扑撒或掺入其他粉剂内应用。

生肌散

组成：象皮粉3g，乳香3g，没药3g，血竭3g，龙骨3g，儿茶3g，冰片0.9g，赤石脂3g。

制法：共研细末，然后兑入冰片。

功用：生肌长肉，活血止痛。

适应证：慢性顽固性溃疡、下肢溃疡以及放射性溃疡等。

用法：直接撒布疮面或配制成软膏外用。

注意事项：疔、痈溃后脓毒未净的疮面勿用。

粉霜神丹

组成：白粉霜、人参、甘草、轻粉、丹砂、槐米各1g，煅石膏2g、冰片0.3g。

功用：收敛解毒，止痒定痛。

适应证：慢性湿疹、神经性皮炎、结节性痒疹、慢性溃疡等慢性肥厚性皮肤病。

用法：多兑入其他药粉、药膏或药酒中用，亦可用猪胆汁调上。

注意事项：很少单独使用，对肉芽疮面及汞过敏者禁用。

白降丹

组成：朱砂6g，雄黄6g，汞30g，硼砂15g，火硝45g，食盐45g，白矾45g，皂矾45g。

制法：先将朱砂、硼砂、雄黄研细，入食盐、白矾、火硝、皂矾、汞研匀。用阳城罐一个置炭穴中，徐徐将药粉入罐，化尽，用微火焙干，再用一阳城罐合上，外加盐泥纸封固，炭火烧炼，刮下研细。

功用：腐蚀坚皮，化腐提毒。

适应证：鸡眼、寻常疣、疖毒或脓未溃、陈旧性窦道。

用法：水调少许点涂脓头，致破溃引流；或加入红升丹内；或单独研细制成药线外用。

注意事项：外用时刺激疼痛较重，故应少用薄涂，汞过敏者禁用。

西瓜霜

组成：大西瓜一个，火硝240g，芒硝480g；每100g霜兑研冰片3g。

制法：用大黄泥钵一个，将西瓜一个，照钵大小，松松装入钵内，将瓜切盖，以皮硝装满瓜内，仍以瓜盖盖之，竹签插定，再以一样大之黄泥钵一个合上，外用皮纸条和泥封固，放阴处，过数日钵外即吐白霜，以鹅毛扫下，仍将钵存阴处，再吐再扫，以钵外无霜为度。

功用：清热、消肿、止痛。

适应证：肺胃火热上蒸所引起的咽喉红肿疼痛、乳蛾喉痹、口舌生疮、牙龈宣肿、水浆不下。

用法：用药少许吹患处。

3．洗剂（混合振荡剂）

冰片炉甘石洗剂

组成：冰片 1g，炉甘石洗剂 100ml。

功用：清凉止痒收敛。

适应证：亚急性泛发性皮肤病，如湿疹、皮炎、玫瑰糠疹等。

用法：摇匀后涂布。

雄黄解毒散洗剂

组成：雄黄解毒散 10g，炉甘石面 10g，滑石面 10g，甘油 5 毫升；加水到 100ml。

功用：干燥止痒，杀虫收敛。

适应证：亚急性或慢性瘙痒性皮肤病，如泛发性湿疹、神经性皮炎、皮肤瘙痒症等。

用法：摇匀涂布。

颠倒散洗剂

组成：颠倒散 10g，甘油 5ml，滑石面 10g；加水到 100ml（或水、百部酒各等量加到 100ml）。

功用：除湿脱脂，杀虫止痒。

适应证：脂溢性皮炎、酒渣鼻、痤疮等。

用法：摇匀涂布。

4．酊剂

百部酒

组成：百部20g，75%乙醇100ml。

制法：将百部碾成粗末，浸入75%乙醇内，泡七昼夜，滤过去渣备用。

功用：解毒杀虫，活血止痒。

适应证：神经性皮炎、皮肤瘙痒症（夏季型）、荨麻疹等。

用法：直接涂搽，亦可作基药掺药粉外用。

补骨脂酊

组成：补骨脂20g，75%乙醇100ml。

制法：将补骨脂碾成粗末，浸入75%乙醇内七昼夜，滤过去渣备用。

功用：温通气血，调和营卫。

适应证：白癜风、斑秃等。

用法：直接涂搽。

生发酒

组成：斑蝥两个，百部酒100ml。

制法：将斑蝥直接浸入百部酒内，浸泡十昼夜，滤过备用。

功用：杀虫、止痒、生发。

适应证：斑秃、脂溢性脱发、神经性皮炎等。

用法：直接外搽，勿上眼内。

复方斑蝥酊

组成：斑蝥12个，全虫16个，乌梅肉30g，皮硝12g，75%乙醇（或百部酒）480ml。

制法：将上药直接浸入75%乙醇（或百部酒）内浸泡十昼夜滤过备用。

功用：杀虫止痒，剥脱上皮。

适应证：神经性皮炎、皮肤瘙痒症（夏季型）、银屑病、扁平苔藓、斑秃以及其他慢性瘙痒性皮肤病。

用法：直接外搽。

注意事项：勿上入眼内，如用药后有刺激现象应停药或稀释后再用。

5. 油剂

甘草油

组成：甘草 10g，植物油 100ml。

制法：甘草浸入植物油内一昼夜，文火煎至焦枯，离火滤过，去渣备用。

功用：清除油垢，润泽皮肤。

适应证：对干燥脱屑性皮肤病可润泽皮肤，亦可作赋形剂调药外用。

用法：直接外涂，亦可与粉剂调成糊状外用。

蛋黄油

组成：冰片 2g，鸡蛋黄油 100ml。

制法：取鸡蛋十个（或更多），煮熟去蛋白，用蛋黄置锅内干炸炼油，等油炸成后冷却，每毫升蛋黄油加入冰片 1.5～3g，密闭储存备用。

功用：消肿止痛，生肌固皮，保护疮面，滋润肌肤。

适应证：慢性溃疡、烫伤疮面、瘘管。

用法：可直接涂于创面或制成油纱布条外用，亦可注入瘘管内。

注意事项：化脓性疮面及腐败组织较多的疮面勿用。

大风子油

组成：大风子油2000g，硼酸100g，冰片10g，麝香0.1g。

功用：攻毒杀虫，润肤止痒。

适应证：皮肤瘙痒症、神经性皮炎、鱼鳞癣等。

用法：直接外搽患处，或与甘草油、蛋黄油混匀外搽。

烧伤1号油

组成：生地榆9g，大黄9g，胆草9g，五倍子3g，白及3g。

制法：上方共研极细末，用香油120ml浸泡7天，去渣后可浸渍纱条，高压消毒后备用。

功用：清热解毒，收敛生皮。

适应证：浅Ⅱ度烧伤。

用法：油纱条覆盖创面，隔日或3~4日换药一次。

黑降丹

组成：鸡蛋黄100g，头发15g。

制法：先以武火炸鸡蛋黄至油出，改以文火炸至油出尽去渣，以鸡蛋黄油加入头发熬炼而成。

功用：清热解毒，凉血止血，生皮长肉。

适应证：烧烫伤、顽固性溃疡、放射性溃疡或疮疡溃后久不收敛者。

用法：直接涂布。

6. 油调剂

祛毒油膏

组成：祛湿散30g，化毒散2g，甘草油60ml。

制法：将祛湿散与化毒散混匀加入甘草油中搅拌均匀而成。

功用：解毒清热，祛湿收敛。

适应证：化脓性皮肤病、急性湿疹皮损轻度糜烂渗出者均可应用。

用法：直接涂于皮损面。

7. 软膏剂

黄连软膏

组成：黄连面10g，凡士林90g。

功用：清热解毒，消肿止痛。

适应证：炎症性、化脓性皮肤疾患，如脓疱病、湿疹皮炎、毛囊炎、疖、丹毒等，亦可作软膏基质。

用法：直接外用或摊在纱布上贴敷。

普连软膏

组成：黄芩面10g，黄柏面10g，凡士林80g。

功用；清热除湿，消肿止痛。

适应证：毛囊炎、疖、湿疹、皮炎等，亦可作软膏基质。

用法：直接外用，亦可摊在纱布上贴敷。

普榆膏

组成：生地榆面10g，普连膏90g。

功用：解毒止痒，除湿消炎，软化浸润。

适应证：Ⅰ度烧烫伤、亚急性湿疹、皮炎、带状疱疹、神经性皮炎、阴囊湿疹等。

用法：涂敷患处。

清凉膏

组成：当归30g，紫草6g，大黄面4.5g，黄蜡120g（180g），香油480g。

制法：先将当归、紫草浸油内2~3天，然后放火上炸至枯黄后去渣滤过，待油至温后加入大黄面及黄蜡，搅匀成膏。

功用：清热解毒，凉血止痛。

适应证：急性或亚急性皮肤病，如湿疹、皮炎、多形红斑、剥脱性皮炎等，亦可作软膏的基质。

用法：外敷患处。

注意事项：阴疮、阴疽慎用。

香蜡膏

组成：蜂蜡 20g，香油 80ml。

制法：香油微火加热，再入蜂蜡熔化冶凝成膏。

功用：润肤生肌，保护创面。

适应证：剥脱性皮炎、急性皮炎等无渗出者。

用法：直接涂敷患处，亦可制成油纱条外用。亦可作软膏基质。

注意事项：夏天蜂蜡与香油此例可为 1∶3。

化毒散软膏

组成：化毒散 20g，祛湿药膏（或凡士林）80g。

功用：清热解毒，消肿止痛。

适应证：脓疱病、毛囊炎、带状疱疹、单纯疱疹、痈、疖及其他感染性皮肤病。

用法：直接外用或摊纱布上贴敷。

黑布化毒膏

组成：黑布药膏、化毒散软膏各等份。

制法：混合均匀。

功用：清热聚毒，化腐提脓。

适应证：疖、痈初起，多发性毛囊炎或已溃脓肿周围皮肤浸润明显者。

用法：外敷患处。

注意事项：凡疮面周围渗出液较多者慎用。

黑布药膏

组成：老黑醋2500ml，五倍子840g，金头蜈蚣10条研面，冰片3g，蜂蜜180g。

制法：将黑醋放于砂锅内煎开30分钟，再加蜂蜜煎沸，然后用铁筛将五倍子粉慢慢地均匀筛入，边撒边按同一方向搅拌，撒完后改用文火煎成膏状离火，最后兑入蜈蚣面和冰片粉搅拌均匀即可，储存在搪瓷罐或玻璃罐中备用（勿用金属器皿储存）。

功用：活血软坚，解毒止痛。

适应证：瘢痕疙瘩、乳头状皮炎、疖、痈、毛囊炎以及其他增生性皮肤病等。

用法：厚敷患处（1～3mm厚），上用黑布敷盖，换药前用茶水清洁皮肤，2～3天换药一次，对化脓性皮肤病可每日换一次。

黑红软膏

组成：黑豆馏油5g，京红粉软膏95g。

功用：软坚杀虫，润肤脱厚皮，收敛止痒。

适应证：淀粉样变、银屑病、神经性皮炎等慢性肥厚性皮肤病。

用法：外用薄敷。

注意事项：急性皮肤病、对汞过敏者不宜用。

黑豆馏油软膏（10%）

组成：黑豆馏油10g，凡士林90g。

功用：软化浸润，角质形成，消炎止痒。

适应证：慢性湿疹、银屑病、神经性皮炎等。

用法：外涂患处。

京红粉软膏

组成：京红粉15g，利马锥5g，凡士林80g。

功用：杀虫止痒，软化浸润，剥脱上皮，化腐生肌。

适应证：银屑病、神经性皮炎及肥厚角化性皮肤病，慢性溃疡有腐肉者。

用法：直接外用，薄敷或摊纱布上用。

注意事项：对汞过敏者禁用。

豆青膏

组成：白降丹 3g，巴豆油 4.5g，青黛面 1g，羊毛脂 30g，凡士林 120g。

制法：搅匀成膏。

功用：软化浸润，破瘀散结。

适应证：慢性肥厚性皮肤病、银屑病静止期、神经性皮炎、皮肤淀粉样变等。

用法；外用薄敷。

注意事项：对汞过敏者及急性皮肤病不宜用。

止痒药膏

组成：止痒药粉 10g，祛湿药膏（或凡士林）90g。

功用：除湿收敛，杀虫止痒。

适应证：慢性湿疹、神经性皮炎、皮肤瘙痒症、痒疹以及其他瘙痒性皮肤病。

用法：外敷患处。

注意事项：此药有一定刺激作用，对于急性炎症性皮肤病禁用。

硫痒膏

组成：硫黄粉 10g，止痒药膏 90g。

功用：杀虫止痒，润肤收敛。

适应证：疥疮、神经性皮炎、慢性湿疹、阴囊湿疹、痤疮。

用法：直接外涂。

注意事项：急性皮疹及新鲜肉芽疮面勿用。

芙蓉膏

组成：黄柏 10g，黄芩 10g，黄连 10g，芙蓉叶 10g，泽兰叶 10g，大黄 10g。

制法：以上共研细面，过重箩，用凡士林调成 20% 软膏（取药面 20g，凡士林加到 100g）。

功用：清热解毒，活血消肿。

适应证：丹毒、蜂窝织炎、疖、痈、乳腺炎初起等。

用法：外敷患处。

紫色消肿膏

组成：紫草 15g，升麻 30g，贯仲 6g，赤芍 30g，紫荆皮 15g，当归 60g，防风 15g，白芷 60g，草红花 15g，羌活 15g，芥穗 15g，荆芥 15g，儿茶 15g，神曲 15g。

制法：共研细面过重箩，每 30g 药面加血竭面 3g、山柰面 6g、乳没 12g、凡士林 120g 调匀备用。

功用：活血化瘀、消肿止痛。

适应证：慢性丹毒、结节性红斑、新生儿头皮血肿以及其他慢性炎症性皮肤病。

用法：外敷患处。

紫色疽疮膏

组成：轻粉 9g，红粉 9g，琥珀粉 9g，乳香粉 9g，血竭 9g，冰片 0.9g，煅珍珠粉 0.9g，蜂蜡 30g，香油 120ml。

制法：将油放于锅内加温，数开后离火，然后将前五种药粉入油内，混匀再入蜂蜡使其完全熔化，待将冷却时兑入冰片、珍珠面搅匀成膏备用。

功用：化腐生肌，煨脓长肉。

适应证：结核性溃疡、小腿溃疡、压疮以及其他有腐肉的疮面等。

用法：贴敷患处。

注意事项：阳证疮面慎用，对汞过敏者禁用。

铁箍散膏

组成：生南星30g，生半夏30g，生川乌30g，白及片30g，南白蔹30g，香白芷30g，土贝母30g，南薄荷30g，川黄柏30g，川大黄30g，广姜黄30g，枯黄芩30g，猪牙皂30g，荆芥穗30g。

制法：以上群药研细面或用市售铁箍散，每30g药粉加入蜂蜜60g，调匀成膏，密封储存备用。

功用：破瘀消肿，活血软坚。

适应证：各种痈肿疮疖之早期，若已成脓者可促其溃破。

用法：外敷患处，若干稠可加红糖水调稀外敷。

水晶膏

组成：糯米100g，15%氢氧化钾液250ml。

制法：将糯米泡入上液，放置24小时后捣烂成透明药膏。

功用：软化浸润，腐蚀角质。

适应证：鸡眼、胼胝、寻常疣等以及其他角质增生性皮肤病。

用法：用胶布保护周围健康皮肤，然后将药膏厚涂于患处，最后再用胶布覆盖包扎，3日换一次，直至皮损脱落。

龙珠膏

组成：铅粉1920g，松香60g，冰片30g，麝香9g，冰糖30g，黄蜡480g，凡士林480g，香油1440ml。

制法：先将群药压面，放入香油内浸一昼夜，再以文火将药炸焦去渣，兑入蜂蜡熔化，冷却成膏。

功用：生肌长肉，收敛疮口。

适应证：淋巴结核已破溃者。

用法：外敷伤口处。

雄黄膏

组成：雄黄8g，如意金黄散5g，蟾酥0.1g，生白矾5g，冰片0.1g，凡士林96g。

制法：各药研细面，调匀成膏。

功用：解毒杀虫，消肿止痛。

适应证：带状疱疹、急性淋巴管炎等。

用法：外敷患处。

甘乳膏

组成：乳香4g，水飞甘石粉4g，龙骨4g，赤石脂4g，海螵蛸4g，凡士林80g。

功用：生肌长肉，生皮收敛。

适应证：慢性溃疡腐肉已尽，疮口不敛者。

用法：直接外涂或涂于纱布上再外敷。

烧伤Ⅱ号软膏

组成：轻粉、红粉、琥珀、血竭、乳香、炉甘石、冰片、蜂蜡、香油。

制法：上方共研极细末，用香油浸泡，文火炸至焦枯，过滤去渣，加入蜂蜡，将药粉兑入，搅匀后再下冰片，冷却成膏。

功用：化腐生肌，煨脓长肉。

适应证：烧伤后或疮疡腐肉未脱尽，气血尚未衰败者。

用法：直接外敷或制成油纱条，贴敷患处。

阴蚀黄连膏

组成：乳香粉10g，青黛面10g，黄连膏80g。

功用：清热解毒，生肌止痛。

适应证：女阴溃疡，贝赫切特综合征伴有阴部损害者。

用法：外敷患处。

8. 硬膏剂（膏药）

麝香回阳膏

组成：麝香、梅片、红花、儿茶、乳香、没药、黄连、黄柏、白芷、血竭、独角莲、自然铜、黄芩。

功用：解毒止痛，消肿软坚。

适应证：痰核瘰疬以及久不消散的阴疽痞块等。

用法：温热后贴于患处。

黑色拔膏棍

组成：①群药类：鲜羊蹄根梗叶（土大黄）、大风子、百部、皂刺各60g，鲜凤仙花、羊踯躅花、透骨草、马钱子、苦杏仁、银杏、蜂房、苦参子各30g，穿山甲、川乌、草乌、全蝎、斑蝥各15g，金头蜈蚣15条；②药面类：白及面30g，藤黄面、轻粉面各15g，硇砂面9g。

制法：香油3840ml、生桐油960ml放入铁锅内，浸泡群药后，文火炸成深黄色，离火后过滤，再将药油置武火煎炼至滴水成珠（温度约240℃），然后下丹，每480ml药油加樟丹300g、药面90g、松香60g。

功用：杀虫、除湿、止痒、软化浸润、剥脱上皮、破瘀软坚、止痛。

适应证：带状疱疹后遗神经痛、神经性皮炎、毛囊炎、结节性痒疹、寻常疣、胼胝、鸡眼、甲癣、瘢痕疙瘩及一切肥厚性角化性皮肤疾患。

用法：加温外贴患处，一般3～5天更换一次，清拭时需要用植物油或挥发性油类才能擦净。

脱色拔膏棍

组成：群药类和药面类同黑色拔膏棍。

制法：炼制药油同黑色拔膏棍，然后下丹，每480ml药油加官粉420g、樟丹60g、药面60g、松香60g。

功用：同黑色拔膏棍。

适应证：同黑色拔膏棍。

用法：同黑色拔膏棍。

稀释新拔膏

组成：群药类和药面类同黑色拔膏棍。

制法：炼制药油同黑色拔膏棍，然后下丹，每480ml药油加樟丹30g、官粉210g、药面30g、松香60g。

功用：同黑色拔膏棍。

适应证：同黑色拔膏棍。

用法：同黑色拔膏棍。

痈疽膏（拔毒膏）

组成：轻粉、木鳖子、樟脑、金银花、蜈蚣、乳香。

功用：拔毒消肿、化腐生肌。

适应证：疮疡初起、痈毒疮疖、无名肿毒、湿毒顽疮、已溃疮面久不生肌者。

用法：微火化开，贴患处。

消化膏

组成：炮姜30g，红花24g，白芥子、南星各8g，生半夏、麻黄、黑附子各21g，肉桂15g，红芽大戟6g，红娘虫2.4g，芝麻油2400ml。

制法：以上诸药用芝麻油炸枯后，每480ml油加入樟丹（夏季兑樟丹255g，冬季兑225g）熬成膏，每480g药膏内兑入麝香4.8g、藤黄面30g混匀外用。

功用：回阳散寒，活血消肿。

适应证：痰核瘰疬久不消散的阴疽痞块等。

用法：将膏药熔化后，摊于布或纸上外贴患处。

9．药捻

甲字提毒药捻

组成：什净轻粉30g，京红粉30g，冰片6g，麝香0.9g，朱砂9g，血竭12g，琥珀9g。

制法：以上七味药混合研成细面。用棉纸卷成纸捻。

功用：化腐、提毒、生肌。

适应证：痈疽疮疡已溃，流脓流水或成瘘管者。

用法：用甲字提毒药捻按需要长度剪成小段，用镊子夹持插入伤口内，至底部稍提出约0.5cm。

注意事项：对汞过敏及有新鲜肉芽疮面者禁用。

甘乳药捻

组成：炉甘石6g，龙骨6g，赤石脂6g，海螵蛸6g，乳香6g。

制法：以上五味药混合研成细面，用棉纸卷药成纸捻。

功用：收敛疮口，生肌长肉。

适应证：久治不愈的窦道、瘘管。

用法：用甘乳药捻按伤口深浅剪成小段，用镊子夹持插入伤口内至底部，稍提出约0.5cm。

10．薰剂

癣症薰药

组成：苍术、黄柏、苦参、防风各9g，大风子、白鲜皮各30g，松香、鹤虱草各12g，五倍子15g。

制法：共碾粗末，用较厚的草纸卷成纸卷或碾成细面做成药香。

功用：除湿祛风，杀虫止痒，软化浸润。

适应证：神经性皮炎、慢性湿疹、外阴瘙痒症、皮肤淀粉样变以及其他慢性肥厚性瘙痒性皮肤疾患。

用法：直接用粗药末撒在炭火盆上燃烧发烟而熏患处。点燃对准患处熏用，距离适当，温度以病人耐受为宜。每日1~2次，每次15~30分钟。

回阳薰药

组成：肉桂、炮姜、人参芦、川芎、当归各10g，白芥子、祁艾各30g，白蔹、黄芪各15g。

制法：同癣症薰药。

功用：回阳生肌，助气养血。

适应证：慢性溃疡、窦道久不收口、属阴寒证者。

参 考 文 献

1. 南京中医学院医经教研组．黄帝内经素问译释．第2版．上海：上海科学技术出版社，1981
2. 河北医学院．灵枢经校释．北京：人民卫生出版社，1984
3. 南京中医学院．诸病源候论校释．北京：人民卫生出版社，1985
4. 吴谦，等．医宗金鉴．北京：人民卫生出版社，1973
5. 北京中医医院．赵炳南临床经验集．北京：人民卫生出版社，1974
6. 赵炳南，张志礼．简明中医皮肤病学．北京：中国展望出版社，1983
7. 张志礼．中西医结合皮肤性病学．北京：人民卫生出版社，2000
8. 张志礼．皮肤科手册．北京：中医古籍出版社，2004
9. 张志礼．张志礼皮肤临床经验辑要．北京：中国医药科技出版社，2001
10. 安家丰．张志礼皮肤病医案选萃．北京：人民卫生出版社，1994
11. 陈凯，蔡念宁．皮肤病中医特色治疗．北京：辽宁科学技术出版社，2001
12. 邓丙戌．皮肤病中医外治学．北京：科学技术文献出版社，2005
13. 王萍，张芃．损容性皮肤病中西医特色疗法．北京：人民军医出版社，2008
14. 吕培文．王玉章皮外科及肿瘤证治精萃．北京：中国医药科技出版社，2004
15. 北京中医医院．房芝萱外科经验．北京：北京出版社，1980
16. 赵辨．临床皮肤病学．第3版．南京：江苏科学技术出版社，2001
17. 王侠生，廖康煌．杨国亮皮肤病学．上海：上海科学技术出版社，2005
18. 王侠生．现代皮肤科手册．上海：上海科学技术文献出版社，2003
19. 王宝玺．皮肤科诊疗常规．北京：人民卫生出版社，2004
20. 吴志华．现代皮肤性病学．广东：广东人民出版社，2000
21. 刘辅仁．实用皮肤科学．第3版．北京：人民卫生出版社，2005
22. 中国中医研究院广安门医院．朱仁康临床经验集．北京：人民卫生出版社，2005
23. 李博鉴．皮科精方心典．北京：人民卫生出版社，2007
24. 李博鉴．皮科证治概要．北京：人民卫生出版社，2001
25. 李林．实用中医皮肤病学．北京：中医古籍出版社，1998

26. 施杞．现代中医药应用与研究大系．上海：上海中医药大学出版社，1994
27. 禤国维，陈达灿．皮肤性病科专病中医临床诊治．北京：人民卫生出版社，2000
28. 范瑞强，邓丙戌，杨志波．中医皮肤性病学（临床版）．北京：科学技术文献出版社，2010
29. 李竞．疮疡外治法．北京：中国医药科技出版社，1998
30. 马绍尧，赵尚华．现代中医皮肤性病诊疗大全．太原：山西科学技术出版社，1999
31. 沈丕安．红斑狼疮中医临床研究．北京：人民卫生出版社，1997
32. 李曰庆．中医外科学．北京：中国中医药出版社，2002
33. 高学敏．中药学．北京：中国医药科技出版社，1990
34. 瞿幸．中医皮肤性病学．北京：中国中医药出版社，2009
35. 中华医学会．临床诊疗指南（皮肤病与性病分册）．北京：人民卫生出版社，2006
36. 王刚，张开明．银屑病．北京：人民卫生出版社，2005
37. 邝捷．龙振华教授诊治皮肤病经验集．北京：中国医药科技出版社，2002
38. Odom，R．B．安德鲁斯皮肤病学（中文版 9th）．北京：科学出版社，2001
39. 金世元．中成药的合理使用．第 2 版．北京：人民卫生出版社，2006
40. 边天羽，俞锡纯．中西医结合皮肤病学．天津：天津科学技术出版社，1987
41. 徐宜厚．徐宜厚皮肤病临床经验辑要．北京：中国医药科技出版社，2000
42. 徐宜厚，王保方，张赛英．皮肤病中医诊疗学．北京：人民卫生出版社，2000
43. 徐宜厚．徐宜厚皮科传心录．北京：人民卫生出版社，2009
44. 欧阳恒，杨志波．新编中医皮肤病学．北京：人民军医出版社，2000
45. 欧阳恒．中医皮科临床经验集．北京：人民卫生出版社，2008
46. 李元文，张丰川．皮肤病．北京：人民卫生出版社，2002
47. 王国强．薪火传承集．北京：中国中医药出版社，2008
47. 杨海平，顾恒．皮肤性病科临床释疑．上海：第二军医大学出版

社，2004
48. 王坤山，吴立祥，周国秀. 中西医临床皮肤病学. 北京：中国中医药出版社，1996
49. 卢君健. 结缔组织病中西医诊治学. 北京：人民卫生出版社，1992
50. 任诚. 日本汉方医学皮肤病治疗辑要. 北京：学苑出版社，2009
51. 王家璧. 皮肤性病治疗与检测进展精要. 北京：清华大学出版社，2005
52. 朱学骏. 皮肤病的组织病理学诊断. 北京：北京医科大学中国协和医科大学联合出版社，1991

后　记

本书是首都医科大学附属北京中医医院皮肤科的医生们在工作之余历时一年努力的结果，现在终于完成，需要感谢他们的辛勤劳动。

本书包含三部分内容：①本科 50 多年的临床经验总结，包括赵炳南先生、张志礼教授、陈彤云教授、陈凯教授、邓丙戌教授及其他医护技人员的经验；②参编人员的临床经验和认识；③前人及当代医家的诸多论述，其中包括赵恩道、徐宜厚、方大定等先生对赵老经验的介绍。

由于引述众多，我们仅能把主要参考书目附列出来，对于近千篇从中国知网等网络资源获取的期刊论文、学位论文资料未能一一列出出处，在此对原作者的辛勤劳动表示敬意。

本书为集体编撰完成，以资料的搜集和整理为主要工作内容，各位作者均对自己编写的部分内容做了认真校对，但难免存在一些错误或不足，请读者不吝指教，也可以通过邮件 ask zhang cang@ 126. com 指出，以便我们进一步改正。

在本书的编写过程中，秦万章教授在百忙之中审阅了部分文稿，并作序鼓励；北京中医药杂志社黄毅老师提供了很多指导和帮助；皮肤科的全体同志都给予积极的配合，首都医科大学中医药学院 2005 级的学生们在文字校对、目录编订等工作中给予帮助，在此深表谢意！